国家卫生健康委员会住院医师规范化培训规划教材

肿瘤放射治疗学
Radiation Oncology

第 2 版

主　编　王绿化　朱广迎
副主编　郎锦义　郭小毛　马　骏　刘晓冬

人民卫生出版社
·北 京·

图书在版编目（CIP）数据

肿瘤放射治疗学 / 王绿化, 朱广迎主编. —2 版
. —北京：人民卫生出版社, 2021.1（2023.8 重印）
国家卫生健康委员会住院医师规范化培训规划教材
ISBN 978-7-117-31056-7

Ⅰ. ①肿… Ⅱ. ①王… ②朱… Ⅲ. ①肿瘤－放射治疗学－职业培训－教材 Ⅳ. ①R730.55

中国版本图书馆 CIP 数据核字（2021）第 004185 号

人卫智网	www.ipmph.com	医学教育、学术、考试、健康，购书智慧智能综合服务平台
人卫官网	www.pmph.com	人卫官方资讯发布平台

肿瘤放射治疗学
Zhongliu Fangshe Zhiliaoxue
第 2 版

主　　编：王绿化　朱广迎
出版发行：人民卫生出版社（中继线 010-59780011）
地　　址：北京市朝阳区潘家园南里 19 号
邮　　编：100021
E - mail：pmph @ pmph.com
购书热线：010-59787592　010-59787584　010-65264830
印　　刷：北京盛通印刷股份有限公司
经　　销：新华书店
开　　本：889×1194　1/16　印张：34
字　　数：1151 千字
版　　次：2016 年 2 月第 1 版　　2021 年 1 月第 2 版
印　　次：2023 年 8 月第 3 次印刷
标准书号：ISBN 978-7-117-31056-7
定　　价：120.00 元

编 者 名 单

编　　委（按姓氏笔画排序）

马　骏　中山大学肿瘤防治中心
王　平　天津医科大学肿瘤医院
王俊杰　北京大学第三医院
王健仰　中国医学科学院肿瘤医院
王绿化　中国医学科学院肿瘤医院深圳医院
石　梅　空军军医大学西京医院
卢　冰　贵州医科大学附属医院
卢　铀　四川大学华西医院
田　野　苏州大学附属第二医院
朱小东　广西医科大学附属肿瘤医院
朱广迎　中日友好医院
刘士新　吉林省肿瘤医院
刘晓冬　温州医科大学
李　光　中国医科大学附属第一医院
李宝生　山东省肿瘤医院
李晔雄　中国医学科学院肿瘤医院
李高峰　北京医院
吴　昊　北京大学肿瘤医院
张福泉　北京协和医院
陈　明　浙江省肿瘤医院
易俊林　中国医学科学院肿瘤医院
郎锦义　四川省肿瘤医院•研究所
祝淑钗　河北医科大学第四医院
袁响林　华中科技大学同济医学院附属同济医院
夏廷毅　中国人民解放军空军医学特色中心
高献书　北京大学第一医院
郭小毛　复旦大学附属肿瘤医院
章　真　复旦大学附属肿瘤医院
傅小龙　上海市胸科医院
蔡　勇　北京大学肿瘤医院
潘建基　福建省肿瘤医院
戴建荣　中国医学科学院肿瘤医院

编写秘书　王健仰　中国医学科学院肿瘤医院

数字编委（按姓氏笔画排序）

于会明　北京大学肿瘤医院

万觉锋　复旦大学附属肿瘤医院

马茗微　北京大学第一医院

王卫东　四川省肿瘤医院·研究所

王健仰　中国医学科学院肿瘤医院

邓　垒　中国医学科学院肿瘤医院

冯　雯　上海市胸科医院

邢鹏飞　苏州大学附属第二医院

巩合义　山东省肿瘤医院

乔　俏　中国医科大学附属第一医院

刘　丽　四川省肿瘤医院·研究所

关　莹　广西医科大学附属肿瘤医院

江　萍　北京大学第三医院

苏胜发　贵州医科大学附属医院

杜晓京　中山大学肿瘤防治中心

李桂超　复旦大学附属肿瘤医院

杨永净　吉林省肿瘤医院

邱素芳　福建省肿瘤医院

沈文斌　河北医科大学第四医院

宋勇春　天津医科大学肿瘤医院

张　丽　复旦大学附属肿瘤医院

张　莉　华中科技大学同济医学院附属同济医院

张　烨　中国医学科学院肿瘤医院

张艺宝　北京大学肿瘤医院

张扬子　北京大学肿瘤医院

周　麟　四川大学华西医院

赵　婷　北京医院

胡　克　北京协和医院

胡　晓　浙江省肿瘤医院

胡超苏　复旦大学附属肿瘤医院

宫友陵　四川大学华西医院

郭小毛　复旦大学附属肿瘤医院

唐　玉　中国医学科学院肿瘤医院

唐　源　中国医学科学院肿瘤医院

谢聪颖　温州医科大学

熊　英　中日友好医院

魏丽春　空军军医大学西京医院

数字秘书　王健仰　中国医学科学院肿瘤医院

出 版 说 明

为配合 2013 年 12 月 31 日国家卫生计生委等 7 部门颁布的《关于建立住院医师规范化培训制度的指导意见》，人民卫生出版社推出了住院医师规范化培训规划教材第 1 版，在建立院校教育、毕业后教育、继续教育三阶段有机衔接的具有中国特色的标准化、规范化临床医学人才培养体系中起到了重要作用。在全国各住院医师规范化培训基地四年多的使用期间，人民卫生出版社对教材使用情况开展了深入调研，全面征求基地带教老师和学员的意见与建议，有针对性地进行了研究与论证，并在此基础上全面启动第二轮修订。

第二轮教材依然秉承以下编写原则。①坚持"三个对接"：与 5 年制的院校教育对接，与执业医师考试和住培考核对接，与专科医师培养与准入对接；②强调"三个转化"：在院校教育强调"三基"的基础上，本阶段强调把基本理论转化为临床实践、基本知识转化为临床思维、基本技能转化为临床能力；③培养"三种素质"：职业素质、人文素质、综合素质；④实现"三医目标"：即医病、医身、医心；不仅要诊治单个疾病，而且要关注患者整体，更要关爱患者心理。最终全面提升我国住院医师"六大核心能力"，即职业素养、知识技能、患者照护、沟通合作、教学科研和终身学习的能力。

本轮教材的修订和编写特点如下：

1. 本轮教材共 46 种，包含临床学科的 26 个专业，并且经评审委员会审核，新增公共课程、交叉学科以及紧缺专业教材 6 种：模拟医学、老年医学、临床思维、睡眠医学、叙事医学及智能医学。各专业教材围绕国家卫生健康委员会颁布的《住院医师规范化培训内容与标准（试行）》及住院医师规范化培训结业理论考核大纲，充分考虑各学科内亚专科的培训特点，能够符合不同地区、不同层次的培训需求。

2. 强调"规范化"和"普适性"，实现培训过程与内容的统一标准和规范化。其中临床流程、思维与诊治均按照各学科临床诊疗指南、临床路径、专家共识及编写专家组一致认可的诊疗规范进行编写。在编写过程中反复征集带教老师和学员意见并不断完善，实现"从临床中来，到临床中去"。

3. 本轮教材不同于本科院校教材的传统模式，注重体现基于问题的学习（PBL）和基于案例的学习（CBL）的教学方法，符合毕业后教育特点，并为下一阶段专科医师培养打下坚实的基础。

4. 充分发挥富媒体的优势，配以数字内容，包括手术操作视频、住培实践考核模拟、病例拓展、习题等。通过随文或章节二维码形式与纸质内容紧密结合，打造优质适用的融合教材。

本轮教材是在全面实施以"5+3"为主体的临床医学人才培养体系，深化医学教育改革，培养和建设一支适应人民群众健康保障需要的临床医师队伍的背景下组织编写的，希望全国各住院医师规范化培训基地和广大师生在使用过程中提供宝贵意见。

融合教材使用说明

本套教材以融合教材形式出版,即融合纸书内容与数字服务的教材,读者阅读纸书的同时可以通过扫描书中二维码阅读线上数字内容。

如何获取本书配套数字服务?

第一步:安装 APP 并登录　　**第二步:扫描封底二维码**　　**第三步:输入激活码,获取服务**

扫描下方二维码,下载安装"人卫图书增值"APP,注册或使用已有人卫账号登录

使用 APP 中"扫码"功能,扫描教材封底圆标二维码

刮开书后圆标二维码下方灰色涂层,获得激活码,输入即可获取服务

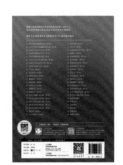

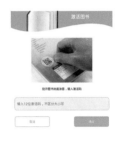

配套资源

➢ **配套精选习题集:《放射肿瘤科分册》**　主编:王维虎　王俊杰　高献书
➢ **电子书:《肿瘤放射治疗学》(第 2 版)**　下载"人卫 APP",搜索本书,购买后即可在 APP 中畅享阅读。
➢ **住院医师规范化培训题库**　中国医学教育题库——住院医师规范化培训题库以本套教材为蓝本,以住院医师规范化培训结业理论考核大纲为依据,知识点覆盖全面、试题优质。平台功能强大、使用便捷,服务于住培教学及测评,可有效提高基地考核管理效率。题库网址:tk.ipmph.com。

主 编 简 介

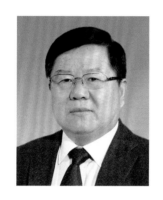

王绿化

教授／主任医师,博士研究生导师。现任中国医学科学院肿瘤医院深圳医院院长。兼任中华医学会放射肿瘤治疗学分会第九届主任委员,中国临床肿瘤学会(CSCO)副监事长,中央保健委员会中央保健会诊专家,中国抗癌协会肺癌专业委员会委员,中国抗癌协会食管癌专业委员会常务委员,*Lung Cancer* 编委,*International Journal of Radiation Oncology Biology & Physics* 特约审稿人。

从事肿瘤放射治疗 30 余年,对早期肺癌的立体定向根治性放射治疗、局部晚期非小细胞肺癌的三维适形及调强放射治疗,同期放化疗,以及肺癌放／化疗中肺损伤的早期诊断、预防和治疗有深入研究。参与制定我国肺癌规范化治疗指南和三维适形放射治疗在肺癌中的实施规范。发表 SCI 论文 30 余篇,累计影响因子 100 分以上,中文核心期刊发表论文 120 余篇。先后多次获得国家自然科学基金项目资助,参与"十一五"攻关课题、国家重点基础研究发展计划(973计划)课题,主持国家高技术研究发展计划(863 计划)课题。参与的"食管癌规范化治疗关键技术的研究及应用推广"分别获得中华医学科技奖一等奖和国家科学技术进步奖一等奖。

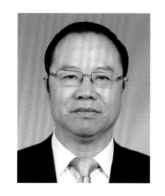

朱广迎

教授／主任医师,博士研究生导师。现任中日友好医院放疗科主任。兼任国际肺癌研究会放疗专家,国际原子能机构立体定向放疗专家,中央保健肿瘤专家,国家卫生健康委员会《原发性肺癌诊疗规范》制定专家,国家卫生健康委员会肺癌诊治质量控制专家,北京抗癌协会肿瘤放疗专业委员会主任委员,北京医学会放射肿瘤治疗学分会副主任委员,北京医师协会放射治疗科医师分会副主任委员,《中华放射肿瘤学杂志》《中国肺癌杂志》等杂志编委。

从事肿瘤放射治疗 20 余年,教学工作 30 余年。主编多部国家级规划教材,主译《放射肿瘤学原理和实践》。先后主持国家科技支撑计划、国家自然科学基金、吴阶平医学基金会科研专项等课题,发表研究论文 60 余篇。多次在美国放疗年会等国际学术会议发言。多次获北京医学会放射肿瘤治疗学分会优秀论文奖、全国中青年肿瘤学术会议优秀论文奖、北京大学医学部高等教育教学成果奖等,获徐州医学院优秀教师、江苏省优秀青年骨干教师、北京大学优秀教师等荣誉称号。

副主编简介

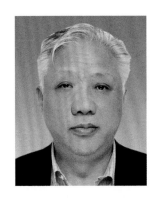

郎锦义

教授/主任医师,博士研究生导师。现任四川省肿瘤医院党委书记。兼任中华医学会放射肿瘤治疗学分会第八届主任委员,中国抗癌协会鼻咽癌专业委员会主任委员,中央保健委员会中央保健会诊专家;《中华放射肿瘤学杂志》、*Radiation Oncology* 等多个杂志副总编、编委、特约审稿人。"十三五"国家重点研发计划"基于'互联网+'的肿瘤放疗新型服务模式——'精准云放疗'系统开发及应用研究"首席专家。享受国务院政府特殊津贴。

从事放射肿瘤治疗35年。承担国家级课题10余项,其中国家自然科学基金3项。共发表论文200余篇,SCI论文20余篇。曾获四川省科学技术进步奖二等奖2项,三等奖3项;四川省医学科技奖一等奖3项;是四川省杰出人才奖获得者。曾获四川省肿瘤医院国家卫生计生突出贡献中青年专家、四川省政府学术技术带头人、四川省首批天府万人计划专家、全国卫生计生系统先进工作者、全国优秀科技工作者等称号。

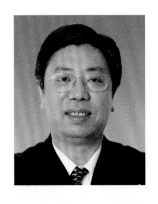

郭小毛

教授/主任医师,博士研究生导师,上海市优秀学科带头人。现任复旦大学附属肿瘤医院院长,上海市质子重离子医院院长。兼任中国抗癌协会肿瘤放射治疗专业委员会候任主任委员,中国抗癌协会副理事长。

主要研究方向为乳腺肿瘤和腹部肿瘤的放射治疗,尤其在乳腺癌、前列腺癌等肿瘤疾病的放射治疗及综合治疗方面有较深的研究。先后在国内外肿瘤期刊发表论文60余篇。主持多项国家级、省部级科研项目,曾获教育部科学技术进步奖一等奖。

副主编简介

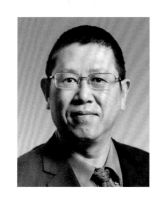

马 骏

教授 / 主任医师，博士研究生导师。现任中山大学肿瘤防治中心常务副主任、常务副院长。兼任广州市鼻咽癌多学科临床诊治重点实验室主任。

主要研究方向为鼻咽癌放射治疗及综合治疗，其中有关鼻咽癌临床分期的研究被 AJCC/UICC（2010 年）临床分期标准直接采用。以第一作者和 / 或通信作者发表 SCI 论文 60 余篇。作为第一负责人主持国家自然科学基金重点项目、教育部创新团队发展计划、国家卫生健康委员会临床学科重点项目、科技部重点领域创新团队及"十二五"国家科技支撑计划等多个重大项目。

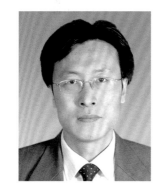

刘晓冬

教授 / 博士研究生导师。现任国家卫生健康委员会放射生物学重点实验室主任，温州医科大学公共卫生与管理学院院长。兼任浙南全科医学联盟学术委员会副主任，《中华放射医学与防护杂志》副主编，中华医学会放射医学与防护学分会副主任委员，中国研究型医院学会肿瘤放射生物与多模态诊疗专业委员会副主任委员，白求恩医学专家委员会放射肿瘤专业委员会副主任委员，中国生物物理学会环境与辐射生物物理分会副会长，中国卫生监督协会放射卫生委员会常务委员，中国毒理学会放射毒理专业委员会常务委员等。

从事教学工作 22 年。主要研究方向为辐射肿瘤学与肿瘤转化医学。发表 SCI 论文 70 余篇。曾获教育部新世纪优秀人才支持计划。先后承担国家级项目 20 余项，获省级科技成果奖 5 项。

前　言

根据《关于建立住院医师规范化培训制度的指导意见》，住院医师规范化培训是指医学专业毕业生在完成医学院校教育之后，以住院医师的身份在认定的培训基地接受以提高临床能力为主的系统性、规范化培训。住院医师规范化培训制度是对招收对象、培训模式、培训招收、培训基地、培训内容和考核认证等方面的政策性安排。

住院医师培训是医学生向独立执业医师转变的重要毕业后医学教育过程。它既要求培训者本人要具有良好的身体素质、情感素质，同时还需要其长期为之做出坚持不懈的付出和努力。

医师独立实践的专业教育是经验性的，必须在具有资质的大型培训基地内进行。建立完善的住院医师培训教育体系并加以监督，确保每个接受培训的住院医师能够掌握独立实践时所需要的知识、技能和职业精神，才能确保患者能够得到安全有效的医治。

放射肿瘤学（radiation oncology）又称肿瘤放射治疗学，主要研究肿瘤的病因、预防和治疗及需要放射治疗的非肿瘤性疾病，是临床医学的一门分支学科。目前，放射治疗是恶性肿瘤最重要的治疗手段之一，50%～70% 的肿瘤患者在病程中需要放疗，部分肿瘤可由放射治疗治愈。放射肿瘤学知识包括放射物理学、放射生物学和临床放射肿瘤学三大部分，治疗的肿瘤包括人体各部位实体肿瘤及部分血液肿瘤。

放射治疗是指用放射线治疗恶性肿瘤（有时也可治疗良性病变）的临床策略，以对肿瘤精确剂量照射的同时尽可能保护周围正常组织为目的，既根治肿瘤、延长患者生存时间，又保证患者有较高的生活质量。除上述根治性目的以外，放射治疗在缓解疼痛和肿瘤压迫症状等姑息减症领域、与外科联合在保留肌肉及器官功能的综合治疗中也发挥重要作用。

放射肿瘤学专业的医学生经过 5 年制临床医学本科教育，具备了基础理论、基础知识、基本临床技能，经过住院医师规范化的培训能使其成为合格的放射肿瘤学专科医师。

1. 培训时间和内容　"5+3"是住院医师规范化培训的主要模式，即完成 5 年医学类专业本科教育的毕业生，在培训基地接受 3 年住院医师规范化培训。肿瘤放射治疗学住院医师教育为为期 3 年的临床方向的毕业后医学教育。培训时间总计 33 个月，具体安排：在具有住院医师培训资质的综合医院内科培训 6 个月，普通外科 / 肿瘤外科培训 3 个月，急诊科 /ICU 培训 2 个月，在肿瘤基础相关的学科（专业）培训 8 个月，包括影像诊断科、病理科、肿瘤内科、肿瘤外科 / 普通外科；放射肿瘤科培训 14 个月。

放射治疗学科中，临床放射物理学、临床放射生物学是其重要的专业基础，在 5 年医学生教育期间一般不包括上述两个课程内容，肿瘤临床放射治疗学的内容也涉及较少。因此，在住院医师规范化培训期间针对性地增加了以上课程培训内容，有助于学员系统学习放射物理学、放射生物学和临床放射治疗学的基本理论和基础知识。

2. 综合能力培训目标　除了独立执业所需专业知识和实践技能的重点培训之外，住院医师还应对以下综合能力加以重点关注。

（1）人际沟通能力培训：在培训过程中，住院医师要重点注意以下人际沟通能力的培养。参与团队活动，注意团队内部沟通；积极参加学术交流，重视学术交流能力的培养；积极建立和谐医患关系，掌握特殊条件下医患沟通的技巧；为下级医师提供沟通交流技巧的指导。

低年资住院医师应做到：能与同事包括护士及其他工作人员配合，共同完成工作任务；能与患者及家属建立和谐的医患关系，掌握与患者及家属传达并解决敏感问题的技巧；能够简明扼要、条理有序、重点突出地进行病历和文献汇报。

高年资住院医师除上述以外还应做到：能够协助上级医师组织医疗活动，包括多学科会诊、疑难病例讨论等；能够为下级医师提供有关沟通技巧方面的指导与帮助；能够处理敏感问题、独立应对患者及其亲属提出的合理甚至不尽合理的要求。

（2）职业道德与素养培训：职业道德与素养的塑造形成是一个长时间的、以知识为基础、紧密结合实践的教育和训练过程。其原则包括患者利益第一、充分尊重患者的自主性和体现维持社会公正性等。

低年资住院医师应做到：尊重患者，尽己所能为患者服务；尊重患者及其亲属的权利，包括隐私权、为患者保密等；平等对待每位患者，能够认识到伦理问题的重要性；遵守各项规章制度和礼仪，按时完成工作任务及病历书写等。

高年资住院医师除上述以外还应做到：提高管理能力，保证团队所有成员准时参加医疗活动，为下级住院医师和学生安排病历，在工作中发挥带头作用，树立协作的团队精神等；善于解决冲突及纠纷，能沉着冷静地处理复杂问题等。

（3）实践中自学能力培养：低年资住院医师应参加科室查房和医院综合查房汇报会；学习医学统计学和生物信息学课程，善于检索和利用科学文献；进行科研培训，参加学术会议交流。高年资住院医师除上述以外还应养成终身学习的习惯，继续学习各项再教育课程；继续进行科研课题研究，目标是在毕业之前能在权威学术期刊上发表文章、参加国际学术会议交流；能够承担起对医学生和下级医生的教学工作。

本教材的编委来自国内各大肿瘤医院的放射治疗中心，均是活跃在研究和临床一线并有丰富教学经验的学者、教授。本书以临床真实案例为线索，从初次接诊患者，制订治疗方案、治疗后随诊为主要内容，逐步引导住院医师学习肿瘤规范化治疗原则、放射治疗技术和流程，熟悉临床常见肿瘤的放射治疗方案，旨在培训住院医师独立处理临床问题的能力，以及基本的放射治疗能力。

全书除总论共36章。第一章为放射物理学基础，第二章为放射生物学基础，第三章到第三十六章为各论。由于水平有限，书中难免存在缺点与错误，希望广大读者提出宝贵的意见和建议。

王绿化　朱广迎

2020 年 11 月

目　录

考核大纲

模拟自测

总　论

　　肿瘤放射治疗学（放射治疗科）是一门独立的临床学科，是和肿瘤内科、肿瘤外科一样的学科，不同的是肿瘤内科采用药物治疗癌症，肿瘤外科采用手术治疗癌症，而放射治疗（简称"放疗"）是用放射线治疗癌症。这三种治疗是当今恶性肿瘤的三大治疗手段。据国内外文献统计，50%～70% 的恶性肿瘤患者需要接受放疗。约 40% 的癌症可以用放疗根治。世界卫生组织（World Health Organization，WHO）于 1999 年发布了 Tubiana 等的报告，45% 的恶性肿瘤可治愈，其中手术治愈 22%，放疗治愈 18%，化学药物治疗治愈 5%。这仅仅是 20 世纪放疗在恶性肿瘤治疗中的贡献。进入 21 世纪，随着计算机技术和医学影像学的进步，新的放疗技术层出不穷，使得放疗在肿瘤治疗中的作用和地位日益突出，已成为治疗恶性肿瘤的主要手段之一。

一、肿瘤放射治疗学的定义

　　肿瘤放射治疗学是使用放射线（电离辐射）对恶性肿瘤和少数良性疾病进行治疗的医学学科，放射线包括放射性同位素产生的 α、β、γ 射线和各类 X 射线治疗机或加速器产生的 X 射线、电子线、质子束及其他粒子束等。当肿瘤细胞吸收任何形式的辐射线后，射线都可能直接或间接地损伤细胞的 DNA，从而导致细胞的死亡。它的研究范围包括肿瘤的发生、发展、转移，以及对肿瘤的预防和治疗。广义的放疗既包括放射治疗科的肿瘤放疗，也包括核医学科的内用同位素治疗（如 131 碘治疗甲状腺癌和甲状腺功能亢进）。狭义的放疗一般仅指前者，即人们一般所称的肿瘤放疗。

　　作为一门物理学和生物学的交叉学科，肿瘤放射治疗学的临床应用主要集中在电离辐射或联合其他治疗手段（手术、药物、热疗等）对于肿瘤的控制。此外，该学科还主要研究肿瘤放射生物学原理，正常组织的放射性损伤，以及放射医学的物理学原理。经过百余年的发展，现代肿瘤放射治疗学已经成为一门包括临床治疗、科学研究和培训专业医生的独立学科。

二、肿瘤放疗治疗学的发展历史

　　放射治疗至今已有一百多年的历史，1895 年德国物理学家伦琴发现了 X 射线，1896 年即用 X 射线治疗了第 1 例晚期乳腺癌患者。1896 年科学家居里夫妇发现了镭，1899 年即使用"镭"治愈了第 1 例皮肤癌患者。1913 年 Coolidge 研制成功了 X 射线管，人类首次制造出可控制质和量的射线，1922 年将其应用范围扩大，生产出深部 X 射线机。同年在巴黎召开的国际肿瘤大会上，Coutard 及 Hautant 报告了放疗可治愈局部晚期喉癌，并且无严重的合并症。1923 年等剂量线分布图首次在放疗计划中应用，1934 年 Coutard 又发明了分割照射，这两项技术成为放疗的基本规范，一直沿用至今。1936 年 Moottramd 等提出了氧在放射敏感性中的重要性，开启了放疗作用机制研究的时代。与此同时，物理学界建立了放射物理剂量单位——伦琴，使人类对放射线的测量有据可循。

　　经过 20 世纪上半叶的艰难历程，从 20 世纪 60 年代开始，放射治疗快速发展，逐渐形成了一门独立的医学学科。1951 年钴 60（⁶⁰Co）远距离治疗机开始应用于临床，医生使用 ⁶⁰Co 远距离治疗机大面积照射霍奇金淋巴瘤，使其成为首个放疗可治愈的血液系统肿瘤，并从此开创了高能 X 射线治疗深部恶性肿瘤的新时代。1957 年在美国安装了世界上第一台直线加速器，1962 年，Varian 公司设计制造了原型等中心型直线加速器，首台商用直线加速器安装于美国斯坦福大学医学院，并逐步替代普通 X 射线机及 ⁶⁰Co 治疗机，正式确立了以"医用电子直线加速器"为核心技术，标志着放疗成为了完全独立的学科，并进入直线加速器时代。1959 年 Takahashi 教授提出了三维适形概念，20 世纪 70 年代随着计算机的应用和计算机体层成像（computed tomography，CT）、磁共振成像（magnetic resonance imaging，MRI）的出现，制造出三维治疗计划系统和多叶光栅，实现了三维适形放疗，并由二维治疗进入到三维治疗的崭新时代。20 世纪 70 年代建立了镭疗的巴黎系统，80 年代发展了现代近距离治疗，21 世纪又出现了立体定向放射外科（stereotactic radiosurgery，SRS）、逆向调强适形放疗（intensity modulation radiated therapy，IMRT）和图像引导放疗（image guided radiation therapy，IGRT）等新技术。与 20 世纪相比，21 世纪放疗正在飞速发展。

我国的肿瘤放疗始于 20 世纪 30 年代，仅局限于上海、北京、广州的少数医院，且只有上海镭锭医院一个独立的放射治疗科。1949 年，全国仅在北京、上海、广州及沈阳等地约有 5 家医院拥有放疗设备。中华人民共和国成立后，我国老一批肿瘤放疗先驱不遗余力地发展放疗学科，使我国的放射治疗得到了较大的发展。1969 年，在北京吴桓兴教授推动下，山东新华医器械厂首先研制成功直立式源皮距 60cm，800 居里钴 -60 治疗机。1972 年上海医用核子仪器厂在刘泰福等教授指导下研制成功源皮距 80cm、3 000 居里的回转式钴 -60 治疗机。1970 年北京东方红医疗器械厂开始批量生产 250kV 深部 X 射线治疗机。1974 年 6 月，在周恩来总理的关怀下，我国放疗医生和科研技术人员开始了为期 4 年的会战，终于在 1978 年成功研制了我国第一台 10MV 行波医用直线加速器 BJ-10，并在北京市肿瘤研究所投入使用。这些治疗设备的制成一举打破了当时发达国家封锁中国肿瘤治疗设备的局面。从 20 世纪 70 年代到 80 年代的 10 多年间，中国癌症患者主要依靠国产钴 -60 治疗机、深部 X 射线机、直线加速器接受放疗，同时也培养出一批中国的放疗设备工程技术人员。

20 世纪 80 年代改革开放以来，一批国外先进放疗设备开始引进中国，越来越多的中国放疗医生和工程技术人员也开始走出国门到国外学习先进放疗技术和加速器技术，放疗的发展取得了巨大的进步，使我国广大肿瘤患者就医治疗状况得到较大的改善。1986 年中华放射肿瘤学会成立，开创了本专业的学术期刊《中华放射肿瘤学杂志》。当时全国可以进行放疗的医院 264 家，从事放疗的专业医务人员 4 679 人，其中专业医师 1 715 人，直线加速器 71 台，钴 -60 远距离治疗机 224 台。之后的近 30 年来，我国放疗事业迅速发展（表 0-1），据中华放射肿瘤学会的最新统计，截至 2019 年 9 月 20 日中国大陆地区共有放疗单位 1 463 家，从业人数 29 096 人，其中放射肿瘤科医生 14 575 人，直线加速器 2 021 台，钴 -60 远距离治疗机 66 台，近距离治疗机 339 台，质子重离子机 5 台，常规模拟定位机 1 453 台，CT 模拟定位机 355 台，病床数 97 836 张，每年收治新患者 1 259 602 人。

表 0-1　中国（大陆）放疗单位、设备、医生逐年增加情况

年份	放疗单位 / 个	直线加速器 / 台	放疗医生 / 人
1986 年	264	71	1 715
1994 年	369	164	2 764
1997 年	453	286	3 440
2001 年	715	542	5 113
2006 年	953	918	5 247
2011 年	1 192	1 296	9 895
2015 年	1 413	1 931	15 841
2019 年	1 463	2 021	14 575

尽管如此，根据中华放射肿瘤学会 2006 年调查显示，中国均拥有的直线加速器的数量约是美国的 1/12，百万人口中接受放疗的人口比例，约是美国的 1/5。放疗辅助配套设备缺乏、资源分布不平衡、放疗工作人员结构不合理等困境，尤其是后者，如我国大陆地区目前放疗中心医生和物理师的比例 5.2∶1，香港 2∶1，而国外放疗中心医生和物理师的比例大致为美国 1∶1，多数发达国家为 3∶1。鉴于此，要使国内每年数百万肿瘤患者中的 70% 得到放疗，我国放疗学界还任重道远。

三、放射治疗在肿瘤治疗中的地位

早在 1999 年，WHO 就发布报告称 45% 的恶性肿瘤是可治愈的，其中手术治愈 22%，放疗治愈 18%，化疗治愈 5%。放疗在恶性肿瘤的治疗中有重要地位。事实上，在美国，每年约有 60% 的癌症患者接受过放疗。在中国约 70% 以上的癌症需用放疗，约 40% 的癌症可以用放疗根治。1973 年，我国学者统计了北京、

上海、广州及杭州四家肿瘤医院治疗的患者，其中 65%～75% 的患者在病程中接受过放疗。由于我国肿瘤筛查和登记制度不完善，对许多局部晚期患者而言，放疗是唯一的根治手段。

作为恶性肿瘤三大治疗手段之一，放疗仍是重要的局部治疗方法。根据美国癌症学会的统计，美国每年新增恶性肿瘤患者中，70% 的肿瘤在发现时局限于局部，30% 的肿瘤已出现远处转移。在局限期患者中，56% 的患者可以获得根治，44% 的患者今后会出现局部复发。在所有死亡患者中，60% 的患者仍然直接或间接死于局部复发肿瘤。因此，对于局部复发的控制在肿瘤的综合治疗中就显得尤为重要，放疗在其中还可以发挥更大、更重要的作用。

目前，以放疗为主要治疗手段可以根治的疾病包括鼻咽癌、头颈部肿瘤、前列腺癌、恶性淋巴瘤、宫颈癌、精原细胞瘤、肛管癌、皮肤鳞状细胞癌、肺癌和食管癌等，部分良性或低度恶性肿瘤也可以通过放疗达到根治，如骨巨细胞瘤、侵袭性纤维瘤病、朗格汉斯组织细胞增生症等。某些恶性肿瘤通过放疗和手术、化疗综合治疗，可以提高疗效，同步放化疗在部分恶性肿瘤的治疗中已成为标准治疗原则。随着放疗新技术的应用，放疗的适应证更为广泛且疗效进一步提高。

四、放疗如何实施

放疗实施的关键在于精确地将设定放射剂量投射到特定的肿瘤靶区，同时尽可能地减少对肿瘤靶区周围正常组织的损伤，从而达到根除肿瘤，提高生活质量，延长生命的目的。除了以根治为目标的治疗以外，放疗对在姑息治疗、器官功能保留方面也发挥重要作用，如缓解疼痛，保留完整通畅的管腔（消化道、呼吸道）、保留骨骼等肢体，以及其他器官功能。

在实际治疗中，无论面对何种患者，我们都需要首先回答以下 5 个基本问题。这 5 个问题可以使治疗规范化，合理化。

（1）本次放疗的适应证是什么？放疗的适应证就是能反映出放疗有效性的特定患者类型和具体病情，这类数据来自随机对照Ⅲ期研究、单中心回顾性研究、临床Ⅰ/Ⅱ期研究结果。

（2）本次放疗的目的是什么？放疗在临床实践中主要有两个治疗目的，即根治性治疗和姑息性治疗，（新）辅助放疗在综合治疗中其实也是以根治为目的的治疗。对于可能治愈的疾病，根治性治疗一般在严重并发症发生风险相对小的情况下给予，典型的病种如早期乳腺癌，在术后接受放疗极有可能获得根治，同时发生放射性肺炎风险也很小。对于不可治愈的疾病，姑息性放疗一般用于缓解症状，如疼痛、梗阻、出血等，这种情况下就要尽量避免对患者带来任何治疗并发症风险。如肺癌骨转移，此时放疗剂量和技术的选择不仅需要考虑减轻骨痛，还需要绝对避免发生放射性骨坏死的风险。其实无论治疗为何种手段，治疗适应证和目的其实是一个问题。肿瘤学家一般更善于为患者提供根治性治疗，同时我们必须记住对无症状的转移瘤进行姑息性放疗可能并不能给患者带来生存获益。因此，当开展姑息性治疗时，必须考虑患者全身及局部症状，而不能仅仅考虑治疗局部转移瘤。

（3）本次放疗的靶区如何设计？该问题涉及放疗靶区、剂量和技术，不同于其他肿瘤治疗手段，属于放射肿瘤学独有的专业知识。首先，放疗医生必须根据本次治疗的目的来确定合理的放疗靶区，如放疗靶区是否严格覆盖所有临床可及的肿瘤，是否包括肿瘤周边淋巴引流区域，是否包括肿瘤周边常见的微转移病灶区域。这些都是形成一个合理放疗计划的关键。相反，放疗医生不能仅仅处理肿瘤本身，因为这样做的话放疗就仅仅是一门物理学科。对肿瘤常见的生物学转移路径和周围器官耐受性的理解，才使得放疗成为一门医学学科。

关于放疗靶区的设定，一个典型的病种是髓母细胞瘤。这类肿瘤通常起源于颅后窝，如果患者仅接受手术切除，那么很有可能出现局部复发和软脑膜播散转移（通过脑脊液途径）。因此对于 3 岁及以上的这类患者，无论肿瘤起源于颅后窝何部位，放疗靶区都需要包括全脑全脊髓。另一种典型病种是头颈部鳞状细胞癌，即使临床查体和检查显示这类肿瘤局限于局部，颈部淋巴结（甚至对侧颈部淋巴结）却仍然经常出现转移，因此放疗靶区不仅需要包括肿瘤本身，还需要包括颈部淋巴引流区。

（4）本次放疗采用什么技术？一般来说有两类放疗技术可供放疗医生选择。第一种是远距离放疗（teletherapy），即将放射源与患者身体保持一定距离进行照射，射线从患者体表穿透进入体内一定深度，达到治疗肿瘤的目的，这种技术用途最广也最主要，常见的放疗仪器有钴 -60 治疗机和直线加速器。如果选择远距离放疗，需要确定以下治疗细节：选用何种射线，光子还是电子；如何设计射野，前后对穿野、盒式分布野还是多个非共面野；是否加用补偿器、楔形挡块；逆向调强计划还是正常调强计划。近年来得益于影像诊断技术和计算机技术的进步，体外照射技术得到了迅猛发展。

另一种放疗技术是近距离治疗（brachytherapy），即将放射源密封置于肿瘤内或肿瘤表面进行照射，它是远距离钴-60治疗机或加速器治疗癌瘤的辅助手段。主要包括以下几类技术：组织间插植、腔内近距离治疗和表面模体治疗。组织间插植技术是将放射源直接插入组织中，如将放射源插入乳腺癌或软组织肉瘤的术后瘤床。腔内近距离治疗是放射源置入体内的腔隙，如在鼻咽腔或宫颈口插入放射源。模型敷贴技术是将放射源固定于皮肤表面，如治疗浅表的手背恶性肿瘤。近年来，随着各医院医疗设备的不断改进，近距离放疗也逐渐普及。

（5）本次放疗的处方剂量应该是多少？确定合适的放疗靶区和技术之后，接下来需要确定的就是放疗处方剂量，它涉及每日照射次数，每次照射剂量，以及放疗总剂量。有时剂量率（单位时间发射的放疗剂量）也是需要考虑的问题之一，如为骨髓移植做准备的全身骨髓放疗或近距离治疗。反之，放疗处方剂量还与放疗靶区和技术相关。对于处方剂量，最主要的影响因素还是治疗目的。如前所述，根治还是姑息，是选择放疗剂量范围的首要因素。另外，放疗医生需要根据两方面内容来具体确定处方剂量。首先是肿瘤的剂量-控制率关系，这部分内容在本书的各论章节中有具体阐述；其次是周围正常组织对放疗剂量的耐受性，一般来说正常组织的急性和远期反应发生率与放疗剂量明显相关。根据以上两个方面，放疗医生最终在达到治疗目的和可接受的副反应之间选择一个合理的处方剂量。

以上5个基本问题解答后，还要告知患者治疗计划，获得患者的知情同意，因为患者也是整个治疗计划的参与者。放疗医生必须根据患者的社会和文化背景，恰当明确地告知患者治疗的益处和并发症风险，该过程对放疗的顺利实施却非常重要，广大住院医生需要在今后的临床实践中仔细体会，不断积累经验。

五、放疗医生的要求

吴桓兴教授和谷铣之教授早在20世纪60年代初期即提出放射治疗科是一个临床科室，放疗医生是临床医生，必须亲自询问病史、检查患者、申请所需的X线检查和化验，必要时亲自取活体组织送检，独立作出诊断，确定治疗原则，制订放疗方案。治疗前向患者及家属交代病情、注意事项、可能的反应及其预防和处理、预后等。在放疗过程中亲自观察患者并做出相应的处理，治疗结束时书写总结，对预后作推断，亲自随诊患者，定期总结经验。1962年，Buschke医生也指出放疗医生要向其他肿瘤专科医生一样，全面且独立负责患者的诊断和治疗，并且与患者和其他医生沟通，制订治疗计划，在治疗期间直接处理患者及任何时间发生的急症。

可见放疗医生首先是一名肿瘤科医生，需要熟悉肿瘤学原理、治疗原则等知识。由于放疗本身是个较大的系统工程，因此还要求放疗医生具备放射影像学、放射物理学、放射生物学等综合知识。除此之外，还需要加强同具备一定临床基础知识、较高水平放射物理和计算机技术的物理师配合，这样肿瘤患者才能得到规范地治疗，才能获得较好的治疗效果。

最后，希望广大住院医师能从本教材中吸取知识，为今后成为一名合格的放疗医生打好坚实的基础。

（王绿化　朱广迎）

推荐阅读资料

[1] YIN W B. CHEN, B, TIAN F H, et al. The growth of radiation oncology in mainland China during the last 10 years. Int J Radiat Oncol Biol Phys，2008，70（3）：795-798.

[2] 张烨，易俊林，姜威，等. 2019年中国大陆地区放疗人员和设备基本情况调查研究. 中国肿瘤，2020，29（5）：321-326.

第一章 放射物理学基础

放射物理学是将放射物理的基本原理和概念应用于肿瘤放射治疗(简称"放疗")的一门学科,是放射肿瘤学的重要基础。作为住院医师,需要具备一定的放射物理学基础。只有充分了解射线与物质作用的基本原理和剂量学概念并掌握放疗的一般过程及具体的治疗技术,才能更好地开展放疗工作,保障患者得到有效、安全的治疗。

第一节 核物理基础和基本剂量学概念

一、原子结构

要了解射线与物质作用的基本原理,首先从原子的结构说起,原子是构成物体的微小单位,其大小是 10^{-10}m 数量级,原子中心是带正电的原子核,体积是原子的万分之一;核周围是带负电的电子做绕核运动,每个电子带一个负电荷。原子核由不同数目的质子和中子组成。中子和质子统称为核子,它们的质量近似相等,但每个质子带一个正电荷,中子不带电。一个电荷量 $e = 1.602 \times 10^{-19}$C。

在原子的各种模型中,玻尔(NielsBobr)于 1931 年建立的行星模型被公认为经典模型之一。与太阳系的行星围绕太阳运行类似,该理论认为氢原子模型是由一个轨道电子围绕带等量正电荷的原子核运行而成。随后,他把该理论进一步拓展到多电子原子模型,这些电子分布在离散的同心壳层或能级的轨道上(图 1-1)。由于质子和电子带相反电荷而产生库伦引力,电子越靠近原子核,其束缚力会越强。所以电子从低能级(内层)轨道跃迁到高能级(外层)轨道或从原子中脱离需要吸收足够能量才能完成,反之从外层轨道向内层跃迁时则会释放能量。从最内层向外,不同壳层(轨道)分别命名为 K、L、M、N……。基于泡利不相容原理,每个壳层可容纳的最大电子数量都是有限的:第一壳层(K)最多可容纳 2 个,第二壳层(L)为 8 个,第三壳层(M)为 18 个……。

由于单个微观粒子能量很小,通常不是以能量的国际单位制(SI)单位焦耳(J)表示,而是采用电子伏特(eV)、千电子伏特(keV)或兆电子伏特(MeV)表示。1eV 定义为电子在真空中通过 1V 的电压加速后获取的动能,$1eV = 1.6 \times 10^{-19}$J 的能量,与其他两个单位的转换关系是:$1keV = 10^3 eV$,$1MeV = 10^6 eV$。

在临床工作中,一般会使用"MeV"来描述加速器所产生的电子束能量,如 9MeV 电子束。而对于 X 射线,由于是由电子经电压加速后撞击钨靶产生的,所以通常以加速电压"MV"来描述加速器所产生的 X 射线能量,如 6MV X 射线。

二、放射性

(一) 放射性衰变

1896 年贝克勒尔做了一个试验,他将含有不同元素的物质样本放置于密封的胶片上方,发现沥青中的

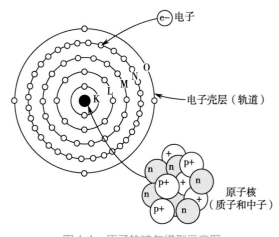

图 1-1 原子的玻尔模型示意图

原子核由质子(p)和中子(n)组成。电子围绕着原子核在特定的壳层(轨道)上旋转。通常,这些壳层用量子数(n=1, 2, 3……)或字母(K, L, M……)表示。

铀可自发产生 γ 射线而造成胶片感光。进一步的实验发现放射性核素可以发出三种类型的射线：α 射线（本质为氦原子核）、β 射线（本质为电子）和 γ 射线（本质为光子）。

上述射线是在核素放射性衰变的过程中产生的，衰变的基本过程可以理解为：由于原子核内紧邻的带正电的质子之间存在巨大的静电（库伦）斥力，与此同时质子和中子之间则存在核引力。当这两种力量达到平衡时，原子核才会稳定地存在。所以对于稳定的核素，如图 1-2 所示，其中子数与质子数保持合理的比例关系。如果不是这种比例的核素，平衡就会被打破，它们会自发地锐变，同时释放出各种射线，最终变为稳定核素，被称为放射性衰变。以下是三种衰变类型。

1. α 衰变　α 衰变通常发生在原子序数大于 82 的核素中，这些核素的中子数与质子数的比例过小，质子之间的静电斥力超过了中子和质子之间的强引力，从而发射出 α 粒子。

2. β 衰变　原子核内的中子转变为质子，发射出电子或中微子；或原子核内的质子转变为中子，发射出正电子和中微子。

3. γ 衰变　原子核由于一些原因（如发生 α 衰变、β 衰变）而处于激发态，此时原子核需要从高能级向低能级跃迁来退激，此时会发出高能光子 γ 射线。

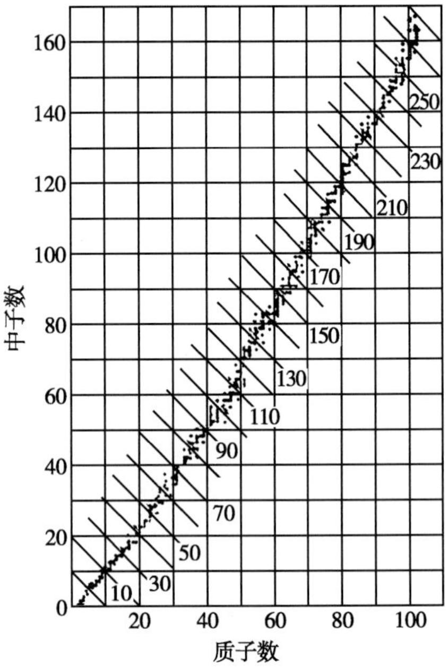

图 1-2　核的稳定性与质子数、中子数的关系
每个黑点表示一个稳定的核素，平行的一组斜线表示同量异位线。

（二）常见放射性核素

放射性核素在衰变过程中，会发出几种射线。在肿瘤治疗时，通常会选择其中的部分射线类型用于放疗（表 1-1）。

表 1-1　常见放射性核素的射线类型、半衰期和应用方式

放射源	半衰期	射线类型	放疗用射线	射线能量
镭 -226	1590 年	α 射线、β 射线、γ 射线	γ 射线	830keV
铯 -137	30.17 年	β 射线、γ 射线	γ 射线	662keV
钴 -60	5.27 年	β 射线、γ 射线	γ 射线	1.173MeV 1.332MeV
铱 -192	74d	β 射线、γ 射线	γ 射线	468keV 316keV 308keV 296keV
碘 -125	59.4d	γ 射线	γ 射线	27～35.5keV
锶 -90	28.1d	β 射线	β 射线	2.280MeV max
碘 -131	8.3d	β 射线、γ 射线	β 射线	606keV max
砹 -211	7.21h	α 射线	α 射线	5.983MeV

（三）放射性度量

1. 放射性活度　放射性度指的是一定质量的放射源在单位时间内发生的衰变数。活度的国际单位制是贝克勒尔（Bq）。在此之前，放射性活度单位的曾用名为居里（Ci）。两者关系为 $1Ci = 3.7 \times 10^{10} Bq$。

2. 比活度　比活度指的是单位质量放射源的放射性活度。

3. 半衰期　放射性核素半衰期是指其原子数目减少到原来一半所需的时间。

三、射线与物质的相互作用

原子的核外电子因与外界相互作用而获得足够能量，挣脱原子核对它的束缚，脱离原子，这一过程称为原子的电离。由带电粒子，如电子、质子、重离子等，与原子的核外电子的直接碰撞造成的电离称为直接电

离。而不带电粒子，如光子、中子等，本身不能使物质电离，但能借助它们与原子的壳层电子或原子核作用产生的次级粒子，如电子、反冲核等，随后再与物质中的原子作用，引起原子的电离称为间接电离。

（一）带电粒子与物质相互作用

1. 带电粒子与物质的作用方式　具有一定能量的带电粒子入射到靶物质中，与物质原子发生作用，作用的主要方式包括以下四种情况。

（1）与核外电子发生非弹性碰撞：当带电粒子从靶物质原子近旁经过时，轨道上的电子会受到库伦力的作用而跃迁到更高能级的轨道或直接脱离原子，形成电离。处于激发态的原子很不稳定，跃迁到高能级的电子会自发跃迁到低能级而使原子回到基态，同时释放出特征 X 射线（标识辐射）或俄歇电子。

（2）与原子核发生非弹性碰撞：当带电粒子从原子核附近掠过时，在原子核库仑场的作用下，运动方向和速度发生变化，此时带电粒子的一部分动能就变成具有连续能谱的 X 射线辐射出来，这种辐射称为韧致辐射。由于临床所使用的加速器及 X 射线机发出的 X 射线，均是基于上述两种作用原理（韧致辐射占主要）产生的，所以需要着重理解。

（3）与核外电子 / 原子核发生弹性碰撞：带电粒子可与轨道电子发生弹性碰撞，也可与原子核发生弹性碰撞，尽管带电粒子的运动方向和速度发生变化，但不辐射光子，也不激发原子核，则此种相互作用满足动能和能量守恒定律，属弹性碰撞。

（4）带电粒子与原子核发生核反应：当一个重带电粒子具有足够的能量（约 100MeV），并且与原子核的碰撞距离小于原子核的半径时，如果有一个或数个核子被入射粒子击中，它们将会离开原子核。失去核子的原子核处于激发态，将通过发射所谓的"蒸发粒子"（主要是一些较低能量的核子）和 γ 射线而退激。

2. 射程　带电粒子在与物质的相互作用过程中，不断地损失其动能，最终将损失所有的动能而停止运动。沿入射方向从入射位置至完全停止位置所经过的距离称为射程。

（1）电子束的射程：对于电子来说，因其质量很小，每次碰撞的电离损失和辐射损失比重带电粒子大得多，同时发生大角度偏转，导致其运动路径曲折，粒子的射程分布在一个很宽的范围，也就是说电子的射程发生较为严重的歧离，因此粒子数随厚度变化曲线呈逐渐下降趋势，如图 1-3 所示。电子束的百分深度剂量曲线特点如图 1-4 所示：表面吸收剂量较高，随着深度增加很快到达剂量最大点，最大剂量点附近会有一个高剂量"坪区"，由于射程歧离，后部还有一个剂量跌落区。

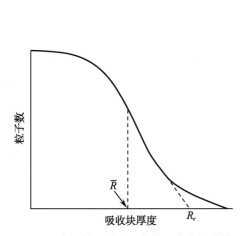

图 1-3　电子粒子数随吸收块厚度变化曲线

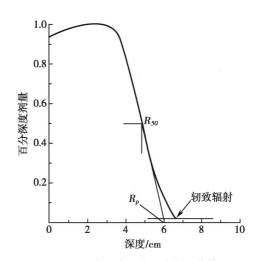

图 1-4　电子束百分深度剂量曲线

（2）质子和重离子射程：对于质子和重离子来说，质子穿过物质的路径相对较直，当它与原子中的电子和原子核发生相互作用后逐渐慢化，因此粒子数随吸收块厚度变化曲线表现为开始时的平坦部分和尾部的快速下降部分，如图 1-5 所示。质子的深度剂量曲线的特点，如图 1-6 所示。在射线的大部分射程范围内，质子的吸收剂量近似是常数，直到接近质子射程末端时，剂量曲线出现一个尖峰（称为布拉格峰）。峰值处的剂量大约是表面剂量的 4 倍，之后剂量迅速跌落为零。对于肿瘤治疗来说，可将尖峰位置调整到肿瘤深度（通过选择不同能量实现），这样既可以保护入射时穿过的正常组织，同时还可以保护肿瘤后方的正常组织。

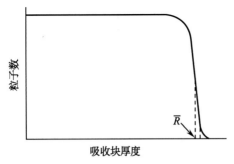

图 1-5　质子粒子数随吸收块厚度变化曲线

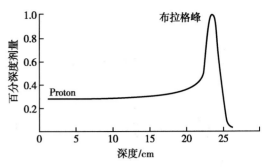

图 1-6　质子的百分深度剂量曲线

（二）X(γ)光子与物质的主要相互作用

1. X(γ)光子与物质原子作用主要方式　X(γ)射线与无线电波、红外线、可见光、紫外线一样，都是电磁波，特点是波长很短（约 0.01～10nm），具备波粒二象性。在干涉、衍射、偏振这些现象上表现出波动性；同时，在与物质相互作用的过程中则表现出其粒子性。X(γ)光子与物质原子发生作用的主要方式包括以下情况。

（1）光电效应：光子与物质原子的轨道电子发生相互作用，一次就把全部能量传递给对方，光子消失，获得能量的电子挣脱原子束缚成为自由电子（光电子）；原子的电子轨道出现一个空位而处于激发态，它将通过发射特征 X 射线或俄歇电子的形式回到基态，这个过程称为光电效应，如图 1-7 所示。

（2）康普顿效应：当入射 X(γ)光子和原子内一个轨道电子发生相互作用时，光子损失一部分能量，并改变运动方向，电子获得能量而脱离原子，此种作用过程称为康普顿效应，如图 1-8 所示。损失能量后的 X(γ)光子称散射光子，获得能量的电子称为反冲电子。

（3）电子对效应：当入射光子的能量大于 1.02MeV，X(γ)光子从原子核旁经过时，在原子核库仑场的作用下形成一对正负电子，此过程称为电子对效应，如图 1-9 所示。

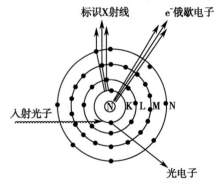

图 1-7　光电效应示意图

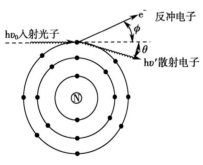

图 1-8　康普顿效应示意图

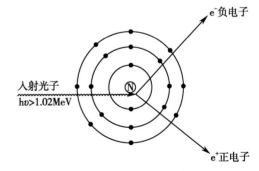

图 1-9　电子对效应示意图

2. X(γ)光子与物质原子作用特点　与带电粒子相比，X(γ)光子与物质的相互作用表现出不同的特点。

（1）X(γ)光子不能直接引起物质原子电离或激发，而是首先把能量传递给带电粒子，通过这些带电粒子与物质进行作用（间接电离）。

（2）X(γ)光子与物质的一次相互作用可以损失其能量的全部或很大一部分，而带电粒子则通过多次相互作用而逐渐损失其能量。

（3）X(γ)光子束没有射程的概念，入射到物体时，其强度随穿透物质厚度近似呈指数衰减，而带电粒子有确定的射程，在射程之外观察不到带电粒子。

3. 相互作用过程的相对重要性　光子与物质的主要相互作用包括光电效应、康普顿效应、电子对效应。但是哪种作用发生的截面（概率）更高取决于两个参数，包括作用物质的原子序数和光子的能量。

以原子序数近似等于组织（Z=7）的物质为例（图 1-10），当光子能量低于 30keV 时，光电效应为主要作用方式；当能量介于 30keV～24MeV 时，康普顿效应为主要作用方式；当能量高于 24MeV 时，电子对效应成为主要作用方式。目前常规直线加速器的 X 射线能量约为 4～18MeV，所以主要以康普顿效应为主。

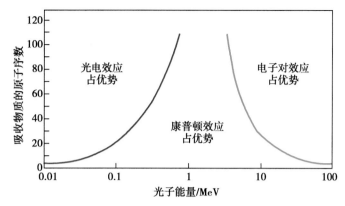

图 1-10　X(γ)光子与物质相互作用的三种主要形式与 X(γ)光子能量、吸收物质原子序数的关系

4. 中子与物质的相互作用　与光子一样，中子也不带电，因此也不能直接引起物质原子电离或激发，属于间接电离辐射，在物质中强度呈指数衰减。主要与原子核发生相互作用，包括弹性碰撞和与原子核内的中子相互作用产生反冲质子及带电的低能原子核碎片。

5. 相对生物学效应　不同种类的电离辐射即便是相同的吸收剂量引起的生物学效应也是不同的。为比较不同种类的电离辐射引起的生物学效应，故引入相对生物学效应（relative biological effectiveness，RBE）的概念。生物学效应是比较不同种类射线产生的生物学效应的一个直观指标，以钴 -60 的 γ 射线作为标准。钴 -60 的 γ 射线引起某种生物学效应需要的吸收剂量与研究的电离辐射引起相同的生物学效应所需吸收剂量的比值（倍数），即为该电离辐射的 RBE。

本节讲述了不同类型射线与物质的主要相互作用，对于放射肿瘤治疗来说，理想的射线应具有布拉格峰，以保护周围正常组织，同时具有较高的 RBE 来提高对肿瘤的杀伤力。表 1-2 是这几种射线的布拉格峰及 RBE 指标。

表 1-2　不同射线类型的布拉格峰情况及相对生物学效应指标

射线类型	是否有布拉格峰	相对生物学效应
X(γ)射线	无	1
电子	无	1
质子	有	1
热中子	无	3
中能中子	无	5～8
快中子	无	10
碳离子	有	3

四、基本剂量学概念

X(γ)射线或高能电子束等电离辐射进入人体组织后，通过和人体组织中的原子相互作用，而传递电离辐射的部分或全部能量。人体组织吸收电离辐射能量后，会发生一系列的物理、化学、生物学变化，最后导致组织的生物学损伤，即生物效应。生物效应的大小与组织中吸收的电离辐射的能量成正比。因此，确切地了解组织中所吸收的电离辐射的能量，对评估放疗的疗效和它的副作用极其重要。单位质量物质吸收电离辐射的平均能量称为吸收剂量，它的精确确定是进行放疗最基本的物理学要素。

（一）照射量

当 X(γ)射线穿过质量为 dm 的空气时会产生次级电子，这些次级电子作用于空气中的其他原子形成电离，产生离子对。当全部次级电子（正负电子）完全被空气阻止时，在空气形成的同一种符号的离子总电荷

的绝对值 dQ 与 dm 的比值称为照射量（exposure）。

$$X = \frac{dQ}{dm}$$

X 为照射量，单位为 $C \cdot kg^{-1}$；曾用名伦琴，$1R = (2.58 \times 10^{-4})$ $C \cdot kg^{-1}$。

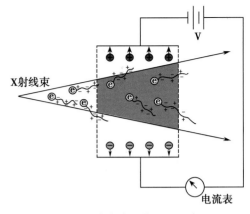

在空气中，这些离子具有一定的移动性，所以可以通过施加电场对这些离子进行收集，通过离子对的数目推算吸收剂量是使用电离室进行剂量测量的基本原理，参考图1-11。

图 1-11　电离室工作原理示意图

（二）吸收剂量

在介绍吸收剂量（absorbed dose）的定义前，先了解一下 X（γ）射线给介质传递电离辐射能量的过程。当辐射线穿过吸收介质时，通过两个阶段与物质发生相互作用。第一步，通过光子与物质的相互作用将光子的能量转化成带电粒子的动能。第二步，通过与物质的相互作用，这些带电粒子逐渐慢化，实现介质中能量（剂量）的沉积。

吸收剂量定义为：$d\overline{\varepsilon}$ 除以 dm 所得的商。即第二步中，电离辐射转移给质量为 dm 的介质的平均能量 $d\overline{\varepsilon}$。

$$D = \frac{d\overline{\varepsilon}}{dm}$$

D 代表吸收剂量，单位为 $J \cdot kg^{-1}$；国际单位为戈瑞（Gray，符号表示为 Gy），$1Gy = 1J \cdot kg^{-1}$；D 曾用单位为拉德（rad），$1Gy = 100rad$。

（三）比释动能

比释动能（kinetic energy released in material，kerma）等于 dE_{tr} 除以 dm 所得的商。即上述过程的第一步中，不带电电离粒子在质量为 dm 的介质中释放的全部带电粒子的初始动能之和 dE_{tr}。

$$K = \frac{dE_{tr}}{dm}$$

K 代表比释动能，单位为 $J \cdot kg^{-1}$；国际单位为戈瑞（Gy）。

（四）当量剂量

当量剂量（equivalent dose）等于某一组织或器官（T）所接受的平均吸收剂量（$D_{T,R}$）经辐射质为 R 的辐射权重因子（radiation weighting factor）加权处理的吸收剂量。

$$H_T = \sum_R W_R \cdot D_{T,R}$$

H_T 代表当量剂量，单位为 $J \cdot kg^{-1}$；国际单位为希沃特（Sievert），符号为 S_v，$1S_v = 1J \cdot kg^{-1}$。W_R 代表辐射权重因子。

（戴建荣　吴　昊）

第二节　外照射射野剂量学

一、常用术语

（一）辐射质

辐射质（radiation quality）是由射线能谱所决定的射线电离辐射特征。辐射质通常用来表示射线穿透物质的能力，不同种类电离辐射的表示方法略有差异，临床上对于辐射质的表示方法主要如下。

1. 高能 X 射线通常以产生 X 射线的电子的等效加速电压的标称值兆伏（megavoltage，MV）数为单位来表示（如6MV-X 射线），其剂量学特征则由深度剂量分布的特定剂量参数（如 PDD_{20}/PDD_{10} 或 TPR_{20}/TPR_{10}）来表示。

2. 高能电子束通常用兆电子伏（MeV）数来表示，其剂量学特征由水模体表面平均能量 $\overline{E}_0$、半值水深 R_{50} 等参数表示。

3. 放射性同位素产生的射线通常用其核素名和辐射类型（如钴60-γ 射线）表示。

4. 中低能 X 射线（低于 1MV）通常用半值层（half-value layer，HVL）来表示，HVL 定义为把辐射量吸收一半所需要的某种材料(常以铝、铜、铅等表示)的厚度。

（二）射线束与射线束中心轴

射线束(beam)是由射线源出发，沿着电离辐射粒子传输方向的横截面包括的空间范围。

射线束中心轴(beam axis)是射线束的对称轴，与准直器的旋转中心同轴。

（三）照射野

照射野(field)是射线束经准直器后通过模体的范围，通常分为几何学照射野和剂量学照射野。

1. 几何学照射野表示射线束中心轴垂直于模体平面时射线束通过模体的范围，它与模体表面的截面积即为照射野的面积。

2. 剂量学照射野以射线束中心轴剂量为100%，模体内50%等剂量曲线的延长线交于模体表面的区域。常见的照射野名称有方野、长方野、不规则野等。

（四）源皮距、源轴距与源瘤距

源皮距(source-surface distance，SSD)是射线源到模体表面照射野中心的距离。

源轴距(source-axis distance，SAD)是射线源到机架旋转中心的距离。常见医用直线加速器的 SAD 为100cm，钴 -60 治疗机的 SAD 为 75cm 或 80cm。

源瘤距(source-tumor distance，STD)是射线源沿射野中心轴到肿瘤内所考虑点的距离。

（五）百分深度剂量

百分深度剂量(percentage depth dose，PDD)是模体内照射野中心轴上某一深度 d 处的吸收剂量 D_d 与参考点深度的吸收剂量 D_{d0} 的比值，表示为：$PDD=(D_d/D_{d0})\times100\%$。典型的 X 射线 PDD 如图 1-12。

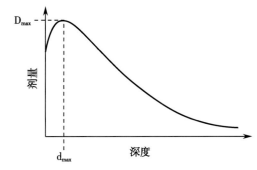

图 1-12 典型的 X 射线百分深度剂量曲线示意图

（六）建成区

建成区(build-up region)是 PDD 曲线的最大剂量深度之前的区域。建成区的大小取决于射线束的类型和能量，能量越低，建成区越趋近于表面，能量越高，建成效应越显著。对于低能 X 射线束，最大剂量深度在表面附近，而高能 X 射线束的表浅剂量比最大剂量深度处的剂量低得多，其建成效应有助于保护皮肤(skin-sparing effect)。

（七）射野离轴比

射野离轴比(off axis ratio，OAR)是射野中任意一点处的吸收剂量 D 与同一深度处射野中心轴上的吸收剂量 D_0 之比。

（八）半影区

半影区(penumbra region)是在射野边缘附近剂量随离轴距离增加急剧减小的区域。半影宽度(通常用80% 和 20% 的等剂量线间的距离表示)由几何半影、散射半影及穿透半影决定。

（九）组织空气比、组织模体比与组织最大剂量比

组织空气比(tissue-air ratio，TAR)是模体内任意一点的吸收剂量率 D_t 与同一空间位置空气中一小体积组织中的吸收剂量率 D_{t0} 之比，即：$TAR=D_t/D_{t0}$。

组织模体比(tissue-phantom ratio，TPR)是模体内任意一点的吸收剂量率 D_t 与空间同一点模体中参考深度处的吸收剂量率 D_{ref} 之比，即：$TPR=D_t/D_{ref}$。

组织最大剂量比(tissue-maximum ratio，TMR)是模体内任意一点吸收剂量率 D_t 与模体中最大剂量点处的吸收剂量率 D_{dmax} 之比。即：$TMR=D_t/D_{dmax}$。

（十）散射空气比与散射最大剂量比

散射空气比(scatter-air ratio，SAR)是模体中任意一点的散射线剂量率与空间同一点空气中吸收剂量率之比。

散射最大剂量比(scatter-maximum ratio，SMR)是模体中任意一点的散射线剂量率与空间同一点模体中最大剂量点处有效原射线剂量率之比。

（十一）准直器散射因子与模体散射因子

准直器散射因子(collimator scatter factor，S_c)也称为射野输出因子，是空气中某一大小射野的输出剂量与参考射野的输出剂量之比，其数值随射野的增大而增大。

模体散射因子（phantom scatter factor，S_p）是在准直器开口不变的情况下，模体中某一大小射野的吸收剂量与参考射野的吸收剂量之比。

（十二）楔形板与楔形因子

为了满足临床治疗的需要，有时需要对射束加特殊过滤器或吸收挡块，以便对射束进行修整，以获得特定形状的剂量分布。楔形板是最常用的一种过滤器，通常由高密度材料制成，楔形板既可放在射野准直器上方，也可放在射野准直器下方，放在下方时，必须保证楔形板离体表至少15cm，以免皮肤受到电子污染的损伤。

楔形因子（wedge transmission factor，Fw）是射线中心轴上某一深度处，楔形射野和开野分别照射时吸收剂量率之比。

（十三）等剂量线

等剂量线（isodose curves）是模体内剂量相同点的连线。

二、光子射线射野剂量学

（一）X(γ)射线百分深度剂量特点

百分深度剂量（PDD）受到射线束能量、模体深度、照射野大小和 SSD 等因素的影响，对于不同类型的射线，其影响程度不同。如图 1-13 是临床常见能量光子射线 PDD 曲线。

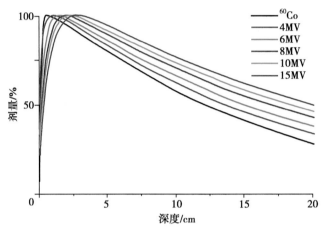

图 1-13　临床常见能量光子射线百分深度剂量曲线

1. 能量和深度的影响　随着射线能量的增加，模体表面剂量下降，最大剂量点深度增加，PDD（最大剂量点后）增加。高能 X(γ)射线表面剂量比较低，随着深度的增加，深度剂量逐渐增加，直至达到最大剂量点。过最大剂量点后，深度剂量逐渐下降，其下降速率依赖于射线能量，能量越高，下降速率越慢，表现出较高的穿透能力。

2. 照射野的影响　模体内某一点的剂量是原射线和散射线共同作用的结果。当照射野很小时，主要是原射线的贡献，而散射线很小。随着照射野变大，散射线对吸收剂量的贡献增加，在模体中较深处的散射剂量要大于最大剂量点处，因此表现为随着射野尺寸的增加，PDD 会增加。其增加的幅度取决于射线束的能量。不同形状照射野的 PDD 可以进行转换。

矩形野与等效方野的换算：$S = 2(a \times b)/(a+b)$，式中 S 为等效方野边长，a 和 b 分别为矩形野的长和宽。

3. 源皮距的影响　PDD 随 SSD 的变化规律，是由于平方反比定律的影响，即近源处 PDD 剂量下降要比远源处快得多。换言之，PDD 随 SSD 增加而增加。

（二）放疗中常用能量光子射线的特点

1. 钴 -60γ 射线（SSD＝80cm）　$D_{dmax}＝0.5cm$，$PDD_{10cm} \approx 55\%$。

2. 4MV-X 射线（SSD＝80cm）　$D_{dmax}＝1.0 \sim 1.2cm$，$PDD_{10cm} \approx 61\%$。

3. 6MV-X 射线（SSD＝100cm）　$D_{dmax}＝1.4 \sim 1.6cm$，$PDD_{10cm} \approx 67\%$。

4. 8MV-X 射线（SSD＝100cm）　$D_{dmax}＝1.8 \sim 2.2cm$，$PDD_{10cm} \approx 71\%$。

5. 10MV-X 射线（SSD＝100cm）　$D_{dmax}＝2.2 \sim 2.6cm$，$PDD_{10cm} \approx 74\%$。

6. 15MV-X 射线（SSD＝100cm） D_{dmax}＝2.7～3.1cm，PDD_{10cm}≈77%。

7. 18MV-X 射线（SSD＝100cm） D_{dmax}＝3.0～3.5cm，PDD_{10cm}≈80%。

三、电子线射野剂量学

（一）高能电子线百分深度剂量特点

高能电子线具有高剂量区后剂量迅速降低的优点，能很好地保护肿瘤后方的正常组织。如图 1-14 是临床常见能量电子线 PDD 曲线。

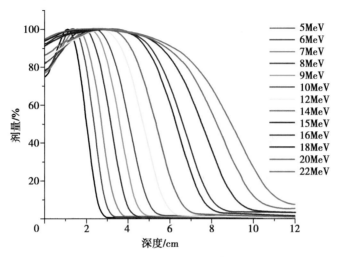

图 1-14 临床常见能量电子线百分深度剂量曲线

1. 中心轴深度剂量曲线的特征 高能电子线的中心轴深度剂量曲线与 X（γ）射线或其他射线相比有显著的不同，其主要特点是：表面剂量高，多在 80%～85% 以上，虽有建成区，但不太明显；随深度增加，剂量很快达到最大，并形成一个随能量加宽的高剂量"坪区"；"坪区"过后，随深度增加，剂量以较高梯度迅速跌落；X 射线"污染"，在高能电子线深度剂量分布曲线后部拖有一个长的"尾巴"，其大小约为"坪区"峰值剂量的 1%～3%，其值越小越好，说明电子线的 X 射线污染越低。

2. 电子束能量对深度剂量的影响 当电子束能量增加时，表面剂量增加，高剂量的"坪区"变宽，剂量梯度减小，X 射线污染逐渐增加。临床上常用的高能电子线的能量范围多在 4～25MeV 之间。

3. 射野大小对深度剂量的影响 因小野时有相当数量的电子被散射出射野外，所以随深度增加中心轴的深度剂量下降很快。随照射野的增大，中心轴由于散射损失的电子被逐渐增加的射野周边的散射电子予以补偿，使深度剂量随射野增大而增大，直至射野增大到接近散射电子的射程时，散射损失和补偿达到平衡，深度剂量不再随射野增大而增加。电子线能量较高时这一特点更加明显。

4. 源皮距对深度剂量的影响 对于较低能量的电子束，可以忽略 SSD 的影响。但对能量高于 15MeV 的电子束，必须校正。一般规律是随 SSD 的增加，表面剂量低而最大剂量深度增大。对电子束全身照射的特殊照射，因要求 SSD 延长到 4m 以上，需按实际工作条件具体测量与深度剂量有关的参数变化。

（二）放疗中常用能量电子线的特点

1. 5MeV $\overline{E_0}$≈4.7MeV，R_{50}≈2.0cm。

2. 6MeV $\overline{E_0}$≈5.5MeV，R_{50}≈2.4cm。

3. 7MeV $\overline{E_0}$≈6.4MeV，R_{50}≈2.7cm。

4. 9MeV $\overline{E_0}$≈8.4MeV，R_{50}≈3.6cm。

5. 12MeV $\overline{E_0}$≈11.7MeV，R_{50}≈5.0cm。

6. 15MeV $\overline{E_0}$≈14.9MeV，R_{50}≈6.4cm。

7. 18MeV $\overline{E_0}$≈17.7MeV，R_{50}≈7.6cm。

8. 20MeV $\overline{E_0}$≈19.2MeV，R_{50}≈8.2cm。

9. 22MeV $\overline{E_0}$≈20.1MeV，R_{50}≈8.9cm。

四、处方剂量计算

加速器能够产生射线，这类设备通过监测电离室的机器跳数（monitor unit，MU）来控制射野所需的剂量。处方剂量定义为针对某个照射野，欲达到一定的靶区剂量 D_T，换算到标准水模体内，为每个使用射野的射野中心轴上最大剂量点处的剂量 D_m，单位为 cGy。

当使用射野的最大剂量点处的剂量 D_m 是以参考射野 10cm×10cm 的剂量 D_m 标定时，则使用射野的处方剂量 D_m 通过相应的射野输出因子（准直器散射因子 Sc 和模体散射因子 Sp）表示成参考射野 10cm×10cm 的处方剂量 D_m，单位 cGy。对加速器上的剂量仪，一般使用参考射野在标称 SSD 处，标定成 1cGy＝1MU。此时，处方剂量是用 MU 为单位表示的剂量，在已知 D_T 的情况下，D_m 的求解方法将在后文介绍。

为了使大家更好地理解上述定义，做如下比拟。把加速器发出的射线理解为注射器注射液体，首先标定注射器刻度，如 1ml 液体为一个刻度（1MU）。当一定体积（D_m）注射液注入体内后，随着深度加深，注射液会逐渐减少，到达肿瘤深度时只剩下一小部分液体（D_T）。所以在已知 DT 的情况下，即可求解 D_m。加速器剂量计算如下。

1. 源皮距照射　加速器上剂量仪的读数，在 SSD＝100cm 和模体内 10cm×10cm 射野中心轴上最大剂量点处，用经过校准的工作型剂量仪进行标定，刻度为 1MU＝1cGy。在 SSD＝100cm 的条件下进行照射，根据下式，由靶区（或肿瘤）剂量 D_T 可计算出处方剂量 D_m，单位为 MU。

$$D_m = \frac{D_T}{PDD(d, FSZ) \cdot S_p(FSZ) \cdot S_c(FSZ_0) \cdot T_f \cdot F_W(FSZ)}$$

FSZ 为 SSD＝100cm 处，模体表面时的实际射野尺寸；FSZ_0 为 SSD＝100cm 处，铅门的射野尺寸。当射野内有挡块或多叶准直器（multileaf collimators，MLC）时，$FSZ \neq FSZ_0$；当射野内只有准直器时，$FSZ=FSZ_0$。d 为治疗深度，PDD 是百分深度剂量，S_c 是机头散射因子，S_p 是模体散射因子，T_f 是托架因子，F_W 是楔形因子。

例如：能量为 6MV 的 X 射线，加速器剂量仪在 SSD＝100cm、D_m＝1.5cm 处，10cm×10cm 射野，校准为 1MU＝1cGy。若患者的肿瘤深度 d＝10cm，SSD＝100cm，准直器射野尺寸 15cm×15cm，挡块射野尺寸为 12cm×12cm，楔形板角度为 30°，求每次肿瘤剂量给予 200cGy 时的处方剂量 D_m。

计算过程：

（1）D_T 计算：D_T 已知，D_T＝200cGy。

（2）$PDD(d, FSZ)$ 计算：查 PDD 表，其中 d＝10cm，FSZ＝12cm，PDD＝0.670。

（3）$S_p(FSZ)$ 计算：查 S_p 表，其中 FSZ＝12cm，S_p＝1.013。

（4）$S_c(FSZ_0)$ 计算：查 S_c 表，其中 FSZ_0＝15cm，S_c＝1.005。

（5）T_f 计算：查 T_f 值，T_f＝0.946。

（6）F_W 计算：查 F_W 表，其中 FSZ＝12cm，$wedge$＝30°，F_W＝0.544。

$$D_m = \frac{200}{0.670 \times 1.013 \times 1.005 \times 0.946 \times 0.544} = 569.7（MU）$$

2. 源轴距照射　加速器上剂量仪的读数，在 SSD＝100cm 和模体内 10cm×10cm 射野中心轴上最大剂量点处，用经过校准的工作型剂量仪进行标定，刻度为 1MU＝1cGy。在 SAD＝100cm 的条件下进行照射，根据下式，由靶区（或肿瘤）剂量 D_T 可计算出处方剂量 D_m，单位为 MU。

$$D_m = \frac{D_T}{TMR(d, FSZ_d) \cdot S_p(FSZ_d) \cdot S_c(FSZ_0) \cdot T_f \cdot F_W(FSZ_d) \cdot (SAD因子)}$$

式中 FSZ_d 为 SAD＝100cm 处的实际射野尺寸，FSZ_0 为 SAD＝100cm 处的准直器射野尺寸。当射野内有挡块或 MLC 时，$FSZ \neq FSZ_0$；当射野内只有铅门时，$FSZ=FSZ_0$。d 为治疗深度，TMR 是组织最大剂量比，S_c 是机头散射因子，S_p 是模体散射因子，T_f 是托架因子，F_W 是楔形因子，SAD 因子是由于 SAD 照射时，SCD（源到电离室中心的距离）由标定时的 101.5cm 变成照射时的 100cm，而产生的剂量变化，SAD 因子 $= \left(\dfrac{SCD}{SAD} \right)^2$。

例如：能量为 6MV 的 X 射线，加速器剂量仪在 SSD＝100cm、d_m＝1.5cm 处，10cm×10cm 射野，校准

为 1MU = 1cGy。若患者的肿瘤深度 $d=8$cm，$SAD=100$cm，准直器射野尺寸 7cm×7cm，挡块射野尺寸为 6cm×6cm，求每次肿瘤剂量给予 200cGy 时的处方剂量 D_m。

计算过程：

（1）D_T 计算：D_T 已知，$D_T=200$cGy。

（2）$TMR(d, FSZ)$ 计算：查 TMR 表，其中 $d=8$cm，$FSZ=6$cm，$TMR=0.862$。

（3）$S_p(FSZ)$ 计算：查 S_p 表，其中 $FSZ=6$cm，$S_p=0.989$。

（4）$S_c(FSZ_0)$ 计算：查 S_c 表，其中 $FSZ_0=7$cm，$S_c=0.980$。

（5）T_f 计算：查 T_f 值，$T_f=0.946$。

（6）SAD 因子计算：$SCD=100$cm+1.5cm=101.5cm，$SAD=100$cm；SAD 因子 $=\left(\dfrac{SCD}{SAD}\right)^2=\left(\dfrac{101.5}{100}\right)^2=1.03$。

$$D_m = \frac{200}{0.862 \times 0.989 \times 0.980 \times 0.946 \times 1.03} = 245.7 (\text{MU})$$

（戴建荣　吴　昊）

第三节　放射治疗技术

放疗是肿瘤的一种局部治疗模式，其根本目标是在保护正常组织尤其是危及器官的前提下，给予靶区尽可能高的剂量，以便最大限度地杀死癌细胞、治愈肿瘤。从物理技术的角度看，实现这一根本目标的途径就是使高剂量分布尽可能地适合靶区的形状，并且靶区边缘的剂量尽可能地快速下降。在放射治疗学发展的大约 110 年的历程中，每次技术进步都是在实现根本目标的途径中向前迈进一步。目前在临床上运用的外照射技术有传统放疗即二维放疗技术、适形放疗技术、调强放疗技术、立体定向放疗和图像引导放疗技术。

一、体外照射技术的分类及其优缺点

体外照射常用的技术有固定源皮距照射和等中心定角照射。

固定源皮距照射是将放射源到皮肤的距离固定，不论机头在何种位置。在标称源皮距下，即将治疗机的等中心放在患者皮肤上，而肿瘤或靶区中心（T）放在放射源（S）和皮肤入射点（A）两点连线的延长线上（图 1-15A）。显然该技术摆位的要点是机架转角一定要准确，同时要注意患者的体位，否则肿瘤中心（T）会逃出射野中心轴甚至射野之外。等中心定角照射是将治疗机的等中心置于肿瘤或靶区中心（T）上（图 1-15B）。其特点是，只要等中心在肿瘤或靶区中心（T）上，机器转角的准确性及患者体位的误差都能保证射野中心轴通过肿瘤或靶区中心。因此该技术的摆位要求是保证升床准确。其升床的具体数字可由模拟定位机定位确定。

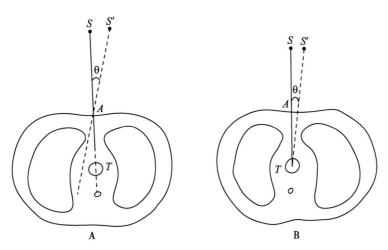

图 1-15　体外照射常用的照射技术
A. 固定源皮距照射技术；B. 等中心定角照射技术。

二、X(γ)射线常规放疗

常规放疗（俗称普放）是指放疗医师依据经验或利用简单的定位设备（如 X 射线模拟机）及有限的计算机断层成像（computed tomography，CT）影像资料在患者体表直接标记出照射区域或等中心，人工计算照射剂量，从而进行治疗。其治疗方法简单易行，但位置精度和剂量精度较低，患者副反应相对较大。

（一）单野照射

单野照射的情况下，因剂量建成区内剂量变化梯度较大，剂量不易准确测量，靶区应放到最大剂量点深度之后，同时由于剂量随深度增加呈指数递减，靶区范围较大时，靶区内剂量分布很不均匀。因此除外靶区范围很小（如治疗颈、锁淋巴结）或部分姑息治疗时可使用单野照射外，临床上不主张单野治疗。用单野照射时，如果病变深度较浅，X 射线能量较高时，应使用组织替代物放在射野入射端的皮肤上，将 d_{max} 深度提到病变之前。

（二）对穿野照射

对中心位置病变，可采取两野对穿照射。对穿野照射的特点是：当两野剂量配比相等时，可在体位中心得到左、右、上、下对称的剂量分布。尽管剂量分布以靶区中心为对称，但由于射野侧向的剂量贡献相对较小，靶区内沿射野轴向的剂量分布要比横向的好，因此，要将射野适当扩大才能满足靶区剂量均匀的要求。

另外，靶区剂量与靶区外正常组织剂量之比即治疗增益比，亦随射线能量和射野间距变化。射野间距越小，射线能量越高，治疗增益比越大。要使靶区剂量比两侧正常组织剂量高，拉开肿瘤剂量和正常组织剂量范围，得到大于 1 的剂量增益比，一般应使每野在体位中心处的深度剂量 PDD½ 间距≥75%。

当靶区所在部位有组织缺损而又必须用对穿野照射时，如乳腺癌的切线照射、喉癌的对穿野照射等，必须加楔形板。两野对穿既可以采用固定源皮距照射技术，也可以采用等中心定角照射技术。使用时还应注意能量的选择与搭配。

（三）两野交角照射与楔形野

对偏体位一侧病变，如上颌窦等，两平野交角照射时，因几何关系，在病变区形成内野型剂量分布，剂量不均匀。用适当角度的楔形滤过板，可使靶区剂量均匀。两射野中心轴的交角 θ 与楔形角 α 的关系为：α＝90°−θ/2。

根据临床要求，适当增减楔形角的大小，可分别在射野远端、近端得到偏高的剂量。

（四）三野照射

当能得到的射线能量不能满足对患者使用两野对穿照射的射野间距的实际要求时，应该设立第三野，形成三野照射。建立第三野之后虽然提高了靶区剂量，但由于单野（第三野）剂量分布的不均匀，与对穿野照射导致的对称性剂量分布叠加，在靶区内形成不均匀的剂量分布。因此，必须调整对穿野均匀对称的剂量分布变成不对称的分布，即从第三野的方向看，造成一个随组织深度增加而深度剂量增加的剂量分布，然后与第三野的实际剂量分布合成，形成均匀的靶区剂量。楔形滤过板可以实现这种要求。理论计算和实验证明，当使用的楔形板的楔形角 α 和各野剂量配比满足一定条件时，也能实现靶区内的剂量均匀。

（五）三野交角照射

对食管肿瘤，靶区位于两侧肺之间，后方有脊髓，都是需要保护的重要器官，为了避免对两侧肺的过多照射和减低脊髓受量，常采取三野交角照射。两后野因交角形成内野形剂量分布，与前野构成一个相对野，故在靶区形成均匀剂量分布。此时两后野的使用，类似于两楔形对穿野，只是利用射野的几何因素代替了楔形滤过板。

（六）箱式（Box 野）照射

四野正交照射又称箱式照射，保留了两野对穿照射形成的均匀对称的剂量分布的特点，由于采用了四野，每对对穿野的侧向剂量得到补偿，使得靶区内剂量分布较为均匀。对于腹部和盆腔肿瘤可以采用两组正交对穿射野来获取较为均匀的靶区剂量分布，实际使用过程中可通过调整射野权重来调节周围危及器官的受照剂量。

（七）相邻野设计

射野相邻在外照射中较为常见，如处理不好相邻射野的衔接问题，会发生射野相接后超剂量或欠剂量，造成严重放射并发症或肿瘤的局部复发。目前有多种方法能够使得射野交接处剂量均匀分布。浅部肿瘤治疗时，射野通常在皮肤表面相接，这时应注意深部组织的过剂量照射问题，特别要注意敏感器官（如脊髓）不要超过其耐受剂量。深部肿瘤治疗时，如胸、腹和盆腔部位的肿瘤，射野通常在皮肤表面分开，此时应注意剂量冷点移到近皮肤表面没有肿瘤的地方。

1. 根据两邻接野的长度 $L1$ 和 $L2$，两野在皮肤表面的间隔 S 可由如下公式得出：

$$S = \frac{1}{2}L1\left(\frac{D1}{SSD1}\right) + \frac{1}{2}L2\left(\frac{D2}{SSD2}\right)$$

式中 $L1$ 和 $L2$ 为射野长度，$D1$ 和 $D2$ 为计算的深度，SSD 为源皮距。

2. 半野挡块、独立准直器及旋转床角，通过上述方法可以克服射野边缘射线束的发散问题。

（八）非对称野技术

射野中心轴偏离线束中心轴的射野称为不对称射野。上述由独立准直器构成的半野就是不对称射野的一种，它们在非共面射野邻接中起着极其重要的作用。随着对独立准直器功能的深入了解，由它构成的不对称射野的应用范围越来越宽。

（九）旋转照射

旋转照射是用单野以靶区中心为旋转轴绕患者旋转一定范围。有多种方法用于旋转照射的剂量计算，最为常用的是沿旋转方向，将整个旋转按 5° 或 10° 分解成多个固定野交角照射。旋转治疗能够提供较多野交叉照射更好的剂量分布：皮肤剂量较小；高剂量区近圆柱形或椭圆形；靶区外剂量下降较快。

（十）曲面校正与非均匀组织校正

临床剂量学计算和测量在不进行修正时都是假定人体为均匀体模或标准水箱，实际人体表面有不规则曲面，体内则有不同密度的各种组织。因此，在临床剂量计算时常需要进行人体曲面和非均匀组织校正。常用人体曲面修正方法有组织空气比法、有效源皮距法和等剂量曲线移动法；常用非均匀组织修正方法有组织空气比法、有效衰减系数法、等剂量曲线移动法和组织空气比的指数校正法。

三、电子束常规放疗

（一）能量和射野的选择

因电子束随能量不同有确定的有效治疗深度和射程，即有显著的深度剂量跌落现象，所以根据肿瘤深度和大小选择能量至关重要。临床上要求肿瘤的后沿及周边被 90% 的等剂量面所包围，仅对肿瘤后沿紧贴正常关键器官（如乳腺癌术后胸壁放疗后沿贴肺的情况）时才限制后沿剂量至 80% 或更小。

当深度 d 用 cm 表示、电子束能量 Ee 用 MeV 表示时，90% 的剂量深度 d_{90} 所对应的电子束能量 Ee 如下表示：$Ee = 3(d_{90}+1)$；80% 的剂量深度 d_{80} 所对应的电子束能量为：$Ee = 3d_{80}$。临床上可根据肿瘤后沿的深度利用上式选择电子束能量。

电子束治疗选择射野大小时，应根据电子束高值等剂量线随深度内缩的特点（小野时更显著），使表面处的照射野适当外放 0.5～1.0cm，确保指定的等剂量面（如 90%）完全包围靶区。

（二）非均匀组织校正

组织不均匀性是指在某种组织（骨、肺、气腔等）中，电子束的穿透和散射与在水中不同，临床上常用等效厚度系数（coefficient equivalent thickness，CET）法进行修正，即水的厚度与产生相同的电子束能量转换的某种非均质组织的厚度比。其值为非均质组织与水的总组织本领之比。人体骨组织的 CET 值范围在 1.1（疏松骨）到 1.65（致密骨）之间。肺组织的 CET 随电子束能量的增加而增加，而随穿透肺组织的厚度的增加而减小，平均值约为 0.5。

非均匀组织的 CET 修正法，即是体内某一深度 d 处的剂量，应为该点的等效深度 D_{eff} 经平方反比定律修正后的剂量，D_{eff} 的计算公式：$D_{eff} = d - h \times (1 - CET)$，式中 h 为电子束穿透非均质组织的厚度。

（三）电子束的补偿技术

电子束的补偿技术主要用于：①体表射野中不规则外轮廓的组织补偿；②减少电子束的治疗深度（如电子束全身皮肤照射）；③提高皮肤剂量。

使用低能射线（6～12MeV）治疗表浅部位病变时，应考虑使用填充物，并应计算包括填充物厚度及直达靶区最深部的整个深度。能量 >12MeV 时，不必使用填充物。

（四）射野衔接

邻野间选择适当的间隙很重要，间隙随射野大小、源皮距和射线特性而变化。相邻野表面邻接成均匀剂量意味着深部会有热点形成，若使深部邻接成均匀剂量，则表面会出现低剂量区。

（五）挡铅

临床电子束的遮挡宜使用高密度的材料，如铅或低熔点铅合金。10mm 厚的铅仅能透过 18MeV 电子束剂量的 5%。7MeV 能量水平的电子束遮挡需要 2.3mm 厚的铅。

四、三维适形放疗

三维适形放疗（three-dimensional conformal radiation therapy，3D-CRT）相对于传统常规放疗是一次变革，它采用了最新的影像技术对患者进行定位，同时利用计算机技术完成治疗计划的设计与评估。3D-CRT 实现了射野形状与肿瘤外轮廓的一致。治疗计划系统（treatment planning system，TPS）是 3D-CRT 的核心，通过计算机和 TPS 软件可以重建患者的三维信息，医生和物理师在"三维假体"（virtual patient）上完成靶区和正常组织的勾画，利用射野方向观（beam's eye view，BEV）功能从三维方向进行照射野设计，并实现三维的剂量计算，最终利用剂量体积直方图（dose-volume histogram，DVH）进行计划评估。

三维放疗计划过程与二维放疗计划过程的最大区别在于强调体积的概念。治疗靶区以三维的方式来确定，患者数据的获取也是以体积的形式而不是以平面的形式。射束入射方向及治疗野的设置根据对三维靶区的照射进行。计算剂量的算法考虑到射束在各个方向的发散，同时对各个方向的非均匀进行修正，最后以三维的方式分析并评估治疗计划，以体积形式而不是只在横截面上观测剂量分布。

（一）定位技术

3D-CRT 患者资料获取不同于传统放疗。因为 3D-CRT 需要的是立体化的患者数据，要求 CT 横断面影像有足够的分辨率，以便能以三维方式精确地显示出患者的解剖结构。一般来说，横断面 CT 图像的层厚为 3～10mm。为了使患者模型能考虑到照射野以外散射的影响及非共面射野，CT 扫描范围除了照射区域外还要超出一定的范围（一般应≥5cm）。

3D-CRT 患者资料主要是通过 CT 模拟机定位获取，但也不只限于 CT 信息，也可能包含其他类型的数据，如磁共振成像（magnetic resonance imaging，MRI）、正电子发射计算机体层显像（positron emission tomography and computed tomography，PET/CT）等，以便更准确地确定肿瘤和危及器官的位置。

3D-CRT 强调的是体积的概念，因此要求在各个 CT 层面勾画外轮廓、靶区、正常组织等信息。这是为了设计照射野时避开不应照射的重要结构，也是为了能够分别计算重要器官与靶区的剂量体积数据。

（二）治疗计划设计与评估

射束设置与射野方向观：在射束设置上，三维计划与二维计划之间有显著区别。三维治疗计划系统提供了非常方便的虚拟模拟工具，使计划者可以方便地观察三维空间中患者靶区和危及器官与治疗机的相对关系，进而调整准直器、机架、治疗床及治疗等中心。

三维与二维治疗计划之间在建立射束入射参数上的一个重要区别就是使用了 BEV。BEV 具备两个基本功能：①为医生和计划设计者提供有关肿瘤和重要器官的影像信息（如 BEV 片、正侧位 X 线片），便于直观地模拟实际治疗的状况；②用于治疗方案的射野位置验证。BEV 是通过选定射束方向，并把确定患者轮廓、靶区和正常解剖结构的点的坐标投射到射束定义的坐标系统中来产生的。在三维计划中，对于选定的射束几何条件的 BEV 是基本观察工具，因为 BEV 允许计划者调整射束方向，以便在照射靶区的同时尽量避开正常组织，使其受照范围和剂量减到最小。

数字重建放射影像（digitally reconstructed radiograph，DRR）是 3D-CRT 中观测射束和患者治疗部位空间位置关系的有用工具。DRR 的计算方式：在某一规定的图像接收距离，把射线从放射源投影到一个垂直于射束中心轴的影像平面（通常为等中心平面），通过三维 CT 矩阵投射到这个影像平面上的 X 射线被计算并显示为 DRR。在 3D-CRT 中用 DRR 代替传统的模拟影像有如下优点：DRR 能描绘射束几何学；可将不同组织的解剖结构通过 BEV 显示叠加到 DRR 上。

（三）多叶准直器及射野挡块

MLC 最初的设计主要是代替常规射野挡块。使用常规射野挡块有许多缺点：制作费时费力；在熔铅和挡块加工过程中产生的蒸发气体和铅粉不利于工作人员的健康；射野挡块较重，治疗摆位效率低且操作不方便。使用 MLC 则解决了这些问题，并且还有另外的优点：①采用计算机后，旋转照射过程中，可用 MLC 调节射野形状跟随计划靶区（planning target volume，PTV）的投影旋转适形；②在照射过程中，利用计算机控制的叶片运动，实现静态和动态的 MLC 的调强。

目前，安装在加速器机头的 MLC 主要有 3 种方式：①原有的准直器不动，直接在下面安装一组多叶准直器；②拆掉原先的一对下层（X 轴方向）准直器，用多叶准直器代替；③用多叶准直器替换原来的上层（Y 轴方向）准直器，但在 MLC 与 X 轴方向准直器之间再加一对 Y 轴方向的备用准直器。另外，还有一些外挂式自动或手动的多叶准直器。

射野挡块的主要目的是将规则射野变成不规则射野，使射野形状与靶区形状的投影一致；或是为了保护射野内某一重要组织或器官。用于前者，挡块是作为治疗机准直器的组成部分，应该具有准直器的防护效能；用于后者，应该根据被挡组织和器官的剂量处方，分为全挡、半挡、1/4 挡等。射野挡块一般用低熔点铅制成。

（四）三维治疗计划的剂量分布和计划评估

1. 剂量分布　三维治疗计划的剂量分布显示方法分为 2 种：①在各个选定的平面（横断面、冠状面、矢状面或任意切面）显示剂量分布；②显示三维等剂量面。

2. 剂量体积直方图　在三维治疗计划中最常用的三维体积剂量信息的表达方法就是 DVH。DVH 分为积分形式和微分形式。积分 DVH 是受到某一特定剂量照射的解剖结构体积占整个体积的百分比对剂量值作的曲线，如果把直接 DVH 的剂量值频率改为单位剂量频率或单位剂量体积，则变为微分 DVH（differential DVH，dDVH）。DVH 可以用来对治疗计划进行比较和评估。

3. 治疗计划的评估　治疗计划的评估分为 2 大类：平面显示和数字显示或读数。①平面显示：多数三维治疗计划都能以多种方式显示三维解剖结构、射束排列、剂量分布等，可以用以帮助评估治疗计划。用于显示剂量分布的测量和计算的最普遍的方法是等剂量曲线。曲线的间距密集说明剂量梯度大，而间距大则表示剂量梯度小。②数字显示或读数：三维治疗计划系统能在整个感兴趣的体积范围的三维矩阵上计算剂量分布。DVH 概括了这些分布数据，可以直接评估靶区和危及器官的剂量。"理想的"靶区 DVH 是 100% 的靶体积接受 100% 的处方剂量，而正常组织的 DVH 则是 100% 的体积接受零剂量。为了全面评定治疗计划，往往要求两种方法相结合。

（五）计划验证

3D-CRT 的验证主要包括等中心和射野验证。等中心验证通常是在患者治疗计划完成后，在治疗计划系统按照计划等中心设计一对正交野并生成 DRR 片，再与治疗机或模拟机上拍摄的等中心验证片相比，以确认治疗等中心。射野验证片则是由计划系统直接生成各个射野的 DRR 片与治疗机或模拟机上拍摄的射野验证片相比较，以确定射野几何关系的一致性。

五、立体定向放疗

1951 年瑞典学者 Leksell 首先提出立体定向放射外科（stereotactic radiosurgery，SRS）的概念，采用等中心治疗的方式通过立体定向技术将多个小野三维聚焦在病灶区实施单次大剂量照射治疗。由于射线束从三维空间聚焦到靶点，因此病灶区剂量极高，而等剂量曲线在病灶以外迅速跌落，病灶与正常组织的剂量界限分明，如外科手术刀对病变进行切除一样，达到控制、杀灭病灶的同时保护正常组织的目的。目前用于 SRS 的治疗机分为 ^{60}Co 和直线加速器两类，采用的是 γ 射线或 X 射线，故有 γ 刀及 X 刀之称。

立体定向放疗（stereotactic radiotherapy，SRT）是将 SRS 的方法，尤其是立体定向的固定体位方法及影像技术，与标准放疗分次方案相结合的治疗手段。在此基础上，近年来又发展出了体部立体定向放疗（stereotactic body radiotherapy，SBRT）。SBRT 在传统 SRT 的基础上引入了调强、容积调强及图像引导等新技术，其分次次数较少，一般不大于 5 次，剂量也远高于常规放疗剂量分割。

放射外科系统包括立体定位框架（适配器）、治疗机、计算机硬件和治疗计划软件。通过与 MRI 或 CT 等影像设备连接后，能精确地确定靶区的大小和位置，并完成治疗计划的设计和照射的实施。

（一）γ 刀

γ 刀治疗机（第一代）由分布在半球形装置上的 201 个源位内的 5 500～6 000Ci 辐射强度的钴 -60 放射源组成，以这种方式，从准直器射出的射线可通过相对均匀地分布在头颅凸面上的点进入颅内聚焦。4 个线束直径为 4～18mm 的可互换的颅外准直器头盔用来适应不同的靶区，亦可换用特别设计的准直器，使剂量分布更适合靶区形状。近年来 γ 刀治疗机有了新的发展，其主要途径是通过较少的钴-60 放射源以不同的动态旋转方式聚焦。如典型的体部伽马刀是通过旋转锥面聚焦方式将 30 个钴源聚焦于一点，治疗时 30 束射线都随源体绕过焦点的公共轴线旋转，使每束射线变成一个动态的圆锥扫描面，焦点为圆锥的顶点，其焦点处剂量很高，而周围剂量跌落显著。

（二）X 刀

以直线加速器为基础的立体定向放射外科，是使用经过圆形准直器或微型多叶准直器准直后的窄束 X 射线，围绕靶区进行旋转治疗，并配合不同的治疗床角度实现多弧非共面照射。近年来容积调强技术也被引入到这一治疗方式中。X 刀治疗对加速器的等中心精度提出了较高的要求，一般情况下最好在 0.5mm 以内。

（三）射波刀

射波刀（CyberKnife）是由美国 Accuray 公司生产的放射外科及体部 SRT 专用设备。它由 5 个系统组成：①机器人放射系统，包括 6MV 微型医用直线加速器和具有 6 个自由动度的机械手臂；②立体定位系统，包括一组正交照射的 X 射线摄片机和单晶硅成像设备；③呼吸追踪系统，主要包括呼吸追踪器和激光信号发生装置；④自动治疗床系统，具有 6 个自由动度的全自动治疗床（即治疗床可在一定范围内进行上、下、左、右、前、后的平移和旋转）；⑤管理系统，包括综合控制系统、治疗计划系统（可完成正向/逆向治疗计划）、影像融合及绘图软件等。该设备最早用于放射外科学，主要针对颅内病变（如动静脉畸形、三叉神经痛等疾病）的治疗。通过对机械臂的控制，准直后的 X 射线束可在患者体外半球面的 100 多个结点（每个结点有 12 个照射方向可供选择）上进行照射，可作等中心/非等中心、共面/非共面照射。

系统由机器臂的轨迹和在每个机械臂方向给予的跳数来确定某次治疗。在摆位和治疗过程中，系统采用两个装在天花板上的诊断 X 射线源和水平装在地面上的非晶硅影像探测器把实时放射影像与治疗前 CT 或 MRI 图像在线关联起来，用于确定整个治疗过程中患者和肿瘤位置的重复性。其立体定位系统可以通过实时追踪标记物的位置监控靶目标，患者如有位移，计算机则会立即计算出靶目标在 X 轴、Y 轴、Z 轴上的坐标变化（轴线位移和旋转误差），自动通过治疗床和机械手臂及时修正 X 射线束的照射方向。而在治疗因呼吸而移动的肿瘤时，射波刀可实现跟踪照射。

射波刀系统的机械精度可达 1mm 左右。在治疗颅内和脊椎附近的病灶时，可利用颅骨或脊椎上的骨性标记，实现对病灶位置精确定位，无须植入金标。对于颅外，如肺部等受呼吸运动影响大的肿瘤，在治疗过程中射波刀可对部分肿瘤利用肺部定位技术对移动肿瘤进行治疗，而其他则需要微创植入金标。通常，颅内病灶 1 次照射时间为 30～55 分钟，颅外移动病灶追踪 1 次照射时间为 55～90 分钟。

（四）X（γ）射线立体定向放疗剂量分布特点

小野集束照射，剂量分布集中；靶区周边剂量梯度变化较大；靶区内及靶区附近的剂量分布不均匀；靶区周边的正常组织剂量很小。

由于单次治疗剂量较高，治疗次数少，SRT 对治疗计划系统中所获取的治疗机相关数据（机械参数、辐射参数）提出了较高的要求。数据采集过程中应特别注意探测器的挑选和使用，尽量降低误差。

从某种意义上讲，上述特点中靶位置和靶体积的确定比剂量大小的确定更为重要，因此对于 SRT 而言，必须进行治疗前的位置验证，如果能够在治疗过程中采用实时的图像引导则更能确保患者安全。

（五）立体定向放疗与常规放疗的不同

SRT 治疗体积小（1～30cm³），直径小于 4cm；单次照射剂量 6～30Gy 或更高，分次次数 1～5 次；需要靶区定位和立体定向参数上特别精确。对于 SBRT，扫描层厚不得大于 3mm，计划系统计算矩阵不得大于 2.5mm；对于头部 SRS 或 SRT 相关参数则应更高。

六、调强放疗

调强适形放疗（intensity-modulated radiation therapy，IMRT）是 3D-CRT 的拓展，一般意义上的 3D-CRT 是指常规 3D-CRT（conventional 3D-CRT），即射线束在射野方向和靶区形状一致，射野内的射线强度均匀或只作简单的改变，如用楔形块或补偿块改变射线束注量分布。而新型的 3D-CRT 是指 IMRT，它使用了现有 3D-CRT 的所有技术，并通过使用基于计算机的各种优化算法，根据临床剂量要求，逆向生成非均匀射束强度,可更好地保护正常器官,同时增加靶区剂量,其剂量分布与靶区的适形度较常规 3D-CRT 有了极大改善,真正在三维空间上实现了剂量分布与肿瘤形状的一致。逆向治疗计划设计是 IMRT 的重要特征。

IMRT 的核心是具备逆向优化功能的治疗计划系统和能够实现强度调制的加速器实施系统。调强计划系统基于患者三维图像获取靶区和危及器官的立体信息,通过确定靶区剂量和危及器官限量,由优化算法计算出各个射野所需的强度分布,同时再将非均匀的强度分布优化分配给射野的每一微小部分,这些微小部分称为"子束"。加速器射野内的辐射束强度分布则由辐射束强度调制器来改变。计划系统优化每个射野的各个子束强度的能力极大加强了对其射野辐射通量的控制,使按需要生成最优剂量分布成为可能。这一改进后的剂量分布有可能在提高对肿瘤控制的同时降低对正常组织的损伤。由于需要对构成治疗计划的数万个子束的相对强度进行设置,IMRT 需要运用专门的计算机辅助的优化方法,仅靠人工难以完成。

（一）调强的常见实现方式

二维物理补偿器:类似于常规放疗中人体曲面和不均匀组织的补偿,通过改变补偿器不同部位的厚度,而调整射野内照射强度。特点是调强效果确切、可靠,制作复杂,影响射线能谱分布。

MLC 静态调强:根据照射野所需强度分布,利用 MLC 形成的多个子野,以子野为单位进行分步照射。其特点是照射过程中子野转换时加速器出束需要中断。

MLC 动态调强:通过调整 MLC 叶片的运动速度和加速器剂量率,使其互相配合产生不均匀的照射野剂量分布。其特点是叶片运动过程中,加速器出束不中断。

容积调强(volumetric modulated arc therapy, VMAT):VMAT 实现方式是在旋转加速器机架的同时调整加速器剂量率和 MLC 射野形状,达到调强目的。其可调节的参数包括剂量率、MLC 位置、机架转速等。

断层治疗(tomotherapy):断层治疗方式因模拟 CT 扫描技术而得名。按治疗床的不同,步进方法分为两种治疗方式:Carol 方式(单层治疗时治疗床不动)和 Mackie 方式(治疗时床与机架同时运动),目前临床常见的是 Mackie 方式。与 CT 一样,螺旋断层治疗机治疗时机架和床同时运动,提高了治疗速度并且使扇形射束之间连接平滑。它的射束可以从各个方向入射到患者身体上,不受角度限制,也不用担心机架与治疗床发生碰撞。目前 TomoTherapy HI-ART 系统(TomoTherapy, Inc., Madison, WI)由嵌入式 6MV 直线加速器在一个环形机架上旋转实施治疗,源轴距为 85cm。患者接受 IMRT 时,治疗床在 Y 轴方向运动(朝机架方向)通过机架的孔,类似于进行螺旋 CT 检查。因此,在患者的参考坐标系中,治疗束与螺旋方向成角度,扇形束的中点通过孔径的中心。与螺旋 CT 类似,治疗束的间距用螺距(pitch)表示。螺距定义为机架旋转一周床移动的距离与 Y 轴方向射野的宽度之比(通常在 0.2~0.5)。在 Y 轴方向射束的宽度用一对铅门来确定,它可以从三个可选值(1cm、2.5cm 或 5cm)中选择一个用于任一特定患者的治疗。横向上,治疗束被 64 对多叶准直器进行强度调节,多叶准直器的叶片在开、关状态之间快速转换。对于横向 40cm 长度的野,每一个叶片在孔径中心的投影宽度为 6.25mm。通过不同叶片每次开放时间的变化来完成强度的调节。单个调制模式可以随角度变化(一周严格地分为 51 个照射方向)。在治疗中,机架以 10~60s/ 周度匀速旋转。被调制的治疗束的照射程度用调制系数来描述。调制系数是指在照射过程中叶片开放的最大时间与平均的叶片开放时间的比值。间距和最大调制系数是治疗计划设计者需要说明的新参数。高度调制的治疗可以获得更好的适形度,但是它不可避免地延长了治疗时间。螺旋 MVCT 图像可以用机载的氙气 CT 探测系统和 6MV 直线加速器(解谐到 3.6MV)获得,此时当患者的治疗床沿 Y 轴方向通过机架孔径时,加速器叶片全部开放。配准软件可用于日常患者摆位图像与存储的 CT 治疗计划图像的比较。

电磁扫描调强:在电子回旋加速器的治疗头上,安装两对正交偏转磁铁,通过计算机控制偏转电流的大小,即可调整电子束照射的面积、强度,从而进行电子束调强。

（二）调强适形放疗的流程

如上所述,IMRT 与 3D-CRT 在概念和实现方法上有显著差别。但是它们仍有很多相似之处。与 3D-CRT 类似,IMRT 的过程包括患者体位固定及三维影像获取、靶区及危及器官勾画、治疗计划设计、治疗计划评估、治疗计划的验证、治疗方案的实施与实时验证。与 3D-CRT 计划射野设定不同的是:调强射野不需要刻意避开危及器官,射野一般情况下应避免对穿,理论上射野数越多越好,但临床上一般控制在 5~9 个范围内。

（三）调强适形放疗系统的质量保证

调强放疗对位置和剂量的精度提出了很高的要求。验证整套治疗系统是否精确地将所需剂量照射到了患者体内是保证 IMRT 疗效的关键。IMRT 的质量保证包括：系统的常规质量保证、针对具体患者的质量保证。

1. 调强适形放疗系统的常规质量保证

（1）计划系统的质量保证：包括治疗计划系统非剂量学的质量保证、治疗计划系统剂量学的质量保证、治疗计划系统周期性的质量保证。

（2）直线加速器的质量保证：包括机械参数的检测和辐射相关参数的检测两个方面。

（3）多叶光栅的质量保证：包括静态和动态到位精度验证。在传统的 3D-CRT 中，MLC 只是用来形成照射野的形状，1～2mm 的叶片位置的偏差对输出剂量和治疗结果影响并不大，因为这个偏差相对于照射野大小来讲是很小的。但在 IMRT 中，这一位置偏差所造成的影响却不容忽视。如静态调强是通过多个子野的注量相加产生整个射野的注量分布图，其中一些子野很窄。一些研究表明射野宽度为 1cm 时，即使叶片位置有零点几毫米的偏差，就会产生百分之几的剂量偏差。

（4）机载影像系统的质量保证：在日常工作中，对机载影像系统成像的定期校准能够保证成像质量的稳定。校准一般每 2 个月进行 1 次，但如果图像情况有明显变化，则应立即进行校准。

2. 针对具体患者的质量保证 在实际工作中，对患者的治疗进行质量保证主要包括剂量学验证和实时位置验证。

（1）剂量学验证：有 3 种方式，包括点绝对剂量验证、照射野通量分布验证和剖面等剂量线分布验证。

1）点绝对剂量验证：在计划系统中将患者实际治疗计划"移植"到经 CT 扫描并且三维重建好的水等效模体或仿真体模中，并进行计算。在加速器上执行验证计划，挑选感兴趣区，使用灵敏且体积较小的电离室测量点剂量。将测得值与计划系统计算结果进行对比。在实际操作中，应注意挑选剂量梯度变化较小的区域进行测量。

2）照射野通量分布验证：验证照射野通量分布首先应根据患者实际治疗计划在模体中生成单个照射野通量分布验证计划。通过胶片或探测器矩阵，在加速器上执行验证计划，获取垂直于射束方向的单野通量分布图。最后通过分析软件比较实际照射与计划输出的结果。

3）剖面等剂量线分布验证：在水等效模体或仿真体模中根据患者实际治疗计划生成验证计划，并在加速器上实施，应用分析软件分析模体中探测器测得的剂量分布，并与计划输出的结果相比较做出判断。

（2）实时位置验证：除剂量学误差外，实际摆位过程中造成的误差也直接影响 IMRT 的质量，因此有必要进行实时位置验证。实时位置验证可以通过加速器自带的电子射野影像系统获取的患者治疗时实际体位影像与计划系统输出的 DRR 图像之间的误差，调整患者体位以满足计划要求，最大程度地降低由摆位产生的人为误差；也可以由机载的千伏（kV）级影像系统获取锥形束 CT（cone beam CT，CBCT）图像与定位 CT 图像校正误差；kV 影像系统同时也可以获取 kV 平片与 DRR 比较；也有其他多种图像引导方式，详见下节。

IMRT 系统的常规质量保证和对具体患者的治疗计划的验证对整个调强放疗的实施及疗效具有极为重要的意义。这一系列质量控制措施通过降低系统误差和人为误差，保证了 IMRT 的精度。但针对不同的治疗和物理测量设备应进行适当调整，制订相应的质量保障措施，更好地发挥自有设备的优势。

七、图像引导放疗

IMRT 技术可以产生高度适合靶区形状的剂量分布，达到了剂量绘画或剂量雕刻（dose painting/sculpture）的效果，基本解决了静止、刚性靶区的剂量适形问题。但实际情况下，在患者接受分次治疗的过程中，身体治疗部位的位置和形状都可能发生变化，位于体内的靶区形状及其与周围危及器官的位置关系也会发生变化，根据引起变化的原因可将这些变化分为 3 类。

（1）分次治疗的摆位误差：治疗摆位的目的在于重复模拟定位时的体位，并加以固定，以期达到重复计划设计时确定的靶区、危及器官和射野的空间位置关系，保证射线束对准靶区照射。但实际情况是尽管采用各种辅助摆位装置，并严格按照操作规程摆位，摆位误差仍可能有数毫米，甚至更大。原因是多方面的。首先是人体非刚体，它的每个局部都有一定的相对独立运动能力，因此严格讲体表标记对准了，只说明标记所处的局部皮肤位置重复到模拟定位时的位置，而皮下的脂肪、肌肉及更深处的靶区位置则可能重复不准。

其次，摆位所依据的光距尺和激光灯有 1～2mm 的定位误差。第三，治疗床和模拟定位机床的差别、体表标记线的宽度和清晰程度等因素均会影响摆位的准确度。另外，技术员操作不当还会引入误差。

（2）不同分次间（interfraction）的靶区移位和变形：消化系统和泌尿系统器官的充盈程度可显著影响靶区位置，如膀胱充盈程度会改变前列腺癌靶区的位置。另外，随着疗程的进行，患者很可能出现消瘦、体重减轻，这会进行性地改变靶区和体表标记的相对位置。此外，随着疗程的进行，肿瘤可能逐渐缩小、变形，靶区和危及器官的相对位置关系发生变化，计划设计时没有卷入照射野的危及器官可能卷入。

（3）同一分次中（intrafraction）的靶区运动：呼吸运动会影响胸部器官（肺、乳腺等）和上腹部器官（肝、胃、胰腺、肾等）的位置和形状，会使它们按照呼吸的频率做周期性的运动。心脏跳动也有类似呼吸的作用，只是影响的范围更小、程度更轻。另外，胃肠蠕动和血管搏动也会带动紧邻靶区。

针对上述的器官运动和摆位误差，目前最常用的处理方法是将靶区外放一定的间距（margin），形成计划靶区，间距的宽度足以保证在有靶区运动和摆位误差的情况下，靶区不会漏照。这种处理方法简单、易行，但却有非常不利的影响，因为它是以更大范围的周围正常组织尤其是危及器官的受照为代价的。如果采用 IMRT 技术，这种处理方法还会引入一个新的问题，就是射线照射和靶区运动的相互影响（interplay），也就是说射线照射和靶区运动有可能玩猫抓老鼠的游戏，如乳腺癌调强切线野照射，为了形成类似楔形野的强度分布，MLC 采用滑窗技术，从切线野外缘往内缘运动，如果乳腺此时随呼吸运动也从外向内运动，则乳腺靶区实际受照剂量都将高于计划剂量，相反则低于计划剂量。

更积极的处理办法应是采用某种技术手段探测摆位误差和 / 或靶区运动，并采取相应的措施予以应对。对于摆位误差和分次间的靶区移位（以下合称摆位误差），可采用在线校位或自适应放疗技术；对于同一分次中的靶区运动，可采用呼吸控制技术和四维放疗技术或实时跟踪技术。按照图像引导放疗（image-guided radiation therapy，IGRT）的定义，这些技术均属于 IGRT 技术的范畴，下面分别予以介绍。

（一）在线校位

在线校位（online correction）是指在每个分次治疗的过程中，当患者摆位完成后，采集患者二维（two-demesional，2D）/ 三维（two-demesional，3D）图像，通过与参考图像（模拟定位图像或计划图像）比较，确定摆位误差，实时予以校正，然后实施射线照射。

该技术应视为最简单的 IGRT 技术，开展研究最早，报道也最多。例如：De Neve 等 1992 年采用电子射野影像系统采集正侧位图像的方法检查每次摆位；当误差大于允许值时，通过移床予以校正，然后再做治疗。此外，在靶区附近预埋金标记、每次治疗前拍正侧位片重定位的方法可以进行体部立体定向治疗。该方法的特点在于充分认识到人体体部与头部结构的不同，并提出了有效的解法。人体头部有牢固的颅骨结构，并且在正常情况下，颅内脑组织相对于颅骨是静止不动的，因此可通过固定于颅骨的定位框架精确确定颅内靶区。相反，体部没有完整、近似刚性的骨结构，皮下脂肪层也更厚，同时呼吸运动、胃肠蠕动、膀胱的充盈程度等许多因素可以改变体内靶区相对体表标记的位置。显然，不认识到这种结构特点的差别，直接将头部的立体定位方法套用到体部是不科学的。相反，预埋的标记物靠近靶区，甚至在靶区内，因此可认为标记物与靶区位置是相对不变的，通过探测标记物就可以确定靶区位置；并且，由于标记物是金珠，在 X 射线透视图像上清楚可见，提高了定位准确度。

如上所述，在线校位的基本原理早已建立，近年新的发展主要体现在以下 3 个方面。

1. 射线探测装置　射线探测装置从胶片到电子射野影像系统（electron portal imaging device，EPID），提高了在线校位的自动化程度，缩短了在线校位造成的附加治疗时间（add-on time）。EPID 可分为荧光摄像、液体电离室和非晶硅平板阵列等类型。非晶硅平板阵列是目前商用最先进的成像装置。它具有探测效率、空间分辨率和对比分辨率高的优点，但使用寿命偏短，约 5 年，这意味着在加速器的正常使用期限内（1～15 年）需要更换 1 次甚至 2 次成像装置。

2. 成像用射线源　成像用射线源由治疗级 MV 级 X 射线发展到 MV 级 X 射线与 kV 级 X 射线并用、或只用 kV 级 X 射线源。采用 MV 级和 kV 级并用方式的治疗机有 Elekta 公司的 Synergy 加速器和 Varian 公司的 Trilogy 加速器。这两种机器均是在加速器机架的旋转平面内，与机架呈 90° 的方向安装 X 射线球管，球管对侧安装射线探测器阵列。只用 kV 级 X 射线源成像的治疗机有 Nomos 公司的 Norva 加速器和 CyberKnife 立体定向放疗系统。这两种设备均安装了两对 kV 级 X 射线球管和射线探测器阵列，两对装置轴线正交，相对水平方向倾斜 45°。

3. 校位图像　校位图像从 2D 发展到 3D。获取 3D 图像可采用 CT-on-rail 技术或锥形束（cone beam）CT 技术。Siemens 公司的 Primatom 采用 CT-on-rail 技术，即在加速器对侧的导轨上安装一台 CT 机，CT 机与加速器共用一张治疗床，在治疗开始前进行 CT 扫描，根据 CT 断层图像和 3D 重建图像确定摆位误差。Elekta 公司的 Synergy 和 Varian 公司的 Trilogy 采用锥形束 CT 技术，即利用 kV 级 X 射线源绕患者旋转一圈或半圈，通过采集到的不同角度的透视图像重建 3D 图像。与 2D 图像相比，3D 图像的优势表现为：①3D 图像可以提供 6 个自由度（3 个平移和 3 个旋转）的摆位误差数据，而 2D 图像最多只能提供 5 个自由度（3 个平移和 2 个旋转）的数据；②如果考虑到组织器官的形状变化，采用变形匹配技术，3D 与 2D 提供摆位误差数据的差别更大；③如果将患者的治疗计划移到校位的 3D 图像上，重新计算剂量分布，可以得到每个分次治疗时患者的实际受照剂量分布，根据实际受照剂量，可对后续的分次治疗做适当调整。

除了上述 X 射线成像方法外，对于膜部肿瘤，还可用超声做在线校位。例如：使用 Nomos 公司的超声引导摆位系统（B-mode acquisition and targeting，BAT），在每次治疗前采集矢状面和横断面的超声图像，通过将计划系统产生的组织结构轮廓（如膀胱、直肠）叠加到超声图像做比较，确定摆位误差，并实时予以校正。

（二）自适应放疗

在设计患者的治疗计划时，PTV 和临床靶区（clinical target volume，CTV）之间的间距是根据患者群体的摆位误差和器官运动数据设定的。但实际上由于个体之间的差异，每位患者实际需要的间距是不同的。对大部分患者而言，群体的间距过大，而对少数患者而言，群体的间距又过小。因此有必要使用个体化的间距。自适应放疗技术正是为了这个目的而设计的。该技术的运用过程是：自疗程开始，每个分次治疗时获取患者 2D/3D 图像，用离线方式测量每次的摆位误差；根据最初数次（5~9 次）的测量结果预测整个疗程的摆位误差，然后据此调整 PTV 和 CTV 之间的间距，修改治疗计划，按修改后的计划实施后续分次治疗。

除了根据个体的摆位误差调整间距，自适应放疗技术还可以扩展到更高的层面，如根据患者每个分次实际照射剂量的累积情况，调整后续分次的照射剂量，或根据疗程中肿瘤对治疗的相应情况，调整靶区和 / 或处方剂量。因此，自适应放疗可理解为根据治疗过程中的反馈信息，对治疗方案做相应调整的治疗技术或模式。

（三）屏气和呼吸门控技术

对于受呼吸运动影响的靶区，屏气可以使靶区暂时停止运动。如果只在此时照射靶区，则在计划设计、由 PTV 外放生成 CTV 时可以设定更小的间距，因为靶区运动对间距的贡献可以忽略。屏气技术的代表有 Elekta 公司的主动呼吸控制技术（active breathing control，ABC）和美国纽约 Memorial Slaon-Kettering 癌症中心开展的深吸气屏气技术（deep inhalation breath holding，DIBH）。由于需要患者的配合和治疗前的适当呼吸训练，要求患者能承受适当时间长度的屏气动作，该技术仅适用于呼吸功能好且愿意配合的患者。

呼吸门控（respiratory gating）技术是指在治疗过程中，采用红外线或其他方法监测患者的呼吸，在特定呼吸时相触发射线束照射。时相的位置和长度就是门的位置和宽度。该技术的代表有 Varian 公司的 RPM 系统。该类技术只能减少靶区的运动范围，但不要求患者屏气，患者的耐受性好。

不管是屏气技术，还是呼吸门控技术，都只在一个呼吸周期中的某个时段实施照射，因此治疗时间会拉长，继而减少了治疗机每天可治疗的患者人数。这个问题严重制约了这两种技术的推广应用，尤其是在繁忙的治疗中心。处理呼吸运动更有效的技术是四维放疗技术。它既不需要屏气，也不需要间断性的照射。

（四）四维放疗

四维（four-demesional，4D）放疗是相对于 3D 放疗而言的，在 2003 年的美国放射肿瘤学会（American Society for Therapeutic Radiology and Oncology，ASTRO）会议上，专家们将其定义为在影像定位、计划设计和治疗实施阶段均明确考虑解剖结构随时间变化的放疗技术。它由 4D 影像、4D 计划设计和 4D 治疗实施技术三部分组成。

4D 影像是指在一个呼吸或其他运动周期的每个时相采集一套图像，所有时相的图像构成一个时间序列。目前 CT 的 4D 影像技术已经成熟，并且市场上有了呼吸门控、心电门控 4D 影像的 CT 系统。图 1-16 显示呼吸门控 4D CT 图像的采集过程。在图像采集的同时，利用一个呼吸监控装置（如腹压带）监控患者呼吸，可以保证采集到的每层图像均带有时相标签，然后按不同时相分为多套 3D 图像，从而得到图像采集部位在一个呼吸周期的完整运动图像。

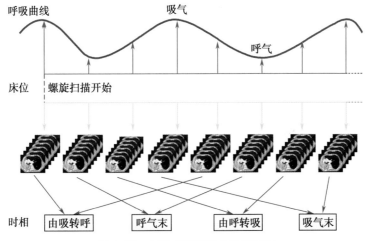

图 1-16 四维 CT 图像的采集过程

4D 计划设计是根据 4D 影像数据,优化确定一套带有时相标签的射野参数的过程。该过程包括以下步骤。

(1)输入 4D 图像数据,主要指 CT 图像,也可能包含其他模式的图像。

(2)以某个时相作为参考,建立不同时相的 3D 图像的空间坐标变换关系,由于呼吸引起的器官运动不是简单的刚体运动,需要采用变形匹配算法(deformable registration)。

(3)类似 3D 计划设计,在参考图像上定义靶区、危及器官等解剖结构。

(4)利用已建立的空间坐标转换关系,将已定义的解剖结构映射到其他时相的 3D 图像。

(5)设计参考时相的 3D 计划,并为所有其他时相设计类似计划。类似是指射野方向相同或接近,射野形状、权重 / 强度分布根据靶区、危及器官的变化作相应调整。

(6)为了评价靶区、危及器官等解剖结构在不同时相的累积受照剂量,需要将所有其他时相的剂量分布映射到参考时相。

(7)计算所有时相的合成剂量分布,采用与 3D 计划设计类似的方法评价合成剂量分布。

(8)如果第七步的评价满意,输出 4D 计划,包括输出不同时相的射野参数至治疗记录验证系统;如果评价不满意,回到第四步、第五步修改计划(图 1-17)。

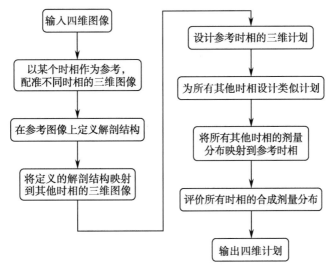

图 1-17 四维治疗计划设计过程

4D 治疗实施的基本设想是在患者治疗时,采用 4D 影像所用的相同的呼吸监测装置监测患者呼吸。当呼吸进行到某个呼吸时相时,治疗机即调用该时相的射野参数实施照射。因为从监测到呼吸时相的变化、到调用新的射野参数、到完成新参数的设置需要时间,也就是治疗实施对呼吸时相的变化有响应时间,所以需要预测软件以减少响应时间引入的误差。

目前,4D 影像技术已较为成熟,且已商业化,而 4D 计划设计和 4D 治疗实施技术还处于研究阶段,因此开展 4D 治疗还有待后两者的发展成熟。

（五）实时跟踪治疗

尽管 4D 治疗技术可以完成运动靶区的不间断照射,但它的使用有一个前提条件:治疗时靶区运动及周围危及器官的运动完全与影像定位时它们各自的运动相同。这个前提只能近似成立,至少有 2 个原因。首先,人的呼吸运动并不是严格重复的,即使是连续的 2 个周期之间,周期长度、呼吸幅度等也会出现差别。其次,由于治疗时间往往比影像定位时间长,尤其是采用复杂技术(如 IMRT)或分次剂量高的技术(如立体定向放疗技术),患者难以保持固定不变的姿势,患者身体会发生不自主的运动。对于这些不能预先确定的运动,只能采用实时测量、实时跟踪(realtime tracking)的技术,即实时跟踪治疗技术。

目前最常用的实时测量方法是 X 射线摄影。由于不断地摄影可能会使患者接受过量照射,该方法往往与其他方法(如体表红外线监测装置)结合,以减少摄影频率,减少累积剂量。为了避免辐射剂量,其他方法(如 AC 电磁场和超声)也在研究中。Calypso 4D 定位系统则是一个 AC 电磁场实时定位系统。该系统利用置于患者体外的 AC 电磁场阵列诱导植入靶区或靶区附近的转发器,并接收转发器发回的共振信号,从而确定转发器的位置,也就是靶区的位置。转发器大小为 1.8mm×8.0mm,通常植入 3 个,系统测量频率为10Hz,测量准确度达亚毫米级。

实时跟踪要求实时调整射线束或患者身体,以保证射线束与运动靶区相对不变的空间位置。射线束调整有 3 种方式:①对于配备 MLC 的加速器,可以实时调整 MLC 叶片位置,改变照射野形状,保证照射野始终对准靶区照射;②对于电磁场控制的扫描射线束,可以调整电磁场,改变射线束方向,保证照射野对准靶区照射;③对于安装于机器手上的加速器(如 CyberKnife),可以调整整个治疗机,改变射线束的位置和方向,保证照射野始终对准靶区照射。比较 3 种方式,显然第一种最容易实现,用途也最广,后两种只适用于一些非常规的治疗机。患者身体调整可以通过治疗床的调整实现,该方法只适用于缓慢间断性的运动,不适用于呼吸引起的连续运动,因此其应用价值有限。

八、外照射靶区定义及处方剂量给定

（一）靶区及危及器官定义

根据国际辐射单位及测量委员会(the International Commission on Radiation Units and Measurements,ICRU)第 83 号报告,放疗中所涉及的靶区及危及器官主要作如下定义。

1. 肿瘤区(gross tumor volume,GTV) 指肿瘤的临床病灶,是通过各种诊断手段(如 CT、MR、PET、DSA 等)能够诊断出的、可见的或可证实的具有一定形状和大小的病变范围,包括原发灶(gross tumor volume-tumor,GTV-T)、转移淋巴结(gross tumor volume-node,GTV-N)和其他转移灶(gross tumor volume-metastasis,GTV-M)。

2. 临床靶区(clinical target volume,CTV) 指包含 GTV、亚临床灶、肿瘤可能侵犯的范围及区域淋巴结。CTV 是在静态影像上确定的,没有考虑器官的运动和治疗方式。

3. 内靶区(internal target volume,ITV) 由于 GTV 和 CTV 没有考虑呼吸或器官运动等原因所导致的靶区变化,为了确保 CTV 的准确照射,在患者坐标中定义 CTV 外边界运动的范围为内靶区。ITV 可由模拟机或 CT/MR/PET 的时序影像确定。

4. 计划靶区(planning target volume,PTV) 指包括 CTV、ITV 等由于摆位误差、治疗机误差及治疗间 /治疗中靶区变化等因素而扩大照射的组织范围。为了确保 CTV 内的每一点都能真正得到处方剂量的照射,在设定 PTV-CTV 边界的时候需要考虑 CTV 的位置、形状、大小等内部因素及摆位、布野、照射技术等外部因素。

5. 治疗区(treated volume,TV) 由于治疗技术的限制造成处方剂量所包括的区域与 PTV 不同,因此定义某一等剂量线 / 面所包绕的范围为治疗区,该等剂量线 / 面主要由放疗医师来确定。

6. 危及器官(organ at risk,OAR) 指可能被照射区域所包括的正常组织或器官,它们的耐受剂量将显著影响治疗计划或处方剂量。理论上,所有的非靶区正常组织都是 OAR,但实际上根据 GTV、CTV 的位置及处方剂量的差异,OAR 亦有所不同。

7. 计划危及器官（planning organ at risk volume，PRV）　与 PTV 类似，PRV 也是一个几何的概念，包括摆位误差及治疗间 / 治疗中 OAR 的移动范围。临床上对串行器官（如脊髓、脑干）的外扩较为常用。

8. 其他危及区（remaining volume at risk，RVR）　指放疗中靶区及危及器官以外未明确定义的区域。

（二）处方剂量给定

临床常用的处方剂量给定方式主要分为对参考点（reference point）、参考等剂量线处方及按剂量 - 体积限值处方三种方式。

1. 对参考点处方　处方剂量给定在靶区内的特定点。ICRU 第 62 号报告对参考点（ICRU reference point）的选择作了如下建议：①参考点的剂量应与临床相关；②参考点应能清晰明确地定义；③参考点的位置应方便剂量精确给定；④参考点应避开高剂量梯度区。在满足上述建议的情况下，参考点一般应位于 PTV 的中心或附近，某些情况下也可能在射束交叉点上。

2. 对参考等剂量线处方　处方剂量给定在包绕靶区的特定等剂量线上。一般情况下选定的等剂量线应能确保靶区所受剂量能够满足对肿瘤局部控制率的要求。

3. 剂量 - 体积限值处方　对靶区要求满足处方剂量的体积达到一定的约束值，如要求 PTV 的平均剂量 D_{mean} 达到处方剂量，或 $D_{98\%}$、$D_{95\%}$ 达到处方剂量；对 OAR，则要求受照剂量低于特定体积百分比，如胸部肿瘤要求正常肺的受照剂量大于 20Gy 部分的体积 V_{20} 应低于全肺体积的 30%。上述处方方式常应用于调强放疗。

无论采用何种剂量处方方式都应确保靶区剂量的均匀性，即对较为均质分布的肿瘤要确保靶区剂量较为均匀，而针对异质分布的肿瘤则应确保每个子靶区的剂量均匀。

（戴建荣　吴　昊）

第四节　近距离放射治疗

近距离放疗是将封装好的放射源通过施源器或输源导管直接或间接放入或植入患者的肿瘤部位进行照射。其基本特性是放射源可以最大限度地贴近肿瘤组织，使肿瘤组织得到有效的杀伤剂量，周围正常组织受量较低。近距离照射按施治技术主要照射方式包括腔内照射、管内照射、组织间植入、敷贴照射和术中照射等。从放射源在人体置放时间长短划界，近距离放疗又可分为暂时性驻留和永久植入两类，后者常称为放射性粒子植入。

一、近距离照射的物理特点

近距离照射与外照射相比有 4 个基本区别：①其放射源活度比较小，有几十个 MBq（几个 mCi，$1Ci = 3.7 \times 10^{10}Bq$）到大约 400GBq（10Ci），而且治疗距离短，约 0.5～5cm。②射线能量大部分被组织吸收。③放射源距离肿瘤很近或直接插入肿瘤内，肿瘤剂量远较正常组织的剂量高。④由于距离平方反比定律的影响，离放射源近的组织剂量相当高，距放射源远的组织剂量较低，靶区剂量分布的均匀性远比外照射差，故在取处方剂量归一点时必须慎重，防止部分组织剂量过高或部分组织剂量过低。

剂量率效应：低剂量率参考点的剂量率为 0.4～2Gy/h，高剂量率为参考点的剂量率 >12Gy/h。为了防止高剂量率治疗可能引起的治疗增益比的下降，目前可应用两种方式：①脉冲式剂量率治疗，其特点是在低剂量率连续照射总时间基本相同的时间内，以 1 小时为一时段，每时段患者持续治疗很短时间，其余大部分时间处于无照射状态，以使高剂量率的生物学效应接近或等效于经典低剂量率连续照射。②高剂量率分次照射，目的也是使其生物效应能尽量接近经典低剂量率连续照射的生物学效应。

二、近距离照射的临床应用

1. 腔内和管内照射　通过施源器将放射源放入体内自然管腔中进行照射的一种简单易行的方法。一般来讲，腔内和管内照射适用于较小且较表浅的腔内和管内病变。使用最为广泛的腔内放疗技术是插入宫腔和阴道施源器来治疗宫颈癌。

2. 组织间植入　也称组织间照射或组织间插置近距离照射，即通过一定的方法将放射源直接插置在组织间进行照射。组织间插置在临床中应用广泛，如头颈部肿瘤、乳腺癌、前列腺癌、软组织肿瘤等。包括暂时性插置和永久性植入。

3. 敷贴照射 主要是将施源器按一定规律固定在适当的模上,敷贴在肿瘤表面进行照射的一种方法。该方法主要用于治疗非常表浅的肿瘤,一般肿瘤浸润深度以小于 5mm 为宜;也可作为外照射后残存肿瘤或术腔内残存肿瘤的补充照射的手段。

三、放射性粒子植入

1. 放射性粒子植入的条件 永久性种植治疗是通过术中或 CT、超声引导下,根据三维立体种植治疗计划,利用特殊的设备直接将放射性粒子种植到肿瘤区,放射性粒子永久留在体内。

粒子种植治疗一般需要 3 个基本条件:①放射性粒子;②粒子种植三维治疗计划系统和质量验证系统;③粒子种植治疗所需要的辅助设备。

(1)放射性粒子短暂种植治疗用粒子剂量率一般为 0.5~0.7Gy/h,核素包括 ^{192}Ir、^{60}Co 和 ^{125}I;永久性粒子剂量率一般为 0.05~0.10Gy/h,核素包括 ^{198}Au、^{103}Pd 和 ^{125}I。短暂种植治疗的放射性核素穿透能力强,不易防护,因此临床应用受到很大程度限制,而永久粒子种植治疗的核素穿透力弱、临床操作易于防护、对患者和医护人员损伤小,尤其是 ^{103}Pd 和 ^{125}I 两种粒子。

(2)三维治疗计划系统和质量验证系统粒子种植治疗有 3 种方式,包括模板种植、超声和 CT 引导下种植、术中种植。由于粒子种植在三维空间上进行,而每种放射性粒子的物理特征又不相同,因此每一种核素均需要特殊的三维治疗计划系统。这一系统的原理是根据超声和 CT 扫描获得靶区图像,计算机模拟出粒子种植的空间分布,同时决定粒子个数和了解靶区周围 OAR 的剂量分布,指导临床粒子的种植治疗。

粒子治疗后由于人体活动和器官的相对运动,需要通过平片和 / 或 CT 扫描来验证粒子的种植质量,分析种植后的粒子空间分布是否与种植前的计划系统相吻合、剂量分布是否有变异和种植的粒子是否发生位移。

(3)粒子种植治疗的辅助设备根据不同部位的肿瘤选择粒子种植治疗的辅助设备,如脑肿瘤可利用 Leksell 头架辅助三维立体定向种植粒子。头颈和胸腹部肿瘤可利用粒子种植枪或粒子种植针进行术中种植。盆腔肿瘤可在超声或 CT 引导下利用模板引导种植粒子。其他的一些辅助设备包括粒子储存、消毒和运输装置等,确保放射性粒子的防护安全。

2. 放射性粒子植入的优点

(1)有三维治疗计划设计,可以精确重建肿瘤的三维形态,准确设计植入粒子的位置、数量及施入路径,满足靶区剂量具体化、个体化的优化设计要求。

(2)肿瘤接受的剂量明显增加,可以达到高剂量靶区适形。

(3)持续性低剂量率的照射,能够对进入不同分裂周期的肿瘤细胞进行不间断的照射,提高了放射敏感性,有较高的放射生物效应。

(4)由于粒子在组织内的穿射距离短,通过调整粒子源间距和活度,靶区外剂量可得到很好控制,周围正常组织可以得到有效保护。

(5)放射性粒子为钛合金封装的微型粒子,与人体有较好的组织相容性。

(6)操作简便,设备费用低。

(7)短半衰期、低能量、低活度的放射源始终包埋在专用容器内,手术者操作过程中始终不接触粒子,使防护更安全。

(戴建荣 吴 昊)

第五节 放射治疗的一般过程

整个放疗过程可划分为临床检查及诊断、确定治疗方案、模拟定位、治疗计划设计、治疗计划验证、治疗计划执行(即治疗)和随访共 7 个阶段(表 1-3)。任何患者的放疗都需要依次经历上述 7 个阶段。如果将整个放疗过程比喻为一个链条,那么每个阶段就是链条上的一个环节。这些环节环环相扣、有机配合是放疗取得成功的关键。任何一个环节出现差错,都会影响整个放疗的质量。

治疗过程中的不同阶段有不同的工作任务,由放疗医师、物理师和技师及其他医务人员共同承担,或他们中的一部分人承担。上述人员构成放疗团队,只有整个团队精诚合作、协调配合,才能顺利完成每个阶段的工作任务。主管医师是团队的领导者,是团队的核心,在整个治疗过程中负责患者的治疗,做出关系患者疗效的所有重要决定,如确定治疗方案、批准治疗计划。其他工作人员是团队的重要成员,往往在治疗的一个阶段或数个阶段承担工作任务,发挥重要作用,如物理师是治疗计划的设计者,技师是治疗计划的执行者。

表 1-3　放疗过程

阶段	执行者
临床检查及诊断	放疗医师
确定治疗方案	放疗医师、物理师
确定治疗目的和治疗模式[根治、姑息、综合治疗(与手术综合,术前、术中或术后放疗与化疗综合)或单一放疗]	放疗医师
确定放射源(外照射治疗:常规,适形或调强,近距离治疗)	放疗医师、物理师
模拟定位	放疗医师、技师
选择体位	放疗医师、技师
制作或准备体位固定附件	技师
确定体表参考标记	技师、放疗医师
常规模拟机下拍片或 CT 模拟机断层扫描	技师
治疗计划设计	放疗医师、物理师、技师
定义靶区	放疗医师
定义危及器官	放疗医师、物理师
开剂量处方	放疗医师
设计照射方案	物理师
评价照射方案	物理师、放疗医师
制作铅挡块	技师
等中心校位	放疗医师、技师
治疗计划验证	放疗医师、物理师、技师
位置验证	放疗医师、技师
剂量验证	物理师
治疗计划执行	放疗医师、物理师、技师
第 1 次治疗摆位(对光野、拍射野片或采集射野影像)	放疗医师、物理师、技师
每周拍射野片或采集射野影像	技师、放疗医师
每周核对治疗单	物理师
每周检查患者(必要时更改治疗计划)	放疗医师
治疗结束时进行总结	放疗医师、技师
随访	放疗医师、护师

在放疗过程的 7 个阶段中,重要且最能反映放疗特点的四个阶段是模拟定位、治疗计划设计、治疗计划验证、治疗计划执行(即治疗)。在这 4 个阶段,每种放疗技术可能有不同的工作内容且采用不同的放疗设备。例如:传统 2D 放疗技术在模拟定位阶段需要用常规模拟机;计划设计阶段只需要用二维计划系统,甚至不需要计划系统;在治疗验证阶段只需要验证等中心位置和射野形状;在计划执行阶段,只需要常规加速器。而采用 IMRT 技术,则在定位阶段要采用 CT 模拟机;在计划阶段要采用具备调强计划功能的三维计划系统;在治疗验证阶段不仅要验证等中心位置和射野形状,还需要模拟患者治疗条件做剂量验证;在计划执行阶段要使用具备调强放疗功能的加速器或常规加速器配合外接的调强装置。下面分别介绍这 4 个阶段的工作任务,尤其是医师在其中承担的任务。

一、模拟定位

定位是通过现实的或虚拟的方式模拟放疗，采集患者治疗部位的影像，确定照射野在体表的对应位置并做标记的过程。模拟定位阶段的工作任务有两个方面，分别是体位固定和靶区定位。体位固定就是为患者选择将来治疗时应采用的体位；有必要的话，采用体位固定装置，以保证在分次治疗时患者体位的重复性和一次治疗过程中体位的固定。选择体位的原则：①应在靶区定位开始前确定；②应考虑治疗方案（布野）的要求；③应结合患者的身体状况考虑体位的可重复性。

靶区定位就是确定靶区的位置和范围及其与危及器官、周围其他正常组织之间的空间位置关系，为下一阶段的计划设计采集必要的解剖数据。靶区定位有两种常用方式：常规模拟机定位和CT模拟机定位。

1. 常规模拟机（simulator）定位　常规模拟机定位是为常规放疗做准备。利用X射线透视成像原理，可以采集到在照射野方向上靶区、危及器官和周围其他正常组织的投影之间的关系。依据这种投影位置关系，可以为常规放疗确定靶区在体表的参考标记、照射野方向、照射野的大小和形状。常规模拟机室往往配备人体描廓器或人体曲面描迹尺。利用它们可以画出若干横断面的人体外轮廓，可以标出体表参考标记在外轮廓上的位置。少数模拟定位机具备CT断层扫描功能。利用它可以采集治疗部位的若干层横断面图像。这些外轮廓图（或横断面图像）和射野参数及射野定位片将用于下一步的2D治疗计划设计。

2. CT模拟机（CT simulator）定位　CT模拟机定位是为适形放疗和调强放疗等先进的放疗技术做准备。CT模拟机有断层扫描和虚拟模拟两大功能。利用断层扫描功能，可以获得两种信息。第1种信息是人体外轮廓、靶区、危及器官和其他正常组织的空间位置关系。CT扫描的临床应用，以诊断颅脑病变效果最好，约占CT全部检查的75%，其他如腹、胸部检查占25%，CT发现颅内占位性病变的准确率可达98%。CT扫描具有较高的密度分辨率，在一些情况下，可不用对比剂即可分辨腹部脏器中的小病变，特别对肝、胰、肾、脾及腹膜后间隙等实性病变诊断效果较好。CT扫描可同时显示出几个脏器的病变，如胰腺癌，同时可显示出肝转移灶。CT对胸部疾病的诊断效果不如对颅脑和腹部显著，胸部普通X射线摄影已经比较完善，而且显示的影像相当满意。但CT扫描因具有高分辨率，能够发现肺部胸膜下小的病灶。此外，对纵隔肿瘤的诊断特别是在鉴别实性、囊性或脂肪性方面有独到之处，但尚不能分辨肺内球性病灶的良恶性。

CT扫描提供的第2种信息是不均匀性组织的密度，如肺和骨的密度。作放疗计划设计时，经常会遇到不均匀组织的剂量修正问题。该问题的关键在于要了解射线通过的途径上组织的范围和密度。CT机就是根据体内不同密度的组织对X射线的吸收差别来显示CT图像的，因此有可能将CT值（与组织密度成比例）变换成组织的密度值。在CT模拟机验收时，要利用CT值校准模体（其中含各种已知密度的材料）确定不同扫描条件下CT值与密度之间的转换关系，并定期予以检查。

利用CT模拟机的虚拟模拟功能，可以根据断层扫描图像重建治疗部位的3D图像（3D假体）；利用BEV、DRR和Room's Eye View等工具实现类似常规模拟机的肿瘤定位和射野模拟。

CT模拟定位过程有7个步骤：①确定患者治疗体位；②有必要的话，选择体位固定装置（如采用热成型塑料固定膜，则制作固定膜；如采用真空袋，则抽真空成型）；③选择合适的条件，进行断层扫描；④利用虚拟模拟软件，重建患者3D假体，重建正侧位DRR，确定等中心位置；⑤移床和激光灯确定等中心在膜（皮肤）上的位置并做标记，在皮肤上画出固定膜的轮廓；⑥将患者扫描图像和等中心位置等定位信息传至计划系统；⑦患者下床，整个定位过程结束。

放疗体位的要求，一方面要按上述方法借助体位辅助装置，使患者得到正确的治疗体位，另一方面还要求在照射过程中体位保持不变，或每次摆位能使体位得到重复。因此，在体位辅助装置之上，应加诸如塑料人形面罩等防止患者因下意识运动而使治疗体位发生变化的体位固定器。目前用于制作体位固定器的常用技术是：高分子低温水解塑料热压成形技术、真空袋成形技术和液体混合发泡成形技术（图1-18）。

（1）高分子低温水解塑料热压成形技术：其原理是将高分子低温水解塑料投入约75～80℃温热水中很快透明软化，取出放在治疗部位，约5分钟后变硬成形。它在成形时就可直接与体位辅助装置连接，缩短了制作时间。热塑膜体位固定器常用于胸腹部位和儿童患者，以得到某一要求的治疗体位。

（2）真空袋成形技术：真空袋由一个真空泵和一个装入塑料或橡胶袋中的塑料微粒球组成。躺在真空袋上的患者得到所要求的体位后,抽真空,塑料微球彼此挤压成形。成形后的形状一般可以保持 2 个月左右。

（3）液体混合发泡成形技术：该技术可改进真空袋技术的体形适合度并能使患者保持更好的治疗体位。在特制的体位盒内患者处于要求的治疗体位后,将两种液体的混合物倒入,液体很快发泡变硬成形。由于液体混合时化学作用产生较高的热量并且体积急剧增大,需要训练有素的人员操作,以防烫伤患者。

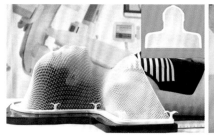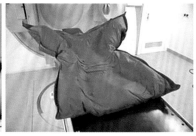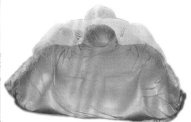

图 1-18　三种不同类型的成形固定技术

二、治疗计划设计

无论是传统 2D、3D-CRT,还是 IMRT 技术,其计划设计的基本过程都是相同的。如图 1-19 所示,该过程有六个步骤,分别是输入患者一般信息和图像信息、登记和配准图像、定义解剖结构和给定临床处方剂量要求、确定射野参数、评价治疗计划、输出治疗计划报告和传输射野数据。

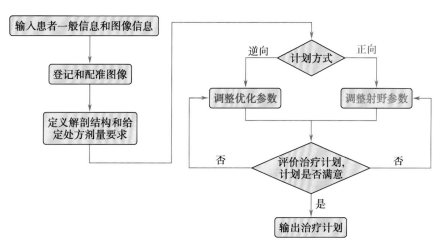

图 1-19　治疗计划设计过程

1. 输入患者一般信息和图像信息　一般信息是指姓名、病历号等。图像信息是指模拟定位获得的人体外轮廓图或 CT 断层图像和其他影像学检查获得的图像（如 MRI、超声和 PET）。输入图像的方式有两类：①如果人体外轮廓和图像是以硬拷贝的方式保存,则使用胶片扫描仪或数字化输入；②如果人体外轮廓和图像是以电子数据的方式保存,则可以通过网络或磁带、光盘等输入。前一种方式可输入的数据量少、数据失真度高、输入效率低,只用于 2D 治疗计划,目前正逐步被淘汰。后一种方式可输入的数据量大、数据不失真、输入效率高。这种方式广泛用于 3D 计划系统,尤其是网络代表数据传输的发展方向。

2. 登记和配准图像　登记图像是建立一组图像中层与层之间的空间位置关系的过程,而配准图像是建立两组不同图像之间的空间位置关系的过程。配准可能在异机和同机两种模式下进行。异机模式是指需匹配（融合）的两组图像是在不同的机器上采集的,如 CT 图像和 MRI 图像。由于在不同的机器上采集图像,患者需要两次摆位,体位的变化可能比较大,配准只能人工或半自动完成,配准的准确度可能受影响。同机模式是指两组图像是在同一个机器上采集的,两次采集之间患者躺在治疗床上不动。例如：在 CT 机上采集增强和未增强的两组图像,在 PET/CT 机采集 CT 图像和 PET 图像。由于采集过程中患者体位没有发生变化,配准可以自动完成,匹配的准确度高。

3．定义解剖结构和给定临床处方剂量要求　需要定义的解剖结构一般有人体外轮廓、靶区、危及器官。根据 ICRU 50 号报告和 62 号报告,需要定义的靶区有 GTV、CTV 和 PTV。GTV 和 CTV 由医师勾画。医师根据输入到计划系统的患者图像和其他检查诊断材料,结合特定肿瘤的临床表现,完成这项任务。PTV 一般是通过设定一个间距(margin),由计算机根据临床靶区自动扩展产生。间距的大小取决于摆位误差大小和器官运动幅度。危及器官可由医师和 / 或物理师勾画。

医师给定处方剂量要求,包括靶区的处方剂量和危及器官的耐受剂量。对于适形放疗和调强放疗,靶区处方剂量应给在 PTV 上,并至少包括 95% 的 PTV 体积。给定危及器官的耐受剂量时,应根据器官的功能单元联接方式。如果各功能单元串联(即串型器官),如脊髓、脑干,应给定最大剂量限值;如果各功能单元并联(即并联器官),如肺,应给定剂量体积约束;如果各功能单元混合联接(即混合型器官),如心脏,应同时给定最大剂量限值和剂量体积约束。

对于 IMRT 的计划,物理师需要定义剂量成形结构(dose shaping structure),包括包围靶区的厚度 1～2cm 的壳层、定义在靶区凹陷部位的扇形区及剂量热点和冷点。定义这些结构,并给予适当的剂量要求,可以引导计划系统的优化程序产生适合靶区形状的均匀的剂量分布。

4．确定射野参数　不同的放疗技术需要确定的射野参数会有所不同。例如:经典适形放疗需要确定的射野参数有照射方向、射线能量、射野形状、射野权重、楔形板角度和方向;而 MLC 调强适形放疗需要确定照射方向、射线能量和子野序列(对静态调强)或叶片的运动轨迹(对动态调强)。确定参数有正向(forward planning)和逆向(inverse planning)两种方式。正向方式是指物理师根据经验和治疗常规,手工设定射野参数,然后评价计划系统计算得到的剂量分布。如果评价满意,则确定射野参数;如果不满意,则调整射野参数。如此反复,直至计划满意。逆向方式是指物理师定义一个数学上的最优化问题,用问题的目标函数和 / 或约束条件描述临床处方剂量要求(如用目标函数描述靶区的处方剂量,用约束条件描述靶区剂量均匀度要求和正常组织的耐受剂量要求)。然后由计划系统求解最优化问题,给出一组最优的射野参数和相应的剂量分布。如果物理师评价满意,则确定射野参数;如果不满意,则调整优化问题的参数(如正常组织的最大剂量限值或剂量体积限值及相应的重要性系数)。如此反复,直至计划满意。逆向方式的优点主要表现为计划质量的提高,因为逆向方式是从一个大得多的解空间搜索到最优解(即最优的一组射野参数)。但需要指出的是,逆向方式不一定能缩短时间。物理师仍然需要做许多手工调整,只是调整的参数发生了变化。

5．评价治疗计划　可以从三个层次评价一个治疗计划。首先,也是最基本的,就是判断一个治疗计划是否可以顺利实施和实施效率。如果计划设置的射野参数值超出了机器的允许范围,如某个射野要求治疗床等中心旋转 100°,而实际上该机器允许的旋转范围是 95°,则这个计划将不能顺利实施。又如,如果治疗某个射野时机架会碰到患者或床,则该计划也不能实施。对于这类计划,必须进行修改。对于另一类计划,尽管可以执行,但实施起来很复杂,也需要考虑修改。其次,需要评价治疗计划是否满足临床的处方剂量要求。如果一个治疗计划不能满足临床处方剂量要求,如某个危及器官的受照剂量超过限值,则设计计划的物理师应反复多次调整射野参数(对于正向计划方式)或调整优化参数(对逆向计划方式),争取满足临床要求。如果多次调整失败,则应向主管医师解释失败原因,而主管医师应针对性地调整处方剂量,如将一个疗程分为两段,在后一阶段视肿瘤缩小情况,缩小照射野。最后,对一个能实施、能满足临床要求的计划,还需要评估是否有改进余地,也就是需要考虑一个最优化问题:在本部门现有设备条件下,该计划是否最优。

临床评价一般通过剂量分布(图 1-20)和 DVH(图 1-21)进行评价。传统的 2D 计划系统中,剂量显示和计划评估非常简单。归一后的等剂量曲线叠加在治疗部位的轮廓图上。因为射野方向、形状和大小都在模拟机上事先确定,计划系统只作为剂量计算器和剂量分布显示器。此时对计划的评估只是明确规定的等剂量线是否包括靶区和剂量分布是否均匀,或借助楔形板和调整射野剂量比,使靶区得到均匀的剂量分布,并尽量避开邻近重要器官和组织。这种评估只在少数几个平面内进行。

20 世纪 70 年代初 CT 的出现可以为 2D 系统提供治疗部位的经重建后的有关冠状面、矢状面的解剖结构(以轮廓线的形式),可以在较多的平面内进行剂量分布的考查和评估。除等剂量分布显示方式外,出现了感兴趣点(point of interest,POI)和截面剂量分布(dose profile)评估方式。截面剂量分布表示为在相应剂量显示平面(如横断面、冠状面、矢状面等)内沿某一平行主轴方向上诸点剂量的变化。如图1-20所示,此种显示方式是等剂量分布曲线的另一种形式,但较直观地告诉计划设计者或医师靶区内剂量分布的均匀性、剂量分布与靶区的适合度及靶区周边和邻近重要器官的剂量变化梯度等情况。根据POI剂量可以计算出靶区内或重要器官内特定点的绝对剂量,POI剂量的高低对治疗方案的取舍有很大的影响。

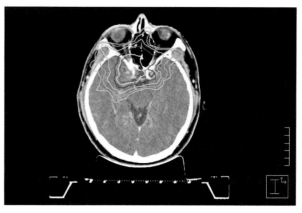

图1-20 等剂量线与截面剂量分布

新型的3D计划系统更加丰富了上述2D系统中剂量分布显示、截面剂量分布显示的功能,如采用彩色等剂量面、沿任意斜切面内截面剂量分布显示技术等,前者配以3D平移旋转技术,让医师和设计者从不同角度和不同距离定性观察等剂量面与靶区形状的适合度及重要器官卷入高剂量区的程度。后者采用多幅显示技术,可获得沿某一截面内多层面的剂量分布的显示,观察高低剂量线的走势。实际上,它是前者3D等剂量面显示沿某一截面内剂量分布的2D定量表示。

剂量体积直方图(DVH):由于3D计划系统中,剂量计算都是在3D网格矩阵中进行的。上述2D和3D剂量分布的显示实际上是3D网格矩阵单元等剂量分布的2D和3D表示。因此,就能够计算和表示出在某一感兴趣的区域如靶区、重要器官有多少体积受到多高剂量水平的照射。这种表示方法称为DVH。DVH用于治疗计划设计的剂量分布的分析是近几年来治疗计划设计系统的一项极其重要的发展。

图1-21A所示射野布置,形成如图1-21B的2D剂量分布。DVH的基本形式是某一剂量区间(范围)内出现的体积单元数即频率。为了计算这个频率,靶区或重要器官或感兴趣区内划分成体积矩阵,如图1-21B所示。每一个体积矩阵单元内的剂量数字标在相应单元内。对所要计算DVH的靶区、重要器官或感兴趣区,一旦计划确定,都有自己的类似于图1-21B矩阵单元剂量分布。计算每个组织结构内相应剂量区间(范围)内的矩阵单元数,即为图1-21C DVH的纵坐标。例如:如图1-21B,剂量位于4Gy≤D≤5Gy区间(范围)内,矩阵单元数为10;剂量位于5Gy≤D≤6Gy区间(范围)内,矩阵单元数为22等。假设每个体积矩阵单元的体积为5mm³,就可以计算出位于上述相应剂量范围内的受照射的总体积,如图1-21C纵轴表示。如将图1-21C的纵轴上的频率或体积标为仅位于某一剂量水平以上的矩阵单元数或体积的相对数称为积分(或累积)DVH(cDVH),如图1-21D所示。图1-21C表示的DVH称为直接DVH,如将图1-21C的纵轴频率或体积标为单位剂量频率或单位剂量体积,则变为微分DVH(dDVH),如图1-21F所示。如图1-21B中,>5Gy以上的矩阵单元数为118,而矩阵单元的总数为144,则剂量5Gy以上的体积占总体积的82%;显然剂量≥0的相对体积为100%。

上述形式的DVH如何使用,需要根据具体情况。cDVH对同一治疗计划中不同器官间的剂量分布的评估非常有用。如需了解同一器官内受照体积与剂量间的相对关系,dDVH必不可少,因为该参数可反映受到某一剂量范围内的照射的体积单元数。

DVH是评估计划设计方案的最有力的工具,根据DVH可以直接评估高剂量区与靶区的适合度,由适合度挑选较好的治疗计划。

6.输出治疗计划报告和传输射野数据 当医师和物理师确认一个计划后,物理师应打印一份完整的治疗计划,包括射野参数的详细列表、靶区剂量和分次方式、若干断层面的剂量分布、靶区和危及器官的DVH、射野方向观和/或数字重建X射线照相。如果一台治疗机配备了治疗记录验证系统(R&V系统),则应通过网络、磁盘等电子方式将一套完整的射野数据传至R&V系统,供治疗时调用。如果一台加速器配备的多叶准直器由一个独立的软件控制,则应输出一个多叶准直器控制文件,用于治疗时控制多叶准直器叶片的运动。有条件的话,可以将重建X射线照相图像输出到模拟定位机和/或加速器的电子射野影像系统,供治疗验证时使用。如果计划时设定的等中心位置相对体表标记发生了移动,则需要患者回到CT模拟机或常规模拟机上重新定位,确定计划设定的等中心在体表的相应位置,并做标记。如果用整体挡铅形成适合靶区投影形状的射野,则模室技师需要根据射野方向观或数字重建X射线照相图制作挡块。

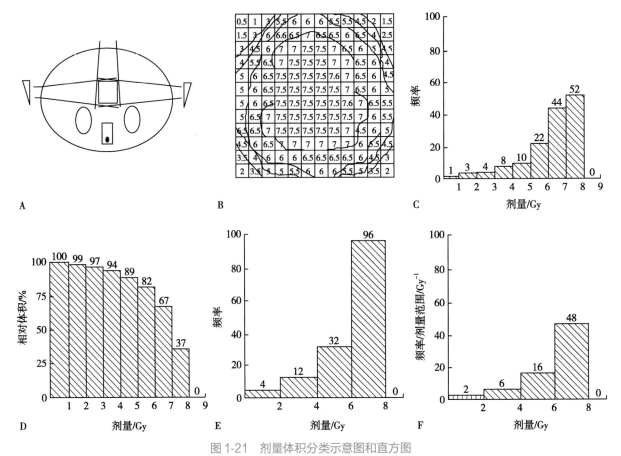

图 1-21　剂量体积分类示意图和直方图

A. 射野布置；B. 剂量分布；C. 每个组织结构内相应剂量区间；D. 某一剂量水平以上的矩阵体积的相对数；E. 每个组织结构内相应剂量区间；F. 微分剂量体积直方图。

三、治疗计划验证

治疗计划验证是放疗质量保证体系的一项重要内容。它是为保证患者受照剂量的准确性，在患者治疗开始前和治疗过程中进行的，针对影响剂量准确性的各种因素所做的检查确认工作。验证内容可分为几何位置验证和剂量学验证。

1. 几何位置验证　几何位置验证是验证患者的摆位和射野形状等几何参数。验证患者摆位的一般方法：在疗程开始和疗程中每周 1 次拍摄正侧位射野片或用电子射野影像装置获取正侧位影像，通过与模拟定位时拍摄的正侧位片或计划设计时产生的重建 X 射线照相进行比较，确定摆位误差。验证射野形状的主要方法也是拍射野片或获取射野影像。对光野是几何位置验证的辅助方法。运用时将计划系统打印的 BEV 图平放在治疗床上；将 BEV 图上显示的射野坐标系与光野十字线对齐；调整床的高度使辐射源到 BEV 图的距离等于打印 BEV 图时输入的距离；设置射野形状，观察光野边缘是否与打印的射野边缘对齐。

2. 剂量学验证　剂量学验证就是验证患者实际受照剂量是否与计划系统计算剂量相同。验证方法有 3 种。①独立核对（independent check），即用一个独立于计划系统的程序重新计算每个射野的机器跳数或照射时间及若干个点的剂量（如等中心）甚至剂量分布。②模体测量，即用患者计划"治疗"一个模体，通过验证模体受照剂量的准确性，间接验证患者受照剂量的准确性。③在体测量（in vivo dosimetry），即将剂量仪放置患者身体上射野的入射面或出射面测量。常用的剂量仪是热释光剂量仪和半导体剂量仪。这些剂量仪限于患者皮肤表面几个点的剂量验证。EPID 正好可以克服这个缺点，它可以直接测量探测器平面的剂量分布，采用一些算法甚至可以重建患者体内三维剂量分布。但目前 EPID 做剂量验证的精确度还有待提高。三种方法中，独立核对目前常用于常规放疗和适形放疗的剂量学验证；模体测量常用于 IMRT；在体测量在我国一般只用于特殊照射技术的患者剂量监测，但在一些国家（如瑞典），法律规定必须对每一个患者做在体测量。

四、治疗计划执行

当治疗前必要的验证工作完成，并且验证结果符合要求时，就可以开始治疗患者。放疗一般采用分次方式。一个分次的治疗过程有以下步骤。

（1）请患者进治疗室，向患者确认姓名和病案号。

（2）如果是第 1 次治疗，向患者描述治疗实施过程，包括照射野数目、每个照射野的方向、如何实现不同射野之间的切换。射野切换有 3 种方式，分别是技师在控制台操作按钮转动机架，R&V 系统自动转机架，以及技师进治疗室转机架和 / 或床。要向患者说明治疗的持续时间和其他可能发生并影响患者情绪的事情；如何在治疗实施过程中与技师保持沟通，如举手示意要求治疗暂停。

（3）治疗摆位。为了起到双重检查的作用，应有两名技师参加摆位。摆位前阅读治疗单上的摆位要求，并严格按要求进行；摆位过程中应与患者进行简单的交流，使患者身体放松、情绪稳定、积极配合摆位；摆位完成后，嘱咐患者保持身体不动。技师离开治疗室，回到操作室。

（4）拍摄射野片或采集射野影像。通常在患者第 1 次治疗前和疗程中至少每周 1 次执行这项治疗验证措施。在一些特殊情况，这样做的频率会更高。如对于采用在线校正（on-line correction）策略的患者，每次治疗前都需要这样做，以便确定此次摆位的误差大小；必要时，即时调整摆位。

（5）治疗实施。一位技师设置射野参数时，另一位应在旁边检查。检查无误时，方可实施治疗。在此过程中，技师应密切观察治疗参数的变化情况和患者身体。如因机器故障导致治疗中断，技师应记录中断时的各种射野参数，以便补照。如发现患者身体有移动迹象，应及时通过对讲系统提醒。如患者身体移动或患者示意要求中断治疗，技师应立即中断治疗，进治疗室与患者沟通。

（6）治疗结束。治疗实施全部完成后，技师做治疗记录；进治疗室，为患者解除固定装置，请患者下床。至此，1 次治疗结束。

技师是治疗的实施者，每天与患者接触，每天操作治疗机和使用各种治疗附件，每天查看和记录治疗单，因此提高放疗技师的责任心和技术素质对保证治疗精度是极为重要的。由于每天治疗负荷很重，照射技术日趋复杂和精细，采用提高实施效率和减少人为差错的技术设备也是十分必要的。记录和验证系统（R&V 系统）可达到以上要求，其核心功能是设置、验证、执行和记录治疗参数，其他功能有病案管理、图像管理、预约、收费、工作人员日程安排等。如果一台治疗机没有配备 R&V 系统，每次治疗时技师需要手工设置每个射野参，既费时费力，又容易出错，而且出错后也无记录。相反，如果一台治疗机配备了 R&V 系统，每次治疗时技师只需要根据患者姓名和病案号将射野参数从系统调出；系统将自动设置并验证大部分参数，并提示技师完成其余部分参数设置，既省时省力，又不容易出错。

（戴建荣　吴　昊）

推荐阅读资料

[1] 胡逸民. 肿瘤放射物理学. 北京：原子能出版社，1999.

[2] 殷蔚伯，余子豪，徐国镇，等. 肿瘤放射治疗学. 4 版. 北京：中国协和医科大学出版社，2008.

[3] PEREZ C，BRADY L. Principles and practice of radiation oncology. J Pediatr Hematol/Oncol，1999，21（6）：560.

[4] ROSENBERG I. Radiation oncology physics：a handbook for teachers and students. Brit J Cancer，2008，98（5）：1020.

[5] WEYRATHER K，RITTER S，SCHOLZ M，et al. RBE for carbon track-segment irradiation in cell lines of differing repair capacity. Int J Radiat Biol，1999，75（11）：1357-1364.

[6] ANDREO P，BURNS D T，HOHLFELD K，et al. Absorbed dose determination in external beam radiotherapy：an international code of practice for dosimetry based on standards of absorbed dose to water.［2019-10-21］. http://www1.inca.gov.br/pqrt/download/TRS_398_v_Abr_2004.pdf.

[7] KHAN F M，GIBBONS J P. Khan's the physics of radiation therapy. 5th ed. Philadelphia：Lippincott Williams & Wilkins，2014.

[8] 戴建荣,胡逸民. 图像引导放疗的实现方式. 中华放射肿瘤学杂志,2006,15(2):132-135.

[9] Hodapp N. The ICRU Report 83:prescribing,recording,and reportingphoton-beam intensity-modulatedradiation therapy (IMRT). Strahlenther Onkol,2012,188(1):97-99.

[10] KEALL P. 4-dimensional computed tomography imaging and treatment planning. Semi Radiat Oncol,2004,14(1):81-90.

[11] 郑超,戴建荣. 放疗运动靶区的实时定位方法研究现状. 中华放射肿瘤学杂志,2013,22(1):67-70.

第二章　放射生物学基础

第一节　电离辐射生物效应的理化基础

一、电离辐射与非电离辐射

按照与物质的作用方式,辐射分为电离辐射和非电离辐射。凡能与物质作用而引起电离的辐射统称为电离辐射,非电离辐射是指不能使物质电离的辐射。电离辐射又分为天然电离辐射和人工电离辐射两类。对于高速的带电粒子,如 α 粒子、β 粒子和质子等,能直接引起被穿透的物质产生电离,属于直接电离粒子;不带电粒子,如光子(X 射线和 γ 射线)及中子等,与物质相互作用时产生带电的次级粒子进而引起物质电离,属于间接电离粒子。

另外,电磁辐射中 X 射线和 γ 射线能引起物质电离,为电离辐射;无线电波、微波、红外线、可见光和紫外线不能引起物质电离,只能引起物质分子震动、转动或电子能级状态的改变,属非电离辐射。电离辐射对人类健康的损害远大于非电离辐射。

二、直接作用与间接作用

电离辐射作用于生物体引起生物活性分子的电离和激发是辐射生物效应的基础。组成生物体或细胞的主要分子为生物大分子(如核酸、蛋白质和酶等)及环境中的水分子(约占生物组织的 60%~70%)。任何处在电离粒子径迹上的原子和分子都有可能发生电离,包括生物大分子和水分子。

1. 直接作用　电离辐射的能量直接沉积于生物大分子上,引起生物大分子的电离和激发,导致机体的核酸、蛋白质和酶类等分子结构的改变和生物活性的丧失,这种直接由射线造成的生物大分子损伤的作用方式称为直接作用。在直接作用的过程中,其生物效应和辐射能量沉积发生于同一分子,即生物大分子。实验证明,DNA 分子被电离粒子直接击中,可以发生单链或双链断裂、解聚和黏度下降等,某些酶也可受辐射作用后而降低或丧失其活性。此外,辐射也可直接破坏膜系的分子结构,如线粒体膜、溶酶体膜、内质体膜、核膜和质膜,从而干扰细胞器的正常功能。

2. 间接作用　电离辐射首先直接作用于水,使水分子产生一系列原初辐射分解产物($\cdot OH$、$H\cdot$、$e_{水合}^-$、H_2 和 H_2O_2 等),然后通过水的辐射分解产物再作用于生物大分子,引起后者的物理和化学变化,这种作用方式称为间接作用。发生间接作用时,其生物效应和辐射能量沉积发生于不同分子上,辐射能量沉积于水分子上,生物效应发生在生物大分子上。由于机体细胞内含有大量水分子,间接作用对生物大分子损伤的发生有重要意义。

三、自由基

自由基是指能够独立存在的,带有一个或多个不成对电子的原子、分子、离子或原子团。通常用圆点"$\cdot$"显示带有未配对电子,但不表示未配对电子的数量。如 $\cdot CH_3$、$\cdot OH$、O_2^- 和 $H\cdot$ 等。自由基的特点如下。

1. 高反应性　自由基有未配对电子,具有强烈的夺取或丧失电子以成为配对电子的趋向。因此,自由基的化学性质异常活泼。

$$H\cdot + H\cdot \rightarrow H_2$$
$$C(C_6H_5)_3^\cdot + C(C_6H_5)_3^\cdot \rightarrow (C_6H_5)_3C\text{–}C(C_6H_5)_3$$

高反应性还表现在很容易与生物靶分子发生加成、抽氢和电子转移等反应。

2. 不稳性　绝大多数自由基是不稳定的,其寿命很短。如羟自由基的半衰期为 $10^{-10}\sim10^{-9}$s。

3. 顺磁性　原子轨道中带有负电荷的电子在做自旋运动时会产生磁场,其自身的"轴"也会有一个相应的磁矩。当电子成对地存在于同一轨道,由于两个电子的自旋方向相反,磁矩相互抵消,对外不显示磁性。自由基由于存在不配对电子,故产生自旋磁矩。若施加外磁场,电子磁体只能取与外磁场相平行或反平行的方向,而不能随意取向,这就是自由基的顺磁性,也是采用电子顺磁技术对自由基检测和分类的基础。

自由基是电离辐射作用时能量传递的重要方式,自由基能够对细胞的核酸和蛋白质等生物大分子产生损伤,引起各种化学反应;DNA 分子中的碱基、核糖和磷酸二酯键都可受到自由基的攻击,造成碱基与核糖氧化、链断裂及与蛋白质交联等多种类型的损伤;氧自由基攻击生物膜磷脂中的多不饱和脂肪酸,引起脂质过氧化作用,并形成脂氢过氧化物,后者不稳定,分解成一系列复杂产物,包括新的氧自由基。

为了防止在需氧代谢活动中活性氧和氧自由基对机体的损伤,需氧生物在进化过程中逐渐形成了一系列抗氧化防御功能,在一定程度上抑制活性氧和自由基的作用。

四、放射敏感性

放射敏感性(radiation sensitivity)是放射生物学的重要主题,可理解为生物系统对电离辐射作用的反应性或敏感性。当一切照射条件完全严格一致时,机体、器官、组织、细胞或分子对辐射作用反应强弱或速度快慢不同,若反应强,速度快,其敏感性就高,反之则低。需要强调的是,判断标准不同,得出的结论不同甚至可能相反,同一个细胞若以功能变化为指标可被认为是敏感的,若以形态结构改变为指标也可被认为是不敏感的。

体内的细胞群体依据其更新速率不同,可分为 3 类:第 1 类是不断分裂、更新的细胞群体,对电离辐射的敏感性较高,如造血细胞、胃肠黏膜上皮细胞和生殖上皮细胞等。第 2 类是不分裂的细胞群体,对电离辐射有相对的抗性(从形态损伤的角度衡量),如神经细胞、肌肉细胞、成熟粒细胞和红细胞等,均为高度分化的"终末"细胞。第 3 类细胞在一般状态下基本不分裂或分裂的速率很低,因而对辐射相对不敏感,但在受到刺激后可以迅速分裂,其放射敏感性随之增高。典型的例子是再生肝脏。当肝脏部分切除或受化学损伤而使残留肝细胞分裂活跃时,其放射敏感性高于正常状态下的肝细胞。

随着研究的不断深入,人们认识到放射敏感性差异与细胞氧合状态、细胞周期、增殖活性、DNA 损伤修复等密切相关,其本质是与辐射生物效应过程相关的各种基因变异、基因多态性及表观修饰造成的放射敏感性的差异。

细胞氧合状态与放射敏感性差异的关系体现为氧效应,即受照射的生物系统或分子的辐射效应随周围介质中氧浓度(即氧含量与氧分压)的升高而增加,称为氧效应。缺氧条件下引起一定效应所需辐射剂量与有氧条件下引起同样效应所需辐射剂量的比值称为氧增强比。许多实体瘤细胞为乏氧细胞,因而对放射治疗有抗性,应用高压氧舱可以提高肿瘤细胞的氧合量,或放疗前使用乏氧细胞增敏剂可增加射线对肿瘤细胞的杀伤能力。肿瘤组织中乏氧细胞平均占到实体肿瘤的 10%~50%,肿瘤乏氧时对放射治疗抗性一般比正常氧合时强 2.5~3 倍。氧对射线的 DNA 损伤有固定作用。另外,肿瘤乏氧诱导多种基因转录及蛋白表达,增加了肿瘤细胞对乏氧的适应能力,直接或间接影响了肿瘤的放射敏感性。

五、电离辐射的生物效应

电离辐射作用于机体后,其能量传递给机体的分子、细胞、组织和器官所造成的形态结构和功能的变化,称为辐射生物效应。从辐射防护的需要考虑,按剂量 - 效应关系将电离辐射生物效应分为确定性效应(deterministic effect)和随机性效应(stochastic effect)。在辐射防护的研究和实践中,应尽可能降低随机性效应的频度并防止确定性效应的发生,以达到减少机体损伤的目的。

1. 确定性效应　机体多数器官和组织的功能并不会由于损失少量的细胞而受到影响,这是因为机体有强大的代偿功能。在电离辐射作用后,若某一组织中损失的细胞数足够多,而且这些细胞又相当重要,将会造成可观察到的损伤,主要表现为组织或器官功能不同程度的丧失。这种在超过剂量阈值以后损伤的严重程度随剂量的增加而加重的辐射效应称为确定性效应。只要照射剂量达到阈值,这种效应就一定会发生。随着对辐射生物效应认识的不断提高,人们已经意识到,无论是早期组织反应还是晚期组织反应,均可受到不同生物反应修饰因子的影响。国际辐射防护委员会(International Commission on Radiological Protection,

ICRP)第一委员会从组织损伤反应的动态过程及整体综合因素考虑,提出了组织反应(tissue reaction)概念,以取代确定性效应。

2. 随机性效应 当机体受到电离辐射照射后,一些细胞受损而死亡,另一些细胞发生了变异而不死亡,有可能形成变异的子细胞克隆。当机体的防御机制不健全时,经过不同的潜伏期,由变异的但仍存活的体细胞生成的这个细胞克隆可能导致恶性病变,即发生癌症。这种发生概率随照射剂量的增加而增大、严重程度与照射剂量无关、不存在阈剂量的效应称为随机性效应。辐射致癌就是典型的随机性效应。如果这种变异发生在生殖细胞(精子或卵子),其基因突变的信息会传给后代,而产生的损伤效应称为遗传效应(genetic effect/hereditary effect)。

六、影响生物效应的主要因素

1. 与辐射有关的因素

(1)辐射种类:不同种类的辐射产生的生物效应不同,从辐射的物理特性上看,电离密度和穿透能力是影响其生物学作用的主要因素。α射线的电离密度大,但穿透能力很弱,因此体外照射时对机体的损伤作用很小,而在体内照射时对机体的损伤作用很大。β射线的电离能力小于α射线,但穿透能力较大,外照射时可引起皮肤表层的损伤,内照射时亦引起明显的生物效应。γ射线或高能X射线穿透能力很强,外照射时易引起损伤。快中子和各种高能重粒子也都具有很大的穿透力,在组织内其射程的末端发生极高的电离密度,适于深部局限范围内密集的辐射杀伤作用。

(2)辐射剂量:一般而言,照射剂量愈大效应愈显著,但并不全呈线性关系。若以机体的死亡率或存活率为判断生物效应的指标,可得出图2-1的函数关系。

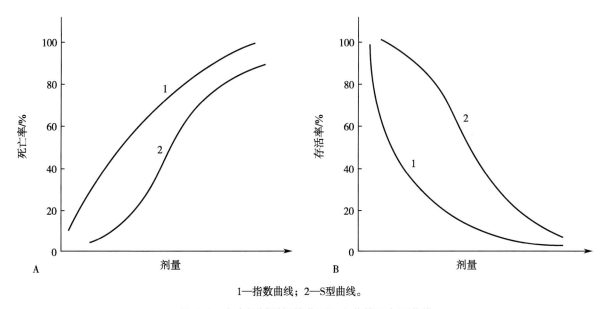

1—指数曲线;2—S型曲线。

图2-1 电离辐射引起的典型死亡曲线及存活曲线
A. 死亡率的函数关系;B. 存活率的函数关系。

将引起被照射机体死亡50%时的剂量称为半致死剂量(median lethal dose,LD_{50}),作为衡量机体放射敏感性的参数;LD_{50}数值愈小,机体放射敏感性愈高。若以平均生存时间或死亡时间作为指标,将辐射剂量范围扩大到100Gy以上,即可看出受照射动物的平均生存时间随辐射剂量加大而缩短,但不是完全的直线关系(图2-2)。

(3)辐射剂量率:剂量率是指单位时间内机体所接受的照射剂量,常用Gy/d、Gy/h、Gy/min或Gy/s表示。在一般情况下,剂量率越高,生物效应越显著,但当剂量率达到一定范围时,生物效应与剂量率之间则失去比例关系。而且,剂量率对生物效应的影响也随所观察的具体效应而不同。要引起急性放射损伤,必须要有一定的剂量率阈值。每日0.005~0.05Gy的剂量率,即使长期照射累积很大剂量,也不会产生急性放射病的症状,只能导致慢性放射损伤的发生。若当剂量率达到0.05~0.1Gy/min或更高时,则有可能引起急性放射病,且其严重程度随剂量率增大而加重。

(4)分次照射:同一剂量的辐射,在分次给予的情况下,其生物效应低于一次给予的效应,分次愈多,各次间隔的时间愈长,则生物效应愈小。这显然与机体的修复过程有关。

(5)照射部位:机体受照射的部位对生物效应有明显的影响。许多研究资料证明,当照射剂量和剂量率相同时,腹部照射的全身后果最严重,其他依次为盆腔、头颈、胸部及四肢。

(6)照射面积:当照射的其他条件相同时,受照射的面积愈大,生物效应愈显著。在临床肿瘤放射治疗中,一般都将照射野缩至尽可能小的范围,并且采用分次照射以减少每次的剂量,这样就可降低正常组织的放射损伤效应,以达到对局部肿瘤尽可能大的杀伤力。

(7)照射方式:可分为内照射、外照射和混合照射。内照射是指放射源(放射性核素)进入体内作用于机体的不同部位。外照射是指放射源在体外,其射线作用于机体的不同部分或全身。若兼有内照射和外照射,则称为混合照射。外照射又可分为单向照射或多向照射。一般来说,当其他条件相同时,多向照射的生物效应大于单向照射。

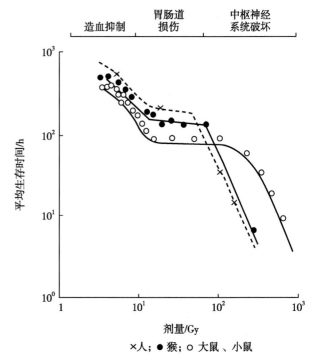

图2-2　急性全身照射时照射剂量与平均生存时间的关系

2. 与机体有关的因素　不同种系、不同个体、不同组织和细胞及不同生物大分子,对射线作用的敏感性有很大差异。因此,当辐射的各种条件完全相同时,所引起的生物效应仍然有很大差别。

(1)种系的放射敏感性:种系演化越高,机体组织结构越复杂,放射敏感性越高。总的说来,人、狗和豚鼠等的放射敏感性高于兔和大鼠、小鼠的放射敏感性。在同一类动物中,不同品系之间放射敏感性有时亦有明显的差异。一般对其他有害因子抵抗力较强的品系,其放射抵抗力亦较高。

(2)个体发育的放射敏感性:哺乳动物的放射敏感性因个体发育所处的阶段不同而有很大差别。一般规律是放射敏感性随着个体发育过程而逐渐降低。

关于电离辐射对个体发育影响的研究,对临床医学和卫生防护都有重要的实际意义。有研究者提出了"十日法规",建议除了医疗指征绝对必须以外,对育龄妇女下腹部的X线检查都应当在月经周期第1天算起的10天内进行,以避免对妊娠子宫的照射。

(3)不同器官、组织和细胞的放射敏感性:一种组织的放射敏感性与其细胞的分裂活动成正比,而与其分化程度成反比。有丝分裂活动旺盛、正常时进行多次分裂及在形态和功能上未分化的细胞放射敏感性高。

(4)亚细胞和分子水平的放射敏感性:同一细胞的不同亚细胞结构的放射敏感性有很大差异,细胞核的放射敏感性显著高于胞浆。细胞内DNA损伤和细胞放射反应(包括致死效应)之间的相互关系是分子放射生物学的基本问题之一。

(刘晓冬　田　野)

第二节　电离辐射在分子与细胞水平的效应

一、靶学说、靶效应与非靶学说

1. 靶学说与靶效应　靶学说认为,电离辐射生物效应是由于电离粒子击中了某些分子或细胞内特定靶的结果。其基本含义是细胞至少含有一个靶或遗传关键位点,被电离辐射击中后致使细胞死亡或产生某种损伤效应。在一个生物靶中发生一次电离或有一个电离粒子穿过,产生某种所期望的生物效应,称为单击效应(single-hit effect),这是靶学说中最基本的假说,也是多击效应(multi-hit effect)的基础。而多击效应是

2 次或 2 次以上击中生物靶的电离事件而引起的辐射生物效应，其曲线常呈 S 形。在靶受击开始时，于一个靶体积中产生两个反应的概率很小，生物分子或细胞失活的速率很低。经过一定剂量照射后，那些受到单击而保持活性的分子或细胞，再被击中时，其失活速率急剧上升。

2. 非靶学说及其他效应　近年来，电离辐射引起的非靶效应（non-target effect）成为放射生物学研究领域的热点，并逐渐形成了较为完整的非靶学说。经典的靶学说理论认为，辐照诱发 DNA 损伤发生在受照的当代或第二代，也就是照射后的 1～2 个细胞周期内。实际上，辐照细胞的存活后代表现出持久性的基因组损伤及其细胞学后果，即基因组不稳定性，与辐射旁效应和低剂量辐射诱导的适应性反应共同构成了非靶学说的生物效应基础。

电离辐射旁效应是指受到辐射作用后，未被射线粒子直接贯穿的邻近细胞表现出损伤效应。未照射细胞（旁细胞）的后代也发生基因组不稳定性，其信号的产生与射线之间不存在显著的剂量效应关系，高传能线密度（linear energy transfer，LET）射线比低 LET 射线更能诱导旁效应。

电离辐射诱导的适应性反应是指在高剂量电离辐射前给予低剂量辐射，使细胞产生一定的抗辐射性，主要取决于细胞系和细胞模型、实验环境等因素的影响，其机制复杂。

二、DNA 的辐射生物效应

DNA 是电离辐射作用于生物体的重要靶分子之一，沿电离辐射径迹能量沉积致 DNA 产生一系列损伤，包括单一位点损伤和区域多位点损伤是电离辐射生物效应的关键原初分子事件。但 DNA 损伤修复能力的高低也是影响放射敏感性的重要因素。

1. DNA 链断裂　电离辐射作用致 DNA 双螺旋结构中一条链断裂时，称为单链断裂（single strand break，SSB），两条互补链于同一对应处或相邻处同时断裂时，称之为双链断裂（double strand break，DSB）。DNA 链断裂可以直接由于脱氧戊糖的破坏或磷酸二酯键的断裂，也可以间接通过碱基的破坏或脱落所致。

2. DNA 交联　在 DNA 双螺旋结构中，一条链上的碱基与其互补链上的碱基以共价键结合，称为 DNA 链间交联；DNA 分子同一条链上的两个碱基相互以共价键结合，称为 DNA 链内交联，如嘧啶二聚体就是链内交联的典型例子。DNA 与蛋白质以共价键结合，称为 DNA-蛋白质交联。电离辐射可引起上述各种形式的 DNA 交联。

3. DNA 二级和三级结构的变化　DNA 双螺旋结构靠 3 种力量保持其稳定性，一是互补碱基对之间的氢键，二是碱基芳香环 π 电子之间相互作用而引起的碱基堆砌力，三是磷酸基上的负电荷与介质中的阳离子之间形成的离子键。电离辐射作用时，DNA 大分子发生变性和降解。DNA 变性系指双螺旋结构解开，氢键断裂，克原子磷消光系数显著升高，出现了增色效应，比旋光性和黏度降低，浮力密度升高，酸碱滴定曲线改变，同时失去生物活性。DNA 降解比变性更为剧烈，伴随着多核苷酸链内共价键的断裂，分子量降低。这些都是由于一级结构中糖基和碱基的损伤及二级结构稳定性被破坏的结果。

4. DNA 集簇损伤　应用辐射生物物理学和辐射化学理论和方法进一步证实，电离辐射不仅诱导单一的 DNA 损伤，还可在射线的轨迹方向形成 DNA 集簇损伤，其损伤复杂，不易修复。不同 DNA 位点的集簇损伤往往是电离辐射所致生物损伤效应和遗传效应的主要原因，尤其是高 LET 照射。

三、细胞存活的剂量-效应曲线

为便于了解辐射细胞效应的规律，将研究数据概括为细胞存活的剂量-效应数学模型。最常见的曲线有单击曲线、多击或多靶曲线、双相曲线、刺激曲线，均属于指数模型。指数模型的横坐标代表剂量，纵坐标代表存活分数。指数模型的曲线形式为一条指数曲线。

1. 指数"单击"曲线　在指数单击曲线中，细胞（或生物大分子）的存活分数为辐射剂量的简单函数，以半对数作图时呈现一条由高至低的直线。这种情况见于病毒或酶的灭活及少数哺乳动物细胞的杀灭。其方程式如下：

$$S = e^{-kD}$$

式中，S 为某剂量下细胞的存活分数，D 为所受剂量；k 为常数，与射线性质及细胞敏感性有关；e 为自然对数的底，数值为 2.718。若将存活分数取对数，则上式为：

$$\ln S = -kD$$

纵坐标改为对数坐标，以半对数作图时，$\ln S$ 与剂量 D 及 k 便成直线关系。按照靶学说的解释，上述情况属于单击单靶模型，即在细胞或生物大分子内存在一个敏感的靶区，靶区被辐射击中 1 次即可引起死亡或灭活，这种曲线称之为单击曲线。

引起细胞（或酶分子）63% 死亡（或灭活）的照射剂量称为 D_{37} 剂量。在此剂量下有 37% 的细胞（或酶分子）存活。在 $D=0$ 时，$S=e^0=1$，即 100% 存活。在 $D=1/k$ 时，$S=e^{-1}=0.37$，所以 $e^{-1}=e^{-kD_{37}}$，$kD_{37}=1$，$k=1/D_{37}$，D_{37} 的倒数即为存活曲线的斜率。

2."多击"或"多靶"曲线　哺乳动物细胞典型的剂量存活曲线如图 2-3。以半对数作图时，纵坐标（对数刻度）为存活分数，横坐标（线性刻度）为剂量。图中剂量存活曲线的起始部分为肩区，当剂量加大时，存活曲线即呈直线。

根据靶学说的解释，这种情况属于多事件曲线，即细胞内必须有一个靶区被击中多次，或是多个靶区各被击中 1 次才引起效应，前者称为多击单靶模型，后者称为单击多靶模型。

剂量存活曲线的直线部分斜率的倒数为 D_0 值，称为细胞的平均致死剂量（mean lethal dose）。D_0 愈小，斜率愈大。D_0 值的大小代表细胞放射敏感性的高低。在剂量存活曲线的直线部分，D_0 值为使细胞的存活分数由 0.1 减少至 0.037 所需要的剂量，或是使细胞的存活分数由 0.01 减少至 0.003 7 所需要的剂量。由纵坐标 0.1 和 0.037 处各作与横坐标相平行的线与存活曲线直线部分相交，两个相交点在横坐标上投影的两个剂量点之差即为 D_0 值。若将直线部分外推，与纵坐标相交点的数值称为外推 n 值，图 2-3 中为 3。n 值代表细胞内靶的个数或所需击中靶的次数。由纵坐标 1.0 处（即细胞存活 100%）作一条与横坐标的平行线，与外推线的交点在横坐标上投影点的

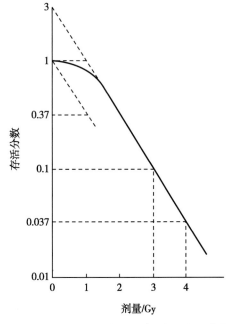

图 2-3　增殖的哺乳动物细胞的剂量存活曲线

剂量即为 D_q 值，称为准阈剂量（quasithreshould dose，D_q）。D_q 为克服肩区所需的剂量。哺乳动物细胞的 D_0 值多为 1～2Gy。n 值多为 1～3。D_q 值通常较小，一般为 0.5～2.5Gy。

哺乳动物细胞的剂量存活曲线多属于"多击或多靶模型"。可由下式表示：

$$S=ne^{-kD}$$

式中，S 为某剂量下细胞的存活分数，n 为外推值，D 为照射剂量，k 为存活曲线直线部分的斜率，其倒数为 D_0 值。由于 D_q 代表细胞累积致死性损伤的能力，在此剂量下细胞尚未出现死亡，故 $S=1$，代入上式即得：

$$S=1=ne^{-kD}$$

$$D_q=\ln n/k$$

当 D_{37} 为引起 63% 的细胞死亡（37% 细胞存活）的剂量时，

$$D_{37}=D_0+D_q$$

如果存活曲线无肩区，则 $D_q=0$，则 D_{37} 与 D_0 相等。这就是"单击单靶模型"的情况。也可用另外一种方式获得 D_0 值，即通过存活分数 1.0 作一条与存活曲线直线部分平行的线，此线与存活率 0.37 水平线相交点在横坐标上投影点的数值即为 D_0 值。

四、细胞放射损伤及其修复

1. 细胞放射损伤的分类　电离辐射引起的哺乳类细胞损伤分为 3 类。第 1 类为致死性损伤（lethal damage），为用任何办法都不能使细胞修复的损伤称为致死性损伤，此类损伤不可修复，不可逆地导致细胞死亡。第 2 类为亚致死性损伤（sublethal damage），照射后经过一段充分时间能完全被细胞修复的损伤称为亚致死性损伤；在正常情况下于几小时之内修复，若在未修复时再给予另一亚致死性损伤（如再次照射），则可形成致死性损伤。第 3 类为潜在致死性损伤（potentially lethal damage），这是一种受照射后环境条件影响的损伤，在一定条件下损伤可以修复。

2．潜在致死性损伤的修复　潜在致死性损伤是由于细胞所受损伤是致死性的，通常情况下将引起细胞死亡，但其可通过适宜地控制照射后的环境条件而被改变。受潜在致死性损伤的细胞，如改变其所处的环境条件，使细胞在特定剂量照射后的存活分数增高，称为潜在致死性损伤修复（potentially lethal damage repair，PLDR）。

照射后当细胞处于次佳生长条件时，潜在致死性损伤即被修复，细胞存活分数增高。因为次佳生长条件可使有丝分裂延迟，DNA损伤得以修复。目前认为，细胞潜在致死性损伤的修复与DNA双链断裂的修复有关。潜在致死性损伤的修复在临床放射治疗中有重要意义，在动物移植肿瘤中已得到证实。

3．亚致死性损伤的修复　哺乳动物细胞受X射线照射后，其剂量存活曲线的特点是在低剂量部分有肩区。这种反应特点表明，必须积累损伤才能产生致死效应。从靶学说的观点分析，细胞丧失其增殖能力之前，必须有多个靶被损伤（击中），多靶现象可解释存活曲线起始部分的肩区。若细胞群体受到一定剂量照射，群体中的不同细胞可以发生下列3种情况之一：①细胞内没有任何关键靶区被击中，因此细胞未受损伤；②细胞内的全部关键靶区被击中，细胞将在下一代或以后的有丝分裂过程中死亡；③细胞内的某些而不是全部靶区被击中，细胞受到亚致死性损伤，但并不死亡，在供给能量和营养的情况下，经过一定时间（约1小时），细胞所受损伤能被修复，称为亚致死性损伤修复（sublethal damage repair，SLDR）。如果在修复之前再累积损伤，细胞则可能死亡。

SLDR只有在分割剂量实验中才能表现出来，此时将1个剂量分割为2个较小剂量，中间相隔几小时，细胞存活率就会增高。如果在第1次照射之后没有损伤修复，第2次照射后所得的细胞存活分数应与未分割照射的结果一样，而实际上两者相差数倍。从另一个角度可进一步理解亚致死性损伤的修复。将分割剂量照射与单次急性照射相比，引起同等的细胞存活率降低所需的总剂量（即分割剂量之和）明显大于单次急性照射剂量。

五、细胞的死亡

国际细胞死亡命名委员会（Nomenclature Committee on Cell Death，NCCD）建议，出现下述任何一条分子学或形态学改变即可定义为细胞死亡：①细胞丧失细胞膜完整性，体外活性染料（如碘化丙啶）能够渗入细胞；②细胞（包括细胞核）彻底碎裂成为离散的小体；③在体内，细胞残骸（或其一部分）被邻近细胞吞噬。细胞死亡依据功能分类，分为程序性细胞死亡（programmed cell death，PCD）和非程序性细胞死亡；前者是细胞主动的死亡过程，能够被细胞信号转导的抑制剂所阻断，如凋亡（apoptosis）、坏死状凋亡（necroptosis）、自噬（autophagy）、焦亡（pyroptosis）、有丝分裂灾难（mitotic catastrophe）等，后者主要表现为坏死（necrosis）。

1．凋亡与自噬性死亡　细胞凋亡是一种主动的由基因导向的细胞消亡过程，在维持机体内稳态，胚胎发生、器官发育与退化、免疫和造血细胞的分化、选择及细胞更新等方面都有重要意义。在生理过程中，在一定的信号启动下，凋亡相关基因有序地表达，制约着对整体无用或有害细胞的清除，即为细胞凋亡。细胞凋亡和细胞增殖互相协调，彼此消长，维护着机体的正常生长、发育。电离辐射可促进这一过程，但并非引起细胞凋亡的唯一因素。

细胞自噬广泛存在于真核细胞中，是细胞在饥饿、缺氧及应激等压力下，被诱导出的选择性或非选择性自我分解细胞组分，以回收部分蛋白，维持细胞所必需的代谢或清除受损伤组织，维持基因组稳定性的一种方式。细胞可通过自噬清除细胞内过多或异常的蛋白质、细胞器，甚至病原微生物，这不仅有利于维持细胞稳态，也促进氨基酸等物质的循环再利用，为多种生化进程提供底物或原料。电离辐射诱导细胞发生自噬性死亡尤其体现在上皮性细胞。

2．坏死性细胞死亡　细胞坏死是指细胞受到环境中的物理或化学刺激时发生的细胞被动死亡。细胞坏死的特征是细胞器肿胀，膜系和细胞器破坏，整个细胞崩解，细胞内容物和炎症因子释放，趋化炎性细胞浸润而引起炎症反应。

程序性坏死（坏死状凋亡）存在caspase非依赖性途径，涉及信号活化和转导；在发育过程中，通常与细胞凋亡同时发生，如动物指/趾发育过程中的指间细胞（interdigital cell）死亡存在该死亡方式，也可参与排卵、软骨细胞死亡及小肠和大肠细胞的更新。坏死性细胞死亡通常与病理性死亡过程相关。

六、电离辐射诱导细胞恶性转化

1. 细胞恶性转化的机制　细胞的恶性转化是一个涉及多种遗传学改变的复杂过程。研究证实,诱发体外细胞恶性转化的主靶是基因组 DNA。电离辐射主要是通过诱导多种细胞遗传学变化,包括基因点突变及基因放大、染色体易位、缺失及重排等,启动细胞恶性转化的过程。

细胞增殖受控于影响细胞分裂及分化的信号,包括正向和负向信号通路的调控。参与细胞增殖正向和负向调控的重要基因包括癌基因和抑癌基因。细胞的恶性转化可能是由于癌基因突变使之功能激活(细胞恶性转化的阳性效应器),或是由于抑癌基因突变使其蛋白产物的功能丢失(细胞生长的阴性调节器)所致。

癌基因(oncogenes)或称原癌基因(protooncogenes),存在于每一个哺乳动物细胞中,具有调控细胞生长的功能。癌基因首先是在逆转录病毒的研究中发现的,逆转录病毒可使细胞内基因发生突变,诱发癌症。病毒引起细胞恶性转化是通过将其自身基因组中的癌基因插入正常细胞中所致,然而电离辐射或化学物质所致细胞恶性转化的机制则是引起细胞固有的原癌基因的变化而使之激活。

电离辐射或化学物质使原癌基因激活,引起细胞恶性转化的主要机制有 3 个方面:①点突变,即单个碱基的变化,使原癌基因激活并过表达,产生一个单个氨基酸变化的蛋白,如在结肠癌患者癌细胞中发现 *k-ras* 基因的点突变;②染色体重排或易位,导致原癌基因过度表达或产生一个新的融合基因,其蛋白产物获得了新的致恶性转化活性,电离辐射可高效引起细胞 DNA 链断裂,断裂的染色体可重排形成双着丝粒染色体及等数量的染色体易位,使原癌基因激活并过表达,如在 Burkitt's 淋巴瘤细胞,染色体 2 与染色体 8 的易位可使 *myc* 基因激活,同样染色体重排可使 *c-fos* 基因激活;③基因放大可使细胞中原癌基因形成多拷贝,伴有癌基因的激活及表达,*N-myc* 基因的放大是许多神经母细胞瘤所特有的。

体内还有抑癌基因(tumor suppressor gene),即正常细胞含有能抑制肿瘤细胞恶性程度的抑癌基因。因此,癌基因的激活和抑癌基因的功能丧失,可能是电离辐射致细胞恶性转化的重要的分子基础。

细胞的恶性转化并不等于癌症。免疫系统对恶性转化的细胞有监视作用。被免疫细胞识别的新生恶性细胞可在其形成肿瘤之前被抑制或消灭。癌症发生的长潜伏期可能与免疫系统控制潜伏的恶性细胞有关。电离辐射达到一定剂量时可抑制免疫功能,使免疫系统对肿瘤的监视作用减弱,促进癌症的发生。另外,在由恶性转化细胞向癌症发展的过程中,往往需要促进因子的作用。促进因子本身可以是致癌剂,也可不是。

应当指出,电离辐射在体外诱导细胞转化的效率要比许多化学致癌剂低。电离辐射引起体外细胞恶性转化的实验结果与其体内致癌效应相吻合,在人体和动物细胞都得到证实。

2. 细胞恶性转化的特性

(1) 饱和密度、胞膜运输能力和流动性增加:当正常细胞停止生长时,转化细胞仍继续生长。转化细胞膜对某些糖类和氨基酸的通透性明显增加,以适应细胞迅速增长的需要。由于膜成分的改变,胞膜的流动性增强,细胞易于变形、移动,为浸润转移提供了条件。

(2) 对生长因子和营养物质的需要降低:转化细胞失去了对激素和生长因子的需求,这可能是由于某些转化细胞产生生长因子类似物,为其自身提供了生长因子。当所需要的任何一种关键性生长因子或营养物质降低到阈值以下时,正常细胞生长即受到抑制。

(3) 生长抑制性丧失:当所需要的任何一种关键性营养物质或生长因子降低到阈值以下时,正常细胞生长即受到抑制。例如:当亮氨酸、磷酸盐、表皮生长因子或其他调节生长的物质浓度降至所需水平以下时,正常细胞即趋于静止状态;而转化细胞则与此相反,仍可继续生长,甚至可以杀死一些自身细胞,以便在不可能生存的环境下继续生长。

(4) 生长停泊依赖丧失:正常贴壁细胞需要与适于生长的物质密切接触才能生长,而转化细胞则失去了对贴壁的依赖性,没有与某些物质的黏附,细胞仍能生长。这种特性与转化细胞形成肿瘤的能力极其相关。当失去停泊依赖性的细胞被注射到无排斥反应的动物体内时,通常能形成肿瘤。

(5) 接触抑制性丧失:当一个正常细胞被其他细胞包围时,不再运动,并与周围细胞形成缝隙连接,这种现象称为运动的接触抑制性。转化细胞则缺乏运动的接触抑制性,可以在彼此的顶部生长,很少形成缝隙连接。

(6) 细胞形态学和生长习性的改变:转化细胞在形态和外观上与其母本细胞明显不同,由于其生长停泊依赖性丧失,与某些物质的黏附性显著降低,因此细胞趋于圆形,少突起。转化细胞由于接触抑制性的丧失,能够多层生长;而正常细胞则成单层生长,仅在培养瓶的边缘有细胞重叠现象。

(7)细胞生长异常:转化细胞增殖失控(uncontrollable proliferation)不受正常神经内分泌的调节,即使处于营养不良状态,仍继续自主性生长。当培养中生长活力有限的细胞株被用作转化细胞的靶细胞时,转化刺激可使细胞转化成永久生长的细胞系。转化刺激产生这种永久性细胞系的难易程度取决于细胞自然获得永久性生长的倾向。

(8)细胞表面成分的变化:正常细胞表面有非常丰富的糖脂和糖蛋白,但在转化细胞则常被修饰。例如:与蛋白连接的 N-乙酰神经氨酸含量降低,脂类的神经节苷脂部分降低,而膜的一般结构并未改变。由于脂质固有的易变性并不大,因此很可能在表面蛋白质与其下面细胞骨架成分之间的接触受到转化细胞的修饰。这样一种修饰后的连接,可能成为转化细胞形态学变化的基础。

(9)易被凝集素所凝集:植物凝集素是对特异性糖有多个结合部位的植物蛋白。转化细胞凝集所需凝集素浓度比正常细胞低得多。易于凝集并非由于结合位点的密度增高,而可能是细胞表面糖蛋白活性的增高所致,后者允许低浓度的凝集素在细胞表面形成受体——凝集素复合物"帽",在特定细胞上的"帽"能通过凝集素与另一个细胞上的"帽"交联,导致细胞凝集。

(10)葡萄糖转运增加:转化细胞比正常细胞能更快地转运葡萄糖。动力学研究表明,糖与受体结合反应的 K_m 并未改变,但最大反应速率(V_{max})增加。这表明细胞表面有更多的转运蛋白可供使用;也可能是由于转化细胞糖酵解活性增加,使其对糖转运的需要增加。

(11)表面纤连蛋白减少或缺失:单层培养中的正常静止细胞被以纤连蛋白为主要成分的稠密原纤维网所覆盖,甚至生长期细胞也有纤连蛋白散在性覆盖。而转化细胞的纤连蛋白大大减少,甚至完全缺失。当加入高浓度来自正常细胞的纯纤连蛋白,可导致很多肿瘤细胞变成扁平状或出现类似于正常细胞的外形。因此,纤连蛋白的丧失可能是导致细胞转化的一个重要因素。

(12)肌动蛋白的微丝丧失:转化细胞不仅在细胞表面与正常细胞不同,而且在细胞骨架上二者也有明显不同。扩张正常细胞长度的肌动蛋白微丝呈弥散分布,或浓集在细胞膜下。转化细胞骨架成分肌动蛋白微丝的丧失可能是影响细胞表面蛋白发挥作用的一个原因。

(13)转化生长因子的分泌:转化细胞能分泌转化生长因子(transforming growth factor,TGF),这在胚胎中也得到证实,表明 TGF 在转化细胞及正常细胞均起作用。

(14)蛋白酶的分泌:转化细胞常分泌一种称作纤溶酶原激活剂的蛋白酶,能裂解血清纤溶蛋白的肽键,使纤溶酶原转化成纤溶酶。正常细胞经外源性蛋白酶处理,能导致细胞出现类似转化的某些改变(如肌动蛋白微丝丧失等)。因此,纤维酶原激活剂的分泌可能有助于维持某些细胞系的转化状态。另外,纤维酶原激活剂的分泌可能对转化细胞和肿瘤细胞的侵袭性有重要作用,纤溶酶的增加有助于肿瘤细胞浸润到基底膜。

(15)永久性生长:许多动物的非贴壁细胞(如白细胞)很容易转化成为永久性细胞系,人的贴壁细胞很少成为永久性细胞系,但鼠的贴壁细胞则很容易转化成永久性细胞系。转化刺激产生这种永久性细胞系的难易程度取决于细胞自然获得永久性生长的倾向。

七、对细胞周期的影响

细胞受照射后有丝分裂周期的进程发生变化,最终表现为有丝分裂的延迟,其特点是具有可逆性和明显的剂量依赖性。

电离辐射照射后使处于周期中的细胞暂时停留在 G_1 期,称为辐射诱导的 G_1 期阻滞,其阻滞的程度与时间取决于细胞所受照射的剂量。目前认为并非所有的细胞系在照射后都出现 G_1 期阻滞,G_1 期阻滞的出现取决于细胞系的 p53 状态。电离辐射后也使处于周期中的细胞暂时停留在 G_2 期称为辐射诱导的 G_2 期阻滞,不进入 M 期,因此 G_2 期细胞堆积,经过一定时间后,大量细胞同时进入 M 期。电离辐射使细胞通过 S 期的进程减慢,称为 S 期延迟,与 DNA 合成速率下降有关。而细胞周期解偶联,是指处于细胞周期中的 G_2 期细胞既不能进入有丝分裂 M 期,也不发生 G_2 期阻滞,而是返回到 S 期,继续进行 DNA 复制,使细胞形成内含数倍 DNA 而不进行分裂的巨细胞,最终导致细胞死亡。

(刘晓冬　田　野)

第三节 正常组织的放射损伤

一、组织放射反应的分类

1. 早反应组织 早反应组织（early response tissue）亦称快更新组织，α/β 值大（约 10Gy），是指分裂、增殖活跃，对射线早期反应强烈的正常组织和大多数肿瘤组织。早反应组织主要表现为急性反应，有些组织内的干细胞在放疗开始 1～2 天内就开始增殖，一般为照射后 2～3 周开始再生，如黏膜、小肠绒毛细胞、皮肤、骨髓和精原细胞等。

2. 晚反应组织 晚反应组织（late response tissue）亦称慢更新组织，是一些已经分化的缓慢更新器官，无再增殖能力，损伤后仅以修复代偿其正常功能的细胞组织，一般都有纤维细胞和其他结缔组织的过度生长，形成广泛的纤维化。另外，还有内皮细胞的损伤，最终造成血供减少及器官特定功能的缓慢丧失。在晚反应正常组织中，肺、脊髓、膀胱、脑、肝脏、肾脏和骨骼组织受照射后的损伤往往由邻近细胞的复制（功能细胞进入分裂周期）来代偿，而不是干细胞分裂分化成终末细胞的结果。

二、放射损伤的类型

1. 急性放射损伤 急性放射损伤是人体一次或短时间（数天）内分次受到大剂量电离辐射照射时引起的全身性损伤，即外照射急性放射病。其病程在临床上可分为初期、假愈期、极期和恢复期四个阶段。外照射急性放射病按患者受照射剂量的大小、主要症状、病程特点和严重程度一般分为 3 型，分别为骨髓型（1～10Gy）、肠型（10～25Gy）和脑型（50Gy 以上）。

2. 亚急性放射损伤 人体在较长时间内（数周至数月）连续或间断遭受到较大剂量外照射，其累积剂量大于 1.0Gy，照射量率小于急性放射病而明显大于慢性放射病，并以造血功能再生障碍为主的全身性疾病称为外照射亚急性放射病，即亚急性放射损伤。亚急性放射损伤具有较明显的临床特点：①起病缓慢；②造血功能障碍；③外周血淋巴细胞染色体畸变率明显增高；④明显的微循环变化；⑤免疫功能及生殖功能低下；⑥凝血机制障碍。

3. 慢性放射损伤 慢性放射损伤包括外照射慢性放射病、慢性放射性皮肤病和放射性白内障等。外照射慢性放射病是指放射性工作人员在较长时间内连续或间断受到超当量剂量限值的外照射，累积剂量超过 1.5Sv 以上引起的以造血组织损伤为主并伴有其他系统改变的全身性疾病。慢性放射性皮肤病是指长期受到超过当量剂量限值的照射，累积当量剂量一般大于 1.5Sv，受照射数年后出现的慢性皮肤改变，亦可由急性放射性皮肤损伤发展而来，包括放射性皮肤癌。慢性放射性皮肤病应结合健康档案分析诊断。放射性皮肤癌指有明确的由电离辐射诱发的皮肤恶性肿瘤。放射性白内障指眼部有长期超过当量剂量限值的外照射历史，累积剂量在 2Gy 以上，引起晶状体的浑浊。

三、放射性肺损伤

1. 急性事故照射的肺损伤 肺部对放射较为敏感。在辐射事故的受害者中，有 50% 出现肺损伤，并伴有多器官衰竭。一般来说，急性放射性肺损伤可以分为 2 个阶段，即急性期的放射性肺炎和晚期的肺纤维化。放射相关性肺炎出现在辐射暴露后的 2 个月内，而肺纤维化则可能出现在数月或数年之后。多项研究发现，给予双肺单次剂量 8Gy 的照射，可以导致约 30% 的患者出现放射性肺炎，增大剂量则会导致肺纤维化。急性放射损伤时，典型病变可分 4 期，即初期、假愈期、极期和恢复期。

2. 局部照射肺损伤 肺放射损伤在胸部肿瘤的放疗中较为常见，包括急性放射性肺炎与慢性放射性肺纤维化，其发病与照射剂量、照射方式及照射面积等多因素有关。急性期多为肺渗出性病变，易继发感染，并发展为肺纤维化、肺功能减退，重者导致心肺功能衰竭，后果不良。因此，探讨局部照射所致肺病理形态变化的规律，对临床医生在胸部肿瘤放疗中采取相应措施，以达到肿瘤致死同时减少肺组织受照剂量、降低肺组织的放射损伤具有重要的意义。

大剂量胸部照射后，首先出现的是小血管（小动脉、毛细血管和小静脉）和结缔组织的损伤和反应，其过程包括血管内皮细胞肿胀、增生、血栓形成、充血、血管通透性增高、水肿、纤维蛋白液渗出、慢性炎细胞浸润和随之而来的成纤维细胞活跃增生。这是由血液循环障碍开始的，表现为渗出性炎症过程的初始阶段。其次是以血管及支气管变性为中心的全肺的损伤与修复性反应过程，其中有血管与支气管管壁增厚，血浆浸润、玻璃样改变或细胞浸润，小血管管腔阻塞，支气管上皮细胞变性、纤毛消失，分泌亢进，结缔组织纤维化及出现钙化等。肺不张与代偿性肺气肿交叉存在，肺泡壁细胞增多，肺间质充血、水肿，极易并发感染。重症者可累及胸膜，形成纤维素性胸膜炎，最终可发生胸膜增厚、粘连，出现放射性纤维性硬化。若照射剂量及照射野不大，残留损伤不重，则只发生受照区肺组织的纤维化。

四、放射性皮肤损伤

皮肤放射损伤有一个潜伏期，与一般的烧伤不同。当局部皮肤受到一定辐射后，不会立即出现临床症状，潜伏期的长短主要取决于局部皮肤接受的剂量和辐射的频率。辐射剂量越大，潜伏期越短。皮肤及其附属器都是放射敏感组织，其中最敏感的是皮脂腺，以下依次是毛囊、表皮、汗腺。不同照射剂量的射线作用于皮肤后，也可发生程度不同的皮肤放射损伤。一般可分为 4 度：Ⅰ度为毛囊性丘疹与脱毛，Ⅱ度为红斑反应，Ⅲ度为水泡，Ⅳ度为坏死溃疡。

五、放射性甲状腺损伤

临床上，广泛应用放射性碘（^{131}I 和 ^{125}I）进行诊断、治疗和因其他疾病对头颈部进行放射治疗者可使甲状腺受到较大剂量的辐射。在核与辐射事故中，可有大量放射性碘（^{125}I、^{131}I、^{132}I、^{133}I 和 ^{135}I）污染环境，通过呼吸道和消化道进入人体，蓄积于甲状腺，引起甲状腺的放射损伤。

1. 甲状腺的辐射敏感性　甲状腺对电离辐射直接作用的敏感性较低，但增殖的甲状腺或幼年发育中的甲状腺对其作用比较敏感。正常甲状腺实质细胞分裂不活跃，故照射后不出现早期死亡，但局部 ^{131}I 照射累积达 50～100Gy 时于照射后第 2 周发生死亡，出现于照射后第 2 周；以后腺体发生进行性萎缩，小血管和滤泡间质呈片状变性和纤维化，滤泡上皮变性，甲状腺功能低下；在受累较轻的区域有增生反应，出现萎缩性结节，内含胶体很少。

2. 损伤的分类与特点

（1）甲状腺功能低下：甲状腺的功能反应对放射损伤的恢复有重要调节作用。切除甲状腺或用药物抑制甲状腺功能，均不利于放射损伤的恢复。例如：大鼠甲状腺摘除后，放射损伤所致造血抑制的恢复发生障碍，再生过程迟缓。急性全身照射后，甲状腺功能变化也比较明显。中等致死剂量作用后，早期一般出现甲状腺功能增强，到极期其功能下降。功能增强发生在照射后第 1 天内，持续时间长短可能与照射剂量有关。在致死剂量（如大鼠 8Gy）照射后 24 小时即出现功能抑制，亚致死剂量照射后则功能增高可持续较久。甲状腺功能的变化与垂体调节功能的相应变化有关。长期接触低剂量电离辐射可能对放射性工作人员的甲状腺功能产生一定的影响。

（2）甲状腺癌变：电离辐射也可诱发甲状腺肿和甲状腺癌。^{131}I 诱发甲状腺异常（包括结节性甲状腺肿和甲状腺癌）的剂量阈值约为 0.5Sv，诱发结节性甲状腺肿的危险系数估算为 0.5 例 /10^4（人·Sv·a^{-1}），诱发甲状腺癌的危险值则为 0.06 例 /10^4（人·Sv·a^{-1}）。根据联合国原子辐射效应科学委员会 1993 年报告，接受体外辐照的群体甲状腺癌的发病率超过正常值；辐射诱发甲状腺癌的危险值，儿童比成年人约高 2 倍，女性的敏感性比男性大 2～3 倍。

六、放射性肠损伤

1. 急性照射的影响　急性照射初期，十二指肠变化最为明显。照射后 30 分钟，可见肠隐窝上皮细胞有丝分裂停止，DNA 合成受抑，出现病理性分裂，如多极或不完全分裂等。在此时期，肠黏膜分泌增多，消化淀粉的能力增高。肠道吸收葡萄糖、果糖、甘露糖和氨基酸等物质的能力减弱，脂肪的吸收率一般也降低。小肠微血管明显扩张，血流量增加。小肠发生强收缩现象，蠕动增强，甚或出现痉挛等肠运动的功能紊乱症。

极期时，小肠变化较为复杂。肉眼即可见肠黏膜明显水肿及单发或多发的小出血灶。出血灶小者为出血点、出血斑，大者可为大片状，或发生黏膜下血肿。广泛的黏膜下出血，出血部位的黏膜常发生渐进性坏死，继而形成溃疡。溃疡底部及边缘因被胆汁浸染而呈污绿色，其周围组织水肿。一般很少出现肠穿孔。

播散全身，引起感染并发症。肠蠕动功能也明显减慢，常有气体和液体滞留在肠腔内。此外，分次照射后，小肠也可能不出现早期反应，仅发生晚期反应。

恢复期时，细胞 DNA 合成能力增强，分裂活动旺盛，肠黏膜、黏膜下结构均可恢复正常。但应指出，在存活的病例中，一般均不发生上述极其严重的肠黏膜溃疡、出血和坏死等病变，即使发生，其范围也较小，程度也较轻。

2. 慢性照射的变化　慢性照射时小肠在短期内不出现明显变化。晚期，绒毛常变粗短，上皮细胞变扁平、空泡化、核固缩，杯状细胞稀少，浆膜常因胶原增多而增厚，其纤维细胞可呈畸形。此时，肠道消化功能也常发生障碍，出现腹胀、消化不良、慢性腹泻及食欲不振等症状，也可并发感染，或发生肠腔狭窄，出现肠梗阻等严重的症状。

肠型放射病与放射损伤时的肠道病理改变是两个概念，前者是一种以急剧肠黏膜损伤为特征的极重度全身性放射病。该型放射病由于受到超过骨髓型放射病的剂量（10Gy 以上剂量）全身照射，虽然也存在造血组织的损伤，但辐射造血综合征被急剧发展的肠道症状所掩盖，或未出现造血综合征时患者便已死亡。肠型放射病早期开始迅猛地出现肠上皮变性、坏死和脱落，以及在数日后可见微弱的上皮再生；同时，也有肠壁小血管成分的严重变性、坏死、管腔阻塞及管周围结缔组织纤维化。因此，采取一系列措施减轻肠上皮及小血管的放射损伤，扶植与发展已有微弱的肠上皮再生能力，是救治肠型放射病最有希望的途径之一。

（刘晓冬　田　野）

第四节　放射生物学的临床应用

一、放射治疗中的剂量 - 效应关系

在精确治疗技术条件下，放射治疗的实施仍不可避免地使部分正常组织、器官受到照射。这是因为恶性肿瘤浸润具有无明确边界的特性，使肿瘤起源的器官及其周边的部分正常组织被考虑为亚临床病灶而包括在治疗范围内，而且在射线经过的路径上也有一些正常组织会受到不同剂量的照射。因此，在设计与评价放疗方案时，应将获取满意的肿瘤控制效果与有效地降低毒副作用同时考虑在内。

剂量 - 效应曲线用于量化放疗剂量与受照射组织特定效应发生率关系，肿瘤与正常组织呈现出相似的"S"形，都表现为随着剂量的增加放射效应逐渐上升（图 2-4）。该曲线一般分为 3 段，在较小剂量和较高剂量区域曲线较为平坦，说明此范围内剂量对效应的影响不太明显，高剂量段常被称为"坪区"。曲线的中段是一个直线上升的"斜坡"，可以用斜率量化。该段直线越陡峭、斜率越大，说明剂量的增加会使放射效应得到较明显的提升。低剂量段与"斜坡"的过渡区则被称为剂量阈值。曲线的位置反映出不同组织放射反应的差异，一般情况下肿瘤的曲线都会位于正常组织的左侧，因为多数肿瘤比正常组织的放射敏感性高。在肿瘤剂量 - 效应曲线的"斜坡"段，较小范围的剂量增加就可以使肿瘤局部控制率有显著的提高。图 2-4 中，从 A 点（50Gy）到 B 点（65Gy）肿瘤控制率从 25% 提高到 85%。但剂量继续增加进入其"坪区"段时，要使控制率从 85% 增高到 95%，剂量则要从 B 点（65Gy）增加到 C 点（80Gy），但 65～80Gy 已经进入了位于右侧正常组织曲线的"斜坡"段，

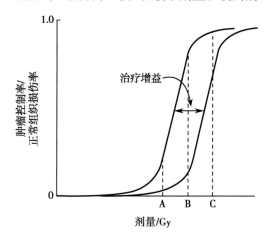

图 2-4　肿瘤与正常组织剂量 - 效应曲线

其放射损伤的发生风险将从 15% 增加至 60%。因此在根治性放疗的条件下，给予 75Gy 以上的剂量往往也是不能接受的。以姑息为目的的治疗，在使肿瘤有一定反应性的同时，不发生较严重的急性毒性作用也非常重要，此时应给予较低的剂量，一般选择在正常组织毒性反应剂量阈值的附近。

在比较控制肿瘤与正常组织损伤的剂量 - 效应关系时，临床上使用治疗比（therapeutic ratio，TR）的概念来量化某治疗剂量下可能产生的疗效。TR 等于靶区内正常组织耐受剂量与肿瘤组织致死剂量的比值。当 TR≥1 时，放疗可获得肿瘤的局部控制；TR<1 时，即使达到肿瘤消退，正常组织也可能受到不可接受的损

伤。一些药物联合治疗的目的也是为了提高 TR，或拉开肿瘤与正常组织剂量 - 效应曲线之间的距离。放射增敏剂一般可以使肿瘤的曲线向左移，而正常组织放射保护药物是为了使正常组织曲线向右移。化疗与放疗联合后，肿瘤的控制曲线向左移，但毒性曲线也会左移，表现为正常组织损伤的增加。

二、线性二次方程的临床应用

关于照射剂量与细胞存活、组织反应相关性的数学量化研究，线性二次方程（linear-quadratic，LQ）是目前被广泛使用的拟合模型。它不但可以较准确地反映照射剂量 - 细胞存活间的量效关系，而且可以用来描述分次照射条件下，单次剂量与等效总剂量的关系。由于有丰富的放射生物学研究作为基础，目前的临床应用表明，该模型既较为简单易行，又基本安全可靠。α/β 值作为 LQ 公式中最重要的参数，在细胞存活曲线（图 2-5）中，它表示在该剂量水平直线单击和双击所产生的生物效应相等。

在分次照射条件下，某一组织的 α/β 值可用来描述其放射反应的特征（图 2-6）。α/β 值较低（范围多为 0.5～6Gy）的晚反应组织，随着分次剂量的降低，总剂量增加较为显著。这是由于该组织中射线双击所产生的生物效应所占比例较大，其靶细胞存活曲线的弯曲度较大。对于高 α/β 值（一般 7～20Gy）的早反应组织及肿瘤组织，随着分次剂量的降低总剂量增加缓慢，分次剂量对其反应性的影响较小。其细胞存活曲线的弯曲度也较小，射线单击所产生效应的比重较大。

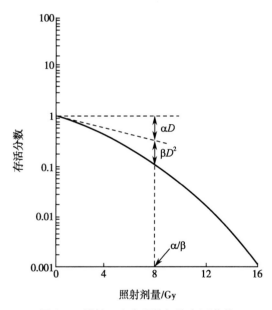

图 2-5　线性二次方程的细胞存活曲线

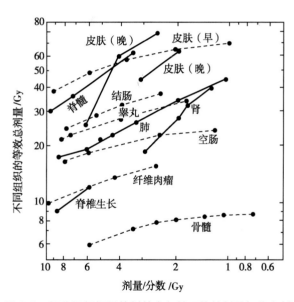

图 2-6　部分组织相同放射效应条件下的总剂量与分次剂量相关性曲线

由 LQ 模型推导出来的生物效应剂量（biological effective dose，BED）和 2Gy 等效剂量（equivalent total dose in 2Gy fraction，EQD$_2$）公式如下。其中 n 为分次数，d 为分次剂量，$n\times d$ 实际上是总剂量（D），而不同组织的 α/β 值可查表获得。BED 被用于比较不同分次剂量治疗条件下某组织产生特定生物效应所需要的总剂量，而 EQD_2 则是把非常规分割方式换算成单次 2Gy 常规治疗时的剂量。它们对于正常组织（器官）与肿瘤组织都适用。在临床上常用于设计与比较非常规分割治疗时肿瘤生物效应剂量的差异、分次治疗意外发生时治疗方案的修正及正常组织（主要是晚反应组织）剂量限值的确定等。

$$BED = n \times d \times [1 + d/(\alpha/\beta)]$$

$$EQD_2 = n \times d \times \frac{d + \alpha/\beta}{2 + \alpha/\beta}$$

LQ 模型是一个对剂量 - 效应关系进行了简化的数学公式，在此基础上所得出的 α/β 值、BED 和 EQD$_2$ 等数值，与影响因素众多的临床实际情况存在不少的差别。首先需要注意的是，该模型只有在一个有限的剂量范围（单次 2～8Gy）内才较为适用。超出这个范围，它的有效性和精确性均有待验证与修正。因此，对于近距离放射治疗、立体定向放射外科 / 治疗等情况，使用 LQ 模型应该十分谨慎。而且，还有以下情况使得对它们的临床应用应该持谨慎的态度。该模型对分割治疗中的实际情况进行了简化，没有考虑治疗过程中细胞的增殖与修复等非常重要的因素，虽然现在有多个新的参数、公式对它进行校正与修改。在计算各类组织、器官效应时，其 α/β 值要尽可能使用来自临床资料的估值，而来自动物实验的数值仅作参考。因为患者有明显的个体差异性，各类组织的 α/β 值存在很大的变动范围。

三、正常组织放射性副反应的剂量与体积效应

根据电离辐射后细胞水平反应和临床表现的不同，正常组织被分为早反应和晚反应组织两种。由于多数器官都同时包含有这两类组织，临床上大多可以观察到急性（早期）和/或晚期（慢性）放射性毒副反应。对于放疗副反应，目前公认的分类是按治疗开始 90 天的前、后分为早期与晚期两类。由于早反应组织在照射后数日至数周内就会出现反应，临床上表现出相应的症状与体征。在常规分割剂量下较易发现、便于及时处理，因此多数急性副反应在放疗结束后可逐渐缓解。晚期放射性副反应（损伤）可以发生在所有受照射的器官中，其发病机制比急性反应复杂，随着时间的延长发生概率增大，其严重程度不一，而且可以变成渐进性的、不可逆的病症。早期和晚期放射性反应多数情况下是相互独立的，一般不能用早期反应的严重程度来推断晚期损伤的危险度。因此，在根治性放疗计划设计中，较重视对晚反应组织（器官）的保护。

由于组织结构的不同，各种器官放射副反应的临床特点不一，而且不同患者间也有明显的个体差异。评价放射性并发症（损伤）严重性的指标主要在病情程度（分级）与发生概率（发病率）两个方面。在对常规分次方案放疗临床资料进行了较长期与系统的整理、分析之后，已经建立起一些常见正常组织（器官）的耐受剂量限值。在治疗计划设计时，如果某器官的累积剂量超出该剂量限值，就有发生不可逆性放射损伤的可能。耐受剂量被分为最大（$TD_{50/5}$）和最小（$TD_{5/5}$）2 种。$TD_{5/5}$ 表示在标准治疗条件下，该剂量治疗后 5 年某组织（器官）发生某一种放射性损伤的可能性有 5%。而 $TD_{50/5}$ 则表示在该剂量下发生放射性损伤的概率高达 50%。因此，在根治性放疗时一般把重要器官的 $TD_{50/5}$ 设定为剂量限值。但是，近 30 年来临床放疗的条件发生了明显变化，主要是精确放疗技术与多学科综合治疗已经成为常规，上述耐受剂量数值虽然仍有指导价值，但目前在治疗计划时要考虑的因素明显增加。

受照射体积对器官（组织）放射反应性存在重要影响这一现象，早已在实验和临床中被证实。Emami 等在 1991 年首次将受照射器官体积分为 1/3、2/3 和 100% 3 个水平，较系统地报告了 26 类器官的耐受剂量限值，这是临床工作中量化体积效应的开端。而 Withers 等组织功能亚单位（functional subunits，FSUs）概念的提出奠定了体积效应的放射生物学基础。在此基础上，正常组织、器官按照其 FSUs 的排列被分为串联（行）与并联（行）为基础的两类体积效应模型。在串联结构中，一个 FSUs 的失活便可导致整个器官功能的丧失。因此其并发症的风险主要与最高剂量有关，超过限定剂量就有发生正常组织损伤的危险。代表性的损伤有放射性脊髓病与小肠穿孔。对于并联组织结构的器官来说，则要同时限定剂量与受照射体积。一定 FSUs 数损伤可能不会影响器官的功能，或其损伤不会表现出来，因而临床上仍然是安全的。但超过体积（FSUs 数）阈值时，随着照射剂量的增大放射损伤的严重性将显著增加。代表性的器官有肾、肺和肝等。因此，在三维治疗计划系统对正常组织、器官受照剂量与体积进行精确量化的情况下，剂量体积直方图能够直观地反映受照射器官的照射剂量及体积情况，成为临床判断治疗计划可行性的重要依据。值得注意的是，组织器官的构造没有如此简单，如大脑就不能简单地用这两种分类来表达。它适合用中间型器官结构来描述，因为大脑的放射耐受性与所照射部位、剂量与体积等都有关系。

四、正常组织（器官）的剂量体积限值

在已有三十多年精确放射治疗技术临床应用和较为丰富的文献报告基础上，美国放射治疗及肿瘤学会（American Society for Therapeutic Radiology and Oncology，ASTRO）、美国医学物理家学会（American Association of Physicists in Medicine，AAPM）和 *Int J Radiat Oncol Biol Phys* 杂志编辑部，组织一百多位专家历时三年多的时间，于 2010 年编写出版十六种常见正常组织与器官的"临床工作中正常组织效应定量分析（QUANTEC）"的报告，其具体内容见表 2-1。美国同行完成此项工作的目的是通过现有资料的总结，在特定观测终点的条件下，对正常组织（器官）剂量 - 效应与剂量 - 体积关系进行量化处理；根据新的数据与模型，给放疗临床提供更准确的放射毒性反应分类与诊治工作指导；提出有助于正确估测和减轻急性与晚期放射

治疗副作用的研究方向。他们不但说明了推广运用这些研究结果的重要性,而且详细指出了该数据的局限性,以及临床使用这些资料时的注意事项。

表 2-1 常规分次放疗条件下几种正常组织(器官)剂量、体积与效应的数据(QUANTEC)

器官	体积分割	放疗类型[1]	观察终点	剂量/Gy,或剂量/体积参数[1]	发生率/%	剂量/体积参数的注释
脑	整个器官	3D-CRT	症状性坏死	最大剂量<60	<3	72 和 90Gy 的数据由 BED 模型外推得到
	整个器官	3D-CRT	症状性坏死	最大剂量=72	5	
	整个器官	3D-CRT	症状性坏死	最大剂量=90	10	
	整个器官	SRS(单次)	症状性坏死	V12<5~10cc	<20	V12>5~10cc 时明显提高
脑干	整个器官	整个器官	永久性的脑神经病变或坏死	最大剂量<54	<5	
	整个器官	3D-CRT	永久性的脑神经病变或坏死	D1~10cc[2]≤59	<5	
	整个器官	3D-CRT	永久性的脑神经病变或坏死	最大剂量<64	<5	点剂量≤1cc
	整个器官	SRS(单次)	永久性的脑神经病变或坏死	最大剂量<12.5	<5	针对听神经瘤的患者
视神经/视交叉	整个器官	3D-CRT	视神经病变	最大剂量<55	<3	由于体积小,三维适形放疗通常照到整个器官
	整个器官	3D-CRT	视神经病变	最大剂量55~60	3~7	
	整个器官	3D-CRT	视神经病变	最大剂量>60	>7~20	
	整个器官	SRS(单次)	视神经病变	最大剂量<12	<10	
脊髓	部分器官	3D-CRT	脊髓病变	最大剂量=50	0.2	包括全脊髓截面
	部分器官	3D-CRT	脊髓病变	最大剂量=60	6	
	部分器官	3D-CRT	脊髓病变	最大剂量=69	50	
	部分器官	SRS(单次)	脊髓病变	最大剂量=13	1	部分脊髓截面照射
	部分器官	SRS(低分割)	脊髓病变	最大剂量=20	1	3 个分次,部分脊髓截面照射
耳蜗	整个器官	3D-CRT	感觉神经听力丧失	平均剂量≤45	<30	耳蜗的平均剂量,4kHz 时的听力
	整个器官	SRS(单次)	感觉神经听力丧失	处方剂量≤14	<25	有效听力
腮腺	双侧全腮腺	3D-CRT	腮腺唾液腺功能降到放疗前 25% 的水平	平均剂量<25	<20	针对双侧全腮腺[3]
	单侧全腮腺	3D-CRT	腮腺唾液腺功能降到放疗前 25% 的水平	平均剂量<20	<20	针对单侧腮腺,至少一侧腮腺平均剂量<20Gy[3]
	双侧全腮腺	3D-CRT	腮腺唾液腺功能降到放疗前 25% 的水平	平均剂量<39	<50	针对双侧全腮腺
咽	咽缩肌	整个器官	症状性吞咽困难	平均剂量<50	<20	
喉	整个器官	3D-CRT	声带功能障碍	最大剂量<60	<20	同步化疗,基于单一研究
	整个器官	3D-CRT	吸气	平均剂量<50	<30	同步化疗,基于单一研究
	整个器官	3D-CRT	水肿	平均剂量<44	<20	未化疗,基于非喉癌患者的单一研究
	整个器官	3D-CRT	水肿	V50<27%	<20	

续表

器官	体积分割	放疗类型[①]	观察终点	剂量/Gy，或剂量/体积参数[①]	发生率/%	剂量/体积参数的注释
肺	整个器官	3D-CRT	症状性肺炎	V20≤30%	<20	针对全肺，渐进的剂量反应
	整个器官	3D-CRT	症状性肺炎	平均剂量=7	5	不包括全肺照射
	整个器官	3D-CRT	症状性肺炎	平均剂量=13	10	
	整个器官	3D-CRT	症状性肺炎	平均剂量=20	20	
	整个器官	3D-CRT	症状性肺炎	平均剂量=24	30	
	整个器官	3D-CRT	症状性肺炎	平均剂量=27	40	
食管	整个器官	3D-CRT	≥三级的急性食管炎	平均剂量<34	5~20	基于RTOG及几项研究采用了一系列变化的阈值剂量，表现为剂量体积的相关性
	整个器官	3D-CRT	≥二级的急性食管炎	V35<50%	<30	
	整个器官	3D-CRT	≥二级的急性食管炎	V50<40%	<30	
	整个器官	3D-CRT	≥二级的急性食管炎	V70<20%	<30	
心脏	心包膜	3D-CRT	心包炎	平均剂量<26	<15	基于单一研究
	心包膜	3D-CRT	心包炎	V30<46%	<15	
	整个器官	3D-CRT	远期的心脏病死亡率	V25<10%	<1	基于安全风险评估的模型预测
肝	全肝减GTV	3D-CRT或整个器官	典型的RILD[④]	平均剂量<30~32	<5	不包括原有的慢性肝病或肝癌的患者，这些患者的耐受剂量更低
	全肝减GTV	3D-CRT	典型的RILD	平均剂量<42	<50	
	全肝减GTV	3D-CRT或整个器官	典型的RILD	平均剂量<28	<5	原有肝病或肝癌的患者，不包括乙型肝炎复发的患者
	全肝减GTV	3D-CRT	典型的RILD	平均剂量<36	<50	
	全肝减GTV	SRS（低分割）	典型的RILD	平均剂量<13	<5	3次照射，原发性肝癌
				平均剂量<18	<5	6次照射，原发性肝癌
	全肝减GTV	SRS（低分割）	典型的RILD	平均剂量<15	<5	3次照射，转移性肝癌
				平均剂量<20	<5	6次照射，转移性肝癌
	正常肝组织>700cc	SRS（低分割）	典型的RILD	最大剂量<15	<5	3~5次照射
肾脏	双侧肾脏（非全身照射）	双侧整个器官或3D-CRT	临床相关的肾功能不全	平均剂量<15~18	<5	
	双侧肾脏（非全身照射）	双侧整个器官	临床相关的肾功能不全	平均剂量<28	<50	
	双侧肾脏（非全身照射）	3D-CRT	临床相关的肾功能不全	V12<55%	<5	针对组合的双侧肾脏
				V20<32%		
				V23<30%		
				V28<20%		
胃	整个器官	整个器官	溃疡	D100[②]<45	<7	
小肠	小肠肠管	3D-CRT	≥3级的急性毒副反应（联合化疗）	V15<120cc	<10	基于小肠肠管的体积而非整个腹膜腔
	腹膜腔内的整个空间	3D-CRT	≥3级的急性毒副反应（联合化疗）	V45<195cc	<10	基于整个腹膜腔容积的空间

器官	体积分割	放疗类型[①]	观察终点	剂量/Gy,或剂量/体积参数[①]	发生率/%	剂量/体积参数的注释
直肠	整个器官	3D-CRT	≥2 级的晚期直肠毒性	V50<50%	<15	前列腺癌的治疗
			≥3 级的晚期直肠毒性		<10	
	整个器官	3D-CRT	≥2 级的晚期直肠毒性	V60<35%	<15	
			≥3 级的晚期直肠毒性		<10	
	整个器官	3D-CRT	≥2 级的晚期直肠毒性	V65<25%	<15	
			≥3 级的晚期直肠毒性		<10	
	整个器官	3D-CRT	≥2 级的晚期直肠毒性	V70<20%	<15	
			≥3 级的晚期直肠毒性		<10	
	整个器官	3D-CRT	≥2 级的晚期直肠毒性	V75<15%	<15	
			≥3 级的晚期直肠毒性		<10	
膀胱	整个器官	3D-CRT	≥3 级的晚期毒副反应 RTOG	最大剂量 <65	<6	膀胱癌的治疗
						治疗中膀胱尺寸/形状/位置的变化会影响数据的精确性
	整个器官	3D-CRT	≥3 级的晚期毒副反应 RTOG	V65≤50%		前列腺癌的治疗
				V70≤35%		基于当前 RTOG 0415 的推荐
				V75≤25%		
				V80≤15%		
阴茎	整个器官	3D-CRT	重度勃起功能障碍	95% 腺体的平均剂量 <50	<35	
	整个器官	3D-CRT	重度勃起功能障碍	D90[②]<50	<35	
	整个器官	3D-CRT	重度勃起功能障碍	D60~70<70	<35	

注:①除非另有说明,所有的都是采用标准的分次方案(如每天 1.8~2.0Gy/ 次)。Vx 指器官接受大于或等于 xGy 剂量的体积,Dmax＝最大放疗剂量。

②Dx＝器官中剂量最高的 x% 或 xcc 体积所接受的最小剂量。

③严重的口干与额外颌下腺所受剂量的因素有关。

④典型的放射诱导的肝脏疾病(RILD)包括肝大、腹水、黄疸,通常发生在治疗后的 2 周到 3 个月之间。典型的 RILD 也包括碱性磷酸酶升高(大于 2 倍正常值或基线值的上限)。

QUANTEC,临床工作中正常组织效应定量分析;3D-CRT,三维适形放疗;SRS,立体定向放射外科;RTOG,正常组织剂量限定。

与传统的三维适形放疗(3D-CRT)及调强适形放疗(IMRT)相比,立体定向体部放疗(SBRT)采用较少的次数(1~5 次)、较大的分割剂量来治疗局部肿瘤。近年来,SBRT 已在临床得到了较广泛的应用,在部分肿瘤中取得了明显的疗效。而且,越来越多的证据表明,SBRT 与 3D-CRT 及 IMRT 具有不同的放射生物学特点,故后者的剂量、体积限值不能应用于 SBRT 临床实践的指导。2017 年美国得克萨斯大学西南医学中心的学者发布了适用于 SBRT 及大分割放射治疗的正常组织(器官)的剂量、体积限值。

五、非常规分次(割)放射治疗

常规分割治疗方案(每天 1 次、单次剂量 1.8~2.0Gy、每周照射 5 次)是以临床经验为基础建立的,由于它基本上符合肿瘤和正常组织对放射线反应的生物学规律,因此至今仍然被广泛地使用。但 20 世纪 80 年代以来,有多种非常规分割方案使疗效有较明显提高而备受关注。

除内在放射敏感性有明显的差异之外,虽然不同肿瘤组织在分次照射条件下的放射反应性还存在其他方面的不同，但肿瘤（干）细胞的再（加速）增殖是分次放疗治疗失败的重要原因。因此，在正常组织毒性反应可以耐受与控制的情况下，提高照射剂量、缩短疗程时间可以提高杀灭肿瘤的效果，对于增殖快速、α/β 值相对更高的肿瘤而言更为有效。但是，与肿瘤组织类似的早反应正常组织，缩短总疗程时间与增加剂量却使早期毒性反应程度加重、发生率增加、持续时间延长。因此，如果明显缩短总疗程时间，总剂量则不能提高过多。与肿瘤组织相比，早反应正常组织中存在更多的有增殖与修复能力的（干）细胞，它们发生加速增殖的潜伏期短、速率快，在目前常用照射剂量范围内，早期毒副反应的潜伏期与单次剂量关系不大，并且通常可以得到较完全的恢复。与早反应组织明显不同的是，在分次照射疗程时间中，晚反应正常组织没有或有较低的组织增殖能力，它主要靠对亚致死性损伤的修复来抵御放射性损伤。因此，靶区内有重要的晚反应正常组织时，一般不宜过多地提高单次剂量；为了提高肿瘤剂量采用每天 1 次以上照射时，分次间也必须有足够长的时间间隔，使得亚致死性损伤得到充分地修复。缩短总疗程时间能增加对肿瘤的杀灭，但一般不会加重晚反应组织的损伤。由于晚期放射性损伤（后遗症）是渐进性的、不可逆的，在设计非常规分割方案时，相对早期毒性反应而言，要更多地考虑晚反应正常组织的耐受性。

　　目前常用的非常规分割方案：①超分割放疗（每次剂量低于 1.8～2.0Gy，每天照射 2～3 次，次间间隔大于 6 小时，总治疗时间相近），通过 15%～20% 总剂量的增加来提高肿瘤的控制效果，但每日剂量的提高会增加早期毒性反应的发生率与严重程度。而单次剂量的减少，晚反应组织的耐受性会有所增加，晚期放射性损伤可能减少，至少不会增加。②加速分割（增加每周的治疗次数，缩短总疗程时间），其目的是减少肿瘤细胞的再增殖，从而提高疗效。③加速超分割放疗（以超分割为基础，既增加每日或每周治疗次数，又缩短总疗程时间，但总剂量有所降低），主要目的是克服疗程中肿瘤细胞的加速再增殖，同时控制正常组织急性损伤在可以接受的水平。④低（大）分割放疗（每次剂量高于 2.0Gy，减少照射次数和 / 或缩短总治疗时间，降低总剂量），它适合于一些 α/β 值低、亚致死损伤修复能力强的肿瘤的放疗。过去较多地被用于姑息性治疗，近年来由于放疗设备与技术的更新，临床使用范围明显扩大，可以给一些患者带来根治的疗效。

六、放射治疗与手术、化疗的联合

　　放疗与手术都是局部 - 区域性治疗手段，两者的结合分为术前、术后和术中 3 种方式。术前放疗的目的主要是通过一定剂量照射使肿瘤细胞的活性降低，使肿瘤瘤体缩小，杀灭周围亚临床病灶和转移淋巴结，使部分不能切除的病灶能够进行根治性切除，降低临床分期；防止手术引起肿瘤细胞的种植和播散；减少术中出血、提高手术的切除率等。放疗与手术的间隔一般以 2～4 周为宜，可使组织有充足的修复时间，此时急性副反应已经减退、慢性副反应还未发生。剂量的给予以不增加手术的难度、不干扰组织的正常愈合为原则，一般是根治量的 2/3 左右。术后放疗对手术后残留肿瘤病灶及亚临床病灶和转移淋巴结有效，可以提高肿瘤的控制率和患者的存活率。放疗时间一般不要超过手术后 2～4 周，既可保证在手术纤维瘢痕形成之前，又可避免残留肿瘤细胞的再增殖。对于亚临床病灶的剂量一般为 45～50Gy，而对于手术中放置了标记的残留病灶则要给予根治剂量。手术中对准局部病灶一次性大剂量照射被称为术中放射治疗。其优点是可以充分暴露肿瘤，在直视下确定照射范围，同时将肿瘤以外的组织、器官机械性地推置到射野之外，使受照射靶区有相对高的生物效应而正常组织损伤可减低到最小限度。但一次性照射的剂量比较难以决定，并且没有分次照射的生物学优势。

　　放疗与化疗的结合在临床上非常常用，它集放疗局部和化疗全身的作用于一体，希望能够达到既提高肿瘤局部控制率，又降低远处转移，同时减少治疗毒副作用的目的。临床使用方法常分为序贯（交替）治疗与同步放化疗两种。其生物学原理除了要发挥放疗和化疗分别在不同病变部位的（空间联合）作用以外，利用化疗药物抑制亚致死性和 / 或潜在致死性损伤修复、干扰细胞周期分布、引起乏痒细胞再氧合等作用来增加肿瘤的放射敏感性，以及药物和射线相互独立的抗肿瘤效应来提高治疗指数。此外，由于化疗的加入使肿瘤细胞减少，可能降低肿瘤放疗剂量，由此减少对正常组织的损伤；或由于药物与射线对正常组织不同的作用机制，也有减少毒性反应的可能。虽然，目前在一些局部晚期肿瘤的治疗中，同步放化疗被推荐为标准方案。但是，放化疗的联合大多数都增加了治疗的毒副作用，尤其是早反应组织（骨髓、消化道黏膜）的损伤。而且，要尽量避免使用对放疗靶区内器官毒性较强的化疗药物，例如：引起心脏毒性的阿霉素、造成肺纤维化的博来霉素等。近年来，放疗与分子靶向药物联合的疗效与生物学机制的研究值得关注。

七、放射治疗患者的第二原发性肿瘤

随着肿瘤筛查及肿瘤多学科综合诊疗的普及，癌症患者治愈率提高、存活时间延长，放疗后患者的第二原发性肿瘤有增多的趋势。电离辐射可诱发多种组织学类型的癌症，但目前无法从病理形态上区分这些肿瘤是否为自然发生，并且也受到癌症患者自身因素的影响。患者的第二原发性肿瘤与放疗射线的能量和剂量有一定的相关性。不同组织对辐射致癌的敏感性不同，甲状腺和乳腺在低剂量辐射后即可诱发癌症，淋巴组织、肺和肝脏一般需要中等剂量，而骨骼则需要较高的剂量。患者接受放射治疗的年龄也是决定辐射致癌风险的重要因素。

在研究与报告放疗后第二原发性肿瘤时，Cahan 等于 1948 年发表的标准已被广泛接受。它包括：放疗后患者发生的恶性肿瘤必须发生在照射区域内；在初始照射之后必须经过足够长的潜伏期（一般需要大于 4 年）；治疗过的原发肿瘤和诱发第二原发性肿瘤都必须进行活检，且这两个肿瘤必须是不同的组织学类型；诱发的肿瘤所在组织在辐射暴露之前必须是正常的。关于从放疗到第二原发性肿瘤发生要有足够的潜伏期，联合国辐射效应科学委员会推荐：白血病的潜伏期≥2 年，平均 8 年；实体肿瘤的潜伏期在 10 年以上，骨肉瘤平均 20 年。

（刘晓冬　田　野）

推荐参考资料

[1] 苏燎原，刘芬菊. 医学放射生物学基础. 北京：中国原了能出版社，2013.

[2] 龚守良. 医学放射生物学. 4 版. 北京：中国原子能出版社，2015.

[3] 吴德昌. 放射医学. 北京：军事医学科学出版社，2001.

[4] 李晔雄，王绿化，高黎，等. 肿瘤放射治疗学. 5 版. 北京：中国协和医科大学出版社，2018.

[5] HALL E J，GIACCIAA J. Radiobiology for the radiologist. 8th ed. Philadelphia：Lippincott Williams & Wilkins，2018.

[6] FRIEDLAND W，JACOB P，KUNDRÁT P. Mechanistic simulation of radiation damage to DNA and its repair：on the track towards systems radiation biology modelling. Radiat Prot Dosimetry，2011，143（2-4）：542-548.

[7] Barcellos-Hoff M H. Cancer as an emergent phenomenon in systems radiation biology. Radiat Environ Biophys，2008，47（1）：33-38.

[8] MIZUSHIMA N，LEVINE B，CUERVO A M，et al. Autophagy fights disease through cellular self-digestion. Nature，2008，451：1069-1075.

[9] HALPERIN E C，PEREZ C A，BRADY L W. Principles and practice of radiation oncology. 5th ed. Philadelphia：Lippincott Williams & Wilkins，2008.

[10] JOINER M，VAN DER KOGELA. Basic clinical radiobiology. 4th ed. London：Hodder Arnold，2009.

[11] KIM D W N，MEDIN P M，TIMMERMAN R D. Emphasis on repair，not just avoidance of injury，facilitates prudent stereotactic ablative radiotherapy. Semin Radiat Oncol，2017，27（4）：378-392.

第三章 鼻咽癌

鼻咽癌主要发生在广东等中国南方地区，呈现人群易感现象，具有明显的地区聚集性、种族易感性、家族高发倾向和发病率相对稳定的特点。鼻咽癌以男性多见，男女之比为（2～3.8）：1，主要发生在30～50岁。

鼻咽位于颅底和软腭之间，连接鼻腔和口咽，被顶后壁、双侧壁、前壁、底壁包绕。鼻咽癌最好发的部位是咽隐窝，侧壁常见，其次是鼻咽顶后壁。鼻咽癌以鳞状细胞癌最为常见，占95%以上，病理类型分为角化性癌、非角化性癌及基底细胞样癌三类，以非角化性未分化型癌为主，其次为非角化性分化型癌和角化性癌，偶见鼻咽腺癌等。

鼻咽癌常见的临床表现包括回吸性涕血、鼻塞、耳鸣和听力减退、头痛及面部麻木、复视等脑神经损害相关症状。鼻咽癌具有局部浸润、区域淋巴结转移和较高的远处转移等特点。

鼻咽癌首选放疗，放化疗综合治疗是局部晚期鼻咽癌的标准治疗模式。

【诊疗过程】

（1）详细询问患者的发病过程和相关病史、诊疗经过、目前状况等。

（2）查体时使用间接鼻咽镜观察鼻咽部肿瘤生长部位、形态、累及范围、有无合并出血、坏死，触诊双侧颈部和锁骨上区有无肿大淋巴结及淋巴结部位、大小、活动度、有无压痛、是否侵犯皮肤。检查脑神经有无受累。

（3）进行电子鼻咽镜检查，获取活组织行病理诊断，并协助判断鼻咽部肿瘤有无累及双侧后鼻孔和鼻道。

（4）进行鼻咽和颈部MRI检查，判断局部病灶大小、侵犯范围和颈部淋巴结转移情况。

（5）进行胸片/胸部CT、腹部彩超/腹部CT、全身骨扫描或全身PET/CT检查，排除远处转移。

（6）询问是否有内科合并症及既往病史。

（7）搜集整理所有检查资料，明确分期并进行一般状况评估。

（8）全面评估患者的病情，制订治疗策略和方案。

（9）根据肿瘤分期和分子标志物，早期行单纯放疗，局部晚期行放化疗综合治疗。

（10）根据治疗后疗效评价，定期随访。

颈部淋巴结检查
（视频）

知识点

间接鼻咽镜检查

间接鼻咽镜检查方法：

（1）患者取坐位，头正，距离检查者25～40cm，将额镜对准光线，焦点调至咽后壁。

（2）嘱患者中度张口，但不伸舌，用鼻安静呼吸。以右手持间接鼻咽镜，将鼻咽镜镜面加温，以免镜面生雾，并先将镜背在检查者手背上测试一下，以温而不烫为宜。温度合适后，左手持压舌板将舌前2/3压下，右手以执钢笔姿势将鼻咽镜经患者左侧口角使镜面向上与舌背平行放入，送到软腭与咽后壁之间，避免触及咽壁及舌根，以免引起恶心而影响检查。

（3）置入后，将镜面倾斜成45°，此时镜中反映出鼻后孔的一部分，先找到鼻中隔后缘，即以之为依据分别检查其他各处。因镜面过小，不能一次反映出鼻咽部和鼻后孔的全部情况，需适当转动镜面，以便得到全部图像。检查时应注意各处黏膜有无充血、粗糙、出血、浸润、溃疡、新生物等（图3-1）。

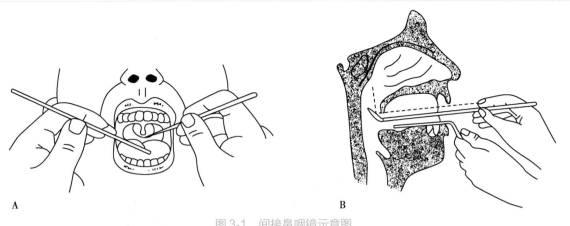

图 3-1　间接鼻咽镜示意图
A. 正位观；B. 侧位观。

（4）整理检查器械，洗手并记录，向患者交代检查结果。

间接鼻咽镜检查注意事项：

（1）镜中所见与实体位置左右相反。当镜面向上向前时，可见到软腭的背面、鼻中隔后缘、后鼻孔、各鼻道及鼻甲的后段；将镜面移向左右，可见咽鼓管咽口及其周围结构；镜面移向水平，可观察鼻咽顶部及腺样体。

（2）对精神紧张患者，应说明在检查时要平静呼吸，或先练习张口用鼻呼吸，使软腭下垂，增宽鼻咽峡，易于检查。亦可用软腭牵引器或橡皮导管向前牵引软腭，扩大鼻咽腔，以利观察。

（3）鼻咽镜检查时，应避免触及咽后壁，动作宜轻巧，以免发生咽反射。咽反射敏感者可酌情用可卡因或丁卡因液喷雾麻醉咽腔，待数分钟后再检查。

【临床关键点】

（1）鼻咽位于颅底和软腭之间，分为 6 个壁。

（2）鼻咽癌容易向周围浸润，导致回吸性涕血、鼻塞、耳鸣和听力减退、头痛及脑神经损害相关症状。

（3）MRI 检查较 CT 能更好地显示鼻咽部病灶向周围浸润侵犯的程度，电子鼻咽镜检查有利于观察鼻咽肿物向后鼻孔、鼻腔蔓延的情况。

（4）鼻咽癌绝大部分为非角化性未分化型癌。

（5）鼻咽癌的确诊和分型依靠鼻咽部肿瘤组织活检。

（6）治疗原则：最大可能地提高鼻咽局部肿瘤和颈部区域淋巴结控制率，降低远处转移率，避免造成脑干、脊髓不可逆性损害，以及最大可能地保存靶区周围重要的功能器官和组织，如视器、唾液腺和吞咽功能相关的肌肉、关节等，改善患者的生活质量。

（7）早期患者可采用单纯放疗，局部晚期患者采用放化疗综合治疗。

（8）以调强放疗为基础的同步放化疗是局部晚期鼻咽癌的主要治疗手段。

（9）分子靶向治疗在鼻咽癌治疗中的地位逐渐获得循证医学证据。

【临床病例】

第一步：病史采集

患者，男，37 岁。因"回吸性涕血 3 个月"来诊。

患者 3 个月前无明显诱因出现晨起回吸性涕血，量少，就诊于当地医院，予"青霉素"治疗无明显好转。转诊至另一家医院，行鼻咽镜发现鼻咽部肿物，活检提示鼻咽未分化非角化癌。患者吸烟 20 余年，每天 40 支。否认肿瘤家族史。体检提示：鼻咽顶后壁见隆起肿块，右侧壁明显，右侧咽隐窝消失。双颈未扪及肿大淋巴结。脑神经征阴性。患者体检示意图见图 3-2。

初步采集病史后,"鼻咽癌"的诊断明确,依照美国国立综合癌症网络(National Comprehensive Cancer Network, NCCN)治疗指南,下一步需完善影像学检查,明确分期,决定治疗策略。

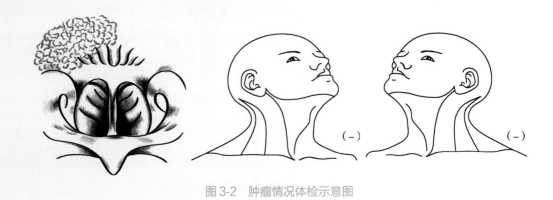

图 3-2 肿瘤情况体检示意图

【问题 1】 鼻咽癌的主要临床表现是什么?

思路 1:根据解剖特点,鼻咽分为 6 个壁,上壁邻近颅底骨质结构,前壁为鼻中隔后缘及位于两侧的后鼻孔,顶后壁邻近斜坡,两侧壁由咽鼓管前区、咽鼓管区及咽鼓管后区组成,底壁由软腭背面及后方的咽峡构成。鼻咽各壁及邻近的部位受侵犯,引发相应的临床症状和体征。

思路 2:根据鼻咽部肿瘤沿着前后、左右、上下侵犯生长的途径,出现相应的症状和体征。临床上较常见的鼻咽癌生长侵犯途径:①鼻咽侧壁肿瘤→茎突前间隙→蝶骨大翼(卵圆孔)→海绵窦;②鼻咽侧壁肿瘤→茎突前间隙→翼内外肌→颞下窝;③鼻咽顶壁肿瘤→破裂孔(岩尖、斜坡)→蝶窦、海绵窦;④鼻咽顶壁肿瘤→蝶骨基底部→蝶窦、海绵窦;⑤鼻咽前壁肿瘤→后鼻孔→鼻腔;⑥鼻咽前壁肿瘤→翼突、翼腭窝、软腭→眶下裂→眶尖→海绵窦、上颌窦、筛窦;⑦鼻咽后壁肿瘤→茎突后间隙→斜坡、颈椎、枕骨大孔;⑧鼻咽后壁肿瘤→斜坡、岩尖(舌下神经管、颈静脉孔)→颈椎→颅内;⑨鼻咽下壁肿瘤→口咽→下咽。

思路 3:鼻咽癌致脑神经麻痹,患者可有面部麻木、复视、视力下降等症状,但脑神经具体的损伤仍需依靠医生对患者进行上述全面的脑神经检查。结合患者的主诉及查体结果,可判断脑神经麻痹综合征的类型,初步估计鼻咽局部肿瘤侵犯的位置和路径。

1. 眶上裂综合征 眶上裂是第Ⅲ对、第Ⅳ对、第Ⅴ1 对、第Ⅵ对脑神经出颅的位置。当肿瘤侵犯眶上裂时,这四对脑神经均受损,典型症状为患侧眼球活动障碍、眼球固定、眼球外突、上睑下垂、瞳孔缩小、对光反射消失、眼裂以上面部皮肤麻木感及痛温触觉障碍。

2. 眶尖综合征 肿瘤先侵犯眶尖,先有视神经(第Ⅱ对)受损致视力下降,肿瘤往后累及眶上裂时,才有第Ⅲ对、第Ⅳ对、第Ⅴ1 对、第Ⅵ对脑神经受损的表现,因此复视较视力下降出现时间晚,最终患侧固定性眼盲。

3. 垂体蝶窦综合征 肿瘤侵犯蝶窦、后筛窦,海绵窦内上侧脑神经(第Ⅲ对、第Ⅳ对、第Ⅵ对)先受损,继而海绵窦外下侧脑神经(第Ⅴ1 对、第Ⅴ2 对)受累。

4. 岩蝶综合征(海绵窦综合征、破裂孔综合征) 肿瘤自破裂孔、岩骨尖后继续往前、上、外部发展,先累及海绵窦的第Ⅵ对脑神经,继而顺次累及第Ⅴ1 对、第Ⅴ2 对和第Ⅲ对、第Ⅳ对脑神经。

5. 颈静脉孔综合征 肿瘤自破裂孔、岩尖向后发展,侵犯至颅后窝颈静脉孔,导致经颈静脉孔走行的第Ⅸ对、第Ⅹ对、第Ⅺ对脑神经受累。

知识点

鼻咽癌的临床特点

1. 早期症状

(1)回吸性涕血、鼻咽大出血:生长于鼻咽部任何一个壁的肿瘤表面小血管破裂和肿瘤表面糜烂破溃均可能导致出血，尤其以晨起回吸时痰中带血最具有诊断意义；鼻咽部肿瘤体积过大伴有坏死、溃疡时可能出现鼻咽大出血。

（2）鼻塞：鼻咽部肿瘤向前生长可堵塞后鼻孔，进而侵入鼻腔，导致进行性加重的单侧或双侧鼻塞。

（3）耳塞感、耳鸣、听力下降：鼻咽部肿瘤好发于咽隐窝，咽隐窝与咽鼓管相通，鼻咽肿瘤堵塞咽鼓管，致耳塞感、耳鸣及传导性听力下降，鼓室积液时传导性听力下降进一步加剧；肿瘤压迫或侵犯咽鼓管、炎症肿胀及阻塞等因素导致分泌性中耳炎，患者初期就诊于耳鼻喉科，易误诊为单纯分泌性中耳炎，抽吸中耳积液后听力下降的症状可得到改善，但在短期内会反复出现。文献报道鼻咽癌患者初诊时分泌性中耳炎的发生率可达 40%～60%；分泌性中耳炎可成为鼻咽癌患者初诊时唯一的症状；仅有分泌性中耳炎这一症状的患者行鼻咽部活检，病理证实 5.7% 的患者患有鼻咽癌。在鼻咽癌高发区，患者表现为耳塞感、耳鸣、听力下降、反复发作的分泌性中耳炎，尤其合并其他鼻咽癌常见症状体征时，应高度警惕鼻咽癌的可能性。

2. 局部晚期症状

（1）头痛：鼻咽部肿瘤向上侵犯颅底骨质、筋膜、脑神经、颅内结构如海绵窦等致头痛；肿瘤向后侵犯枕骨髁、寰枕关节、颈椎时，可致枕后、颈项部疼痛；转移的颈部肿大淋巴结压迫颈内静脉，使静脉回流受阻，也可致头痛；鼻咽部肿瘤局部浸润感染，可引起神经血管反射性疼痛；合并感染刺激颅底骨膜致头痛。大部分为持续性钝痛，程度不一。

（2）张口困难：鼻咽部肿瘤广泛侵及翼内肌、翼外肌、翼腭窝时，患者可出现张口困难。

（3）脑神经受累相关症状

1）面部麻木：肿瘤压迫或侵犯三叉神经致面部麻木，表现为三叉神经分布区皮肤蚁爬感、触觉过敏或麻木，严重者可致感觉减退、消失。

2）复视、视力下降：肿瘤压迫、侵犯第Ⅲ、Ⅳ、Ⅵ对脑神经或侵入眼眶形成球后、球内占位均可导致单侧或双侧眼球活动受限，患者出现复视。肿瘤侵入眼球致占位患者可出现眼球胀痛。肿瘤侵犯第Ⅱ对脑神经或长时间球后、球内占位均可导致视力下降，最终失明。因鼻咽部肿瘤侵犯部位、路径不同，患者眼部症状各异，详见后文。

3）伸舌受限及语言、咀嚼、吞咽功能受限：肿瘤侵犯舌下神经，患者患侧伸舌受限，伸舌时舌偏于患侧；严重者舌肌震颤、萎缩，患者说话不清、吞咽困难等。侵犯舌咽神经、迷走神经和副神经会导致软腭上抬受限、声音嘶哑、饮水呛咳、转头和耸肩受限等症状。

3. 颈部淋巴结转移 鼻咽癌发生颈部淋巴结转移的概率高，达 60%～80%，且出现较早，可较耳鼻症状早出现，10% 的初诊患者以颈部肿块为首发症状而就诊。最常见的颈部淋巴结转移位置为Ⅱ/Ⅲ区，Ⅰ区少见淋巴结转移，跳跃性转移少见。除颈部肿块以外，患者还可出现颈部淋巴结侵犯压迫颈部血管、神经的表现，包括颈内动静脉受压、出现与脉率一致的搏动性头痛或回流障碍的面颈胀痛；颈动脉窦受压致颈动脉窦过敏综合征，表现为患者改变体位时压迫颈动脉窦出现发作性突然晕厥；颈部交感神经节受压，出现 Horner's 征；双侧喉返神经受压麻痹，患者声音嘶哑、呼吸困难甚至窒息。

4. 远处转移病灶所致的症状 鼻咽癌患者常见远处转移部位包括骨、肺、肝脏。早期患者多数无症状，严重时可出现持续性骨痛、咳嗽、咯血、肝区不适及发热、贫血、体重下降等全身症状。

5. 副癌综合征 常见的有皮肌炎。恶性肿瘤可伴发皮肌炎，多出现在卵巢癌、肺癌及消化道肿瘤患者，在鼻咽癌患者的发生率仅 0.1%。患者表现为皮肤肌肉炎症性改变，包括日光性皮炎、皮肤异色症、手和皮肤褶皱处炎性损害、疼痛和触痛、对称性近端肌肉乏力等。Bohan 和 Pete 等建议皮肌炎的诊断五要素：①近端肢体无力；②血清肌酶升高，包括磷酸肌酸激酶、醛缩酶、乳酸脱氢酶等；③肌肉活检显示肌肉组织异常；④心电异常；⑤皮肤肌肉炎症性改变，包括日光性皮炎、皮肤异色症、手和皮肤褶皱处炎性损害。当患者符合 3 点及以上且有皮疹，即可诊断为皮肌炎，若符合 2 点且有皮疹，高度怀疑患有皮肌炎。

【问题2】 接诊时应进行何种检查?

思路:对于恶性肿瘤的检查,一般包括局部区域检查(T/N 分期)和全身检查(M 分期)。局部区域检查主要评估肿瘤的侵犯范围和区域淋巴结转移状态,鼻咽癌一般采用 MRI 检查和电子鼻咽镜检查,MRI 检查的范围需包括鼻咽部和颈部。全身检查主要评估肿瘤是否存在远隔器官的转移,对于鼻咽癌患者需完善胸部 X 线和腹部超声检查,淋巴结阳性患者建议胸部和腹部 CT 及全身骨扫描,或全身 PET/CT 检查排除其他脏器转移。治疗前需检查患者基线 EB 病毒 DNA 拷贝数。

全身状态的评估对患者的治疗也非常重要,需要完善常规的血液学检查,包括血常规、血生化、肝肾功能、凝血功能及常规心电图检查。

> 知识点
>
> 1. 鼻咽癌通常沿黏膜蔓延,直接侵犯鼻咽周围组织结构,还能沿颅底骨的孔道浸润。MRI 是判断鼻咽癌局部区域浸润程度的首选检查手段。
>
> 2. 鼻咽癌容易出现咽后淋巴结和颈部淋巴结转移,MRI 时需要将双侧颈部和锁骨上区包括在内。
>
> 3. 鼻咽癌常见的转移部位依次是骨(70%~80%)、肝(30%)和肺转移(18%),也有少部分的区域外淋巴结转移(腋窝、纵隔、盆腔、腹股沟)。常见骨转移部位有脊柱、骨性胸廓、骨盆、四肢长骨及颅骨等。

第二步:门诊化验及辅助检查

该患者在门诊完成了鼻咽+颈部 MRI(平扫+增强)(图 3-3),MRI 提示患者鼻咽腔轻度狭窄,鼻咽顶后壁、双侧壁增厚,T_1WI 呈等信号,T_2WI 呈稍高信号,增强后见明显强化,右侧咽隐窝消失,左侧咽隐窝变浅;右侧蝶骨基底、右侧翼内板、右侧翼突基底部见骨质信号降低,增强见强化;右侧上颌窦见黏膜下囊肿;双颈多发淋巴结,直径约 5~10mm,孤立散在,均匀强化;余未见异常。

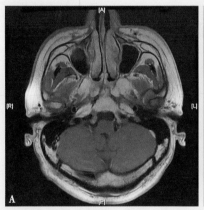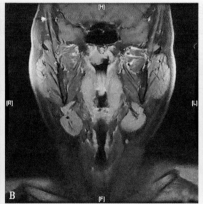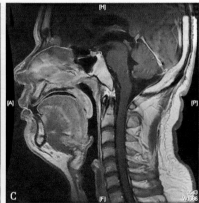

图 3-3 治疗前 MRI 检查
A. 轴位 T_1WI 增强;B. 冠状位 T_1WI 增强;C. 矢状位 T_1WI 增强。

电子鼻咽镜检查提示鼻咽顶后壁黏膜增厚,右侧明显,可见肿物突出鼻咽腔内,质地脆,易出血,右侧咽隐窝消失(图 3-4)。

胸部 X 线正侧位片、腹部彩超、全身骨扫描及血常规、血生化、凝血功能和心电图等检查未见明显异常。

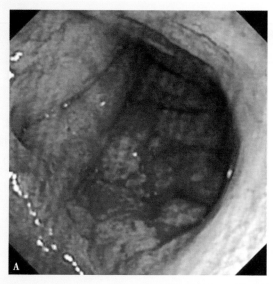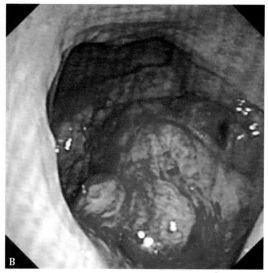

图 3-4　治疗前电子鼻咽镜检查

A. 左侧；B. 右侧。

【问题 3】 鼻咽癌需要与哪些疾病鉴别？

思路：根据鼻咽的解剖结构和功能及鼻咽癌的临床表现，需要鉴别的疾病如下。

1. 鼻咽部腺样体增生　大部分人 30 岁前鼻咽部腺样体已萎缩，但有些人在萎缩过程中出现过感染，导致局部形成凹凸不平的结节，伴有急性感染时，会出现腺样体增生的表现，需要鉴别。

2. 其他颈部淋巴结转移癌　耳鼻咽喉和口腔的恶性肿瘤均有可能发生颈部淋巴结转移，在鼻咽部肿瘤病灶不明显时，尤其需要进行鉴别诊断。

3. 淋巴瘤　发病较急，病程较短，多发于青少年，原发肿瘤较大，常有较重的鼻塞及耳部症状，可累及腭扁桃体、上颌窦、咽鼓管等周围组织，较少累及颅底，常见双侧颈部淋巴结普遍肿大，质地较转移性淋巴结软，有弹性，不单局限在颈部，全身多处淋巴结均可受累，脑神经的损伤不如鼻咽癌多见。鼻腔镜检查可见鼻腔息肉样肿块，质脆易出血。最后需要病理确诊。

4. 鼻咽部或颈部结核　患者多有肺结核病史，除鼻阻、涕血外，还有低热、盗汗、消瘦等症状，检查见鼻部溃疡，水肿，颜色较淡；分泌物涂片，可找到抗酸杆菌，可伴有颈淋巴结结核；淋巴结肿大，呈马铃状，粘连，无压痛，颈淋巴结穿刺可找到结核杆菌，OT 试验强阳性，X 线胸片常提示肺部活动性结核灶。

【问题 4】 完整诊断包含哪些要素？

思路：鼻咽癌的完整诊断应包括肿瘤所在鼻咽腔的部位、病理类型、TNM 分期和总的临床分期（附录），例如：鼻咽顶后壁非角化未分化癌 $T_3N_1M_0$，Ⅲ期［国际抗癌联盟（International Union Against Cancer，UICC）/美国癌症联合会（American Joint Committee on Cancer，AJCC）第 8 版］；复发鼻咽左侧壁分化型角化癌 $rT_2N_1M_0$，rⅡ期（UICC/AJCC 第 8 版）。鼻咽癌的淋巴结所在分区。

知识点

2006 年，Gregoire 提出对淋巴结阳性的头颈部鳞状细胞癌及其术后放疗颈部照射的 CTVs 推荐标准，见表 3-1。2008 年中国鼻咽癌分期参照该标准对鼻咽癌颈部淋巴结分区做了推荐。

表 3-1　鼻咽癌影像学颈部淋巴结分区标准

分区	解剖边界					
	上界	下界	前界	后界	外界	内界
Ⅰa	颏舌肌、下颌骨下缘平面	舌骨体切线平面	颏联合、颈阔肌	舌骨体	二腹肌前腹内侧缘	二腹肌前腹内侧缘的中线结构

续表

分区	解剖边界					
	上界	下界	前界	后界	外界	内界
Ⅰb	下颌舌骨肌、颌下腺的上缘	舌骨体中间平面	颏联合、颈阔肌	颌下腺后缘	下颌骨内侧面、颈阔肌、皮肤	二腹肌前腹外侧缘
Ⅱa	颅底（颈静脉孔）	舌骨体下缘	咽旁间隙、颌下腺	椎体或颅底、颈内静脉后缘	腮腺间隙、胸锁乳突肌内缘	咽后淋巴结外侧缘、颈内动脉内缘、椎旁肌肉（肩胛提肌）
Ⅱb	颅底（颈静脉孔）	舌骨体下缘	颈内静脉后缘	胸锁乳突肌后缘	胸锁乳突肌内缘	颈内动脉内缘，椎旁肌肉（肩胛提肌）
Ⅲ	舌骨体下缘	环状软骨下缘	胸骨舌骨肌后外缘、胸锁乳突肌前缘	胸锁乳突肌后缘	胸锁乳突肌内缘	颈内动脉内缘、椎旁肌肉（斜角肌）
Ⅳ	环状软骨下缘	胸锁关节、锁骨上缘	胸锁乳突肌前内缘	胸锁乳突肌后缘	胸锁乳突肌内缘	颈总动脉内缘、椎旁肌肉（斜角肌）
Ⅴa	舌骨体上缘	环状软骨下缘	胸锁乳突肌后缘	斜方肌前外缘	颈阔肌、皮肤	椎旁肌肉（肩胛提肌，头夹肌）
Ⅴb	环状软骨下缘	锁骨上缘	胸锁乳突肌后缘、皮肤、锁骨	斜方肌前外缘、后斜角肌前缘	颈阔肌、皮肤，后斜角肌外侧缘	椎旁肌肉（肩胛提肌、头夹肌）、甲状腺或气管
咽后	颅底	舌骨体上缘	咽黏膜下的筋膜	椎前肌	颈内动脉内缘	中线

【问题 5】 PET/CT 在鼻咽癌分期中的价值是什么？

思路：鼻咽癌患者治疗前行 ^{18}F- 氟代脱氧葡萄糖（^{18}F-fluorodeoxyglucose，^{18}F-FDG）PET/CT 检查的意义：①协助寻找鼻咽局部病灶，明确鼻咽部高代谢病灶的范围；②协助寻找咽后淋巴结转移病灶，但价值有限；③协助寻找颈部淋巴结转移病灶，协助鉴别颈部阳性和阴性淋巴结；④协助鉴别转移病灶。以上几方面均可能改变患者疾病分期，从而改变疾病预期和治疗策略。

知识点

以 ^{18}F-FDG 作为示踪剂的 PET 利用恶性肿瘤细胞较正常组织细胞糖代谢异常增加，由 PET 设备探测，可无创、动态、定量地从分子代谢水平上显示肿瘤原发灶和转移灶糖代谢的变化。PET 与 CT 相结合的设备 PET/CT，将功能图像和解剖图像融合，在 1 次扫描中可同时收集患者分子代谢和解剖学改变的信息。

第三步：住院后治疗

住院后经科内集体讨论，该患者确诊为鼻咽非角化性未分化型癌，$T_3N_2M_0$，Ⅲ期（UICC/AJCC 第 8 版）。确定治疗方案为根治性 IMRT 并同步顺铂化疗。治疗方案为 GTVnx 70Gy/33 次，GTVnd-L 70Gy/33 次，GTVnd-R 70Gy/33 次，CTV1 60Gy/33 次，CTV2 54Gy/33 次（图 3-5）。顺铂 100mg/m²，3 周 1 次，共 2 个周期。放疗期间，定期观察肿瘤消退情况并评价急性毒性；给予营养支持，保护口腔和口咽部黏膜及颈部皮肤，处理局部炎症反应。

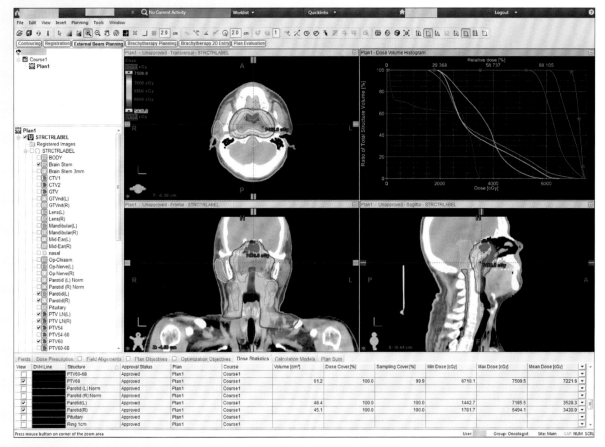

图 3-5　强调适形放疗剂量分布示意图

【问题 6】　如何进行治疗决策？

思路 1：肿瘤治疗的原则之一是综合治疗，目的是提高患者生存率，改善患者的生活质量。鼻咽癌的局部侵犯和淋巴结转移特点决定了其不适合手术治疗，鼻咽癌对放化疗敏感，放疗是鼻咽癌的首选治疗手段。肿瘤分期是综合治疗决策的主要考虑因素。该患者为局部晚期鼻咽癌，身体一般情况可，无严重的内科合并症影响治疗，适宜行同期放化疗 ± 辅助化疗，因此选择了标准的同期放化疗方案，依据治疗结束时的评估情况，决定是否行辅助化疗。

思路 2：2018 年第 2 版 NCCN 指南建议 I 期患者行根治性单纯放疗，T_1，$N_{1\sim3}$ 期；$T_2\sim T_4$，$N_{0\sim3}$ 期患者行同期放化疗 + 辅助化疗（2A 类推荐），诱导化疗 + 放化综合治疗（2A 类推荐），同期放化疗（2B 类推荐）。

【问题 7】　鼻咽癌放疗前的准备工作是什么？

思路 1：鼻咽癌患者行根治性放疗，口腔及周围正常组织的受照剂量均较高，在放疗开始前进行口腔科洁牙，修补和拔除坏牙，有利于减少放疗中和放疗后口腔感染、溃疡、放射性龋齿等并发症。修补和拔出坏牙后，再使用面颈肩面罩行体位固定；休息 1～2 周创面愈合后才能开始放疗。

思路 2：患者若合并其他内科疾病，如糖尿病、高血压等，需先到相应科室诊治，病情稳定时才开始放化疗。

【问题 8】　鼻咽癌放疗的流程是什么？

思路 1：鼻咽癌放疗的流程包括放疗前准备、体位固定、CT 模拟扫描、靶区和正常组织勾画、放疗剂量处方、放疗计划制订和确认、放疗计划实施、质量控制和质量保证、疗效评估。

思路 2：二维常规放疗时代，鼻咽癌患者在模拟定位机下采用头后伸的仰卧体位，患者头部置于泡沫塑料枕上，以颏尖 - 乳突尖连线与床面垂直为准，使用热塑小面膜予以固定。随着 IMRT 技术的应用，鼻咽癌的体位固定由头面部小面罩改为面颈肩面罩（图 3-6），能更有效地减少摆位误差。

【问题 9】　鼻咽癌的放疗技术有哪些？

思路 1：二维常规放疗是基于低熔点铅挡块面颈联合野的等中心治疗技术，第一段采用面颈联合野 ±

下颈前切野，给予 34～36Gy 照射；第二段采用面颈联合缩野（避开脊髓）＋颈后电子线野±下颈前切野，给予 14～16Gy 照射；第三段设双耳前野（18～20Gy)±颈局部电子线野（10～20Gy)。鼻咽部的总剂量达 68～70Gy 照射，颈部淋巴结转移灶局部剂量达 60～70Gy。若结束时肿瘤有残留，可以针对肿瘤残留病灶设局部小野，给予 8～10Gy 照射。

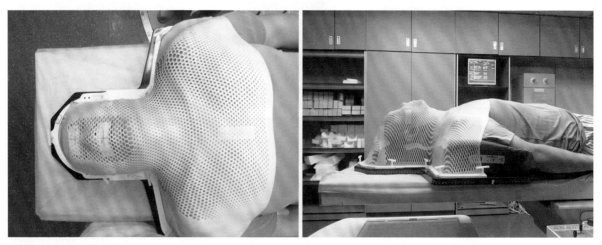

图 3-6　面颈肩面罩固定鼻咽癌患者示意图

　　思路 2：应用于鼻咽癌的 IMRT 布野方式包括静态调强（七野或九野)（图 3-7）和容积旋转调强（图 3-8）。有资料表明，IMRT 用于鼻咽癌治疗明显优于二维常规放疗技术，前者主要是提高了肿瘤局部控制率，明显降低了鼻咽癌患者腮腺损伤、张口困难和放射性脑损伤及颈部肌肉等软组织纤维化等晚期损伤的发生率。

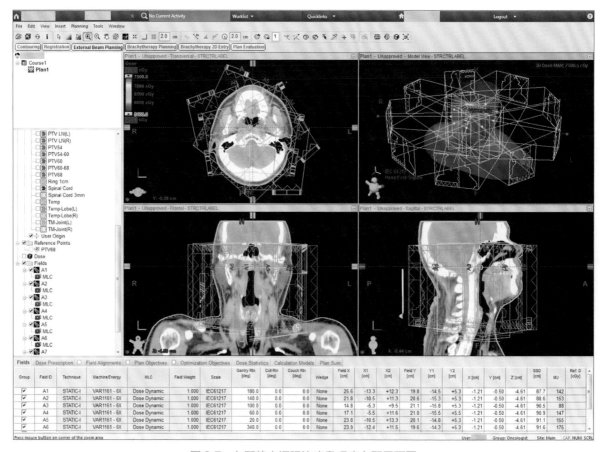

图 3-7　九野静态调强治疗鼻咽癌布野界面图

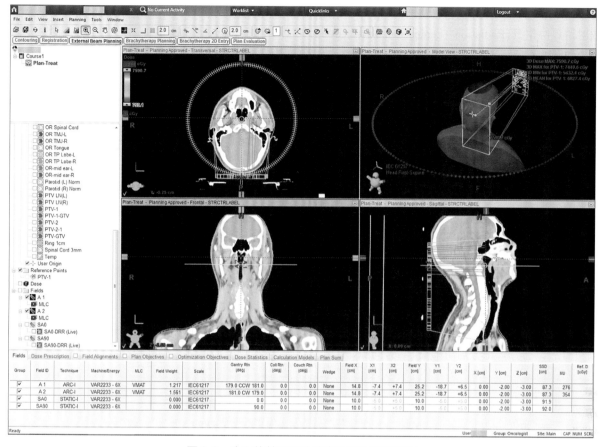

图 3-8　容积旋转调强治疗鼻咽癌布野界面图

> **知识点**
>
> 　　从放射生物学角度而言，腮腺是并联器官，器官的功能单位以"并行"形式相连接，某一功能单位的损伤不会引起周围功能单位的功能障碍。这里器官的损伤程度与全器官中受损的功能单位的数量有关，即与某个平均剂量水平的受照射体积大小有关。二维常规放疗时期，腮腺的 $TD_{5/5}$、$TD_{50/5}$、$TD_{100/5}$ 分别为 32Gy、46Gy 和 50Gy。由于常规放疗鼻咽癌采用两侧野对穿，当处方量达到 70Gy 时，双侧腮腺的剂量通常达到 40～50Gy，容易导致患者放疗结束后长期口干。研究结果表明腮腺的放射损伤具有体积/剂量关系，若腮腺平均剂量≤26Gy 或 V30<50%，腮腺功能可以得到很好地保护，随着放疗结束后时间延长，腮腺的功能逐步恢复到放疗前水平。由于更好的剂量适形性，IMRT 较二维常规放疗能更好地保护腮腺功能。

【问题 10】　鼻咽癌的靶区定义和剂量推荐是什么?

　　思路 1：临床靶区（clinical target volume，CTV）包括 GTV 及其周围有一定概率存在的亚临床病灶。目前认为 CTV 包括全部鼻咽腔、咽后淋巴结区域、颅底、翼腭窝、咽旁间隙、蝶窦的下半部，部分后组筛窦、鼻腔和上颌窦的后 1/3 部分、部分颈椎和斜坡。精确放疗中，鼻咽原发灶的 CTV 可按高低危分别勾画为 CTV1 和 CTV2。CTV 的勾画遵循肿瘤局部侵犯和安全距离的概念。例如：GTV 外解剖结构的特性，肌肉筋膜、骨皮质等被认为是肿瘤侵犯的屏障，GTV 外放至 CTV 的距离可以稍小，而脂肪间隙、黏膜则容易被肿瘤侵犯，GTV 外放至 CTV 的距离需稍大。一般而言，GTVnx 向前、上、下、双侧各外扩 0.5～1.0cm，向后外扩 0.2～0.3cm 的范围，形成 CTV1；CTV1 需包括全部的鼻咽部黏膜及黏膜下方 0.5cm；CTV1 向前、上、下、双侧各外扩 0.5～1.0cm，向后外扩 0.2～0.3cm 的范围，形成 CTV2；CTV2 还应该包括颈部淋巴引流区。

　　思路 2：二维常规放疗中，鼻咽部的总剂量达 68～70Gy，颈部淋巴结转移灶局部剂量达 60～70Gy，颈部淋巴结阴性者总剂量 50～60Gy。采用 IMRT 治疗鼻咽癌，大部分中心采用的同期调强加速连续放疗的分割方案,所有靶区接受相同次数放疗。国内外各放疗中心采用的剂量分割方式略有差异。肿瘤放射治疗协作组(Radiation Therapy Oncology Group, RTOG)0225临床研究处方剂量的分割方案为鼻咽部GTV 70Gy/33次,CTV 59.4Gy/33次,颈部GTV总量达70Gy,CTV达50.4Gy。

鼻咽癌靶区及正常组织勾画示例(图片)

思路3:根据我国鼻咽癌IMRT靶区及剂量设计指引(草案),鼻咽癌靶区的勾画需以MRI作为基本的影像学参照。

靶区设置如下。

1. 靶区命名和设置

(1)肿瘤区(GTV)

GTVnx:影像学及临床检查可见的原发肿瘤部位及其侵犯范围。

GTVnd:符合诊断标准的颈部转移性淋巴结。

GTVrpn:咽后转移淋巴结(由于延后淋巴结紧邻原发灶,当延后淋巴结转移时,不论是否包膜外侵,局部预防照射的CTV界定按原发灶CTV1、CTV2处理)。

(2)临床靶区

CTV1:包括(GTVnx+GTVrpn)+(5～10)mm(外放的具体范围可根据临床和解剖结构的特殊性做适当调整)+整个鼻咽腔黏膜及黏膜下5mm。

CTVnd:包括GTVnd+需预防照射的颈部淋巴结分区。

CTV2:涵盖CTV1,同时根据肿瘤侵犯的具体位置和范围适当考虑包括以下结构,分别为鼻腔后部、上颌窦后部、翼腭窝、部分后组筛窦、咽旁间隙、颅底、部分颈椎和斜坡,具体解剖界限及范围可参照表3-2。

表3-2 CTV2边界和范围

边界	范围
前界	鼻腔后部及上颌窦后壁前5mm
后界	前1/3椎体和斜坡
上界	部分后组筛窦,颅底区(蝶窦底壁、破裂孔及卵圆孔)
下界	第二颈椎椎体上缘,包括整个鼻咽腔
侧界	包括翼突区、咽旁间隙,颅底层面包括卵圆孔外侧缘

注:涵盖CTV1,主要是根据鼻咽解剖及肿瘤的生物学行为确定相应的CTV2。

CTV,临床靶区。

(3)计划靶区(planning target volume, PTV):上述对应各靶区外放2～5mm(外放具体数值按各单位摆位误差确定)。

2. 颈部淋巴结CTV靶区设置参照见表3-3。

表3-3 颈部淋巴结CTV设置

淋巴结	需预防照射的颈部淋巴引流区域CTVnd
N₀	
无任何肿大或可疑转移的淋巴结	双侧Ⅱ、Ⅲ、Va区
未达诊断标准的高危淋巴结	同侧Ⅱ～Ⅴ区,对侧Ⅱ、Ⅲ、Va区
单颈淋巴结转移	同侧Ⅱ～Ⅴ区,对侧Ⅱ、Ⅲ、Va区
双颈淋巴结转移	双侧Ⅱ～Ⅴ区
Ib区包括在CTVnd内的指征	(1)Ib区有转移性淋巴结,或该区阳性淋巴结切除术后
	(2)Ⅱa区转移性淋巴结包膜外侵或直径≥3cm
	(3)同侧全颈多个区域(≥4个区域)淋巴结转移
	(4)鼻咽肿瘤侵犯鼻腔≥后1/3、软硬腭、齿槽等

注:CTV,临床靶区。

3. 靶区设置注意事项

(1)除淋巴结术后及皮肤受侵犯者,与CTV对应颈部的PTV不应超出皮肤,一般距皮肤下2～3mm。

(2)行计划性新辅助化疗后MRI确认肿瘤缩小明显者,应以化疗前的病灶影像勾画GTVnx,鼻咽腔内肿瘤突出部分可按照化疗后的实际退缩情况的影像勾画。

（3）GTVrpn、GTVnd，包膜无受侵者，按化疗后实际退缩情况的影像勾画；包膜外侵者，按化疗后的影像勾画，同时还应包括化疗前影像显示的外侵区域。

（4）CTVnd 包括需预防照射的颈部淋巴结分区。

4. 靶区处方剂量的推荐　定义及限制要求参照 RTOG 0615 的研究方案，处方剂量定义为 95% 的 PTV 体积所接受的最低吸收剂量（表 3-4）。

表 3-4　鼻咽癌放疗处方剂量　　　　　　　　　　单位：Gy

计划靶区	单次剂量	总处方剂量
PGTVnx	2.10～2.25	≥66（66～76）
PGTVrpn		
PGTVnd	2.00～2.25	≥66（66～70）
PCTV1	1.80～2.05	60～62
PCTV2	1.70～1.80	50～56
PCTVnd		

注：处方剂量的计划评估要求如下。①PTV 接受≥110% 处方剂量的体积 <20%；②PTV 接受≥115% 处方剂量的体积 <5%；③PTV 接受 <93% 处方剂量的体积 <1%；④PTV 外的任何地方不能出现 >110% 的处方剂量。

【问题 11】　鼻咽癌正常组织的勾画和剂量限制标准是什么？

思路：理论上，所有的非靶区正常组织都是危及器官（organ at risk，OAR），但实际上根据 GTV、CTV 的位置及处方剂量的各异，OAR 亦有所不同。鼻咽癌患者需勾画的 OAR 包括脑干、颞叶、晶体、眼球、视神经、视交叉、垂体、腮腺、颞下颌关节、下颌骨、喉、舌、颌下腺、内耳、中耳等。

计划危及器官（planning organs at risk volume，PRV）：与 PTV 类似，PRV 也是一个几何概念，包括摆位误差及治疗间 / 治疗中 OAR 的移动范围。

剂量限制标准：由于鼻咽部周围正常组织较多，过度限制 OAR 的剂量，会造成靶区剂量分布不满意；限制标准过于宽松，无法达到优化剂量的目的。因此剂量限制标准应结合肿瘤的大小、位置、与正常组织器官的关系、治疗病史、有无化疗等多种因素考虑。优先考虑脑干和脊髓的限量，在靶区达到满意的剂量覆盖的同时，尽可能降低其他 OAR 的受照剂量。

根据 RTOG 0615 的定义，鼻咽癌 IMRT 计划正常组织剂量限制标准见表 3-5。

表 3-5　鼻咽癌强调适形放疗计划正常组织剂量限制标准（RTOG 0615）

名称	处方剂量
脑干	最高剂量 <54Gy，PRV 的 V60<1%
脊髓	最高剂量 <45Gy，PRV 的 V50<1%
视神经 / 视交叉	最高剂量 <50Gy，PRV 最大剂量 <54Gy
颞叶	最高剂量 <60Gy，D1cc<65Gy
下颌骨 / 颞颌关节	最高剂量 <70Gy，D1cc<65Gy
臂丛神经	最高剂量 <66Gy
口腔（PTV 以外）	平均剂量 <40Gy
耳蜗（侧）	V55<5%
眼球	最高剂量 <50Gy
晶体	最高剂量 <25Gy*
垂体	平均剂量 <50Gy
腮腺	平均剂量（至少单侧）<26Gy 或有创侧体积的 D20cc<20Gy 或至少单侧 V30<50%
食管 / 声门喉 / 环后区咽	平均剂量 <45Gy
下颌下腺 / 舌下腺	尽可能减少受照剂量

注：RTOG 0615 规定晶体的剂量限制为最高剂量 <25Gy，RTOG 0225 规定晶体的受量尽可能低。国内各单位对晶体的限量为最高剂量 <8～10Gy。

PRV，计划危及器官；PTV，计划靶区。

【问题 12】　鼻咽癌患者放疗期间注意事项是什么？

思路 1：治疗过程中需定期评估肿瘤对治疗的反应。每周对患者进行检查 1 次。由于患者治疗过程中出现口腔和口咽部黏膜炎，患者难以配合间接鼻咽镜检查，对于鼻咽部原发肿瘤的评估依赖于电子鼻咽镜检查。图 3-9 和图 3-10 显示该患者放疗中及放疗结束后电子鼻咽镜显示的鼻咽部肿瘤消退情况。颈部淋巴结的情况可以采用触诊评估。治疗前有脑神经受累的患者治疗过程中也需要每周评估 1 次症状和体征改善的程度。

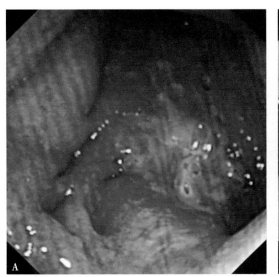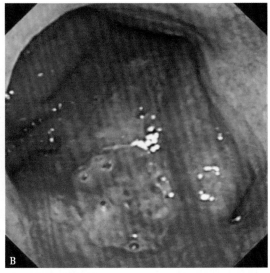

图 3-9　放疗 15 次后电子鼻咽镜检查
A. 左侧；B. 右侧。

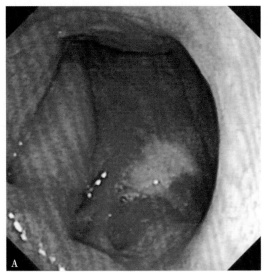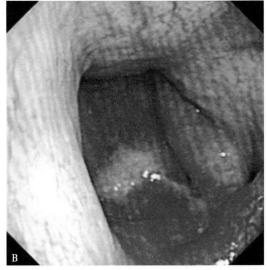

图 3-10　放疗结束电子鼻咽镜检查
A. 左侧；B. 右侧。

思路 2：正常组织对治疗的反应需要定期评价，包括血液学毒性和非血液学毒性。鼻咽癌患者常出现的非血液学毒性，包括急性放射性皮炎、急性黏膜炎、口腔干燥、味觉改变、胃肠道反应和肝肾功能损伤等。依据 RTOG 急性毒性反应评价标准和通用不良事件术语标准（Common Terminology Criteria Adverse Events，CTCAE）评价血液学和非血液学急性毒性。预防急性放射性皮炎需保持皮肤干燥和清洁，避免摩擦，避免使用肥皂等清洁剂，避免使用含金属基质的油膏，避免阳光照射，Ⅱ度以上的急性放射性皮炎可使用芦荟霜、放射皮肤保护剂等外用药,Ⅲ度以上的急性放射性皮炎可联合使用表皮生长因子、维生素B_{12}喷剂等药物。急性放射性黏膜炎常见部位为软腭、口底、颊黏膜和舌侧缘,症状轻重不一,表现为轻度充血至重度黏膜溃疡和出血。勤漱口,保持口腔清洁对放射性黏膜炎有一定的预防作用,早期放射性黏膜炎可使用利多卡因含漱以减轻疼痛,局部可喷涂表皮生长因子,合并细菌感染可使用抗生素。

放射性口腔黏膜　放射性皮肤反应　RTOG放射损
炎(图片)　　　　(图片)　　　　伤分级标准

> **知识点**
>
> 顺铂是第1代铂类抗肿瘤药物,其主要毒性为直接损伤肾实质(尤其是远曲小管),大剂量时应予以水化和利尿。其次,胃肠道反应也是顺铂的主要毒性之一,需要在使用前应用止吐药物加以预防。

> **知识点**
>
> 通用不良事件术语标准(CTCAE)第1版(CTCAE v1.0)于1984年制定,至今经历了多个版本的修订和完善;2009年5月,美国国立卫生研究院(National Institute of Health,NIH)和美国国立癌症研究院(National Cancer Institute,NCI)生物医学信息学和信息技术中心对CTCAE v3.0进行了修订,发布了CTCAE v4.0,共包含790项不良反应条目。2010年6月,美国NCI再次更新,发布了最新版本CTCAE v4.03。
>
> CTCAE中对于不良事件的定义为与所施行的医学治疗或程序有时间相关性的任何不利或非预期的症状、体征(包括异常的实验室检查结果)、疾病,不论是否认为与医学治疗或程序相关。

> **知识点**
>
> 急性放射性皮炎和急性放射性黏膜炎是鼻咽癌患者放疗期间最常见的急性毒副作用。在放射治疗的第2~3周即出现皮肤红斑反应,随后出现干性和湿性脱皮,严重者甚至发生皮肤溃疡。由于高能射线的最大吸收剂量在皮下0.5cm以上,有效降低了皮肤的受量。随着高能射线的应用,皮肤的急性反应较常规放疗时代明显减少、减轻。
>
> 急性放射性黏膜炎通常出现在放射治疗的第2周并贯穿整个治疗过程,并可能持续至放疗结束后2~3周。由于放射性黏膜炎作用的是黏膜的基底细胞,基底细胞的减少和存活的基底细胞的加速再增殖达到平衡时,患者可自觉咽痛稍有减弱。当基底细胞增生不能弥补死亡的细胞并且合并纤维素渗出时,则表现为白膜反应。

【问题13】 影响鼻咽癌患者预后的因素有哪些?

思路:肿瘤相关的因素。

1. 肿瘤分期　包括T分期、N分期、M分期。肿瘤分期是最重要的预后因素,是为患者选择治疗方案最重要的依据。T、N、M的分期越晚,患者的预后越差。据统计,接受IMRT根治性治疗的初诊非转移鼻咽癌患者5年生存率:Ⅰ期,100%;Ⅱ期,93%;Ⅲ期,90%;ⅣA期,75%(UICC/AJCC第8版)。已有较多研究显示鼻咽部原发肿瘤体积、肿瘤PET检查的最大标准化摄取值(maximum of standardized uptake value,SUV_{max})及外周血EB病毒DNA拷贝数均是很强的不良预后因素,肿瘤体积越大、SUV_{max}或外周血EB病毒DNA拷贝数越高,患者接受根治性放疗后失败的概率越高。

2. 患者相关的预后因素　女性鼻咽癌患者预后略优于男性。高龄患者的疗效相对较差。营养状况包括治疗前血红蛋白浓度、血清白蛋白水平、患者体重指数均是影响预后的因素。

3. 治疗相关因素　靶区勾画准确程度、处方剂量及实际获得的剂量水平、所采用的放疗技术、放疗实施的质量及合理的综合治疗均会影响患者的疗效。

以上因素在治疗过程中均需予以考虑,对治疗的方案选择、治疗强度调整均有指导意义,以期在规范化治疗的基础上实现个体化治疗。

> **知识点**
>
> 个体化治疗：当前在肿瘤规范化治疗的前提下，由肿瘤生物学的异质性决定的癌症治疗的个体化治疗逐渐得到临床肿瘤医生的重视。依赖临床上的预后因素指导选择治疗方案是临床层面粗放型的个体化治疗。随着蛋白组学、基因组学、肿瘤遗传学等分子生物学技术的应用，传统的肿瘤临床治疗手段正在逐渐被以肿瘤分子标志物为指导的更为安全有效的个体化治疗所取代。

【问题 14】 局部晚期鼻咽癌患者中，诱导化疗和辅助化疗的地位如何？

思路 1：几项大型荟萃分析均显示放疗联合各种形式的化疗治疗鼻咽癌，最大的获益来自同期化疗。诱导化疗可以缩小肿瘤，减小放疗靶区，同时快速缓解鼻咽癌患者头痛、鼻塞等症状。来自鼻咽癌高发区的Ⅲ期随机对照临床研究证实，对于局部晚期鼻咽癌患者，多西他赛、顺铂联合氟尿嘧啶方案的诱导化疗联合同期顺铂放化疗，较同期放化疗可显著降低远处转移及治疗失败率，同时改善了总生存率。依据 2018 年 NCCN 指南，局部晚期鼻咽癌患者行诱导化疗后再接受放化疗作为 2A 类推荐。欧洲肿瘤内科学会指南推荐根据患者的一般情况、卡氏体能状态（Karnofsky performance status, KPS）评分及对治疗的耐受程度综合评价患者能否接受诱导化疗。

思路 2：来自鼻咽癌高发区的Ⅲ期随机对照临床研究显示同步放化疗后加辅助化疗与同步放化疗相比，局部晚期鼻咽癌患者无明显获益，但该患者依从性较差，可能无法全面评价辅助化疗的价值；在 2018 年 NCCN 指南中，同步放化疗＋辅助化疗推荐级别高于同步放化疗，但两者均是局部晚期鼻咽癌的标准治疗方案。局部晚期患者的治疗结局差异较大，越来越多的临床医生认识到局部晚期并不是预后均一的整体，根据预后指标进行危险分级，探索诱导化疗和辅助化疗的价值，是今后的发展方向。

> **知识点**
>
> 从理论上推测，放疗前诱导化疗可能获得以下几方面临床获益：①肿瘤血管未受任何影响，化疗药物进入肿瘤的浓度相对较高，有可能改善肿瘤局部控制率，进而提高生存率；②迅速缓解患者症状，提高治疗依从性；③缩小肿瘤并减轻肿瘤负荷，减少照射范围并降低放疗剂量，有利于正常组织器官功能的保护；④诱导化疗在放疗前执行，患者的耐受性较好，依从性较高，可提高整体的治疗强度，有效缩小亚临床转移病灶。

> **知识点**
>
> 辅助化疗的目的在于通过杀灭放疗后局部残留的肿瘤细胞及全身临床转移病灶，提高局部控制率，减少远处转移，提高长期生存率。

【问题 15】 分子肿瘤标记物检验对临床治疗有何指导意义？

思路：根据患者的电子鼻咽镜和触诊结果，临床评价患者肿瘤达到全消。该患者治疗前 EB 病毒 DNA 拷贝数为 0，治疗结束时亦为 0。结合该患者的临床分期、近期疗效及分子肿瘤标记物 EB 病毒 DNA 的检验结果，主管医师未对该患者行辅助化疗。

> **知识点**
>
> EB 病毒 DNA 属于肿瘤源性 DNA。治疗前血浆 EB 病毒 DNA 的基线浓度与肿瘤负荷呈正相关，与疾病预后呈负相关；初治鼻咽癌治疗后持续存在可测得的 EB 病毒 DNA 是预后的不良因素；随访期间 EB 病毒 DNA 由 0 转为可测，提示肿瘤复发或转移可能。血 EB 病毒 DNA 浓度能很好地辅助影像学手段。监测不同时期血中 EB 病毒 DNA 拷贝数在鼻咽癌早期诊断、临床分期、疗效监测、预后判断等方面有重要的临床意义。采用 EB 病毒 DNA 数值对患者进行风险分级，有望用于制订分层治疗策略和实现个体化治疗。

【问题16】 靶向治疗在鼻咽癌治疗中的地位如何?

思路:肿瘤分子靶向治疗(molecular targeted therapy)逐渐成为抗肿瘤治疗中的新兴手段。在鼻咽癌靶向治疗中研究最热的两个靶点分别是表皮生长因子受体(epidermal growth factor receptor,EGFR)和血管内皮生长因子受体(vascular endothelial growth factor receptor,VEGFR)。EGFR 在 80%~90% 的鼻咽癌组织中高表达,研究表明 EGFR 高表达与鼻咽癌不良预后相关,VEGFR 在 40%~70% 的鼻咽癌患者中过表达,而 VEGFR 过表达的患者远处转移的发生率高、生存期短。靶向 EGFR 或 VEGFR 成为鼻咽癌治疗的理想策略。目前临床用药主要有:EGFR 单克隆抗体(西妥昔单抗、尼妥珠单抗等)、VEGFR 单克隆抗体(贝伐珠单抗)及小分子酪氨酸激酶抑制剂(吉非替尼、索拉非尼等)。

大部分分子靶向药物在局部区域晚期鼻咽癌中的应用研究尚处于临床试验阶段。一项尼妥珠单抗加放疗同步治疗局部晚期鼻咽癌的多中心前瞻性Ⅱ期临床研究结果提示,对于 EGFR 高表达的鼻咽癌患者,放疗 + 尼妥珠单抗较单纯放疗可提高 3 年总生存率,且副反应轻微。因此 2007 年国家食品药品监督管理局已通过尼妥珠单抗作为晚期鼻咽癌与放疗同时使用的单抗。目前,尼妥珠单抗联合同步放化疗治疗局部晚期鼻咽癌的Ⅲ期大规模临床研究正在开展,以比较尼妥珠单抗联合同步放化疗和同步放化疗治疗局部晚期鼻咽癌的安全性及疗效,其结果值得期待。

对于高危鼻咽癌患者,同期放化疗的基础上联合西妥昔单抗也显示了很好的治疗耐受性及较好的疗效。

【问题17】 后装治疗在鼻咽癌治疗中的适应证包括哪些?

思路:随着核技术科学、放射物理学和计算机技术的进步,现代近距离治疗日益朝微型化和精确化方向发展。近距离后装放疗和外照射相比具有剂量分布适形度高、分次剂量大的优点,适宜用于计划性外照射后局部推量放疗、外照射后残留病灶推量放疗及复发病灶的放疗。

【问题18】 手术治疗在鼻咽癌治疗中的适应证包括哪些?

思路:以下几种情况可考虑进行鼻咽原发病灶切除和 / 或颈淋巴结清扫术。

1)放疗后较局限的鼻咽局部复发病灶。

2)根治性放疗后 3 个月较局限的鼻咽局部残留病灶。

3)根治性放疗后颈部淋巴结残留或复发。

【问题19】 其他期别鼻咽癌的治疗原则是什么?

思路1:对于早期鼻咽癌,大部分患者可采用单纯放疗根治性治疗。2018 版 NCCN 指南中建议 $T_1N_0M_0$ 的患者行单纯放疗,Ⅱ期的患者行放化疗综合治疗。随着 IMRT 的应用,鼻咽癌的总体治疗效果有所提升,Ⅱ期患者接受单纯放疗能达到满意的生存结果,因此国内对Ⅱ期患者是否行放化疗综合治疗仍有一定的争议。

思路2:对于初诊远处转移的鼻咽癌,化疗是主要的治疗方法,能够取得较高的客观缓解率和较长的疾病缓解期,部分患者还可以获得长期生存。一线治疗推荐采用含铂双药方案。二线治疗的选择,根据以往治疗的方案而定。在全身化疗将病灶控制之后,可以考虑对原发灶进行高姑息放疗,对主要转移病灶进行放疗或手术切除。唑来膦酸可以有效地减少骨转移患者的骨相关事件。

初诊远处转移鼻咽癌患者预后呈高度异质性。转移病灶的部位和个数、患者的一般情况等均显著影响患者的预后,个体化治疗在Ⅳ期鼻咽癌中有较大的探索空间。

思路3:对于复发鼻咽癌,随着影像学的发展和 IMRT 技术的应用,原发鼻咽癌的局部区域控制率明显提高。鼻咽癌 IMRT 治疗后的长期生存结果显示,5 年局部复发率约 10%,区域复发率约 5%,复发的概率较二维常规放疗时代明显下降。

复发鼻咽癌可供选择的治疗方法有很多,但治疗效果仍然不尽如人意;各种手段都有其优势和明显的局限性,并且缺乏高度个体化的治疗方案选择指南。依据以往的研究,一般情况较差、KPS 评分较低的患者适宜接受最佳营养支持治疗;一般情况较好的患者,可根据分期选择治疗方案,早期的患者接受再程放疗和手术挽救治疗效果均较为理想,局部晚期患者需要联合放化疗,根据病灶大小、位置、复发间隔时间等选择放化疗方案、放疗技术和处方剂量等。

第四步:治疗结束评估和随访

患者治疗过程顺利,按计划完成了治疗。放疗结束时完成了电子鼻咽镜检查、专科查体及 EB 病毒 DNA 拷贝数化验,显示肿瘤已全消,EB 病毒 DNA 拷贝数为 0。

根据 RTOG 急性毒性反应评价标准,血红蛋白下降达 1 级,口腔口咽部急性黏膜炎 3 级,射野内皮肤反应 1 级,口干 2 级,味觉减退 2 级,胃肠道反应 2 级。

放疗结束后 3 个月复查鼻咽和颈部 MRI,显示鼻咽部肿瘤已全消,颅底骨质破坏尚未完全修复,颈部未见明显肿大淋巴结(图 3-11)。

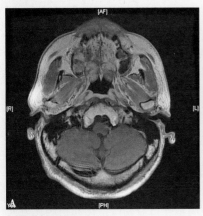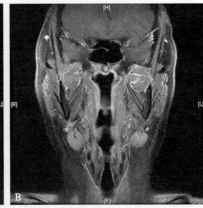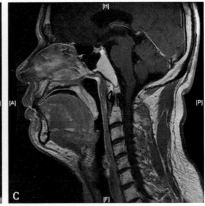

图 3-11 治疗后 3 个月 MRI 检查
A. 轴位;B. 冠状位;C. 矢状位;均为 T₁WI 增强序列图像。

【问题 20】 治疗结束后,患者该如何随访?

思路:鼻咽癌患者治疗后 3 年内,每 3 个月返院随访 1 次;3～5 年内,每 6 个月随访 1 次;5 年后,每年随访 1 次。推荐随访的内容包括根据体检和影像学检查评估肿瘤控制情况,如有可疑的症状和体征,应着重检查。

强调评估和记录治疗后期副反应及患者的生存质量;放疗晚期毒性主要包括皮肤和软组织纤维化,口干,放射性龋齿,颞下颌关节功能障碍,放射性听力损伤,放射性脑神经损伤和放射性脑损伤;晚期毒性根据 RTOG 晚期毒性分级标准评价,生存质量的评价依赖于生存质量的量表;必要时可对脏器功能进行评估,如甲状腺功能的评估。若患者有言语、听力或吞咽功能障碍,需提供康复治疗的建议。

> **知识点**
>
> 生存质量是不同文化和价值体系中的个体对与他们的目标、期望、标准及所关心的事情有关的生存状况的体验。鼻咽癌患者治疗前后生存质量较正常人恶化。现代化的诊治技术提高了鼻咽癌患者的生存率。鼻咽癌患者生存期延长使其生存质量备受关注。目前用于鼻咽癌患者生存质量测的量表包括普适性量表(SF-36、WHO QOL-100)、癌症患者的通用量表和头颈部肿瘤综合量表(EORTC QLQ-C30/H&N35、FACT-H&N、QLICP)及头颈部肿瘤放疗量表(QOL-RTI/H&N)等。EORTC 生存质量研究小组正在开发鼻咽癌量表的辅助模块 QLQ-NPC42。

> **知识点**
>
> 腮腺的浆液腺泡细胞对射线敏感,易受放射损伤。鼻咽癌患者在放疗的第 1 周即可出现口干反应。放射性口干是鼻咽癌患者常见的急性和晚期的放射性毒副反应。放疗结束后腮腺功能的恢复程度与腮腺受照剂量显著相关。IMRT 技术的应用显著减少了中重度口干的发生率。由于口干可以引发感染、龋齿,甚至咀嚼、吞咽和说话困难,因此随访期间口干的患者可采用人工唾液替代物缓解放射性口干导致的症状。

知识点

　　鼻咽肿瘤和放射损伤均可以导致听力下降。放射损伤导致的听力下降包括渗出性中耳炎导致的传导性听力下降和耳蜗损伤导致的感音神经性听力下降。感音神经性听力下降目前尚没有标准的治疗方案，采用激素可能减少内耳水肿和炎症，但疗效不肯定。减少感音性听力下降最好的方法是限制听觉系统，尤其内耳的放疗剂量。依据 2010 年 QUANTEC 推荐标准，耳蜗平均剂量≤45Gy 时，4kGz 时的听力损伤发生率 <30%；合并使用顺铂时，限制剂量需进一步降低。

知识点

　　放射性颞叶损伤严重程度不一，从没有症状至进行性不可逆的感觉、运动神经功能障碍、癫痫发作，严重者可致死。放射性颞叶损伤的机制尚未完全明了，少突胶质细胞和血管内皮细胞均有可能是靶细胞。放射性颞叶损伤发生概率和颞叶受照剂量显著相关。IMRT 技术对放射性颞叶损伤影响是近几年来的研究热点，RTOG 0615 推荐最高剂量 <60Gy、D1cc<65Gy 作为颞叶的限制剂量。皮质类固醇、神经营养药、血管扩张药、高压氧治疗及手术治疗均在放射性颞叶损伤的治疗中有一定的作用，但总的治疗效果不理想；目前抗血管生成的单克隆抗体贝伐珠单抗对放射性脑病也显示出一定的疗效。

（马　骏）

推荐阅读资料

[1] WEI W I，SHAM J S. Nasopharyngeal carcinoma. Lancet，2005，365（9476）：2041-2054.

[2] GRÉGOIRE V，EISBRUCH A，HAMOIR M，et al. Proposal for the delineation of the nodal CTV in the node-positive and the post-operative neck. Radiother Oncol，2006，79（1）：15-20.

[3] 中国鼻咽癌临床分期工作委员会. 2010 鼻咽癌调强放疗靶区及剂量设计指引专家共识. 中华放射肿瘤学杂志，2011，20（4）：267-269.

[4] LANGENDIJK J A，LEEMANS C R，BUTER J，et al. The additional value of chemotherapy to radiotherapy in locally advanced nasopharyngeal carcinoma：a meta-analysis of the published literature. J Clin Oncol，2004，22（22）：4604-4612.

[5] National Comprehensive Cancer Network. NCCN Clinical Practice Guidelines in Oncology. Head and Neck Cancers. [2018-02-26]. https://www.ncc.com/document?vid=b401e755-90cb-4921-ae43-7ab958634e78.

[6] TANG L L，CHEN Y P，MAO Y P，et al. Validation of the 8th edition of the UICC/AJCC staging system for nasopharyngeal carcinoma from endemic areas in the intensity-modulated radiotherapy era. J Natl Compr Canc Netw，2017，15（7）：913-919.

[7] SUN Y，LI W F，CHEN N Y，et al. Induction chemotherapy plus concurrent chemoradiotherapy versus concurrent chemoradiotherapy alone in locoregionally advanced nasopharyngeal carcinoma：a phase 3，multicentre，randomised controlled trial. Lancet Oncol，2016，17（11）：1509-1520.

[8] CHEN L，HU C S，CHEN X Z，et al. Concurrent chemoradiotherapy plus adjuvant chemotherapy versus concurrent chemoradiotherapy alone in patients with locoregionally advanced nasopharyngeal carcinoma：a phase 3 multicentre randomised controlled trial. Lancet Oncol，2012，13（2）：163-171.

[9] LEE A W，NG W T，CHAN Y H，et al. The battle against nasopharyngeal cancer. Radiother Oncol，2012，104（3）：272-278.

[10] ZHANG L，CHEN Q Y，LIU H，et al. Emerging treatment options for nasopharyngeal carcinoma. Drug Des Devel Ther，2013，7：37-52.

[11] SU S F，HAN F，ZHAO C，et al. Treatment outcomes for different subgroups of nasopharyngeal carcinoma patients treated with intensity-modulated radiation therapy. Chin J Cancer，2011，30（8）：565-573.

附录：鼻咽癌的分期

1. 国际分期　1988 年国际抗癌联盟（Union for International Cancer Control，UICC）和美国癌症联合会（American Joint Committee on Cancer，AJCC）统一了这两个机构的分期系统，形成了鼻咽癌 UICC/AJCC 分期第 4 版，1997 年、2002 年、2009 年分别修订为第 5 版、第 6 版、第 7 版。UICC/AJCC 于 2016 年 10 月发布了第 8 版恶性肿瘤 TNM 分期，包括鼻咽癌分期，于 2018 年 1 月 1 日起实施。

具体标准如下。

原发肿瘤

T_x：原发肿瘤无法评估

T_0：未发现肿瘤，但 EB 病毒阳性，颈部淋巴结受累

Tis：原位癌

T_1：局限于鼻咽，或扩展至口咽和 / 或鼻腔但无咽旁间隙侵犯

T_2：肿瘤扩展至咽旁间隙，和 / 或邻近软组织受累（翼内肌、翼外肌、椎前肌）

T_3：肿瘤浸润颅底骨性结构、颈椎、蝶骨翼结构，和 / 或鼻旁窦

T_4：肿瘤颅内扩散，累及脑神经、下咽、眼眶、腮腺，和 / 或翼外肌侧壁外广泛软组织浸润

区域淋巴结

N_x：区域淋巴结无法评估

N_0：无区域淋巴结转移

N_1：颈部淋巴结单侧转移和 / 或咽后淋巴结单侧或双侧转移，最大径≤6cm，位于环状软骨下缘上方

N_2：颈部淋巴结双侧转移，最大径≤6cm，位于环状软骨下缘上方

N_3：颈部转移淋巴结单侧或双侧转移，最大径 >6cm，和 / 或扩展至环状软骨下缘下方

远处转移

M_0：无远处转移

M_1：有远处转移

临床分期

0 期：$TisN_0M_0$

Ⅰ期：$T_1N_0M_0$

Ⅱ期：$T_{0\sim1}N_1M_0$，$T_2N_{0\sim1}M_0$

Ⅲ期：$T_3N_{0\sim2}M_0$，$T_{0\sim2}N_2M_0$

ⅣA 期：$T_4N_{0\sim2}M_0$，任何 T N_3M_0

ⅣB 期：任何 T、任何 N、M_1

2. 中国分期　1959 年天津分期是国内第一个鼻咽癌分期标准，以后依次使用了 1965 年的上海分期、1979 年的长沙分期及 1992 年的福州分期。中国鼻咽癌临床分期工作委员会在 2008 年全国肿瘤放射治疗、放射肿瘤物理学学术年会上对我国的鼻咽癌 92 分期的修订内容进行了充分讨论并形成了共识，并在大会的鼻咽癌分期修订专题讨论会上通过了"鼻咽癌 2008 分期"方案，并建议在全国推广使用。

检查手段

鼻咽与颈部肿瘤侵犯范围的评价主要依赖于 MRI；因我国社会经济水平尚不允许鼻咽癌患者普遍接受 PET/CT 检查，建议仍将胸部平片或 CT 扫描、骨扫描、腹腔超声检查作为目前远处转移的常规影像学检查方法。

原发肿瘤

T_1：局限于鼻咽

T_2：侵犯鼻腔、口咽、咽旁间隙

T_3：侵犯颅底、翼内肌

T_4：侵犯脑神经、鼻窦、翼外肌及以外的咀嚼肌间隙、颅内（海绵窦、脑膜等）

区域淋巴结（淋巴结分区标准参照表 3-1）

N_0：影像学及体检无淋巴结转移证据

N_{1a}：咽后淋巴结转移

N_{1b}：单侧Ⅰb、Ⅱ、Ⅲ、Ⅴa区淋巴结转移且直径≤3cm

N_2：双侧Ⅰb、Ⅱ、Ⅲ、Ⅴa区淋巴结转移，或直径>3cm，或淋巴结包膜外侵犯

N_3：Ⅳ、Ⅴb区淋巴结转移

远处转移

M_0：无远处转移

M_1：有远处转移（包括颈部以下的淋巴结转移）

MRI颈部转移淋巴结诊断标准

1）轴位图像上淋巴结最小径≥10mm

2）中央坏死，或环形强化

3）同一高危区域≥3个淋巴结，其中一个最大横断面的最小径≥8mm（高危区定义：N_0者，Ⅱ区；N+者，转移淋巴结所在区的下一区）

4）淋巴结包膜外侵犯（征象包括淋巴结边缘不规则强化，周围脂肪间隙部分或全部消失，淋巴结相互融合）

5）咽后淋巴结：最大横断面的最小径≥5mm

临床分期

Ⅰ期：$T_1N_0M_0$

Ⅱ期：$T_1N_{1a\sim1b}M_0$，$T_2N_{0\sim1b}M_0$

Ⅲ期：$T_{1\sim2}N_2M_0$，$T_3N_{0\sim2}M_0$

ⅣA期：$T_{1\sim3}N_3M_0$，$T_4N_{0\sim3}M_0$

ⅣB期：任何T任何NM_1

第四章 口 腔 癌

口腔为消化道起始部位，向后向下与口咽相连。前界由上下唇组成的口裂构成，后界借软腭、咽前柱、舌轮廓乳头与口咽分开，上界为硬腭，下界为口底，两外侧壁由颊部构成并与齿龈相延续。按照国际抗癌联盟（Union for International Cancer Control，UICC）标准，口腔包括以下几个解剖部位：颊黏膜（上下唇内侧黏膜、颊黏膜、磨牙后区域、上下颊龈沟）、上牙槽牙龈、下牙槽牙龈、硬腭、舌（包括舌背面、舌腹面和舌两侧缘）、口底。

口腔癌是一组病，是常见的头颈部恶性肿瘤，在国内，口腔癌占全身恶性肿瘤的 1.9%～3.5%，占头颈部恶性肿瘤的 4.7%～20.3%，居头颈部恶性肿瘤的第 2 位。男性较女性发病率高，约为（3～4）：1。

目前较公认口腔癌的发病可能与口腔黏膜白斑（或红斑）、长期异物刺激（义齿）、饮酒、嚼槟榔、吸烟、紫外线与电离辐射等有关。尽管口腔的所有部位都非常容易看到和触到，而且口腔病变的检查手段也较为简单，但由于疏忽或没有很好的口腔癌筛查体系，口腔癌患者就诊时，晚期病例较多。

口腔癌中，舌癌最常见，其次为齿龈、颊黏膜癌，再次为口底癌和磨牙后三角区发生的肿瘤。口腔癌的病理类型以鳞状细胞癌为主，且通常伴有与肿瘤有关的黏膜改变，大部分口腔癌都原发于口腔黏膜表面。早期的黏膜病变仅感觉黏膜粗糙，或表现为几乎无症状的表浅的结节，或较软、较表浅的溃疡。晚期病变通常浸润深部结构如肌肉和骨，与周围器官粘连固定，甚至出现疼痛、影响患者讲话，可出现吞咽困难及痰中带血等。口腔癌的淋巴结转移率约为 36%，而且与病变部位及浸润深度有关，颈部转移率自高到低依次为舌、口底、下牙龈、颊黏膜、上牙龈、硬腭和唇的恶性肿瘤。口腔癌一般出现远处转移较晚，大多数死于远处转移的患者也同时合并锁骨以上区域的局部或区域复发。

【诊疗过程】

（1）详细询问患者的发病过程和疼痛、吞咽困难及痰中带血等症状及与之相关的病史，诊疗经过，目前状况等。

（2）仔细观察黏膜有无红斑、白斑、黏膜粗糙、溃破、结节，细致、全面地对全部口腔黏膜进行触诊检查，特别是舌和口底（需双合诊），以了解肿瘤的部位和范围，特别是黏膜下浸润或深部浸润的程度及范围，了解口底肿物与颌下腺的关系。

（3）原发灶和／或颈部转移淋巴结活检以确诊及了解病理类型，最好能完整切除淋巴结进行活检，尽量避免切取部分组织进行活检；直接或间接全部头颈部黏膜检查以排除第二原发性肿瘤。

（4）口腔增强 CT/MRI 检查包括口腔及相关淋巴引流区，确定肿瘤的侵犯范围、程度及与颌骨的关系（下颌骨受侵与否）。胸部 CT 或胸片了解有无肺转移及第二原发性肿瘤（肺），颈部和腹部超声检查了解颈部淋巴结转移（作为疗效评价和随诊的对比）及肝、腹膜后淋巴结情况。

（5）气管镜、下咽及食管造影或食管镜检查以除外第二原发性肿瘤。

（6）询问是否有其他内科合并症。

（7）搜集整理所有检查资料，明确分期并进行一般状况评估。

（8）口腔处理包括洁齿及患牙的填充或拔除，减少放疗并发症的发生概率。

（9）早期病变多选择手术治疗或放疗，中晚期病变多选择放化疗。

（10）治疗后进行疗效评价，给予患者治疗后指导建议，定期随访。

【临床关键点】

（1）舌癌的诊断需要病理诊断证实。

（2）舌 MRI/ 增强 CT 是诊断舌癌、明确分期的重要影像学检查手段。

（3）舌癌的诊断要注意排除第二原发性肿瘤。

（4）舌癌的治疗与分期密切相关，早期病变多选择手术治疗或放疗，中晚期病变多选择放化疗。

（5）舌癌治疗的评价遵循世界卫生组织（World Health Organization，WHO）或实体瘤疗效评价标准（response evaluation criteria in solid tumors，RECIST）。

（6）舌癌的预后与分期及淋巴结转移与否有关。

（7）定期随访是舌癌诊疗的重要组成部分。

【临床病例】

第一步：病史采集

患者，女，28岁。以"反复左舌肿物伴疼痛1年"为主诉入院。

患者于1年前无意中发现舌左侧缘肿物，约黄豆大小，表面粗糙，伴异物感及轻度疼痛感，无舌运动障碍，无发热，口腔其他部位黏膜无破损，无周期性发作的溃疡面，无张口困难等不适，就诊于当地医院，考虑口腔炎症，予以抗感染治疗后肿物消退，此后肿物反复出现，多次抗感染治疗后未能再消退，后肿物进行性增大，累及舌前段，自发性疼痛明显，向耳颞处放射痛，舌运动稍受限，伴口音含糊。予口服止痛药无明显好转。7天前就诊于当地某三甲医院，行舌肿物活检病理示：（舌）中分化鳞状细胞癌。

查体：KPS评分80分，神志清楚，左上颈可触及1枚肿大淋巴结，大小约2cm×1cm，质韧，无触痛，余双颈部、锁骨上、腋窝等浅表淋巴结无肿大。口唇无苍白，左侧舌缘中段见肿物隆起，大小约3cm×2cm，表面凹凸不平，伴溃疡占位，肿物过中线，未累及扁桃体，舌肌僵硬，舌运动稍受限（图4-1）。鼻咽未见肿物隆起，脑神经检查正常。双肺呼吸音清，未闻及干湿啰音。心律齐，各瓣膜区无异常杂音。腹软，全腹无压痛、反跳痛。双下肢无水肿。

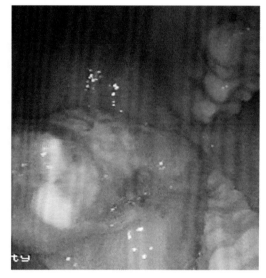

图4-1 入院查体舌癌病灶所见

【问题1】 舌癌的主要临床表现是什么？

思路1：舌是一个与咀嚼、吞咽、语言和味觉有关的肌性器官。舌口腔部为舌前2/3区域。舌肌分为舌内肌（起止于舌内）和舌外肌（起于骨止于舌内）。血供主要来自舌动脉（终末支：舌下动脉和舌深动脉）。淋巴引流：舌的淋巴管经不同途径引流至颈深淋巴结及二腹肌淋巴结，一部分（舌体前1/3）可引流至颌下淋巴结。舌癌的临床表现与舌的解剖及舌的功能密切相关。

思路2：舌癌的好发部位为舌侧缘，其次为舌腹和舌背，而发生于舌尖者最少。多表现为溃疡和肿物，且逐渐增大，可合并有局部疼痛或同侧耳牵扯痛。晚期病变由于舌深部肌肉的广泛受侵而引起舌活动受限，此时患者出现吞咽困难和言语困难。

知识点

舌癌的临床特点

1. 舌癌的发病与口腔卫生差、酗酒、过量吸烟等因素有关。

2. 早期可表现为长期不愈合的浅溃疡，伴或不伴疼痛，或结节状肿物触之易出血，或浸润性生长伴溃疡形成。

3. 晚期可出现局部肿物变硬、固定并侵犯邻近结构，当肿瘤侵及舌神经时，可出现同侧耳痛、唾液分泌增多。当肿瘤侵犯范围较大或固定时，患者可出现舌活动受限、说话和吞咽困难。

---

4. 患者常死于局部肿瘤未控所致的出血、恶病质、吸入性肺炎和其他并发症。

5. 舌癌是口腔癌中最易出现颈部淋巴结转移的肿瘤，最常受累的淋巴结是二腹肌淋巴结，其次为颌下淋巴结和中颈淋巴结。

【问题2】 门诊应该进行哪些检查?

思路：对于恶性肿瘤的检查，一般分为局部检查和全身检查，局部检查主要评估肿瘤的侵犯范围和深度及区域淋巴结转移状态。舌癌一般采用 MRI 和 / 或 CT，确诊依赖于活检证实。全身检查主要评估肿瘤是否存在身体其他部位转移，有胸片或胸部 CT、腹部超声，颈部彩色多普勒超声对颈部淋巴结的诊断和可疑淋巴结的动态观察具有一定价值。气管镜、下咽及食管造影或食管镜检查对除外第二原发性肿瘤具有重要作用。常规的血液检查包括血常规、血生化、乳酸脱氢酶（lactate dehydrogenase，LDH）等。

知识点

1. 舌癌常伴有邻近器官浸润，口腔 MRI 能较好地显示肿瘤侵犯范围，可作为分期依据。

2. 舌癌最易出现颈部淋巴结转移，颈部彩色多普勒超声检查对颈部淋巴结（伴有动脉血流）的诊断和可疑淋巴结的动态观察有一定价值。

3. 舌癌远处转移较少见，常见的远处转移器官为肺、肝、骨，胸腹部 CT 及骨扫描对排除远处转移有一定价值。

4. 19% 患者在不同阶段出现第二原发性肿瘤，且大部分位于上消化道和上呼吸道，气管镜、食管镜、食管造影有助于排除第二原发性肿瘤。

第二步：辅助检查

该患者入院前已于当地三甲医院行病理活检。入院后行舌 MRI：舌左侧见片状异常信号，T_2WI 呈高信号，T_1WI 呈低信号，DWI 呈高信号，增强后可见强化，最大横断面大小约为 3.3cm×1.8cm。双颈见多发淋巴结，较大者位于左侧，最大横断面大小约 1.1cm×0.6cm。鼻咽壁右侧后壁略增厚。双侧上颌窦、筛窦见 T_1WI 低信号，T_2WI 高信号。影像诊断：①考虑舌癌并双颈多发淋巴结肿大；②鼻咽壁增厚，考虑炎性增生；③鼻窦炎症（图 4-2）。

肺部 CT 平扫：纵隔各大血管结构显示清楚，纵隔淋巴结待增强后观察，肺门结构清晰，气管、左右支气管及各段叶支气管开口无狭窄，管壁无明显增厚。双肺野未见明显实质性病灶。胸壁光整，未见胸腔积液征。影像诊断：双肺未见明显异常。

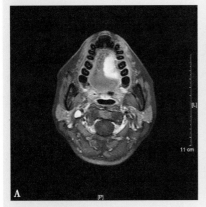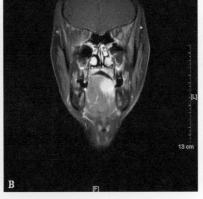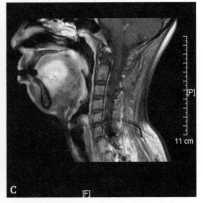

图 4-2　舌癌 MRI 表现

A. 轴位 T_1WI 增强；B. 冠状位 T_1WI 增强；C. 矢状位 T_1WI 增强。

【问题3】 该患者的诊断和分期是什么?

思路1:舌癌的确诊需要依靠病理诊断,该患者入院前已于当地医院行组织病理活检,病理提示:(舌)高分化鳞状细胞癌。

思路2:分期采用2017年第8版美国癌症联合会(American Joint Committee on Cancer,AJCC)分期,见本章附录。

舌肿物侵犯舌深部肌肉,确定为T_{4a};双颈多发淋巴结肿大,且最大径≤6cm,确定为N_{2c};常规检查未发现远处转移,定为M_0。

根据患者的分期检查和分期标准诊断为:①舌高分化鳞状细胞癌侵犯舌深部肌肉伴双颈淋巴结转移$T_{4a}N_{2c}M_0$,ⅣA期;②鼻窦炎。

> 知识点
>
> 诊断时的分期是最佳的生存预测因素,章末附录中显示了由美国癌症联合会(AJCC)制定的关于口腔肿瘤的2017年第8版TNM分期。通常来说,Ⅰ期或Ⅱ期的病变原发肿瘤相对较小,且没有淋巴结转移。Ⅲ期和Ⅳ期的病变提示原发肿瘤较大,且侵犯深部组织结构和/或转移至局部淋巴结。就诊时远处转移并不多见。一般情况下局部晚期肿瘤(Ⅲ期或Ⅳ期)患者的生存率不到早期患者的50%。

【问题4】 舌癌需要与哪些疾病鉴别?

舌癌应与白斑、结核性溃疡、口腔其他肿瘤、颈部淋巴结反应性增生及颈淋巴结结核等鉴别。

(1)白斑:常发生于唇、舌、牙龈、颊部等部位,通常稍高于黏膜表面,由上皮增生和过度角化而形成,患者可自觉有粗涩感,Ⅲ度白斑通常被看作癌前病变,需行组织病理检查以明确。

(2)结核性溃疡:好发于舌背,通常溃疡表浅、表面不平、边缘不齐,常见灰黄色渗出液,患者可自觉疼痛,常有结核病病史。完善影像学检查、试验性抗结核治疗有助于鉴别诊断,必要时可行活组织检查。

(3)口腔其他肿瘤如唇癌、口底癌、颊黏膜癌等可根据发生部位及临床表现不同加以鉴别,对于口腔良性肿瘤,可予完善病理活检后加以鉴别。

(4)颈部淋巴结反应性增生:是最常见的颈部淋巴结肿大的病理改变,常见于感染性疾病。需要避免将舌癌颈部淋巴结转移误诊为淋巴结反应性增生(炎性淋巴结)。

(5)颈淋巴结结核:舌癌容易发生颈部淋巴结转移,当舌癌肿瘤隐匿时,颈部淋巴结转移易被误诊为淋巴结结核,应根据有无结核病史、结核症状加以鉴别,因此颈部肿块就诊时必须详查鼻、咽、喉、食管、肺等部位。

第三步:住院后治疗

该患者住院后经过多学科综合查房讨论,诊断为:①舌高分化鳞状细胞癌侵犯舌深部肌肉伴双颈淋巴结转移$T_{4a}N_{2c}M_0$,ⅣA期;②鼻窦炎。患者行左舌癌扩大切除+双颈淋巴结清扫术+左股前外侧皮瓣移植术。手术顺利,术后病理报告:左舌高分化鳞状细胞癌,累及深部肌肉、神经及脉管,左IbLN3/5、左2LN3/4、左3LN2/14、左4LN0/8、左5LN0/6、右IbLN 2/6见转移性鳞状细胞癌,且淋巴结包膜外受侵,表皮生长因子受体(EGFR)检测(+++),据术后病理,有预后不良因素,拟行术后放化疗。

【问题5】 如何进行治疗决策?

思路1:治疗决策需要综合患者的肿瘤分期、有无手术指征及患者的身体情况和治疗意愿。严重的内科并发症使得患者不能耐受手术或患者拒绝手术的意愿均需在治疗决策中加以考虑。

思路2:舌癌的治疗目的是提高患者生存率和器官功能保全率。肿瘤分期是治疗决策的主要考虑因素,该患者系$T_{4a}N_{2c}M_0$,ⅣA期,按照2018年美国国立综合癌症网络(NCCN)指南,该患者应该先手术,然后根据术后病理及不良预后因素决定行术后放化疗或术后放疗。若患者有手术禁忌证或拒绝行手术治疗,可考虑行根治性放化疗。经与患者沟通后,患者同意先行手术治疗,酌情配合术后放化疗。

知识点

舌癌不良预后因素

按照 2018 年 NCCN 指南, 舌癌不良预后因素包括淋巴结包膜外受侵、切缘阳性、原发肿瘤 pT_3 或 pT_4、淋巴结 N_2 或 N_3、Ⅳ区或Ⅴ区淋巴结转移、神经周围受侵、血管内瘤栓、淋巴管浸润。

知识点

口腔癌 EGFR 抑制剂的应用指征

按照 2018 年 NCCN 指南, EGFR 检测阳性的患者, 对口腔鳞状细胞癌的初始治疗, 可选择西妥昔单抗(2B 类)联合同步放疗。Bonner 研究也显示对于局部晚期头颈部鳞状细胞癌患者, 与单纯放疗相比, 西妥昔单抗联合放疗显著提高了 5 年的总生存率。

【问题6】 如何选择同期化疗方案?

思路: 患者 KPS 评分 80 分, 体能状态评分(performance status, PS)评分 1 分, 相关基线检查无放化疗禁忌证, 采用大剂量顺铂单药同期化疗。

知识点

放疗同期化疗方案选择

化疗方案选择应根据患者的特征(一般情况、治疗目的)选择个体化的化疗方案, 据 2018 年 NCCN 指南, "全身化疗 + 同步放疗"可供选择的化疗方案包括: 大剂量顺铂(首选)(1 类); 西妥昔单抗(2B 类); 卡铂 /5- 氟尿嘧啶输注(1 类); 5- 氟尿嘧啶 / 羟基脲、顺铂 / 紫杉醇、顺铂 /5- 氟尿嘧啶输注、卡铂 / 紫杉醇(2B 类); 每周 1 次顺铂 $40mg/m^2$(2B 类)。

【问题7】 放疗技术如何选择? 照射野、剂量如何设定?

思路 1: 可采用 4～6MV 高能 X 射线及 8～12MeV 电子线补充照射, 术后放疗照射野应包括整个手术区和全颈, 而且放疗应在伤口愈合后即开始, 一般认为手术与放疗的间隔应 <6 周。

思路 2: 剂量设定: 瘤床剂量≥60Gy(2.0Gy/ 次), 颈部受侵淋巴结区域 60～66Gy(2.0Gy/ 次), 未受侵淋巴结区域 44～64Gy(2.0Gy/ 次)。

知识点

照射野设定(常规二维放疗技术)

1. 原发灶野　应包括原发灶和双上颈淋巴结。上界: 在含口含器、将舌压至口底情况下, 应在舌面上 1.5～2cm。后界: 至椎体后缘, 应包括颈静脉链。前界: 以避开下唇为度。下界: 可在舌骨水平或根据颈部淋巴结的具体情况来定, 原则上尽量不在转移淋巴结上分野。

2. 颈部野　包括中下颈和锁骨上区, 一般采用颈部前切线野。颈部野可根据病变大小与原发灶野在舌骨下缘、喉切迹或环甲膜处分野, 下界至锁骨下缘, 中间挡脊髓 2～2.5cm 宽。36～40Gy 后, 将原发灶野的后界前移以避开脊髓继续推量。

知识点

腔内近距离插植技术可用于早期浅表性病变的单纯治疗, 或作为体外照射的局部加量手段。

思路3：IMRT 技术相比于常规放疗技术，具有物理剂量分布的优势，其可提高肿瘤局部控制并减少正常组织损伤，是主流放疗技术。该患者行术后放化疗，放疗采用 IMRT 技术，术后放疗靶区包括：①瘤床靶区（GTVtb），术前影像学确定的原发肿瘤范围及相应手术区域；②临床靶区（CTV），GTVtb 外扩 0.5～1.0cm，并包括全舌、舌根、全口底、颏舌肌，下至舌骨下缘，双侧Ⅰ、Ⅱ、Ⅲ、Ⅳ、ⅤA 区。具体靶区勾画及等剂量线、DVH 见图 4-3。

左舌癌靶区，
DVH（图片）

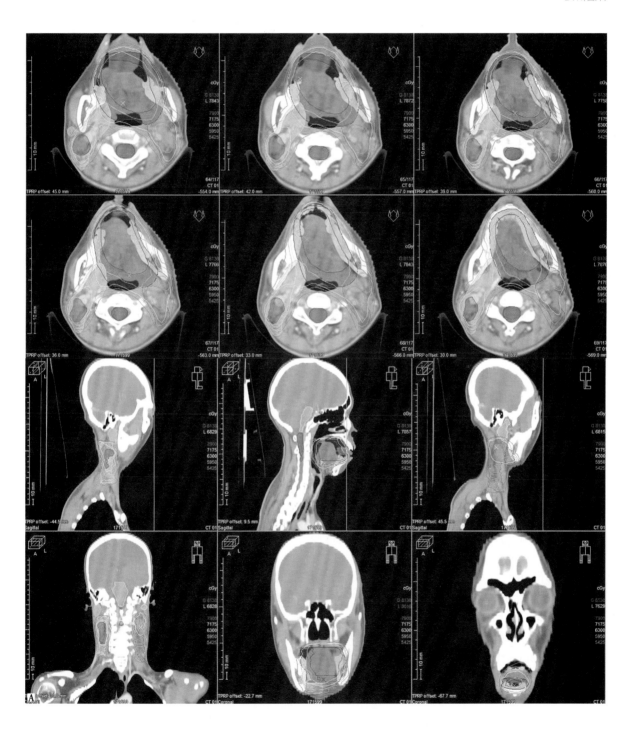

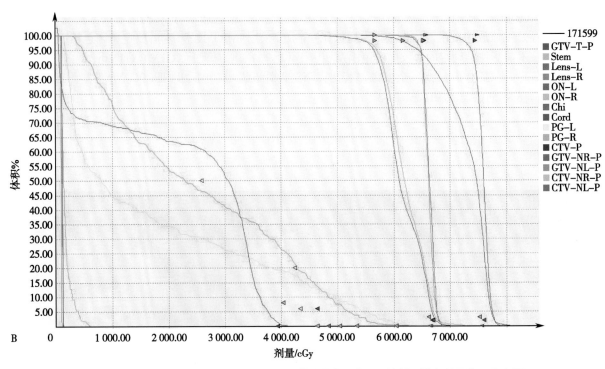

图 4-3　$T_{4a}N_{2c}M_0$ 舌癌患者术后强调适形放疗的靶区勾画、等剂量线和剂量体积直方图
A. 靶区勾画及等剂量线；B. 剂量体积直方图。

【问题 8】　舌癌放疗常见的并发症包括哪些？

舌癌放疗的主要并发症为味觉减退、口干、口腔黏膜糜烂或溃疡，偶有放射性脊髓炎、放射性龋齿与颌骨骨髓炎发生。为减少并发症的出现，放射治疗前应常规行口腔处理，包括洁齿和修补龋齿或拔除残根，拔牙后应使用抗生素，原则上休息 1～2 周才能开始放疗，以减少放射性骨髓炎的发生。在照射技术上，可采用高能 X 射线或高能 X 射线加组织间近距离治疗，以减少周围正常组织的过量照射，减少口干和放射性龋齿的发生。

【问题 9】　舌癌的预后如何？

小的黏膜表面的肿瘤无论手术还是放疗均可获得满意的疗效，其 5 年生存率：T_1 病变为 80%～90%，T_2 约为 50%。无论手术或放疗对 T_3、T_4 病变的局部控制率都较低，为 25%～30%。对于晚期病变，特别是 N_2、N_3 的病例可采用同步放化疗，以期提高局部控制率。生存率与分期及淋巴结转移与否有关。性别与预后有一定的关系（女性患者的预后较男性略好）。放疗的局部控制率主要与肿瘤的大小和原发肿瘤的浸润深度有关，与肿瘤的分化程度关系不大。

【问题 10】　如何进行随访？

思路：随访包括如下内容。

（1）病史和体格检查：第 1 年，每 1～3 个月 1 次；第 2 年，每 2～4 个月 1 次；第 3～5 年，每 4～6 个月 1次；>5 年，每 6～12 个月 1 次。

（2）治疗后的 6 个月之内，对原发部位和颈部进行基线的影像学检查。

（3）如有临床症状，进行胸部影像学检查。

（4）颈部接受过放疗，每 6～12 个月检查 1 次促甲状腺激素（thyroid stimulating hormone，TSH）水平。

（5）如有临床指征，进行语言 / 听力和吞咽功能评估和康复治疗。

（6）建议戒烟、戒酒。

（7）行口腔科评价。

知识扩展或延伸问题

【问题 11】　其他期别口腔肿瘤的治疗原则是什么？

思路：小的、表浅的、特别是位于舌前 1/3、舌尖和舌前侧缘 T_1N_0 或小 T_2N_0（2cm）病变，可行局部切除及预防性同侧颈部淋巴结选择性清扫（Ⅰ～Ⅲ区）；伴有邻近口底侵犯的病变可行肿瘤加部分下颌骨切除和颈部淋巴结清扫。

舌前部无口底受侵的 T_1N_0、小 T_2N_0 病变、较大但表浅的或外生性、无明显深部肌肉浸润或放疗中病变消退满意的病变，以及病变虽小但部位靠后无法经口腔手术的病变可考虑根治性放疗。

T_3N_0 的患者行原发灶切除及对至少Ⅰ～Ⅲ区行选择性或改良根治性颈部淋巴结清扫，若有包膜外受侵和/或切缘阳性，推荐术后放化疗，也可行再切除或放疗；若有除包膜外受侵和/或切缘阳性外的其他预后不良因素，可行放疗或放化疗；若无术后不良因素，可只行术后放疗。

T_{4a} 任何 N 和 $T_{1～3}N_{1～3}$ 的患者，若有双侧颈部淋巴结转移（即 N_{2c}），行原发灶切除及双侧颈部淋巴结清扫；若非 N_{2c} 则行原发灶切除+同侧颈部淋巴结清扫±对侧颈部淋巴结清扫。若有包膜外受侵和/或切缘阳性，推荐术后放化疗，也可行再切除或放疗；若有除包膜外受侵和/或切缘阳性外的其他预后不良因素，可行放疗或放化疗；若无术后不良因素，可只行术后放疗。

部分 T_4 病变、无手术指征或有手术禁忌证或拒绝手术的晚期病例可考虑姑息性放疗。

对于术后患者，如原发肿瘤 pT_3 或 pT_4、淋巴结 N_2 或 N_3、Ⅳ区或Ⅴ区淋巴结转移、神经周围受侵、血管内瘤栓等可考虑术后放化疗。

（潘建基）

推荐阅读资料

[1] 李晔雄. 肿瘤放射治疗学. 5 版, 北京：中国协和医科大学出版社, 2018.

[2] 爱德华·海普林, 卡洛斯·佩雷兹, 路德·布莱迪. 放射肿瘤学原理和实践. 朱广迎, 李晔雄, 夏廷毅, 等译. 5 版, 天津：天津科技翻译出版公司, 2012.

[3] 汤钊猷. 现代肿瘤学. 3 版. 上海：复旦大学出版社, 2012.

[4] 袁双虎, 宋启斌. 肿瘤精准放疗靶区勾画图谱. 武汉：湖北科学技术出版社, 2018.

[5] 南希·李, 陆嘉德. 肿瘤放射治疗靶区勾画与射野设置（适形及调强放射治疗实用指南）. 章真, 傅深, 译. 天津：天津科技翻译出版公司, 2014.

[6] KOYFMAN S A, ISMAILA N, CROOK D, et al. Management of the neck in squamous cell carcinoma of the oral cavity and oropharynx：ASCO Clinical Practice Guideline. J Clin Oncol, 2019, 37（20）：1753-1774.

[7] 南希·李. 头颈部肿瘤精确放射治疗中危及器官与正常组织勾画及保护. 王胜资, 陆嘉德, 译. 长沙：中南大学出版社, 2017.

[8] HO A S, KIM S, TIGHIOUART M, et al. Metastatic lymph node burden and survival in oral cavity cancer. J Clin Oncol, 2017, 35（31）：3601-3609.

[9] CHINN S B, MYERS J N. Oral cavity carcinoma：current management, controversies, and future directions. J Clin Oncol, 2015, 33（29）：3269-3276.

附录 口腔癌 TNM 分期（2017 年 AJCC 第 8 版）

（不包括非上皮性肿瘤，如淋巴组织、软组织、骨和软骨的肿瘤，黏膜黑色素瘤，以及唇红的皮肤鳞状细胞癌）

原发肿瘤（T）

T_x：原发肿瘤无法评估

T_0：无原发肿瘤证据

Tis：原位癌

T_1：肿瘤最大径≤2cm，浸润深度≤0.5cm

T_2：肿瘤最大径≤2cm，0.5cm<浸润深度≤1cm 或 2cm<肿瘤最大径≤4cm，且浸润深度≤1cm

T_3：肿瘤最大径>4cm 或任何肿瘤浸润深度>1cm 但≤2cm

T_{4a}：中晚期局部疾病。肿瘤仅侵犯邻近结构（如穿透下颌骨或上颌骨的骨皮质，或累及上颌窦或面部皮肤）[齿龈原发肿瘤（仅）浅表侵蚀骨/牙槽窝者不足以划分为 T_4]或肿瘤扩展累及双侧舌部和/或浸润深度>2cm

T_{4b}：极晚期局部疾病。肿瘤侵犯咀嚼肌间隙、翼板、或颅底和/或包绕颈内动脉

区域淋巴结（N）

临床区域淋巴结（cN）

N_x：区域淋巴结无法评估

N_0：无区域淋巴结转移

N_1：同侧单个淋巴结转移，最大径≤3cm，淋巴结外侵犯（extranodal extension，ENE）（-）

N_2：同侧单个淋巴结转移，3cm<最大径≤6cm 且 ENE（-）；或同侧多个淋巴结转移，最大径≤6cm 且 ENE（-）；或双侧或对侧淋巴结转移，最大径≤6cm 且 ENE（-）

N_{2a}：同侧单个淋巴结转移，3cm<最大径≤6cm 且 ENE（-）

N_{2b}：同侧多个淋巴结转移，最大径≤6cm 且 ENE（-）

N_{2c}：双侧或对侧淋巴结转移，最大径≤6cm 且 ENE（-）

N_3：转移淋巴结最大径>6cm 且 ENE（-）；或任何数目和大小的淋巴结转移且临床明显呈 ENE（+）

N_{3a}：转移淋巴结最大径>6cm 且 ENE（-）

N_{3b}：任何数目和大小的淋巴结转移且临床明显呈 ENE（+）

病理区域淋巴结（pN）

N_x：区域淋巴结无法评估

N_0：无区域淋巴结转移

N_1：同侧单个淋巴结转移，最大径≤3cm 且 ENE（-）

N_2

N_{2a}：同侧单个淋巴结转移，最大径≤3cm 且 ENE（+）；或同侧单个淋巴结转移，3cm< 最大径≤6cm，且 ENE（-）

N_{2b}：同侧多个淋巴结转移，最大径≤6cm 且 ENE（-）

N_{2c}：双侧或对侧淋巴结转移，最大径≤6cm 且 ENE（-）

N_3

N_{3a}：转移淋巴结最大径 >6cm 且 ENE（-）

N_{3b}：同侧单个淋巴结转移，最大径 >3cm 且 ENE（+）；或同侧多个、双侧或对侧淋巴结转移，其中任何淋巴结呈 ENE（+）；或对侧单个淋巴结转移，任意人小且 ENE（+）

远处转移（M）

M_0：无远处转移

M_1：有远处转移

预后分期分组

0 期：Tis N_0M_0

Ⅰ期：$T_1N_0M_0$

Ⅱ期：$T_2N_0M_0$

Ⅲ期：$T_3N_0M_0$；$T_1N_1M_0$；$T_2N_1M_0$；$T_3N_1M_0$

ⅣA 期：$T_{4a}N_0M_0$；$T_{4a}N_1M_0$；$T_1N_2M_0$；$T_2N_2M_0$；$T_3N_2M_0$；$T_{4a}N_2M_0$

ⅣB 期：T_{4b} 任何 N M_0；任何 T N_3 M_0

ⅣC 期：任何 T 任何 N M_1

组织学分级（G）

Gx：级别无法评估

G1：高分化

G2：中分化

G3：低分化

第五章　口　咽　癌

口咽部上起软腭腹侧，下至会厌谷，相当于C_2、C_3水平。前方以舌腭弓及舌轮廓乳头与口腔为界。侧壁由舌腭弓、扁桃体和咽腭弓组成。后壁软组织覆盖于颈椎前。口咽部分为舌根、扁桃体区、软腭腹侧及咽后壁四个部分，侧面及后壁由咽缩肌包裹，与咽旁间隙及咽后间隙分隔。

口咽癌年发病率约为4.9/10万，常见于男性，好发年龄为50～60岁。男女比约为1.7∶1。目前口咽癌的病因尚不明确，多数文献报道吸烟和饮酒是其发生的重要因素，人乳头瘤病毒（human papillomavirus，HPV）感染是引起口咽癌的另一危险因素。经美国食品药品监督管理局（Food and Drug Administration，FDA）确认的高危HPV（high risk-HPV，HR-HPV）有HPV 16、HPV 18、HPV 31、HPV 33。HPV感染中，HPV 16感染率最高，其次为HPV 18。HPV阳性口咽癌的发病率持续稳步上升，据估计，在美国和西欧，已有70%～80%的口咽癌归因于HPV感染。其他危险因素也可能参与口咽癌的发生，如维生素缺乏、口腔卫生差、营养不良、白斑和增殖性红斑癌前病变等。

口咽部的恶性肿瘤有上皮或腺体腺上皮来源的癌及中胚层来源的各种肉瘤和淋巴瘤。临床以上皮来源的癌及恶性淋巴瘤最多见，其他少见。从发病部位上讲，以扁桃体区恶性肿瘤最常见，约占口咽部恶性肿瘤的60%，其次为舌根，占25%左右，发生于软腭部位的约为15%。

口咽肿瘤初期症状不明显，可有咽部不适及异物感。随肿瘤长大或破溃感染后开始出现咽痛，进食时加重，也可因舌咽神经反射造成内耳痛。如向咽侧侵犯，侵及翼内肌可引起张口困难。向上累及鼻咽部，可以造成一侧耳闷、听力减退；舌根部侵犯累及舌神经或舌下神经导致舌麻木、伸舌困难。颈部淋巴结转移多见，主要在上颈部、下颌角后。

【诊疗过程】

（1）通过仔细询问病史，了解患者的首发症状及症状的持续时间和进展速度。询问有无明确诱因及容易诱发头颈部肿瘤的不良生活习惯，如烟酒嗜好及持续时间。一些重要的阴性体征，往往提示肿瘤侵犯的程度和对功能的影响程度，对临床分期和治疗原则的确定有重要意义。

（2）在全身检查的基础上，应重点检查头颈部。包括应用间接喉镜、鼻咽喉镜明确原发肿瘤的部位及侵犯范围。口咽癌具有沿软腭及咽侧壁黏膜向周围浸润性生长并向深层浸润的特性，因此，其局部浸润性病变多较广泛，往往超出肉眼所见的黏膜病变。手指触诊检查常可检出超出肉眼所见的肿瘤浸润范围，且通过简单的指诊即可明确有无舌根和舌会厌谷的侵犯。口咽癌发生颈部淋巴结转移多见，在触诊时颈部淋巴结转移的阳性率占60%～75%。体检颈部时注意是否有肿大淋巴结及肿大淋巴结部位、大小、活动度、疼痛、压痛、是否侵犯皮肤。

（3）鼻咽喉镜、下咽部及颈部MRI或CT等影像学检查，可判断局部病灶大小及侵犯范围，并获取病理诊断和肿瘤预后相关分子标志物检测。

（4）行X线胸片或胸部CT、腹盆腔超声或CT、骨扫描等，除外远处转移。

（5）目前，临床上对于诊断HPV阳性口咽癌的最佳方法尚未达成共识。有各种不同的方法进行辅助诊断，包括利用肿瘤活检标本，使用免疫组织化学（immunohistochemistry，IHC）检测P16蛋白表达，使用聚合酶链反应（polymerase chain reaction，PCR）检测HPV相关遗传物质及使用原位杂交（in situ hybridization，ISH）。

（6）头颈部肿瘤多具有相同的致癌因素，如饮食习惯、吸烟、酗酒等不良生活习惯，有部分患者会同时出现第二原发性肿瘤，如上消化道和上呼吸道器官同时患有原发肿瘤，故应行食管镜、气管镜检查，以除外第二原发性肿瘤。

（7）询问是否有其他内科合并症，合并症也会影响治疗决策。

（8）整理所有检查资料，明确分期和治疗前一般状况评估，同时对合并症进行处理。

（9）早期口咽癌放疗和手术治疗效果相当。早期患者采用放疗，不仅可取得治愈性效果，而且能有效地保留器官解剖结构的完整性。因此放疗在早期口咽癌的治疗上较手术有一定的优势。

（10）晚期口咽癌单纯手术和单纯放射治疗效果均不理想，采用放疗和手术或放化疗和手术的综合治疗策略则可降低局部复发率，提高生存率。

（11）治疗后进行疗效评价，给予患者治疗后指导建议，定期随访。

【临床关键点】

（1）口咽连接口腔、鼻咽和下咽，是上呼吸道和上消化道的共同通道，分为舌根、扁桃体区、软腭腹侧及咽后壁四个部分。

（2）口咽癌与头颈部其他肿瘤多具有相同的致癌因素，如饮食习惯、吸烟、酗酒等不良生活习惯，有部分患者会同时出现第二原发性肿瘤，如上消化道和上呼吸道器官同时患有原发肿瘤，应行食管镜、气管镜检查，以除外第二原发性肿瘤。

（3）完善的临床检查，包括病史、体检、实验室检查、影像学检查及病理诊断，有助于制订详细的诊疗方案。

（4）治疗原则为在最大可能地提高肿瘤的局部区域控制率和生存率的同时，尽量保留口咽部的功能，提高患者的生活质量。

（5）对于早期病变，根治性放疗或手术治疗均可，基于器官功能保全原则，更倾向于选择放疗。

（6）对于局部晚期口咽癌，可选择诱导化疗和同期放化疗或同期放化疗等治疗手段，治疗失败后行手术挽救治疗，或计划性术前同期放化疗。不能手术切除的局部晚期病变以诱导化疗＋同期放化疗或同期放化疗作为治疗手段。

（7）选择放疗为主要治疗手段的患者，推荐采用三维适形或调强放疗技术。适形放疗基于其物理剂量分布的优势，能够保证靶区得到更为准确的给定剂量，同时使周围正常组织的受量减少。

（8）分子靶向治疗的研究有可能为口咽癌的治疗带来新的治疗模式。

（9）治疗后定期复查，及早发现治疗失败的情况，观察记录晚期并发症并指导功能锻炼。

【临床病例】

第一步：病史采集

患者，男，59岁。以"左侧咽部疼痛2个月，张口困难1周"为主诉就诊。

患者2个月前无明显诱因出现左侧咽部疼痛，渐进性加重，并放射至左耳部，进食时加重，1周前出现张口困难，无发热、畏冷、寒战，无声音嘶哑、吞咽呛咳、呼吸困难，无面部麻木、复视、听力下降。

既往吸烟史40年，40支/d，余病史无特殊。

查体：一般情况中，KPS评分80分，身高165cm，体重65kg。左上颈可及肿大淋巴结1枚，大小约2cm×1.5cm，质硬，活动受限，无触痛。张口受限，门齿间距3cm。左扁桃体区见菜花状肿物，表面覆盖有坏死分泌物。鼻咽未见肿物。下咽及喉窥视不清（图5-1）。

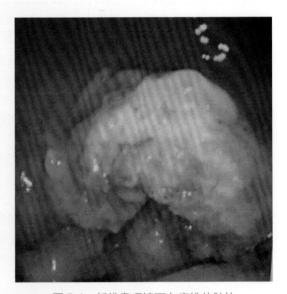

图5-1 纤维鼻咽镜下左扁桃体肿块

【问题1】 如果考虑该患者左扁桃体癌可能性大,该肿瘤主要的临床表现有哪些?

思路:扁桃体癌常见症状是咽喉部疼痛,常是单侧、持续性疼痛,并可放射至耳部,进食或饮水时疼痛加重。如肿物侵及硬腭、牙龈时可引起咬合不全。出现张口困难则表明肿瘤范围广泛已侵及翼肌。

知识点

口咽癌的临床特点

1. 口咽癌的发病与吸烟、酗酒、HPV 感染、口腔卫生差、营养不良等相关。
2. 早期症状多以咽异物感、咽痛为主,无特异性。
3. 晚期局部症状为吞咽困难、张口受限等。
4. 颈部淋巴结转移概率较高,最常见的淋巴结转移部位为Ⅱ区和Ⅲ区。

【问题2】 该患者为初诊患者,应常规进行哪些检查?

思路:对于恶性肿瘤的检查,一般分为局部分期检查和全身分期检查。局部检查主要评估肿瘤的侵犯范围和深度及区域淋巴结转移状态,口咽癌一般采用 MRI 和 / 或 CT,鼻咽喉内镜检查并获取肿瘤组织送病理检查。全身检查主要评估肿瘤是否存在身体其他部位转移,有胸片或胸部 CT、腹部超声或腹部 CT,晚期病变需要骨扫描检查,以除外其他脏器转移。头颈部肿瘤多具有相同的致癌因素,如饮食习惯、吸烟、酗酒等不良生活习惯,有部分患者会同时出现第二原发性肿瘤,如上消化道和上呼吸道器官同时患有原发肿瘤,故应行食管镜、气管镜检查,以除外第二原发性肿瘤。常规的血液学检查包括血常规、血生化、甲状腺功能等。

知识点

口咽癌的常规检查方法

1. 一般检查

(1)病史:应包括有无烟酒嗜好及咀嚼烟草、槟榔的病史。

(2)查体:重点进行头颈部检查。①检查包括口腔、口咽(强调指诊的重要性)、鼻咽、下咽、喉(间接鼻咽、喉镜或光导纤维鼻咽 / 喉镜检查);②颈部检查确定是否有肿大淋巴结及肿大淋巴结部位、大小、活动度、疼痛、压痛、是否侵犯皮肤。

2. 实验室检查 三大常规、血生化、凝血功能、免疫九项、血型、甲状腺功能、HPV(16、18、31、33、35)检查。

3. 影像学检查 胸片或胸部 CT、腹盆腔超声或 CT、骨扫描(根据病情需要)、咽部 CT 或 MRI(扫描范围上至颅底,下至喉咽,必要时应扫描下颈)。

第二步:辅助检查

患者三大常规及血生化均无异常;心电图正常;肺功能正常。肺部 CT:双肺未见实质性病变;腹部超声示肝静脉、门静脉、腹盆腔均未见占位性病变。纤维鼻咽喉镜示左扁桃体及左咽弓见大块菜花状肿物,表面粗糙;鼻咽、下咽及喉未见异常。鼻咽 MRI:符合左扁桃体癌,累及软腭、翼内肌并左颈部淋巴结转移(图5-2)。病理结果:左扁桃体高分化鳞状细胞癌。免疫组织化学提示HPV(-)。

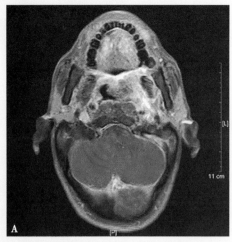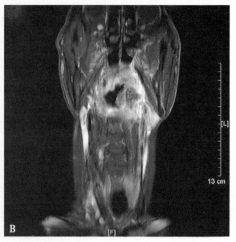

图 5-2 口咽癌 MRI 表现

A. 轴位 T_1WI 增强；B. 冠状位 T_1WI 增强。

【问题 3】 该患者的临床诊断与分期是什么？

思路 1：口咽癌的确诊主要依靠活检或手术，通常在表面麻醉及内镜下取肿瘤组织送病理诊断。肿瘤较大合并呼吸困难和有大出血可能者，取活检应慎重。

思路 2：口咽癌发生颈部淋巴结转移多见，在触诊时颈部淋巴结转移的阳性率占 60%～75%，若原发肿瘤已超过中线，则对侧淋巴结发生转移的概率为 20%～30%。

思路 3：目前分期采用 2017 年第 8 版美国癌症联合会（AJCC）分期，见附录 5-1、附录 5-2。

根据 AJCC 分期，MRI 示左扁桃体癌累及软腭、翼内肌，为 T_{4a}，体检示左上颈可及肿大淋巴结 1 枚，直径<3.0cm，为 N_1，相关检查未发现远处转移，为 M_0。故诊断为左扁桃体鳞状细胞癌累及软腭、翼内肌并左颈部淋巴结转移 $T_{4a}N_1M_0$，ⅣA 期，HPV（－）。

【问题 4】 若该患者诊断 $T_{4a}N_1M_0$，ⅣA 期，可选择的治疗方案有哪些？

思路 1：治疗决策需要综合患者的肿瘤分期、有无紧急手术情况（大出血和呼吸困难等）及患者的身体条件和治疗意愿。严重的内科合并症使得患者不能耐受手术或患者拒绝手术的意愿均需在治疗决策中加以考虑。

思路 2：口咽连接口腔、鼻咽和下咽，是上呼吸道和上消化道的共同通道。因此，决定治疗手段时，在考虑局部控制的同时，应该考虑尽量保留口咽部的功能，提高患者的生活质量。

知识点

患者为 $T_{4a}N_1M_0$ ⅣA 期，根据 2018 年第 2 版美国国立综合癌症网络（NCCN）指南，可有下列治疗方案。

1. 同步放化疗。常规分割放疗，即 7 周内给予 2.0Gy/ 次，至 70Gy，同时用每 3 周单药顺铂 80～100mg/m²，共 3 次。治疗后行影像学检查评估原发灶及颈部淋巴结退缩情况，必要时予原发灶挽救性手术和 / 或颈清扫。

2. 原发灶切除＋同侧颈清扫（如有指征，进行重建），根据是否有术后病理不良预后因素行放疗＋化疗或单独放疗。术后病理不良预后因素包括淋巴结包膜外侵犯、切缘阳性、原发肿瘤 pT_3 或 pT_4、淋巴结 N_2 或 N_3、Ⅳ区或Ⅴ区淋巴结转移、神经周围侵犯、血管内瘤栓。

3. 行诱导化疗（Ⅲ类证据）后予同步放化疗。治疗后行影像学检查，评估原发灶及颈部淋巴结退缩情况，必要时予原发灶挽救性手术和 / 或颈清扫。

4. 进入含多种治疗模式的临床试验。针对一些患者不愿接受手术，放化疗或合并内科疾病等无法耐受规范治疗者。

【问题 5】 若该患者要求先行保守治疗，应该如何进行？

思路：口咽癌的诊断和治疗都要遵循正确的临床思维原则，在采取治疗之前要对患者进行全面评估，收集包括患者一般情况、疾病诊断、分期、既往治疗和合并症等资料，然后形成对该患者的个体化治疗方案。

知识点

该患者可采用同步放化疗，D_T 50Gy 时进行疗效评价，若原发灶完全消退，予继续放疗到根治量，如根治量放化疗后仍未完全消退者，需行残留灶挽救性手术切除。颈部淋巴结的处理：N_1 患者，淋巴结对非手术治疗的反应，完全缓解者予观察，未能达到完全缓解者，行颈清扫（若 $N_{2\sim3}$ 患者，行计划性颈清扫）。

口咽癌患者接受放疗时推荐行三维适形或调强放疗，目的是减少危及器官的受量，尤其是实现对腮腺的保护。

第三步：住院后治疗

采用同步放化疗，放疗采用 IMRT 技术。具体靶区勾画、等剂量线、DVH 见图 5-3。

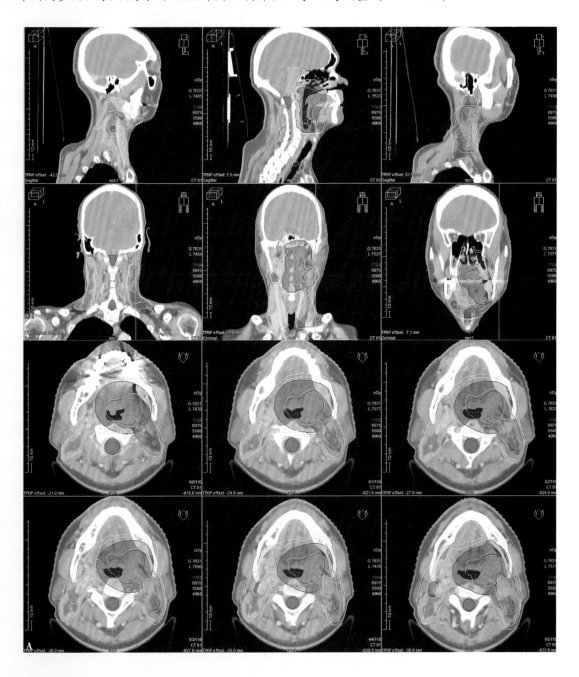

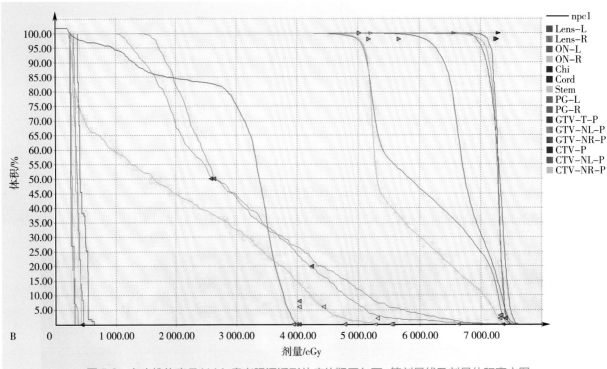

图 5-3 左扁桃体癌 $T_4N_1M_0$ 患者强调适形放疗的靶区勾画、等剂量线及剂量体积直方图
A. 靶区勾画及等剂量线；B. 剂量体积直方图。

【问题6】 放疗应该注意哪些事项？

思路1：放疗前需要明确告知患者放疗的目的、放疗中会出现的急性放疗反应和晚反应组织损伤表现、是否需要合并同期化疗等。交代治疗前、治疗中和治疗后需要注意的事项。育龄期女性患者需要告知治疗期间和治疗后2~3年内避免妊娠；有条件患者可以在治疗前进行生殖细胞储备。

左扁桃体癌靶区，DVH（图片）

思路2：预知和预防大出血/窒息发生的可能性和采取相应的防范措施，并与患者进行沟通并签署知情同意书。有些患者原发肿瘤巨大，破坏和占据喉腔，挤压气道，导致呼吸困难，放疗时症状可进一步加重，必要时需先行气管切开。

思路3：放疗前需要进行口腔处理。建议患者在放疗前就诊口腔专科，待修补坏牙和拔除残根和洁齿等口腔处理完成后1~2周，创面愈合后开始放疗。

思路4：放疗前需要处理严重内科合并症、治疗已经存在的肿瘤合并感染、出血等情况，使患者达到能够耐受放疗的条件。

思路5：纠正治疗前存在的营养不良状态，做好营养支持准备工作。放疗前针对高危营养风险的患者，可置入鼻饲管、空肠营养管或行胃造瘘，其中胃造瘘效果更优。

【问题7】 若该患者要求手术治疗，术后应行放化疗的指征有哪些？

思路：患者一般情况尚可，血生化、心电图、肺功能检查正常，既往病史无特殊。可考虑手术治疗。行原发灶切除+同侧颈清扫（如有指征，进行重建），根据是否有术后病理不良预后因素行放疗+化疗或单独放疗。

> 知识点
>
> 术后病理不良预后因素包括淋巴结包膜外侵犯、切缘阳性、原发肿瘤 pT_3 或 pT_4、淋巴结 N_2 或 N_3、Ⅳ区或Ⅴ区淋巴结转移、神经周围侵犯、血管内瘤栓。

【问题8】 患者选择手术治疗后，术后病理示左扁桃体高分化鳞状细胞癌，肿块大小约4.5cm×3cm，累及软腭、翼内肌，上切缘阳性，余切端阴性，双颈清扫见左上颈淋巴结5/16、左下颈2/10、右上颈2/12、右下颈0/8转移。下一步如何治疗？

思路：患者术前MRI示肿瘤侵犯范围广泛，术后分期为 $T_{4a}N_{2c}M_0$，ⅣA期。患者一般情况可，心电图及肺功能检查均未见异常，可术后同步放化疗，以提高局部控制率，降低远处转移风险，延长患者生存期，提高疗效。术后放疗主要针对瘤床及淋巴引流区予以补充照射，切缘阳性予 D_T 60～66Gy，颈部高危区予照射 D_T 56～60Gy，右下颈低危区予以照射 D_T 50Gy，化疗的药物以铂类为主。

【问题9】　治疗后如何随访及监测？

思路1：一般要求治疗后2年内每3个月复查1次，2～5年内每半年复查1次，5年以后每年复查1次。复查项目包括一般体格检查，间接鼻咽、喉镜或光导纤维鼻咽/喉镜检查，胸片或胸部CT，腹盆腔超声或CT，骨扫描（必要时），咽部CT或MRI。

思路2：如有临床指征，推荐胸部影像学检查作为监测有无第二原发性肿瘤的手段。难以随访的疾病（即接受放化疗而未接受手术治疗的患者），建议在原发灶和颈部放疗后（3～6个月）行影像学检查了解基线水平，如体检中发现可疑的症状或体征则需重复影像学检查。如果随访使用 PET 检查，第1次应在术后12周后进行，以减少假阳性率。如果放疗范围包括甲状腺，应每6～12个月行 TSH 水平检查。如有指征，行言语、听力和吞咽功能评价及康复治疗。建议戒除烟酒。如有指征，口腔科随访。

知识扩展或延伸问题

【问题10】　口咽癌的治疗原则是什么？

思路1：根据不同分期，治疗方案可分为3大类：① $T_{1～2}$，$N_{0～1}$；② $T_{3～4a}$，N_0；③ $T_{3～4a}$，N+或任何T，$N_{2～3}$。

思路2：早期（$T_{1～2}$，$N_{0～1}$）口咽部肿瘤可采取切除原发灶加颈清扫或根治性放疗。基于器官功能保全原则，更倾向于选择放疗。根治性放疗后残留或复发的肿瘤也可采取挽救性手术治疗。单独放疗适用于原发灶 T_1 或 T_2 加 N_1 的情况。术后病理结果显示有不良预后因素的患者应予术后放疗。两者最佳间隔时间不应超过6周。存在淋巴结包膜外侵犯和黏膜切缘阳性的不良预后因素的恶性肿瘤患者应给予辅助化疗/放疗。对于其他不良预后因素，如原发肿瘤 pT3 或 pT4、淋巴结 N_2 或 N_3、Ⅳ区或Ⅴ区淋巴结转移、神经周围侵犯、血管内瘤栓，需要根据临床情况判断在放疗基础上加用化疗或单独放疗。

思路3：对于晚期可切除的肿瘤（$T_{3～4a}$，任何 N 或 $N_{2～3}$）有3种治疗方法可供选择，还包括功能评估的、含多种治疗模式的临床试验。3种方法分别如下。

（1）同步全身治疗/放疗（挽救性手术用于处理残留或者复发的肿瘤）。

（2）原发灶/颈清扫术/重建术后，根据是否有病理不良预后因素决定采用放疗+化疗或单独放疗。

（3）诱导化疗加化/放疗，目前该方法争议较大。对于同步全身治疗/放疗的方法，所有患者需在治疗结束后接受原发灶及颈部疗效的评估。如果患者开始治疗前有淋巴结受侵，治疗后原发灶及颈部获得完全缓解，则之后的治疗需要根据最初的 N 分期决定。N_1 的患者可继续观察，N_2 或 N_3 的患者可选择继续观察或按计划行颈清扫术。然而，如果颈部有肿瘤残留（原发灶已经得到控制），则需要实行颈清扫术。原发灶有残留的患者应施行挽救性肿瘤切除术加颈清扫术。

思路4：此外，对于 T_{4b}，任何 N，或不可切除的 N+，可选择推荐临床试验或接受标准治疗。标准治疗根据体能状态（PS）评分进行，对于 PS 为0～1分的患者，可选择同步顺铂化疗+放疗或诱导化疗继之化/放疗；对于 PS 为2分的患者，可选择根治性放疗±同步全身治疗；对于 PS 为3分的患者，可选择根治性放疗或最佳支持治疗。

【问题11】　口咽癌与 HPV 的关系是什么？

思路：口咽部癌变上皮组织中 HPV 感染率较正常上皮组织明显增高。口咽癌中 HPV 阳性率为41%。HPV 16 是口咽癌中主要的感染型别，占所有 HPV 感染的90%，其次是 HPV 18，占所有 HPV 感染的5%。HPV 感染是口咽癌的重要致病因素。口-生殖器直接接触是口腔黏膜感染 HPV 的主要途径。HPV 阳性的口咽癌患者对放化疗敏感，长期预后好。HPV 感染是口咽癌总生存期和无病生存期的独立预后因素，不管患者采用外科切除还是放化疗，肿瘤组织中 HPV 阳性提示更高的生存率。与 HPV 阴性的口咽癌患者相比，尽管 HPV 阳性口咽癌患者的发病年龄小、肿瘤病理分化程度差、区域转移早，但是对放化疗却更为敏感，局部复发率低，因而具有更好的生存预后。此外肿瘤组织中 HPV 拷贝数越高，患者总生存期和无病生存期就会越高，肿瘤复发的概率越低。虽然 HPV 阳性口咽癌患者有较好的预后，但是如果患者有持续吸烟或既往有吸烟史，其生存期死亡风险和复发间隔时间等指标均劣于从不吸烟的 HPV 阳性口咽癌患者。2012年2月美国儿科学会发布了新的 HPV 疫苗指南，推荐男孩和女孩分别达到11～12周岁时接种 HPV 疫苗，其中男孩仅可接种四价 HPV 疫苗（主要针对 HPV 6、HPV 11、HPV 16 和 HPV 18），女孩可接种二价（主要针对 HPV 16 和 HPV 18）或四价 HPV 疫苗（主要针对 HPV 6、HPV 11、HPV 16 和 HPV 18）。

（潘建基）

推荐阅读资料

[1] 李晔雄. 肿瘤放射治疗学. 5 版. 北京: 中国协和医科大学出版社, 2018.

[2] 爱德华•海普林, 卡洛斯•佩雷兹, 路德•布莱迪. 放射肿瘤学原理和实践. 朱广迎, 李晔雄, 夏廷毅. 等译. 5 版. 天津: 天津科技翻译出版公司, 2012.

[3] 汤钊猷. 现代肿瘤学. 3 版. 上海: 复旦大学出版社, 2012.

[4] 袁双虎, 宋启斌. 肿瘤精准放疗靶区勾画图谱. 武汉: 湖北科学技术出版社, 2018.

[5] 南希•李. 肿瘤放射治疗靶区勾画与射野设置(适形及调强放射治疗实用指南). 陆嘉德, 译. 天津: 天津科技翻译出版公司, 2014.

[6] 南希•李. 头颈部肿瘤精确放射治疗中危及器官与正常组织勾画及保护. 王胜资, 陆嘉德, 译. 长沙: 中南大学出版社, 2017.

[7] TABERNA M, MENA M, PAVÓN M A, et al. Human papillomavirus-related oropharyngeal cancer. Ann Oncol, 2017, 28 (10): 2386-2398.

[8] BHATIA A, BURTNESS B. Human papillomavirus–associated oropharyngeal cancer: defining risk groups and clinical trials. J Clin Oncol, 2015, 33 (29): 3243.

[9] MAXWELL J H, GRANDIS J R, FERRIS R L. HPV-associated head and neck cancer: unique features of epidemiology and clinical management. Annu Rev Med, 2016, 67: 91-101.

[10] Marur S, Forastiere A A. Head and neck squamous cell carcinoma: update on epidemiology, diagnosis, and treatment. Mayo Clin Proc, 2016, 91 (3): 386-396.

附录 5-1: 口咽癌(p16−)TNM 分期(2017 年 AJCC 第 8 版)

原发肿瘤(T)

T_x: 原发肿瘤无法评估

Tis: 原位癌

T_1: 肿瘤最大径≤2cm

T_2: 2cm<肿瘤最大径≤4cm

T_3: 肿瘤最大径 >4cm 或侵犯会厌的舌面

T_{4a}: 肿瘤侵犯喉、舌的外部肌肉及翼内肌、硬腭或下颌骨

T_{4b}: 肿瘤侵犯翼外肌、翼板、鼻咽侧壁, 或颅底, 或肿瘤包绕颈动脉

区域淋巴结(N)

临床区域淋巴结(cN)

N_x: 区域淋巴结无法评估

N_0: 无区域淋巴结转移

N_1: 同侧单个淋巴结转移, 最大径≤3cm 且 ENE(−)

N_2: 同侧单个淋巴结转移, 最大径 >3cm, 但≤6cm 且 ENE(−); 或同侧多个淋巴结转移, 最大径均≤6cm 且 ENE(−); 或双侧或对侧淋巴结转移, 最大径均≤6cm 且 ENE(−)

N_{2a}: 同侧单个淋巴结转移, 最大径 >3cm, 但≤6cm 且 ENE(−)

N_{2b}: 同侧多个淋巴结转移, 最大径均≤6cm 且 ENE(−)

N_{2c}: 双侧或对侧淋巴结转移, 最大径均≤6cm 且 ENE(−)

N_3: 转移淋巴结最大径 >6cm 且 ENE(−); 或任何数目和大小的淋巴结转移且临床明显呈 ENE(+)

N_{3a}: 转移淋巴结最大径 >6cm 且 ENE(−)

N_{3b}: 任何数目和大小的淋巴结转移且临床明显呈 ENE(+)

病理区域淋巴结(pN)

N_x: 区域淋巴结无法评估

N_0: 无区域淋巴结转移

N_1: 同侧单个淋巴结转移, 最大径≤3cm 且 ENE(−)

N_2：同侧单个淋巴结转移，最大径≤3cm 且 ENE（+），或同侧单个淋巴结转移，3cm< 最大径≤6cm 且 ENE（-），或同侧多个淋巴结转移，最大径≤6cm 且 ENE（-），或双侧或对侧淋巴结转移，最大径≤6cm，且 ENE（-）

N_{2a}：同侧单个淋巴结转移，最大径≤3cm 且 ENE（+），或同侧单个淋巴结转移，3cm< 最大径≤6cm 且 ENE（-）

N_{2b}：同侧多个淋巴结转移，最大径≤6cm 且 ENE（-）

N_{2c}：双侧或对侧淋巴结转移，最大径≤6cm 且 ENE（-）

N_3：转移淋巴结最大径 >6cm 且 ENE（-），或同侧单个淋巴结转移，最大径 >3cm 且 ENE（+），或同侧多个、双侧或对侧淋巴结转移，其中任何淋巴结呈 ENE（+），或对侧单个淋巴结转移，任意大小且 ENE（+）

N_{3a}：转移淋巴结最大径 >6cm 且 ENE（-）

N_{3b}：同侧单个淋巴结转移，最大径 >3cm 且 ENE（+），或同侧多个、双侧或对侧淋巴结转移，其中任何淋巴结呈 ENE（+），或对侧单个淋巴结转移，任意大小且 ENE（+）

远处转移（M）

M_x：远处转移无法评估

M_0：无远处转移

M_1：有远处转移

预后分期分组

0 期：$TisN_0M_0$

Ⅰ 期：$T_1N_0M_0$

Ⅱ 期：$T_2N_0M_0$

Ⅲ 期：$T_3N_0M_0$

　　　$T_1N_1M_0$

　　　$T_2N_1M_0$

　　　$T_3N_1M_0$

ⅣA 期：$T_{4a}N_0M_0$

　　　　$T_{4a}N_1M_0$

　　　　$T_1N_2M_0$

　　　　$T_2N_2M_0$

　　　　$T_3N_2M_0$

　　　　$T_{4a}N_2M_0$

ⅣB 期：T_{4b} 任何 NM_0

　　　　任何 TN_3M_0

ⅣC 期：任何 T 任何 NM_1

组织学分级（G）

Gx：级别无法评估

G1：高分化

G2：中分化

G3：低分化

G4：未分化

附录 5-2：口咽癌（p16＋）TNM 分期（2017 年 AJCC 第 8 版）

原发肿瘤（T）

T_0：未发现肿瘤

T_1：肿瘤最大径≤2cm

T_2：2cm<肿瘤最大径≤4cm

T_3：肿瘤最大径 >4cm 或侵犯会厌的舌面

T_4：中等晚期局部疾病

肿瘤侵犯喉、舌外肌、翼内肌、硬腭或下颌骨或更大范围（舌根或会厌谷的原发肿瘤扩展至会厌舌面黏

膜并不构成喉的侵犯）

区域淋巴结（N）

N_x：区域淋巴结无法评估

N_0：无区域淋巴结转移

N_1：同侧单个淋巴结转移，最大径≤6cm

N_2：对侧或双侧淋巴结转移，最大径≤6cm

N_3：淋巴结转移，最大径>6cm

病理区域淋巴结（pN）

N_x：区域淋巴结无法评估

pN_0：无区域淋巴结转移

pN_1：不超过4个淋巴结转移

pN_2：4个以上淋巴结转移

远处转移（M）

M_0：无远处转移

M_1：有远处转移

预后分期分组

Ⅰ期：$T_0N_0M_0$

$T_1N_0M_0$

$T_2N_0M_0$

$T_0N_1M_0$

$T_1N_1M_0$

$T_2N_1M_0$

Ⅱ期：$T_0N_2M_0$

$T_1N_2M_0$

$T_2N_2M_0$

$T_3N_0M_0$

$T_3N_1M_0$

$T_3N_2M_0$

Ⅲ期：$T_0N_3M_0$

$T_1N_3M_0$

$T_2N_3M_0$

$T_3N_3M_0$

$T_4N_0M_0$

$T_4N_1M_0$

$T_4N_2M_0$

$T_4N_3M_0$

Ⅳ期：任何T 任何NM_1

组织学分级（G）

尚无适用于HPV介导的口咽癌的分级系统

第六章 下 咽 癌

下咽是口咽的延续部分，始于咽会厌皱襞，止于环状软骨下缘，并与颈段食管入口相连，相当于 $C_{3\sim6}$ 水平，由梨状窝、环后区和咽后壁三个亚区构成。前方紧邻喉部，与其共同构成咽喉结构，主要功能有呼吸、刺激引起咳嗽、吞咽和发音。

下咽癌是头颈部少见的恶性肿瘤，其发病率不足头颈部恶性肿瘤的 3%。以男性为多见，男女之比为 (2~3):1。平均发病年龄 60~65 岁。发病与烟酒的消耗量呈显著正相关。过量酗酒和每天吸烟超过 40~60 支的人群的发病率是无此嗜好人群的 35 倍。肿瘤发生亚部位中梨状窝占 60%~70%，咽后壁占 25%~30%，环后区占 5%。

由于上消化道受共同的生活习惯和环境因素影响，下咽癌患者发生上消化道 / 呼吸道第二原发性肿瘤的概率为 1/4~1/3。病理以鳞状细胞癌为主，未分化癌、腺癌少见，偶见肉瘤及黑色素瘤。鳞状细胞癌以中分化及低分化最常见。下咽癌侵袭性强，具有弥漫性局部播散、早期淋巴结转移及较高的远处转移率等特点，颈部（Ⅱ~Ⅴ区）及咽后淋巴结均为常见的淋巴结转移区。

【诊疗过程】

（1）详细询问患者的发病过程和喉部刺激症状及发声、吞咽功能改变的相关病史，诊疗经过，目前状况等，询问患者呼出气体有无异味或恶臭。

（2）间接喉镜观察下咽肿瘤生长部位、累及范围、有无合并坏死及声带活动情况，同时间接鼻咽镜检查鼻咽部颈部淋巴结的部位、大小、活动度、疼痛、压痛、是否侵犯皮肤及喉摩擦音是否消失。

（3）内镜、下咽部及颈部 MRI 或 CT 等影像学检查，明确局部病灶大小及侵犯范围，并获取病理诊断和肿瘤预后相关分子标志物检测。

（4）胸片或胸部 CT、腹盆腔超声或 CT、骨扫描等，除外远处转移。

（5）食管镜、气管镜检查除外第二原发性肿瘤。

（6）询问是否有其他内科合并症。

（7）明确分期和一般状况评估。

（8）早期病变可选择手术治疗或放疗。

（9）中晚期病变经多学科联合会诊，制订治疗方案。

（10）治疗后进行疗效评价，给予患者治疗后随诊指导建议，定期随访。

【临床关键点】

（1）下咽分为环后区、梨状窝和咽后壁三个亚区。

（2）下咽癌容易合并感染、坏死，如有深溃疡形成，侵蚀血管，大出血致窒息。局部晚期肿瘤挤压气道，导致呼吸困难等情况，危及生命，医护人员应有预知能力，告知和提醒患者可能发生的严重后果并采取积极预防措施。

（3）MRI 检查能够较好地显示肿瘤侵犯的范围和颈部淋巴结转移状态，应该特别关注咽后淋巴结是否有转移。内镜检查能够帮助确定肿瘤范围和有无坏死及声带活动情况。

（4）下咽癌绝大多数（约 95%）为鳞状上皮癌，治疗时需要获取病理诊断。

（5）治疗原则是最大可能地提高肿瘤局部控制率和患者生存率，尽量降低治疗手段对喉功能的损害程度。

（6）早期病变（T_1N_0 和部分 T_2N_0）患者可以首选根治性放疗或保喉的手术治疗。

（7）可手术治疗但需要行全喉切除的局部晚期下咽癌选择诱导化疗和同期放化疗或同期放化疗等保留

喉功能的治疗手段为首选,治疗失败后行手术挽救治疗或计划性术前同期放化疗。不能手术切除的局部晚期病变以诱导化疗＋同期放化疗或同期放化疗作为治疗手段。

(8)以调强放疗为基础的同步化疗或靶向治疗±手术挽救是局部晚期下咽癌的主要综合治疗手段。

(9)治疗后定期复查,及早发现治疗失败情况,观察记录放疗晚期并发症并指导功能锻炼。

【临床病例】

第一步:病史采集

患者,男,59岁。因"进食咽部异物感8个月,痰中带血丝2个月"就诊。

患者8个月前无明显诱因出现进食咽部异物感,逐渐发展为进食哽塞感,但可正常吞咽食物,无声音嘶哑、喝水呛咳、呼吸困难、发热等,近2个月出现吞咽疼痛,伴痰中带血。

查体:一般情况中,KPS评分80分,身高170cm,体重70kg,左颈Ⅲ区可触及直径约4.0cm的肿大淋巴结,质中,活动欠佳,无压痛。间接喉镜检查见下咽左梨状窝菜花样肿物,肿物上界达会厌尖水平,向前推挤披裂会厌皱襞,喉内结构窥及不满意。

【问题1】 下咽癌的主要临床表现是什么?

思路1:下咽位于消化系统和呼吸系统的分界区域,相关的临床症状也由此引发,即咽部异物感、呼吸或其他刺激引起咳嗽、吞咽疼痛或困难和发音障碍。

思路2:根据肿瘤的大小和侵犯解剖亚区,以上4类症状的出现时间也不同。梨状窝病变起病比较隐匿,早期病变不易发现,环后区病变通常会累及喉部结构,较早出现发音改变。咽后壁肿物容易沿咽后壁向上向下生长,累及食管入口或颈段食管时易出现吞咽困难。早期患者可以出现咽部异物感、咽痛、咳嗽,晚期患者会出现声音嘶哑、饮水呛咳、吞咽困难、呼吸困难,肿瘤坏死合并感染时呼出气体有异味或恶臭味,肿瘤有深溃疡时有大出血的危险。下咽癌出现颈部淋巴结转移概率高,有时原发灶较小,会出现颈部肿大淋巴结,就诊时60%～80%出现同侧颈部淋巴结转移,40%对侧有隐匿的转移灶。最常见的淋巴结转移区域为邻近下咽/喉的Ⅱ区和Ⅲ区。

知识点

下咽癌的临床特点

1. 早期症状 约占所有就诊患者的40%,以咽异物感、咽痛、咳嗽为主。

2. 局部晚期症状 约占所有就诊患者的40%,以声音嘶哑、饮水呛咳、吞咽困难、呼吸困难为主。其中吞咽困难是环后区和颈段食管癌的常见症状,需鉴别。

3. 颈部淋巴结转移 概率较高,最常见的淋巴结区域为Ⅱ区和Ⅲ区。

4. 合并症状 通常合并肿瘤坏死、感染,如有深溃疡形成,有大出血可能。肿瘤巨大时,压迫和堵塞气道,可导致呼吸困难。

【问题2】 门诊应该进行哪些检查?

思路:门诊接诊患者后,首先要进行仔细查体,包括颈部淋巴结触诊、间接喉镜、初步评估肿瘤的侵犯范围和颈部淋巴结转移状态。影像学检查主要采用MRI和/或CT,用于明确肿瘤分期和区域淋巴结转移状态,鼻咽喉内镜检查可帮助明确肿瘤的部位、与周围组织的关系及黏膜面侵犯的范围。特别是在吹气状态,将梨状窝充气扩张,咽后壁和环后区分开,能够较好地判断肿瘤是位于环后区还是咽后壁、梨状窝黏膜受侵的情况及与食管入口的关系。同时还可获取肿瘤组织送病理检查。全身检查主要评估肿瘤是否存在全身其他部位转移,有胸片或胸部CT、腹部超声、骨扫描等。晚期病变有时还需要结合气管镜来评价肿瘤的侵犯范围。尽管PET/CT敏感性较高,但目前并非下咽癌分期的首选检查。此外还需要食管镜检查除外食管/胃等部位的第二原发性肿瘤。常规的血液学检查包括血常规、血生化、乳酸脱氢酶(lactate dehydrogenase,LDH)及甲状腺功能等。

知识点

间接喉镜

间接喉镜检查方法：

1. 患者取坐位，双腿并拢，距离检查者25～40cm，将额镜对准光线，焦点调至咽后壁。

2. 嘱患者张口、伸舌，左手拇指、中指以无菌纱布裹住舌前尖部，夹住后将其轻轻拉出至门齿外。以右手持间接喉镜，将喉镜镜面加温，检查者用手背试其温度是否过热。温度合适后将其经患者左侧口角使镜面与舌背平行放入，达口咽时以镜背将软腭与腭垂推向后上方，与地面成45°角，依次观察舌根、舌扁桃体、会厌、喉咽后壁、喉咽侧壁、会厌舌面及游离缘、杓状软骨及两侧梨状窝等处（图6-1）。

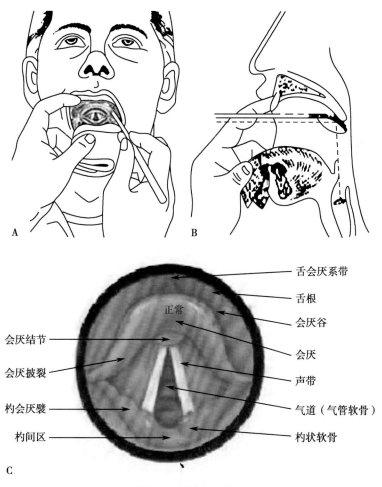

图6-1 间接喉镜检查
A. 正面观；B. 侧面观；C. 声门区镜下表现。

3. 嘱患者发"yi"声，使会厌上举，观察会厌喉面、杓会厌襞、杓间区（位于两侧杓状软骨之间）、环后区、室带与声带及其闭合情况，发音时声门是闭合的。注意各处有无黏膜充血、肿胀、增厚、溃疡、出血、瘢痕、肿瘤形态和侵犯范围及分泌物等。

4. 嘱患者发"yi"声和吸气时，观察声带内收和外展及杓状软骨运动是否正常，并通过声门可见声门下区及部分气管环。如未发现声门以上异常但存在声带运动障碍，应注意声门下区有无肿瘤及环杓关节疾病。

5. 整理检查器械，洗手并记录，向患者交代检查结果。

间接喉镜检查注意事项：

1. 对舌体厚短、舌系带过短、会厌过长或呈婴儿型患者，检查较为困难；幼儿检查也多不易成功；喉前连合处的病变尤易被忽视。凡间接喉镜下不能查清的患者均应行直接喉镜（如电子鼻咽喉镜）检查。

2. 间接喉镜中所见的影像为喉部的倒像，即喉镜中所示的前部实为喉的后部，但左右并不颠倒。

3. 喉镜中影像呈椭圆形，所示声带、声门及其他组织均为实际长度的2/3；喉部黏膜颜色与射入光线的强弱有关，强光常使充血的黏膜颜色如正常或更浅。

4. 勿碰及咽后壁和舌根，以免导致患者恶心而影响检查。对咽反射敏感者，可先用1%丁卡因液喷雾咽部2～3次，黏膜表面麻醉后进行检查。丁卡因总量不超过60mg，注意观察反应，以防发生意外。

5. 检查结束后应在咽部表面麻醉的麻木感消失后再进食，以免发生烫伤、误咽等意外。

6. 若会厌不能举起，声门不能全部窥见时，可在表面麻醉下先用喉卷棉子向前钩起会厌检查，或行咽喉部内镜检查。

知识点

1. 下咽癌通常沿黏膜下侵犯较广的范围，MRI能够较好地显示肿瘤侵犯范围，应作为分期的首选手段。

2. 由于下咽和喉部结构在正常状态时经常处于相互贴临状态，MRI图像在显示是否侵犯咽后壁和喉部结构时不易区分，喉镜检查能够在咽部充气状态下观察，有助于判断肿瘤侵犯，内镜检查应成为必要手段之一。

3. 下咽癌容易出现颈部淋巴结转移，临床上发现70%的患者有颈部淋巴结转移。临床颈部淋巴结转移阴性的患者，仍有17%～56%的病理阳性率。发生在咽后壁和梨状窝部位的肿瘤还容易出现咽后淋巴结转移，申请检查时扫描范围需要包括咽后淋巴结区域。

4. 下咽癌远处转移概率高，治疗之前需要除外远处转移情况，肺和骨是较为常见的部位。

5. 下咽癌患者病程中合并第二原发性肿瘤的概率为1/4～1/3，最常见的为食管癌，对于下咽癌患者，常规要求行食管镜和胃镜，以除外第二原发性肿瘤。

第二步：门诊化验及辅助检查

该患者在门诊进行了下咽增强MRI（图6-2）、鼻咽喉镜（图6-3）、胃镜、支气管镜、颈胸CT、心电图、腹部超声及血生化、血常规等检查。

下咽MRI：下咽后壁可见长约4.4cm弥漫增厚软组织影，最厚处约1.8cm，脂肪抑制T_2WI呈稍高信号，T_1WI呈等信号，增强扫描明显强化，病变向上达口底水平，向下达声门上区，椎前筋膜局部略厚。扫描范围内双颈可见肿大淋巴结，主要位于Ⅱ区和Ⅲ区，左颈大者最大径1.5cm×1cm，右颈可见直径约1cm淋巴结，伴中央坏死，口咽未见异常。所见双侧甲状腺未见明确异常信号。

鼻咽喉镜：口咽双侧扁桃体略肿大。舌根部淋巴滤泡略增生。下咽后壁偏左侧可见菜花样肿物（活检3块），病变上界达会厌尖水平，向下达左侧梨状窝尖部，未侵及到食管入口。左侧梨状窝外侧壁黏膜充血，可疑有病变。环后区及右侧梨状窝黏膜基本光滑。喉部结构完整，双侧披裂对称，未见明显侵及。双侧声带活动正常。

活检病理：（下咽）低分化鳞状细胞癌。

分子病理：鳞状细胞癌，表皮生长因子受体（EGFR）(+++)，血管内皮生长因子（vascular endothelial growth factor, VEGF）(VEGF)(+)。

胃镜、支气管镜、胸部CT、超声及血生化、血常规均正常。

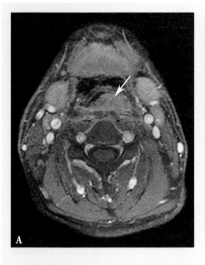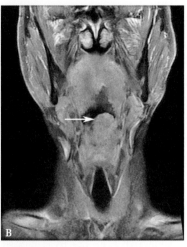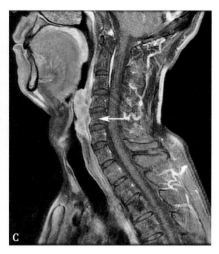

图6-2 下咽癌 MRI 表现

A. 轴位 T_1WI 增强,可见病灶(箭头);B. 冠状位 T_1WI 增强,可见病灶(箭头);C. 矢状位 T_1WI 增强,可见病灶(箭头)。

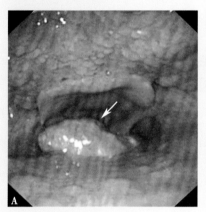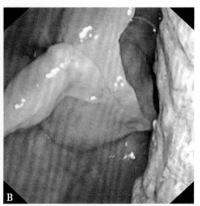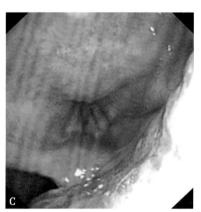

图6-3 下咽癌鼻咽喉镜表现

A. 喉和下咽,可见病灶(箭头);B. 下咽后壁和环后区;C. 声门区。

【问题3】 该患者的诊断和分期是什么?

思路1:下咽癌确诊主要依靠活检或手术获取病理证实。

思路2:2018 年 1 月起,国际上采用第 8 版美国癌症联合会(AJCC)分期(附录),与第 7 版分期的区别在于颈部淋巴结分期中新增加了包膜外侵,出现包膜外侵原来的 N 分期增加 1 级,如同侧小于3cm 淋巴结,但有包膜外侵,原来 N 分期为 N_1,现在分期为 N_2。对于包膜外侵的定义,一般以手术后的病理为准,淋巴结内转移癌细胞突破纤维膜进入周围组织。然而大部分头颈部肿瘤治疗以非手术治疗为主,临床分期判定淋巴包膜外侵需要有明确的周围组织侵犯,如查体发现淋巴结侵犯皮肤、周围肌肉 / 器官,或出现颅神经、臂丛、交感干或膈神经的损伤等,并且需要影像上确认。

根据患者的分期检查和分期标准,目前诊断为:下咽低分化鳞状细胞癌;侵犯下咽后壁、左侧梨状窝、椎前筋膜;双侧Ⅱ、Ⅲ区淋巴结转移;$T_{4b}N_{2c}M_0$(2018 年 AJCC 第 8 版)。

【问题4】 下咽癌需要与哪些疾病鉴别?

思路:根据下咽的解剖结构和功能及下咽癌的临床表现,需要鉴别的疾病如下。

1. 咽炎及咽喉官能症 上呼吸道感染或咽部炎症时会出现声音嘶哑、咽部不适、咽痛等症状。间接喉镜和内镜检查无下咽部肿物发现。血常规检查可能会有白细胞或淋巴细胞数量和比例的改变。

2. 喉咽肿瘤 患者常被误诊为咽炎或咽喉官能症,凡咽部症状持续,应做间接喉镜检查,必要时行钡餐食管下咽造影,以排除恶性可能。

3. 喉部肿瘤 喉和下咽紧邻,早期喉癌的主要临床表现为声音改变,晚期肿瘤临床症状与下咽相似,鉴别诊断需要内镜和影像学检查,明确肿瘤部位。

4. 颈段食管癌 早期症状主要是进行性吞咽困难,晚期累及下咽时症状与下咽癌相似,下咽癌需要明确是否有颈段食管受侵,颈段食管癌也需要明确是否累及下咽。下咽癌和食管癌有时互为第二原发性肿瘤。

5. 颈部淋巴结反应性增生 是最常见的颈部淋巴结肿大的病理改变,常见于感染性疾病。需要避免将下咽癌转移淋巴结误诊为淋巴结反应性增生(炎性淋巴结)。

6. 颈淋巴结结核 下咽癌容易出现颈部淋巴结转移,当下咽部肿瘤小且比较隐匿时,颈部转移淋巴结易被误诊为淋巴结结核,应根据有无接触史、其他部位结核及午后低热、盗汗等结核中毒症状,加以鉴别和排除。因颈部肿块就诊时,必须详查鼻咽、口咽、下咽、喉及食管等处。

【问题5】 下咽癌是否有提示预后不良的分子标志物?目前可以申请哪些常用分子标志物检测指导临床治疗方案制订?

思路:表皮生长因子受体(epidermal growth factor receptor,EGFR)是一种膜受体酪氨酸激酶,通过多种途径引起细胞的增殖,促进肿瘤新生血管形成,促使肿瘤细胞转移。在头颈部鳞状细胞癌中,EGFR经常是过表达的,与预后呈负相关。2006年Bonner研究将424例局部晚期头颈部肿瘤患者随机分为EGFR抑制剂(cetuximab)与放疗联合使用组和单纯放疗组,放疗联合cetuximab与单纯放疗比,5年总生存率从36.4%提高到45.6%。毒副反应方面,除了痤疮样皮疹和输液反应外,3度及以上毒副反应的发生率两组间无明显差异。

第三步:入院后治疗

该患者住院后经过多学科联合查房讨论,诊断为下咽低分化鳞状细胞癌,侵犯下咽后壁、左侧梨状窝、椎前筋膜、可疑侵犯甲状软骨、气管膜部,伴双侧Ⅱ、Ⅲ区淋巴结转移,$T_{4b}N_{2c}M_0$(2018年AJCC第8版),ⅣB期。

【问题6】 如何进行治疗决策?

思路1:治疗决策需要综合患者的肿瘤分期、有无紧急手术情况(大出血和呼吸困难等),以及患者的身体条件和治疗意愿。

思路2:下咽癌治疗的目的是提高患者生存率和喉器官功能保全率。肿瘤分期是治疗决策的主要考虑因素,该患者为不可手术切除病变。

> 知识点
>
> ### 不可手术切除病变的评估和情形
>
> 不可手术病变包括目前手术技术条件下,不易获得阴性切缘的病变及肿瘤侵犯范围广泛,通过手术切除不能使患者在生存或局部控制上获益和导致器官功能严重受损或丧失的情形。当然,对某一具体的患者而言,这些情况并不是手术的绝对禁忌证。
>
> 对下咽癌而言,T_{4b}肿瘤侵犯椎前筋膜,包绕颈动脉,或累及纵隔结构或向上侵犯鼻咽和颅底等属于不可手术切除的情形。

思路3:对不可手术切除的局部晚期患者,目前常规分割照射联合高剂量单药顺铂化疗是局部晚期患者的标准治疗手段。尽管该患者肿瘤组织EGFR(+++),有选择使用EGFR抑制剂治疗的指征,但RTOG 0522研究结果表明同期放化疗+西妥昔单抗并不优于同期放化疗,2014年长期随访结果也未能证实同期放化疗基础上增加抗EGFR靶向治疗药物可以进一步提高疗效。

根据肿瘤分期和患者意愿,确定初步治疗方案为调强放疗联合同期顺铂化疗,同期顺铂100mg/m²,每3周1次。放疗期间,给予营养支持、保护咽部黏膜和颈部皮肤等。在放疗中期(50Gy)时评价疗效,决定行根治性放疗还是放疗联合手术。

【问题7】 放疗前应注意什么?

预知和预防大出血/窒息发生的可能性和采取相应的防范措施,并与患者进行沟通和签署知情同意书。原发肿瘤巨大,破坏和占据喉腔,挤压气道,导致呼吸困难者,必要时先行气管切开。

放疗前需要口腔处理，待修补坏牙和拔除残根和洁齿等口腔处理完成后1~2周、创面愈合后开始放疗。

处理严重内科合并症，治疗已经存在的肿瘤合并感染、出血等情形，纠正治疗前存在的营养不良状态，做好营养支持准备工作。针对高危营养风险的患者，可置入鼻饲管、空肠营养管，或行胃造瘘，其中胃造瘘效果更优。

【问题8】 放疗范围和剂量如何确定？

思路1：常规放疗技术照射野的设计方案如下。

1．两侧面颈联合野对穿照射＋下颈锁骨上野垂直照射，此种方案适合颈部较长、病变相对较小、颈部淋巴结不在分野部位、肿瘤未累及食管的患者。

2．两侧对穿照射大野。这种方案适用于颈部短粗、原发肿瘤较大、侵犯食管入口或颈段食管或颈部有较大转移淋巴结的患者，可以避免因面颈联合野下界与原发肿瘤安全距不够或在原发肿瘤上分野及原发肿瘤剂量不够或不确定的情况发生。

3．面颈联合野下界设置在环状软骨下缘时，距肿瘤下界能够满足2cm安全距离的要求。肿瘤剂量在D_T 36Gy后，避开脊髓，后颈电子线补量，脊髓以前范围继续用X射线照射至D_T 60Gy时缩野至肿瘤区，推量到70Gy。由于下咽部有肿瘤，为了避免面颈联合野与下颈切线野衔接时造成的脊髓剂量重叠，在面颈联合野脊髓部位设置脊髓挡块。

放射剂量根据治疗目的决定，原发肿瘤/阳性淋巴结根治性放疗通常给予70Gy，原发肿瘤邻近区域、阳性淋巴结区域及邻近区域给予60Gy，颈部预防区给予50Gy。术前放疗需要给予原发肿瘤50Gy。

思路2：相比于常规放疗技术，IMRT技术具有物理剂量分布的优势，可提高肿瘤局部控制率并减少正常组织损伤，是主流放疗技术。

如果患者接受了诱导化疗，靶区应该按照化疗前的侵犯范围来确定。

1．大体肿瘤（GTVp） 临床检查和CT/MRI等影像学检查及内镜、间接喉镜检查获得原发肿瘤信息。特别指出，内镜检查和间接喉镜检查对发现黏膜病变非常重要，有时由于病变表浅，CT/MRI可能无阳性发现。内镜检查和间接喉镜检查对确定GTV的位置非常有帮助，有些首先以原发不明颈转移癌诊断的患者，经过内镜和间接喉镜检查最终发现是下咽癌，尤其是内镜下的窄带光成像（narrow band imaging，NBI）对发现隐匿病灶有帮助。

2．阳性淋巴结（GTVnd） 阳性淋巴结的定义为CT/MRI检出的最短径大于1cm的淋巴结，或最短径虽不超过1cm，但淋巴结有明显坏死、环形强化等影像学表现，临床可判断为阳性淋巴结，或超声引导下穿刺细胞证实。对于梨状窝外侧壁和咽后壁肿瘤而言，需要特别关注是否有咽后淋巴结（rourveier lymph node，RPN）转移。

3．高危区（CTV1） 包括大体肿瘤邻近的亚临床区域和转移淋巴结区域及相邻淋巴结区域。关于大体肿瘤的CTV，2018年发表了头颈鳞状细胞癌CTV-P勾画的国际共识，推荐的头颈部鳞状细胞癌CTV勾画原则为5mm＋5mm，即GTV外5mm给予70Gy照射，GTV＋5mm＋5mm，同时利用解剖屏障加以修饰，这个区域给予60Gy照射。但在这个共识中，强调了下咽癌不合适这个原则，需要更大的CTV范围。目前认为，GTV到60Gy的距离不能小于2cm。下咽癌的淋巴引流区包括Ⅱ~Ⅴ区，以及咽后淋巴结区域，根据原发灶的期别和颈转移淋巴结的期别决定淋巴引流区的危险性。除$T_1N_0M_0$的梨状窝癌以外，同侧咽后淋巴结区域应该包括在CTV内。对侧N_0时，对侧Ⅱ区上界可以只到C_1横突水平。

4．低危区（CTV2） 指可能出现淋巴结转移的区域。

5．CTV1和CTV2的范围应根据淋巴结的多少和转移淋巴结部位、大小适当调整。

6．具体靶区定义和处方剂量见表6-1。

表6-1 不同期别下咽癌推荐的参考靶区定义及剂量

临床期别	GTV	CTV1	CTV2
$T_{1~2}N_0$	原发肿瘤	GTV外放2cm＋IN Ⅱ，Ⅲ，同侧RPN	IN Ⅳ~Ⅴ，RPN CN Ⅱ~Ⅳ
$T_{3~4}N_0$	原发肿瘤	GTV外放2cm＋IN Ⅱ~Ⅴ，RPN；CN Ⅱ，Ⅲ，RPN	CN Ⅳ
$T_{1~2}N_1$	原发肿瘤＋阳性淋巴结	GTV外放2cm＋IN Ⅱ~Ⅴ，RPN；CN Ⅱ，Ⅲ，RPN	CN Ⅳ~Ⅴ

续表

临床期别	GTV	CTV1	CTV2
$T_{1\sim2}N_{2a\sim b}$	原发肿瘤+阳性淋巴结	GTV 外放 2cm＋IN Ⅱ～Ⅴ，RPN＋CN Ⅱ，Ⅲ，RPN	CN Ⅳ～Ⅴ
$T_{1\sim2}N_{2c}$	原发肿瘤+阳性淋巴结	GTV 外放 2cm＋IN Ⅱ～Ⅳ，RPN＋CN 阳性 LN 区，RPN	CN 阴性 LN 区
$T_{3\sim4}N_1$	原发肿瘤+阳性淋巴结	GTV 外放 2cm＋IN Ⅱ～Ⅴ，RPN＋CN Ⅱ，Ⅲ，RPN	CN Ⅳ，Ⅴ
$T_{3\sim4}N_{2a\sim b}$	原发肿瘤+阳性淋巴结	GTV 外放 2cm＋IN Ⅱ～Ⅴ，RPN＋CN RPN，Ⅱ～Ⅲ	CN Ⅳ～Ⅴ
$T_{3\sim4}N_{2c}$	原发肿瘤+阳性淋巴结	GTV 外放 2cm＋IN Ⅱ～Ⅴ，RPN＋CN 阳性 LN 区，RPN	CN 阴性 LN 区
剂量范围	70Gy	60Gy	50～56Gy

注：IN，同侧；CN，对侧；RPN，咽后淋巴结；GTV，肿瘤区；CTV，临床靶区；LN，淋巴结。

IMRT 处方剂量同常规放疗。本患者 IMRT 计划见图 6-4。

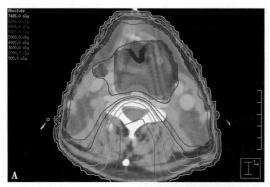
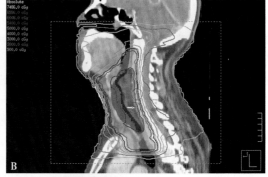
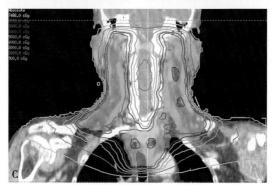

图 6-4　患者放疗靶区和计划剂量分布

A. 轴位；B. 矢状位；C. 冠状位。

剂量限制建议：脊髓最大剂量 PRV≤40Gy；脑干最大剂量 PRV≤40Gy；单侧腮腺 50% 体积接受剂量≤30Gy；早期病变腮腺 50% 体积接受的剂量 <20Gy，对于两侧淋巴结转移不同的情况，双侧腮腺限制剂量可以不同；下颌骨最大剂量≤60Gy；臂丛神经 <60Gy；气管造瘘口≤50Gy。对于术后放疗的患者，有下列情况者，应加量至 60～66Gy：明显的声门下侵犯、急诊造瘘、Ⅵ区淋巴结结外侵犯、切除边缘接近或阳性。

知识点

1. 下咽癌的综合治疗　对于局部晚期下咽癌，综合治疗（放疗＋手术）的疗效要好于单纯放疗或手术，尤其是对于 T_{4b} 病变的患者，因不可手术完整切除，一般这部分患者均行放疗或放化疗。对于 T_{4a} 患者，尽管同期放化疗可以作为一个治疗选择，但大多数患者由于肿瘤侵犯广泛，即使接受了根治性同期放化疗，也不能达到完全缓解，需要手术挽救的概率高，但接受根治性治疗的患者挽救手术后并发症高，特别是咽瘘的发生率大于 50%。所以对于 T_{4a} 的患者，NCCN 指南推荐先行手术治疗，术后再给予放射治疗或同期放化疗，有学者推荐先行术前放疗或放化疗，在 D_T 50Gy 时评价疗效，如果肿瘤消退明显，提示肿瘤对放疗敏感，可继续放疗至根治剂量，这样，部分患者能够获得保留喉的长期生存率；如果肿瘤消退不满意,明显残留,提示肿瘤对放疗/放化疗不敏感,此时需要考虑手术介入。

2. 放疗第二计划的情形 对于局部晚期或颈部淋巴结巨大者,治疗过程中,原发肿瘤和/或颈部淋巴结缩小明显,肿瘤的相对位置发生改变,使得原有靶区不能很好地涵盖肿瘤,或正常组织/危及器官受到超量照射,需要行第二次治疗计划,尽可能使肿瘤获得所需要的治疗剂量,正常组织和危及器官获得最佳保护。

【问题9】 在放疗期间该注意什么?

思路1:肿瘤对治疗的反应。

每周1次对患者进行查体,评估原发肿瘤和转移淋巴结大小的变化情况。D_T 50Gy左右对肿瘤进行中期影像学评价。如果原发肿瘤或颈部淋巴结消退明显,导致肿瘤位置改变和/或外轮廓改变明显,影响剂量分布,需要重新定位和第二次计划。

该患者治疗中复查MRI(图6-5)和鼻咽喉镜(图6-6),均提示肿瘤消退明显,接近完全缓解,因此经多学科查房讨论,决定该患者继续放疗至根治剂量。

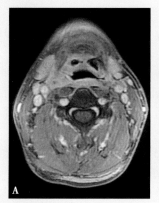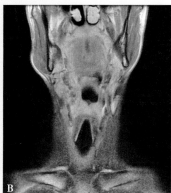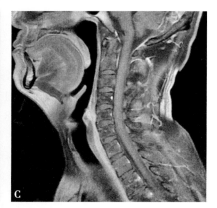

图6-5 下咽癌放疗中MRI表现

A. 轴位 T_1WI 增强;B. 冠状位 T_1WI 增强;C. 矢状位 T_1WI 增强。

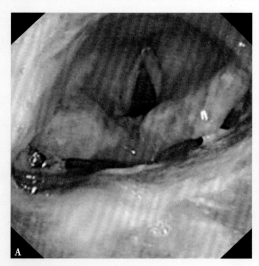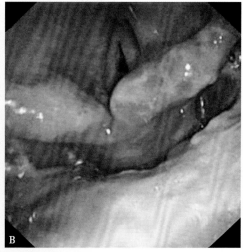

图6-6 下咽癌放疗中(50Gy)鼻咽喉镜表现

A. 喉和下咽;B. 下咽后壁和环后区。

思路2:正常组织对放疗的反应(毒副作用)包括非血液学毒性和血液学毒性两方面。

非血液学毒性包括照射范围内的皮肤、黏膜、口腔味觉、吞咽疼痛、喉部水肿及肝、肾功能等。

血液学毒性包括血红蛋白、白细胞、血小板等变化。

【问题10】 患者治疗结束后,应告知患者哪些内容?

思路1: 治疗疗效和毒副作用。患者治疗结束后,应告知患者和家属是否有肿瘤残存,以及正常组织损伤严重程度评估、是否会有喉水肿的可能和预防,以及紧急情况下处理措施。

思路2: 随访。告知患者治疗后2年内每3个月复查1次,2~5年内每半年复查1次,5年以后每年复查1次。

知识扩展或延伸问题

【问题11】 其他期别下咽癌的治疗原则是什么?

思路1: 早期病变,包括大多数 T_1N_0 和部分 T_2N_0(适合保留喉功能的部分喉下咽切除的患者),治疗原则可选择。

(1)根治性放疗,达到完全缓解者,观察;有肿瘤残存者,行挽救性手术,如有必要加行颈清扫。

(2)部分喉下咽切除+同侧或双侧颈清扫。无不良预后因素可观察。有不良预后因素者根据情况接受以下选择(不良预后因素:淋巴结包膜外受侵,切缘阳性, pT_3/T_4 , N_2/N_3 ,外周神经受侵,脉管瘤栓):①淋巴结包膜外受侵和/或切缘阳性者,术后同期放化疗(1类证据);②切缘阳性者,如再次手术能够获得阴性切缘则再次手术或行术后放疗/放化疗;③其他预后不良因素:术后放疗或者同期化放疗。

思路2: 需要全喉切除的中晚期病变,包括需要行全喉切除的部分 T_2N_0 及 T_1N+ ; $T_{2\sim3}$ 任何 N。2019 年 NCCN 指南治疗原则可有以下选择。

(1)先诱导化疗2~3周期,根据对诱导化疗的反应进行后续治疗。

1)原发灶完全缓解者,根治性放疗(1类证据)或同期放化疗(2B类证据),放疗后颈部有残存行颈清扫;颈部临床评价无残留者,治疗后4~8周评价临床疗效,阴性者观察,影像学评价阳性者行选择性颈清扫。

2)原发灶部分缓解者,选择同期放化疗(2B类证据),同期放化疗后达到完全缓解者,观察;同期放化疗未达完全缓解者行挽救手术;行手术治疗,术后根据病理特征,决定行术后放疗或放化疗。

3)原发肿瘤小于部分缓解者,接受手术治疗,术后根据病理特点选择进一步治疗方案:无不良预后因素者,接受放疗;有淋巴结包膜外受侵和/或切缘阳性者,术后同期放化疗(1类证据);有其他不良预后因素者,术后放疗或同期放化疗。

(2)全喉切除+包括Ⅵ区的颈清扫。术后根据有无不良预后因素,选择观察/术后放疗或同期放化疗。

(3)同期放化疗。通常选择单药顺铂作为同期化疗方案。根据同期放化疗的疗效进行后续治疗。

1)原发灶完全缓解,颈部临床评价完全缓解者,治疗后评价(CT/MRI)。无残留病灶者,观察;有残留病灶者,行选择性颈清扫。

2)原发灶完全缓解,颈部有残留者,行颈清扫。

3)原发灶残存者,行挽救手术+必要时颈清扫。

(4)进入临床试验。

思路3: 局部中晚期,包括可手术切除 T_{4a} 任何 N,治疗原则可有以下选择。

(1)手术切除+颈清扫,术后根据不良预后因素选择放疗或同期放化疗。

(2)先诱导化疗(3类证据),根据诱导化疗的疗效,选择后续治疗,参考本章相关内容(需要全喉切除的中晚期病变选择诱导化疗者的后续治疗选择)。

(3)同期放化疗(3类证据),参考本章相关内容(需要全喉切除的中晚期病变选择同期放化疗者的后续治疗选择)。

(4)进入临床试验。

思路4: 接受同期放化疗或诱导化疗后接受同期放化疗或放疗患者,疗效评估和后续处理。

治疗结束后4~8周进行临床疗效评估。

(1)如果原发灶残存、稳定或进展,采用影像学检查评估肿瘤的范围或远处转移情况,CT/MRI 检查或 PET/CT 检查,确定肿瘤残存或进展,手术切除残存肿瘤和颈部淋巴结。

(2)如果有效,可以选择下面两种方式评估肿瘤范围和远处转移情况。

1）最少要在治疗后 12 周，采用 FDG PET/CT，根据 CT/MRI/ 及 PET/CT 提示的颈部淋巴结状态决定后续处理：没有淋巴结或小于 1cm，PET/CT 阴性，观察；淋巴结小于 1cm，PET/CT 阳性，或淋巴结大于 1cm，PET/CT 阴性，可以根据超声引导下细针穿刺细胞学证实或根据淋巴结消退速度由患者和医生充分沟通，考虑继续观察或行颈部淋巴结切除；淋巴结大于 1cm，PET/CT 阳性，行颈清扫。

2）治疗结束后第 8～12 周时，采用增强 CT/MRI 评估肿瘤和颈部淋巴结状况。影像学检查阴性，观察；影像学检查阳性，行颈清扫或在 12 周时行 PET/CT 检查，根据上述 PET/CT 结果和淋巴结状态决定后续处理。

> 知识点
>
> 术后不良预后因素包括：$T_{3/4}$；N_2 及以上；切缘安全距离 <5mm；切缘阳性，淋巴结包膜外受侵；脉管瘤栓；肿瘤侵及脉管、神经，分化差等。其中淋巴结包膜外受侵和切缘阳性 / 安全距 <5mm 是术后同期放化疗的指征。

【问题 12】 免疫治疗在下咽癌的有何作用？

思路 1：肿瘤的发生及恶性发展过程不仅由肿瘤细胞自身决定，还与肿瘤微环境中多种负性免疫调控因素密切相关，其中 T 细胞自身的抑制性共受体（即免疫检查点）备受关注。特别是细胞毒性 T 淋巴细胞抗原 4（cytotoxic T lymphocyte，CTLA-4）和程序性死亡蛋白 1（programmed cell death protein-1，PD-1）为主要的 T 细胞免疫检查点，目前临床免疫治疗药物主要为针对 CTLA-4、PD-1 和 PD-L1 的免疫检查点抑制剂。在头颈部肿瘤中，PD-L1 高表达，有研究表明约 70% 的头颈部肿瘤均有 PD-L1 的表达，但是目前研究发现总生存期（overall survival，OS）的益处并没有随着 PD-L1 表达的增加而增加。

思路 2：目前对于头颈部肿瘤的治疗中 Nivolumab49 和 Pembrolizumab50、51 仅被美国食品药品监督管理局（FDA）批准用于复发或转移的头颈部鳞状细胞癌的治疗，但是单药有效率不足 30%。放疗（常规分割或大分割）可以促进机体的抗肿瘤免疫应答，通过协同效应或互补机制增进免疫检查点抑制剂的疗效，目前已有多项免疫治疗联合放疗的临床研究在头颈部鳞状细胞癌中开展。

【问题 13】 下咽癌疗效如何？

下咽癌总体疗效差，美国国立癌症研究所数据库（Surveillance，Epidemiology，and End Results database，SEER）中 1988—2008 年收治的下咽癌患者，人群分析总体 5 年生存率约 30%。欧洲报道 1999—2008 年收治的下咽癌患者，人群分析总体 5 年生存率约 25%。

早期下咽癌采用手术治疗和放疗为主的手段，疗效和喉功能保留率基本相同。临床 I 期 5 年生存率约 60%。临床 II/III 期下咽癌采用同期放化疗的综合治疗模式，5 年生存率约 35%。采用术前同期放疗的综合治疗模式 5 年生存率 40%～50%。临床 IV 期下咽癌 5 年生存率 20%～25%。

（王健仰　易俊林）

推荐阅读资料

[1] 易俊林，罗京伟，徐国镇. 下咽癌 // 李晔雄. 肿瘤放射治疗学. 5 版. 北京：中国协和医科大学出版社，2018.

[2] GARDEN A S. The larynx and hypopharynx//COX J D. ANG K K. Radiation oncology. Rationale，technique，results. 4th ed. Phiadelphia，PA：Mosby，2003.

[3] GRÉGOIRE V，EVANS M，LE Q T，et al. Delineation of the primary tumour Clinical Target Volumes（CTV-P）in laryngeal，hypopharyngeal，oropharyngeal and oral cavity squamous cell carcinoma：AIRO，CACA，DAHANCA，EORTC，GEORCC，GORTEC，HKNPCSG，HNCIG，IAG-KHT，LPRHHT，NCIC CTG，NCRI，NRG Oncology，PHNS，SBRT，SOMERA，SRO，SSHNO，TROG consensus guidelines. Radiother Oncol，2018，126（1）：3-24.

[4] KRUSER T J，SHAH H K，HOFFMAN H T. Hypopharynx 3177-3233//HALPERIN E C，WAZER D E，PEREZ C A. Principle and practice of radiation oncology. 6th ed. Lippincott：Williams & Wilkins，2013.

[5] WANG Y L，FENG S H，ZHU J，et al. Impact of lymph node ratio on the survival of patients with hypopharyngeal squamous cell carcinoma：A population-based analysis. PLoS One，2013，8（2）：e56613.

[6] ANGELIS D R, SANT M, COLEMAN M P, et al. Cancer survival in Europe 1999—2007 by country and age: results of EUROCARE-5-a population-based study. Lancet Oncol, 2014, 15(1): 23-34.

[7] HALL S F, GROOME P A, IRISH J, et al. The natural history of patients with squamous cell carcinoma of the hypopharynx. Laryngoscope, 2008, 118(8): 1362-1371.

[8] BONNER J A, HARARI P M, GIRALT J, et al. Radiotherapy plus cetuximab for squamous-cell carcinoma of the head and neck. N Eng J Med, 2006, 354(6): 567-578.

[9] National Comprehensive Cancer Network. NCCN Clinical Practice guidelines in onocology, head and neck cancer, version 1, 2019. [2019-05-23]. https://www.nccn.org/professionals/physician_gls/pdf/head-and-neck.pdf.

[10] LYDIATT W M, RIDGE J A, PATELIN S G. Oropharynx(p16-)and Hypopharynx//AMIN M B. American Joint Committee on Cancer. AJCC cancer staging manual. 8th ed. New York: Springer, 2017.

附录：下咽癌 TNM 分期（2018 年 AJCC 第 8 版）

原发肿瘤（T）

T_x：原发肿瘤无法评价

T_0：无原发肿瘤证据

Tis：原位癌

T_1：肿瘤局限于一个解剖亚区且最大径≤2cm

T_2：肿瘤侵犯一个以上解剖亚区或邻近解剖区

T_3：肿瘤最大径 >4cm 或半喉固定或侵犯食管

T_4：中等晚期或非常晚期局部疾病

    T_{4a}：中等晚期局部疾病

    肿瘤侵犯甲状 / 环状软骨、舌骨、甲状腺或中央区软组织（中央区软组织包括喉前带状肌和皮下脂肪）

    T_{4b}：非常晚期局部疾病

    肿瘤侵犯椎前筋膜，包绕颈动脉或侵犯纵隔结构

区域淋巴结（N）

临床区域淋巴结（cN）

N_x：区域淋巴结无法评价

N_0：无区域淋巴结转移

N_1：同侧单个淋巴结转移，最大径≤3cm，并且淋巴结包膜外侵犯（ENE）（−）

N_2：同侧单个淋巴结转移，最大径≤3cm，并且 ENE（+）；最大径为 3～≤6cm，并且 ENE（−）；同侧多个淋巴结转移，最大径≤6cm，并且 ENE（−）；双侧或对侧淋巴结转移，最大径≤6cm，并且 ENE（−）

    N_{2a}：同侧单个淋巴结转移，最大径≤3cm，并且 ENE（+）；最大径为 3～≤6cm，并且 ENE（−）

    N_{2b}：同侧多个淋巴结转移，最大径≤6cm，并且 ENE（−）

    N_{2c}：双侧或对侧淋巴结转移，最大径≤6cm，并且 ENE（−）

N_3：单个淋巴结转移，最大径 >6cm，并且 ENE（−）或任何淋巴结转移，并且临床明显 ENE（+）

    N_{3a}：单个淋巴结转移，最大径 >6cm，并且 ENE（−）

    N_{3b}：任何淋巴结转移，并且临床明显 ENE（+）

病理区域淋巴结（pN）

N_x：区域淋巴结无法评价

N_0：无区域淋巴结转移

N_1：同侧单个淋巴结转移，最大径≤3cm，并且 ENE（−）

N_2：同侧单个淋巴结转移，最大径 >3cm，≤6cm，并且 ENE（−）；同侧多个淋巴结转移，最大径≤6cm，并且 ENE（−）；双侧或对侧淋巴结转移，最大径≤6cm，并且 ENE（−）

    N_{2a}：同侧单个淋巴结转移，最大径 >3cm，≤6cm，并且 ENE（−）

    N_{2b}：同侧多个淋巴结转移，最大径≤6cm，并且 ENE（−）

    N_{2c}：双侧或对侧淋巴结转移，最大径≤6cm，并且 ENE（−）

N_3：单个淋巴结转移，最大径 >6cm，并且 ENE（-）；同侧单个淋巴结转移，最大径 >3cm，并且 ENE（+）；多发同侧、对侧或双侧淋巴结转移，并且 ENE（+）；任何大小对侧单个淋巴结转移，并且 ENE（+）

N_{3a}：单个淋巴结转移，最大径 >6cm，并且 ENE（-）

N_{3b}：同侧单个淋巴结转移，最大径 >3cm，并且 ENE（+）；多发同侧、对侧或双侧淋巴结转移，并且 ENE（+）；任何大小对侧单个淋巴结转移，并且 ENE（+）

远处转移（M）

M_0：无远处转移

M_1：有远处转移

临床分期

Ⅰ：$T_1N_0M_0$

Ⅱ：$T_2N_0M_0$

Ⅲ：$T_3N_0M_0$，$T_{1\sim3}N_1M_0$

ⅣA：$T_{4a}N_{0\sim2}M_0$，$T_{1\sim3}N_2M_0$

ⅣB：任何 T N_3M_0，T_{4b} 任何 NM_0

ⅣC：M_1

第七章 喉 癌

喉位于颈前中央,成人相当于 $C_{4\sim6}$ 椎体水平。其上方与口咽相延续,下方与气管相通,两侧及后方与下咽相连。根据美国癌症联合会(AJCC)第 8 版分期标准,喉的解剖结构分为声门上区、声门区和声门下区。

声门上区:声带以上的喉部,包括 5 个亚区,分别为舌骨上会厌(会厌舌面、会厌喉面),舌骨下会厌,杓会厌皱襞(喉面),杓状软骨部、室带。

声门区包括声带,前、后联合,约占从喉室侧缘开始向下厚度为 1cm 的平面区域。

声门下区:声门区下界以下至第一气管环上缘之间,厚度约 2cm,包括声带游离缘下 0.5cm 至第一气管环上缘之间的结构。

喉癌发病年龄多集中在 50~70 岁。以男性为多见,男女之比为 4:1。声门癌最常见,约占 60%,声门上区癌占 35%,声门下癌少见,仅占 5% 左右。

喉癌以鳞状细胞癌为主,占 90% 以上;分化程度较高,其中分化程度最好的是声门区,而声门上区癌分化较差,声门下区癌介于两者之间。声门上区癌易出现颈部淋巴结转移,而声门下区及声带癌甚少发生淋巴结转移。

【诊疗过程】

(1)详细询问患者的发病过程、病情变化、诊疗经过、目前状况等。

(2)详细临床查体,观察喉外形是否正常、是否移位,左右水平推移喉部,注意喉摩擦音是否存在。观察并触诊口底、舌体、舌根、扁桃体、舌会厌溪等部位,以除外第二原发性肿瘤;同时观察卫生情况,常规行放疗前口腔处理。检查双颈及气管前有无肿大淋巴结,记录肿大淋巴结部位、大小、质地、活动度、触痛、是否侵犯皮肤。

(3)间接喉镜观察肿瘤生长部位,生长方式(菜花样外生型、黏膜下型、溃疡型等),累及范围,有无合并坏死、出血,声带活动情况。检查过程中应注意观察口咽、下咽区的全部解剖结构,同时间接鼻咽镜检查鼻咽部。

(4)鼻咽喉内镜、喉及颈部 MRI 或增强 CT 等影像学检查,判断局部病灶大小、侵犯范围及颈部淋巴结转移情况,并获取病理诊断和检测肿瘤预后相关分子标志物,如表皮生长因子受体(epidermal growth factor receptor,EGFR)、血管内皮生长因子(vascular endothelial growth factor,VEGF)、Ki-67,有条件的可检测程序性死亡受体 1(programmed cell death protein-1,PD-1)、PD-L1 等。

(5)胸片或胸部 CT、腹盆腔超声或 CT、骨扫描等,除外远处转移。行消化道造影或食管镜、气管镜检查,除外第二原发性肿瘤。

(6)询问是否有其他内科合并症。

(7)搜集整理所有检查资料,明确诊断、分期和一般状况评估。

(8)营养、发声及吞咽功能评估。

(9)早期病变可选择手术治疗或放疗。

(10)晚期病变经多学科诊疗会诊,制订综合治疗方案。

(11)治疗中、治疗后进行疗效评价,给予患者随访指导建议,定期随访。

【临床关键点】

(1)喉癌早期症状以声嘶、咽部不适为主要表现;进展期可表现为甲状软骨区疼痛、颈部肿块、饮水呛咳、吞咽或呼吸困难。

（2）声门上区癌颈部淋巴结转移率较高,最常见的淋巴结区域为Ⅱ区和Ⅲ区;声门区和声门下区癌颈部转移率相对低。

（3）喉癌治疗前必做的检查包括电子鼻咽喉镜检查、颈部影像学检查(建议最好做MRI)、胸腹影像学检查、明确病理诊断、包括甲状腺功能在内的实验室检查,建议行食管镜及胃镜检查,必要时还需行骨扫描检查。

（4）放疗开始前要进行营养评估及口腔处理。

（5）早期声门型喉癌可采用单纯手术或放疗,可获得相同的临床疗效。放疗能够更好地保存喉功能。

（6）局部晚期喉癌需经多学科查房讨论,采用综合治疗模式:可采用全喉切除术+术后放疗±同步化疗;术前新辅助同步放化疗+保喉手术或全喉切除术;新辅助治疗后肿瘤消退满意的病变还可考虑继续放疗至根治剂量并联合同步化疗。

（7）对于不能耐受同步放化疗的患者可考虑采用放疗联合EGFR单克隆抗体的靶向治疗。

（8）放疗中及结束后应对肿瘤消退情况进行评估;按照相应毒性标准进行正常器官治疗反应的评估;交代患者进行器官功能锻炼并规律随访。

【临床病例】

第一步:病史采集

患者,男,62岁。因"声嘶伴咽痛2个月"就诊。

患者于2个月前无诱因出现声嘶伴咽部疼痛,就诊于当地医院,诊断为"咽炎",给予抗炎治疗无效;当地鼻咽喉镜提示喉部肿物,进一步就诊于我院。查体:一般情况可,KPS评分80分。颈软,无抵抗,气管居中,甲状腺未及肿物,喉活动可,喉摩擦音存在。间接喉镜检查见会厌喉面不规则隆起性病变,双侧声带活动良好,双侧颈部未触及明确肿大淋巴结。

【问题1】 喉癌的主要临床表现是什么?

思路:临床表现包括症状和体征,取决于肿瘤所在解剖部位、局部区域侵犯、淋巴结转移及远处转移情况,所有的临床表现都是由于肿瘤组织破坏正常解剖结构或压迫相邻结构所致。

1. 喉癌常见症状 包括声嘶、咽部不适、咳嗽、痰中带血、呼吸困难及颈部肿块。根据肿瘤大小、侵犯解剖亚区及生物学行为,症状表现和出现时间不同。声门型喉癌早期症状主要为声嘶,晚期可发生咽痛、耳痛、甲状软骨区疼痛及气道梗阻等症状。轻中度吞咽疼痛是声门上喉癌患者最常见的首发症状,部分患者可表现为"吞咽阻挡感";声嘶并不是主要症状,除非病变已侵犯声带。声门下区癌起病比较隐匿,早期症状少,晚期可以出现气道梗阻、喉部疼痛、声嘶等症状。声门上喉癌淋巴结转移概率高,经常表现为颈部肿块。晚期病变侵犯范围广,除前述症状外,还可表现为耳痛、饮水呛咳、吞咽困难、呼吸困难、体重下降,肿瘤坏死合并感染时呼出气体有异味或恶臭味,肿瘤有深溃疡时有大出血危险。

2. 喉部的淋巴引流与喉癌淋巴结转移关系密切 声门上区、声门下区淋巴引流以声带为界限分别引流至不同的淋巴结。声门上区淋巴管丰富,引流至颈内静脉淋巴结上组及中组,一些淋巴结可引流至颈中深淋巴结,甚至颈下淋巴结,因此转移淋巴结多见于Ⅱ区、Ⅲ区;而声门下区毛细淋巴管相对较少,转移淋巴结常见于颈内静脉链中、下组(Ⅲ区、Ⅳ区),同时也向后引流至气管周围淋巴结(Ⅵ区)。真声带基本没有毛细淋巴管,故早期声带癌很少发生淋巴结转移。

知识点

喉癌的临床特点

1. 早期症状以声嘶、咽部不适为主要表现;进展期可表现为后部疼痛、颈部肿块、饮水呛咳、吞咽或呼吸困难。

2. 声门上区癌颈部淋巴结转移率较高,最常见的淋巴结区域为Ⅱ区和Ⅲ区;声门区和声门下区病变颈部转移率相对低。

【问题2】 门诊应该进行哪些检查?

思路:恶性肿瘤的检查有患者相关的检查和肿瘤相关的检查,包括血液学检查、功能检查、影像检查及病理检查。

患者相关的检查包括内科合并症相关检查、心电图、心功能、肺功能、营养状态,以及语言、吞咽功能的检查和评估,为放疗准备的口腔评估及相应处理。

喉癌治疗前常规的血液学检查通常包括血尿常规、血生化、肝肾功能、凝血系统分析、病毒指标分析、甲状腺功能分析等。

肿瘤相关的检查包括肿瘤部位、侵犯范围、转移状态、病理诊断及与治疗和预后相关的分子指标等。

肿瘤相关的影像学检查分为局部区域检查和全身检查。局部区域检查主要评估肿瘤的部位、侵犯范围及区域淋巴结转移状态。喉癌一般采用 MRI 或 CT(首选 MRI),鼻咽喉内镜检查并获取肿瘤组织送病理检查。全身检查主要评估肿瘤是否存在其他部位转移。喉癌一般需要胸片/胸部 CT 和腹部超声/CT 检查,以排查肺转移和腹部脏器转移,晚期病变还需要行骨扫描除外骨转移;Ⅲ~Ⅳ期病变可考虑行 PET/CT 检查,排除远处转移。还需要行气管镜/食管镜/胃镜检查,以排除气管、肺、食管/胃等部位的第二原发性肿瘤。

病理检查可通过鼻咽喉镜下获取肿瘤组织,获得原发灶的组织学类型及肿瘤分化程度的病理诊断。与预后相关的分子指标有 EGFR、VEGF、Ki-67 等。

第二步:门诊化验及辅助检查

该患者在门诊进行了术前头颈胸 CT(图 7-1)、鼻咽喉镜(图 7-2)、胃镜、支气管镜、心电图、腹部超声及血生化、血常规等检查。

头颈 CT:会厌根部及右侧会厌披裂皱襞软组织增厚,最厚处约 1.2cm,中等程度强化,边缘不规则,会厌前间隙变窄,向前与右侧甲状软骨关系密切。肿物向下侵及右侧假声带,使之变厚。舌骨水平右侧颈深组见约 1.0cm×2.3cm 结节,中心坏死,不均匀强化。左侧Ⅱ区淋巴结直径 1.0cm,伴坏死。余双颈深上组多发小淋巴结,大者短径约 0.5cm。

鼻咽喉镜:会厌喉面不规则隆起性病变,病变主要位于会厌喉面、右侧室带及部分右侧构会厌皱襞,病变向下与前联合关系密切且分界欠清楚,声带活动可,声门下未见明显异常。鼻咽、下咽部黏膜光滑、完整,局部未见明显肿物及溃疡。

活检病理:鳞状细胞癌。

胃镜、支气管镜、胸部 CT、超声及血生化、甲状腺功能、血常规、心电图均正常,肺功能正常。

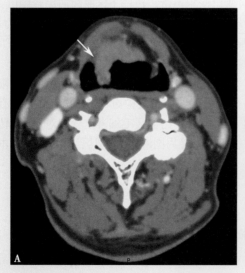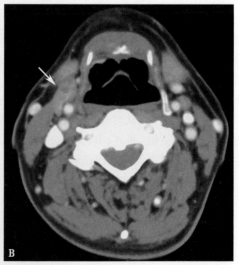

图 7-1　喉癌局部及颈部转移淋巴结 CT 表现

A. 会厌根部及右侧会厌披裂皱襞软组织增厚,最厚处约 1.2cm,中等程度强化(箭头),边缘不规则,会厌前间隙变窄,向前与右侧甲状软骨关系密切;B. 舌骨水平右侧颈深组见约 1.0cm×2.3cm 淋巴结,不均匀强化,内见低密度坏死(箭头)。

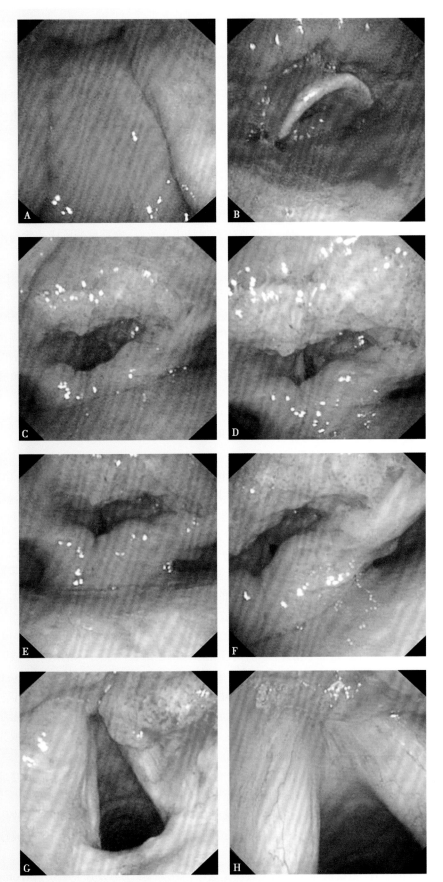

图 7-2　喉癌镜下表现

依次分别为鼻咽（A）、喉及下咽（B）、喉（C～E）、右侧杓会厌皱襞（F）、声门（G）和前联合（H）。

【问题3】 该患者的诊断和分期是什么?

思路1:喉癌的确诊主要依靠活检或手术,通常在表面麻醉及内镜下取肿瘤组织送病理诊断。合并呼吸困难和有大出血可能者,取活检应慎重。

思路2:目前通常采用2018年第8版AJCC分期(附录)。

根据患者的分期检查结果和分期标准,临床诊断为:P喉声门上型鳞状细胞癌;肿瘤侵犯会厌喉面、会厌软骨、会厌前间隙、前联合、双侧室带、右侧杓会厌皱襞,可疑侵犯右侧甲状软骨;双侧Ⅱ区淋巴结转移;$T_3N_2cM_0$,ⅣA期(2018年AJCC第8版)。

【问题4】 喉癌需要与哪些疾病鉴别?

思路:根据喉的解剖结构、功能、临床表现及体征,需要鉴别的疾病如下。

1. 咽炎及咽喉官能症 感冒或咽部炎症时会出现声嘶、咽部不适、咽痛等症状,间接镜和内镜检查喉或咽部无肿物,血常规检查可能会有白细胞或淋巴细胞数量和比例的改变。

2. 咽部肿瘤 喉和下咽紧邻,早期喉癌主要临床表现是声音改变,晚期肿瘤临床症状与下咽相似,鉴别诊断需要内镜和影像学检查,以明确肿瘤来源部位。

3. 颈段食管肿瘤 颈段食管与喉和下咽紧邻,主要症状是进行性吞咽困难,晚期累及下咽或喉时症状与下咽癌或喉癌相似。

4. 喉结核 早期喉癌须和喉结核相鉴别。喉结核病变多位于喉的后部,表现为喉黏膜苍白、水肿,也可出现一侧声带充血和增厚,但会厌、杓会厌襞都有较广泛的水肿和表浅的溃疡;也可伴有颈部淋巴结肿大。主要症状为声嘶和喉痛。胸片检查、痰的结核杆菌检查等有助于鉴别诊断,最终仍需通过活检确诊。

5. 喉其他肿瘤 良性病变如乳头状瘤、淀粉样瘤等;其他恶性病变包括肉瘤、涎腺来源肿瘤、黏膜黑色素瘤、淋巴瘤等;都需要通过活检来确诊。

6. 颈部淋巴结反应性增生 是最常见的颈部淋巴结肿大的病理改变,常见于感染性疾病。需要避免将喉癌颈部淋巴结转移误诊为淋巴结反应性增生(炎性淋巴结)。

【问题5】 喉癌的治疗原则是什么?

思路1:治疗决策的制订需要综合患者的病变亚区、疾病分期、患者的一般情况、对喉功能保留的要求及患者的治疗意愿。目前大多根据美国国立综合癌症网络(NCCN)指南结合患者的情况来决策。NCCN治疗指南目前主要根据临床分期,也就是肿瘤原发灶-淋巴结-转移(tumor-node-metastasis,TNM)的状态进行分层,实行分层治疗的原则。

声门上型喉癌NCCN指南2019版根据原发肿瘤和颈部淋巴结的状态进行分层,不同分层的治疗原则有所差别。分层有:①适合行喉功能保留手术者(大部分$T_{1\sim2}N_0$,部分T_3);②需要行全喉切除者(T_3N_0);③$T_{4a}N_0$;④有阳性淋巴结者;⑤$T_{4b}N_{0\sim3}$或不能手术切除的淋巴结或不适合手术者;⑥初诊时有远处转移者(M_1)。

思路2:声门上型喉癌的主要治疗手段为手术和放疗/化疗联合治疗。

(1)可以做部分喉切除的早期喉癌($T_{1\sim2}N_0$及部分T_3N_0)可以选择手术(内镜下切除或开放性部分喉切除术+颈清扫),也可以选择放疗。先手术治疗,术后病理无阳性淋巴结者,观察;术后病理1枚阳性淋巴结,考虑术后放疗;有切缘阳性和淋巴结阳性者,可考虑再次手术切除,或放疗或同期放化疗;淋巴结包膜外受侵者,同期放化疗(Ⅰ类证据)或放疗(ⅡB证据);存在阳性淋巴结/其他不良预后因素者,放疗或考虑同期放化疗。

(2)需要做全喉切除的T_3N_0患者,可以选择同期放化疗;如果身体条件不允许同期放化疗,可以单纯放疗;或全喉+甲状腺+同侧/中央或双侧淋巴结清扫;术后根据病理特征,决定后续治疗;或先行诱导化疗,根据诱导化疗的疗效决定后续治疗;或进入临床试验。

(3)$T_{4a}N_{0\sim3}$患者,全喉+甲状腺切除+同侧或双侧颈清扫,根据病理情况决定术后放疗或同期放化疗。拒绝手术者,可选择同期放化疗,或进入临床试验,或先诱导化疗。

(4)$T_{4b}N_{0\sim3}$或颈部淋巴结不能手术切除者可首选临床研究;PS评分0~1分者,同期放化疗,或诱导化疗+同期放化疗或放疗;PS评分2分者,根治性放疗或同期放化疗;PS评分3分者,姑息放疗,或单药化疗或最好的支持治疗。

先接受诱导化疗的患者,根据诱导化疗的疗效决定后续治疗方案:①原发灶完全缓解(complete response,CR),单纯放疗;②原发灶部分缓解(partial response,PR),放疗或同期放化疗;③原发灶小于PR灶,手术,术后无不良预后因素,单纯放疗;有切缘阳性和/或淋巴结包膜外受侵者,同期放化疗(Ⅰ类证据),有其他不良预后因素者行放疗或同期放化疗。

先接受同步放化疗或诱导化疗后接受同期放化疗或放疗者，根据疗效进行下一步治疗决策，在治疗结束后4～8周进行临床疗效评估。

（5）如果原发灶残存、稳定或进展，采用影像学检查评估肿瘤的范围或远处转移情况，CT/MRI检查或PET/CT检查，确定肿瘤残存或进展，手术切除残存肿瘤和颈部淋巴结。

（6）如果治疗有效，可以选择下面两种方式评估肿瘤范围和远处转移情况。

1）采用FDG PET/CT进行评价，最少要在治疗后12周进行，根据CT或MRI/及PET/CT提示的颈部淋巴结状态决定后续处理：①无淋巴结或淋巴结最大短径小于1cm，PET/CT阴性，观察；②淋巴结最大短径小于1cm，PET/CT阳性，或淋巴结最大短径大于1cm，PET/CT阴性，可以根据超声引导下细针穿刺细胞学证实或根据淋巴结消退速度由患者和医生充分沟通，考虑继续观察或行颈部淋巴结切除；③淋巴结最大短径大于1cm，PET/CT阳性，行颈清扫。

2）在治疗结束后第8～12周，采用增强CT/MRI评估肿瘤和颈部淋巴结状况。影像学检查阴性，观察；影像学检查阳性，行颈清扫或到12周时行PET/CT检查，根据上述的PET/CT结果和淋巴结状态决定后续处理。

对于先行手术的患者，在术式选择上，T_3病变需行全喉切除，T_{4a}病变需在全喉切除基础上联合甲状腺切除；并根据是否存在预后不良因素来决定是否需行术后放疗或术后同期放化疗。不良预后因素包括术后切缘阳性、淋巴结包膜外侵犯、病理$T_{3～4}$、$N_{2～3}$病变或神经血管和淋巴管（脉管）浸润；而对于存在切缘阳性或淋巴结包膜外侵犯的患者，还需行术后放疗同步化疗（ⅠA类证据）。

第三步：住院后治疗

患者住院后经过多学科联合查房讨论，先接受了水平喉全切除术，术后病理为：会厌喉面中分化鳞状细胞癌，肿瘤侵透会厌软骨达会厌前间隙，累及前联合及双侧室带，未累及双侧喉室及甲状软骨板。会厌前切缘、下切缘、双侧切缘、前联合切缘均未见癌。淋巴结转移性癌(2/55)，转移淋巴结最大径2.5cm，未累及淋巴结被膜外；两枚转移淋巴结分别位于右颈3区和左颈2区淋巴结。（甲状腺右叶结节）结节性甲状腺肿。免疫组织化学结果：EGFR(+)，P16(-)，VEGF(-)。pTNM分期：$pT_3N_{2c}M_0$，ⅣA期。

【问题6】 该患者是否需行术后辅助治疗？应采用何种方式？

思路：喉癌根治性切除术后需根据是否存在预后不良因素来决定辅助治疗方式。

结合患者术后病理及分期，切缘阴性、无淋巴结包膜外侵犯、局部病变T_3、N_2病变、无神经脉管浸润，有术后放疗指征，无需同步化疗。

【问题7】 该患者的放疗范围和剂量如何确定？

思路1：声门上型喉癌具有颈部淋巴结转移率高和转移发生早的特点，靶区设计应充分包括原发灶及颈部淋巴结引流区。

基本靶区名称有原发肿瘤（GTVp）、阳性淋巴结（GTVnd）、术后患者有原发肿瘤瘤床（GTVtb）和阳性淋巴结瘤床（GTVnd-tb）、高危临床靶区（CTV1）、低危临床靶区/预防照射区（CTV2）及危及器官和正常组织。各靶区具体范围：GTVp和GTVnd为CT/MRI结合腔镜显示的肿瘤范围，GTVtb包括瘤床，注意完全囊括原发肿瘤的侵犯范围；如果转移淋巴结有包膜外侵犯、侵犯肌肉或血管，需将转移淋巴结所在区域勾画为GTVnd-tb；CTV1包括GTVp和GTVnd或GTVtb、GTVnd-tb、术床、喉其他区域、下咽、舌会厌溪、声门旁间隙、会厌前间隙和整个甲状软骨、清扫淋巴结所在亚区及高危淋巴引流区；对于声门上型喉癌，即使是N_0的患者，CTV1需包括上中颈（Ⅱ区、Ⅲ区）淋巴引流区；下颈及锁骨上区（Ⅳ区）淋巴结可作为CTV2给予预防剂量照射；若上中颈淋巴结呈阳性，CTV1则需包括双侧全颈。

还需要包括气管造瘘口的情况有病变侵及声门下区、术前行紧急气管切开术者、颈部软组织受侵、气管切缘阳性或安全界不够、手术切痕通过造瘘口等。

思路2：放射剂量根据治疗目的决定。接受根治性治疗的患者，原发肿瘤（GTVp）及阳性淋巴结（GTVnd）根治性放疗通常给予70Gy；邻近原发肿瘤的亚临床病灶及阳性淋巴结所在区域（CTV1）给予60Gy；颈部预防区（CTV2）给予50Gy。术前放疗需要给予原发肿瘤及阳性淋巴结所在区50Gy。对于术后放疗，GTVtb和GTVnd-tb剂量60～66Gy/6.5周，瘤床周围亚临床病灶及阳性淋巴结所在区（CTV1）剂量

54～60Gy/6～6.5周，颈部预防照射区（CTV2）剂量通常为50Gy。

【问题8】 放疗期间应该注意什么？

思路1：放疗期间主要需注意正常组织毒性反应，并按照国际标准进行评级。

1. 放射性皮肤反应　放疗开始后逐渐表现出红斑、色素沉着、干性脱皮、水肿、湿性脱皮等表现，严重者可表现为皮肤溃疡、出血乃至坏死；晚期可表现为纤维化。因此靶区勾画及制订计划时需注意皮肤是否有高剂量区。治疗中需注意保持皮肤清洁，并可适当给予皮肤反应的预防处理。

2. 急性黏膜反应　照射野内的正常黏膜受到一定剂量的照射后，可表现为程度不等的充血、水肿、糜烂或伪膜形成，患者表现为口腔、咽喉肿痛、吞咽困难、声音嘶哑等，严重时还会合并细菌感染。

3. 口腔干燥、味觉障碍　由于唾液腺、味蕾在照射过程中受到一定程度的损伤而导致口腔干燥、味觉障碍的发生。以后，随着放疗的结束及一段时间的恢复，口腔干燥、味觉障碍可有一定程度的恢复，味觉在放疗后6～18个月内可基本恢复正常，但口干一般不能恢复到正常水平。

4. 喉水肿　一般在放疗后6个月左右消退。如超过6个月仍持续存在的喉水肿，应警惕有肿瘤残存或复发的危险，应紧密随访，必要时活检证实，但应注意活检有可能导致周围喉软骨坏死的危险。

5. 每周复查血常规及肝肾功能，特别是放疗联合化疗时。

6. 喉癌术后患者还需注意气管套管的定期护理，练习咳痰，避免造瘘口和肺部感染。

思路2：对于有大体肿瘤的患者，放疗期间及放疗后需评估肿瘤消退情况，即肿瘤对治疗的反应。

【问题9】 估计该患者治疗后的局部控制率和生存情况如何？

思路：基于既往的临床研究结果及影响局部控制的因素来估计患者的肿瘤控制情况及预后。

根据该患者临床分期，既往研究报告显示声门上型喉癌全喉切除术后局部控制率为71%～94%；5年生存率为53%～67%。

【问题10】 患者治疗结束后，需告知患者哪些内容？

思路1：治疗近期疗效即肿瘤消退情况；估计预后即远期生存情况；毒副作用评级、随访要求、功能锻炼及转归。

思路2：根据恶性肿瘤的生物学行为，治疗后需告知患者规律随访，以早期发现肿瘤复发、转移，并对持续存在或新出现的治疗毒副反应进行相应处理。规律随访也便于肿瘤医生评估远期疗效和正常组织损伤情况，获得相应数据进行总结，以进一步改进现有治疗和处理，通常要求治疗后1个月复查，进行疗效评价和治疗后基线评估，治疗后2年内，每3个月复查1次，2～5年，每半年复查1次，5年以后，每年复查1次。

知识扩展或延伸问题

【问题11】 早期声门型喉癌治疗原则是什么？

思路1：早期声门型喉癌（$T_{1～2}N_0$）的根治性治疗手段包括手术、放疗、内镜下切除、激光治疗等。Cochrane数据库系统综述结果显示，放疗和手术治疗早期声门型喉癌的5年生存率相似（T_1：91.7% *vs.* 100%；T_2：88.8% *vs.* 97.4%），无统计学差异。放疗能有效保留喉解剖结构的完整性，并保留患者的发音和吞咽功能；即使是放疗后残存或复发，采用挽救性手术也仍有较高的治愈率；目前在欧美国家多首选放疗。内镜下切除和激光治疗也能保留喉的结构和功能，但对操作人员的技术要求较高，目前应用尚不广泛。早期声门型喉癌采用放疗时，单次剂量 >2.0Gy优于2.0Gy。如果采用2.0Gy/次，总剂量需要高一些，NCCN推荐：$TisN_0$，60.75Gy（2.25Gy/次）到66Gy（2.0Gy/次）；T_1N_0，63Gy（2.25Gy/次，优先考虑）到66Gy（2.0Gy/次）；T_2N_0，65.25Gy（2.25Gy/次）到70Gy（2.0Gy/次）。具体请参见NCCN指南。

思路2：治疗方式的选择取决于病变位置、疾病分期、对喉功能保留的要求、患者的意愿、定期随访的条件及患者一般情况。是否需要辅助治疗取决于术后是否存在预后不良因素。

【问题12】 喉癌患者的整体局部控制率和生存情况如何？

思路：基于既往的临床研究结果及上述影响局部控制的因素来估计患者的肿瘤控制情况及预后。

早期声门型喉癌 T_1N_0 患者采用单纯放疗、单纯手术或激光治疗的局部控制率类似，为80%～100%，5年生存率为80%～95%；若放疗后失败经手术挽救的最终5年生存率也可达80%～90%。T_2N_0 局部控制率为74%～81%，5年生存率65%～85%。T_3N_0 声带固定的声门型喉癌患者单纯放疗局控率为36%～77%，复发的患者经手术挽救后，整体局部控制率可达57%～86%，5年生存率为55%～65%；对于 T_4 声门型喉癌，5

年无病生存率 30%～50%。

总体而言，声门上型喉癌疗效较声门癌差。以放疗为主综合治疗的局部控制率 T_1 80%～100%，T_2 60%～90%，T_3 50%～75%，T_4 30%～70%。手术切除患者局部控制率 T_1 95%～100%，T_2 67%～97%，T_3 约 80%，T_4 约 70%。整体 5 年生存率 53%～67%。

早期声门下区癌单独放疗局部控制率为 56%～75%，单纯放疗 5 年生存为 40%～50%；中、晚期者常伴不同程度气道梗阻，以手术处理为主，少有单纯放疗的报道。

（易俊林）

推荐阅读资料

[1] 罗京伟，易俊林，徐国镇. 下咽癌 // 李晔雄. 肿瘤放射治疗学. 5 版. 北京：中国协和医科大学出版社，2018.

[2] SIEGEL R L，MILLER K D，JEMAL A. Cancer statistics，2016. CA Cancer J Clin，2016，66（1）：7-30.

[3] PATEL S G，LYDIATT W M，GLASTONBURY C M，et al. Larynx//AMIN M B. American Joint Committee on cancer. AJCC cancer staging manual. 8th ed. New York：Springer，2017.

[4] National Comprehensive Cancer Network. Head and Neck Cancer. ［2019-04-21］. https://www.nccn.org/professionals/ physician_gls/default.aspx#head-and-neck.

[5] MENDENHALL W M，MANCUSO A A，AMDUR R J，et al. Laryngeal cancer//Halperin E C，Wazer DE，Perez CA，et al. Perez and Brady's principles and practice of radiation oncology. 7th ed. Lippincott：Williams& Wilkins，2018.

[6] MENDENHALL W M，DAGAN R，BRYANT C M，et al. Dcfinitivc radiotherapy for squamous cell carcinoma of the glottic larynx. Cancer Control，2016，23（3）：208-212.

[7] DAY A T，SINHA P，NUSSENBAUM B，et al. Management of primary T1—T4 glottic squamous cell carcinoma by transoral laser microsurgery. Laryngoscope，2017，127（3）：597-604.

[8] MEGWALU U C，SIKORA A G. Survival outcomes in advanced laryngeal cancer. JAMA Otolaryngol Head Neck Surg，2014，140（9）：855-860.

[9] BROCKSTEIN B E，STENSON K M，SHER D J. Treatment of locoregionally advanced（stageⅢ and Ⅳ）head and neck cancer: the larynx and hypopharynx//Brizel D M，Posner M R. Up To Date，Waltham，MA.［2019-03-21］. https://www.uptodate.com/.

[10] KOCH W M，MACHTAY M. Treatment of early（stage Ⅰ and Ⅱ）head and neck cancer：The larynx// Brockstein B E，Brizel D M，Posner M R. Up To Date，Waltham，MA.［2019-03-25］. https://www.uptodate.com.

附录：喉癌 TNM 分期（AJCC 第 8 版）

原发肿瘤（T）
声门上喉癌

T_1：肿瘤局限于声门上喉一个亚区，声带活动正常

T_2：肿瘤侵犯一个以上邻近的声门上亚区，或声门区的黏膜，或声门上区以外的喉外区域的黏膜（如舌根、舌会厌谷梨状窝内侧壁的黏膜），无声带固定

T_3：肿瘤局限于喉伴有声带固定和 / 或侵犯下列结构之一：环后区、会厌前间隙、声门旁间隙和 / 或甲状软骨内板

T_{4a}：中晚期局部病变

肿瘤侵透甲状软骨外板和 / 或侵犯喉外结构，如气管，舌外肌、带状肌等颈部软组织，甲状腺，食管

T_{4b}：晚期局部病变

肿瘤侵犯椎前间隙，包绕颈动脉，或累及纵隔结构

声门型喉癌

T_1：肿瘤局限于声带（可累及前后联合），活动正常

T_{1a}：肿瘤局限于一侧声带

T_{1b}：肿瘤累及双侧声带

T_2：肿瘤累及声门上和 / 或声门下区，和 / 或声带活动受限

T_3：肿瘤局限于喉内，声带固定和 / 或累及喉旁间隙，和 / 或甲状软骨内板

T_{4a}：中晚期局部病变

肿瘤侵透甲状软骨外板和 / 或侵犯喉外组织（如气管，舌外肌、带状肌等颈部软组织，甲状腺，食管）

T_{4b}：晚期局部病变

肿瘤侵犯椎前间隙，包绕颈动脉，或累及纵隔结构

声门下喉癌

T_1：肿瘤局限于声门下区

T_2：肿瘤累及声带，声带活动正常或受限

T_3：肿瘤局限于喉，声带固定和 / 或累及喉旁间隙，和 / 或甲状软骨内板

T_4 中晚期局部病变

肿瘤侵犯环状软骨或甲状软骨和 / 或侵犯喉外组织（如气管，舌外肌，带状肌等颈部软组织，甲状腺，食管）

T_{4b}：晚期局部病变

肿瘤侵犯椎前间隙，包绕颈动脉，或累及纵隔结构

区域淋巴结（N）

临床区域淋巴结

N_0：无区域淋巴结转移

N_1：同侧单个淋巴结转移，最大径≤3cm，无淋巴结包膜外受侵 ENE（−）

N_2：同侧单个淋巴结，最大径 >3cm，但≤6cm，ENE（−）；同侧多个淋巴结，最大径≤6cm，ENE（−）；双侧或对侧淋巴结转移，最大径≤6cm，ENE（−）

　　N_{2a}：同侧单个淋巴结，最大径 >3cm，但≤6cm，ENE（−）

　　N_{2b}：同侧多个淋巴结，最大径≤6cm，ENE（−）

　　N_{2c}：双侧或对侧淋巴结转移，最大径≤6cm，ENE（−）

N_3：转移淋巴结最大径 >6cm，无包膜外受侵；或任意大小淋巴结伴有临床明显的包膜外受侵

　　N_{3a}：转移淋巴结最大径 >6cm，ENE（−）

　　N_{3b}：任意大小淋巴结伴有临床明显的包膜外受侵

注：①"U"或"L"可以用来表明任何 N 分期中淋巴结的位置，U 表示淋巴结在环状软骨下缘上方，L 表示淋巴结在环状软骨下方；②临床或病理包膜外受侵需标记 ENE（−）和 ENE（+）。

病理区域淋巴结

N_0：无区域淋巴结转移

N_1：同侧单个淋巴结转移，最大径≤3cm，ENE（−）

N_2：同侧单个淋巴结转移，最大径≤3cm，ENE（+）；同侧单个淋巴结，最大径 >3cm，但≤6cm，ENE（−）；同侧多个淋巴结，最大径≤6cm，ENE（−）；双侧或对侧淋巴结转移，最大径≤6cm，ENE（−）。

　　N_{2a}：同侧单个淋巴结转移，最大径≤3cm，ENE（+）；同侧单个淋巴结，最大径 >3cm，但≤6cm，ENE（−）

　　N_{2b}：同侧多个淋巴结，最大径≤6cm，ENE（−）

　　N_{2c}：双侧或对侧淋巴结转移，最大径≤6cm，ENE（−）

N_3：转移淋巴结最大径 >6cm，无包膜外受侵；同侧单个淋巴结 >3cm，伴有 ENE（+）；同侧对侧，或双侧多个淋巴结伴有 ENE（+）；或任意大小淋巴结伴有临床明显的包膜外受侵

　　N_{3a}：转移淋巴结最大径 >6cm，无包膜外受侵

　　N_{3b}：同侧单个淋巴结 >3cm，伴有 ENE（+）；同侧、对侧或双侧多个淋巴结伴有 ENE（+）

注：①"U"或"L"可以用来表明任何 N 分期中淋巴结的位置，U 表示淋巴结在环状软骨下缘上方，L 表示淋巴结在环状软骨下方；②临床或病理包膜外受侵需标记 ENE（−）和 ENE（+）

临床分期

Ⅰ：$T_1N_0M_0$

Ⅱ：$T_2N_0M_0$

Ⅲ：$T_3N_0M_0$，$T_{1\sim3}N_1M_0$

ⅣA：$T_{4a}N_{0\sim2}M_0$，$T_{1\sim3}N_2M_0$

ⅣB：任何 T N_3M_0，T_{4b} 任何 NM_0

ⅣC：M_1

第八章　鼻腔和鼻窦癌

鼻腔与鼻窦解剖关系密切，且临床表现和治疗方式也相似，上颌窦癌高发，本章临床病例将以上颌窦癌为例进行讲述。鼻腔由鼻前庭、鼻甲、鼻道组成。鼻窦是鼻腔周围颅骨内的含气空腔，腔内覆盖黏膜，并有窦口与鼻腔相通，左右成对，共4对，包含有上颌窦、筛窦、额窦和蝶窦。

鼻腔和鼻窦癌约占头颈部恶性肿瘤的3%，以男性为多见，男女之比为2:1，大部分患者发病年龄在40岁以上，中位发病年龄为47岁。常见于吸烟者。发病与木头粉尘、制鞋业和磨面粉相关的职业有一定关系。

上颌窦癌占50%~65%，是鼻腔癌的2倍；筛窦癌少见，占10%~25%；蝶窦和额窦癌十分罕见。鼻腔和鼻窦癌病理以鳞状细胞癌为主，还包含腺癌、肉瘤、嗅神经母细胞瘤、恶性黑色素瘤、内翻性乳头状瘤。

鼻腔癌：鳞状细胞癌好发于中、下鼻甲，易破坏鼻腔侧壁而侵入上颌窦，亦可穿破硬腭而侵入口腔。有5%~10%的鳞状细胞癌出现颈部淋巴结转移，多数先转移到颌下淋巴结，然后至颈内静脉淋巴结链，远处转移少见。腺癌好发于鼻腔上部，肿瘤主要向眼眶及筛窦方向扩展，易发生远处转移。腺样囊性癌具有亲神经特性，常沿神经鞘侵犯，晚期可破坏骨壁而侵入鼻咽及颅底。恶性黑色素瘤多见于鼻中隔或中、下鼻甲，常向上颌窦扩展或突出鼻外。约20%的恶性黑色素瘤可发生颈部淋巴结转移，远处转移较鳞状细胞癌多见。

鼻窦癌：由于鼻窦腔黏膜淋巴系统不太丰富，故鼻窦癌的淋巴转移发生较晚。

鼻腔和筛窦癌总的5年生存率42.1%，上颌窦癌总的5年生存率为32.5%~43.6%。

【诊疗过程】

（1）详细询问患者的发病过程、诊疗经过、目前状况等。

（2）鼻咽喉镜观察鼻腔肿瘤生长部位、累及范围、有无合并坏死。检查颈部是否有肿大淋巴结及肿大淋巴结部位、大小、活动度、疼痛、压痛，是否侵犯皮肤。

（3）鼻咽喉镜、鼻腔+颅底+颈部MRI或CT等影像学检查，判断局部病灶大小及侵犯范围，并获取病理诊断和肿瘤预后相关分子标志物检测。

（4）胸片或胸部CT、腹盆腔超声或CT、骨扫描等，除外远处转移。

（5）询问是否有其他内科合并症。

（6）搜集整理所有检查资料，明确分期和一般状况评估。

（7）早期病变可选择手术治疗或放疗。

（8）晚期病变经多学科诊疗会诊，制订治疗方案。

（9）治疗后进行疗效评价，给予患者治疗后指导建议，定期随访。

【临床关键点】

（1）MRI检查能够较好地显示肿瘤侵犯的范围和颈部淋巴结转移状况。

（2）鼻腔和鼻窦癌绝大多数（约50%）为鳞状细胞癌，治疗时需要获取病理诊断。

（3）治疗原则是最大可能地提高肿瘤的局部区域控制率和生存率，尽量降低治疗手段对正常组织损伤程度。

（4）以手术为基础加术后放疗（或术后同期放化疗）成为局部晚期上颌窦癌的主要治疗手段。

（5）治疗后定期复查，及早发现治疗失败情况，观察记录放疗晚期并发症并指导功能锻炼。

【临床病例】

第一步：病史采集

患者，男，50岁。因"反复鼻塞1年"就诊。

患者1年前无明显诱因出现左侧鼻塞，无回吸性血痰，无耳鸣、听力下降、头晕、头痛、复视、颜面部麻木，无咳嗽、咳痰，无胸闷、胸痛，无腹胀、腹痛等不适。患者未予重视。近来鼻塞加重，伴流鼻血，余阴性症状同前。

既往无特殊。否认过敏史。

查体：生命征平稳，神清，KPS评分80分，全身浅表淋巴结未触及肿大，心、肺、腹未见明显异常。

【问题1】 上颌窦癌的主要临床表现是什么？

思路1：上颌窦位于上颌骨内，分为6个壁。内壁即鼻腔外侧壁，部分骨壁较薄，肿瘤易由此侵入鼻腔。前壁犬齿窝处最薄，上颌窦开窗由此进入窦腔。顶壁即为眼眶的底壁。底壁为硬腭外侧份和上颌骨牙槽突。上颌窦腔与第二双尖牙，第一、二磨牙仅隔非常薄的一层骨质，肿瘤容易经此向外扩展，临床出现牙齿松动或伴有疼痛。后壁与外壁分别与翼腭窝颞下窝相邻，两壁间没有明确分界线。上颌窦淋巴引流至Ⅱ区淋巴结。

思路2：早期上颌窦癌仅局限于上颌窦腔内，可无明显症状。随着病情进展，当肿瘤破坏窦壁出现超腔侵犯时，根据肿瘤侵犯周围结构的不同，会出现不同的临床表现。侵及内侧壁或鼻腔，出现血涕、鼻出血、鼻塞等。侵及底壁，出现牙痛、牙齿松动甚至脱落。侵及前壁，出现面部疼痛，软组织受侵出现面部肿胀，严重者可出现皮肤破溃；眶下神经受侵，出现眼裂与唇裂间的皮肤感觉减退或面部麻木。侵及顶壁，出现眼球胀痛、向上移位、外突、复视等；累及眶周肌肉或视神经时，眼球活动障碍及视力减退。肿瘤穿破后壁侵犯翼腭窝及翼内外肌，出现颞部疼痛、张口困难，严重者出现牙关紧闭。向外还可侵及颞下窝、鼻咽、颅底等，可同时伴有头痛、耳鸣、听力下降等。常见的淋巴结转移区域为Ⅱ区。

> 知识点
>
> **上颌窦癌的临床特点**
>
> 1. 上颌窦癌的发病与吸烟有关。
> 2. 早期无明显症状。
> 3. 局部晚期以鼻塞、鼻出血、牙痛、面部疼痛、眼球胀痛、颞部疼痛为主。
> 4. 常见的淋巴结转移区域为颈部Ⅱ区。

【问题2】 门诊应该进行哪些检查？

思路：对于恶性肿瘤的检查，一般分为局部分期检查和全身分期检查。局部检查主要评估肿瘤的侵犯范围和深度及区域淋巴结转移状态，上颌窦癌一般采用MRI和/或CT检查，穿刺检查并获取肿瘤组织送病理检查。全身检查主要评估肿瘤是否存在身体其他部位转移，有胸片或胸部CT、腹部超声，晚期病变需要检查骨扫描除外其他脏器转移。

常规的血液学检查包括血常规、血生化、乳酸脱氢酶（lactate dehydrogenase，LDH）、甲状腺功能等。

> 知识点
>
> 1. 上颌窦癌通常侵犯周围较广的范围，MRI能够较好地显示肿瘤侵犯范围，应该作为分期的首选手段。
>
> 2. 上颌窦癌会出现颈部淋巴结转移，当肿瘤位于或侵犯鼻腔后1/3或鼻咽时，可出现咽后淋巴结转移，申请检查时扫描范围需要包括咽后淋巴结区域。
>
> 3. 虽然上颌窦癌远处转移概率不高，但治疗之前需要除外远处转移情况。

第二步：门诊化验及辅助检查

该患者进行了增强鼻腔＋颅底＋颈部 MRI、鼻咽喉镜、胸部 CT、心电图、腹部超声及血生化、血常规等检查。

鼻咽喉镜：左鼻腔见息肉样肿块（图 8-1）。

鼻腔＋颅底＋颈部 MRI：上颌窦占位，侵及左鼻腔、左颞下窝，双颈未见肿大淋巴结（图 8-2）。

活检病理：上颌窦低分化鳞状细胞癌。

胸部 CT、腹部超声及血生化、血常规均正常。

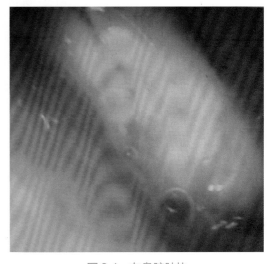

图 8-1　左鼻腔肿块

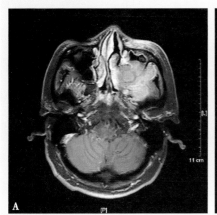 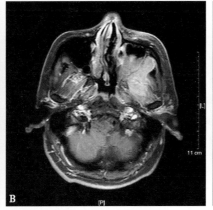 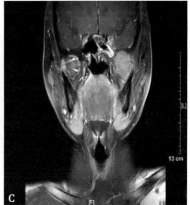

图 8-2　上颌窦癌 MRI 表现

分别为轴位增强 T_1WI（A、B）和冠状位增强 T_1WI（C）。

【问题 3】　该患者的诊断和分期是什么？

思路 1：上颌窦癌的确诊主要依靠活检或手术，通常在表面麻醉及穿刺下取肿瘤组织送病理诊断。

思路 2：目前国际上采用 2017 年第 8 版美国癌症联合会（AJCC）分期（附录），根据患者的分期检查和分期标准，目前诊断：左上颌窦低分化鳞状细胞癌；侵犯左鼻腔、翼板、颞下窝；颈部淋巴结未见肿大；$cT_{4a}N_0M_0$，ⅣA期（2017 年 AJCC 第 8 版）。

【问题 4】　上颌窦癌需要与哪些疾病鉴别？

思路：根据上颌窦的解剖结构和功能及上颌窦癌的临床表现，需要鉴别的疾病如下。

1. 上颌窦炎　表现为病史长、脓性鼻涕，多为双侧，少有血性。X 线片常有液平面，少有骨质破坏征。进行上颌窦穿刺冲洗，将冲洗液做细胞学检查有助于鉴别诊断。

2. 上颌窦囊肿　肿块呈圆形或类圆形，表面光滑，略有弹性。X 线片显示膨胀性生长，有一边缘整齐、圆形或半圆形的透明囊肿阴影。如进行上颌窦穿刺，可得黄液或黏液，为囊肿所特有。

3. 上颌窦骨化纤维增生症　发病年龄低，常以面部无痛性隆起逐渐缓慢地增大为主诉。X 线片有其特征，易与恶性肿瘤鉴别。

4. 上牙龈癌　初发症状是牙龈黏膜病变，然后才侵犯牙槽骨及龈颊沟。而上颌窦癌多先有鼻腔症状，然后才侵犯上颌窦内下壁和牙槽突，导致牙松动和牙龈黏膜溃疡。

5. **鼻息肉**　系鼻黏膜受慢性刺激而发生的水肿肥厚,水肿组织向下垂坠而形成息肉。息肉的附着处多在鼻腔侧壁,其形圆滑而有光泽,灰白色,质软不易出血。将息肉切除送病理检查可作鉴别。

【问题5】　如何进行治疗决策?

思路1:治疗决策需要综合患者的肿瘤分期、有无紧急手术情况(大出血和呼吸困难等),以及患者的身体条件和治疗意愿。严重的内科合并症使患者不能耐受手术或患者拒绝手术的意愿均需在治疗决策中加以考虑。

思路2:肿瘤分期是治疗决策的主要考虑因素,该患者为可手术切除病变。

> 知识点
>
> ### 不可手术切除病变的评估和情形
>
> 不可手术病变包括目前技术条件下,不易获得阴性切缘的病变及肿瘤侵犯范围广泛,通过手术切除不能使患者在生存或局部控制上获益和导致器官功能严重受损或丧失的情形。当然,对某一具体的患者而言,这些情况并不是手术的绝对禁忌证。
>
> 对上颌窦癌而言,T_{4b}肿瘤侵犯眶尖、硬脑膜、脑组织、颅中窝、颅神经(除外三叉神经上颌支 V2)、鼻咽或斜坡结构属于不可手术切除的情形。

第三步: 住院后治疗

根据肿瘤期别和患者意愿,确定治疗方案为手术治疗,根据术后情况再决定进一步治疗方式。

术后病理:左上颌窦低分化鳞状细胞癌,大小 4cm×3cm×2.5cm,侵犯翼板、颞肌、翼外肌。左前组筛窦、左后组筛窦、左眶下软组织未见癌。颈部淋巴结 0/15 见转移。

术后分期:$pT_{4a}N_0M_0$,ⅣA 期(2017 年 AJCC 第 8 版)。

【问题6】　手术切除后如何进一步治疗?

思路:手术完整切除后治疗方案的选择取决于有无不良预后因素。

(1)存在高危不良预后因素:术后原发灶和颈部放疗+同期化疗。

(2)不存在高危不良预后因素:术后原发灶和颈部放疗。

> 知识点
>
> 高危不良预后因素包括切缘阳性或淋巴结包膜外受侵,指南推荐行术后同步放化疗。
>
> 术后放疗指征:腺样囊性癌、术后安全边界不够、由于其他原因先行手术治疗的分化差的肿瘤、原发肿瘤 pT_3 或 pT_4、淋巴结 N_2 或 N_3、Ⅳ区或 Ⅴ区淋巴结转移、神经周围受侵、血管内瘤栓等。

该患者有术后放疗指征,放疗采用 IMRT 技术。术后放疗靶区:①CTV66,肿瘤手术区域及镜下侵及的边缘区域;②PTV66,PTV66＝CTV66＋(3～5)mm,但在邻近重要正常组织的区域时,外扩边界可以缩小至1mm;③CTV60,同侧鼻腔、筛窦、上颌窦、翼腭窝和颞下窝,并覆盖眶下裂和部分咀嚼肌间隙;肿瘤未累及中线组织时,靶区侧界至鼻中隔;④PTV60,PTV60＝CTV60＋(3～5)mm,但在邻近重要正常组织区域时,外扩边界可以缩小至1mm。具体靶区及等剂量线、DVH 见图8-3。

【问题7】　治疗结束后,应告知患者哪些内容?

思路1:治疗疗效和毒副作用评估。治疗结束后,应告知患者和家属是否有肿瘤残存,放疗后正常组织损伤严重程度评估,估计预后,急性正常组织损伤持续时间及可能的晚反应组织损伤出现时间。

思路2:随访。一般要求治疗后2年内每3个月复查1次,2～5年内每半年复查1次,5年以后每年复查1次。

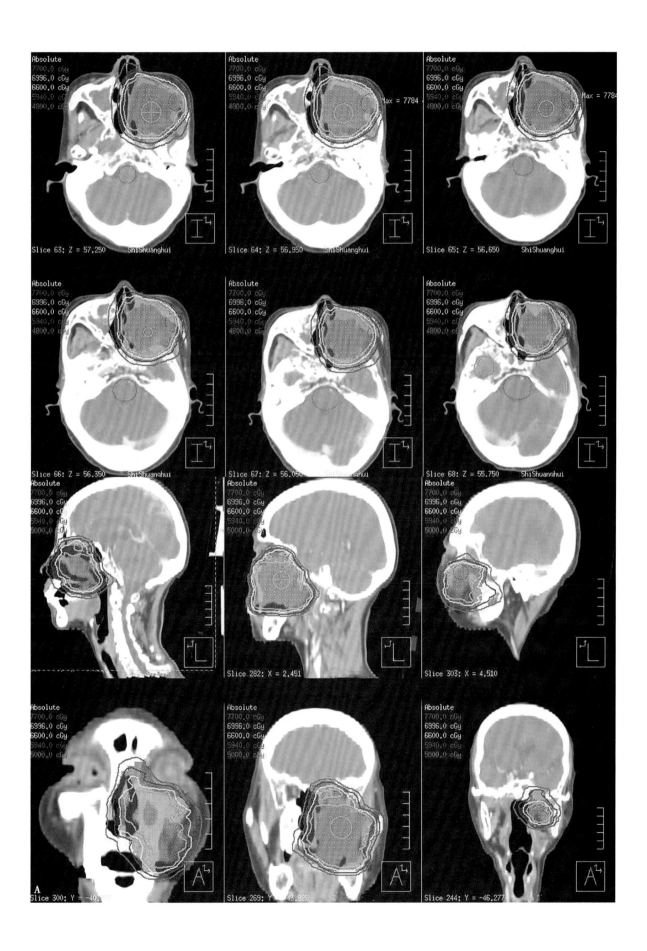

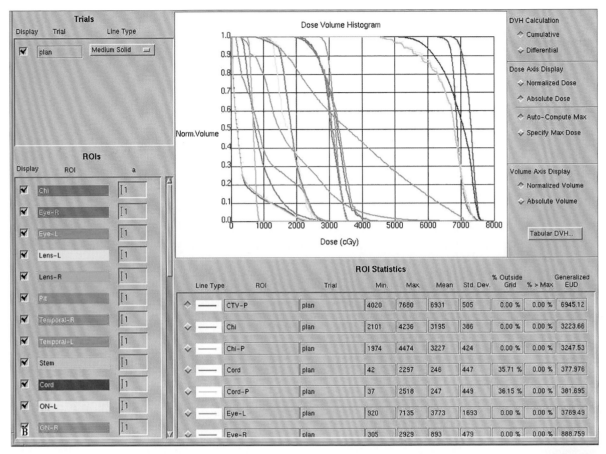

图 8-3 左上颌窦癌术后 $pT_{4a}N_0M_0$ 放疗的靶区、等剂量线及剂量体积直方图

A. 靶区勾画及等剂量线; B. 剂量体积直方图。

左上颌窦癌靶
区,DVH(图片)

知识扩展或延伸问题

【问题 8】 影响预后的因素有哪些?

思路 1:影响预后的因素如下。

(1)分期:一般而言,早期(Ⅰ、Ⅱ期)患者 5 年生存率明显高于晚期患者(Ⅲ、Ⅳ期)。

(2)治疗手段:晚期病变采用放疗加手术的 5 年生存率明显高于单纯放疗或单纯手术。

(3)病理类型:一般认为以鳞状细胞癌、腺癌和腺样囊性癌的疗效较好,而恶性黑色素瘤、横纹肌肉瘤的疗效较差。

(4)颈部淋巴结转移:无淋巴转移者较有淋巴结转移者的 5 年生存率高。

思路 2:解剖与预后的关系。1933 年 Ohngren 通过内眦与下颌角的假想线,将上颌骨分为前下结构和后上结构。国内学者证实,肿瘤位于前下结构的比后上结构的预后好,上下结构均受侵时预后最差。

【问题 9】 其他期别上颌窦癌(以鳞状细胞癌为例)的治疗原则是什么?

思路 1:早期病变,包括 T_1N_0 和 T_2N_0,治疗可选择上颌骨切除(T_1:部分切除;T_2:全部切除)。无不良预后因素者,观察。有切缘阳性、外周神经受侵、脉管瘤栓等不良预后因素者,根据情况接受以下选择。

(1)切缘阳性者,如再次手术能够获得阴性切缘则再次手术,再次手术后切缘阴性,行术后放疗;再次手术后切缘阳性,行术后同期放化疗。

(2)存在其他预后不良因素者,术后放疗或同期化放疗。

思路 2:不同肿瘤分期可有不同的治疗选择。

(1)$T_{3\sim4}N_0$,治疗原则可为上颌骨全切除加眶内容清除或筛窦切除术。术后根据情况进行如下处理。

1)无高危不良预后因素者:术后针对原发灶和颈部放疗。

2)存在其他预后不良因素者:术后针对原发灶和颈部放疗 + 同期化疗。

（2）T_{4b}，任何 N，治疗原则可有以下选择：临床试验或根治性放疗或同期放化疗，如无肿瘤残留，随访。

（3）T_{1~4a}，N+，治疗原则可有以下选择：根据 T 分期选择局部术式+颈清扫。术后根据情况进行以下处理。

1）无不良预后因素者：术后针对原发灶和颈部放疗。

2）存在其他预后不良因素者：术后针对原发灶和颈部放疗 + 同期化疗。

（潘建基）

推荐阅读资料

[1] 李晔雄. 肿瘤放射治疗学. 5 版. 北京：中国协和医科大学出版社，2018.

[2] 爱德华·海普林，卡洛斯·佩雷兹，路德·布莱迪. 放射肿瘤学原理和实践. 朱广迎，李晔雄，夏廷毅，等译. 5 版. 天津：天津科技翻译出版公司，2012.

[3] 汤钊猷. 现代肿瘤学. 3 版. 上海：复旦大学出版社，2012.

[4] 袁双虎，宋启斌. 肿瘤精准放疗靶区勾画图谱. 武汉：湖北科学技术出版社，2018.

[5] 南希·李，陆嘉德. 肿瘤放射治疗靶区勾画与射野设置（适形及调强放射治疗实用指南），袁真，傅深，译. 天津：天津科技翻译出版公司，2014.

[6] PATEL S H，WANG Z，WONG W W，et al. Charged particle therapy versus photon therapy for paranasal sinus and nasal cavity malignant diseases：a systematic review and meta-analysis. Lancet Oncol，2014，15（9）：1027-1038.

[7] 王胜资，陆嘉德，南希·李. 头颈部肿瘤精确放射治疗中危及器官与正常组织勾画及保护. 长沙：中南大学出版社，2017.

[8] LLORENTE J L，LÓPEZ F，SUÁREZ C，et al. Sinonasal carcinoma：clinical，pathological，genetic and therapeutic advances. Nat Rev Clin Oncol，2014，11（8）：460-472.

[9] PAULINO A C，FISHER S G，MARKS J E. Is prophylactic neck irradiation indicated in patients with squamous cell carcinoma of the maxillary sinus? Int J Radiat Oncol Biol Phys，1997，39（2）：283-289.

附录　鼻腔、鼻窦肿瘤 TNM 分期（2017 年 AJCC 第 8 版）

（不包括鼻腔及鼻窦黏膜黑色素瘤）

原发肿瘤（T）

T_x：原发肿瘤不能评估

T_0：无原发肿瘤证据

Tis：原位癌

上颌窦

T_1：肿瘤局限在上颌窦的黏膜，无骨质破坏或侵蚀

T_2：肿瘤导致骨质破坏或侵蚀，包括侵入硬腭和 / 或中鼻道，除外侵犯至上颌窦后壁和翼板

T_3：肿瘤侵犯任何下述结构，包括上颌窦后壁骨质、皮下组织、眼眶底壁或内侧壁、翼腭窝、筛窦

T_{4a}：中等晚期局部疾病

肿瘤侵犯眼眶前部内容物、颊部皮肤、翼板、颞下窝、筛板、蝶窦或额窦

T_{4b}：非常晚期局部疾病

肿瘤侵犯任何下述结构：眶尖、硬脑膜、脑组织、颅中窝、颅神经（除外三叉神经上颌支）、鼻咽或斜坡

鼻腔、筛窦

T_1：肿瘤局限于任何一个亚区，伴或不伴有骨质破坏

T_2：肿瘤侵犯一个区域内的两个亚区或扩展到侵犯鼻筛复合体内的一个邻近区域，伴或不伴有骨质破坏

T_3：肿瘤扩展到侵犯眼眶的底壁或内侧壁、上颌窦、腭部或筛板

T_{4a}：中等晚期局部疾病

肿瘤侵犯任何下述结构：眼眶前部内容物、鼻部或颊部皮肤、微小侵犯至颅前窝、翼板、蝶窦或额窦

T_{4b}：非常晚期局部疾病

肿瘤侵犯任何下述结构：眶尖、硬脑膜、脑组织、颅中窝、颅神经（除外三叉神经上颌支）、鼻咽或斜坡

区域淋巴结（N）

临床区域淋巴结（cN）

N_x：区域淋巴结无法评估

N_0：无区域淋巴结转移

N_1：同侧单个淋巴结转移，最大径≤3cm 且 ENE（－）

N_2：同侧单个淋巴结转移，3cm<最大径≤6cm 且 ENE（－）；或同侧多个淋巴结转移，最大径≤6cm 且 ENE（－）；或双侧或对侧淋巴结转移，最大径≤6cm 且 ENE（－）

　　N_{2a}：同侧单个淋巴结转移，3cm<最大径≤6cm 且 ENE（－）

　　N_{2b}：同侧多个淋巴结转移，最大径≤6cm 且 ENE（－）

　　N_{2c}：双侧或对侧淋巴结转移，最大径≤6cm 且 ENE（－）

N_3：转移淋巴结最大径>6cm 且 ENE（－）；或任何数目和大小的淋巴结转移且明显呈 ENE（+）

　　N_{3a}：转移淋巴结最大径>6cm 且 ENE（－）

　　N_{3b}：任何数目和大小的淋巴结转移且明显呈 ENE（+）

病理区域淋巴结（pN）

N_x：区域淋巴结无法评估

N_0：无区域淋巴结转移

N_1：同侧单个淋巴结转移，最大径≤3cm 且 ENE（－）

N_2：同侧单个淋巴结转移，最大径≤3cm 且 ENE（+）；或同侧单个淋巴结转移，3cm<最大径≤6cm 且 ENE（－）；或同侧多个淋巴结转移，最大径≤6cm 且 ENE（－）；或双侧或对侧淋巴结转移，最大径≤6cm 且 ENE（－）

　　N_{2a}：同侧单个淋巴结转移，最大径≤3cm 且 ENE（+）；或同侧单个淋巴结转移，3cm<最大径≤6cm 且 ENE（－）

　　N_{2b}：同侧多个淋巴结转移，最大径≤6cm 且 ENE（－）

　　N_{2c}：双侧或对侧淋巴结转移，最大径≤6cm 且 ENE（－）

N_3：转移淋巴结最大径>6cm 且 ENE（－）；或同侧单个淋巴结转移，最大径>3cm 且 ENE（+）；或同侧多个、双侧或对侧淋巴结转移，其中任何淋巴结呈 ENE（+）；或对侧单个淋巴结转移，任意大小，淋巴结呈 ENE（+）

　　N_{3a}：转移淋巴结最大径>6cm 且 ENE（－）

　　N_{3b}：同侧单个淋巴结转移，最大径>3cm 且 ENE（+）；或同侧多个、双侧或对侧淋巴结转移，其中任何淋巴结呈 ENE（+）；或对侧单个淋巴结转移，任意大小，淋巴结呈 ENE（+）

远处转移（M）

M_0：无远处转移

M_1：有远处转移

解剖分期／预后分组

0 期：$TisN_0M_0$

Ⅰ期：$T_1N_0M_0$

Ⅱ期：$T_2N_0M_0$

Ⅲ期：$T_3N_0M_0$；$T_1N_1M_0$；$T_2N_1M_0$；$T_3N_1M_0$

ⅣA 期：$T_{4a}N_0M_0$；$T_{4a}N_1M_0$；$T_1N_2M_0$；$T_2N_2M_0$；$T_3N_2M_0$；$T_{4a}N_2M_0$

ⅣB 期：T_{4b} 任 NM_0；任何 TN_3M_0

ⅣC 期：任何 T 任何 NM_1

组织学分级（G）

Gx：级别无法评估

G1：高分化

G2：中分化

G3：低分化

第九章　腮　腺　癌

涎腺也称唾液腺,人类有腮腺、颌下腺及舌下腺等三对较大的唾液腺及许多小的唾液腺。腮腺是三大唾液腺中最大的一对,系浆液性腺体。腮腺区位于颧弓以下、颌骨上缘沿线以上,前外界为下颌支内面后份和翼内肌后缘,后外界为外耳道的前下部并延伸到乳突尖部。大体呈楔形。底向外尖向内,以面神经为界将腮腺分为深叶和浅叶。腮腺局部解剖见图9-1。

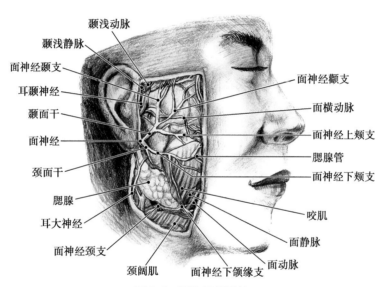

图 9-1　腮腺局部解剖

浅叶上缘包括颞浅静脉、耳颞神经、颞浅动脉、面神经颞支及颧支;浅叶前缘包括面神经颧支、面横动脉、面神经上颊支、腮腺导管、面神经下颊支及下颌缘支;浅叶下端包括下颌缘支及颈支、下颌后静脉。

涎腺肿瘤的发病率为男性(0.5~0.6)/10万,女性(0.4~0.5)/10万,涎腺恶性肿瘤占头颈部恶性肿瘤的2.3%~10.4%。腮腺肿瘤约占涎腺肿瘤的70%,但良性肿瘤占大多数,恶性肿瘤不足20%。涎腺肿瘤的发病原因目前尚不清楚,可能与物理因素、化学因素、生物因素、遗传因素、内分泌因素和机体免疫状况有关。

腮腺肿瘤的病理类型以黏液表皮样癌、腺样囊性癌、腺泡细胞癌和恶性混合瘤最常见,不同病理类型生物学行为和预后差别较大。

【诊疗过程】

(1)详细询问患者的发病过程、症状特征、诊疗经过、目前状况等。

(2)触诊腮腺区肿物大小、活动度,疼痛,压痛,是否侵犯皮肤,注意有无面神经麻痹。

(3)腮腺及颈部MRI或CT等影像学检查,判断局部病灶大小及侵犯范围,并获取病理诊断。

(4)胸片或胸部CT、腹盆腔超声或CT、全身骨扫描等,除外远处转移。

(5)询问是否有其他内科合并症。

（6）搜集整理所有检查资料，明确分期和一般状况评估。

（7）以外科治疗为主，有适应证时应行术后放疗。

（8）治疗后进行疗效评价，给予治疗后建议，嘱定期随访。

【临床病例】

第一步：病史采集

患者，女，26岁。因"发现左侧腮腺肿物3月余，外院确诊左腮腺癌7天"就诊。

患者自述2017年8月无意间触及左下颌角处有一肿物，大小约4cm×3cm×2cm，质地韧，活动度欠佳，无压痛，无疼痛及发热，无口干及耳鸣等不适。于2017年10月30日到某医院就诊，CT检查：左侧腮腺多发占位并两侧颈部多发淋巴结肿大，考虑腮腺恶性肿瘤并淋巴结转移可能性大。进一步行MRI检查：符合左侧腮腺癌伴左颈Ⅱ～Ⅳ区及左腮腺区淋巴结转移表现。左侧腮腺肿物针吸细胞学检查提示：有恶性肿瘤细胞，提示左侧腮腺癌。

查体：左下颌角处可及一约4cm×3cm×2cm大小肿物，边界不清，质地韧，表面光滑，无压痛，固定，皮温正常。无口角歪斜。左中上颈可触及1枚肿大淋巴结，大小约2.5cm×2cm×1.5cm，质硬，轻压痛，固定，边界清，无皮肤浸润，右颈部未触及肿大淋巴结，颅神经无麻痹。

【问题1】 腮腺癌的主要临床表现是什么？

思路1：以面神经为界将腮腺分为深叶和浅叶。浅叶较大，覆盖于咬肌后部的浅面，腮腺肿瘤约90%发生在浅叶。深叶较小，在外耳道软骨下方绕下颌骨后缘向内，腮腺前缘和下端有面神经分支和面横动脉穿出。腮腺浅叶肿物多表现为耳垂前下或耳垂后的无痛性肿物。腮腺深叶肿瘤因其部位深，不容易早期发现，就诊时有时可见肿瘤突入口咽侧壁。当咀嚼肌受侵时出现张口困难。

思路2：由于面神经及其分支从腮腺中通过，部分患者有神经受侵表现，如与病变相关局部的麻木感，严重时全部面肌瘫痪，表现为不能皱额、皱眉、闭目，角膜反射消失，鼻唇沟变浅，不能露齿、鼓腮、吹口哨、口角下垂。此外还可出现舌前2/3味觉障碍，说话不清晰等。

> 知识点
>
> **腮腺癌的特点**
>
> 1. 病理类型复杂多样，每种病理类型的肿瘤又各具有不同的生物学行为，对同样一种治疗方式可能会产生不同的治疗反应及不同的治疗效果。
>
> 2. 相当一部分腮腺恶性肿瘤发展缓慢，自然病程长，评价治疗效果常需要10年以上随访。

【问题2】 门诊接诊后应该进行哪些检查？

思路：腮腺癌一般应行MRI和/或CT扫描了解局部浸润情况及颈部淋巴结转移情况，行胸片或胸部CT、腹部超声或CT以评估胸腹部脏器有无转移，晚期病变还需行全身骨扫描以除外骨转移。此外，应常规进行血液学检查，包括血常规、血生化、乳酸脱氢酶、甲状腺功能等。

第二步：门诊化验及辅助检查

该患者门诊接诊后进行了腮腺+颈部MRI（图9-2）、胸片、心电图、腹部超声及血生化、血常规等检查。腮腺MRI：左侧腮腺癌伴左侧颈部Ⅱ～Ⅳ区及左腮腺区淋巴结多发转移。其余检查未发现异常。

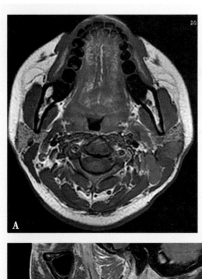
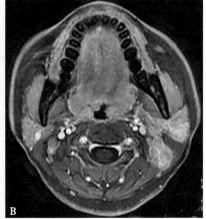
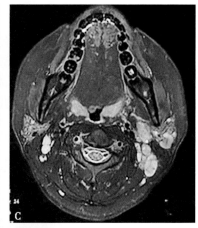
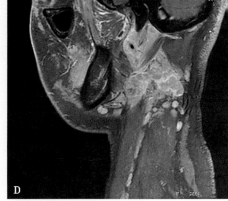
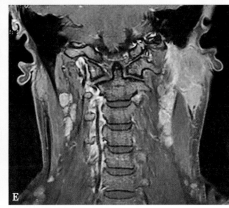

图 9-2 术前 MRI 表现
A. 平扫轴位 T_1WI；
B. 增强轴位 T_1WI；
C. 平扫轴位 T_2WI；
D. 增强矢状位 T_1WI；
E. 增强冠状位 T_1WI。

第三步：住院后治疗

经过多学科联合会诊讨论，临床诊断为左腮腺癌 $T_{4a}N_{2b}M_0$，ⅣA 期（AJCC 第 8 版），决定行手术及术后放疗。

手术情况如下。

（1）术前诊断：左腮腺癌。

（2）手术名称：左腮腺全切除术＋左颈淋巴结清扫术＋迷走神经剥离术。

（3）大体所见：左腮腺肿物，约 3.5cm×2.5cm×2cm，质硬，固定，边界不清楚，呈灰白色，无包膜，与面神经、颈外动脉分支颞浅动脉及颌内动脉粘连紧密。左颈Ⅰ、Ⅱ、Ⅲ、Ⅳ、Ⅴ区多个肿大淋巴结，最大位于Ⅱ区，约 2.5cm×2cm×1.5cm，质中，与颈动脉鞘粘连。

（4）术后病理（左腮腺肿物）：①（腮腺肿物）腺样囊性癌。肿瘤大小 5cm×3cm×2.5cm，未见明显包膜，侵犯周围涎腺组织，未见确切脉管癌栓和神经侵犯。②（左颈Ⅰ区淋巴结）0/2 枚、（左颈Ⅱ区淋巴结）4/5枚、（左颈Ⅲ区淋巴结）2/2 枚、（左颈Ⅳ区淋巴结）2/2 枚、（左颈Ⅴ区淋巴结）0/9 枚有转移癌，最大癌径 5cm。免疫组织化学染色：CKpan（＋），CK5/6（局灶＋），CK18（＋），P63（－），CD117（＋＋＋），SMA（－），CD56（部分＋），CgA（－），Syn（－），Ki-67（85%＋）。

【问题 3】 该患者的诊断和分期是什么？

思路 1：腮腺癌的确诊主要依靠穿刺细胞学检查或手术后病理诊断，禁忌在手术前做切取活检，一般情况下是在术中进行冰冻切片病理检查。但穿刺细胞学检查的诊断准确性受针吸部位的准确性及细胞病理学医师经验的影响。

思路 2：目前国际上采用的临床分期标准为 AJCC 第 8 版分期（附录）。根据患者的分期检查、术后病理检查结果和分期标准，最后诊断为：左腮腺低分化鳞状细胞癌伴腺样分化（$pT_{4a}N_{2b}M_0$，ⅣA 期）（AJCC 第 8 版）。

【问题4】 腮腺癌需要与哪些疾病鉴别?

思路:需要鉴别的疾病如下。

1. 良性混合瘤　占腮腺肿瘤的50%~60%,肿瘤生长缓慢,就诊前平均病程在8~10年。肿块多在耳垂下方,呈结节状,硬度不一,基底活动,肿瘤较大时不难与恶性肿瘤鉴别,但肿瘤较小时,与腺泡细胞癌、腺样囊性癌等不易鉴别,常需术中冰冻切片检查鉴别。

2. 腮腺区淋巴结结核　临床并非罕见。表现为耳前或耳下肿块,初为腮腺内淋巴结病变,继而侵犯腮腺实质,常反复肿胀,肿块活动差,有时伴有其他部位结核,细针穿刺细胞学检查有助于诊断,确诊后应给予抗结核治疗。

3. 腮腺良性肥大　一般为双侧,整个腺体肥大,触诊不能扪及具体结节,超声显示腺体内无占位病变。

4. 腮腺淋巴结转移癌　额颞部皮肤、前部头皮、耳郭外耳道、眼睑皮肤鳞状细胞癌及黑色素瘤、眼结膜和黑色素瘤、睑板腺癌甚至鼻咽癌均可转移至腮腺淋巴结。表现为耳前或耳下结节,有时原发灶并不明显,应仔细查找以上部位有无原发灶,若能查到原发灶,腮腺淋巴结转移的诊断即可确立,其治疗应和原发灶同时进行。

5. 腮腺区淋巴瘤　多为霍奇金淋巴瘤,表现为耳前或耳下结节状肿块,一般为多个淋巴结融合,肿块生长较快,若同时伴有颈部、腋下淋巴结肿大,诊断并不困难;若无其他部位淋巴结肿大,应行腮腺淋巴结切除活检。

【问题5】 腮腺癌的病理类型有哪些?

思路1:黏液表皮样癌是最常见的腮腺恶性肿瘤,高分化黏液表皮样癌较多见,中低分化癌生长较快,多呈浸润性生长,边界不清,活动差,常伴有疼痛。肿瘤分化差、直径大于3cm时,容易发生区域淋巴结转移,亦可血行转移。术后复发率较高。

思路2:腺样囊性癌生长较慢,很少发生淋巴结转移,但肿瘤侵袭性极强,与周围组织界限不清,易沿血管、神经向周围侵袭,甚至侵及肌肉、骨髓腔、血管等,因手术不易切除干净,术后复发率高。当血管内受侵时,极易形成瘤栓,发生血行转移,最常见的转移部位是肺。

思路3:其他病理类型有腺泡细胞癌、腺癌、恶性混合瘤、鳞状细胞癌、涎腺导管癌、基底细胞腺癌、乳头状囊腺癌、未分化癌、上皮-肌上皮癌、肌上皮癌、多形性低度恶性腺癌、嗜酸细胞癌等。

知识点

腺样囊性癌的临床特点

1. 局部浸润性强,广泛侵及周围组织。
2. 易侵及神经,并沿神经向颅底或颅内浸润。
3. 易发生血行转移,主要是肺转移。
4. 淋巴结转移率低。

知识点

腮腺癌的少见病理类型

1. 腺泡细胞癌　此肿瘤虽然属低度恶性,但常侵犯包膜,可发生淋巴结转移或血行转移。远处转移部位常见于肺和骨,而骨转移多发生于椎骨。此病理类型在腮腺恶性肿瘤中预后最好。

2. 腺癌　又称非特异性腺癌,是指组织学有不同程度的腺性分化,但又不能归于某一特定类型的癌。发病率虽低,其生物学行为高度恶性,易发生区域淋巴结转移和远处转移,局部复发率也高。

3. 恶性混合瘤　10%~15%由良性混合瘤恶变而来。

4. 鳞状细胞癌　原发于腮腺的鳞状细胞癌很少见,其恶性程度高,肿瘤生长迅速,易侵及面神经或颌下神经节,淋巴结转移率高,很少发生远处转移,预后差。

5. 涎腺导管癌 恶性程度高,侵袭性强,肿瘤生长较快,面神经受侵较常见,易发生淋巴结及远处转移,术后复发率极高,预后较差。

6. 基底细胞腺癌 多见于老年人,此肿瘤具有浸润性,可沿神经扩散或侵犯血管。淋巴结转移瘤<10%,约25%患者治疗后发生局部复发,很少发生远处转移。

7. 乳头状囊腺癌 属低度恶性,偶有远处转移发生,术后复发率高,近1/3患者发生淋巴结转移,预后较差。

8. 未分化癌 少见,属高度恶性肿瘤。肿瘤易向周围组织广泛浸润,常边界不清,容易发生区域淋巴结转移和远处转移,预后最差。

9. 上皮-肌上皮癌 发病率很低,老年男性相对多发,为低度恶性。因其具有较强的局部浸润性和破坏性,治疗后局部复发率高。淋巴结转移率10%~20%,远处转移率7.5%~26.3%,可转移至肺、骨、肝、肾及脑组织,预后较差。

10. 肌上皮癌 是一种很少见的肿瘤,多见于男性。淋巴结转移机会较少,晚期可出现血行转移,常见血行转移部位为肺、肝、骨。局部复发率高,放射敏感性差。

11. 嗜酸细胞癌 老年人多发。此肿瘤的局部复发率、淋巴结转移率和远处转移率均较高,预后较差。

【问题6】 术后放疗如何实施?

思路1:放疗前须明确告知患者放疗的急性和慢性毒副反应,如口干、放射性皮炎、放射性黏膜炎、颈部纤维化等,并告知患者预后,签署知情同意书。术后放疗应在手术切口愈合后进行,并行术后 MRI 复查(图9-3)。本例患者术后 MRI:①腮腺及左颈部术后改变,术区斑片影考虑术后改变可能性大;右颈部小淋巴结较前变化不大,仍考虑炎性增生可能性大;②左上颌窦少许炎症。

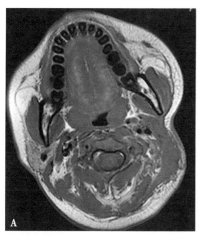
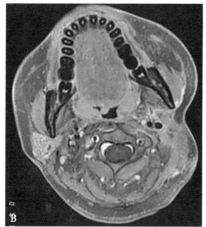
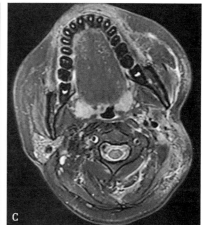
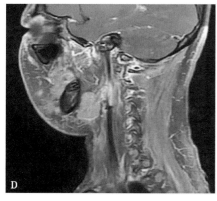
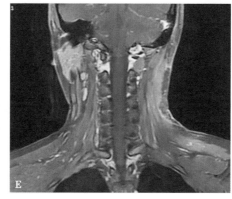

图9-3 术后 MRI 表现
A. 平扫轴位 T_1WI;
B. 增强轴位 T_1WI;
C. 平扫轴位 T_2WI;
D. 增强矢状位 T_1WI;
E. 增强冠状位 T_1WI。

思路2:常用的放疗技术有二维常规放疗和调强放疗,有条件的单位目前常用调强放疗,治疗前应向患者详细说明这两项技术各自的优缺点,由患者自行选择。该患者选择调强放疗技术。

思路3:定位时采用仰卧位,面罩固定,并用铅丝标记瘢痕和引流口。

知识点

腮腺癌术后放疗的适应证

1.肿瘤组织学高度恶性,如分化差的黏液表皮样癌、鳞状细胞癌、腺癌、涎腺导管癌、未分化癌、嗜酸细胞癌等。

2.侵袭性强,容易侵及神经的组织学类型,如腺样囊性癌、鳞状细胞癌、涎腺导管癌、黏液表皮样癌、未分化癌等。

3.治疗前已发生神经麻痹者需行术后放疗。

4.手术切缘阳性,或肿瘤残存,或由于解剖条件限制切缘<5mm,且无再手术机会者。

5.局部晚期病变,肿瘤侵及包膜或包膜外,或术中肿瘤外溢污染术床,或肿瘤广泛侵及周围肌肉、神经、骨骼等组织,或腮腺深叶受侵。

6.已发生区域淋巴结转移。

7.单纯手术后复发的腮腺恶性肿瘤患者,或多次术后复发的良性混合瘤以往未行放疗者。

8.腮腺肿瘤术后发生腮腺瘘,经加压包扎的一般性处理仍不能完全控制者,可行患侧腮腺区小剂量放疗。

知识点

腮腺癌术后颈部区域淋巴结放疗指征

1.颈部淋巴结阳性。

2.局部晚期肿瘤。

3.高度恶性、易发生淋巴结转移的组织学类型,如鳞状细胞癌、腺癌、涎腺导管癌、未分化癌、嗜酸细胞癌等。

4.照射范围:颈部淋巴结阳性时要包括同侧颈部Ⅰ~Ⅴ区,颈部淋巴结阴性时至少包括同侧颈部Ⅰb、Ⅱ、Ⅲ区。

【问题7】 放疗范围、照射技术和剂量如何确定?

思路1:常规放疗技术照射野的设计方案及剂量如下。

1.照射范围 病侧腮腺癌床区域及颈部淋巴结阳性时同侧颈部淋巴结引流区;如需颈部预防照射,照射范围至少包括同侧颈部Ⅰb、Ⅱ、Ⅲ区。

2.两侧野对穿照射技术 适用于病变已侵犯深部结构并越过体中线者。

3.同侧两野交角楔形照射技术 适用于病变完全局限于一侧,同时又为了更好地避开对侧腮腺、脊髓和其他正常组织。

4.单野混合束照射 适用于无深层结构受侵者,可采用电子线和高能X射线的混合束照射。

5.术后放疗剂量一般为60Gy/6周,如有镜下残存或面神经受侵者放疗剂量不能低于66Gy/6~7周,肿瘤明显残存的放疗剂量局部应达到70Gy/7周,颈部淋巴结区预防照射剂量50Gy/5周。

思路2:调强适形放疗的靶区范围及剂量如下。

1.GTVtb 根据术前影像学、临床查体、术中所见显示的具体肿瘤及术后病理检查结果等确定的肿瘤所在位置及侵犯范围。

2.CTV 可根据危险度不同分为1个或2个CTV。CTV包括病侧腮腺全部、瘤床区、病侧咽旁间隙及病侧Ⅰb、Ⅱ、Ⅲ、Ⅳ、Ⅴ区等颈淋巴引流区(根据颈部淋巴结转移情况决定照射范围)。

3.瘤床或残存肿瘤可给予较高的分次剂量和总剂量,而CTV给予常规分次剂量,如GTVtb 66Gy/2.2Gy/30次,CTV 60Gy/2.0Gy/30次。

该患者GTVtb包括左侧腮腺肿瘤瘤床,CTV包括左侧Ⅰb、Ⅱ、Ⅲ、Ⅳ、Ⅴ区等颈淋巴引流区(图9-4),剂量:GTVtb 66Gy/2.2Gy/30次,CTV 60Gy/2.0Gy/30次(图9-5)。

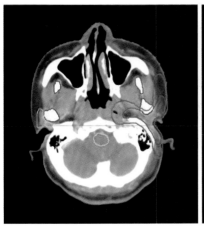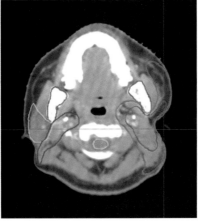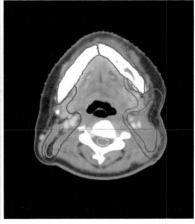

图9-4　靶区截图(红色线为肿瘤靶区,粉色线和蓝色线分别为临床靶区1和2)

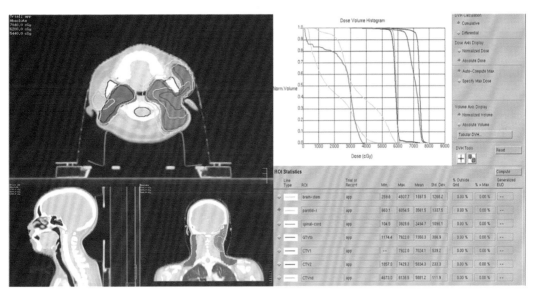

图9-5　调强放疗计划截图及剂量体积直方图

【问题8】　预后及影响预后的因素有哪些?

思路1:腮腺癌总的5年生存率为57%~80.2%,10年生存率为43%~62%。不同病理类型和分化程度对预后影响很大。黏液表皮样癌和腺泡细胞癌的预后最好,未分化癌和鳞状细胞癌的预后最差,术后放疗可提高组织学分化差的腮腺癌患者的5年生存率。腮腺癌治疗失败以局部复发为主,复发后再治疗的5年生存率虽然低于首次治疗者,但是仍可获得比较满意的效果。单纯手术治疗后复发,再行治疗时应选择综合治疗,因为手术加放疗的5年生存率远远高于单纯手术治疗。

思路2:影响预后的因素如下。

1. TNM 分期　肿瘤体积 >3cm、骨受侵、神经受侵、肿瘤侵及包膜或周围软组织、淋巴结转移等,提示肿瘤晚期,容易发生淋巴结转移或血行转移。

2. 组织学类型及分化程度　组织学类型和分化程度与预后密切相关。组织学分化差、侵袭性强的腮腺恶性肿瘤预后差。

3. 治疗方法　手术是腮腺恶性肿瘤的主要治疗方法,手术加放疗不但可以降低局部复发率,而且可提高生存率。对术后有放疗适应证的腮腺癌患者,应在短期内采取积极的放疗。在术后2周内进行放疗的生存率优于4周后行放疗者。

4. 第1次手术是否彻底　解剖结构的限制、浸润性强的组织学类型和肿瘤晚期是手术切缘阳性的主要原因。切缘阳性又是肿瘤复发的主要原因。腮腺肿瘤治疗后的失败原因和死亡原因中局部复发占第1位,远处转移占第2位。由于局部复发率高,直接影响了患者的生存率。

知识点

腮腺恶性肿瘤放疗的并发症及处理

1. 早期反应　主要是口腔黏膜炎、照射区皮肤的放射性皮炎、口干、味觉丧失、中耳炎及毛发脱落等。放射性口腔黏膜炎的处理主要是对症处理，在保持口腔卫生的同时，可采用漱口水、含麻醉剂的含漱液、促进黏膜愈合的制剂等；严重者可使用抗生素治疗，进食困难者可进行鼻饲或静脉营养。

2. 晚期反应　会出现听力下降、颈部纤维化、下颌骨放射性骨坏死、骨髓炎及放射性龋齿等。放疗前应进行全面的口腔检查，注意保持口腔卫生；对于有牙周疾病及龋齿的患者，为避免放疗后放射性骨髓炎的发生，应先洁齿和修补龋齿，必要时拔除龋齿。

【问题9】 治疗结束后，应告知患者哪些内容？

思路1：治疗结束后，须向患者告知急性反应消失的可能时间及可能出现的晚期反应，并告知患者预后及是否需行下一步治疗。

思路2：需要告知患者随访时间、频次及随访中需要注意的特殊事项，告知是否需要进一步采取治疗措施。一般要求治疗后2年内每3个月复查1次，2~5年内每半年复查1次，5年以后每年复查1次。

【问题10】 腮腺肿瘤如何进行综合治疗？

思路1：同步放化疗。总的来说，腮腺肿瘤对化疗不敏感，近年来随着紫杉醇及其衍生物多西他赛的使用，提高了腮腺肿瘤的化疗效果。同步放化疗可以提高腮腺肿瘤的疗效，主要是能够产生叠加或协同效应。有些化疗药物可以起到放疗增敏的作用。尽管理论上可以通过化疗来降低远处转移率，但尚需更多的研究资料和数据来证实，而且同步放化疗常有严重的口腔黏膜反应和其他化疗毒副反应。

思路2：靶向治疗。多数腮腺恶性肿瘤都存在表皮生长因子受体（EGFR）的高表达，这种高表达与肿瘤的恶性程度、预后及放疗的抗拒性都有关。因此，通过采用EGFR单克隆抗体（爱必妥，泰欣生）来抑制肿瘤细胞的增殖水平有可能提高放射敏感性，联合放疗也许是一种新的治疗模式。

（朱小东）

推荐阅读资料

[1] 黄晓东，李烨雄，王绿化，等. 肿瘤放射治疗学. 5版. 北京：中国协和医科大学出版社，2017.

[2] PFISTERER M J，VAZQUEZ A，MADY L J，et al. Squamous cell carcinoma of the parotid gland：a population-based analysis of 2545 cases. Am J Tolaryngol，2014，35（4）：469-475.

[3] AL-MAMGANI A，VAN ROOIJ P，VERDUIJN G M，et al. Long-term outcomes and quality of life of 186 patients with primary parotid carcinoma treated with surgery and radiotherapy at the Daniel den Hoed Cancer Center. Int J Radiat Oncol Biol Phys，2012，84（1）：189-195.

[4] SCHOENFELD J D，SHER D J，NORRIS C M Jr，et al. Salivary gland tumors treated with adjuvant intensity-modulated radiotherapy with or without concurrent chemotherapy. Int J Radiat Oncol Biol Phys，2012，82（1）：308-314.

[5] GRESS D M，EDGE S B，GERSHENWALD J E，et al. Principles of cancer staging//AMIN M B，EDGE S B，GREENE F L，et al. AJCC cancer staging manual. 8th ed. New York：Springer，2017.

[6] AMIN M B，EDGE S B，GREENE F L，et al. AJCC cancer staging manual. 8th ed. New York：Springer，2017.

[7] National Comprehensive Cancer Network. NCCN clinical practice guidelines in oncology：head and neck cancers.［2020-02-12］. https://www.ncc.com/document?vid=b401e755-90cb-4921-ae43-7ab958634e78.

附录：腮腺癌 TNM 分期（AJCC 第 8 版）

临床分期

T：原发肿瘤

T_x：原发肿瘤不能评估

T_0：没有原发肿瘤证据

Tis：原位癌

T_1：肿瘤最大径≤2cm，无腺体外侵犯

T_2：肿瘤最大径>2cm，但<4cm，无腺体外侵犯

T_3：肿瘤最大径>4cm，伴或不伴有腺体外侵犯

T_{4a}：肿瘤侵及皮肤、下颌骨、耳道和/或面神经

T_{4b}：肿瘤侵及颅底和/或翼板和/或包绕颈动脉

（注：腺体外侵犯指临床或肉眼可见的肿瘤侵犯腺体外组织，如软组织、神经，不包括 T_{4a} 和 T_{4b} 分期中所涉及的组织。如果仅仅是显微镜下见到腺体外侵犯，分期时不计算在内。）

N：区域淋巴结

N_x：区域淋巴结转移无法确定

N_0：无区域淋巴结转移

N_1：同侧单个淋巴结转移，直径≤3cm，ENE（-）

N_2：

    N_{2a}：单个同侧淋巴结转移，3cm<转移淋巴结直径≤6cm，ENE（-）

    N_{2b}：多个同侧淋巴结转移，其中最大径≤6cm，ENE（-）

    N_{2c}：双侧或对侧淋巴结转移，其中最大径≤6cm，ENE（-）

N_3：

    N_{3a}：任何淋巴结转移灶最大径>6cm，ENE（-）

    N_{3b}：任何淋巴结转移灶 ENE（+）

M：远处转移

M_0：没有远处转移

M_1：有远处转移

病理 N 分期（pN）

N_x：区域淋巴结转移无法确定

N_0：无区域淋巴结转移

N_1：同侧单个淋巴结转移，直径≤3cm，ENE（-）

N_2：

    N_{2a}：同侧单个淋巴结转移，直径≤3cm，ENE（+）；或3cm<同侧单个转移淋巴结直径≤6cm，ENE（-）；

    N_{2b}：多个同侧淋巴结转移，其中最大径≤6cm，ENE（-）

    N_{2c}：双侧或对侧淋巴结转移，其中最大径≤6cm，ENE（-）

N_3：

    N_{3a} 任何淋巴结转移灶最大径>6cm，ENE（-）

    N_{3b} 同侧单个淋巴结转移，直径>3cm，ENE（+）；或多个同侧，双侧或对侧淋巴结转移，ENE（+）；或对侧单个淋巴结转移，ENE（+）

（注：中间淋巴结转移作为同侧淋巴结；ENE 为淋巴结外侵犯皮肤、肌肉，固定于邻近结构，或侵犯颅神经、臂丛神经、交感神经干、膈神经侵犯并伴功能障碍。）

临床 N 分期（cN）

0 期：$TisN_0M_0$

Ⅰ期：$T_1N_0M_0$

Ⅱ期：$T_2N_0M_0$

Ⅲ期：$T_3 N_0 M_0$；$T_{0\sim3}N_1M_0$

ⅣA 期：$T_{4a}N_0M_0$；$T_{4a}N_1M_0$；$T_{0\sim4a}N_2M_0$

ⅣB 期：T_{4b} 任何 N M_0；任何 TN_3M_0

ⅣC 期：任何 T 任何 NM_1

第十章　原发不明头颈部癌

原发不明头颈部癌指有组织病理证实的头颈部转移性癌，既往无肿瘤病史，而且临床检查又未发现原发肿瘤者。原发不明头颈部癌占全部头颈部肿瘤的 3%～10%，男性的发病概率明显高于女性，发病高峰年龄为 55～65 岁。目前此病的发病原因或相关危险因素尚不清楚，多数有吸烟史和饮酒史。

原发不明头颈部癌最易受累的淋巴结区为Ⅱ区（约 70%），其次为Ⅲ区（约 10%），而Ⅰ、Ⅳ、Ⅴ区单独受累少见。单侧淋巴结受累常见，双侧同时受累者仅占 10%。颈部淋巴结分区示意图见图 10-1。

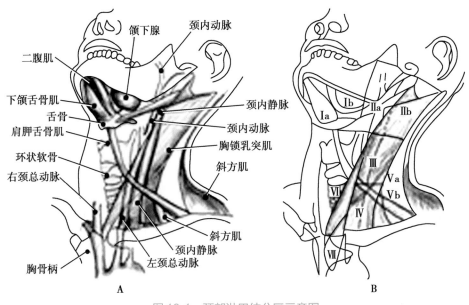

图 10-1　颈部淋巴结分区示意图
A. 颈部解剖；B. 颈部淋巴结分区。

原发不明头颈部癌最常见的病理类型是鳞状细胞癌，其次是腺癌。尽管腺癌可来自甲状腺癌及涎腺癌的颈部转移，但多数来自锁骨以下部位如肺癌、食管癌、消化道癌、乳腺癌等的转移。

【诊疗过程】

（1）详细询问患者的发病过程、症状特征、诊疗经过、目前状况等。

（2）详细进行颈部转移淋巴结和头颈部专科检查，注意胸部、腹部及盆腔的系统体格检查。

（3）实验室检查、影像学和内镜检查，判断淋巴结病变范围、寻找原发灶并除外远处转移。

（4）病理组织学检查，获取病理诊断，为寻找原发灶提供信息。

（5）完善全身检查后明确临床分期和一般状况。

（6）询问是否有其他内科合并症。

（7）根据转移的部位、分期、患者的年龄和个人意愿选择合适治疗方案。

（8）治疗后进行疗效评价，给予治疗后建议，嘱定期随访。

【临床病例】

第一步：病史采集

患者，女，65 岁。因"发现颈部肿物 8 月余，右侧颈部肿物活检术后 1 月余"就诊。

患者 8 个多月前无明显诱因下发现右侧颈部有一包块，约成人拇指大小，后右侧颈部包块逐渐增大，且数目增多，无鼻塞、血涕，无畏寒、发热、盗汗，无咳嗽、咳痰、呼吸困难，无声嘶、饮水呛咳，无腹痛、腹泻等不适，1 个多月前到当地医院就诊，行鼻咽部活检示鼻咽部黏膜慢性炎伴淋巴滤泡反应性增生，CK、CD3、CD20 正常分布。颈部肿物活检病理示：（颈部淋巴结）镜下见转移性低分化癌，结合免疫组织化学倾向鳞状细胞癌，请查原发灶。免疫组织化学结果：CK-pan、CK5/6、P63 阳性，CK-L、TTF-1 部分阳性。

查体：一般情况可，KPS 评分 80 分，身高 153cm，体重 59kg，右侧上中颈部可触及多个肿大淋巴结，质韧，相互融合，活动度欠佳，较大者约 3.0cm×2.0cm，左侧上颈部触及一约 2.0cm×2.0cm 大小肿大淋巴结，质中等，活动度尚可，均无压痛，余浅表淋巴结未及肿大。鼻腔通畅，未见明显肿物，鼻咽、腮腺、双侧扁桃体、口咽、口底、软硬腭未见明显肿物，舌外形、活动正常，未触及明显肿物。

【问题 1】　原发不明头颈部癌的主要临床表现是什么？

思路 1：主要表现为颈侧区或锁骨上窝出现坚硬如石的肿大淋巴结，初起常为单发，无痛，可被推动；以后很快出现多个淋巴结，并侵及周围组织，此时，肿块呈结节状，固定，有局部或放射性疼痛，晚期肿块可发生坏死，以致溃破、感染、出血，外观呈菜花样，分泌物带有恶臭。此外，患者还可能出现发热、盗汗及体重下降等全身症状。一般缺乏原发灶所引发的症状或体征。

思路 2：了解颈部淋巴结发生的时间、最先出现的部位、如何发展、生长速度、接受了何种治疗、颈部淋巴结的变化及患者有无其他相关症状和既往有无手术史等。患者的个人史也有助于原发部位的寻找，如吸烟及饮酒史与黏膜发生的鳞状细胞癌相关；过度的阳光暴晒与皮肤癌的发生有关；放射线接触史与甲状腺、腮腺和皮肤癌相关等。患者的籍贯、肿瘤家族史等也可提供寻找原发灶的信息。

> 知识点
>
> Davidason 等认为目前原发灶不明转移癌确切的定义为：①无可疑恶性病变切除的病史；②无特定器官系统相关特异性症状的病史；③无临床或实验室证据证明有原发病变的存在；④组织病理学或细胞学证实颈部转移灶为癌。

【问题 2】　需完善哪些检查来寻找原发灶？

思路：寻找原发病灶对原发不明头颈部癌的治疗具有十分重要的意义，建议完善以下检查来寻找原发灶。

1. 血液学检查　应包括血常规、肝肾功能、肿瘤标志物、EB 病毒抗体及 DNA 检测等检查。

2. 影像学检查　建议完善头颈部增强 MRI、增强 CT 检查（胸部、腹部、盆腔）、骨扫描、上消化道造影等检查。近年来，[18]FDG PET/CT 在发现原发不明头颈部鳞状细胞癌的原发灶方面较常规影像学检查显示出明显优势，可考虑行 PET/CT 检查。

3. 内镜检查　纤维内镜检查范围应包括鼻咽、口咽、下咽、喉、食管、气管及支气管等部位，故考虑完善鼻咽喉镜、食管胃镜、支气管镜等检查。

> 知识点
>
> ### 原发灶分布
>
> 国外的 132 例原发不明头颈部癌患者原发灶的研究报告结果显示，45% 患者（59 例）原发灶位于扁桃体窝，44% 患者（58 例）原发灶位于舌底，8% 患者（10 例）原发灶位于梨状窝，2% 患者（3 例）原发灶位于咽后壁，1% 患者（1 例）原发灶位于声门上区，1% 患者（1 例）原发灶位于鼻咽。但需要指出，我国是鼻咽癌高发区，特别是两广地区，该地区原发不明头颈部癌患者需警惕鼻咽癌的可能。

第二步：门诊化验及辅助检查

该患者在门诊进行了鼻咽及颈部增强 MRI、鼻咽喉镜、食管胃镜、支气管镜、全身 PET/CT、肿瘤标记物、EB 病毒抗体及 DNA 检测、血常规、血生化、红细胞沉降率等化验检查。

鼻咽及颈部增强 MRI：双侧咽后外侧组、颈深 I b 区、II 区、III 区、IV 区见多发肿大淋巴结，最大者位于左侧颌下腺后缘，大小约 3.1cm×3.6cm，边缘不规则、毛糙，病变包绕双侧颈动静脉。右侧筛窦及左侧上颌窦见少量 T_2WI 高信号，余鼻窦及乳突未见异常信号。鼻咽、口咽、声门、喉、腮腺、甲状腺、颌下腺未见明显异常（图 10-2）。

全身 PET/CT：两侧咽旁及两侧颈部多发结节，代谢增高，考虑恶性肿瘤可能；左上肺及右中肺少许陈旧性病变；左肾多发错构瘤，左肾多发囊肿；全身其他部位未见明显异常（图 10-3）。

鼻咽喉镜、胃镜、支气管镜、肿瘤标记物、EB 病毒抗体及 DNA 检测、血常规、血生化、红细胞沉降率均正常。

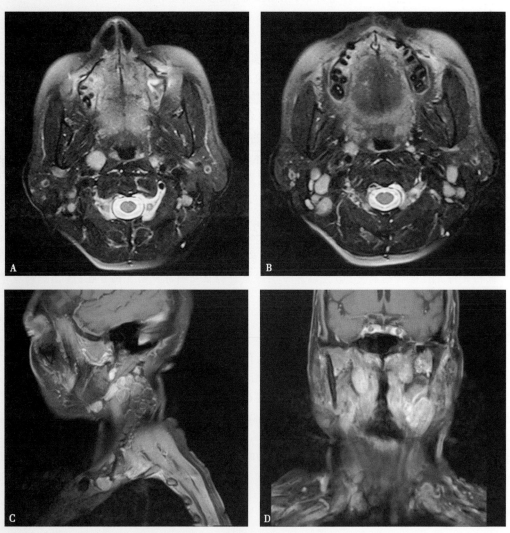

图 10-2　鼻咽和颈部增强 MRI
分别为轴位（A、B）、矢状位（C）和冠状位（D）T_2WI。

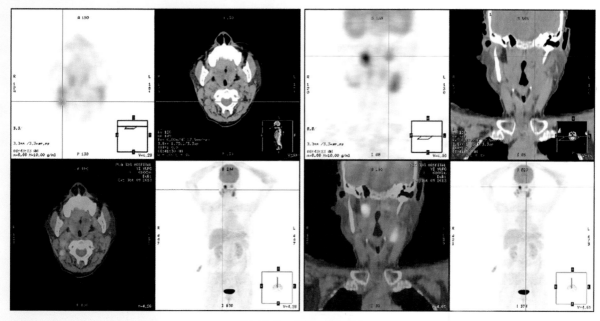

图 10-3　全身 PET/CT

知识点

¹⁸FDG PET/CT 的应用价值

近年来 ¹⁸FDG PET/CT 在原发不明头颈部癌患者中得到广泛应用,来自国外的研究报告结果显示 ¹⁸FDG PET/CT 判断原发病灶的敏感性为 87.5%(14/16),特异性为 82.1%(23/28),判断远处转移的敏感性为 100%(6/6),特异性为 97.5%(39/40),较常规影像将原发灶的检出率提高约 40%。

【问题 3】　原发不明头颈部癌受累的淋巴结区与可能原发部位的关系是什么?

思路:颈部不同淋巴结区的转移癌发生概率有很大差别,而其原发部位也不尽相同。了解颈部淋巴结的解剖和引流区域对于寻找原发灶是非常重要的(表 10-1)。

表 10-1　颈部淋巴结转移部位与原发灶的关系

颈部淋巴结分区	发生概率	可能原发部位
颈上深淋巴结(Ⅱa 区)	55%	鼻咽、口咽、下咽、口腔及声门上癌等
颈上深淋巴结(Ⅱb 区)	20%	鼻咽、口咽
中颈深淋巴结(Ⅲ区)	10%	口咽、声门上癌、下咽、甲状腺、颈段食管
下颈深淋巴结(Ⅳ区)	5%	下咽、甲状腺、颈段食管
颌下淋巴结(Ⅰa 区)	5%	口腔、鼻腔
颏下淋巴结(Ⅰb 区)	罕见	口底、舌尖
颈后淋巴结(Ⅳ区)	5%	鼻咽

该患者病变侵及双侧咽后外侧组、颈深Ⅰb 区、Ⅱ区、Ⅲ区、Ⅳ区淋巴结,最大者位于Ⅱ区,提示其可能原发部位为鼻咽、口咽、下咽等。

知识点

颈部淋巴结分区

Ⅰ区：包括颏下及颌下三角区。

Ⅰa：颏下淋巴结。

Ⅰb：颌下淋巴结。

Ⅱ区：颈深上淋巴结。从颅底到颈动脉分叉水平之间。

Ⅱa：上颈前组或二腹肌下淋巴结。从二腹肌下缘到颈动脉分叉水平之间。

Ⅱb：上颈后组淋巴结或乳突下淋巴结。从颈静脉孔到胸锁乳突肌后缘之间的副神经链周围的淋巴结。

Ⅲ区：中颈静脉链淋巴结。从舌骨下缘水平至肩胛舌骨肌与颈内静脉交界处（环状软骨水平）。

Ⅳ区：下颈静脉链淋巴结。从锁骨以上到肩胛舌骨肌中间腱下缘（环状软骨水平）。

Ⅴ区：颈后三角区（副神经链）淋巴结和锁骨上窝淋巴结，位于斜方肌、胸锁乳突肌后缘和锁骨围成的三角区内，以肩胛舌骨肌为界分为上后方的Ⅴa区和下前方的Ⅴb区。

Ⅵ区：颈前区（器官周围）淋巴结，包括环甲膜淋巴结、气管和甲状腺前淋巴结、气管食管沟淋巴结及咽后淋巴结。两侧界为颈总动脉，上到舌骨下至胸骨上窝。

Ⅶ区：上纵隔淋巴结，两侧界为颈总动脉，上界为胸骨上窝，下界为主动脉弓水平。

【问题4】　该患者的诊断及分期是什么？

思路1：对于肿瘤医生来讲，发现颈部肿块，应首先对头颈部做详尽全面的检查，在难以找到原发病灶的情况下，才考虑对颈部肿块进行活检。目前对鼻咽、扁桃体、舌根等部位的随机盲取活检尚有争议。颈部肿瘤的病理诊断除了进行颈部淋巴结切除术或肿物切取活检术外，超声引导下细胞针吸活检是一个非常有效的诊断方法。

思路2：关于病理检查，除常规病理检查外，应考虑充分免疫组织化学、分子生物学检查，后两者可能为寻找原发病灶提供信息。原发灶不明的颈部淋巴结转移癌的病理类型多以鳞状细胞癌为主，约占60%，其次是低分化或未分化癌，约占20%，其他病理类型包括恶性黑色素瘤、腺癌、软组织肉瘤等，但发生率较低。

思路3：目前国内外普遍采用的分期是根据其他头颈部肿瘤的颈部转移和远处转移标准制定的（附录）。

根据检查结果和分期标准，该患者诊断为颈部转移性低分化鳞状细胞癌 $T_xN_{2c}M_0$（AJCC第8版分期）。

知识点

病理类型和分化程度与原发灶部位的联系见表10-2。

表 10-2　病理类型和分化程度与原发灶部位的联系

最常见原发部位	淋巴结的病理类型
Waldeyer's ring 肿瘤	多为低分化鳞状细胞癌和未分化
口腔肿瘤	高分化鳞状细胞癌常见
喉部肿瘤	高、中分化鳞状细胞癌
下咽肿瘤	中、低分化鳞状细胞癌常见
鼻腔、鼻窦肿瘤	鳞状细胞癌为主，小涎腺肿瘤也较常见
涎腺肿瘤	腺癌
甲状腺	乳头状腺癌或滤泡状腺癌常见
其他	食管：鳞状细胞癌；肺：鳞状细胞癌、腺癌、小细胞癌；乳腺癌；腺癌等

【问题5】　原发不明头颈部癌需要与哪些疾病进行鉴别?

思路:原发不明头颈部癌需与其他以颈部肿块为主要表现的疾病相鉴别。

1．淋巴瘤　淋巴瘤在头颈部恶性肿瘤中占第二位,仅次于鳞状细胞癌,其中以非霍奇金淋巴瘤占大多数。淋巴瘤的淋巴结受侵部位广泛,主要为咽后组、颈静脉链周围及颈后三角区淋巴结,有时可侵及颌下及腮腺内淋巴结,常为双侧侵犯,大部分边缘较清楚,密度均匀,绝大部分 CT 增强后淋巴结无明显强化,与颈后三角区肌肉密度一致。

2．颈部淋巴结结核　颈部淋巴结是常见肺外结核感染部位,颈部淋巴结结核好发于儿童及青年,多见于青年女性。颈部淋巴结结核好发部位为颈静脉周围及后三角区淋巴结,以颈下深组及后三角组下区最为多见。淋巴结结核常浸润周围脂肪组织,CT 表现为淋巴结边缘规则或不规则,多呈轻中度强化,淋巴结边缘不规则环状强化或多个肿大淋巴结相互融合、内有多个分隔及多个低密度区,为颈部淋巴结结核的特征性改变。

3．巨大淋巴结增生　巨大淋巴结增生又称 Castelman 病,60% 发生于纵隔淋巴结,也可见于颈部、腹膜后及盆腔淋巴结,临床分为局限性及弥漫型。该病发病率低,由于肿大淋巴结明显强化,须与甲状腺癌颈部淋巴结转移相鉴别,主要观察甲状腺有无癌变特点。

【问题6】　如何进行治疗决策?

思路:原发不明头颈部癌治疗原则需综合颈部淋巴结大小、部位、N 分期、治疗史、病理类型等因素后确定,具体如下。

1．病理类型为鳞状细胞癌　N₁ 鳞状细胞癌患者且转移淋巴结的包膜未见明显侵犯,且无淋巴结切除或活检病史者可考虑行单纯手术治疗,也可考虑行单纯放疗;N₁ 鳞状细胞癌但有转移淋巴结的包膜侵犯、淋巴结活检病史、手术切除不净病史和 N₂~₃ 且病理分化较好的鳞状细胞癌患者可考虑行肿瘤切除或颈部淋巴结清扫术,术后辅以放疗。对于中上颈部的转移性低分化或未分化癌患者可考虑先予放疗,若放疗后仍有残留,考虑行放疗后颈部清扫术。

2．病理类型为腺癌　对于转移性腺癌,则采用单纯手术或以手术为主的综合治疗。病理提示可能为甲状腺来源者,应考虑行双侧甲状腺切除术。

3．单纯锁骨上淋巴结　单纯锁骨上淋巴结转移多来源于胸部、腹部、盆腔肿瘤,一般患者情况允许时,可给予局部治疗＋化疗。

4．局部晚期　可采用同步放化疗或辅助化疗。根据患者肿瘤分期、病理类型并综合患者意愿后,予患者根治性放疗＋同步化疗。

【问题7】　放疗如何实施?

思路:目前,整个放疗过程包括放疗前准备、放疗定位、放疗靶区确定、放疗计划制订与评价、治疗实施、质量控制和质量保证、疗效评价及随访等步骤。放疗前应签署相关知情同意书,特别需强调的是患者治疗后原发灶有可能出现在照射野外。放疗前需要明确告知患者放疗的目的、放疗中会出现的急性放疗反应和晚反应组织损伤表现及是否需要合并同期化疗等。交代治疗前、治疗中和治疗后需要注意的事项。尚需生育的青年患者应告知治疗期间及治疗后 2~3 年内避免妊娠。

【问题8】　放疗技术有哪些? 放疗范围及剂量如何确定?

思路1:目前临床上应用的放疗技术包括常规二维放疗和三维适形/调强放疗。三维适形/调强放疗具有明显剂量分布优势,能够有效地提高肿瘤局部控制率并减少正常组织损伤,目前已经成为主流放疗技术。

思路2:原发不明头颈部鳞状细胞癌的照射范围应包括韦氏环、下咽、喉和双颈、锁骨上淋巴引流区。

思路3:原发不明头颈部鳞状细胞癌的放射剂量根据治疗目的决定。

1．阳性淋巴结根治性放疗通常给予的放疗剂量:70Gy/7 周,隐性原发灶的放疗剂量:60~66Gy/5~5.5 周,预防照射区域的放疗剂量:50~56Gy/5~5.5 周。

2．术前放疗应在保证隐性原发灶的剂量条件下,给予颈部 50Gy/5 周的放疗剂量。

术后放疗应在保证隐性原发灶的剂量条件下,对手术切除彻底、病理切缘阴性、包膜侵犯不明显者,考虑予 56~60Gy/5.5~6 周的放射剂量;对手术镜下有残存者,考虑予 60~66Gy/6~6.5 周的放射剂量;对术中肉眼残存者,考虑予 66~70Gy/6.5~7 周的放射剂量。

> 知识点
>
> ### 推荐危及器官的限制剂量
>
> 脑干：Dmax<54Gy；脊髓：Dmax<50Gy；视神经：Dmax<55Gy；臂丛神经：Dmax<66Gy；耳蜗：Dmean<45Gy；视网膜：Dmean<45Gy；下颌骨及颞下颌关节：Dmax<70Gy；腮腺：Dmean<25Gy 或最少一个腮腺 Dmean<20Gy；甲状腺：Dmean<45Gy；喉：Dmean<50Gy 且 Dmax<66Gy。

【问题9】　放疗过程中应该注意什么？

思路：放疗期间的注意事项如下。①加强营养，保持口腔卫生和鼻腔清洁，避免感冒，注意功能锻炼。②保护照射区域内皮肤，禁忌刺激性清洁剂，尽量避免暴晒，禁止抓挠、热敷等物理刺激，皮肤有破损应及时治疗，防止感染。

> 知识点
>
> ### 放疗相关急性副反应及处理
>
> 1. 放疗相关急性副反应　包括皮肤和黏膜反应及由黏膜反应引起的暂时性咽部疼痛、进食困难和声嘶，其程度与照射野大小、照射剂量、剂量分割、照射技术和个体差异有关，以美国肿瘤放疗协作组（RTOG）Ⅱ级较常见。
>
> 2. 放疗相关急性副反应的处理　放射区域的皮肤如出现红斑，一般不做治疗，可自行消退，应注意皮肤保护。如出现干性皮炎，局部皮肤干燥、瘙痒，切勿用手抓痒，可用滑石粉、痱子粉、炉甘石洗剂，以收敛或止痒。如出现湿性皮炎，局部皮肤破溃有渗液时，采用暴露疗法，避免合并感染，可外涂抗生素油膏、1%氯霉素羊毛脂软膏，也可涂鸡蛋清，并保持干燥。

【问题10】　治疗结束后，应告知患者哪些内容？

思路1：治疗结束后，须向患者告知急性反应消失的可能时间及可能存在的远期并发症、后遗症及处理方案，并告知患者预后及是否需行下一步治疗。

思路2：需要告知患者随访时间、频次与随访中需要注意的特殊事项及是否需要进一步的治疗措施。一般情况下2年内每3个月复查1次，3～5年内每半年复查1次，5年后每年复查1次，如有需要随时就诊。

> 知识点
>
> ### 放疗相关晚期副反应及处理
>
> 1. 放疗相关晚期副反应　常见的晚期副反应有放射性皮肤和软组织纤维化、口干、吞咽困难和放射性龋齿，其他如张口困难、放射性下颌骨坏死、放射性脑脊髓病、喉和气管软骨坏死及喉水肿等较严重的并发症和放射性致癌均较少见。
>
> 2. 放疗相关晚期副反应的处理　注意保护照射局部，避免感染；张口练习，防止颞颌关节功能障碍；放疗后2年内不拔牙，如十分必要，也需抗菌、消炎治疗，防止诱发骨髓炎；及时诊治口干、放射性龋齿、张口困难、中耳炎、放射性脑脊髓病等并发症。

【问题11】　原发不明头颈部鳞状细胞癌的疗效及影响预后的因素是什么？

思路1：原发不明头颈部鳞状细胞癌患者的5年总生存率为40%～50%，颈部转移鳞状细胞癌的原发灶出现率为2%～44%，淋巴结局部控制率约70%。其中 N_1 的区域控制率为82%～88%，N_2 的区域控制率为70%～94%，N_3 的区域控制率为50%～69%。

思路2：影响原发不明头颈部鳞状细胞癌的预后因素如下。

1. 淋巴结因素　淋巴结分期是原发灶不明颈部转移癌的主要预后因素，随着 N 分期的增加，区域控制率和总生存率均显著下降。淋巴结固定或包膜外侵是预后不良的指征。颈部转移灶的部位也是影响预后的重要因素。锁骨上区转移者，病理为腺癌的比例较高，且原发灶多位于锁骨下区，远处转移率较高，预后较差，即使均为鳞状细胞癌患者，预后也显著低于中上颈转移患者。

2．病理类型　病理类型是影响原发不明头颈部鳞状细胞癌预后的重要因素。颈部淋巴结转移性腺癌的远处转移率高，预后差。

3．治疗因素　单纯手术治疗的患者，原发灶出现率高，应用不同手术方式也影响预后。在接受放疗的患者中，放疗范围、放疗剂量、放疗时间等均影响预后。

4．其他因素　如治疗前的状态、年龄、血红蛋白水平低也是影响预后不良的因素。

（朱小东）

<h1 align="center">推荐阅读资料</h1>

[1] 黄晓东，高黎，李烨雄，等. 肿瘤放射治疗学. 5版. 北京：中国协和医科大学出版社，2017.

[2] STROJAN P，FERLITO A，LANGENDIJK J A，et al. Contemporary management of lymph node metastases from an unknown primary to the neck：II. a review of therapeutic options. Head Neck，2013，35（2）：286-293.

[3] MULLER VON DER GRUN J，TAHTALI A，GHANAATI S，et al. Diagnostic and treatment modalities for patients with cervical lymph node metastases of unknown primary site-current status and challenges. Radiat Oncol，2017，12（1）：82.

[4] CABRERA RODRIGUEZ J，CACICEDO J，GIRALT J，et al. GEORCC recommendations on target volumes in radiotherapy for head neck cancer of unkown primary. Crit Rev Oncol Hematol，2018，130：51-59.

[5] YAMAZAKI T，KODAIRA T，OTA Y，et al. Retrospective analysis of definitive radiotherapy for neck node metastasis from unknown primary tumor：Japanese Radiation Oncology Study Group study. Jpn J Clin Oncol，2017，47（9）：856-862.

[6] PATEL S A，PARVATHANENI A，PARVATHANENI U，et al. Post-operative therapy following transoral robotic surgery for unknown primary cancers of the head and neck. Oral oncol，2017，72：150-156.

[7] GRESS D M，EDGE S B，GERSHENWALD J E. Principles of cancer staging//AMIN M B，EDGE S B，GREENE F L. AJCC cancer staging manual. 8th ed. New York：Springer，2017.

[8] AMIN M B，EDGE S B，GREENE F L. AJCC cancer staging manual. 8th ed. New York：Springer，2017.

[9] National Comprehensive Cancer Network. NCCN clinical practice guidelines in oncology：head and neck cancers. [2020-02-12]. https://www.ncc.com/document?vid＝b401e755-90cb-4921-ae43-7ab958634e78.

附录：原发不明头颈部鳞状细胞癌 TNM 分期（第 8 版 AJCC 分期）

临床 N 分期（cN）

N_x：肿瘤不能估计

N_0：无淋巴结转移

N_1：同侧单个淋巴结转移，直径≤3cm，ENE（－）

N_2

N_{2a}：单个同侧淋巴结转移，3cm< 转移淋巴结直径≤6cm，ENE（－）

N_{2b}：多个同侧淋巴结转移，其中最大径≤6cm，ENE（－）

N_{2c}：双侧或对侧淋巴结转移，其中最大径≤6cm，ENE（－）

N_3

N_{3a}：任何淋巴结转移灶最大径 >6cm

N_{3b}：任何淋巴结转移灶 ENE（＋）

M 分期

M_0：无远处转移

M_1：有远处转移

注：ENE 为淋巴结外侵犯皮肤，肌肉，固定于邻近结构，或侵犯颅神经、臂丛神经、交感神经干，膈神经

侵犯且伴功能障碍。

病理 N 分期（pN）

N_x：肿瘤不能估计

N_0：无淋巴结转移

N_1：同侧单个淋巴结转移，直径≤3cm，ENE（−）

N_2

　　N_{2a}：单个同侧淋巴结转移，转移灶最大径≤3cm，ENE（＋）；或 3cm＜转移淋巴结直径≤6cm，ENE（−）

　　N_{2b}：多个同侧淋巴结转移，其中最大径≤6cm，ENE（−）

　　N_{2c}：双侧或对侧淋巴结转移，其中最大径≤6cm，ENE（−）

N_3

　　N_{3a}：任何淋巴结转移灶最大径＞6cm，ENE（−）

　　N_{3b}：同侧单个淋巴结转移，直径＞3cm，ENE（＋）；或多个同侧、双侧或对侧淋巴结转移，ENE（＋）；或对侧单个淋巴结转移，ENE（＋）

M 分期

M_0：无远处转移

M_1：有远处转移

注：中间淋巴结转移作为同侧淋巴结

临床分期

Ⅲ期：$T_0N_1M_0$

ⅣA 期：$T_0N_2M_0$

ⅣB 期：$T_0N_3M_0$

ⅣC 期：T_0 任何 NM_1

第十一章　中枢神经系统肿瘤

第一节　低度恶性胶质瘤

低度恶性胶质瘤占全部颅内肿瘤的 10%、胶质瘤的 20%，包括世界卫生组织（WHO）Ⅰ级和 WHO Ⅱ级病变，可分为纤维性和非纤维性两种亚型。纤维性星形细胞瘤也称儿童纤维性星形细胞瘤，WHO Ⅰ级，在儿童中更常见，发病高峰年龄为 10～20 岁。非纤维性/弥漫浸润型低度恶性胶质瘤属于 WHO Ⅱ级，发病高峰年龄为 30～40 岁。癫痫是低度恶性胶质瘤最常见的首发症状（60%～70%，提示预后较好），其次为头痛和轻瘫。年龄<40 岁、神经症状良好、少枝胶质细胞型、好的 KPS 评分状态、肿瘤全部切除、低增殖指数、1p/19q 共缺失提示预后良好。

【诊疗过程】

（1）详细询问患者的发病过程、症状特征及相关病史。

（2）查体时注意患者的感觉、运动及神经认知功能的改变。

（3）行颅脑 CT、MRI 等影像学检查，初步判断颅内病灶位置、大小及数目。

（4）行胸片、腹盆腔超声/CT 或全身 PET/CT 等检查，判断颅内病灶为原发或转移。

（5）搜集整理所有检查资料，进行多学科诊疗会诊（multiple disciplinary therapy，MDT）讨论，制订治疗策略和方案。

（6）由神经外科行神经导航下活检或手术。

（7）术后行病理分级（WHO）及分子病理学检查。

（8）根据病理分级和分子标志物，选择治疗方案。

（9）根据疗后疗效评价，定期随访。

【临床关键点】

（1）低度恶性胶质瘤包括 WHO Ⅰ级和 WHO Ⅱ级的肿瘤。

（2）确诊和分级依赖活检或手术。

（3）一部分低度恶性胶质瘤会转化为高度恶性胶质瘤，有恶性转化的肿瘤治疗上应依照高度恶性胶质瘤的治疗原则。

（4）手术是主要的治疗手段。

（5）少枝胶质细胞瘤 1p/19q 缺失提示预后良好且可能对化疗敏感。

（6）WHO Ⅰ级肿瘤手术完全切除后无需辅助治疗。

（7）WHO Ⅱ级肿瘤术后放疗可改善无进展生存和癫痫控制，对总生存无影响。

（8）替莫唑胺用于低度恶性胶质瘤的研究正在进行中。

【临床病例】

第一步：病史采集

患者，女，54 岁。因"阵发性头晕 4 年，加重伴行走不利 2 个月"就诊。

患者于 4 年前反复无明显诱因下出现阵发性头晕，持续 2～3 小时，休息后可自行缓解，无头痛、无喷射性呕吐，无视力下降，无肢体活动障碍，未予重视。2 个月前上述症状加重，并出现行走不利。行头颅 MRI

检查提示右额叶占位,胶质瘤可能。遂行"右额开颅肿瘤切除术"。术中见肿瘤位于额顶叶交界,内侧达纵裂,主体在皮层下,灰红色,实性,质中等,血供中等,边界不清。沿肿瘤周边分离肿瘤,分块切除肿瘤,直至肿瘤边界的脑组织。全切肿瘤大小约 3.0cm×3.5cm×3.5cm。术后病理示:少枝星形细胞瘤,WHO Ⅱ级,1p/19q 共缺失,Ki-67(2%+),异柠檬酸脱氢酶(IDH)1 突变型。术后恢复良好,头晕、行走不利等症状逐渐消失。现为行术后放疗就诊。病程中患者食欲、睡眠可,大小便正常,近期体重无明显变化。

【问题1】 术后颅内是否有病灶残留?

思路1:手术是低度恶性胶质瘤的主要治疗手段。但即使患者的一般状况很好,对于弥漫性浸润和累及重要区域的肿瘤完全切除并外扩足够的边界依然很困难。尽管有争议,但多数研究仍认为完全或次全切除肿瘤可获得良好的预后。单纯手术切除不能根治,中位进展时间为 5 年。

思路2:根据患者手术记录,肿瘤位于非功能区,术中沿肿瘤周边分离肿瘤,分块切除肿瘤直至肿瘤边界的脑组织,考虑为肿瘤全切。需要行术后影像学检查进一步确认是否有肿瘤残留。

知识点

主要的大脑功能区见表 11-1。

表 11-1 主要的大脑功能区

功能区	部位
第Ⅰ躯体运动区	中央前回和中央旁小叶前部
第Ⅰ躯体感觉区	中央后回和中央旁小叶后部
视觉区	距状沟上、下方的枕叶皮质
听觉区	颞横回
平衡觉区	中央后回下端
嗅觉区	海马旁回钩的内侧部及附近
味觉区	中央后回下部
内脏活动的皮质中枢	边缘叶
运动型语言中枢	额下回后部
书写中枢	额中回后部
听觉性语言中枢	额上回后部
视觉性语言中枢	顶下小叶的角回

知识点

神经导航

在手术前和手术中影像学的基础上,CT、MRI 和超声引导的系统可以为外科医生提供术中导航。术前外科医生可以通过该系统制订损伤最小、最安全的入路。术中在显微镜的辅助下,可以辨认肿瘤与周围正常脑组织的外观和质地的不同,并在其指导下切除肿瘤并判断肿瘤切除是否完整。病变在可疑功能区或邻近可疑功能区时,可行大脑皮层功能定位,勾画出运动或语言等重要功能区。

【问题2】 分子病理结果如何? 对临床治疗有何指导意义?

思路1:相当一部分低度恶性胶质瘤会在肿瘤发展的不同阶段转化为恶性胶质瘤,伴有恶性转化的低度恶性胶质瘤在治疗上应遵循高度恶性胶质瘤的治疗原则。因此需详阅患者病理,以便制订适合的治疗方案。该患者病理未提示有恶性转化,治疗按照低度恶性胶质瘤的治疗原则进行。

思路2:目前低度恶性胶质瘤分子预测因素包括 Ki-67、1p/19q、IDH1 等。Ki-67>3% 的患者预后差;

1p19q 共缺失提示预后好，且对化疗较敏感。患者病理示：少枝星形细胞瘤，WHO Ⅱ级，1p/19q 共缺失，Ki-67<3%，IDH1 突变型，提示预后良好。

知识点

胶质瘤的世界卫生组织分类

近年来研究表明，组织特征相同或相似的胶质瘤可以具有不同的分子遗传学背景，分子病例分型能够更准确地判断临床预后。目前 WHO 建议标准的病理诊断构成为组织学诊断＋分子诊断，在组织学诊断和分子诊断有差别时，以分子诊断为主（表 11-2）。

表 11-2　2016 世界卫生组织胶质瘤分类

弥漫性和少枝胶质细胞瘤	弥漫性中线胶质瘤，H3KM27 突变型
弥漫星形细胞瘤，IDH 突变型	少枝胶质细胞瘤，IDH 突变型，1p/19q 共缺失型
肥胖细胞星形细胞瘤，IDH 突变型	少枝胶质细胞瘤，非特指
弥漫星形细胞瘤，IDH 野生型	间变少枝胶质细胞瘤，IDH 突变型，1p/19q 共缺失型
弥漫星形细胞瘤，非特指	间变少枝胶质细胞瘤，非特指
间变星形细胞瘤，IDH 突变型	少枝星形细胞瘤，非特指
间变星形细胞瘤，IDH 野生型	间变少枝胶质星形细胞瘤，非特指
间变星形细胞瘤，非特指	**其他星形细胞肿瘤**
胶质母细胞瘤，IDH 突变型	**室管膜瘤**
胶质母细胞瘤，IDH 野生型	**其他胶质瘤**
胶质母细胞瘤，非特指	

注：IDH，异柠檬酸脱氢酶。

知识点

异柠檬酸脱氢酶突变的意义

IDH 基因家族有 IDH1、IDH2 和 IDH3 三种异构酶。IDH1 和 IDH2 的突变在原发性胶质母细胞瘤（glioblastoma，GBM）中发生率很低（5.0%），但在继发性 GBM（84.6%）、星形细胞瘤（83.3%）、少突胶质细胞瘤（80.4%）、少突星形细胞瘤（100%）、间变性星形细胞瘤（69.2%）及间变性少突胶质细胞瘤（86.1%）中发生率很高，其中超过 90% 为 IDH1 突变，其余为 IDH2 突变，至今未有 IDH3 突变的报告。

含有 IDH 基因突变的高度恶性胶质瘤有显著较好的预后，如间变性星形细胞瘤，IDH 突变型和 IDH 野生型患者的中位生存期分别为 65 个月和 31 个月；多形性胶质母细胞瘤，IDH 突变型和 IDH 野生型患者的中位生存期分别为 20 个月和 15 个月。由于 IDH 突变在 GBM 年轻患者中发生率较高，建议 50 岁以下的 GBM 患者首选检测。IDH 突变对于低度恶性弥漫性胶质瘤的预后作用不明确。

知识点

少枝胶质细胞瘤 1p/19q 共缺失的意义

染色体 1p/19q 共缺失是指 1 号染色体短臂和 19 号染色体长臂同时缺失，在少突胶质细胞瘤中发生率为 80%～90%，间变性少突胶质细胞瘤中发生率为 50%～70%，弥漫性星形细胞瘤中为 15%，GBM 中仅 5%。目前已有研究证明：在少枝胶质细胞瘤患者中，1p 和 19q 共缺失示肿瘤生长缓慢，对化疗敏感，预后良好，是独立的预后因素。共缺失的患者中位生存期为 14.9 年，而无缺失患者为 4.7 年。此外，一些小样本的研究显示：有 1p 缺失的复发患者的化疗有效率明显优于无 1p 缺失的患者，但仍需更多的数据进一步的证明。

第二步：门诊化验及辅助检查

患者在门诊进行了增强MRI、胸片、心电图、腹部超声、心脏超声及血常规、血生化等检查。胸片、超声、血常规、血生化均正常。MRI表现见图11-1。

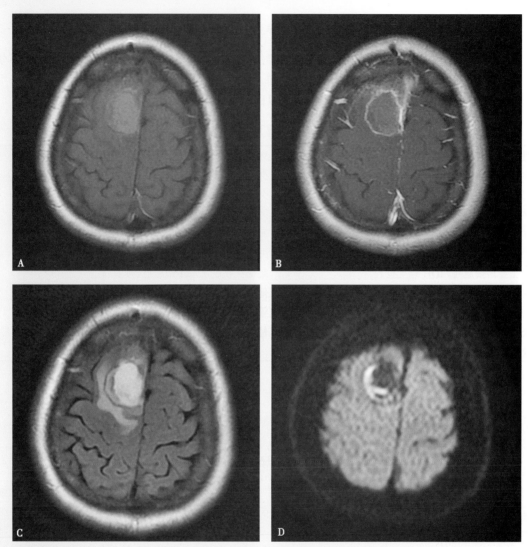

图11-1　右额叶胶质瘤切除术后MRI表现

A. T_1WI；B. 增强T_1WI；C. T_2WI/FLAIR；D. DWI。

【问题3】　如何阅读MRI，判断有无残留？

思路：右侧额叶呈术后改变，局部可见T_2WI/FLAIR高信号灶，边界清晰，范围约2.4cm×2.6cm，增强扫描边缘见均匀环形强化，考虑为术后改变，未见明确肿瘤征象。

知识点

低度恶性胶质瘤的影像学特点

毛细胞型星形细胞瘤在影像学上可见边界清晰的强化病灶，常有囊性变。非毛细胞型星形细胞瘤/弥漫浸润型星形细胞瘤CT的典型表现为边界不清、弥漫性生长、无强化的低密度区，通常发生在额叶或颞叶。少突胶质细胞瘤常可见到钙化。MRI在发现和确定病变上更敏感。病变在T_1WI表现为低信号，无强化，T_2WI为高信号。除毛细胞型星形细胞瘤和多形性黄色星形细胞瘤外，一般低分级胶质瘤增强后均不强化，强化的区域提示可能有高度恶性的转化。

【问题4】　患者是否需要放疗？依据是什么？

思路1：是否行术后放疗需考虑两方面的问题：①是否给患者带来益处，尤其是生存益处；②放疗带来的益处相较于出现治疗并发症的风险是否值得。

思路2：目前的循证医学证据表明，术后放疗与未放疗相比并不能改善低度恶性胶质瘤患者的总生存（68% *vs.* 66%），但可改善无进展生存。术后放疗和未放疗患者的中位无进展生存期（progression-free survival，PFS）分别为5.3年和3.4年，5年PFS为55%和35%。基于此，目前临床上的处理原则是：WHO I级的毛细胞型星形细胞瘤在完全切除肿瘤后90%的患者可以治愈，不需辅助治疗；对于未完全切除的患者，根据肿瘤位置、残存肿瘤的范围、再次手术切除的可能性和患者是否有随访的条件选择行术后放疗或密切随访。WHO II级的低度恶性胶质瘤分为高危组和低危组。低危组推荐观察或参加临床试验；高危组通过放疗可以改善PFS和癫痫的控制，推荐行术后放疗。

> 知识点
>
> 欧洲癌症研究与治疗组织（European Organisation for Research and Treatment of Cancer，EORTC）提出低度恶性胶质瘤预后的不良预后因素包括年龄≥40岁、星形细胞瘤成分、肿瘤最大径>6cm、肿瘤跨越中线、伴有神经系统症状、局部高灌注状态、IDH野生型、1p19q非编码。根据以上不良预后因素分为低危组和高危组，低危组的分组依据为≤2个不良预后因素，患者中位生存期为7.7年，高危组的分组依据为≥3个不良预后因素，患者中位生存期为3.2年。
>
> 美国国立综合癌症网络（National Comprehensive Cancer Network，NCCN）指南对低度恶性胶质瘤的危险分层分为低危组和高危组。低危组的分组依据为≤40岁，肿瘤全切GTR；高危组的分组依据为>40岁，肿瘤次全切STR，其他可纳入考虑的危险因素包括肿瘤大小、神经系统症状及IDH野生型。

第三步：住院后治疗

该患者住院后经过MDT讨论，确定的治疗方案为IMRT，放疗期间给予脱水、神经保护剂、预防癫痫等治疗。

【问题5】　放疗靶区如何设计？

思路1：放疗靶区应包括临床病灶、亚临床病灶及肿瘤可能侵犯的区域，并尽可能地保护重要的功能区域。

思路2：经过对手术记录及术前、术后MRI图像的复阅，判断该患者手术范围为肿瘤全切，无病灶残留。GTVtb为结合术前MRI所勾画的瘤床区域，PGTVtb为GTV外放3mm形成；CTV为GTVtb外放1.5cm形成，根据解剖屏障调整，PTV为CTV外放3mm形成（图11-2）。

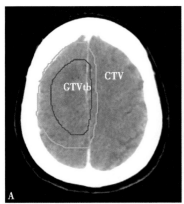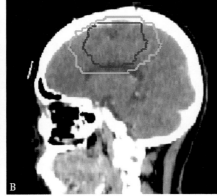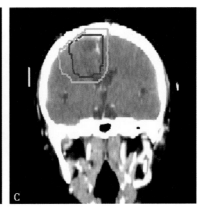

图11-2　放疗靶区示意图，绿色线条为临床靶区（CTV），红色线条为肿瘤靶区（GTVtb）
A. 轴位；B. 矢状位；C. 冠状位。

知识点

靶区定义依据

低度恶性胶质瘤通常不强化，$T_2WI/FLAIR$ 序列由于抑制了脑脊液的高信号，可以更好地显示肿瘤的边界，因此可作为勾画靶区时的首要参考序列，同时可参考增强的 T_1WI 序列定义 GTV，CTV 为GTV 外放 1～2cm 范围。

【问题 6】 放疗的处方剂量如何确定？

思路 1：有两项Ⅲ期试验确定了患者术后放疗的剂量。EORTC 22844：接受 45Gy/5 周和 59.4Gy/6.6周的两组患者，总生存率相似（58% *vs.* 59%），无进展生存率相似（47% *vs.* 50%）。美国放射治疗肿瘤学组（Radiation Therapy Oncology Group，RTOG）和东部肿瘤合作小组（Eastern Cooperative Oncology Group，ECOG）：接受 50.4Gy/28 次和 64.8Gy/36 次的两组患者，总生存率相似（2 年：94% *vs.* 85%；5 年：72%*vs.* 64%），高剂量组 3～5 级神经毒性的发生率为 5%，低剂量组为 2.5%。目前临床推荐的剂量为 45～54Gy/1.8～2.0Gy，IDH 野生型的病变局部需推量至 59.4～60Gy。

思路 2：本例患者处方剂量：6MV-X IMRT 95%PGTVtb 54Gy/2.16Gy/25 次，95%PTV 45Gy/1.8Gy/25 次。

知识点

低度恶性胶质瘤的复发 90% 发生在野内，但提高放疗处方剂量并不能进一步降低复发率，提示低度恶性胶质瘤的局部控制与放疗剂量无剂量效应关系。对于无剂量效应关系的肿瘤，单纯提高照射剂量并不能使患者获益，需要从其他角度调整治疗方案以提高疗效。

【问题 7】 该患者是否需要其他同步治疗手段？

思路 1：低度恶性胶质瘤放疗不能改善生存，同样研究也并未显示加入洛莫司汀（CCNU）或 PCV（长春新碱、CCNU 和泼尼松龙）同步化疗比单纯放疗更有优势。关于替莫唑胺的临床试验正在进行。

思路 2：该患者进行了单纯放疗，未进行其他同步治疗手段。

知识点

放化疗联合的策略

放化疗联合的目的是通过提高局部区域肿瘤的控制，降低或消除远处转移，以提高患者的生存期，同时保留器官和组织的完整性及功能。

联合策略主要包括四组：

（1）空间协同：是放疗联合化疗最初的理论基础，基于放化疗针对的解剖部位不同。放疗主要针对局部的肿瘤，而化疗药物则对清除分散的微小转移病灶更有效。

（2）独立的毒性：对正常组织的毒性是化疗和放疗的主要剂量限制性因素。因此如果选用的化疗药物对特定细胞类型及组织的毒性和放疗所导致的毒性不相重叠，或仅仅是少量增加放疗所致毒性的话，放疗和化疗相联合则能被患者更好地耐受。

（3）增加肿瘤反应性：化疗药物和放疗在分子、细胞或病理生理水平存在某种类型的相互作用，并由此引起了比基于相加作用更大的抗肿瘤效果。

（4）保护正常组织：提高放疗技术或给予能够选择性保护正常组织免受放射线或化疗药物损伤的化学或生物制剂。

【问题 8】 该患者放疗后是否需要辅助化疗？

思路：目前 NCCN 指南对Ⅱ级胶质瘤全切术后伴有高危因素或次全切的患者，将放疗＋PCV 方案辅助化疗设为Ⅰ类推荐，主要基于 RTOG 9802 的长期随访结果。

知识点

RTOG 9802 的长期随访结果

251 例 WHO Ⅱ级胶质瘤，中位随访 11.9 年。放疗＋PCV 组和单纯放疗组的中位生存期分别为 13.3 年和 7.8 年（$P=0.003$），10 年 PFS 分别为 51% 和 21%（$P<0.003$），10 年总生存率分别为 60% 和 40%（$P=0.003$）。

知识扩展或延伸问题

【问题 9】 该患者的随访内容及间隔时间如何？

思路 1：随访内容应包括以下几个方面。①治疗副反应；②类固醇激素减量情况；③及时发现肿瘤复发。随访发现复发时需判断是否有恶性转化。

思路 2：MRI 为主要的随访影像手段。推荐放疗后 2～6 周复查 MRI 评估疗效，每 3～6 个月复查 MRI，持续 5 年，此后 6～12 个月复查 MRI。

（李高峰）

第二节 高度恶性胶质瘤

高度恶性胶质瘤是成人最常见的原发颅内肿瘤，包括间变性星形细胞瘤（WHO Ⅲ级）和多形性胶质母细胞瘤（WHO Ⅳ级），其中 75% 为多形性胶质母细胞瘤。发病率随年龄的增长而递增，45～55 岁达到发病高峰。病灶多单发，多病灶病例不足 5%。头痛是最常见的症状（50%），其次是癫痫（20%）。年龄、组织学类型、KPS 评分、手术范围、症状持续时间及治疗后影像学表现是影响疾病预后的主要因素。

【诊疗过程】

（1）详细询问患者的发病过程、症状特征及相关病史。

（2）查体时注意患者的感觉、运动及神经认知功能的改变。

（3）行头颅 CT、MRI 等影像学检查，初步判断颅内病灶位置、大小及数目。

（4）行胸片、腹盆腔超声 /CT 或全身 PET/CT 等检查，判断颅内病灶为原发灶或转移灶。

（5）搜集整理所有检查资料，进行 MDT 讨论，制订治疗策略和方案。

（6）由神经外科行神经导航下活检或手术。

（7）术后行病理分级（WHO）及分子病理学检查。

（8）根据病理分级和分子标志物，选择治疗方案。

（9）根据疗后疗效评价，定期随访。

【临床关键点】

（1）高度恶性胶质瘤是成人最常见的原发颅内肿瘤。

（2）MRI 是首选的影像检查手段。

（3）确诊和分级往往依赖活检或手术。

（4）手术方式根据病灶的位置来决定，功能区和非功能区有别。

（5）手术的原则：在确保安全的情况下，最大范围切除。

（6）病理分级和分子病理影响预后，也决定了进一步治疗策略。

（7）现代精确放疗成为治疗高度恶性胶质瘤的必要手段。

（8）临床病灶区域需要给予 54～60Gy/1.8～2Gy 的剂量照射，亚临床区域剂量应不低于 50Gy/1.8Gy，进一步提高剂量未见生存获益。

（9）替莫唑胺可以显著改善恶性胶质瘤患者的预后。

（10）分子靶向治疗逐渐获得新的循证医学证据。

【临床病例】

第一步：病史采集

患者，女，52岁。因"头痛、头晕1月余"就诊。

患者于1个月前无明显诱因下出现间断头痛、头晕，伴计算能力明显下降，无法进行正常工作，头痛、头晕症状持续约半小时可自行好转。无恶心、呕吐，无四肢抽搐，无意识障碍及语言障碍。于当地医院查头颅MRI：左侧颞顶叶占位病变，呈囊实性，以囊性为主，无明显周边水肿，强化后囊壁明显强化，囊壁厚薄不均。遂于我院外科在局部麻醉下行左侧颞顶叶囊性病变穿刺引流术，术后计算能力即恢复。随后于全身麻醉下行左侧颞顶叶占位病变切除＋颞骨气房开放重建＋骨板复位固定术。术中见肿瘤位于左侧颞顶叶，浅部肿瘤色灰红，边界尚清，肿瘤质地稍韧，血供丰富。深部肿瘤色灰白，质地稍韧，血供一般，与深部脑组织边界不清。分块切除深部肿瘤，至水肿脑组织边界。术后病理示：胶质母细胞瘤，WHO Ⅳ 级。术后患者出现双侧视力下降，自觉视物模糊，无复视，无飞蚊症，无视野缺损。现为术后放疗就诊。病程中患者食欲、睡眠可，大小便正常，近期体重无明显变化。

【问题1】　患者术后颅内是否有病灶残留？

思路1：高度恶性胶质瘤手术切除的主要原则是在尽量保护神经系统功能的基础上，尽可能完整地切除大体肿瘤，减少肿瘤相关的占位效应，降低颅内压，并提供病理诊断的标本。由于要保护周围脑组织，全切术很难做到。只有当肿瘤限制在脑功能的"哑区"或主要侵犯颅盖部脑膜和颅骨时，才有可能行根治手术。不同式式患者预后不同，并直接影响术后放疗方案。因此，判断术后颅内有无肿瘤残留是非常重要的一步。

思路2：MRI是大多数中枢神经系统肿瘤的首选影像学检查，可以显示很多解剖及病理过程的细节。对于不能或不愿接受MRI检查的患者可以选择CT。MR T_2WI 显示的脑实质受侵体积大于CT扫描低CT值所显现的体积。理论上所有患者均应在术后72小时内接受MRI检查来判断手术范围及残留情况。

> 知识点
>
> #### 高度恶性胶质瘤手术治疗
>
> 高度恶性胶质瘤主要包括以下式式：肿瘤全切（切除范围包括肿瘤周围一切可能受侵犯的组织）、肿瘤次全切（切除肿瘤90%以上）、大部切除（切除肿瘤60%以上）、部分切除和肿瘤活检。目前部分循证医学证据支持手术范围与预后成正相关这一观点，但也有一些研究认为只有接受肿瘤全切的患者可以获得更好的预后，需要更多的临床试验证明。

> 知识点
>
> #### MRI 的作用
>
> 增强MRI较平扫MRI可以更好地区分肿瘤与其他组织学类型、肿瘤亚型及肿瘤的亚分级。但仍要注意与细菌脓肿、脑转移瘤、吸收期血肿、肿瘤反应性增生及脑梗死鉴别。一般来说低分级胶质瘤（除毛细胞型星形细胞瘤和多形性黄色星形细胞瘤外）增强后不强化，强化的区域提示可能有高度恶性的转化。

【问题2】　患者的分子病理结果如何？对临床治疗有何指导意义？

思路1：高度恶性胶质瘤的分子病理结果不仅能提示疾病预后，也可指导治疗，是肿瘤个体化治疗研究进程中的一个重点方向。因此所有胶质瘤患者均应尽可能地获得分子病理结果。

思路2：该患者的分子病理结果为，胶质母细胞瘤，WHO Ⅳ 级。GFAP（++），Ki-67（30%+），Olig2（++），EGFR（++），VEGF（+），O_6-甲基鸟嘌呤DNA甲基转移酶（O_6-methylguanine-DNA methyltransferase，MGMT）启动子甲基化（+）（推荐行焦磷酸测序或甲基化特异性PCR评估MGMT启动子甲基化状态，免疫组织化学结果并不可靠）。

胶质瘤的病理特征

WHO 将胶质瘤分为 4 级：Ⅰ～Ⅱ级为低度恶性，Ⅲ～Ⅳ级为高度恶性。见表 11-3。

表 11-3　胶质瘤的病理特征

肿瘤命名	WHO 分级	病理特征
局限性胶质瘤		
毛细胞型星形细胞瘤	Ⅰ	细胞中等大小，胞浆较少，核中等大小，肿瘤细胞以血管为中心呈放射状排列，细胞核分裂象少见，血管增生明显，坏死罕见
弥漫性胶质瘤		
弥漫性星形细胞瘤	Ⅱ	具有大量增生的胶质纤维，伴有轻中度核异形和明显活跃的核分裂象
少突胶质细胞瘤	Ⅱ	细胞边界清楚、胞质透明，有位于细胞中央的圆形细胞核，成蜂巢样排列
间变性少突胶质细胞瘤	Ⅲ	明显的细胞核异型性和血管增生
多形性胶质母细胞瘤	Ⅳ	具有侵袭性生长特点，表现为有瘤组织内细胞丰富，瘤细胞大，明显核异型性，核分裂多见，血管内皮细胞增生，可见大量的不成熟血管，可合并大片出血及坏死

注：WHO，世界卫生组织。

关于 O_6- 甲基鸟嘌呤 DNA 甲基转移酶

O_6- 甲基鸟嘌呤 DNA 甲基转移酶（MGMT）编码一种 DNA 修复酶，正常组织中其启动子处于非甲基化状态，甲基化后可阻碍 DNA 修复。MGMT 启动子甲基化在 GBM 中发生率为 20%～45%，在间变性星形细胞瘤中的发生率为 40%～50%。已有临床实验证实：与 MGMT 启动子非甲基化的患者相比，甲基化患者对放化疗更敏感，总的中位生存期明显延长（12.2 个月 *vs.* 18.2 个月，$P<0.001$）。放疗时增加替莫唑胺治疗，MGMT 启动子甲基化的患者效果更佳。因此，MGMT 启动子甲基化状态不仅是预后因素，也是预测因素。

第二步：门诊化验及辅助检查

患者在门诊进行了增强 MRI、胸片、心电图、腹部超声、心脏超声及血常规、血生化等检查。

胸片、心电图、超声、血常规、血生化均正常。MRI 表现见图 11-3，CT 表现见图 11-4。

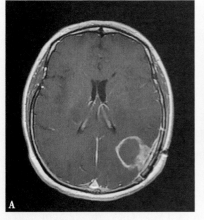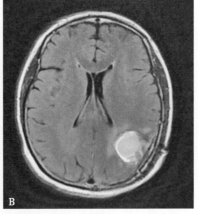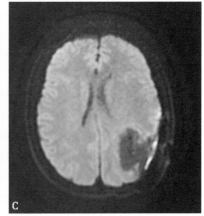

图 11-3　左顶枕叶胶质瘤部分切除术后 MRI 表现

A. 增强 T_1WI；B. $T_2WI/FLAIR$；C. DWI。

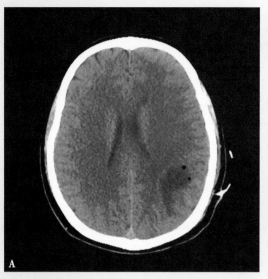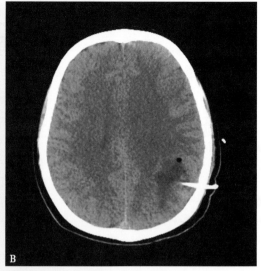

图 11-4　左顶枕叶胶质瘤部分切除术前、引流后的 CT 表现

A. 肿瘤部分切除前；B. 引流后。

【问题 3】　如何阅读 MRI 图像，判断有无残留？

思路：左侧顶枕部可见异常信号区，约 3.3cm×2.8cm，局部可见片状 T_2WI 高信号区，小类结节状 T_1WI 高信号区，增强扫描病变边缘及近脑膜侧可见片状强化。

知识点

高度恶性胶质瘤的影像学特点

多形性胶质母细胞瘤的突出特点是脑内肿块显著不均质，瘤周水肿明显，囊变 / 坏死率高达 95%。T_1WI 为境界不清的混杂信号肿块，有时可显示囊变的更低信号及不规则囊壁。T_2WI 为不均匀高信号，瘤周有时见血管流空信号。增强的 T_1WI 呈显著及不均匀强化。瘤周水肿呈 T_1WI 低信号、T_2WI 高信号。DWI 对胶质瘤环形强化和脑脓肿环形强化的鉴别很有价值。胶质瘤中心坏死区水分子弥散通常不受限，在 DWI 上呈低信号。而脑脓肿内主要含有大量黏液，其内含有细菌、炎性细胞、黏蛋白、细胞碎屑等，较高的黏稠度和炎性细胞限制了水分子的弥散，因此，在 DWI 上呈高信号。

第三步：住院后治疗

该患者住院后经过 MDT 讨论，确定治疗方案为 IMRT 联合替莫唑胺同步＋辅助治疗。替莫唑胺 75mg/m²，放疗前口服。放疗期间给予脱水、保护神经、预防癫痫等治疗。放疗结束后，替莫唑胺 150～200mg/m²，d1～5，28 天为 1 个周期，共 6 个周期。

【问题 4】　放疗靶区如何设计？处方剂量如何确定？

思路 1：放疗的目的在于改善局部控制率，降低复发率，进而改善远期生存。靶区应包括临床病灶、亚临床病灶及肿瘤可能侵犯的区域，并尽可能地保护重要的功能区域。根据目前的专家共识，临床病灶区域需要给予 54～60Gy/1.8～2Gy 的剂量照射，亚临床区域剂量应不低于 50Gy/1.8Gy。年龄大、KPS 评分差的患者可以给予大分割放疗 34Gy/10 次、40Gy/15 次或 50Gy/20 次。

思路 2：经过对手术记录及术前、术后 MRI 图像的复阅，判断该患者手术范围为大部切除，有病灶残留。GTV 为结合术前 MRI 所勾画的瘤床区域，PGTV 为 GTV 外放 3mm 形成；CTV 为 GTV 外放 2.5cm 形成，PTV 为 CTV 外放 3mm 形成（图 11-5）。采用 IMRT 计划：6MV-X IMRT 95%PGTV 60Gy/2Gy/30 次，95%PTV 54Gy/1.8Gy/30 次。

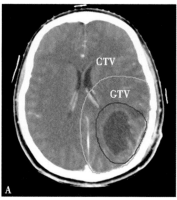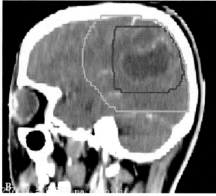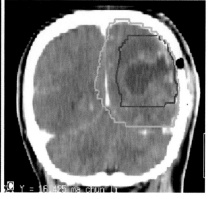

图 11-5 放疗靶区示意图,蓝色线条为肿瘤靶区(GTV),绿色线条为临床靶区(CTV)

A. 轴位;B. 矢状位;C. 冠状位。

知识点

放疗靶区的定义

根据 ICRU 83 号报告,GTV 为通过影像和临床检查可见的肿瘤(或术后的瘤床)。CTV 为 GTV+潜在的肿瘤浸润组织或亚临床病灶。PTV 为 CTV+由摆位误差和 GTV/CTV 生理运动所增加的外放边界。内靶区(internal target volume, ITV)为 CTV+考虑器官运动引起的 CTV 内边界位置变化。

知识点

放疗的价值及靶区定义依据

已有多项随机对照试验证实术后放疗对生存有明显的益处。有研究证实,放疗照射野包括强化病灶和周围水肿并外扩 1cm 的边界,55% 的患者射野覆盖了组织学上证实的肿瘤。而外扩 3cm 后,组织学证实的肿瘤才能被射野完全覆盖。目前 NCCN 指南建议根据增强 MRI 的 $T_1WI\pm T_2WI$/FLAIR 定义 GTV 范围,Ⅲ级病变 CTV 为 GTV 外放 1~2cm 范围,Ⅳ级病变 CTV 为 GTV 外放 2~2.5cm 范围;根据各中心摆位精度,PTV 为 CTV 外放 3~5mm 范围。磁共振波谱分析、功能 MRI 及 PET/CT 判断 GTV 范围的价值正在研究中,未推荐常规使用。

【问题 5】 残留病灶 boost 放疗的依据是什么?如何实现?

思路 1:高度恶性胶质瘤绝大多数的复发发生在原来的射野内,因此可以尝试提高放疗总剂量来改善局部控制和远期生存。但大野加量照射范围广,治疗毒性太大,因此考虑针对肿瘤残留区域给予更高的处方剂量,称为 boost。boost 的实现可以采用同步加量,也可采用序贯加量。

思路 2:常规放疗总剂量大于 60Gy,尚未显现生存益处,且放疗毒性增加。此外,加速超分割、大分割、近距离放疗、放射外科、立体定向推量相较于普通分割照射均未显示出明显的优势。因此,应慎重应用 boost 技术。

知识点

同步加量技术

同步加量(simultaneous integrated boost, SIB)技术是指在同一个照射野内对不同靶区(如 GTV 和 CTV)同时进行不同分割剂量照射的方法。其优点是整个治疗过程中只进行 1 次计划,与传统多阶段计划相比,节省了模拟、计划、照射和验证的时间。而且从放射生物学角度讲,可以减少肿瘤克隆源细胞的加速再增殖,从而达到良好的肿瘤控制率。

【问题6】该患者可以采用何种同步治疗方案?

思路1: 患者 MGMT 启动子甲基化(+),放疗时可增加替莫唑胺化疗:替莫唑胺 $75mg/m^2$,每次放疗前口服;放疗结束后,替莫唑胺 $150\sim200mg/m^2$,d1~5,28 天为 1 个周期,共 6 个周期。

思路2: 患者 VEGF(+),可以考虑抑制血管生成的药物,如贝伐珠单抗。RTOG 0825 和 AVAglio 研究评估了放疗联合替莫唑胺的基础上加入贝伐珠单抗的价值,未见总生存获益,无进展生存时间有改善,但毒性也有增加,目前未被指南推荐常规使用。患者 EGFR(++),可考虑 EGFR 酪氨酸激酶抑制剂(如吉非替尼、厄洛替尼)或 EGFR 抗体的治疗。但通过免疫组织化学定量测定的 EGFR 水平对新确诊的多形胶质母细胞瘤患者的预后评估没有价值,EGFR 表达水平亦并不是胶质母细胞瘤的预后因素,吉非替尼的疗效与肿瘤的 EGFR 状态无关,其临床应用价值还需要进一步研究证实。

知识点

关于替莫唑胺

替莫唑胺是一种烷化剂类抗肿瘤药物,本身没有活性,属于前体药物,需在生理水平 pH 下转化为活性化合物甲基异硫氰酸(methy lisothiocyanate,MITC),后者进一步水解成活性代谢物方能发挥作用。MTIC 主要通过与鸟嘌呤的第六位氧原子产生主要的 DNA 烷基化(甲基化)作用,同时与第七位氮原子发生次要的附加性烷基化作用而产生细胞毒性,该药是目前唯一前瞻性随机对照研究证实有疗效获益的药物。放疗同步+辅助替莫唑胺的治疗是目前一般状态良好、神经精神状态良好的成人初诊高度恶性胶质瘤的标准治疗方案,无论年龄。EORTC/NCIC 开展的 III 期临床研究表明,放疗联合替莫唑胺较单纯放疗相比,可明显改善患者生存(5 年总生存率: 9.8% vs. 1.9%)。回顾性研究发现: MGMT 启动子甲基化患者较非甲基化患者生存更优(中位生存期: 21.7 个月 vs. 12.7 个月)。RTOG 0525 研究显示:增加替莫唑胺化疗强度未能进一步提高疗效(中位生存期: 16.6 个月 vs. 14.9 个月,$P=0.63$),然而毒性明显增加。此外,放疗同步+辅助替莫唑胺+交替电场治疗目前也是 NCCN 指南一类推荐的治疗方式之一。

知识点

分子靶向治疗

分子靶向治疗(molecular targeted therapy)指在细胞分子水平上,针对已经明确的致癌位点,来设计相应的治疗药物。药物进入体内会特异性地选择致癌位点来结合而发生作用,使肿瘤细胞特异性死亡,而不会波及肿瘤周围的正常组织细胞。

知识扩展或延伸问题

【问题7】该患者的随访内容及间隔时间如何?

思路1: 随访内容应包括以下几个方面。①治疗副反应;②类固醇激素减量情况;③及时发现肿瘤复发。

思路2: 主要的随访影像手段为 MRI。推荐放疗后 2~6 周复查 MRI 评估疗效,此后 3 年内每 2~4 个月复查 MRI,3 年后每 3~6 个月复查 MRI。

知识点

放疗的远期并发症

放疗的远期并发症在放疗后 6 个月至数年出现,通常是不可逆且进展的。最严重的晚期反应是放射性坏死,放疗后 3 年是发病的高峰。放射性坏死与肿瘤复发相似,临床上表现为初始症状的再次出现，原有的神经功能障碍恶化，影像学上出现进展的、不可逆的强化肿物，其周围有相关水肿。采用 PET、MR 分光镜、核素和 CT 动态扫描等有助于鉴别放射性坏死和肿瘤复发。此外还包括听力损伤、前庭功能损伤、视力损伤、激素分泌功能障碍、神经精神改变、认知障碍等。

知识点

不同预后分组病例特征和预后 -RPA 危险分层见表 11-4。

表 11-4 不同预后分组病例特征和预后 -RPA 危险分层

组别	患者特点	中位生存期 / 月
I、II	间变性星形细胞瘤： 年龄≤50 岁，精神状态正常； 年龄>50 岁，KPS 评分>70 分，症状持续>3 个月	40～60
III、IV	间变性星形细胞瘤： 年龄≤50 岁，精神状态正常； 年龄>50 岁，症状持续<3 个月 胶质母细胞瘤： 年龄<50 岁； 年龄>50 岁，KPS 评分≥70 分	11～18
V、VI	胶质母细胞瘤： 年龄>50 岁，KPS 评分<70 分或精神状态异常	5～9

注：以上研究的治疗以放疗为主，但在替莫唑胺加入后，RPA 仍能很好地提示预后。

【问题 8】 假性进展如何诊断和处理？

思路 1：带有氨基酸示踪剂（如 ^{11}C- 蛋氨酸、^{18}F- 乙基酪氨酸）的 PET 有助于鉴别假性进展和肿瘤进展，动态观察 MRI 变化，是目前最好的建议。

思路 2：替莫唑胺联合放疗后出现早期无临床症状和体征的影像学进展性病变，原则上应继续替莫唑胺辅助化疗。如出现明显临床症状，或增强病灶短期快速增大，则应对症治疗并考虑手术干预。

知识点

假性进展

接受综合治疗的高度恶性胶质瘤患者中，25%～40% 甚至更多的患者会在治疗的早期出现影像学改变，通常在几个月内，影像学表现与疾病进展相似。然而，不需要任何处理，随着时间的进展即可自行好转或消失，病理多提示为大片的肿瘤坏死。MGMT 甲基化者假性进展的发生率更高，提示预后良好。放化疗后 3 个月内，病变复发与假性进展相对容易分辨。

（李高峰）

推荐阅读资料

[1] SMITH J S，PERRY A，BORELL T J，et al. Alterations of chromosome arms 1p and 19q as predictors of survival in oligodendrogliomas，astrocytomas，and mixed oligoastrocytomas. J Clin Oncol，2000，18（3）：636-645.

[2] OKAMOTO Y，DI PATRE PL，BURKHARD C，et al. Population-based study on incidence，survival rates，and genetic alterations of low-grade diffuse astrocytomas and oligodendrogliomas. Acta Neuropathol，2004，108（1）：49-56.

[3] HOANG-XUAN K，CAPELLE L，KUJAS M，et al. Temozolomide as initial treatment for adults with low-grade

oligodendrogliomas or oligoastrocytomas and correlation with chromosome 1p deletions. J Clin Oncol, 2004, 22 (15): 3133-3138.

[4] VAN DEN BENT M J, AFRA D, DE WITTE O, et al. Long-term efficacy of early versus delayed radiotherapy for low-grade astrocytoma and oligodendroglioma in adults: the EORTC 22845 randomised trial. Lancet, 2005, 366 (9490): 985-990.

[5] SHAW E, ARUSELL R, SCHEITHAUER B, et al. Prospective randomized trial of low-versus high-dose radiation therapy in adults with supratentorial low-grade glioma: initial report of a North Central Cancer Treatment Group/Radiation Therapy Oncology Group/Eastern Cooperative Oncology Group study. J Clin Oncol, 2002, 20 (9): 2267-2276.

[6] SHAW E G, BERKEY B A, COONS S W, et al. Initial report of Radiation Therapy Oncology Group (RTOG) 9802: prospective studies in adult low-grade glioma. Proc Am Soc Clin Oncol, 2006, 24 (18s): 1500.

[7] BUCKNER J C, SHAW E G, PUGH S L, et al. radiation plus procarbazine, CCNU, and vincristine in low-grade glioma. N Engl J Med, 2016, 374 (14): 1344-1355.

[8] HEGI M E, DISERENS A C, GORLIA T, et al. MGMT gene silencing and benefit from temozolomide in glioblastoma. N Engl J Med, 2005, 352 (10): 997-1003.

[9] ROA W, BRASHER P M, BAUMAN G, et al. Abbreviated course of radiation therapy in older patients with glioblastoma multiforme: a prospective randomized clinical trial. J Clin Oncol, 2004, 22 (9): 1583-1588.

第十二章 食 管 癌

第一节 食管癌根治性放化综合治疗

食管上端起自环状软骨下缘的环咽肌(咽下口),相当于 C_6 水平,下端在 T_{11} 水平止于食管胃连接部。成人食管长度一般为 25~30cm,有 3 个自然狭窄部位:食管入口处、左主支气管跨越食管处和食管穿过膈肌食管裂孔处。依据 2009 年 AJCC 和 UICC 第 7 版,将食管原发病灶的分段定义为肿瘤上缘所在的解剖部位:颈段,下咽至胸骨切迹,15~20cm;胸上段,胸骨切迹至奇静脉,20~25cm;胸中段,奇静脉下界至下肺静脉下界,25~30cm;胸下段,下肺静脉下界至食管胃交界,30~40cm;腹部,食管胃交界癌,贲门近端 5cm 内侵及食管胃交界和下段食管,40~45cm 或 35~40cm(Siewert Ⅲ,食管腺癌)。食管壁由 4 层构成,分别为最内层的上皮层、内层的环形肌层、外层的纵行肌层和外膜层,食管壁厚 0.3~0.5cm,因为食管无浆膜,致使食管病变容易向外扩展。

食管癌为消化道常见恶性肿瘤之一,为世界第 7 大常见恶性肿瘤,每年全世界食管癌新发病例约 32 万人,其中一半以上发生在我国,其死亡率居恶性肿瘤的第 4 位。食管癌的发病率和死亡率均有明显的地域聚集性和家族遗传性,男女发病率约为 2:1。迄今为止没有明确引起食管癌的病因,相关因素包括:亚硝胺和亚硝酸盐等化合物、霉菌污染食物、营养不良、维生素及微量元素缺乏、饮酒和吸烟等。

在我国,90% 以上的食管癌病理类型为鳞状细胞癌,偶见腺癌及其他类型,如小细胞癌、恶性黑色素瘤、平滑肌肉瘤等。食管癌的蔓延及转移一般有直接浸润、淋巴结转移和血行转移 3 个途径。

【诊疗过程】

(1)详细询问患者的发病过程和吞咽症状改变的相关病史、诊疗经过及目前一般情况等,询问患者吞咽困难程度,进食哽噎的状态,有无呕吐黏液、呃逆、胸背部疼痛、声音嘶哑、饮水呛咳及有无颈部淋巴结肿大等情况,以便于进行治疗前的临床分期。

(2)进行食管钡餐造影、电子胃镜、腔内超声内镜(endoscopic ultrasonography,EUS)等检查,判断食管局部病灶大小、侵犯范围及纵隔内肿大淋巴结并获得病理诊断。

(3)胸部 X 线平片、胸部和上腹部增强 CT/MRI 或超声等检查排除远处转移。

(4)询问是否存在其他严重合并症、既往有无胃肠道手术病史。

(5)搜集所有检查资料,明确治疗前临床分期并进行一般状况评估。

(6)进行 MDT 讨论,根据分期制订具体的治疗策略和可供选择的化疗方案。

(7)根据治疗后疗效评价预后生存,并定期复查和随访。

【临床关键点】

(1)食管病变发生于食管的具体区段和部位。

(2)常规食管造影显示病变部位,黏膜破坏程度及病变长短,管腔梗阻程度,钡剂通畅程度,有无充盈缺损和龛影形成,有无扭曲成角变形、轴向偏移等。

(3)食管癌容易合并穿孔,形成食管纵隔瘘、食管气管瘘,易发感染。另有深发溃疡形成侵蚀血管出现大出血,可导致大呕血或窒息危及生命,应先告知并提醒患者可能发生的严重后果并采取积极预防措施。

(4)食管穿孔 X 线征象:①尖刺突出;②龛影形成;③憩室形成;④扭曲成角。

(5)CT/MRI 检查可以显示食管原发病变部位外侵程度、与周围组织器官的关系及纵隔淋巴结转移情况,尤其对判断有无直接侵犯气管、大血管、气管隆嵴及椎体有帮助,除外远处转移也是必做的检查。

(6)腔内 EUS 检查可以准确显示肿瘤侵犯至食管壁哪一层及侵犯深度。通过透壁穿刺活检纵隔淋巴结,可进一步确定肿大淋巴结转移与否,从而进行准确的治疗前临床分期。

（7）食管癌病理确诊需行电子胃镜组织活检或手术切除浅表肿大淋巴结活检。

（8）治疗原则：根治性手术切除和根治性放疗是食管癌的主要治疗手段，胸中段、胸下段食管癌适合手术切除，而颈段和胸上段食管癌由于病变部位较高，常位于主动脉弓水平和气管隆嵴上，手术完整切除难度较大，给予放疗效果较好，可首选根治性放疗或放化综合治疗，总的治疗原则是提高肿瘤局部控制率，进而改善生存。

（9）食管癌准确的临床分期决定治疗策略和治疗方案的选择，另外，分期早晚能准确地评估患者的预后及生存。

（10）目前食管癌的治疗手段包括：可手术切除者首选根治性手术切除，因病变部位、分期或合并其他内科疾病等不适宜手术切除者可以选择计划性术前放化疗或同期放化疗等，根据新辅助治疗效果，评估患者全身状况，制订下一步治疗方案，并且依据术后病理选择术后放化疗。临床分期较晚、无根治机会者可以选择姑息性放化疗作为缓解症状、延长生存期的治疗手段。

（11）以三维适形放疗或调强放疗为基础的同期放化疗已经成为中晚期食管癌的主要治疗手段。

（12）分子靶向治疗在食管癌治疗方面证据不足，并且可选择的药物比较少，成为近几年研究热点。

【临床病例】

第一步：病史采集

患者，男，69岁。因"进食下咽不顺1个月"就诊。

患者1个月前无明显诱因出现进食下咽不顺，以进食开始时梗阻明显，无明显吞咽疼痛、胸背部疼痛、声音嘶哑、饮水呛咳及反酸呃逆等症状。患者自诉最近2个月来明显消瘦，体重减少约5kg，近1周自觉下咽不顺症状加重，遂就诊于我院门诊。电子胃镜检查：距门齿25～30cm食管右侧壁可见溃疡状新生物，边缘隆起，附有污浊白苔，病变长约5cm；35cm处右壁可见片状暗红区，约1.2cm范围；贲门及胃部未见明显异常；十二指肠球部可见息肉样隆起，黏膜光滑。活检病理报告：食管（30cm），鳞状细胞癌；食管（35cm），鳞状上皮不典型增生可疑癌变；十二指肠球部，黏膜慢性炎症。食管钡餐造影X线片：食管中段黏膜破坏中断，管腔狭窄伴有充盈缺损，食管壁僵直、不规则，钡剂通过受阻，食管病变长度约5.2cm。胸部、上腹部增强CT：气管前腔静脉后、主动脉弓旁、气管隆嵴下可见肿大淋巴结；食管中段管壁明显增厚，且呈偏心性管壁增厚，病变与椎体前脂肪间隙尚存在；腹腔及腹膜后未见肿大淋巴结。CT诊断：食管中段管壁明显增厚，符合食管癌表现；纵隔多发淋巴结肿大。

初步病史采集后，考虑患者为"食管胸中段鳞状细胞癌"，伴多发纵隔淋巴结肿大，且诊断比较明确，按照NCCN治疗指南，下一步需行MDT讨论，决定治疗策略。

【问题1】 食管癌的主要临床表现是什么？

思路1：食管属于上消化系统器官，但其本身并无消化功能，其主要作用是通过食管平滑肌的蠕动将食物由咽喉运送至胃部，再通过下端食管胃连接部括约肌的弛缓舒张调节食物进入胃内，如果食管功能出现障碍则会导致食物咽下障碍及胸部疼痛等症状。

思路2：根据肿瘤所在部位和肿瘤大小及其侵犯周围组织器官不同，出现的症状也不相同，早期患者症状多为非特异性，时隐时现地出现进食不适症状，可表现为偶有吞咽哽噎感、胸骨后闷胀不适等；发展至中期时表现为进行性吞咽困难，呃逆，甚至呕吐泡沫样黏液，可以伴有胸背部沉重感，只能进半流食，不能进固体食物。晚期则可以出现明显胸背部疼痛，进流食困难，常呕吐食物或黏液，伴或不伴锁上淋巴结肿大，病变累及喉返神经或肿大淋巴结压迫神经者可出现声嘶、声带麻痹、饮水呛咳等症状。

知识点

食管癌的临床特点

1. 早期症状以吞咽食物哽噎感为多见，另有胸骨后不适感或闷胀、咽喉部异物感及食物通过缓慢或有滞留感。

2. 中晚期症状为进行性吞咽困难，只能进流食或半流食，可有后背部沉重压迫感或胸背部疼痛，常见伴随症状为呃逆、呕吐食物和黏液及声嘶、颈部或锁上肿物及相应压迫症状。

3. 食管癌患者出现食管穿孔、食管气管瘘、食管纵隔瘘时，常表现为心率加快、高热、胸闷、气短等症状，血常规可见中性粒细胞显著增高，有大出血可能。

【问题2】接诊时应进行何种检查？

思路：针对恶性肿瘤的检查主要有两种。第一种为评估肿瘤侵犯范围、深度及区域淋巴结转移状态的局部检查，食管癌一般采用食管钡餐造影、电子胃镜及胸腹部 CT 检查等；第二种为评估肿瘤其他内脏器官转移的全身性检查，即胸腹部增强 CT 扫描、MRI 检查，为准确治疗前分期可行 EUS 和 PET/CT 检查。电子胃镜检查及食管钡餐造影检查有利于诊断食管双原发癌发生的可能性。常见的血液学检查包括血常规、电解质、血生化及上消化道肿瘤标志物等。

知识点

食管癌的检查方法

1. 食管钡餐造影检查是诊断食管癌特别是中晚期食管癌既简单、实用，又容易被患者所接受的一种常见检查方法，尽管目前 CT、MRI 等影像学技术广泛应用，钡餐造影检查仍然是不可缺少的，其在诊断黏膜破坏、确定病变长度、有无穿孔等方面有很好的优势。

2. 食管癌胸腹部 CT 扫描能在轴位显示肿瘤的最大左右径和前后径、肿瘤与食管腔的关系、肿瘤的最大浸润深度及与周围组织器官的关系，对判断手术完整切除有很好的指导价值。特别是三维重建技术可清楚地显示病变段食管肿瘤与周围血管、气管的关系及肿瘤的体积大小，且能显示瘤床区域内外的淋巴结肿大及其与原发瘤的关系。另外，CT 扫描的肺窗及肝脏扫描能诊断肺内、肝内转移灶。

3. 电子胃镜及食管 EUS 是临床广泛应用并能取得病理诊断的确诊方法，EUS 为术前准确判断病变侵犯深度及是否阳性淋巴结提供依据，使临床分期更接近于病理分期。

4. PET/CT 对确定食管癌局部范围及全身转移均有很好的指导价值，对放疗靶区的确定也有较大的帮助，但因其费用较高，目前临床尚不能广泛应用。

5. 食管癌在诊断时应该警惕双原发癌的可能性。食管癌的多原发癌是指食管的不同部位同时或先后发生两个或两个以上的癌灶，一般认为同时或在半年内发生者为同期食管多原发癌，在半年以上发生为不同期食管多原发癌。有关双原发癌的诊断标准，有学者提出，在非手术治疗的患者 X 线片上显示存在两段病变间的正常黏膜，间距超过 4cm，并且两段病变黏膜破坏或充盈缺损比较明显，即使只有一段病变有病理细胞学证实，另一段因内镜不能通过，未能取得病理或细胞学结果，但钡餐造影清楚地显示黏摸破坏、中断或溃疡形成等，亦可诊断为双原发癌。

6. 淋巴结检查方法

(1) 颈部淋巴结：医师站在被检查者背后，手指紧贴被检查部位，由浅入深进行滑动触诊。被检查者头稍低并稍偏向检查侧，便于皮肤及肌肉松弛。

(2) 颌下及颏下淋巴结：被检查者头部稍前倾或偏向被检查侧，以手指（四指并拢）伸入颌下进行滑动触诊，将淋巴结压向下颌骨的内侧面。颌下淋巴结肿大常见于非特异性淋巴结炎。

(3) 锁骨上淋巴结：被检查者取坐位或仰卧位，头部稍向前屈，用双手进行触诊，左手二、三、四指触诊右侧，右手二、三、四指触诊左侧，由浅部逐渐触摸至锁骨后深部。

(4) 腋窝淋巴结：以手扶被检查者前臂稍外展，医师以右手检查左侧，左手检查右侧，触诊时由浅入深，直达腋窝顶部。①被检查者取坐位或仰卧位，检查者面向被检查者，以右手检查左侧，左手检查右侧。②检查左侧时，左手握住被检查者左腕向外上屈肘外展并抬高 45°，右手二、三、四指并拢，掌面贴近胸壁向上逐渐达腋窝顶部，滑动触诊，然后依次触诊腋窝后内前壁，再翻掌向外，将被检查者外展之壁下垂，触诊腋窝外侧壁。检查前壁时，应在胸大肌深面仔细触摸。检查后壁时，应在腋窝后壁肌群深面触摸。用同样方法检查右侧。

检查淋巴结时应注意记录内容：部位、大小、数目、质地、压痛、活动度、有无粘连、局部皮肤有无红肿、瘢痕、瘘管等，并同时注意寻找引起淋巴结肿大的原发病灶。

第二步：门诊化验及辅助检查

该患者在门诊巳行食管钡餐造影、电子胃镜、胸部、上腹部增强CT扫描等。

患者食管钡餐造影、胸部CT及电子胃镜检查结见图12-1～图12-3。

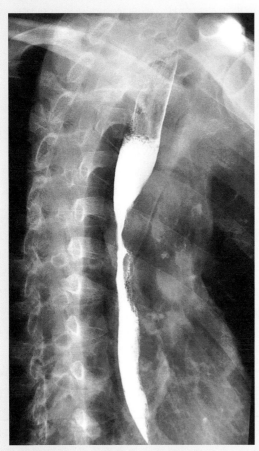

图 12-1　食管癌食管钡餐造影表现

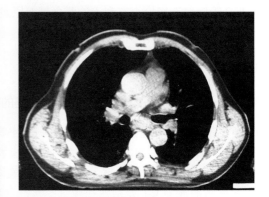

图 12-2　食管癌 CT 表现

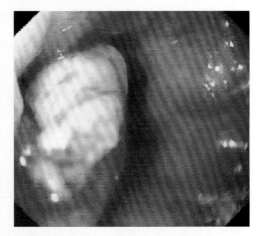

图 12-3　食管癌电子胃镜表现

【问题3】 食管癌需要与哪些疾病鉴别？

思路：根据食管癌在胸腔纵隔中的位置、解剖结构和功能及食管癌的临床表现，需要鉴别的疾病如下。

1. 食管外压性改变　外压的原因有先天性血管异常、主动脉瘤、胸内甲状腺、纵隔肿瘤、纵隔淋巴结肿大等，要点是钡餐造影摄片显示食管黏膜正常，必要时CT扫描进一步明确病变性质。

2. 食管贲门失弛缓症　鉴别要点是病情进展缓慢，有明显临床症状如呕吐食物等，食管钡餐造影呈"鸟嘴状"改变。

3. 反流性食管炎　症状类似早期食管癌，鉴别主要依据食管镜病理检查和反复拉网细胞学检查。

4. 食管良性狭窄　多为化学灼伤后遗症，常有明确吞食化学物的病史及 X 线检查有助于鉴别，食管镜可明确诊断。

5. 食管良性肿瘤　如食管平滑肌瘤比较常见，食管造影见黏膜光滑，管壁柔软，钡剂通过顺畅，病理及细胞学可鉴别。

【问题4】　如何进行食管癌的治疗前临床分期?

思路1:食管癌的治疗前临床分期实际上是比较难的,因为食管钡餐造影、CT扫描甚至PET/CT均不能明确诊断病变具体侵犯至食管壁哪一层。食管癌的临床分期目前采用2017年AJCC第8版标准,见附录12-1。

思路2:非手术治疗食管癌不行EUS检查,实际上是不能确定T分期的,因此也推荐应用2009年中国非手术治疗食管癌临床分期草案标准(附录12-2),进行临床分期。

思路3:食管癌区域性淋巴结转移在临床较常见,为影响患者预后的重要指标之一。淋巴结转移的发生与食管病变长度、T分期等均有相关性。因食管黏膜层、黏膜下层和外膜内的淋巴毛细管交汇成网,既有横向交通支互相联络,也有上、下交通支淋巴网形成,且食管原发部位和分期不同,其淋巴结转移的部位和阳性率也有一定的差异:颈段食管癌主要转移至咽后淋巴结、颈深淋巴结及锁骨上淋巴结;胸上段食管癌主要转移至食管旁淋巴结、气管旁淋巴结,继而注入颈深淋巴结;胸中段食管癌主要转移至食管旁淋巴结、胸主动脉旁、气管支气管旁淋巴结、气管隆嵴下淋巴结及心包旁、贲门胃左血管区淋巴结;胸下段食管癌主要转移至食管旁淋巴结、心包旁淋巴结、贲门旁淋巴结、胃左动脉旁及腹腔干旁淋巴结。

整体来说,纵隔及腹腔淋巴结转移率高,中下段食管癌转移至腹腔淋巴结者较多。因此对于影像学可疑但临床高度可疑转移的淋巴结应行进一步确诊。

知识点

1. EUS检查除能确定食管本身病变范围、病变长度、外侵至食管壁哪一层外,还能够应用透壁细针穿刺及检查技术对食管病变旁的肿大淋巴结进行活检,取得淋巴结的病理诊断,这对于准确分期非常重要。胸部、腹部增强CT扫描除可排除远隔脏器转移外,还能确定锁骨上、纵隔、胃左、贲门及腹膜后淋巴结有无肿大,根据既往经验判断淋巴结转移的标准为纵隔内淋巴结短径≥1.0cm,而气管食管旁沟、心包及腹腔淋巴结短径≥0.5cm即可考虑有转移可能。另外,不同食管病变部位时淋巴结转移的部位及转移率也不相同,据此可对不同病变部位的食管癌给予不同区域的淋巴结引流区预防照射,这也是由区域淋巴结转移规律所决定的。

2. 根据治疗前分期及一般状况评估,进行治疗策略的筛选及治疗方案的制订,既要遵从治疗指南,又要依据准确的分期及体质状况进行个体化治疗。

知识点

1. 放疗前准备应明确病变部位、照射范围、患者体位有无限制及选择何种体位、体膜重复性好。评估定位体位如何利于将来计划设计、定位CT要否增强扫描。询问患者胃部是否充盈或是否空腹、有无过敏史等。

2. 放化疗前准确评估患者体质状况、血生化指标所达到的水平、进食情况及营养状况。应注意纠正营养不足的状况,尽量给予肠内营养。做好心、肺功能检测,尤其合并慢性呼吸系统疾病及心脏病者,应谨慎化疗药物剂量及疗程,防止心脏功能、肺功能、肾功能衰竭的发生。

第三步:住院后治疗

该患者住院后经过MDT讨论,考虑诊断为食管双重癌伴纵隔多发淋巴结转移,属于不可手术切除病变。依据2017年AJCC第8版患者为$T_3N_1M_0$(Ⅲ期),确定治疗方案为根治性适形放疗加同步"LFP"方案化疗。具体治疗方案为:放疗处方剂量95%PTVp和95%PTVnd接受60Gy/30次/6周,具体化疗用药剂量:"左亚叶酸钙每天200mg/次,d1~5,替加氟1g/次,d1~5,顺铂20mg/次/d,d1~5"方案,每3周为1个疗程,放疗开始第1天即用第1周期化疗,放化疗期间给予患者相应营养支持、保护食管黏膜及照射野皮肤等治疗。

【问题5】　如何进行治疗决策?

思路1:肿瘤治疗的目的是提高局部控制率、生存率并保留器官功能结构,对于食管癌治疗决策,其肿瘤分期是主要考虑的因素,该患者经MDT讨论,为不可手术切除病变,因此选择了根治性同期放化疗方案。

思路2：治疗决策主要考虑患者的身体因素和治疗意愿，有无严重的内科疾病、第二原发性肿瘤等为患者不能耐受和／或拒绝手术的原因，均应予以考虑。

> 知识点
>
> 1. 食管癌手术治疗有严格的适应证，如肿瘤有明显外侵或已有明显淋巴结转移，尤其是气管隆嵴下淋巴结转移时，或有严重并发症如较严重心脏病等，均不适合手术，因此临床上能进行根治性手术治疗的患者仅占全部病例的 1/4～1/3。
> 2. 根治性放化综合治疗作为不能手术切除的中晚期食管癌的标准治疗方法已被列入 NCCN 指南及国内治疗规范，大量前瞻性随机研究及回顾性研究结果已肯定了根治性放化疗的作用价值。

【问题6】 放疗的流程是什么？

思路1：目前三维适形或调强放疗的流程主要包括放疗前准备、体膜制作、放疗定位、放疗靶区范围勾画、放疗计划制订、治疗实施、质量控制、质量保证和放疗疗效的评价等。

思路2：放疗前的准备工作很重要，主要包括向患者及其家属做思想准备工作；医师的准备，包括对诊断进行核实、CT 模拟定位、放疗前的对症支持、纠正患者一般状况等。如患者有严重内科合并症，需要在放疗前进行处理，使患者达到能耐受放疗的条件，治疗已经存在的肿瘤合并感染和营养支持等，评估和预防发生食管大出血、穿孔瘘的可能性，并采取相应的预防措施，并与患者进行沟通并签署知情同意书。纠正治疗前存在的营养不良状态和水电解质紊乱失衡等，家属做好营养支持工作，由于食管癌患者同步放化疗时出现急性放射性食管炎可能性较大，因此放疗期间患者的进食将会受到明显的影响，造成患者体重下降，难以耐受后续治疗，因此在放疗前针对高危营养风险的患者，可行置入鼻饲管、空肠营养管或胃造瘘等给予营养支持。

> 知识点
>
> 治疗前做好病情解释工作，放疗至中期时有可能出现进食疼痛或梗阻感加重，属于正常放疗反应，以便患者及其家属有思想准备且不会因此影响到治疗的依从性。

【问题7】 放疗技术有哪些？放疗范围和剂量如何确定？

思路1：目前常用的放疗技术有常规二维放疗技术、三维适形放疗技术和调强放疗技术。

思路2：常规放疗技术中，常用的定位方法是模拟机下定位。患者平卧于定位床上，吞食钡餐造影剂，即普通食管钡餐造影显示病变所在的部位和病变长度及轴向偏移程度，但食管钡餐造影无法显示管腔外肿瘤的大小、最大浸润深度和转移淋巴结。

传统的常规二维放疗方法有等中心照射，即常用一前野加二后斜野或两前斜野施行照射，非等中心的前后对穿照射野和斜野照射技术。

照射野大小和方向的设计：照射长度一般可为肿瘤上下各外放5cm，对于中下段食管癌，如果肿瘤最大横径<5cm，可行三野等中心照射，即一前野加二后斜野，而后斜野机架角 ±130°，一般可避开脊髓。如为颈段、胸上段食管癌，通常给予两前斜野等中心照射，射野宽度4.5～5.0cm，机架角45°～55°，使用楔形板可调整剂量分布不均性。

当食管原发肿瘤较大或外侵非常明显和／或 CT 显示瘤床区内有肿大淋巴结者，胸中下段食管癌通常采用先前后对穿等中心照射，剂量达 36～40Gy 后，改为两后斜野等中心避开脊髓推量至 60～66Gy；颈段、胸上段食管癌通常采用纵隔野加锁骨上联合野照射即"T"型野，剂量达 36Gy 后改为前后斜野照射避开脊髓推量至 60～66Gy。

思路3：三维适形放疗技术采用 CT 模拟机定位，比常规二维技术能够更准确地显示食管病变局部及转移淋巴结的分布情况，放疗医师能更准确地勾画出食管原发肿瘤所在部位及大小、浸润范围和淋巴结转移，并根据靶区范围大小，给予适当外扩以保证照射范围能达到所要求的处方剂量。

近几年，调强放疗技术的开展，使体积较大的食管肿瘤和／或区域外转移淋巴结均能够勾画在靶区范围内，并且原发灶和转移淋巴结能够给予不同的处方剂量照射，同时还可以对高危淋巴结引流区给予预防照射剂量，这对于降低局部区域复发、提高局部控制率进而改善患者生存发挥了重要作用，同时对周围正常组织器官的限量进行准确地计划设计，也控制了正常组织毒副反应的发生。

知识点

食管癌放疗靶区定义

1. 肿瘤区（GTV） 以影像学（如食管钡餐造影）和内镜（电子胃镜和/或 EUS）可见的肿瘤长度，给予 CT 或/和 PET/CT 显示原发肿瘤外侵范围，综合各种影像学资料确定 GTV 范围。

2. 阳性淋巴结（GTVnd） 阳性淋巴定义为 CT/MRI 检出的最大短径≥1cm 的淋巴结，或最大短径虽不超过 1cm，但淋巴结有明显坏死、环形强化等影像学表现，临床可判断为阳性的淋巴结，尤其是胸中、上段食管癌时需要特别关注气管食管旁沟淋巴结转移。

3. 临床靶区（CTV） 包括 GTV 和 GTVnd，并在其左右前后方向轴向均匀外扩约 0.8～1.0cm，外放后再按解剖屏障调整靶区范围，在 GTV 上下方向需外放 2.0～3.0cm 或在 GTVnd 上下各外放 1.0～1.5cm。

4. 计划靶区（PTV） 在 CTV 基础上各外放 0.5～1.0cm，需要根据各单位的摆位误差适当外放 PTV 范围，以保证 CTV 得到所要求的处方剂量。

5. 选择性淋巴引流区的照射（ENI） 一般在完成 PTV 勾画的基础上进行 ENI 的 CTV1 靶区范围的勾画，并依据食管病变部位不同其淋巴结转移规律也不相同，分别勾画不同的 CTV1 范围：胸上段癌为双侧锁骨上淋巴引流区、上段食管旁引流区、2 区、4 区、5 区及 7 区、8 区至气管隆嵴下 3～4cm 的范围；胸中段癌为中上纵隔食管旁引流区、2 区、4 区、5 区、7 区、8 区、9 区及贲门胃左血管区；胸下段癌为中下纵隔食管旁引流区、4 区、5 区、7 区、8 区、9 区和贲门、胃左腹腔干的淋巴结引流区。

6. 处方剂量 当给予淋巴结引流区预防照射时要求处方剂量 50.4Gy/28 次 /5.8 周，然后缩野至 PTV 或 PTVnd，加量 10Gy/5 次 /1 周。三维适形或调强放疗仅行累及野照射时，要求 95%PTV 和 95%PTVnd 接受处方剂量为 60Gy/30 次 /6 周～66Gy/33 次 /6.6 周，要求靶体积内的剂量均匀度在 95%～105% 的等剂量曲线范围内，PTV 靶区内最小和最大剂量为处方剂量的 95%～107%；正常组织器官耐受剂量：双肺平均剂量≤15Gy，两肺 V20≤30%，V30≤20%；脊髓接受最大照射剂量≤45Gy；心脏平均剂量≤30Gy，V30＜50%，V40＜30%，如果同期放化疗或合并有慢性阻塞性肺疾病或心脏病者，心肺耐受剂量应进一步限制。

该患者三维适形治疗计划见图 12-4、图 12-5。

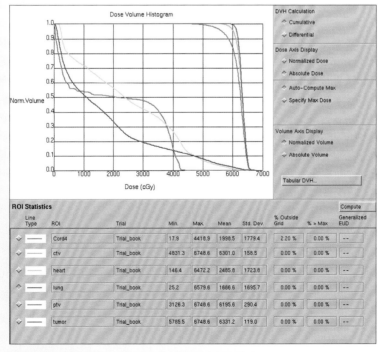

图 12-4 患者剂量体积直方图

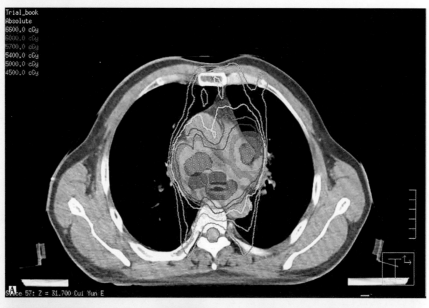

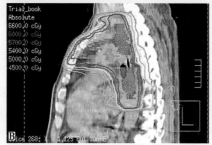
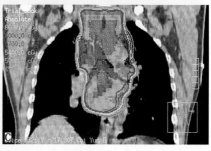

1201

根治性同步放化
疗靶区与计划
（图片）

图 12-5 患者剂量曲线分布图
A. 轴位；B. 矢状位；C. 冠状位。

知识点

靶区勾画依据国际辐射单位及测量委员会（International Commission on Radiation Units and Measurements，ICRU）第 62 号报告：①大体肿瘤靶区指肉眼可见临床病灶，即一般检查手段如食管造影、胸部 CT 扫描、电子胃镜和 MRI 检查能够诊断出的可见的具有一定形状和大小的恶性病变范围，包括转移淋巴结和其他转移病变；②临床靶区指按一定的时间剂量模式给予一定剂量的肿瘤临床病灶（肿瘤区）和亚临床灶及肿瘤有可能侵及的范围；③计划靶区是为确保体内 CTV 能够得到所要求的处方剂量，综合考虑到各种不确定因素，如呼吸动度、心脏和大血管搏动、食管吞咽动作上下移动及贲门部蠕动等的影响及摆位误差等，在 CTV 基础上外放一定范围给予照射时，才能使 CTV 得到要求的剂量时所包括的体积范围。

知识点

根治性放疗食管剂量为常规分割 2Gy/ 次，每天 1 次，总剂量不宜过高，一般 60～64Gy/30～32 次即可。如果有穿孔瘘发生的可能，单次剂量应低至 1.8Gy/ 次，总剂量也应相应降至 56～60Gy/28～30 次。

> 知识点
>
> 以目前研究结果看,相对早期、年轻患者可考虑给予淋巴引流区预防照射,同样胸中、下段病变者也建议行引流区预防照射,可以明显降低局部区域复发,提高区域控制率,改善生存。但应注意肺和心脏耐受剂量,防止≥3级毒副反应的发生。

【问题8】 放化疗期间应该注意的问题有哪些?

思路1:肿瘤对治疗的反应。治疗期间应每周问询患者进行病史症状和进食情况,进行查体和血常规、电解质检测,并评估症状改善或恶化的原因等。

思路2:放化疗期间正常组织器官的不良反应包括两方面,即血液学和非血液学不良反应。

1.全身放化疗反应　放化疗期间患者全身反应会比较明显,如食欲下降、恶心,甚至呕吐,给予输液支持治疗及增加食欲的药物治疗,可保证顺利完成放化疗。单纯放疗患者全身症状不明显,常见症状有乏力、食欲下降、进食疼痛、梗阻稍重等。

2.放射性食管炎　多数患者表现为吞咽疼痛,吞咽困难的症状较前加重,多出现在放疗剂量达20～40Gy时,主要原因为食管黏膜充血、水肿、渗出及糜烂,尤其合并应用化疗者,疼痛症状比较明显,甚至急性食管炎达到Ⅲ～Ⅳ级,给予消炎、止痛、静脉营养或鼻饲管营养支持治疗,口服止痛合剂或止痛栓剂或静脉输液止痛治疗可获得较好的效果。

3.肺部和大气管反应　食管癌放化疗期间多数患者表现为刺激性干咳或痰不易咳出,症状轻者无需处理,咳痰明显或咳嗽影响休息者可行雾化吸入,应用止咳帮助排痰,另外应用镇静药物利于患者休息。

放射性肺炎CT
图(图片)

4.晚期并发症　少数患者出现局部肺纤维化、肺实变、放射性食管狭窄、气管狭窄等。

【问题9】 食管癌放化疗模式如何选择?

有关食管癌单纯化疗的报告少见,既往的单一化疗或单纯放疗,目前已被放化综合治疗所代替。大量临床研究结果证明,以“顺铂”为主的联合化疗作为放疗增敏剂同期应用,在提高放疗对肿瘤局部控制的同时,还能有效杀灭靶体积之外的亚临床病灶和全身微转移瘤。食管癌根治性放化疗的结合形式有同步、序贯放化疗两种,临床上以同步化放疗应用最常见,效果也最好。

思路1:食管癌选择根治性放化疗时,首先要评估患者体质,KPS评分≥70分,能进半流食,无明显肝肾、心脏功能障碍,另外预期生存在≥3个月以上者。选择最有效药物及最合适剂量和疗程,科学合理地安排综合放化疗才能达到提高治疗效果的目的。放化综合治疗的理论基础:①放化综合治疗是发挥化疗增敏放疗作用,协同提高局部控制,降低或消除远处转移;②射线的作用使G_0期细胞大量进入增殖期,加速肿瘤细胞的增殖,化疗有效杀灭迅速分裂的肿瘤细胞的生物学原理是放化疗同时应用的理论依据;③S期细胞对放射抗拒,但对5-氟尿嘧啶敏感,乏氧细胞对放射不敏感,但对顺铂、丝裂霉素敏感,且肿瘤细胞放射损伤的修复可被顺铂抑制,紫杉醇可使放射敏感时相细胞积聚,而化疗抗药细胞可被射线杀灭。但放化疗同期应用不良反应会明显增加,尤其是全身性反应如食欲下降、恶心、呕吐,甚至严重骨髓抑制,这些需尽早、尽快地处理,给予支持营养,以使患者完成治疗计划。

思路2:目前食管癌序贯放化疗,临床应用较多的为诱导化疗后再行局部放疗或诱导化疗后再行放化综合治疗。主要是因为诱导化疗对已有远处转移或局部晚期如压迫大气管、喘憋明显不适于立即行放疗的患者可先采用化疗后放疗的序贯疗法。目的是通过化疗缩小局部病变,解除严重压迫或先控制全身广泛转移,再行局部放疗缓解症状,即化疗可大量杀灭对化疗敏感的肿瘤细胞,使肿瘤体积缩小,减轻肿瘤负荷,改善肿瘤细胞供氧,消除远处转移病灶,为放疗创造条件,变不易放疗为可能放疗。

思路3:关于食管癌放化疗后的巩固化疗或单纯放疗后的巩固治疗,前瞻性随机研究结果和回顾性研究结果均未提示巩固化疗对改善食管癌局部控制和长期生存有益。因此,目前多主张进行同期放化疗或诱导化疗后再行同期放化疗。

思路4:食管癌根治术后是否给予术后放化疗。目前研究结论认为Ⅲ期患者和有淋巴结转移患者应给予术后放化综合治疗,与不行术后放化疗者相比,能明显改善长期生存,这已有明确结论。对于较早期食管癌如Ⅱa、Ⅱb期术后也应给予巩固治疗,可改善局部控制和长期生存。而对于$T_3N_0M_0$和$T_2N_1M_0$者,部分研究认为术后瘤床区的放疗能明显降低局部区域复发转移,但对长期生存改善尚不确定。

知识点

1. 首先评估患者一般情况、体质及进食状况,综合考虑后再选择放化结合治疗具体方案。

2. 放化疗同期时,化疗药物剂量应较单纯化疗时偏低,以减轻全身反应,保证顺利完成方案。

3. 局部晚期病变非常明确,局部症状较重,压迫气管,造成患者呼吸困难或梗阻严重、不能进食水时,应先对症局部处理,缓解症状后再行治疗,如行气管插管或鼻饲、胃造瘘口肠营养等。

4. 食管病变局部有深而大的溃疡或有出血、黑便史者,单次放疗剂量应降低,1.6～1.8Gy/次,避免出现瘘和穿孔。

5. 根治性放化疗或根治性手术后,巩固化疗的作用目前并不明确,根据病情个体化掌握。

【问题10】 食管癌化疗药物及方案如何选择?

思路:食管癌化疗常用的药物有顺铂(DDP)、5-氟尿嘧啶(5-FU)、紫杉醇(PTX)、多西紫杉醇(TXT)、伊立替康(CPT-11)、吉西他滨(GEM)。

1. 常用联合化疗方案

(1)PF方案:DDP 20mg/m²,静脉滴注,d1～5;5-FU 800mg/m²,连续静脉滴注1～4天或泵入,28天为1个周期。

(2)TP方案1:PTX 135～175mg/m²,静脉滴注,d1;DDP 40mg/m²,静脉滴注,d2～3,21天为1个周期。

(3)TP方案2:TXT 50mg/m²,静脉滴注,d1、d15;DDP 50mg/m²静脉滴注,d2、d15,28天为1个周期。

(4)TPF方案:PTX 175mg/m²,静脉滴注3小时;DDP 20mg/m²,静脉滴注,d1～5;5-FU 1 000mg/m²,静脉滴注,d1～5,21天为1个周期。

(5)CP方案:CPT-11 65mg/m²,静脉滴注,d1、d18;DDP 30mg/m²,静脉滴注,d1、d18,21天为1个周期。

(6)GP方案:GEM 1 000mg/m²,静脉滴注,d1、d18;DDP 40mg/m²,静脉滴注,d8、d9,21天为1个周期。

(7)TC方案:TXT 35mg/m²,静脉滴注,d1、d8;CPT-11 50mg/m²,静脉滴注,d1、d8,21天为1个周期。

2. 同步化疗方案

(1)PTX+铂类:PTX 45～60mg/m²,d1。卡铂AUC 2,d1(或联合奈达铂20～25mg/m²,d1;或联合DDP 20～25mg/m²,d1),7天为1个周期,共5～6个周期。

(2)DDP+5-FU或卡培他滨或替吉奥:由于卡培他滨或替吉奥疗效与5-FU相似或更优,不良反应较轻,且口服方便,可代替5-FU。DDP 30mg/m²,d1。卡培他滨800mg/m²,*b.i.d*,d1～5(或替吉奥40～60mg/m²,*b.i.d*,d1～5),7天为1个周期,共5～6个周期。

(3)PTX+5-FU或卡培他滨或替吉奥:PTX 45～60mg/m²,d1。卡培他滨625～825mg/m²,*b.i.d*,d1～5(或替吉奥40～60mg/m²,*b.i.d*,d1～5),7天为1个周期,共5～6个周期。

(4)奥沙利铂+5-FU或卡培他滨或替吉奥:奥沙利铂85mg/m²,d1、d15、d29。卡培他滨625mg/m²,*b.i.d*,d1～5(或替吉奥40～60mg/m²,*b.i.d*,d1～5),7天为1个周期,共5～6个周期。

【问题11】 影响预后的因素有哪些?

思路1:影响预后的因素包括患者自身和肿瘤局部。①性别与年龄为患者预后的影响因素之一,部分研究显示女性及年轻患者预后较好。②食管原发病变的部位、病变长度、浸润深度、大体分型等与患者生存率均有一定相关性。③淋巴结转移状态。淋巴结转移是影响食管癌预后最重要的因素,无论是手术切除还是单纯放化疗。治疗前是否有淋巴结转移、转移区域部位、转移数量等与患者预后明显相关。④肿瘤体积。近年来随着三维适形放疗计划的广泛应用,病变局部肿瘤体积计算也比较精确,肿瘤体积对预后的影响越来越得到临床医师的重视,且越来越多的研究表明肿瘤体积不仅与患者生存率相关,且与患者临床分期相关。⑤放后疗效评价。放化疗后1～3个月内近期疗效评估结果，与患者长期生存密切相关。

思路2：放疗分割模式和剂量及放化疗结合模式。

食管癌常规分割放后5年生存率不能令人满意，5年生存率也只有10%～20%，根据肿瘤细胞增殖动力学基础与临床研究结果，20世纪90年代提出并进行食管癌的后程加速超分割放疗，取得了较理想的结果，但目前鉴于多种条件限制（三维适形放疗每天2次，工作量较大，难以实现；每次摆位误差影响放疗重复性和准确性），目前很少单位开展应用。三维适形放疗技术和调强放疗技术的广泛应用，局部靶区范围处方剂量涵盖率和肿瘤局部剂量均得到提高，近年放化疗5年生存率可提高至20%～30%，尤其对局部控制率有明显改善。

【问题12】放疗后局部复发如何处理？

思路：根治性放化疗患者多在1～2年内复发，多数为病变局部未控或复发，或区域淋巴结复发转移。再次治疗前，复发的病理诊断是必需的，如果肉眼未见明显肿物，显微镜下仅为不典型增生或原位癌变，建议观察。再复发后的治疗方法有：①手术治疗。根治性放疗后纤维化明显，肿瘤乏氧，再放疗效果很差。如能手术切除尽量行手术，但手术难度较大，手术死亡率和并发症较单一手术者较高，且在首程治疗中多数患者分期较晚，已失去手术机会者居多，因此能手术治疗的患者并不多；②放疗。复发后放疗的效果各家报告不一，再程放疗有延长患者生存的作用，但是在放疗过程中或放疗后有25.5%的患者可能出现食管瘘、食管穿孔，出血也较常见。且再程放疗剂量不宜过高，处方剂量一般为50～60Gy。

（祝淑钗）

第二节　食管癌术前放化综合治疗

【临床病例】

第一步：病史采集

患者，女，42岁。因"吞咽困难2月余"就诊。

患者2个月前无明显诱因出现进食哽噎，尤以进食馒头时为重，无明显呕吐黏液，不伴胸背部疼痛、声嘶、饮水呛咳及反酸、胃灼热等症状。近来吞咽困难症状进行性加重，体重变化不明显，遂就诊于我院门诊。胸、上腹部增强CT：食管中段壁明显增厚，管腔变窄，病变与椎前脂肪间隙消失，与支气管关系密切；纵隔内、贲门及胃血管区未见明显肿大淋巴结。CT诊断：食管中段管壁明显增厚，符合食管癌表现。电子胃镜检查：距门齿27cm处食管中段可见肿物突入腔内，黏膜糜烂充血，表面凹凸不平。活检病理：鳞状细胞癌。食管钡餐造影：食管中段黏膜破坏中断，食管壁僵直、不规则，食管狭窄伴有充盈缺损，钡剂通过受阻，食管病变长约2.1cm。

初步病史采集结合门诊各项常规检查后，考虑该患者为"食管胸中段鳞状细胞癌"，且诊断明确，临床分期为Ⅲ期（$T_4N_0M_0$），按照NCCN治疗指南，下一步需行MDT讨论，决定治疗策略。

第二步：门诊化验及辅助检查

该患者在门诊已行食管钡餐造影、胸和上腹部CT、电子胃镜等相关检查，同时已行心、肺功能检查，无明显手术禁忌证。

患者食管钡餐造影、胸部CT及电子胃镜检查见图12-6～图12-8。

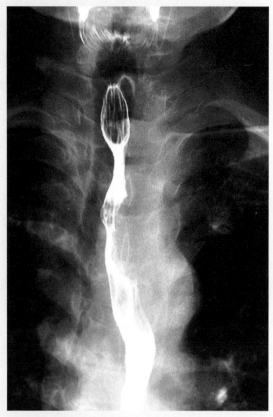

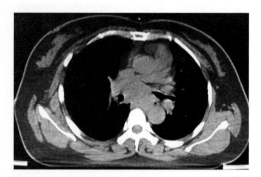

图 12-7 食管癌 CT 表现

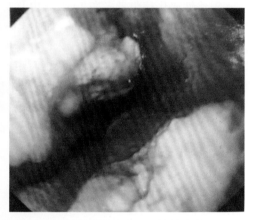

图 12-6 食管癌食管钡餐造影表现　　　　　图 12-8 食管癌电子胃镜检查表现

第三步：住院后治疗

该患者住院后经过 MDT 讨论，认为该患者系食管胸中段鳞状细胞癌，依据国际抗癌联盟（Union for International Cancer Control, UICC）分期为 $T_4N_0M_0$，Ⅲ期，即病变与周边脂肪间隙消失，且与支气管关系密切，系局部晚期病变，外侵明显，直接手术切除较困难，考虑患者年龄较轻，耐受性相对较好，确定治疗方案为术前调强放疗同步化疗。向患者及其家属交代病情、治疗方案及同步放化疗的不良反应和治疗效果，反复沟通交流后，家属签署知情同意书，并根据患者意愿，最终选择同步"FP"方案化疗。具体放疗方案为：95%PTV 接受 40Gy/20 次/4 周，常规分割调强放疗，化疗方案为"左亚叶酸钙 200mg，d1～5，替加氟 1g，d1～5，顺铂 20mg，d1～5，每 4 周 1 个疗程，放化疗期间给予患者相应营养支持、保护食管黏膜及照射野皮肤等对症支持治疗。

【问题 1】 术前放疗联合化疗的理论依据是什么？

思路 1：目前认为根治性手术切除仍然是食管癌最主要的治疗手段，尤其对可行手术切除者而言，尽量给予手术切除。尽管近 10 年来研究（包括随机分组研究）显示了食管鳞状细胞癌根治性放化疗的疗效和以手术为主的综合治疗疗效差别不大，但多数研究显示手术介入后的局部区域复发转移率明显低于单纯根治性放化疗。

思路 2：放疗作为食管癌治疗的另一重要手段，近 10 年来，随着三维适形调强技术的广泛应用，5 年生存率已从二维放疗时代的 10%～15% 提高至目前的 20%～30%，精确放疗技术的开展明显降低了正常组织器官的不良反应，为术前综合治疗创造了条件。通过术前放疗和化疗可使肿瘤体积缩小，降低分期，使毛细淋巴管闭塞，消灭亚临床病灶，可以明显提高手术切除率，减少肿瘤播散，进而改善长期生存率。

尽管国内外多组非随机研究认为术前放疗加手术的综合治疗，其 5 年生存率较单纯手术组 5 年生存率高，但随机分组研究显示，两组的差别并没有非随机分组研究结果明显。英国医学研究委员会癌症计划办公室 1998 年对当时全世界可信度最高的 5 组随机分组试验资料的荟萃分析显示，术前放疗可以使食管癌患者的 2 年生存率从 30% 提高到 34%，5 年生存率从 15% 提高到 18%；与单纯手术组相比，综合治疗组的危险度为 0.89，但无统计学差异（$P=0.06$）。近几年，随着高效低毒化疗药物的问世和药物增敏放疗的利用，目前多数研究肯定了食管癌术前放化疗的价值，无论是鳞状细胞癌还是腺癌，局部晚期食管癌患者均能从术前新辅助放化疗中获益，不仅提高了手术根治性切除率，对降低局部区域复发转移和延长 3 年生存率均有好处。

> **知识点**
>
> 　　1. 食管癌术前放化疗应严格选择适应证，即通过术前放化疗确实降低了肿瘤分期，缩小了肿瘤外侵范围，消灭了亚临床病灶，使原来不可切除的病变变为可切除病变。如有条件应在手术前进行 EUS 或 PET/CT 检查，重新评估分期后再决定手术与否。
>
> 　　2. 局部晚期食管癌，尤其纵隔内多发淋巴结转移者，手术切除难度大时或不能行根治性切除时，应选择根治性放化疗为主要的治疗方法。
>
> 　　3. 多数前瞻性和回顾性研究都显示术前放化疗效果较术后辅助治疗的效果好，即术前放化疗可使局部控制和生存获益，有肯定疗效。

【问题 2】 术前放疗联合化疗的临床意义是什么？

　　思路：手术前放疗时瘤床区相对乏氧不明显，对射线比较敏感，肿瘤缩小明显，能减少日后手术野内癌细胞的污染和种植，降低癌细胞的增殖能力，减少术中播散；化疗药物在治疗全身性亚临床病灶的同时，还能发挥放疗增敏作用。放化疗协同作用，使肿瘤分期下降，亚临床病灶被杀灭，提高手术根治性切除率，进而改善局部控制和长期生存。

> **知识点**
>
> 　　1. 局部晚期可手术切除食管癌患者，术前新辅助放化疗作为标准治疗模式已写在 NCCN 指南中，是标准治疗模式。
>
> 　　2. 全面评估患者一般状况和心、肺、肝、肾功能，放化疗期间严密观察骨髓抑制情况，根据患者耐受能力随时调整治疗方案，包括放疗剂量和化疗药物剂量及疗程。

【问题 3】 术前放疗靶区范围如何确定？

　　思路：目前，术前放疗范围各家报告不一，国际上也没有统一标准，多数尸检资料结果所示的淋巴结转移部位与不同病变部位时淋巴结不同区域的转移率和术后清扫的淋巴结转移的规律等，均可作为术前放疗范围的依据。

　　国内外大多数文献报告术前放疗范围多局限于原发食管癌病变上下各放 5cm 或全纵隔食管淋巴结引流区。近年大多数研究认为食管癌者淋巴结转移部位及转移率高低与原发食管的病变部位密切相关，因此，建议胸上段食管癌时术前放疗包括双侧锁骨上区和中上纵隔瘤床区，下界至气管隆嵴下 3～4cm 范围，原因是在三野淋巴结清扫术时发现胸上段锁骨上淋巴结转移率可高达 46.3%；胸下段食管癌术前放疗范围应包括中下纵隔（上界一般平气管隆嵴，上缘包括 4R 和 4L 区）及下界直至贲门旁、胃左血管及腹腔干旁淋巴引流区。

> **知识点**
>
> 　　1. 食管原发病变部位不同时，术前放疗靶区范围不同，要根据不同病变部位淋巴结转移规律确定。
>
> 　　2. 如果术前患者体质稍差，食管病变局部外侵非常明显，而纵隔瘤床区内淋巴结转移不太明显，也可以仅针对局部放疗，处方剂量可以提高至 50Gy/25 次 /5 周，其目的是尽量缩小肿瘤体积，由不可切除变为可切除病变。

【问题4】 术前放疗剂量与病理的放疗反应程度如何?

思路1:术前放化疗后手术切除,切除标本的术后病理显示对术前放化疗的反应是不同的,可达到病理下完全消失,也可只有轻度放化疗反应,肿瘤残留非常明显,一方面与放疗、化疗剂量疗程及术前放化疗后至手术间隔时间有关,另一方面与个体敏感性有关。但目前尚没有肯定的检查手段能够在术前判定这种病理反应程度。

思路2:一般认为术前放疗剂量越高术后病理放疗反应程度越大,即肿瘤完全消失可能性越大,患者长期预后生存也越好。

前期大量研究表明,在40Gy和≥50Gy的术前放疗剂量下,两组患者的根治性切除率、切缘残癌率和淋巴结转移率并没有明显差异,但≥50Gy组患者的手术死亡率却明显升高,因此胸段食管癌术前放疗剂量推荐为40~50Gy。

【问题5】 术前放疗如何确定剂量和分割方式?

思路:食管癌术前放疗按其放疗剂量和分割方式可分为三类。

1. 快速术前放疗方案 5Gy/次,1次/d,总剂量25Gy,照射后3~7天内行手术切除,其优点是疗程短、费用少,免除患者对长期肿瘤不能切除的担忧,其缺陷是肿瘤退缩不明显,降期不明显。

2. 常规术前放疗方案 2Gy/次,1次/d,总剂量40~50Gy,休息4~6周后行手术切除,因其放疗时间稍长,一般能够给予2个周期同期化疗,且耐受性和治疗依从性较好,其优点是肿瘤消退明显,降期明显,特别适合于放疗前评估肿瘤难以切除的患者,可显著提高手术根治切除率,且并不增加手术并发症和围手术期死亡率。该方式也是临床上应用最多的治疗模式。

3. 高剂量术前放疗方案 多属于非计划性的术前放疗,多数患者是因各种原因不能手术或拒绝手术,最终接受了根治性放化疗,但治疗后半年或1年内局部又复发者,再行手术切除作为挽救性手术切除。该方案放疗多数为常规分割方式,50~60Gy/25~30次/5~6周,该种放疗方式不但疗程长、费用高,放疗剂量高,且对心、肺功能均有损伤,因此手术后并发症明显增多,一般不推荐使用。

本例患者术前放疗剂量为40Gy/20次/4周,其治疗计划见图12-9、图12-10。

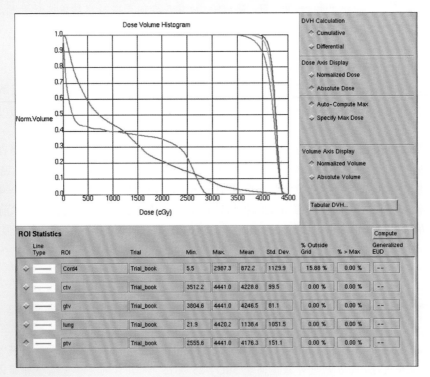

图12-9 剂量体积直方图

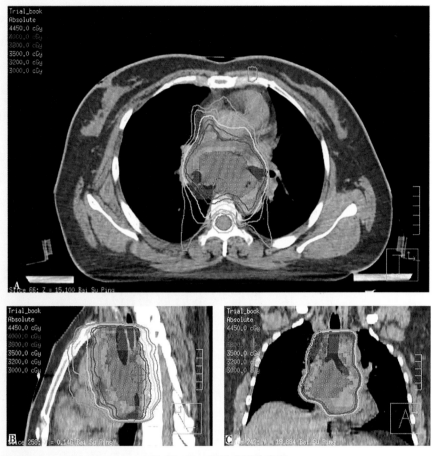

图 12-10 剂量曲线分布图
A. 轴位；B. 矢状位；C. 冠状位。

【问题6】 术前新辅助治疗时化疗方案如何选择？

思路：较单纯放疗，食管癌患者术前同期给予放化疗，一般胃肠道反应会比较明显，尤其当照射范围比较大时，急性食管炎的症状出现较早，程度也比较严重，因此化疗药物选择以高效低毒同时有放射增敏作用的药物为主，并且药物剂量不宜过高，防止严重骨髓抑制和胃肠反应。多采用的化疗方案为 LFP（5- 氟脲嘧啶＋顺铂＋醛氢叶酸）或 TP（紫杉醇＋顺铂）方案，一般给予 2～3 个周期即可（具体药物剂量及疗程见本章第一节）。

【问题7】 放化疗结束与手术间隔的时间是多少？

思路 1：多数研究认为放化疗结束后休息 4～6 周行手术切除较合适，此时水肿基本消退，瘤体缩小，降期目的也明显，但应该考虑：术前放疗剂量多数给至 40～50Gy/20～25 次 /4～5 周，从肿瘤细胞增殖动力学角度考虑，此时正好是肿瘤干细胞加速再增殖的时间，休息 4～6 周的时间，肿瘤是否会生长加速，达不到降期目的。

思路 2：快捷术前放疗即 25Gy/5 次 /5 周方案，放化疗结束后 3～5 天即可手术，但存在的问题是降期不明显，化疗方案仅能给 1 个周期，疗效也得不到显现。

知识点

1. 食管癌术前放化疗结束，需多长时间进行手术切除，目前国内外观点不太一致。大多数研究认为常规分割模式的 40Gy/20 次 /4 周方案者，一般 40～50Gy 放疗 4～6 周后行手术较好，此时炎症水肿消退，放化疗效果显现，降期目的达到，由不可切除变为可切除的概率增加，手术危险性也较小，而对于快速分割每周 25Gy/5 次者认为 3～5 天即可行手术切除，不增加手术风险及转移可能性。

2. 术前应行血常规、血生化等检查，尤其合并应用 2～3 周期化疗者。应警惕放化疗结束后 3～4 周骨髓迟发性抑制反应发生，影响术中出血和术后切口愈合。

知识点

1. 术前放疗并非常规治疗手段，一般为局部病变晚、手术有困难者应行术前放疗，放疗后如病理显示为重度放疗反应时，其5年生存率明显较中度或轻度放疗反应好。

2. 由于食管癌患者较高的淋巴结转移率，因此放疗范围应包括相应的淋巴引流区。

3. 术前放疗剂量达50Gy时重度放疗反应率高，但其5年生存率并未提高，其主要原因是手术并发症高，因此中下段食管癌术前放疗剂量推荐为40~46Gy，胸上段食管癌放疗剂量可达50Gy。

4. 术前放化疗前应对患者的一般情况进行评估。

5. 术前放化疗能明显提高手术可切除的食管癌患者的生存率，尤其是病理获得完全缓解者，其长期生存率较无放化疗反应者显著延长，且无瘤生存率、肿瘤局部复发率也都取得较好的结果。

6. 病理反应程度和术后死亡率决定术前放化疗的剂量和疗程。

7. 放疗与手术间隔时间仍无统一意见。

（祝淑钗）

第三节　食管癌术后放射治疗

术后放疗是食管癌术后辅助治疗的重要手段，其目的主要是杀灭手术残留的肿瘤细胞及减瘤术后因负反馈作用而大量进入增殖周期的肿瘤细胞，消灭微小转移灶、主癌灶外遗留癌灶和切缘阳性病灶，防止局部复发和远处转移，提高术后局部区域控制率和长期生存率。目前，尚无足够的临床试验证据可明确术前放疗与术后放疗的优劣，对于未进行术前放疗的高危患者，推荐进行术后预防性放疗。

【诊疗过程】

（1）详细询问患者的病历资料，主要包括手术记录、术后病理等，明确病理分期。

（2）进行胸部CT、食管钡餐造影、电子胃镜等检查，结合术前和手术资料判断食管吻合口部位、瘤床部位及转移淋巴结的位置。

（3）上腹部增强CT/MRI或颈部超声等检查，排除远处转移。

（4）询问是否存在其他严重合并症、既往有无胃肠道手术病史。

（5）进行MDT讨论，根据分期制订具体的治疗策略和可供选择的化疗方案。

（6）根据治疗后的疗效评价预后生存，并定期复查和随访。

【临床关键点】

（1）术后放疗能杀灭术中残留的肿瘤细胞，清除微转移病灶，可增加局部控制率，延长生存期。

（2）术后需完善增强CT、上消化道造影、纤维胃镜等相关检查。

（3）对于R0切除者，推荐对T_3N_0、$T_{4a}N_0$、部分T_2N_0的腺癌[下段或胃食管连接部（esophagogastric junction，EGJ）具有如下高危特征之一：低分化或高级别，脉管受侵，神经受侵，年龄<50岁]及所有N+者行术后放疗+氟尿嘧啶为基础的化疗。对于R1切除者，均应行术后放疗+氟尿嘧啶为基础的化疗。对于R2切除者，推荐行术后放疗+氟尿嘧啶为基础的化疗，或姑息性治疗。

（4）患者术后解剖结构发生改变，需处理由此而引起的放疗副作用。

（5）治疗后患者均应给予系统的随访。

【临床病例】

第一步：病史采集

患者，男，51岁。因"胸中段食管鳞状细胞癌术后1个月"就诊。

2017年10月患者无明显诱因出现进食阻挡感，进食干硬食物为著，无胸骨后疼痛，无声嘶。外院胃镜检查示"食管距门齿34~40cm见块状隆起，表面糜烂，溃疡形成上覆污苔，质脆，触之易出血。病理：浸润性鳞状细胞癌（中分化）"。2017年12月19日PET/CT检查：①符合下段食管癌表现；②双肺多发大小不等结节灶,未见 FDG 代谢,考虑硬结节灶可能性大;③双肺气肿。同月 29 日行"食管癌根治术",术后病理为"(食管)中分化鳞状细胞癌,切面积 6.5cm×1.2cm,侵及外膜,上、下切线均未查见癌,食管旁(1/7)、气管隆嵴下(1/3)、贲门旁淋巴结(1/2)查见癌;肺门淋巴结 3 枚、气管旁淋巴结 1 枚、小网膜囊淋巴结 1 枚均未查见癌。"术后恢复良好,今为行进一步治疗入院。

初步采集病史后,考虑"胸中段食管鳞癌术后 $pT_3N_2M_0$,ⅢB 期(2017 年 AJCC/UICC 第 8 版,附录 12-3)"诊断明确,下一步需行术后放疗。然而,对于此类患者,在治疗之前尚需考虑以下问题。

【问题 1】 该患者门诊应该进行哪些检查?

思路:对于术后患者,应行局部检查,判断有无局部及区域的残留、复发及进展,并行全身检查以明确有无远处转移。

第二步:门诊化验及辅助检查

该患者在门诊进行了上消化道钡餐造影、纤维胃镜、颈胸部增强 CT、腹部超声、心电图及血生化、血常规、肿瘤标记物等检查。

知识点

食管癌术后的辅助检查

1. 纤维食管镜及 EUS 可在直视下观察术后腔内情况,并能取得病理,对于复发的判断及疗效的判定具有重要意义。

2. 钡餐造影可观察黏膜皱襞、管腔的充盈缺损或狭窄情况等,对于术后吻合口复发、狭窄、瘘及胃排空障碍等并发症可做出判断。

3. 增强 CT 或 MRI 检查可观察术后瘤床及淋巴结转移情况,并对远处转移做出评价。

4. 超声检查可用于腹部重要器官、腹腔淋巴结及颈深部淋巴结检查。

5. 血清癌胚抗原(carcinoembryonic antigen,CEA)、鳞癌相关抗原(squamous cell carcinoma antigen-Ag,SCC-Ag)、细胞角蛋白 19 片段(cytokerantin-19-fragment,cyfra21-1)等,都可用于疗效的评价及复发的监测。

6. 常规血液学和血生化检查,利于了解患者的术后营养状况。

第三步:住院后治疗

患者 CT 检查:①结合临床,食管术后改变,左肺纤维灶,左侧胸腔少量积液;②双肺类结节灶,考虑良性结节可能性大,建议观察;③颈部扫描未见明显异常。住院后经 MDT 讨论,诊断为胸中段食管鳞状细胞癌术后,$pT_3N_2M_0$,ⅢB 期(2017 年 AJCC/UICC 第 8 版),鉴于患者一般状况良好,建议给予术后同步放化疗。

【问题 2】 食管癌术后失败的模式有哪些?

思路 1:局部复发与转移。发生于残余食管、瘤床、吻合口的局部复发及相应淋巴引流区的转移,常见区域为吻合口、瘤床、锁骨上 - 颈部、纵隔及腹腔动脉旁淋巴引流区。

思路 2:全身转移。肿瘤经过血行播散出现其他脏器的转移,常见部位为肝、肺、骨等。

思路 3:其他较少见的转移,包括胸膜腔播散及手术切口或胸腔镜操作孔种植转移等。

【问题 3】 食管癌术后哪些患者需要行放疗?

思路:需要综合患者的病理分期、术后病灶残留情况、病变的进展程度及患者的一般状况和治疗意愿。文献报告,淋巴结阳性的患者术后放疗组比单纯手术组生存期延长,尤以淋巴结阳性数≥3 枚为著,术后放疗能显著降低局部复发和淋巴结转移概率。

目前尚无循证医学证据明确术后放化疗的顺序。一般建议 R1 或 R2 切除后，鉴于局部复发风险较高，先行术后放疗或同步放化疗，再化疗；R0 切除术后，鳞状细胞癌患者建议先行术后放疗或同步放化疗，再化疗；腺癌患者建议先行化疗，再放疗或同步放化疗。有一项荟萃分析共纳入 13 项研究，包括 3 项随机对照研究、8 项回顾性对照研究、1 项前瞻性历史对照研究和 1 项前瞻性非随机对照研究，共 2 165 例患者，其中鳞状细胞癌 2 048 例（94.6%），腺癌 117 例，998 例（46.1%）术后接受同步放化疗，1 167 例（53.9%）接受序贯放化疗。结果显示，同步放化疗组 1 年、3 年、5 年总生存期（overall survival，OS）的合并比值比分别为 1.49（$P=0.03$）、1.54（$P=0.000\ 2$）、1.60（$P=0.000\ 3$）。同步放化疗可显著降低局部区域复发率（$P<0.000\ 1$），但不能降低远处复发率（$P=0.42$）。该荟萃分析证实了术后同步放化疗在局部控制和 OS 方面的优势，进一步奠定了术后同步放化疗的地位。

根据患者肿瘤分期和 MDT 建议，确定治疗方案为术后调强放疗，同步顺铂联合氟尿嘧啶化疗，顺铂 $25mg/m^2$，d1～3，5-氟尿嘧啶 $500mg/m^2$，d1～5，q3w。照射范围包括瘤床、高危淋巴引流区（2 区、4 区、5 区、7 区、8 区、9 区、贲门及胃左区域）。放疗期间给予营养支持、保护食管和残胃黏膜及对症治疗等。

【问题 4】 胸段食管鳞状细胞癌淋巴结转移有何规律？

思路：了解食管鳞状细胞癌淋巴结转移规律有助于确定放疗靶区。文献报告，食管癌淋巴结转移率与 T 分期、病灶长度、病理分化程度有明显相关性，T_1、T_2、T_3、T_4 食管癌的淋巴结转移率分别为 32.0%、45.2%、44.8%、54.2%（$P=0.001$）；病灶长度≤2.0cm、2.1～4.0cm、4.1～6.0cm、6.1～8.0cm、>8.0cm 的淋巴结转移率分别为 38.7%、39.8%、52.8%、56.5%、67.3%（$P<0.001$）；病理高、中、低分化者淋巴结转移率分别为 40.1%、45.1%、55.6%（$P<0.001$）。

食管癌术后放疗靶区（图片）

胸上段向上转移的概率较大，至双侧锁骨上区＋上中纵隔者共约 66.7%；胸下段向下转移的概率较大，至中下纵隔＋腹腔者约 92.9%；而胸中段的淋巴结转移则较广泛，上、中、下纵隔和腹腔均有较高转移率（图 12-11）。

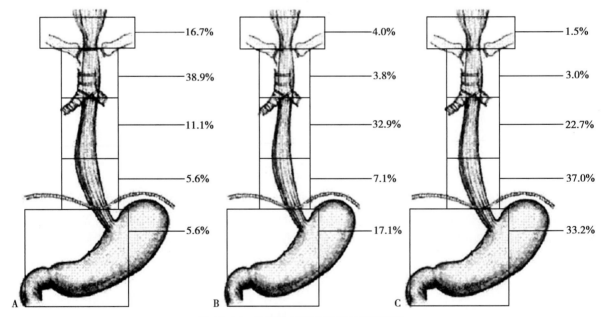

图 12-11　胸段食管鳞癌淋巴结转移规律
A. 胸上段（$n=54$）；B. 胸中段（$n=680$）；C. 胸下段（$n=343$）。

【问题 5】 食管癌术后放疗靶区勾画及放疗剂量如何确定？

思路：术后照射野范围需综合考虑患者的分期、术中淋巴结清扫程度及术后正常组织器官解剖结构的变化等因素。具体放疗剂量也要视治疗的目的而定（R0 切除后的预防性放疗、R1 切除后的挽救性放疗及 R2 切除后的姑息放疗）。

知识点

食管癌术后放疗靶区确定及剂量分割方式

1. 靶区范围

（1）R0 切除术后，需综合手术前后影像学检查和纤维胃镜检查、术后解剖结构改变，综合确定放疗靶区范围。

GTV：术中已完全切除，不需考虑。

CTV：需包括亚临床灶及可能侵犯的范围，依照不同分段，具体设野如下。

1）颈段、胸上段：双侧 101、双侧 104、105、106、部分 108 组；

2）胸中段：双侧 101、双侧 104、105、106、107、108、部分 110 组，腹部 1、2、3、7 组；

3）胸下段：107、108、110 组，腹部 1、2、3、7 组；

4）上段跨中段：双侧 101、104、105、106、107、108 组；

5）中段跨上段：105、106、107、108、部分 110 组；

6）中段跨下段：部分 105、部分 106、107、108、110 组，腹部 1、2、3、7 组；

7）下段跨中段：107、108、110 组，腹部 1、2、3、7 组；

8）全段：双侧 101、双侧 104、105、106、107、108、110 组，腹部 1、2、3、7 组；

$T_{1\sim2}$ 患者可酌情缩小瘤床外放范围。

PTV：各治疗中心需结合各自质控数据给予一定的外放边界，建议 CTV 外扩 5～10mm。

术后放疗需包括吻合口的情况：颈段、胸上段癌，或切缘距肿瘤≤3cm 者。

（2）若为 R1、R2 切除，则只对残留灶行累及野放疗。

2. 分割方式和剂量

1）分割方式：推荐常规分割，1.8～2.0Gy/ 次，5 次 / 周。

2）放疗剂量：具有术后放疗适应证的患者中，对 R0 切除、术后影像学检查无可见转移淋巴结患者，建议给予 45～50Gy。对 R1、R2 切除或术后影像检查有可见转移淋巴结者，建议给予残留灶或转移灶 54～60Gy。

【问题6】　食管癌术后放疗常见的并发症有哪些？

思路：食管癌术后解剖结构的改变致其放疗副反应具有一定的特殊性，主要表现为吻合口和残胃相关的放疗副反应。

知识点

食管癌术后放疗并发症

1. 吻合口狭窄　表现为进食阻挡感逐渐加重，严重者完全不能进食，主要由局部水肿、炎症反应及纤维化引起。在抗炎、消肿的同时，可考虑食管扩张术、支架置入术等处理。

2. 吻合口瘘　包括颈部吻合口瘘和胸内吻合口瘘，前者表现为颈部皮肤红肿、压痛、皮下气肿，切开引流后可见脓液；后者表现为高热、剧烈胸痛、呼吸困难、休克。应早诊断、早治疗，可行手术或保守治疗。

3. 残胃炎　主要表现为食欲缺乏、恶心、上腹痛或胸骨后烧灼感、呕吐等。轻者继续放疗，同时给予对症处理，重者应停止放疗。

4. 食管炎　可为反流性合并放射性因素所致，表现为吞咽困难加重、局部疼痛、胸骨后烧灼感、胃内容物反流等。可给予抑酸药、止痛药等对症处理。

【问题7】　食管癌术后放疗对患者的预后有何影响？

食管癌术后放疗可提高患者生存率。SWOG 9008/INT-0116 试验对食管腺癌单纯手术和术后辅助放化疗进行随机对照研究,结果表明,术后辅助放化疗能将单纯手术的中位生存期从 27 个月延长到 36 个月,中位无病生存期从 19 个月延长到 30 个月,3 年总生存率从 41% 提高到 50%。我国学者回顾性分析了 1 715 例食管鳞状细胞癌患者的资料,结果显示,单纯手术组与术后放疗组的 5 年生存率分别为 21.3%、34.2%;中位生存期分别为 21.9 个月、35.4 个月。可见,术后放疗可使食管鳞状细胞癌、腺癌患者均能获益。

(李宝生)

推荐阅读资料

[1] 肖泽芬. 食管癌 // 李晔雄. 肿瘤放射治疗学. 5 版. 北京:中国协和医科大学出版社,2018.

[2] GUPTA A, ROY S, MAJUMDAR A, et al. A randomized study to compare sequential chemoradiotherapy with concurrent chemoradiotherapy for unresectable locally advanced esophageal cancer. Indian J Med Paediatr Oncol, 2014, 35(1): 54-59.

[3] RACKLEY T, LEONG T, FOO M, et al. Definitive chemoradiotherapy for oesophageal cancer-a promising start on an exciting journey. Clin Oncol, 2014, 26(9): 533-540.

[4] GWYNNE S, WIJNHOVEN B P, HULSHOF M, et al. Role of chemoradiotherapy in oesophageal cancer-adjuvant and neoadjuvant therapy. Clin Oncol(R Coll Radiol), 2014, 26(9): 522-532.

[5] HIGUCHI K, KOMORI S, TANABE S, et al. Definitive chemoradiation therapy with docetaxel, cisplatin, and 5-fluorouracil(DCF-R)in advanced esophageal cancer: a phase 2 trial(KDOG 0501-P2). Int J Radiat Oncol Biol Phys, 2014, 89(4): 872-879.

[6] NOMURA M, SHITARA K, KODAIRA T, et al. Prognostic impact of the 6th and 7th American Joint Committee on Cancer TNM staging systems on esophageal cancer patients treated with chemoradiotherapy. Int J Radiat Oncol Biol Phys, 2012, 82(2): 946-952.

[7] 中国非手术治疗食管癌临床分期专家小组. 非手术治疗食管癌的临床分期标准(草案). 中华放射肿瘤学杂志,2010, 19(3): 179-180.

[8] 韩大力,于金明,贾慧,等. 放射治疗中食管癌临床靶区确认的争议与共识. 中华肿瘤杂志,2012,34(1): 73-76.

[9] NORONHA V, JOSHI A, JANDYAL S, et al. High pathologic complete remission rate from induction docetaxel, platinum and fluorouracil(DCF)combination chemotherapy for locally advanced esophageal and junctional cancer. Med Oncol, 2014, 31(9): 188.

[10] ISHIKAWA K, NAKAMATSU K, SHIRAISHI O, et al. Clinical results of definitive-dose(50 Gy/25 fractions) preoperative chemoradiotherapy for unresectable esophageal cancer. Int J Clin Oncol, 2015, 20(3): 531-537.

[11] VAN DEN BERG M W, WALTER D, VRIES E M, et al. Biodegradable stent placement before neoadjuvant chemoradiotherapy as a bridge to surgery in patients with locally advanced esophageal cancer. Gastrointest Endosc, 2014, 80(5): 908-913.

[12] MARIETTE C, DAHAN L, MORNEX F, et al. Surgery alone versus chemoradiotherapy followed by surgery for stage Ⅰ and Ⅱ esophageal cancer: final analysis of randomized controlled phase Ⅲ trial FFCD 9901. J Clin Oncol, 2014, 32(23): 2416-2422.

[13] RICE T W, ISHWARAN H, FERGUSON M K, et al. Cancer of the esophagus and esophagogastric junction: an eighth edition staging primer. J Thorac Oncol, 2017, 12(1): 36-42.

[14] KANG J, CHANG J Y, SUN X, et al. Role of postoperative concurrent chemoradiotherapy for esophageal carcinoma: a meta-analysis of 2165 patients. J Cancer, 2018, 9(3): 584-593.

附录 12-1:食管癌 TNM 分期(2017 年 AJCC 第 8 版)

原发肿瘤(T)

T_x:原发肿瘤不能评价

T_0:没有原发肿瘤的证据

Tis:高级别上皮内瘤变 / 异型增生

T_1：肿瘤侵及黏膜固有层、黏膜肌层或黏膜下层

 T_{1a}：肿瘤侵及黏膜固有层或黏膜肌层

 T_{1b}：肿瘤侵及黏膜下层

T_2：肿瘤侵及固有肌层

T_3：肿瘤侵及食管纤维膜

T_4：肿瘤侵及邻近结构

 T_{4a}：肿瘤侵及胸膜、心包、奇静脉、膈肌或腹膜

 T_{4b}：肿瘤侵及其他邻近结构如主动脉、椎体或气道

区域淋巴结（N）

N_X：区域淋巴结不能评价

N_0：无区域淋巴结转移

N_1：1～2 个区域淋巴结转移

N_2：3～6 个区域淋巴结转移

N_3：≥7 个区域淋巴结转移

远处转移（M）

M_0：无远处转移

M_1：有远处转移

食管鳞状细胞癌病理 TNM 分期（pTNM）预后分组见附表 12-1。

附表 12-1 食管鳞状细胞癌病理 TNM 分期（pTNM）预后分组

分期	TNM	组织学分级	部位
0	$Tis（HGD）N_0M_0$		任何部位
ⅠA	$T_{1a}N_0M_0$	高分化	任何部位
	$T_{1a}N_0M_0$	分化程度不确定	任何部位
ⅠB	$T_{1a}N_0M_0$	中或低分化	任何部位
	$T_{1b}N_0M_0$	中或低分化	任何部位
	$T_{1b}N_0M_0$	分化程度不确定	任何部位
	$T_2N_0M_0$	高分化	任何部位
ⅡA	$T_2N_0M_0$	中或低分化	任何部位
	$T_2N_0M_0$	分化程度不确定	任何部位
	$T_3N_0M_0$	任何分化	下段食管
	$T_3N_0M_0$	高分化	上或中段食管
ⅡB	$T_3N_0M_0$	中或低分化	上或中段食管
	$T_3N_0M_0$	分化程度不确定	任何部位
	$T_3N_0M_0$	任何分化	部位不确定
	$T_1N_1M_0$	任何分化	任何部位
ⅢA	$T_1N_2M_0$	任何分化	任何部位
	$T_2N_1M_0$	任何分化	任何部位
ⅢB	$T_2N_2M_0$	任何分化	任何部位
	$T_3N_{1-2}M_0$	任何分化	任何部位
	$T_{4a}N_{0-1}M_0$	任何分化	任何部位
ⅣA	$T_{4a}N_2M_0$	任何分化	任何部位
	$T_{4b}N_{0-2}M_0$	任何分化	任何部位
	任何 TN_3M_0	任何分化	任何部位
ⅣB	任何 T 任何 NM_1	任何分化	任何部位

附录 12-2：2009 年中国非手术治疗食管癌临床分期草案标准

原发肿瘤（T）

钡餐造影显示的食管病变长度、CT 显示的病变最大层面直径及邻近组织或器官受侵三项标准不一致者，按分期较高者划分。有腔内 EUS 检查者，T 分期时请注明，建议与本草案结合进行，见附表 12-2。

附表 12-2　非手术治疗食管癌的 T 分期标准

期别	病变长度[1]	食管病变最大层面直径[2]	邻近组织或器官受侵[3]
T_1	≤3cm	≤2cm	无
T_2	>3～5cm	>2～4cm	无
T_3	>5～7cm	>4cm	无
T_4	>7cm	>4cm	有（任何一处）

注：①病变长度以 X 线钡餐造影检查结果为准。

②应以 CT 所示食管病变最大层面的食管直径为准；对于全周型肿瘤管腔消失，应测阴影最大径。

③邻近组织或器官包括气管隆嵴、大气管、支气管、主动脉及心包。

区域淋巴结（N）

淋巴结肿大诊断为癌转移的标准，一般认为淋巴结短径≥10mm，食管旁、气管食管旁沟、心包角淋巴结长径≥5mm，腹腔淋巴结长径≥5mm 即可诊断。

N_0：无淋巴结肿大

N_1：胸内（食管旁、纵隔）淋巴结肿大，食管下段癌胃左淋巴结肿大，食管颈段癌锁骨上淋巴结肿大

N_2：食管胸中段、胸下段癌锁骨上淋巴肿大，任何段病变腹主动脉旁淋巴结肿大

远处转移（M）

M_0：无远处转移

M_1：有远处转移

临床分期

Ⅰ期：$T_{1～2}N_0M_0$

Ⅱ期：$T_2N_1M_0$，$T_3N_{0～1}M_0$

Ⅲ期：$T_4N_{0～2}M_0$

Ⅳ期：$T_{1～4}N_{0～2}M_1$

附录 12-3：食管癌 TNM 分期（2017 年 AJCC/UICC 第 8 版）（附图 12-1，附表 12-3～表 12-7）

原发肿瘤（T）

T_x：原发肿瘤不能确定

T_0：无原发肿瘤证据

Tis：重度异型增生 / 高级别上皮内瘤变（癌细胞未突破基底膜）

T_1：肿瘤侵及黏膜固有层、黏膜肌层或黏膜下层

　　T_{1a}：肿瘤侵及黏膜固有层或黏膜肌层

　　T_{1b}：肿瘤侵及黏膜下层

T_2：肿瘤侵及食管肌层

T_3：肿瘤侵及食管纤维膜

T_4：肿瘤侵及邻近结构

　　T_{4a}：肿瘤侵及胸膜、心包、奇静脉、膈肌或腹膜

　　T_{4b}：肿瘤侵及其他邻近结构，如主动脉、椎体或气管

区域淋巴结（N）

N_x：区域淋巴结转移不能确定

N_0：无区域淋巴结转移

N_1：1～2 个区域淋巴结转移

N_2：3～6 个区域淋巴结转移

N_3：≥7 个区域淋巴结转移

远处转移（M）

M_0：无远处转移

M_1：有远处转移

腺癌分化程度分期

G_x：分化程度不能确定

G_1：高分化癌：>95% 为分化较好的腺体组织

G_2：中分化癌：50%～95% 为分化较好的腺体组织

G_3：低分化癌：癌细胞成巢状或片状，<50% 有腺体形成

如果进一步检测"未分化"癌组织，发现腺体组织，则分类为 G_3 腺癌。

鳞状细胞癌分化程度

G_x：分化程度不能确定

G_1：高分化癌。角质化为主，伴颗粒层形成和少量非角质化基底样细胞成分，肿瘤细胞排列成片状、有丝分裂少

G_2：中分化癌。组织学特征多变，从角化不全到低度角化，通常无颗粒形成

G_3*：低分化癌。通常伴中心坏死，形成大小不一、巢样分布的基底样细胞。巢主要由肿瘤细胞片状或路面样分布组成，偶可见角化不全或角质化细胞

* 基底细胞样鳞状细胞癌、梭形细胞鳞状细胞癌、小细胞、大细胞神经内分泌癌及未分化癌按照低分化鳞状细胞癌分期。混合有鳞状细胞癌成分的混合型癌（如腺鳞癌）或组织学类型不明的，按照鳞状细胞癌分期。

鳞状细胞癌位置分类（以病灶中心分段）

L_x：位置无法确定

上段：颈段食管至奇静脉弓下缘水平

中段：奇静脉弓下缘至下肺静脉水平

下段：下肺静脉至胃，包括 EGJ

注：本分期不适用于非上皮性肿瘤，如淋巴瘤、肉瘤、胃肠道间质瘤和黑色素瘤等。食管的神经内分泌瘤（neuroendocrine tumor，NET）十分罕见，其分期参照胃肠道神经内分泌瘤的 TNM 分期。

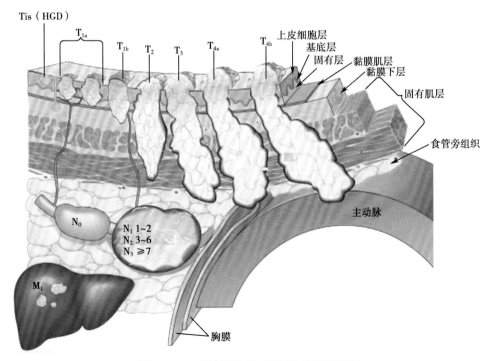

附图 12-1　第 8 版食管癌 TNM 分期示意图

附表 12-3　鳞状细胞癌和腺癌 ypTNM 分期

	N_0	N_1	N_2	N_3	M_1
T_0	I	ⅢA	ⅢB	ⅣA	ⅣB
Tis	I	ⅢA	ⅢB	ⅣA	ⅣB
T_1	I	ⅢA	ⅢB	ⅣA	ⅣB
T_2	I	ⅢA	ⅢB	ⅣA	ⅣB
T_3	II	ⅢB	ⅢB	ⅣA	ⅣB
T_{4a}	ⅢB	ⅣA	ⅣA	ⅣA	ⅣB
T_{4b}	ⅣA	ⅣA	ⅣA	ⅣA	ⅣB

附表 12-4　食管鳞状细胞癌 pTNM 分期

			N_0		N_1	N_2	N_3	M_1
			下段	上/中段				
	Tis		0					
T_{1a}	G_1 或 G_x		I A		ⅡB	ⅢA	ⅣA	ⅣB
	$G_{2\sim3}$		I B					
T_{1b}			ⅡB		ⅡB	ⅢA	ⅣA	ⅣB
T_2	G_1		I B		ⅢA	ⅢB	ⅣA	ⅣB
	$G_{2\sim3}$ 或 G_x		ⅡA					
T_3	G_1		ⅡA		ⅢB	ⅢB	ⅣA	ⅣB
	$G_{2\sim3}$		ⅡA	ⅡB				
T_{4a}			ⅢB		ⅢB	ⅣA	ⅣA	ⅣB
T_{4b}			ⅣA		ⅣA	ⅣA	ⅣA	ⅣB

附表 12-5　食管腺癌 pTNM 分期

			N_0	N_1	N_2	N_3	M_1
	Tis		0				
T_{1a}	G_1		I A	ⅡB	ⅢA	ⅣA	ⅣB
	G_2		I B				
	G_3		I C				
T_{1b}	G_1		I B	ⅡB	ⅢA	ⅣA	ⅣB
	G_2		I B				
	G_3		I C				
T_2	G_1		I C	ⅢA	ⅢB	ⅣA	ⅣB
	G_2		I C				
	G_3		ⅡA				
T_3			ⅡB	ⅢB	ⅢB	ⅣA	ⅣB
T_{4a}			ⅢB	ⅢB	ⅣA	ⅣA	ⅣB
T_{4b}			ⅣA	ⅣA	ⅣA	ⅣA	ⅣB

附表 12-6 食管鳞状细胞癌 cTNM 分期

		N_0	N_1	N_2	N_3	M_1
Tis	0					
T_1		I	I	III	IVA	IVB
T_2		II	II	III	IVA	IVB
T_3		II	III	III	IVA	IVB
T_{4a}		IVA	IVA	IVA	IVA	IVB
T_{4b}		IVA	IVA	IVA	IVA	IVB

附表 12-7 食管腺癌 cTNM 分期

		N_0	N_1	N_2	N_3	M_1
Tis	0					
T_1		I	IIA	IVA	IVA	IVB
T_2		IIB	III	IVA	IVA	IVB
T_3		III	III	IVA	IVA	IVB
T_{4a}		III	III	IVA	IVA	IVB
T_{4b}		IIIA	IVA	IVA	IVA	IVB

第十三章　非小细胞肺癌

第一节　早期非小细胞肺癌

肺癌是最常见的肺原发性恶性肿瘤,绝大多数肺癌起源于支气管黏膜上皮,故亦称支气管肺癌。在全部的肺癌患者中,约 16% 为早期肺癌,其定义为无淋巴结和远处转移的 T_1 和 T_2 期肿瘤。对于能够手术的早期肺癌患者,首先建议行完全性手术切除。对于因医学原因不能耐受手术或拒绝手术的患者,建议行根治性放疗。

胸部触诊(视频)

【诊疗过程】

(1)详细询问患者的发病过程、诊疗经过和目前状况等,询问患者既往有无吸烟史,目前的体力状态和体重下降情况。

(2)查体时听诊肺部有无呼吸音消失的情况,检查颈部是否有肿大淋巴结,以及肿大淋巴结部位、大小、活动度、疼痛、压痛、是否侵犯皮肤。

(3)进行胸部和上腹部 CT 等影像学检查,判断病变大小及侵犯范围。

(4)通过纤维支气管镜、纵隔镜、支气管内镜超声及 CT 引导下穿刺等手段获取原发病变及纵隔淋巴结的病理诊断。

(5)肺功能检查了解肺部的通气储备情况。

(6)通过骨扫描、脑 MRI 或全身 PET/CT 等除外远处转移。

(7)询问是否有其他内科合并症。

(8)搜集整理所有检查资料,明确分期和一般状况评估。

(9)进行 MDT 讨论,制订治疗策略和方案。

(10)如无手术禁忌,可行手术治疗;如因医学原因无法手术,则应行放疗。

(11)根据治疗后疗效评价,定期随访。

【临床关键点】

(1)肺癌是一种与环境因素和生活方式有关的疾病,吸烟是目前公认的肺癌病因中最重要的致病因素。

(2)早期肺癌大多无明显的症状和体征。

(3)胸部 CT 是目前诊断肺癌的重要手段,PET/CT 检查有助于鉴别良恶性及准确分期。

(4)纤维支气管镜和 CT 引导下经皮肺病灶穿刺活检是重要的获取细胞学和组织学诊断的技术。

(5)对于因医学原因无法接受手术或拒绝手术的患者,立体定向放疗(SBRT)技术是主要的根治性治疗手段。

(6)肺癌 SBRT 治疗技术的两项核心内容是图像引导放疗(IGRT)和肿瘤呼吸运动的干预技术。

(7)对于中央型肺癌和周围型肺癌的处方剂量要区别对待,以降低正常组织并发症的发生率。

【临床病例】

第一步:病史采集

患者,男,70 岁。主因"发现左肺占位半个月"就诊。

患者于 2011 年 9 月于外院行常规体检,胸片检查发现左上肺结节影,继续行胸部 CT 检查示左肺上叶前段结节,考虑恶性可能性大。因肺功能差无法手术故来我院就诊。既往支气管哮喘病史 10 年;吸烟史 30 年,平均 50 支 /d。查体:KPS 评分 90 分;浅表淋巴结未及肿大;双肺听诊呼吸音清。

初步采集病史后,考虑"左肺占位",下一步需要明确诊断,需要考虑以下问题。

【问题1】 该患者是否可诊断为早期肺癌?

思路1:胸部CT是诊断肺癌的重要手段,因此可疑肺癌患者必须进行胸部CT检查,通过影像学特征来初步判断结节的良恶性。全身PET/CT检查有助于鉴别良恶性及判断纵隔淋巴结转移状态,进行准确分期。

思路2:肺部结节除恶性可能外,还有很多良性病变需要进行鉴别。

知识点

高度恶性可能的肺部结节

1. 直径>20mm。
2. 年龄≥55岁。
3. 吸烟≥20包/年,有肺癌家族史和慢性肺部疾病史。
4. 边缘毛刺、分叶,实性结节或混杂性结节。

知识点

肺癌的鉴别诊断

肺癌需要与肺结核、肺真菌病、良性肿瘤及转移性肿瘤等进行鉴别。结核和真菌感染的血清学检查有时也会为相关的鉴别诊断提供参考依据。不能排除感染性疾病者,可在正规抗感染治疗1~2个月后复查胸部CT。

第二步:门诊化验及辅助检查

患者在门诊进行了心电图、肺功能、血常规、血生化检查及全身PET/CT检查。血常规及血生化检查基本正常,肺功能检查示第一秒用力呼气容积(forced expiratory volume in one second,FEV_1)0.45L,重度阻塞性为主的混合性通气功能障碍。PET/CT示左肺上叶前段结节,肿瘤大小为2.5cm×2.4cm,标准摄取值(standard uptake value,SUV)16.3(图13-1、图13-2)。

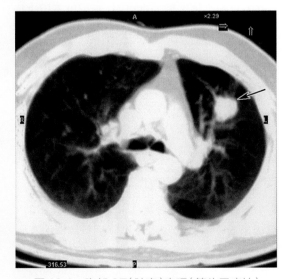

图13-1 胸部CT(肺窗)表现(箭头示病灶)

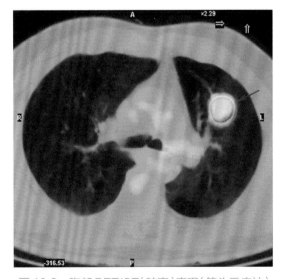

图13-2 胸部PET/CT(肺窗)表现(箭头示病灶)

【问题2】 如何阅读PET/CT图像,判断良恶性结节?

思路1:形态学上左肺上叶前段见一结节,呈分叶状,边缘可见短毛刺,大小约2.5cm×2.4cm,结节远端多发斑片及条索。肺门及纵隔淋巴结未见明显肿大。

思路2：PET显示左肺上叶前段结节呈现异常放射性浓聚，SUV为16.3。

综合上述检查结果，左肺上叶前段结节代谢异常，考虑为周围型肺癌。

知识点

正电子发射计算机体层显像仪

正电子发射计算机体层显像仪（PET/CT）是反映病变的基因、分子、代谢及功能状态的显像设备。它是利用正电子核素标记葡萄糖等人体代谢物作为显像剂，通过病灶对显像剂的摄取来反映其代谢变化，从而为临床提供疾病的生物代谢信息。PET/CT在肿瘤疾患中的应用主要包括肿瘤的早期诊断和良恶性鉴别、确定各类恶性肿瘤的分期和分级、治疗效果评估和预后判断、早期鉴别肿瘤复发，以及对肿瘤进行再分期、肿瘤原发病灶的寻找及放疗的生物靶区定位。

知识点

标准摄取值

SUV是PET在肿瘤诊断中常用的半定量指标，是指局部组织摄取的显像剂的放射性活度与全身平均注射活度的比值。SUV=病灶的放射性浓度（kBq/ml）/[注射剂量（MBq）•体重（kg）]，临床上常将SUV 2.5作为恶性病变的判定标准。目前SUV已被广泛应用于肿瘤的良恶性鉴别，疗效评价和预后预测。

【问题3】 如何判断纵隔淋巴结状态（N分期）？

思路：目前，常用的N分期检查手段包括胸部CT、PET/CT、纵隔镜和超声支气管镜。胸部CT诊断肺癌纵隔淋巴结转移的敏感性为61%，特异性为79%；PET/CT的敏感性为85%，特异性为90%，而纵隔镜的敏感性为90%，特异性为100%，因此纵隔镜仍然是诊断肺癌纵隔淋巴结转移的金标准。超声引导下经支气管镜针吸活检术（endobronchial ultrasound-guided transbronchial needle aspiration，EBUS-TBNA）是近年来出现的新技术，在肺癌纵隔淋巴结分期中具有很高的敏感性（89%～99%）和特异性（100%），可以有效地减少外科分期方法的应用。若临床诊断为Ⅰ期肺癌且肿瘤为周围型，PET显示纵隔区域无高摄取，则可以不用进行有创检查。该患者PET/CT显示纵隔淋巴结未见明显放射性摄取，故可认为无纵隔淋巴结转移。

患者在PET/CT诊断的基础上，进一步接受了CT引导下穿刺活检，病理回报为低分化腺癌，故该患者的最终诊断为左肺周围型腺癌，ⅠA期（$cT_{1b}N_0M_0$）。

知识点

经皮穿刺肺活检

经皮穿刺肺活检（transthoracic core needle biopsy）是在X线透视下定位，或在超声/CT引导下，用细针刺入病变局部，抽取部分细胞或组织，进行病理学检查来确诊。目前认为经皮肺穿刺活检法有两种：经皮肺针吸活检（fine-needle aspiration，FNA）和组织切割活检法（core-needle biopsy，CNB）。两种方法在诊断敏感性和并发症发生率方面均无明显差异；FNA的敏感性为82%～99%，特异性达86%～100%，恶性疾病的诊断准确率为64%～97%；CNB的恶性疾病诊断准确率为92.9%，敏感性为95.3%，特异性为95.7%。

知识点

肺癌常见的病理分型

1. 鳞状细胞癌　在各种类型的肺癌中鳞状细胞癌最为常见,约占50%。鳞状细胞癌大多起源于较大的支气管,常为中央型肺癌。

2. 腺癌　约占原发性肺癌的25%。多生长在肺边缘小支气管的黏液腺,在周围型肺癌中以腺癌为最常见。

3. 未分化小细胞癌　是肺癌中恶性程度最高的一种,约占原发性肺癌的1/5。

4. 细支气管-肺泡癌　是腺癌的一个亚型,发病年龄较轻,男女发病率近似,占原发性肺癌的2%~5%,病因尚不明确。

5. 大细胞癌　可发生在肺门附近或肺边缘的支气管。细胞较大,但大小不一,常呈多角形或不规则形,呈实性巢状排列。

6. 肉瘤样癌　是一种很罕见的肺癌,占所有肺癌类型的0.1%~0.4%。为一类含有肉瘤样成分梭形细胞和/或巨细胞的低分化非小细胞癌。

第三步:住院后治疗

该患者入院后经过胸外科、肺内科和放疗科联合 MDT 讨论,确定治疗方案为 SBRT,处方剂量为20Gy/次,共3次,总剂量为60Gy。放疗期间予以脱水及激素治疗(图13-3、图13-4)。

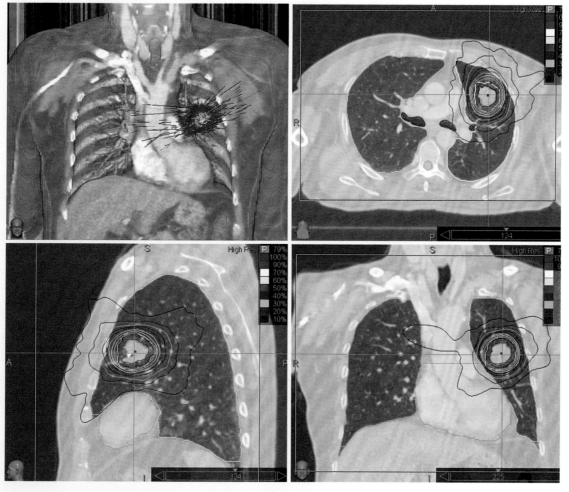

图 13-3　放疗靶区和剂量分布

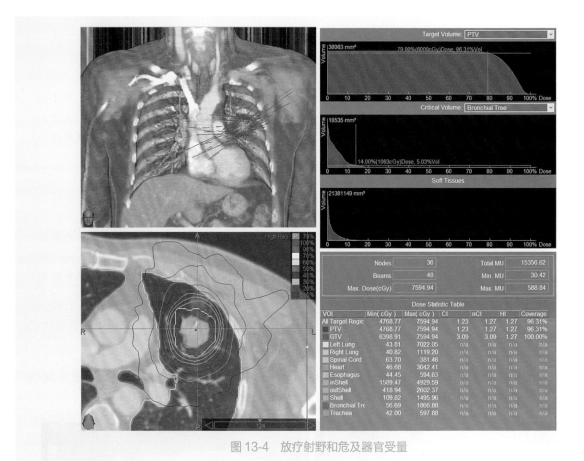

图 13-4　放疗射野和危及器官受量

【问题4】 为何采用 SBRT 技术？如何实现？处方剂量如何确定？

思路1：由于肺叶切除术要求患者的 FEV₁ 达到 1.5L 以上，而该患者有严重的支气管哮喘史，肺功能检查示 FEV₁ 0.45L，且存在重度阻塞性为主的混合性通气功能障碍，手术风险很大。故该患者属于医学原因不可手术的患者。

思路2：目前美国国立综合癌症网络（NCCN）指南已将 SBRT 技术推荐用于医学上不适合手术或拒绝手术的早期肺癌患者。SBRT 能够取得非常好的原发肿瘤控制率和总生存率，与肺叶切除的结果相似，明显优于 3D-CRT。SBRT 也是高危手术患者（年龄≥75 岁，肺功能较差等）的合适选择，其获得的癌症特异生存和原发肿瘤控制与亚肺叶切除相似。

思路3：SBRT 的实现需要模拟定位、治疗计划和执行三个步骤。应采用合适的固定装置获取放疗的模拟定位 CT。肿瘤和器官的运动，特别是呼吸，应在模拟定位时进行评估或计算。如果呼吸运动明显应采用呼吸运动干预技术。推荐使用 IGRT 技术，包括正交双平面影像和容积影像，如锥形束 CT（cone beam CT，CBCT）。

思路4：对于周围型肺癌，单次照射剂量可给予 15～20Gy，但对于中央型肺癌（定义为距离支气管树、大血管、食管、心脏、气管、心包、臂丛神经和椎体2cm 以内，但在脊髓1cm 外）和超中央型肺癌（定义为肿瘤侵犯主支气管树），单次剂量应适当降低至8～12Gy，给予 4～10 次分割的治疗是有效且安全的。无论周围型还是中央型肺癌，处方剂量的等效生物学剂量要大于100Gy，因其与较低强度的方案相比局部控制和生存都显著提高。

知识点

立体定向放疗处方剂量原则

1. 所用剂量分割的等效生物学剂量需要大于100Gy。

2. 对于中央型肺癌和距离胸壁较近的肿瘤,降低单次剂量,增加治疗次数,会降低正常组织放射性损伤的发生。

3. 在现有剂量分割(60Gy/3 次或 48~50Gy/4 次)的基础上增加放疗剂量,并未显示出能增加疗效。

知识点

SBRT 的常用处方剂量见表 13-1。

表 13-1　立体定向放疗常用处方剂量

总剂量	分次	适应证举例
25~34Gy	1	周围型,小肿瘤(<2cm),特别是离胸壁 >1cm
45~60Gy	3	周围型,且离胸壁 >1cm
48~50Gy	4	中央型或周围型肿瘤 <4~5cm,特别是离胸壁 <1cm
50~55Gy	5	中央型或周围型肿瘤,特别是离胸壁 <1cm
60~70Gy	8~10	中央型肿瘤

知识点

SBRT 的最大剂量限制见表 13-2。

表 13-2　立体定向放疗最大剂量限制

危及器官	1分次	3分次	4分次	5分次
脊髓	14Gy	18Gy	26Gy	30Gy
食管	15.4Gy	27Gy	30Gy	PTV 处方剂量的 105%
臂丛神经	17.5Gy	24Gy	27.2Gy	32Gy
心脏/心包	22Gy	30Gy	34Gy	PTV 处方剂量的 105%
大血管	37Gy	NS	49Gy	PTV 处方剂量的 105%
气管和近端支气管	20.2Gy	30Gy	34.8Gy	PTV 处方剂量的 105%
肋骨	30Gy	30Gy	30Gy	NS
皮肤	26Gy	24Gy	36Gy	32Gy
胃	12.4Gy	NS	27.2Gy	NS

注:PTV,计划靶区。

第四步:随访

患者治疗结束后出院,定期来院复查。2011 年 12 月复查胸部 CT 示左肺上叶病变较前明显缩小,局部呈条带样软组织影。2014 年 6 月再次复查胸部 CT 示左肺上叶实变浸润影较前增大(图 13-5、图 13-6)。

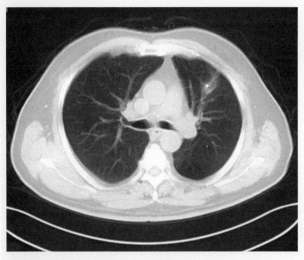

图 13-5 放疗后 1 个月胸部 CT（肺窗）表现

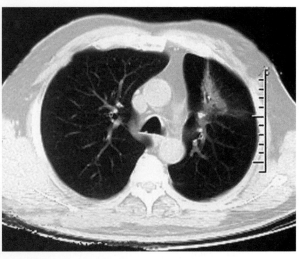

图 13-6 放疗后 30 个月胸部 CT（肺窗）表现

【问题 5】 该患者是否可判断为肿瘤复发或进展？该患者的预后如何？

思路 1：由于剂量分割和剂量梯度的变化，SBRT 治疗早期非小细胞肺癌（non-small cell lung carcinoma，NSCLC）患者的肺损伤表现的最大特征就是接受高剂量照射区域的纤维化与伴随的炎性改变。而这些改变一旦与治疗靶区重叠，就为判断肿瘤的局部控制情况带来不便。目前，在美国肿瘤放射治疗协作组（Radiation Therapy Oncology Group，RTOG）开展的此类临床研究中应用的局部复发判断标准为：肿瘤较治疗前最大径增大 20% 以上，同时，PET/CT 上 SUV 与治疗前相仿，或对该增大肿块进行穿刺或活检，穿刺或活检的组织中仍有恶性肿瘤细胞残存。因此，临床上切忌单纯凭 SBRT 治疗后原肿瘤病灶在 PET/CT 上仍有 FDG 异常摄取而认为是肿瘤复发或残留，从而给予局部干预和治疗。

思路 2：荟萃分析的结果显示，SBRT 治疗不可手术的早期 NSCLC 患者的 5 年生存率为 42%（34%～50%）。RTOG 0236 的研究结果显示 5 年的局部控制率为 92.7%，5 年生存率为 40%。MDACC 报告 5 年和 7 年的无疾病进展生存率为 49.5% 和 38.2%，5 年和 7 年的生存率为 55.7% 和 47.5%。SBRT 的疗效受很多因素的影响，肿瘤大小和患者性别与 SBRT 治疗后的局部进展、疾病进展和总生存率相关，肿瘤直径<2cm、女性患者的预后较好。RTOG 0236 的研究结果表明，T_1 期和 T_2 期 NSCLC 患者的总生存率及肿瘤特异生存率均相近，但 T_2 期患者的远处转移率（47.0%）明显高于 T_1 期患者。

（王 平）

第二节 非小细胞肺癌术后放射治疗

仅约 20%～25% 的 NSCLC 患者能够行完全切除（complete resection）的根治性手术切除术。NSCLC 术后不同的切除状态、不同的病理分期预后差异较大，需要规范化的以手术为基础的个体化治疗方案。术后放疗（postoperative radiotherapy，PORT）在 NSCLC 完全切除术后患者中的价值目前仍缺乏充足的临床证据，而越来越多的新证据提示三维技术条件下的 PORT 对于病理确诊为ⅢA（N_2）期完全切除术后患者能够降低其局部区域复发风险并获得生存获益。但是，在新放疗技术条件下 PORT 的实施规范尤其是术后靶区照射范围并不明确。PORT 在具有高危局部区域复发因素的人群中如何与化疗相互结合、实施的顺序均有待进一步研究。本节重点介绍手术完全切除术后ⅢA（N_2）期 NSCLC 患者术后放疗相关的临床问题。对于手术后切除状态为 R1 或 R2 患者的术后放疗问题将进行后续介绍。

【诊疗过程】

（1）收集病史资料（术前影像学检查、术中探查情况、术后病理等），判断患者的临床分期、病理分期和手术切除状态，初步判断患者预后，制订全面规范的治疗方案。

（2）PORT 前需要进行相应的查体和辅助检查，通过全身检查、胸部 CT、腹盆腔超声或全身 PET/CT 等，判断有无复发转移,除外放疗禁忌证。

(3)PORT前需要评估患者的内科条件及是否存在合并症和导致正常组织器官放射性损伤发生的临床因素。

(4)进行MDT及放疗科内讨论,结合患者的局部区域复发高危因素、内科条件,制订PORT的治疗方案。

(5)合理设计三维适形技术条件下PORT的靶区范围,以减少心、肺等正常组织受量。

(6)根据手术切除状态决定PORT的处方剂量,同时根据正常组织的放射耐受性确定放疗的剂量,注意对患者正常组织器官特别是肺的保护。

(7)判断和评估放疗期间副反应,并及时对症处理。

(8)定期随访复查,了解治疗后有无复发或转移的情况。

【临床关键点】

(1)术前分期的重要性:①排除手术禁忌证,评估手术完全切除的可能性;②ⅢA期NSCLC是个体异质性非常大的群体,存在不同预后的亚群,应根据术前分期选择相应的治疗方案。

(2)评估根治性切除手术后肿瘤状态,确定术后是完全切除、不完全性切除还是不确定性切除,根据不同状态实施不同的术后放疗策略。

(3)对于完全性切除的Ⅱ~ⅢA期或ⅠB期具有临床病理高危因素并且PS评分良好的患者,推荐给予以铂类为基础的两药联合辅助化疗,疗程不宜超过4个周期。

(4)对于完全性切除的Ⅱ~ⅢA期伴有EGFR突变阳性患者,目前NCCN指南、ESMO指南等均未推荐术后辅助靶向治疗,从循证医学证据来看证据并不充分,仍需要进一步临床研究证实。

(5)下列情况考虑为术后放疗的指征:阳性手术切缘,病理确诊为N_2(pN_2)期完全切除术后患者,不完全性切除和切除状态不确定者大部分需要补充放疗等局部治疗。

(6)术后放疗技术建议采用3D-CRT,以避开心脏和降低正常肺组织的损伤;选择直线加速器,能量为6~10MV,采用等中心多野照射技术。

(7)精确的靶区确认是实现精确放疗的前提。纵隔淋巴结的分布非常弥散,需结合肺的淋巴引流基本规律(左侧肺淋巴主要向两侧上纵隔引流,右侧肺淋巴主要向同侧纵隔引流)、术中病理的淋巴结转移规律、术后局部区域失败表型等,合理设计PORT靶区范围。

(8)ⅢA(N_2)期的NSCLC完全切除术后局部区域复发仍然是治疗失败的主要问题之一,需要进一步研究术后局部区域复发的高危因素和失败表型,从而进一步寻找可从术后放疗明显获益的人群,实施个体化PORT策略,并探索PORT与术后化疗相结合的方式。

【临床病例】

第一步:病史采集

患者,男,57岁。2010年6月15日因"左上肺癌术后4月余,化疗4个周期后"于我院放疗科就诊并收入院。

患者4个月前无明显诱因下出现痰中带少量血丝,同时伴乏力,无发热、咯血、胸闷胸痛、声嘶、消瘦等症状。遂就诊于外院。胸部CT:左肺上叶见2.0cm×2.4cm占位,肺门及纵隔未见肿大淋巴结,考虑周围型肺癌可能大。经完善术前检查后于2010年2月4日在外院行胸腔镜下左上肺叶切除术及系统淋巴结清扫术。术后恢复良好,病理报告提示:左上肺腺癌,肿块大小2.5cm,分化Ⅱ~Ⅲ级,累及脏层胸膜,支气管切缘未见癌累。送检淋巴结情况(11/24)(转移数/总数):支气管旁淋巴结(0/6),第11组淋巴结(7/9),第10组淋巴结(0/2),第5组淋巴结(0/3),第6组淋巴结(2/3),第7组淋巴结(0/1)。术后行辅助化疗4个周期,方案为:多西他赛120mg(75mg/m²)d1,顺铂120mg(75mg/m²)d1,末次化疗时间:2010年5月21日。现患者为行PORT来我院就诊。既往吸烟40年,1包/d,已戒烟5个月。

查体:美国东部肿瘤协作组(Eastern Cooperative Oncology Group,ECOG)评分1分,两侧锁骨上未扪及肿大的浅表淋巴结,胸廓对称,左侧胸壁见两处5cm左右陈旧性手术瘢痕,愈合好。

初步采集病史后,考虑"左肺腺癌术后"诊断明确,对于此类患者,临床上需要考虑以下几个相关问题。决定下一步是否需要术后辅助放疗。

【问题 1】 如何进行临床病理分期和预后判断?

思路 1:根据该患者术后病理检查结果,诊断为左肺上叶腺癌 $pT_2aN_2M_0$,ⅢA 期(附录)。

思路 2:根据 AJCC 第 8 版分期,ⅢA 期 NSCLC 是个异质性非常大的群体,ⅢA 期 NSCLC 患者治疗后的 5 年生存率为 10%~30%,提示该期别存在不同预后的亚群。有学者建议将ⅢA 期 NSCLC 细分亚型来指导进一步的治疗方案。①ⅢA$_0$:T_3N_1 或 T_4N_{0-1};②ⅢA$_1$:术中发现的单站 N_2 淋巴结转移;③ⅢA$_2$:切除标本最后的病理学检查偶然发现 N_2 淋巴结转移;④ⅢA$_3$:术前分期检查(纵隔镜、其他的淋巴结活检或 PET/CT)发现的单站或多站 N_2 淋巴结转移;⑤ⅢA$_4$:术前分期检查发现巨块或固定的多站 N_2 淋巴结转移(CT 显示纵隔淋巴结短径 >2cm,伴有淋巴结胞膜外侵犯,有多组淋巴结转移和 / 或组内多个小淋巴结转移灶)。

根据该患者术前的影像学分期检查(胸部 CT 结果提示未发现明确的纵隔淋巴结肿大的证据),同时结合患者术中发现、术后病理结果,考虑为术后发现的隐匿性 N_2 淋巴结转移(因为无术中纵隔淋巴结病理资料,因此该患者术后病理分期为ⅢA$_1$ 或ⅢA$_2$ 期)。

知识点

N_2 期患者的异质性

N_2 期 NSCLC 患者可分为隐匿性 N_2 和临床 N_2 两类。

1. 隐匿性 N_2 指纵隔淋巴结短径 <10mm,手术后病理确诊为 N_2 淋巴结转移;或纵隔淋巴结短径虽然≥10mm,但术前有创的病理分期检查病理结果为阴性,而在手术后病理确诊为同侧或气管隆嵴下纵隔淋巴结存在转移。

2. 临床 N_2 术前纵隔淋巴结分期检查病理提示为癌转移或术前胸部 CT 显示有短径≥10mm 的纵隔淋巴结,术后病理确诊为 N_2 者。

有多项研究显示纵隔镜检查阴性、术后阳性的 N_2 期患者的 5 年生存率明显高于临床上术前发现 N_2 淋巴结转移的患者。

知识点

肺癌的纵隔淋巴结的分布和定义

2009 年国际肺癌研究学会(International Association for the Study of Lung Cancer,IASLC)和国际抗癌联盟(Union for International Cancer Control,UICC)对肺癌的纵隔淋巴结的分布和定义如下。

1. 锁骨上区域 第 1 组(1R/1L):下颈部、锁骨上和胸骨颈静脉切迹淋巴结。

2. 上纵隔区域 第 2 组(2R/2L):上气管旁淋巴结;第 3 组(3a/3p):血管前和气管后淋巴结;第 4 组(4R/4L):下气管旁淋巴结。

3. 主肺动脉窗区域 第 5 组:主动脉下淋巴结(主动脉肺动脉窗);第 6 组:主动脉旁淋巴结(升主动脉或膈神经)。

4. 下纵隔区域 第 7 组:气管隆嵴下淋巴结;第 8 组:食管旁淋巴结;第 9 组:肺韧带淋巴结。

5. N1 组淋巴结 第 10 组(10R/10L):肺门淋巴结;第 11 组(11R/11L):叶间淋巴结;第 12 组、第 13 组、第 14 组:叶、段、亚段淋巴结。

知识点

肺的淋巴引流基本规律

1. 右肺上叶常引流至同侧纵隔区域淋巴结。

2．左肺上叶常引流至同侧、对侧纵隔区域淋巴结。

3．右肺下叶常引流至气管隆嵴下区淋巴结，同侧上纵隔区域淋巴结，同侧下纵隔区域淋巴结。

4．左肺下叶常引流至气管隆嵴下区淋巴结，同侧、对侧上纵隔区域淋巴结，同侧、对侧下纵隔区域淋巴结。

【问题2】 如何进行 NSCLC 手术方式的评估？如何进行完全性切除的判断？

思路1：目前 NSCLC 标准的手术是原发病灶解剖性肺叶切除，包括肺叶切除、袖状切除和全肺切除（尽量不做全肺切除），一般不做肿块的局部切除，如楔形切除和肺段切除等手术，若行肿块的局部切除也是在高度选择性人群中进行的。淋巴结处理采取系统性淋巴结清扫或摘除术，至少包括三组 N_2 的淋巴结区。因此，该患者接受的手术方式为根治性手术切除（肺叶切除术＋系统性淋巴结清扫）。

思路2：根治性切除手术后肿瘤状态的评估可以分为原发灶的切除状态和淋巴结的切除状态。完全性切除代号为 R0，镜下癌残留的手术为 R1，肉眼癌残留的手术为 R2。具体术后肿瘤的状态分为完全性切除、不完全性切除和不确定性切除（表13-3）。

表13-3 根治性切除手术肿瘤的状态判断标准

肿瘤状态	判断标准
完全性切除	同时满足以下标准：①所有切缘，包括支气管、动脉、静脉、支气管周围组织和肿瘤附近组织均为阴性；②系统性淋巴结清扫（必须包括六组淋巴结，其中三组来自肺内和肺门淋巴结，三组来自包括隆突下的纵隔淋巴结）；③无淋巴结结外侵犯；④最高组纵隔淋巴结必须切除而且病理镜下阴性
不完全性切除	①切缘肿瘤残留；②淋巴结结外侵犯；③淋巴结阳性但不能切除（R2）；④胸膜腔或心包积液癌细胞阳性
不确定性切除	所有切缘均阴性，但出现下列情况之一者：①淋巴结清扫未达到上述要求；②最高组纵隔淋巴结切除，但病理为阳性；③支气管切缘为原位癌；④胸膜腔冲洗液细胞学阳性

根据术中所见及术后病理情况，该患者所有切缘均为阴性，进行了系统性淋巴结清扫，三站来自纵隔淋巴结，三站来自肺内和肺门淋巴结。由于目前最高组淋巴结转移情况不能进行常规术中冰冻检查、淋巴结包膜外侵犯情况目前不能作为病理科常规报告的内容。根据目前患者的信息和国内病理的检测情况，定义为完全性切除（R0 切除）。

【问题3】 NSCLC 术后辅助化疗的指征和化疗方案选择？

思路：根据高级别的临床证据，对于完全性切除的 II～IIIA 期或 IB 期具有临床病理高危因素，并且 PS 评分良好的患者，推荐给予以铂类为基础的两药联合辅助化疗，疗程不宜超过 4 个周期。但对于 IA 期、全肺切除、PS 评分≥2 分，有手术并发症致术后恢复慢和不适于使用铂类药物的患者建议不行术后辅助化疗。

新辅助或辅助化疗方案（2019 年 NCCN 推荐）：

1．顺铂 $50mg/m^2$ d1，d8；长春瑞滨 $25mg/m^2$ d1，d8，d15，d22，Q28×4 个周期。

2．顺铂 $100mg/m^2$ d1；长春瑞滨 $30mg/m^2$ d1，d8，d15，d22，Q28×4 个周期。

3．顺铂 $75～80mg/m^2$ d1；长春瑞滨 $25～30mg/m^2$ d1，d8，Q21×4 个周期。

4．顺铂 $100mg/m^2$ d1，依托泊苷 $100mg/m^2$ d1～3，Q28×4 个周期

5．顺铂 $75mg/m^2$ d1；吉西他滨 $1\ 250mg/m^2$ d1，d8，Q21×4 个周期。

6．顺铂 $75mg/m^2$ d1；多西紫杉醇 $75mg/m^2$ d1，Q21×4 个周期。

7．顺铂 $75mg/m^2$ d1；培美曲塞 $500mg/m^2$ d1，Q21×4 个周期（对于腺癌、大细胞癌或无法分类的 NSCLC）。

8．不能耐受 DDP

1）紫杉醇 $200mg/m^2$ d1；卡铂 AUC＝6 d1，Q21。

2）吉西他滨 $1\ 000mg/m^2$ d1，8，卡铂 AUC＝5 d1，Q21。

3）培美曲塞 $500mg/m^2$ d1，卡铂 AUC＝5 d1，Q21（非鳞状细胞癌）。

知识点

ⅠB 期 NSCLC 需要术后辅助化疗的参考指标：分化差、镜下血管侵犯、楔形切除、肿瘤大小 >4cm、脏层胸膜侵犯、不确定切除（N_x）。

知识点

关于术后辅助化疗原则的总结：

1. 已有多项高级别的证据支持以顺铂为基础的两药联合方案的辅助化疗对完全切除 NSCLC 患者具有一定的生存获益。

2. 具有淋巴结转移和 / 或肿瘤大小超过 4cm 的患者从术后辅助化疗中的获益更显著。

3. 目前仍没有高级别的证据支持在术后辅助化疗方案中应用卡铂来替代顺铂能够达到相同的疗效，但是可以在顺铂不耐受的情况下考虑应用卡铂。

4. 分子生物学信息（如 ERCC1 表达）在术后辅助化疗个体化选择中的价值仍需进一步临床研究，不推荐常规用于指导术后辅助化疗的应用。

5. 临床证据显示分子靶向药物［表皮生长因子受体酪氨酸激酶抑制剂（duepidermal growth factor receptor-tyrosine kinase inhibitor，EGFR-TKI）］对于完全性切除的Ⅱ～ⅢA 期伴 EGFR 突变阳性患者能够推迟复发转移出现时间，但生存获益目前还未得出确切结论，目前国际 NCCN 指南、ESMO 指南等均未推荐术后辅助靶向治疗，从循证医学证据来看证据并不充分，仍需要进一步临床探讨，临床实践中需要慎重决策。

【问题 4】 接诊时放疗前应该进行何种检查？

思路：对于 NSCLC 完全切除术后患者的检查，主要分为患者一般情况的检查和全身、局部有无复发转移情况的评估。一般情况检查包括血常规、尿常规、大便常规、肝肾功能、电解质、心电图，必要时需要超声心动图、24 小时心电图检查等以除外放疗的禁忌证；全身及胸部的检查主要评估肿瘤在完全性切除术后及辅助化疗后有无出现胸部复发或其他部位转移的情况，主要包括体格检查（两侧锁骨上有无浅表淋巴结肿大）、胸部增强 CT、腹部超声（必要时腹部 CT 增强），必要时行骨扫描、头颅 MRI、PET/CT 检查（选择性检查项目）以除外其他脏器的转移。另外，还需要评估患者是否存在内科合并疾病及影响正常组织器官发生放射性损伤的临床因素。

第二步：门诊化验及辅助检查

进一步检查血常规、血生化、尿常规、粪便常规、心电图均正常。

颈胸部 CT：双侧锁骨上多发小淋巴结。左上肺叶切除术后，未见明显异常表现，两侧肺门及纵隔未见肿大淋巴结。

腹部超声：肝囊肿，胆囊内胆固醇结晶。脾、胰腺、腹膜后、双肾、肾上腺未见明显占位。

全身 PET/CT 检查：左肺癌术后，全身未见 FDG 代谢异常增高灶。双侧锁骨上、纵隔及右颈根部多发小淋巴结，未见 FDG 代谢异常增高。

患者无严重的慢性阻塞性肺疾病和糖尿病。

【问题 5】 如何考虑下一步 PORT 的决策？

思路 1：依据术后肿瘤残留状态，若为不完全性切除或切除状态不确定，多数患者需要考虑接受 PORT，主要争论的问题是对手术完全切除后的患者是否需要行 PORT。

局部区域复发是常见的 NSCLC 术后的治疗失败模式，Ⅰ期 NSCLC 术后患者局部区域复发率约 20%，Ⅲ期患者则可高达约 50%。常见的局部区域复发部位包括支气管残端、肺门淋巴结及纵隔淋巴结区域。根据ⅢA 期手术完全切除术后治疗失败表型，局部和区域性复发率为 23%～33%，远处转移率高达 50% 以上。

可见，pN_2 期完全切除术患者尽管经过根治性切除及足疗程的术后辅助化疗，仍有 20%～40% 的患者具有局部区域复发风险。因此，对ⅢA（N_2）期 NSCLC 完全切除术后患者如何控制局部区域复发并进一步提高生存疗效是需要思考和关注的重要问题。

目前大量临床证据发现 PORT 能降低局部复发风险。然而，1998 年一项荟萃分析显示，PORT 反而降低了早期的 N_0 期、N_1 期患者的生存率，而对于 pN_2 期患者具有一定的生存获益，但未达统计学差异。该分析纳入的研究存在较多缺陷。且多数学者认为 PORT 具有局部控制的获益，而生存的降低可能是由于放疗相关的副反应所造成的。随着目前放疗技术的进展，来自 SEER 数据库和 ANITA 大样本的回顾性分析和少量的Ⅲ期随机研究结果发现，对于病理确诊为 pN_2 期的患者，现代三维技术条件下的 PORT 不仅能够提高局部控制率，也能够提高生存获益。目前，用于评估术后辅助适形放疗的 LUNG ART 试验（NCT 00410683）已基本完成患者入组，有望获得进一步的结果。

思路 2：手术完全切除后 PORT 的指征。2014 年 NCCN 治疗指引推荐在下列情况考虑为 PORT 的指征：病理确诊为 N_2 期（pN_2）即使手术完全切除术后仍需要 PORT 治疗。

> 知识点
>
> ## 术后辅助放疗原则的总结
>
> 1. 对于Ⅰ～Ⅱ期（$pN_{0～1}$）NSCLC 完全切除术后患者不推荐术后放疗。
> 2. 对于临床早期 NSCLC 接受了根治性手术切除，病理证实所有切缘阴性但偶然发现的病理 N_2 期患者应该首先接受四周期含铂两药方案的辅助化疗（具有明确的生存获益），随后应该考虑术后辅助放疗。局部控制的提高和现代三维技术条件下可能带来生存疗效的提高。
> 3. 对于需要放疗的患者应改进照射技术（范围、时间 - 剂量、能量选择、射线方向选择等）。
> 4. 对于 NSCLC 术后具有高危局部复发风险患者的术后辅助放疗如何与术后化疗相结合，仍需要探索。

思路 3：NSCLC 术后局部区域复发风险的高危因素和 PORT 的个体化选择。

从Ⅲ期 NSCLC 术后的失败模式上看，局部区域复发的患者占 23%～33%。因此，能够从术后辅助放疗中获益的人群可能是所有 NSCLC 完全性切除术后患者中的具有局部区域复发高风险的人群。因此，筛选出提示局部区域复发高风险的临床、病理和分子生物学因素以指导 PORT 的个体化实施是需要探索的方向。

该患者局部区域复发的高危因素包括多个、多站纵隔淋巴结转移，淋巴结转移度较高。较多文献提示这些指标反映了淋巴结受累的程度，是ⅢA 期 NSCLC 完全切除术后患者的局部区域复发高危的独立预后因素。

> 知识点
>
> ## 预后与预测因素
>
> 1. 预后因素　指独立于治疗因素以外的能够预测生存预后的指标，如 TNM 分期等；pN_2 期 NSCLC 术后提示局部区域复发的高危因素为多组淋巴结转移、淋巴结转移度高、淋巴结胞膜外侵犯、纵隔淋巴结清扫规范程度低、T 分期为 $T_{3～4}$ 等。
> 2. 预测因素　指能够预测对于某一治疗方案的敏感性和反应性的指标。

第三步：住院后治疗

患者住院后经 MDT 及放疗科内专家讨论，诊断为ⅢA（N_2）期 NSCLC 完全切除术后，经过足疗程的术后辅助化疗，放疗前检查未发现明显的肿瘤复发或转移的表现。对于病理确诊为 N_2 期的隐匿性患者，具有 PORT 的指征。由于术前及术中均未发现锁骨上淋巴结肿大，PET/CT 均阴性，考虑目前锁骨上淋巴结转移证据不足，暂不行锁骨上淋巴引流区放疗。与患者及家属沟通后决定行术后辅助放疗，采用 3D-CRT 技术放疗、等中心放疗技术（SAD 技术），靶区主要采纳我院规定的 NSCLC 术后靶区勾画指南（主要包括支气管残端、同侧肺门及高危的纵隔淋巴结引流区域），D_T 50.4Gy/28 次。放疗期间，患者出现轻度吞咽疼痛，予保护黏膜等对症处理后好转。

【问题6】 PORT 的技术选择和具体实施顺序是什么？

思路 1：PORT 技术建议采用 3D-CRT，必要时也可以应用 IMRT，以避开心脏和降低正常肺组织的损伤；设备应为直线加速器，能量选择 6～10MV，采用 SAD 照射技术。

思路 2：PORT 与化疗的具体实施顺序并没有明确的规定和研究证据。目前临床上推荐为先化疗后放疗的序贯方式，但对于具有高危局部区域复发风险的患者，将 PORT 实施时间提前是否能够提高生存疗效还有待进一步研究。

【问题7】 对 pN₂ 期 NSCLC 完全切除 PORT 靶区建议是什么？

思路 1：精确的靶区确认是实现精确放疗的前提。纵隔淋巴结的分布非常弥散，既往文献报告 PORT 照射野范围的大小与放射性相关损伤成正比关系，因此若实施 PORT，如何确定局部区域复发的规律从而缩小 PORT 的照射范围并提供合适的放疗靶区是一个亟待探究的问题。两项分别来自日本和美国的调查分析显示，NSCLC 的 PORT 靶区勾画在不同医院和同一医院的不同医师之间均存在显著性差异。研究还显示，若制订临床靶区勾画指引来指导靶区的勾画，将显著降低这一差异性。但在 PORT 靶区方面，目前尚无明确勾画的规范。

思路 2：新放射技术条件下 PORT 靶区范围制订的相关依据和建议如下。

1. 依据 关于如何确定 PORT 靶区，依据几方面信息建立 PORT 靶区勾画的指引。

（1）正常的左右肺叶淋巴引流存在差异。一项利用亚甲蓝注射后观察淋巴引流规律的研究显示，左侧肺淋巴主要向两侧上纵隔引流，右侧肺淋巴主要向同侧纵隔引流。

（2）NSCLC 术后病理关于淋巴结转移分布的分析显示，发生在不同侧 NSCLC 的淋巴引流规律类似于正常肺组织。

（3）PET/CT 提供的关于Ⅲ期 NSCLC 淋巴结转移分布的补充信息，主要是为了减少 NSCLC 术中淋巴结清扫的盲区，从而减轻低估某些区域淋巴结转移状况的问题。PET/CT 资料显示右侧肺癌很少转移到第 5 组、第 6 组纵隔淋巴结。

（4）ⅢA（N₂）期 NSCLC 完全切除术后的局部区域复发表型的分析同样显示，根据肺部原发灶所在部位的不同，局部区域复发的规律具有差异性，左侧肺癌以两侧上纵隔淋巴结复发为主，而右侧肺癌以右侧上纵隔淋巴结复发为主。

2. 建议 根据以上信息提出了三维适形放疗条件下 PORT 的靶区勾画指引的建议（图 13-7）：对于左侧 NSCLC 完全切除术后，PORT 靶区范围需要包括支气管残端、第 2R 组、第 2L 组、第 4R 组、第 4L 组、第 5组、第 6 组、第 7 组和第 10～11L 组淋巴结（不包括第 1 组、第 3A 组、第 3P 组、第 8 组和第 9 组淋巴结）；对于右侧 NSCLC 完全切除术后，PORT 靶区范围需要包括支气管残端、第 2R 组、第 4R 组、第 7 组和第 10～11R 组淋巴结（不包括第 1 组、第 3A 组、第 3P 组、第 8 组、第 9 组、第 2L 组、第 4L 组、第 5 组、第 6 组淋巴结）。具体淋巴结分组参照 2009 年 IASLC 提出的纵隔淋巴结分组和分布标准。

但需要指出的是这一靶区规范的合理性和有效性有待于临床研究验证，目前 PORT 靶区勾画范围仍存在一定争议。对于左肺病灶，照射靶区是否应该包括第 2R、4R 组，仍有不同的观点，包括和不包括这二个区域的设野情况临床上均存在。对于右肺病灶，同样也存在类似争议。

【问题8】 PORT 的处方剂量及相关正常组织的剂量限制是什么？

思路 1：术后适形放疗的剂量主要取决于手术切除状态。

该患者是手术完全切除的 pN₂M₀ 患者，因此术后放疗推荐剂量 50～54Gy，分割剂量 1.8～2.0Gy；淋巴结包膜外侵犯处或有镜下残留处：推荐剂量 54～60Gy，分割剂量 1.8～2.0Gy。

思路 2：对于接受胸部 3D-CRT 的患者，正常组织危及器官（organs at risk，OAR）主要包括有双侧肺组织体积减去 GTV、心脏、脊髓，另外在必要时，也应该评估食管、心包和臂丛神经的受量。应对重要器官的 DVH 作出基本的评价，限制对这些重要器官的剂量，将正常组织包括肺、心脏和脊髓的毒性尽可能降至最

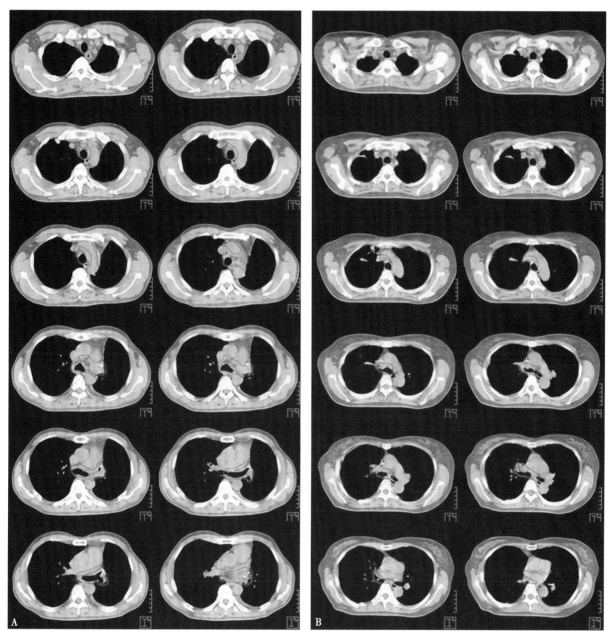

图 13-7　对于ⅢA(N₂)期非小细胞肺癌完全切除术后三维适形技术下术后放疗靶区勾画范围的建议
A. 左侧；B. 右侧。

低(表 13-4，图 13-8)。术后患者的肺对放疗的耐受性显著低于非手术者，因此，根据正常肺的放射耐受性来确定放疗的剂量显得特别重要。此外，还需注意肺的保护。

表 13-4　术后常规分割三维适形放疗的正常组织剂量体积限制

组织器官	限制
脊髓	Max≤45Gy
肺	V20≤25%；V5≤60%；MLD≤15Gy，单侧肺 V20≤45%
心脏	V40≤80%；V45≤60%；V60≤30%；平均剂量≤30Gy

注：Vxx 是指整个器官中接受≥xxGy 的部分所占的百分比。肺 V20 是指双肺减去重合的 GTV 后肺组织中接受放射剂量≥20Gy 的部分所占的百分比。

MLD，全肺平均剂量。

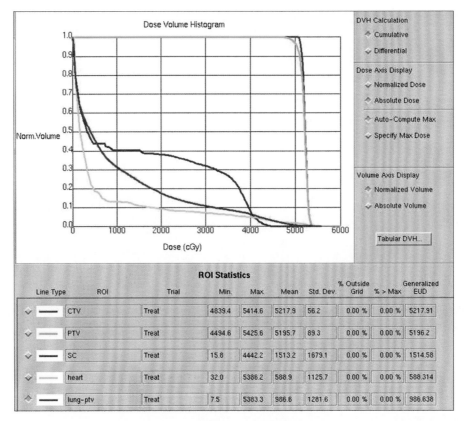

图 13-8 术后放疗的剂量体积直方图

【问题 9】 PORT 期间可能出现的常见毒副作用如何进行判断?

思路: 放疗相关的并发症可以分为急性放射性损伤和后期放射损伤,其中发生在放疗开始后 90d 内的毒副作用为急性放射性损伤,通常开始于常规放疗开始后第 2~3 周,往往呈自限性特点;后期放射损伤多发生在放疗结束后 6~18 个月,多为不可逆的组织损害,如慢性肺纤维化、晚期食管损伤、放射性心脏损伤、放射性脊髓炎。

胸部放疗常见的急性放射性损伤如下。

(1)急性放射性肺炎:临床表现为气急、干咳和发热,处理以抗炎、激素等治疗为主,预防最为关键,具体措施为限制放疗计划中肺组织的剂量体积。

(2)放射性食管炎:为肺癌治疗中最常见的并发症,多数患者表现为吞咽疼痛、烧灼感、进食困难。处理:消除患者的思想负担,解释原因。轻者观察,重者给予补液。给予适当少量的激素和抗生素治疗。轻者口服康复新液等保护黏膜,严重者需抗炎药联合激素治疗,再严重者给予鼻饲营养等。

(3)放射性皮肤反应:常呈轻中度,注意保持清洁和干燥,避免摩擦和化学品刺激可以明显减轻症状。

知识点

肿瘤控制概率

肿瘤控制概率(tumor control probability,TCP)指消灭所有肿瘤细胞的概率随剂量的变化。达到 95% 的肿瘤控制概率所需要的剂量,定义为肿瘤致死剂量 TCP_{95}。

一个好的治疗方案应使肿瘤得到最大可能的治愈(高的 TCP)和使正常组织的并发症概率最小;评估计划时应同时注意正常组织的耐受剂量和肿瘤靶区的包括程度达到平衡。评估靶体积的包括情况:95%PTV 接受处方剂量;99%PTV 接受 95% 的处方剂量。

知识扩展或延伸问题

【问题 10】 不完全切除术后镜下癌残留（R1 切除）的患者如何处理？

思路 1: PORT 在 R1 切除术后的价值及具体治疗原则。

据文献报告，手术切缘镜下残留（R1 切除）的发生率约占所有肺癌术后患者 4%～5%。除了支气管切缘为原位癌（carcinoma in situ, CIS）外，手术切缘镜下癌残留（R1 切除）也是影响局部区域复发风险和生存预后的主要高危因素之一。然而，由于受较多伦理因素的限制，PORT 对各病理分期 NSCLC 不完全切除术后患者的生存疗效是否获益并没有得到高级别前瞻性随机临床研究的证实。

美国国家癌症数据库（National Cancer Database, NCDB）的一项研究是支持手术切缘阳性患者采用辅助放疗的最有力数据，该研究纳入 3 395 例 2005—2011 年接受手术切除后切缘阳性的 II 期或 III 期 NSCLC 患者。亚组分析显示，无论患者有 N_0、N_1 还是 N_2 疾病，术后放疗对总生存情况的改善均相似。关于术后放疗时机的问题，来自 NCDB 数据库的资料提示，在 277 例接受 R1/R2 切除的患者中，同步放化疗没有益处（中位总生存期：序贯化疗放疗组为 42.6 个月，同步放化疗组为 38.5 个月）。目前在临床实践中，对于 NSCLC 不完全切除术后主要补救的治疗方式的选择主要包括密切随访观察、再次手术切除和 PORT，同时部分人群需要联合化疗。考虑到临床再次手术切除对患者心肺功能等生活质量的影响及具体实施的困难，放疗仍是针对不完全切除术后患者的主要治疗方式。根据不同的切缘状态、不同的病理分期，2019 年 NCCN 治疗指南提出了不完全切除术后总的治疗原则，归纳如下。

（1）支气管切缘原位癌时，按照 R0 切除的原则，根据具体肿瘤分期行术后辅助治疗，对于支气管切缘情况推荐密切随访纤维支气管镜。

（2）I A 期（T_1N_0）手术切缘镜下残留（R1 切除）时，考虑再次手术切除将其转为完全性切除，若不能或不愿手术者，建议行放疗。

（3）I B 期（$T_{2a}N_0$）、II A 期（$T_{2b}N_0$）手术切缘镜下残留（R1 切除）时，考虑再次手术切除联合或不联合化疗，若不能或不愿手术，建议行放疗 ± 化疗（对于 II A 期 NSCLC 患者建议辅助化疗）。

（4）II B 期（$T_{1\sim2a}N_1$）、II B 期（$T_{2b}N_1$, T_3N_0）手术切缘镜下残留（R1 切除）时，可选择的治疗方式为再次手术切除联合化疗、序贯或同步放化疗。

（5）III A 期（$T_{1\sim2}N_2$, T_3N_1）、III B 期（T_3N_2）手术切缘镜下残留（R1 切除）时，建议序贯或同步放化疗。

思路 2: 在 PORT 技术参数规范方面，参照美国肿瘤放射治疗协作组（RTOG）及 NCCN 治疗指南的规定。

淋巴结包膜外侵犯处或有镜下残留处，推荐剂量 54～60Gy，分割剂量 1.8～2.0Gy，治疗时间 5～6 周。PORT 技术建议采用 3D-CRT。但对于 R1 切除 PORT 靶区的设计目前没有明确的规定。在实际临床工作中，对于 $pN_{0\sim1}$（R1 切除）NSCLC 患者的 PORT 照射野范围各中心、各医生间存在着一定的差异，照射范围主要包括镜下肿瘤残留区域，但是否需要包括同侧肺门区域及高危的纵隔淋巴结引流区域并未达成共识。2013 年发表的一项研究分析了 $pN_{0\sim1}$ 患者 R1 切除术后失败表型与放疗布野的差异性，一组 PORT 的照射范围仅包括支气管切缘及同侧肺门区域，不包括高危纵隔淋巴引流区域，另一组 PORT 的照射范围包括支气管切缘、同侧肺门区域及选择性的纵隔淋巴引流区域，该项研究指出对于 $pN_{0\sim1}$ 患者的 PORT 范围若不包括纵隔淋巴引流区域，仍具有较高的局部区域照射野外复发风险，该研究建议对于 $pN_{0\sim1}$ 患者的 PORT 靶区范围包括高危的纵隔淋巴结引流区域。但是针对该靶区建议是否合理、是否能够获得生存获益仍有待进一步临床探索和研究。

【问题 11】 不完全切除术后肉眼可见癌残留病灶（R2 切除）的患者该如何处理？

思路 1: 参照 2019 年 NCCN 治疗指南的规定，总体治疗原则如下。①对于病理分期 I～II 期（pN_0）不完全切除术后肉眼可见残留病灶（R2 切除）的处理同上述 R1 切除。②对于 II B 期 R2 切除术后患者建议再次手术切除＋术后化疗或考虑同步放化疗。③对于 III A 和 III B 期 R2 切除术后患者推荐同步放化疗。在 PORT 技术参数规范方面，PORT 剂量：有肉眼可见残留病灶，推荐剂量可达 60～70Gy，分割剂量 2.0Gy，治疗时间 6～7 周。PORT 技术建议最低标准是采用 CT 模拟定位的 3D-CRT。

思路 2: 术后肉眼可见癌残留病灶（R2 切除）是影响术后生存预后的重要因素，因此，在无远处转移的 NSCLC 患者术前肿瘤病灶的局部区域分期检查（尤其是纵隔分期）有助于治疗策略的改变。分期及手术可切除性的评估过程需要结合影像学、内镜检查、侵入性创伤性手术等检查手段，更需要多学科专业人员的共同参与和讨论来制订综合的治疗决策。

美国胸科医师学会（American College of Chest Physicians，ACCP）分期推荐的具体的局部区域分期评估和诊断流程见图 13-9。该过程主要内容是：①影像学上（CT 和 PET/CT）均提示纵隔淋巴结阴性具有较高的阴性预测值，若原发灶非中央型、无肺门淋巴结肿大患者可首先选择手术治疗；②对于影像学评估具有纵隔淋巴结可疑阳性的患者，根据 CT 和 PET 影像学的分类标准的非巨块纵隔淋巴结，需要进行经食管超声引导下细针穿刺吸取术（endoscopic ultrasonography guided fine needle aspiration，EUS-FNA）或经支气管超声引导针吸活检（endobronchial ultrasound guided tranbronchial needle aspiration，EBUS-TBNA）以进一步明确诊断；③对于影像学上怀疑纵隔淋巴结转移阳性但经食管／支气管超声结果阴性患者，纵隔镜检查具有较高的阴性预测值，有助于进一步排除纵隔淋巴结转移的可能性。因此，目前在 NSCLC 初治的纵隔淋巴结状态的分期检查中，多数患者仍然需要通过有创检查（包括纵隔镜、经支气管超声等）来获得准确的临床分期。

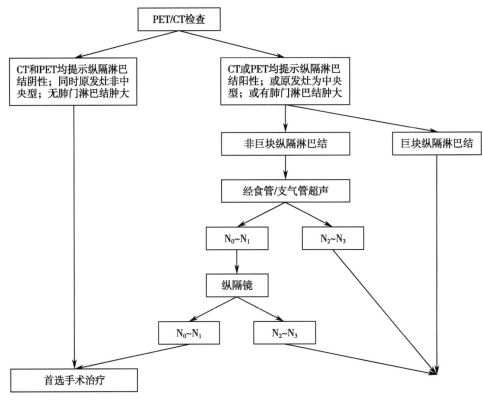

图 13-9　排除远处转移的非小细胞肺癌患者推荐的局部区域分期诊断流程

（傅小龙）

第三节　局部晚期非小细胞肺癌

肺癌是我国最常见的恶性肿瘤之一，NSCLC 占全部肺癌的 80%。据文献报告，局部晚期非小细胞肺癌（locally advanced non-small cell lung cancer，LANSCLC）约占 NSCLC 的 30%，占全部肺癌的 25% 左右。LANSCLC 是指已伴有同侧纵隔淋巴结（N_2）、对侧纵隔和／或锁骨上淋巴结（N_3）转移、侵犯肺尖部和纵隔重要结构（T_4），且用现有的检查方法未发现有远处转移的 NSCLC。LANSCLC 主要为ⅢA 期、ⅢB 和ⅢC 期肺癌。

【诊疗过程】

（1）详细询问患者的发病过程、症状特征及相关病史，有无咯血、胸闷、体重减轻等，以及药物过敏、重大疾病史、内科合并症病史。

（2）认真查体，特别是一般状况评分、锁骨上淋巴结情况。

（3）胸部 CT 检查明确肿瘤部位、大小、累及范围，有无肺不张及局部炎症等，肿大淋巴结部位、大小等。

（4）纤维支气管镜、超声支气管镜、纵隔镜等获取病理诊断和相关基因检测。

（5）锁骨上、腹部超声或 CT、骨扫描、脑部增强 CT 或 MRI 检查，有条件可行全身 PET 检查，除外远处转移。

（6）必要时经 MDT，制订治疗方案。

（7）参照 MDT 制订的治疗方案，结合患者病理结果、分期、体质情况、年龄等确定同步放化疗还是序贯放化疗及放疗的范围和剂量。

（8）治疗过程中密切注意病情变化，及时处理放疗副作用。

（9）治疗后进行疗效评价，给予患者治疗后指导建议，定期随访。

知识点

肺部查体

1. 视

（1）观察体表标志线、前胸部皮肤有无皮疹瘢痕、有无胸壁静脉曲张、肋间隙有无增宽及变窄；观察胸壁运动、呼吸运动频率、节律，注意有无三凹征及异常呼吸节律。

（2）观察胸廓外形、胸廓有无畸形（桶状胸等）。

2. 触

（1）胸廓弹性，胸壁、胸骨有无压痛、有无皮下气肿等。

（2）胸廓扩张度：检查时两手掌及伸展的手指置于胸廓前下部的对称位置，左右拇指分别沿两侧肋缘指向剑突，（深呼吸）两侧呼吸动度一致。

（3）语音震颤：嘱受检者发"yi"长音，从上到下，左右对比，双手作 1 次交换，语音震颤无增强及减弱。

（4）胸膜摩擦感：双手掌置于胸廓的下前侧部（胸廓动度最大的区域），嘱受检者深吸气，感受有无胸膜摩擦感。

3. 叩

（1）胸部叩诊基本原则为"平行或垂直肋间，肺尖开始，逐个肋间；从上到下，从内到外，从前到后；两侧对比，避开心、肝及骨骼"。正常肺部叩诊音呈清音，肺组织含气量、胸壁厚度及邻近器官可影响叩诊音。注意若肺内含气量减少及有占位病变、胸腔积液、胸膜增厚等情况均可出现异常浊音或实音，肺内含气量增多的病变如肺气肿等会出现过清音，而空洞性病变则会出现鼓音。

（2）肺上界：双肺分别叩诊，在斜方肌前缘中点先向外侧叩诊，由清音变为浊音时为肺上界的外侧终点，再从中点向内侧叩诊，由清音变为浊音时为肺上界的内侧终点，内外终点的距离即为肺尖宽度。

（3）肺下界：检查时嘱受检者平静呼吸，依次在锁骨中线、腋中线及肩胛下角线叩诊。

（4）肺下界移动度：在受检者深吸气与深呼气时叩出的肺下界之间的距离，正常值为 6～8cm。

4. 听

（1）嘱受检者均匀平静呼吸，听诊顺序从肺尖开始，自上而下，从前胸、侧胸到背部，两侧对比，一个听诊部位需完成两个呼吸音听诊。

（2）呼吸音：包括气管呼吸音（一般不评价）、支气管呼吸音（喉部、胸骨上窝、背部 C_6～T_2 附近）、支气管肺泡呼吸音（分布于肺尖，胸骨角旁第 1 肋间、第 2 肋间及背部肩胛区 $T_{3\sim4}$ 胸椎水平）、肺泡呼吸音（胸部其余呼吸音部位）。异常呼吸音为呼吸音的增强、减弱等变化。

（3）附加音：除呼吸音以外的啰音、捻发音等。湿啰音见于肺部炎症、肺水肿等，干啰音见于哮喘、气道痉挛等，捻发音出现于吸气末，常见于肺纤维化病变。

（4）语音共振：受检者发"yi"音，自上而下、左右对比听诊。共振增强见于肺内实变、空洞等，共振减弱见于胸腔积液、胸膜增厚、肺气肿等。

（5）听诊胸膜摩擦音：受检者深吸气时在前下侧胸壁听诊，可见于无明显积液的胸膜炎及胸膜增厚等。

知识点

颈部、锁骨上淋巴结检查要点

(1) 受检者可取坐位或卧位,检查者可站在取坐位的受检者的前方或后方;检查时,示指、中指、无名指并拢,滑动触诊;颈部触诊时受检者头稍低,偏向检查侧;检查锁骨上淋巴结时,受检者头稍前屈。

(2) 检查顺序:耳前、耳后、枕后、双颌下、颏下、双颈前、双颈后、双侧锁骨上。

(3) 注意事项:正常情况下淋巴结触及不到,触及肿大淋巴结时,注意描述淋巴结部位、大小、数目、硬度、压痛、活动度、与周围组织有无粘连,局部皮肤有无红肿、破溃、瘢痕、瘘管等。对淋巴结的描述有助于疾病的诊断、鉴别及肿瘤的分期、治疗。

【临床关键点】

(1) LANSCLC 的定义:按照常用的 TNM 分期,临床Ⅲ期为 LANSCLC,分为可手术和不可手术两类。

(2) LANSCLC 治疗原则:多学科综合治疗为推荐治疗模式,对于不能手术切除的Ⅲ期患者,应首选同步放化疗,体弱、高龄、内科合并症严重者根据具体情况选择序贯放化疗或单纯放疗。

(3) LANSCLC 患者放疗靶区的勾画原则:应勾画 GTV、CTV、ITV 和 PTV。

(4) 放射性肺炎是 LANSCLC 放疗常见的副作用之一,放疗前应告知患者;放疗期间应关注患者有无发热、咳嗽、气短等放射性肺炎的症状,如诊断为放射性肺炎应规范治疗。

【临床病例】

第一步:病史采集

患者,男,57 岁。因"咳嗽、咳痰及痰中带血 2 个月"就诊。

患者 2 个月前无明显诱因出现咳嗽、咳痰及痰中带血,逐渐加重,但无咯血、声嘶、饮水呛咳、呼吸困难、发热等,体重较前减轻约 2.5kg。患者就诊于某医院门诊,胸部 CT:左肺上叶支气管旁见软组织肿块,约 4.6cm×7.9cm,边界不清,周围可见多发条索影,牵拉肋间胸膜,病变包绕左上肺动脉。纵隔 4R、左肺门可见多发淋巴结,与肿物相互融合,边界不清。纤维气管镜检查取病理诊断为左肺上叶低分化腺癌。

初步采集病史后,考虑患者为左肺上叶腺癌,诊断明确,按照 NCCN 分期标准,临床分期为 $cT_4N_3M_0$,ⅢC 期。根据 NCCN 治疗指南,下一步需行 MDT 讨论,决定治疗策略。

【问题 1】 LANSCLC 的主要临床表现有哪些?

思路:局部晚期 NSCLC 患者临床症状主要表现为咳嗽、咳痰及痰中带血等,但肿瘤生长部位不同,临床表现会有所差异,如肿大淋巴结或原发灶压迫上腔静脉可出现上腔静脉压迫综合征;肿瘤压迫支气管导致肺不张可出现胸闷等。

知识点

1. LANSCLC 常见临床表现主要为咳嗽、咳痰、痰中带血、胸痛。

2. 原发灶或肿大淋巴结如压迫主支气管,有导致单侧肺不张的可能;压迫上腔静脉可出现上腔静脉综合征;侵犯膈神经可引起一侧膈肌麻痹;侵犯喉返神经可引起声嘶。

【问题 2】 对于 NSCLC 患者,接诊时应进行哪些分期检查和分子病理检查? 对该类患者进行临床治疗有何意义?

思路 1:对于 NSCLC 患者的检查,一般采用胸部 CT、腹部 CT 或超声、锁骨上超声、全身 PET、颅脑增强 CT 或 MRI 等,有条件的患者可采用全身 PET/CT 加脑增强 CT 或 MRI 进行分期。实验室检查包括血常规、血生化、肿瘤标记物、淋巴细胞亚群、肺功能、心电图等。

知识点

1. NSCLC 通常发生同侧支气管、肺门、纵隔及锁骨上淋巴结转移，胸部增强 CT、锁骨上超声有助于显示区域淋巴结转移情况。

2. NSCLC 易出现远处转移，治疗前应明确有无远处转移，脑、骨、肝脏、肾上腺是常见的转移部位。

思路 2：LANSCLC 的病理检查应明确病理分型。分子病理学检查，如血管内皮生长因子（VEGF）、表皮生长因子受体（EGFR）、K-RAS、ALK 及免疫指标程序性死亡受体配体 1（programmed death ligand 1, PD-L1）、微卫星高度不稳定（microsatellite instability-hign, MSI-H）/ 错配修复缺陷（different mismatch repair, dMMR）状态、肿瘤突变负荷（tumor mutation burden, TMB）等，可为一些分子靶向、免疫治疗药物治疗联合放疗研究的开展提供基础。

肿瘤标记物是反映肿瘤存在的化学物质，它的存在或量变可以提示肿瘤病理类型和负荷，可以此了解肿瘤的组织发生、细胞分化等，有助于肿瘤的诊断、分类、预后判断和治疗手段选择。

知识点

1. 分子靶向治疗是在分子水平上，针对特定的基因位点和肿瘤发生、发展、转移信号途径中的关键位点，来设计特定治疗药物，药物进入体内后与特定位点结合并发生作用，阻断肿瘤细胞增殖、转移、新血管生成等或使细胞死亡，而较少损伤正常组织。与全身化疗相比，分子靶向药物的最大优点是副作用相对较轻。放疗联合靶向药物是否可提高 LANSCLC 疗效的研究正在进行中。肿瘤免疫治疗在近些年来也取得了一系列进展，在不可手术切除的 LANSCLC 中辅助免疫治疗更是取得了突破进展。

2. 肿瘤标记物作为反映肿瘤性质、负荷的重要指标，可以用于肿瘤分类、指导治疗、判断预后、随访观察。

第二步：门诊化验及辅助检查

该患者在门诊进行了胸部增强 CT（图 13-10），支气管镜、腹部和锁骨上超声、PET、脑 MRI、心电图、血生化、血常规等检查。

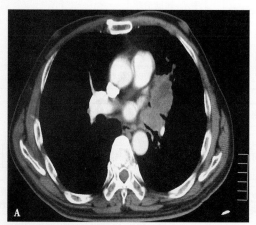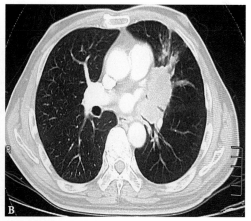

图 13-10 肺癌 CT 表现
A. 纵隔窗；B. 肺窗。

第三步：住院后治疗

患者住院后经 MDT，确定分期为临床ⅢC 期，$cT_4N_3M_0$（附录）。根据美国 NCCN 肺癌治疗指南，应予以综合治疗。经患者同意，确定治疗放案为根治性 IMRT 同步培美曲塞＋顺铂化疗。治疗方案为：95%PTV 60Gy/30 次 /6 周，培美曲塞 500mg/m² q3w＋顺铂 75mg/m² q3w。放疗期间给予营养支持及对症支持治疗。

【问题3】 如何进行治疗决策?

思路1:对于LANSCLC的治疗以尽可能获得根治为目的。因此,准确分期是制订治疗方案的关键所在。经MDT讨论后,该患者伴有纵隔淋巴结转移,应考虑同步放化疗为主的综合治疗方案(图13-11)。

思路2:制订治疗方案时需要考虑病理类型、分期、患者的身体状况及治疗意愿。

知识点

局部晚期非小细胞肺癌的定义

根据NCCN指南,临床Ⅲ期为LANSCLC。中国抗癌协会肺癌专业委员会共识定义LANSCLC为同侧纵隔淋巴结转移(N_2)、对侧纵隔和/或锁骨上淋巴结转移(N_3)、侵犯纵隔重要结构(T_4),即ⅢA、ⅢB和ⅢC期患者。

知识点

局部晚期非小细胞肺癌治疗

LANSCLC目前标准的治疗方法是放化疗为主的综合治疗。美国RTOG 9410报告同步放化疗后5年生存率为16%。最近的研究发现,采用现代放疗技术行同步放化疗后,加用免疫巩固治疗可以将4年生存率由36.3%提高到49.6%。

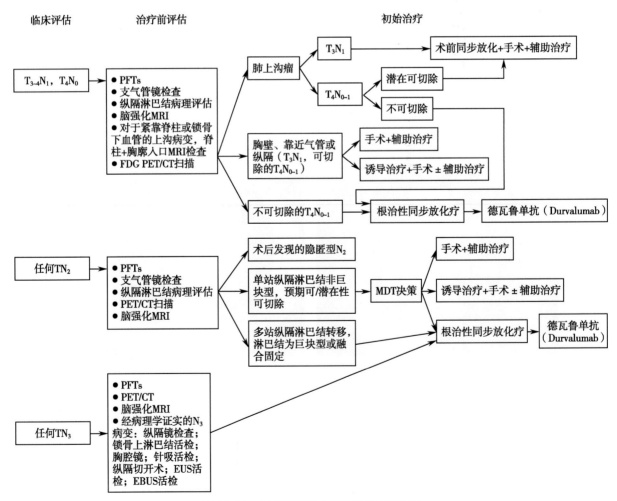

图13-11 局部晚期非小细胞肺癌治疗原则

【问题 4】 LANSCLC 放疗应该注意什么？

思路：放疗准备工作十分重要，涉及放疗能否顺利完成及患者今后的放疗副作用和生活质量。如患者发热伴肺部炎症时应给予抗生素控制感染后开始放疗。高血压、糖尿病也应给予相应治疗。

如果患者有严重内科并发症，应在治疗前进行处理，使患者达到能耐受放疗的条件，预防窒息发生的可能性并采取相应的预防措施，并与患者及家属沟通并签署知情同意书。如有些患者因肿瘤或转移淋巴结压迫主支气管，已造成或放疗期间可能造成呼吸困难，而且放疗期间症状可能进一步加重，必要时应建议患者放疗前行气管支架植入术。

【问题 5】 LANSCLC 放疗范围和剂量如何确定？

思路 1：对于 LANSCLC 患者，目前主要采用累及野放疗技术，其放疗范围为影像学可见的病灶。根据目前证据，同步放化疗时通常给予原发肿瘤 / 阳性淋巴结 60Gy。

思路 2：与常规放疗技术相比，三维放疗技术具有物理剂量分布均匀、适形度好、正常组织受照剂量少的优势，能提高肿瘤局部控制率并减轻正常组织损伤，是主流的放疗技术。

思路 3：关于放疗体积，按照 ICRU-62 指南，根据 GTV，应加上显微病灶的 CTV、靶区运动的内靶区（ITV）、每日摆位误差的 PTV。根据 CT 或 PET/CT 上的可见肿瘤勾画 GTV（包括原发肿瘤和转移淋巴结）。原发肿瘤在肺窗勾画，窗宽、窗位分别为 800～1 600HU、−600HU，纵隔病变在纵隔窗勾画，窗宽、窗位分别为 400HU、20HU；CTV 为根据病理类型由 GTV 外扩获得（原发灶鳞状细胞癌外扩 6mm、腺癌 8mm），除非存在明确的外侵，否则不应超出解剖学边界，应包括阳性淋巴结所在的淋巴引流区，不进行选择性预防照射；根据模拟机或四维 CT 测定肿瘤运动情况确定 ITV；PTV 为 ITV + 摆位误差（通常为 0.5cm）。主治医师可以根据靶区周围重要器官情况适当修改 PTV，如果患者有肺不张，建议每周行透视或胸片或 CBCT 检查观察肺复张情况，以便及时修改放疗计划。本例患者 IMRT 计划见图 13-12。

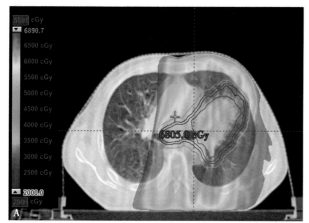

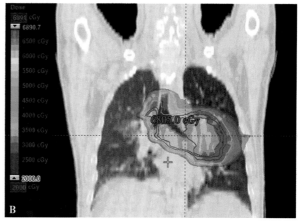

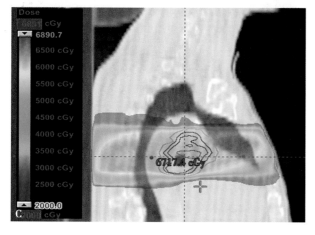

图 13-12　放疗计划剂量分布 CT 肺窗
A. 轴位；B. 冠状位；C. 矢状位。

知识点

放疗范围的确定

肺癌患者摆位误差为 3～9mm。

原发灶勾画 CTV 为 GTV+(6～8)mm，ITV 为 CTV+呼吸运动，PTV 为 ITV+摆位误差。

约 1/3 患者需在照射 40～50Gy 时改野。

CT 的肺窗窗宽、窗位分别为 1 600HU、−600HU，纵隔窗窗宽、窗位分别为 400HU、20HU。采用累积野照射。淋巴结预防照射不能提高生存率，且增加治疗毒性。

【问题6】 放疗期间应该注意什么？

思路1：肿瘤对治疗的反应。每周 1 次对患者进行查体、血常规、肝肾功能、CBCT 等检查，有条件的单位可行 CBCT 评估原发肿瘤和转移淋巴结的变化情况。40～50Gy 时行再次模拟定位 CT 检查，评估肿瘤变化，决定是否修改放疗计划。伴肺不张患者应每周行透视或胸片或 CBCT 检查，以便及时修改放疗计划。

思路2：放化疗的毒副作用包括血液毒性和非血液毒性。

1. 早期副作用

（1）每周行血常规、肝肾功能检查，评估放化疗的血液毒性。根据患者的治疗毒性及时调整治疗方案，如必要时减少化疗剂量甚至停止化疗，中断甚至停止放疗。

（2）放射性肺炎是放疗中常见的并发症，其发生与患者年龄、既往化疗史、基础肺功能状态、肺受照体积和剂量等诸多因素有关。其临床症状常出现在放疗开始后的 1～3 个月，早期症状多为低热、干咳、胸闷等，严重者可出现高热、咳痰、气急、胸痛、呼吸窘迫，甚至死亡。查体在受照肺野区域可闻及湿啰音。目前放射性肺炎没有明确的诊断标准，它的诊断主要参考病史、放疗计划、症状、血常规、影像学检查等综合判断。急性放射性肺炎的治疗主要是采用肾上腺皮质激素，首次用足量（推荐使用甲强龙，一般按照 1mg/kg 的剂量使用），待临床症状控制 5～7 天逐渐减量 1/4～1/3，减量至 20～25mg 等量转换口服，逐减至停。治疗期间必要时及时复查胸片或 CT，以便调整激素用量。如伴有感染应行抗生素治疗，也可给予吸氧、补充维生素、中药对症等辅助治疗。

（3）放射性纤维化是一种晚期放射性肺损伤，常发生在放疗结束 3 个月以后，在 1～2 年后病情趋于稳定，但患者如出现肺部感染等可再次出现胸闷、喘憋等急性症状。治疗可参考硅沉着病治疗，伴有感染时应行抗感染治疗。

（4）同步放化疗可增加放射性食管炎的发生率。放射性食管炎通常开始于放疗第 3 周，同步放化疗患者中，30% 以上患者会出现Ⅲ度以上放射性食管炎，因此放疗期间应特别注意，可给予黏膜保护剂康复新液、麻醉剂利多卡因胶浆等药物。必要时给予鼻胃管、临时胃造瘘术或静脉营养。

（5）放疗期间的其他副作用，如心脏毒副作用、放射性脊髓炎、放射性皮肤损伤等，也应引起关注。

2. 晚期副作用 包括放射性肺纤维化、食管狭窄、心脏毒副作用、脊髓病变和臂神经丛损伤等。

知识点

正常组织剂量限制

脊髓剂量≤50Gy/6 周；心脏 V40≤80%；肺平均剂量≤20Gy，双肺 V20≤30%，双肺 V5≤65%；食管最大剂量≤105% 处方剂量；臂丛神经<60Gy。

【问题7】 治疗结束后如何评价疗效和进行随访？

思路1：疗效评价应从治疗结束后开始直至患者出现肿瘤进展甚至死亡。疗效评价包括客观疗效和生存率评估。

思路2：治疗结束后 1 个月首次进行随访，评价客观疗效，2 年内每 3 个月随访 1 次，2～5 年每半年 1

次,5年后每年一次。

思路3:随访内容包括血常规、血生化、肿瘤标记物、胸部CT、腹部和锁骨上超声、脑MRI、PET(建议间隔6个月,如已做PET/CT,则可选择不做)等,条件许可的可行PET/CT检查。

【问题8】 治疗结束后,应告知患者哪些内容?

思路1:治疗效果和毒副作用评估。患者治疗结束后及每次随访后,应告知患者和家属肿瘤控制情况,正常组织损伤严重程度评估,估计预后,急性正常组织损伤持续时间及可能出现的晚反应组织损伤。尤其告知患者如出现发热、咳嗽、胸闷等症状时应及时到医院就诊。

思路2:告知患者随访的重要性、随访时间及频次,每次随访的检查项目,需要注意的特殊事项及处理办法等。

【问题9】 影响预后的因素有哪些?

思路:影响预后的因素包括患者和肿瘤因素。

患者性别、年龄、KPS评分均影响患者的预后,一般而言,女性患者预后好于男性,年轻患者预后好于年老者,KPS评分高者预后好于低者。

患者症状如前胸背痛、血红蛋白、白蛋白水平、大体肿瘤体积及近期疗效亦影响预后。

(朱广迎 王绿化)

第四节 Ⅳ期非小细胞肺癌

晚期NSCLC通常是指初诊时出现肿瘤远处转移,包括恶性胸膜腔和心包腔积液、对侧肺内和肺外转移的病例。按照AJCC/UICC第8版标准,胸膜结节或胸膜腔(心包腔)转移、对侧肺内转移为M_{1a},肺外孤立病灶转移为M_{1b},肺外2个及以上转移病灶为M_{1c},临床分期为Ⅳ期,见本章附录。

NSCLC确诊时30%~40%为Ⅳ期。未治疗病例中位生存时间3~4个月,1年生存率为10%~15%。

【诊疗过程】

(1)详细询问现病史和流行病史,重视任何症状。

(2)重视任何临床表现及其相关部位查体。

(3)病理诊断(包括常规病理、分子病理检查)。

(4)治疗前完成肺及纵隔、骨骼、脑、肝、肾上腺影像学检查和三大常规,以及心、肝、肾、肺、凝血功能检测。

(5)副病诊断及专科处理。

(6)明确临床分期和生存状态评估。

(7)实行全程管理,按照诊断分期、计划实施至复查与随访的顺序。

(8)恶性浆膜腔积液、脑转移、良恶性急诊应首先治疗。

【临床关键点】

(1)原发肿瘤分期晚、远处转移多样性和特殊性。

(2)急诊、重症的优先处理。

(3)完善治疗前检查、分期,避免决策错误。

(4)病理诊断与确诊、治疗选择密切相关,尽可能获取。

(5)治疗目的决定治疗计划制订,应在全身治疗基础上联合三维放疗为主的局部治疗。

(6)以延长生存期为目的者选择全身药物治疗基础上原发肿瘤和转移灶的根治剂量放疗;以改善生存质量目的者放疗主要起姑息减症作用;全身药物治疗联合原发肿瘤和转移灶三维放疗延长生存模式已经获得广泛的认同,尤其是寡转移病例。

(7)放疗技术选择以IMRT为主。

(8)分子靶向治疗前必须基因检测,联合放疗延长生存。其所致的损伤和放疗联合免疫治疗模式需要深入研究。

(9)重视治疗后医嘱、定期复查和随访、及时后续的治疗对患者有益。

【临床病例】

第一步：病史采集

患者，男，67 岁。因"刺激性咳嗽 6 月余，偶发痰中带血 2 个月，左上胸痛 1 周"就诊。

患者 6 个月前出现刺激性咳嗽，无进行性加重、痰血，曾自服川贝枇杷膏等药物治疗，无变化。2 个月前发现痰中带血丝、1～2 次/月、血鲜红，无凝血块、咯血，未诊治。2 周前感左上胸部持续性疼痛，未影响睡眠，无固定压痛点，似有加重，无呼吸困难、声嘶、吞咽梗阻、发热等。外院查血红蛋白 13.5g/L。胸部 CT 平扫示"左肺上叶分叶状肿块、与胸壁粘连，5.3cm×3.5cm，纵隔淋巴结肿大、直径 1～1.5cm，余肺（－）"。近 3 个月体重减轻不明显，偶感腰部不适。

查体：一般情况好，KPS 评分为 90 分，身高 170cm，体重 68kg（体重降低 <5%/3 个月），全身浅表淋巴结未扪及肿大，胸廓及双肺查体（－），左上胸部和腰椎无明显压痛点，余无特殊。

【问题 1】　Ⅳ期 NSCLC 的主要临床表现是什么？

思路 1：对于原发肿瘤，根据原发灶和引流区转移淋巴结发生部位不同，肿瘤压迫和/或侵犯不同器官和组织，产生相应临床表现，类似早期至局部晚期 NSCLC，甚至无临床表现。初诊Ⅳ期 NSCLC 原发病灶分期中 T_1 约 9%、$T_{3\sim4}$ 约 63%，引流区转移淋巴结中 N_0 约 8%、$N_{2\sim3}$ 约 77%。

思路 2：对于转移肿瘤，根据远处转移病灶于不同器官和组织引起相应的临床表现。主要为骨转移持续和/或进行性加重的疼痛，脑转移的头痛、神经功能障碍常见。但部分病例初诊时远处转移无相应临床表现，完善治疗前评估非常重要。

> 知识点
>
> #### Ⅳ期非小细胞肺癌的临床特点
>
> 1. 病史通常为 6 个月或更长，少数病例可在体检时发现，临床表现各异。
> 2. 原发肿瘤（原发病灶和引流区转移淋巴结）分期为 $T_{3\sim4}$、$N_{2\sim3}$ 多见。
> 3. 远处转移主要发生于骨骼、脑、肺、肾上腺、肝等器官，骨骼最常见，尤其是椎体。
> 4. 远处转移的临床症状可有可无，以影像确诊为主，具有多样性和特殊性，可借助病理诊断。
> 5. 重视体重、贫血、凝血功能等变化。

【问题 2】　治疗前应该进行哪些检查？

思路 1：对于原发肿瘤，影像学检查了解原发病灶和引流区转移淋巴结的范围和浸润深度；纤维支气管镜检查支气管管腔内肿瘤浸润和转移情况并获取病理组织。通过常规病理检查确诊病理类型主要为腺癌、鳞状细胞癌、大细胞癌等，腺癌占 70% 左右，不同病理类型选择不同的一线、二线和维持化疗药物，以及放疗剂量和靶区等。分子病理明确 *EGFR*、*ALK/ROS*、*BRAF* V600E 等驱动基因是否存在敏感突变而选择分子靶向治疗或 PD-L1 表达≥50% 可一线选择免疫治疗。

思路 2：对于远处转移，可单器官、多器官转移或单病灶、多病灶转移。初诊病例发生单器官转移率为 67%～69.4%、≥2 个器官转移率为 30.6%～33%；单部位转移率约 57%；≤5 个病灶转移率约 26%～46%。器官转移率高低顺序各报告不完全一致，尸检结果为骨 23%～41%、脑 17%～39%、肾上腺 23%～30%、肝 17%～23%、肺 12%～14%。有报告为骨、脑、肺、肝、肾上腺等；另有报告为骨、肝、肾上腺、脑、肺。少部分出现如听神经、鼻前庭、嘴唇等特殊部位转移。

思路 3：1995 年 Samuel Hellman 等提出寡转移（oligometastases）概念，报告证实部分病例远处转移病灶数少，一段时间内疾病的复发和进展仍主要发生在最早发生的病灶和器官，现通常定义为转移病灶数≤5 个。寡转移可能有利于局部治疗，预后优于非寡转移。远处转移多样性和特殊性是Ⅳ期 NSCLC 最突出的特点和治疗难点。

思路 4：单光子发射计算机体层摄影（single photon emission computed tomography，SPECT）诊断骨转移

时,敏感性高、特异性低,针对放射性浓聚区必须与骨良性病变、外伤及手术损伤等因素鉴别,勿仅凭 SPECT 诊断骨转移,必须联合放射性浓聚区的 MRI 等影像、病理检查联合诊断。脑转移诊断首选头颅 MRI。

> 知识点
>
> ### 检查项目及意义
>
> 1. 胸部增强 CT　原发病灶、引流区转移淋巴结、肺内转移特征。
> 2. 纤维支气管镜　获取病理(拒查者可行经皮穿刺肺活检术、痰脱落细胞学检查)并判断气管内浸润、转移、出血等,与确诊、放疗靶区、急诊处理相关。
> 3. 驱动基因、PD-L1 表达检测　有利于一线选择分子靶向治疗、免疫治疗(免疫检测点抑制剂),建议所有患者均进行检测,尤其是腺癌。
> 4. 肝和肾上腺、颅内、骨转移诊断　主要检查上腹部增强 CT、头颅 MRI 平扫加增强、SPECT 及放射性浓聚区 MRI 等影像。
> 5. 三大常规,心电图,肝、肾、凝血功能。
> 6. 条件许可行 PET/CT[特异性 70%～80%(除外脑转移),但肿瘤直径 <8mm 假阴性明显增加,且价格昂贵]联合头颅 MRI 平扫加增强检查。

【问题3】 该患者的诊断和分期是什么?

思路: 患者有刺激性咳嗽并血痰、胸痛,左肺上叶分叶状占位,浸润左前胸壁,4R、5、6、10L 区分别有 2 枚、1 枚、1 枚、1 枚肿大淋巴结,直径 1～1.5cm,均明显强化;纤维支气管镜检查示左肺上叶前段支气管内隆起新生物,表面白苔、质脆易出血、部分堵塞管腔,在此活检,余均为阴性;病理诊断为左肺上叶前段中分化腺癌;上腹部增强 CT 示左肾上腺不规则肿大,长径 2.5cm;SPECT 示 L_4 椎体放射性浓聚,腰椎 MRI 示 T_4 椎体外形无异常,增强和脂肪抑制示椎体内不规则增强高信号;肝、颅内无异常;患者拒查 EGFR、PD-L1 和 PET/CT,余实验室检查阴性。

　　临床诊断:左肺上叶中分化腺癌侵及左胸壁(肿瘤最大径≥5cm、<7cm),引流区 4R、5、6、10L 区淋巴结转移,左肾上腺、L_4 椎体转移;$T_3N_3M_1c$,ⅣB 期(2009 年 AJCC 第 8 版),驱动基因和 PD-L1 未知。

【问题4】 Ⅳ期 NSCLC 鉴别诊断点是什么?

思路1: 肿瘤原发病灶 $T_{3\sim4}$ 较多,易获取病理诊断并与其他良性疾病等鉴别。

思路2: 肺间叶组织肉瘤也可出现浸润和远处转移,但其主要为膨胀式,与浸润性生长的影像有一定鉴别价值,病理诊断更利于鉴别。

思路3: 与其他肺癌、转移性肺癌等鉴别。

【问题5】 Ⅳ期 NSCLC 诊断、治疗、预后判断的分子标志物有哪些? 目前可申请哪些分子标志物检测并指导临床治疗的方案制订?

思路1: 至今仍无肯定的血液学指标作为 NSCLC 诊断、化疗药物选择和预后评估的依据。

思路2: 病理组织、血液的驱动基因检测是选择分子靶向治疗的重要依据。目前已证实、批准并临床应用的是分子标记物 *EGFR*、*ALK/ROST790M* 等基因敏感突变和 PD-1/PD-L1 表达。总人群中 *EGFR* 敏感突变发生率 15%～20%,亚裔人群腺癌发生率 40%～70%;鳞状细胞癌约 5%。*ALK/ROS* 基因重排在高加索等人群中发生率约 1%,中国等亚裔人群中 3%～10%。PD-L1 表达≥50% 可一线选择免疫治疗,二线治疗则为 PD-L1 表达 >1%。

> 知识点
>
> ### 分子标志物和分子靶向药物治疗
>
> *EGFR* 的 19、21 外显子等敏感突变适用 EGFR-TKI 治疗,20 外显子的 T790M 突变则有原发及继发耐药特性,但是奥西替尼治疗可以获得约 70% 的客观有效率;PD-L1 表达≥50% 一线选择

Pembrolizumab（帕搏利珠单抗）治疗可获得约 70% 的有效率。分子靶向和免疫治疗是方向，但存在耐药和免疫药物毒性等局限性，应慎重和科学应用。对 *EGFR* 等状况不明或未检测患者建议首选全身化疗。

【问题 6】 如何进行治疗决策？

思路 1：首先治疗恶性和良性疾病急、重症。

思路 2：对于生存状态评价，应治疗前开始，间隔 1～2 周 / 次，持续至疗程结束，采用 KPS 或 PS 标准。KPS 标准中 10%/ 等级，100% 无临床表现，且无死亡。PS 评分为 0～5 分，0 分为正常活动，5 分为死亡。

治疗前生存状态 PS 评分 0～1 分或 KPS≥70% 采用含铂两药方案化疗、分子靶向治疗、免疫治疗；PS 评分 2 分化疗获益不确定，驱动基因敏感突变可选择分子靶向治疗而获益；PS 评分 >2 分或 KPS<60% 而驱动基因敏感突变可首选分子靶向治疗，否则首选姑息、最佳支持治疗（best supportive care，BSC）。放疗可用于 BSC 病例姑息减症。

思路 3：治疗目的主要是延长生存期、改善生活质量，两个目的或共存，或以改善生活质量为主。化疗对生存状态良好并能承受治疗的患者可改善生存和生存质量作用已肯定，但十余年无进展；适合分子靶向治疗的患者能显著延长无进展生存期；对孤立转移灶、原发肿瘤可局部治疗控制的Ⅳ期 NSCLC 的 5 年生存率为 11%～34%；近年前瞻性研究证实化疗同期或序贯、分子靶向治疗、免疫治疗联合三维放疗较单纯药物治疗显著延长生存期并改善生活质量，尤其对寡转移、药物治疗有效的患者；生存状态较差的患者首选姑息减症、最佳支持治疗等，但治疗目的可随着治疗疗效、生存状态的变化进行调整。

推荐基于药物全身治疗联合局部治疗（三维放疗为主）的综合治疗模式。

思路 4：Ⅳ期 NSCLC 的治疗。

1. 放疗　二维放疗晚期 NSCLC 原发肿瘤、转移病灶的姑息减症疗效已肯定。2008 年对 13 项单纯二维放疗前瞻性研究的荟萃分析显示，提高原发肿瘤剂量（BED≥35Gy），可显著改善姑息减症作用、1 年生存率和中位生存期，2 年生存率有提高趋势。2008 年和 2011 年两项综述认为过去的研究设计存在的缺陷之一是未基于化疗开展放疗研究，放疗作用未显现，增加原发肿瘤剂量、分割次数和剂量可显著延长生存期，应该开展现代化疗联合三维放疗Ⅳ期 NSCLC 的前瞻性临床研究。

过去认为Ⅳ期 NSCLC 最主要的预后不良因素是远处转移，单纯化疗是提高生存期的唯一治疗。然而，分析发现Ⅳ期 NSCLC 单纯化疗后原发肿瘤大小、位置、外侵及压迫、局部控制率等均与生存相关（2012 年 IJROBP、2013 年 ASTRO），Rusthoven 等 2009 年认为，基于全身药物治疗并给予转移病灶 SBRT 治疗的失败因素中 90% 为原发肿瘤进展，提示原发肿瘤局部治疗的重要性。卢冰等 2009 年报告，Ⅳ期 NSCLC 原发肿瘤三维放疗联合化疗的总生存率显著优于单纯化疗，原发肿瘤剂量高低影响生存，2011 年，报告一项Ⅳ期 NSCLC 化疗同期原发肿瘤三维放疗的单中心前瞻性研究。该研究从疗效与安全性、剂量与生存、近期疗效与生存、单器官与多器官转移对生存影响等四个方面进行分析，结果显示，基于化疗同期原发肿瘤三维根治剂量放疗是生存的独立预后因子，4～6 周期化疗同期原发肿瘤剂量≥63Gy 的中位生存期和 1 年、2 年、3 年生存率达到 16.1 个月和 66%、23%、19%，近期疗效越好生存期越长，单器官比多器官转移的生存期延长，治疗安全且毒性可耐受。欧阳伟炜等分层分析 4～6 周期化疗并原发肿瘤≥63Gy 比 <63Gy 的局部无进展生存期及总生存期均显著延长；苏胜发等还提出预后与治疗后的生存状态密切相关，5 年生存率 5%。2012 年 Lopez 等回顾性分析了 78 例寡转移的Ⅳ期 NSCLC，原发肿瘤放疗剂量≥63Gy 患者的总生存期、无进展生存期和局部控制率也显著提高。

对孤立病灶如肾上腺、脑、肺转移并原发肿瘤为 $T_{0\sim2}N_{0\sim1}$，Ⅳ期 NSCLC，通过化疗联合原发肿瘤和转移病灶根治性切除、根治剂量放疗的 5 年生存率约 20%，原发肿瘤根治性同期放化疗或手术的中位生存期和 5 年生存率显著高于未行根治性治疗者（*P*<0.001），原发肿瘤根治或有效治疗使生存获益。

王刚等认为化疗同期单器官比多器官转移更应重视原发肿瘤三维放疗以延长生存期。欧阳伟炜等认为单纯骨转移病例原发肿瘤三维根治剂量放疗比骨合并其他器官转移病例更多生存获益。

随着药物治疗Ⅳ期 NSCLC 的不断进步，放疗对延长生存的作用更明确。2015 年卢冰等（IJROBP）一项多中心前瞻性研究显示，驱动基因未知、转移器官≤3 个的Ⅳ期 NSCLC 同期放化疗可显著延长总生存期和无进展生存期，根治剂量放疗提高原发肿瘤局部控制率，肿瘤体积与生存相关；2016 年 Gomez 等一项提前关闭的随机对照Ⅱ期临床研究显示，化疗（EGFR 阴性）、分子靶向治疗获益后 SBRT 放疗显著延长无进展生存期（14.4 个月 *vs.* 3.9 个月，*P* = 0.013）2019 年更新数据显示总生存期显著延长；2017 年 Lyengar 等一项 EGFR 阴性Ⅳ期 NSCLC 化疗后 SABR 治疗的随机对照Ⅱ期临床研究表明，放疗后的无进展生存期较单纯化疗提高近 1 倍；基于分子靶向治疗联合原发肿瘤放疗加所有转移病灶放疗的生存优于加部分转移病灶放疗和无转移病灶放疗的病例（2018 年 ASTRO）；而且，对靶向治疗中出现寡转移的患者可以在继续原靶向药物治疗的基础上对进展病灶放疗，可以获得约 8 个月的中位无进展生存期（2017 年 ASCO）。

Ⅳ期 NSCLC 药物治疗联合原发肿瘤三维放疗延长生存的意义已逐渐得到认可。

2. 化疗　对驱动基因阴性和未知、EGFR-TKI 治疗后耐药等的病例，全身化疗是最重要的治疗基础，以铂类为基础联合紫杉类、吉西他滨等为一线化疗方案，各方案单纯化疗疗效相似（ECOG 1594 等），1 年生存率为 30%～41%，中位生存期 8～10 个月。

3. 靶向治疗　以往的研究显示分子靶向药物不适合与化疗同期应用；EGFR 敏感突变患者选择先分子靶向治疗后化疗或先化疗后分子靶向治疗的模式尚无定论；但是近年一项培美曲塞 + 顺铂联合 EGFR-TKI 治疗的生存优于单纯 EGFR-TKI（2018 年 ASCO）的临床研究提示一个联合治疗更有效的重要信息：分子靶向药物联合放疗的模式是以后的重要研究方向。

知识点

治疗原则

根据治疗目的，在全身治疗基础上合理使用局部治疗。

该患者 KPS 为 90 分；体重降低 <5%，血红蛋白正常；原发肿瘤中原发病灶长径 5.3cm 且位于左肺上叶，易控制肺和食管损伤；转移器官 2 个，具有转移灶少、限制性特征。以延长生存期、改善生存质量为目的，因 *EGFR* 等驱动基因、PD-L1 未知（如 *EGFR* 敏感突变可以一线选择 EGFR-TKI 治疗），选择一线化疗（除外含吉西他滨方案）同期原发肿瘤根治剂量三维放疗，之后顺序或同时完成左肾上腺和 L_4 椎体放疗；中期（化疗 2 周期后）评估时肾上腺转移作为化疗疗效评价靶病灶，如无效或 / 和 L_4 疼痛加重、毒性严重，更换化疗方案（二线等），放疗无效可考虑更换剂量分割模式推量。

【问题 7】　放疗如何实施？

思路 1：推荐对严重影响生活质量，如骨转移且疼痛评分 ≥4 分、脑转移、椎体转移并侵及椎管可能致瘫痪、大血管压迫征等转移和原发肿瘤首先进行放疗；对生存状态良好患者，先对转移病灶进行放疗；最佳支持治疗病例放疗的目的为姑息减症；对不能化疗患者，合理的单纯三维放疗可能使部分患者生存期延长。

思路 2：放疗前签署知情同意书，放疗流程规范、高质量完成。放疗剂量给予以控制放射性损伤为前提。

【问题 8】　放疗技术有哪些？放疗范围和剂量如何确定？

思路 1：对于 NSCLC 原发肿瘤，放疗时保护正常组织器官同样重要。已经证实Ⅰ～Ⅲ期 NSCLC 的 3D-CRT 优于二维放疗、IMRT 疗效显著优于 3D-CRT（2012 年 ASTRO）。欧阳伟炜等对晚期 NSCLC 放疗的剂量体积分析中，在射野角度、数目相似情况下，IMRT 可降低控制肺损伤的重要指标 V20、平均肺剂量、V5，推荐首选 IMRT 技术。

晚期 NSCLC 原发肿瘤放疗靶区勾画原则与其他分期病例相似，特殊情况可根据治疗目的调整，靶区包括原发灶、引流区转移淋巴结（ICRU 62 号文件示例），而剂量没有定论。George Rodrigus 等认为单次大剂量照射并非合理，应增加分割次数和总剂量延长生存和降低损伤，姑息减症治疗 30Gy /10 次优于 16Gy/2 次。卢冰等、Lopez 等及 2018 年 *Lung Cancer* 的一项荟萃分析均认为原发肿瘤计划靶体积剂量 ≥63Gy 可以显著提高生存率。

思路 2：对于远处转移病灶的放疗，需根据治疗目的、病灶部位、正常器官保护等选择放疗技术和剂量，推荐使用三维放疗技术，延长生存期采用高剂量，姑息减症采用姑息剂量。脑转移的全脑照射推荐 30Gy/10 次 /2 周；骨转移止痛治疗 30Gy/10 次 / 2 周，有研究证实疼痛复发率低于单次或两次大分割照射。

【问题 9】　在放疗期间应该注意什么？

思路 1：有效率 70% 左右，原发肿瘤照射 40Gy 左右时需评估疗效，决定是否调整计划；治疗后评价近期疗效,决定治疗后医嘱。

思路 2:原发肿瘤放疗主要为肺、食管毒性,转移灶放疗可产生邻近脏器相关毒性,控制放射性损伤的剂量体积标准与其他 NSCLC 相似;放疗毒性多为Ⅰ～Ⅱ级;放疗与分子靶向治疗、免疫治疗的肺损伤和心脏损伤等尚无统一的控制标准和发生率;胸部放疗期间禁用吉西他滨、博来霉素、贝伐单抗等药物。

思路 3:1 次 / 周查体,观察肿瘤、生存状态、毒性变化并及时处理,每周复查血常规,肝肾功能,特别是联合化疗时。

【问题 10】 放射治疗过程中如何进行质量控制?

思路:根据放射治疗技术,QA/QC 标准与其他分期 NSCLC 相同。

【问题 11】 放疗后,应告知患者什么内容?

思路 1:近期疗效、可能的治疗毒性出现时间及处理措施、合理的出院医嘱。

思路 2:复查和随访时间、频次、注意事项及进一步治疗措施。一般治疗后每 3 个月复查 1 次或随诊,无进展时第 3～5 年内每半年复查 1 次。

(卢　冰)

推荐阅读资料

[1] SCHWARTZ A M, REZAEI M K. Diagnostic surgical pathology in lung cancer: diagnosis and management of lung cancer, 3rd ed: American College of Chest Physicians evidence-based clinical practice guidelines. Chest, 2013, 143(5 Suppl): e251S-e262S.

[2] TRAVIS W D, BRAMBILLA E, RIELY G J. New pathologic classification of lung cancer: relevance for clinical practice and clinical trials. J Clin Oncol, 2013, 31(8): 992-1001.

[3] SCHMIDT-HANSEN M, BALDWIN D R, HASLER E. PET-CT for assessing mediastinal lymph node involvement in patients with suspected resectable non-small cell lung cancer. Cochrane Database Syst Rev, 2014, 11: CD009519.

[4] TIMMERMAN R D, HU C, MICHALSKI J M. Long-term results of stereotactic body radiation therapy in medically inoperable stage Ⅰ non-small cell lung cancer. JAMA Oncol, 2018, 4(9): 1287-1288.

[5] CHANG J Y, LI Q Q, XU Q Y, et al. Stereotactic ablative radiation therapy for centrally located early stage or isolated parenchymal recurrences of non-small cell lung cancer: how to fly in a "no fly zone". Int J Radiat Oncol Biol Phys, 2014, 88(5): 1120-1128.

[6] SUN B, BROOKS E D, KOMAKI R U, et al. 7-year follow-up after stereotactic ablative radiotherapy for patients with stage Ⅰ non-small cell lung cancer: results of a phase 2 clinical trial. Cancer, 2017, 123(16): 3031-3039.

[7] VIDETIC G M, DONINGTON J, GIULIANI M, et al. Stereotactic body radiation therapy for early-stage non-small cell lung cancer: executive summary of an ASTRO evidence-basedguideline. Pract Radiat Oncol, 2017, 7(5): 295-301.

[8] KEALL P J, MAGERAS G S, BALTER J M, et al. The management of respiratory motion in radiation oncology report of AAPM Task Group 76. Med Phys, 2006, 33(10): 3874-3900.

[9] 殷蔚伯, 余子豪, 徐国镇, 等. 肿瘤放射治疗学. 北京: 中国协和医科大学出版社, 2007.

[10] HALPERIN E C, WAZER D E, PEREZ C A, et al. Perez and Brady's principles and practice of radiation oncology. 6h ed. Philadelphia: Lippincott Williams & Wilkins, 2013.

[11] National Comprehensive Cancer Network. NCCN clinical practice guidelines in oncology: non-small-cell lung cancer. [2019-03-12]. http://www.nccn.org.

[12] RUSCH V W, ASAMURA H, WATANABE H, et al. The IASLC lung cancer staging project: a proposal for a new international lymph node map in the forthcoming seventh edition of the TNM classification for lung cancer. J Thorac Oncol, 2009, 4(4): 568-577.

[13] ARRIAGADA R, AUPERIN A, BURDETT S, et al. Adjuvant chemotherapy, with or without postoperative radiotherapy, in operable non-small-cell lung cancer: two meta-analyses of individual patient data. Lancet, 2010, 375(9722) 1267-1277.

[14] DOUILLARD J Y, ROSELL R, DE LENA M, et al. Impact of postoperative radiation therapy on survival in patients with complete resection and stage Ⅰ, Ⅱ, or Ⅲ. A non-small-cell lung cancer treated with adjuvant chemotherapy: the Adjuvant

Navelbine International Trialist Association（ANITA）Randomized Trial. Int J Radiat Oncol Biol Phys，2008，72（3）：695-701.

[15] WANG E H，CORSO C D，RUTTER C E，et al. Postoperative radiation therapy is associated with improved overall survival in incompletely resected stage II and III non-small-cell lung cancer. J Clin Oncol，2015，33（25）：2727-34.

[16] FRANCIS S，ORTON A，STODDARD G，et al. Sequencing of postoperative radiotherapy and chemotherapy for locally advanced or incompletely resected non-small-cell lung cancer. J Clin Oncol，2018，36（4）：333-341.

[17] MAEMONDO M，INOUE A，KOBAYASHI K，et al. Gefitinib or chemotherapy for non-small-cell lung cancer with mutated EGFR. N Engl J Med，2010，362（25）：2380-2388.

[18] HIGGINSON D S，CHEN R C，TRACTON G，et al. The impact of local and regional disease extent on overall survival in patients with advanced stage IIIB/IV non-small cell lung carcinoma. Int J Radiat Oncol Biol Phys，2012，84（3）：e385-e392.

[19] FAIRCHILD A，HARRIS K，BARNES E，et al. Palliative thoracic radiotherapy for lung cancer: a systematic review. J Clin Oncol，2008，26（24）：4001-4011.

[20] RODRIGUES G，VIDETIC G M，SUR R，et al. Palliative thoracic radiotherapy in lung cancer: An American Society for Radiation Oncology evidence-based clinical practice guideline. Pract Radiat Oncol，2011，1（2）：60-71.

[21] LOPEZ GUERRA J L，GOMEZ D，ZHUANG Y，et al. Prognostic impact of radiation therapy to the primary tumor in patients with non-small cell lung cancer and oligometastasis at diagnosis. Int J Radiat Oncol Biol Phys，2012，84（1）：e61-e67.

[22] OUYANG W W，SU S F，HU Y X，et al. Radiation dose and survival of patients with stage IV non-small cell lung cancer undergoing concurrent chemotherapy and thoracic three-dimensional radiotherapy: reanalysis of the findings of a single-center prospective study. BMC Cancer，2014，14：491.

[23] 苏胜发，卢冰，张波，等. IV期非小细胞肺癌化疗同期胸部三维放疗的前瞻性临床研究（一）——疗效与不良反应. 中华放射肿瘤学杂志，2011，20（6）：113-116.

[24] SU S F，HU Y X，OUYANG W W，et al. Overall survival and toxicities regarding thoracic three-dimensional radiotherapy with concurrent chemotherapy for stage IV non-small cell lung cancer: results of a prospective single-center study. BMC Cancer，2013，13：474.

[25] 王刚，卢冰，苏胜发，等. IV期非小细胞肺癌化疗同期胸部三维放疗的前瞻性临床研究（二）——不同器官转移状态对生存的影响. 中华放射肿瘤学杂志，2011，20（6）：473-477.

[26] SU SF，LI T，LU B，et al. Three-dimensional radiation therapy to the primary tumor with concurrent chemotherapy in patients with stage IV non-small cell lung cancer: Results of a multicenter phase 2 study from PPRA-RTOG, China. Int J Radiat Oncol Biol Phys，2015，93（4）：769-777.

[27] GOMEZ D R，BLUMENSCHEIN GR JR，LEE J J，et al. Local consolidative therapy versus maintenance therapy or observation for patients with oligometastatic non-small-cell lung cancer without progression after first-line systemic therapy: a multicentre, randomised, controlled, phase 2 study. Lancet Oncol，2016，17（12）：1672-1682.

[28] IYENGAR P，WARDAK Z，GERBER D E，et al. Consolidative radiotherapy for limited metastatic non-small-cell lung cancer: a phase 2 randomized clinical trial. JAMA Oncol，2017，99（5）：e173501.

附录：肺癌 TNM 分期（2017 年 IASLC 第 8 版）

原发肿瘤（T）

T_x：未发现原发肿瘤，或通过痰细胞学或支气管关系发现癌细胞，但影像学及支气管镜无发现

T_0：无原发肿瘤的证据

Tis：原位癌

T_1：肿瘤最大径≤3cm，周围包绕肺或脏层胸膜，支气管镜见肿瘤侵及叶支气管，未侵及主支气管

　　T_{1a}：肿瘤最大径≤1cm

　　T_{1b}：肿瘤最大径 1～2cm

　　T_{1c}：肿瘤最大径 2～≤3cm

T_2：肿瘤最大径 $3\sim\leq 5cm$；侵犯主支气管（不常见的表浅扩散型肿瘤，不论体积大小，侵犯限于支气管壁时，虽可侵犯主支气管，仍为 T_1），但未侵及气管隆嵴；侵及脏胸膜；有阻塞性肺炎或部分或全肺肺不张。符合以上任何一个条件即归为 T_2

　　　T_{2a}：肿瘤最大径 $3\sim\leq 4cm$

　　　T_{2b}：肿瘤最大径 $4\sim\leq 7cm$

T_3：肿瘤最大径 $5\sim\leq 7cm$，直接侵及下列任何部位，包括胸壁（含肺上沟癌）、膈神经、心包；同一肺叶出现孤立性肺结节。符合以上任何一条即为 T_3

T_4：肿瘤最大径 $>7cm$。直接侵犯以下任何一个器官，包括纵隔、心脏、大血管、气管隆嵴、喉返神经、主气管、食管、椎体、膈肌；同侧不同肺叶内孤立性癌结节

区域淋巴结（N）

N_x：区域淋巴结无法评估

N_0：无区域淋巴结转移

N_1：同侧气管轴位和 / 或同侧肺门淋巴结及肺内淋巴结有转移，包括直接侵犯而累及的

N_2：同侧纵隔内和 / 或气管隆嵴下淋巴结转移

N_3：对侧纵隔、对侧肺门、同侧或对侧斜角肌或锁骨上淋巴结转移

远处转移（M）

M_x：远处转移不能被判定

M_0：无远处转移

M_1：远处转移

　　　M_{1a}：局限于胸腔内，包括胸膜播散（恶性胸腔积液、心包积液或胸膜结节）及对侧肺叶出现癌结节（许多肺癌胸腔积液是由肿瘤引起的，少数患者胸腔积液多次细胞学检查阴性，既不是血性也不是渗液，如果各种因素和临床判断认为渗液和肿瘤无关，那么不应该把胸腔积液纳入分期因素）

　　　M_{1b}：远处器官单发转移灶

　　　M_{1c}：多个或单个器官多处转移

肺癌 TNM 分期

隐匿期：$T_xN_0M_0$

0 期：$TisN_0M_0$

ⅠA1 期：$T_{1a}N_0M_0$

ⅠA2 期：$T_{1b}N_0M_0$

ⅠA3 期：$T_{1c}N_0M_0$

ⅠB 期：$T_{2a}N_0M_0$

ⅡA 期：$T_{2b}N_0M_0$

ⅡB 期：$T_{1\sim 2}N_1M_0$，$T_3N_0M_0$

ⅢA 期：$T_{1\sim 2}N_2M_0$，$T_{3\sim 4}N_1M_0$，$T_4N_0M_0$

ⅢB 期：$T_{1\sim 2}N_3M_0$，$T_{3\sim 4}N_2M_0$

ⅢC 期：$T_{3\sim 4}N_3M_0$

ⅣA 期：任何 T 任何 $NM_{1a,1b}$

ⅣB 期：任何 T 任何 NM_{1c}

第十四章 小细胞肺癌

第一节 局限期小细胞肺癌

肺癌是世界范围内最常见、死亡率最高的恶性肿瘤之一,小细胞肺癌(small cell lung cancer,SCLC)发病数相对较少,约占所有肺癌病例的 15%。由于 SCLC 生物学行为倾向于远处转移,确诊时局限期 SCLC 仅占全部 SCLC 的 30% 左右。

SCLC 的发生与吸烟密切相关,90% 以上的 SCLC 患者曾经有吸烟史或正在吸烟,该病的发生风险与吸烟的时间及数量成正相关。我国目前吸烟人数居高不下,预计 SCLC 的发病数也将持续增加。典型的 SCLC 患者通常见于有长期吸烟史的中老年男性。对从不吸烟的患者而言,SCLC 的发生可能与室外空气污染、室内煤烟污染、长时间接触厨房油烟等因素有关。

【诊疗过程】

(1)详细询问患者发病过程及诊治经过,注意与原发灶、可能转移部位、肿瘤伴发综合征相关的症状和体征、目前状况、有无其他内科合并症等。

(2)查体应注意触诊双颈部及锁骨上区,是否有可触及的肿大淋巴结及肿大淋巴结的部位、大小、质地、活动度、与周围组织的关系、是否有压痛等;肺部查体应注意双侧肺部呼吸动度是否一致,肋间隙是否饱满甚至膨出,双肺野触觉语颤是否对称,叩诊音是否有浊音或实音,呼吸音是否减弱或消失等;其他体征应注意是否有杵状指/趾,主要承重骨,如椎骨,是否有压痛等。因 SCLC 脑转移的风险较高,故查体中也应该对神经系统的相关体征加以检查。

(3)通过纤维支气管镜、浅表淋巴结穿刺、CT 引导下肺内肿物穿刺等方法取得病理诊断,完成脑增强 MRI、胸部及上腹部增强 CT、全身骨扫描、全身 PET/CT 等分期检查。根据上述病理及分期检查结果做出 SCLC 的诊断,完整的肺癌诊断必须包括定位(原发灶位置)、定性(病理类型和分化程度)、定量(即临床 TNM 分期),今后还可能包括 SCLC 相关的基因和分子指标的检测结果。

(4)完成诊断后进行 MDT,根据分期及患者具体情况制订合理的治疗方案。

(5)完成治疗后进行评价疗效,定期随访。

【临床关键点】

(1)SCLC 的发生与长期大量吸烟密切相关。

(2)SCLC 多发于男性患者,多为中央型,症状以咳嗽、胸闷、气促等为主,就诊时症状持续时间通常较短。

(3)肺鳞状细胞癌也多为中央型,因此确诊 SCLC 需要通过支气管镜、穿刺活检等取得病理标本,必要时进一步行免疫组织化学染色。

(4)必须完成分期检查,至少包括脑增强 MRI、胸部及上腹部增强 CT、骨扫描、全身 PET/CT 等,以明确 SCLC 的病情严重程度。

(5)由于 SCLC 恶性度高,潜在倍增时间短,易于发生血行转移,因此其诊断过程应尽量在较短时间内完成,并尽快开始治疗。

(6)SCLC 完整的临床诊断必须包括定位、定性、定量三方面。

(7)大部分局限期 SCLC 患者的治疗原则为全身化疗联合同步的胸部放疗,仅约 5% 的早期患者($T_{1\sim2}N_0M_0$)可接受手术治疗或立体定向放疗,治疗后辅以化疗±胸部放疗。

（8）预防性全脑放疗是局限期 SCLC 的重要治疗部分，适用于胸部放疗及化疗后完全缓解、部分缓解及手术完全切除后的患者，早期患者可谨慎推荐行全脑预防性放疗。

（9）治疗结束后 2 年内是局限期 SCLC 患者局部 / 区域及远处治疗失败的高危时间段，应重视随访，可考虑每 3 个月复查胸腹部增强 CT，必要时联合其他检查。

（10）总体而言局限期 SCLC 治疗效果尚不令人满意，5 年总生存率 20%～25%。

【临床病例】

第一步：病史采集

患者，男，61 岁。因"咳嗽伴痰中带血半个月"就诊。

患者半个月前无明显诱因出现咳嗽、咳痰伴痰中带血丝，无声嘶、发热盗汗、胸闷、胸痛、呼吸困难、头晕、头痛、活动后气促等不适。胸部 X 线检查发现"右上肺叶支气管狭窄、右肺门肿物伴纵隔增宽，右上肺多发斑片影"，予"消炎"治疗效果不佳。发病以来，一般状态可，体重下降不明显。既往身体健康，无特殊内科合并症。吸烟 40 支 /d×40 年，饮白酒 300ml/d×40 年。家族中无肿瘤患者。

【问题 1】　通过上述问诊后考虑患者的诊断可能有哪些？

思路 1：根据患者主诉、既往史及已有的初步辅助检查，最应高度怀疑支气管肺癌的可能性。但应注意与其他肺部良恶性疾病的鉴别。

1. 肺结核　多见于青年患者，常伴午后低热、盗汗、乏力、体重下降等结核中毒症状，结核菌素试验阳性。周围型 SCLC 需与肺结核球相鉴别，前者可位于肺内外周任何位置，影像学表现为软组织密度肿物伴毛刺、分叶；后者多位于肺上叶，影像学表现为边缘光滑，分叶较少，可有卫星病灶。中央型肺癌需与肺门淋巴结结核相鉴别，前者症状多为咳嗽、痰中带血等，胸片表现为肺门阴影，常伴阻塞性肺炎及肺不张；后者较少发生咯血症状，胸片表现为纵隔旁圆形阴性。

2. 肺部良性肿瘤　如错构瘤、结节病等，一般病程较长，症状不明显。胸片上肿物常呈圆形，边缘光滑，无分叶。肺结节病胸片常表现为双侧肺门及纵隔对称性淋巴结肿大。

3. 肺部感染　早期中央型肺癌所致阻塞性肺炎需与支气管肺炎相鉴别。后者通常起病急，伴感染症状。胸片表现为边界模糊的片状或斑片影，密度不均。经抗感染治疗后症状消失，病变吸收。肺癌中央部位坏死液化形成空洞时，需与肺脓肿鉴别。后者急性期时伴感染症状，咳多量脓臭痰，胸片表现为薄壁空洞，内壁光滑，常伴液平面。而癌性空洞常为厚壁偏心空洞，其内壁不规则，常不伴液平面。

4. 恶性淋巴瘤　可有咳嗽、发热、体重下降等症状。肿瘤位于纵隔时需与中央型肺癌相鉴别，二者胸片均可示纵隔增宽，呈分叶状。但淋巴瘤 CT 扫描可见肿瘤密度较均一，而肺癌则通常密度不均，可有局部低密度坏死区。如淋巴瘤有锁骨上、颈部淋巴结肿大，触诊时其质地偏韧，似有弹性，而肺癌淋巴结转移触诊质地坚硬。

5. 肺转移瘤　常伴身体其他部位症状，且转移瘤通常位于肺野外周，体积较小，边缘通常光滑，可有分叶。

思路 2：本例患者为中老年男性，且有长期吸烟史，吸烟指数高达 1 600。

知识点

吸烟指数

吸烟指数＝每日吸烟支数×吸烟年数。目前医学界将吸烟指数超过 400 的人列为肺癌发生的高危人群。

思路 3：肺癌患者症状可由肿瘤局部生长浸润压迫、远处转移及肿瘤伴发综合征所致。

1. 局部生长浸润压迫　中央型肺癌症状主要表现为刺激性咳嗽、咳痰、咯血、气促、呼吸困难、头面部乃至上肢肿胀等。周围型肺癌咳嗽、呼吸困难等症状较中央型肺癌少，而症状多表现为胸痛或无明显症状。当肿瘤或纵隔肿大淋巴结侵犯压迫喉返神经可引起声嘶、饮水呛咳，压迫上腔静脉可致上腔静脉压迫综合征，引起头面部乃至上肢肿胀。

2．远处转移 肺癌最常见的远处转移部位为脑、肝、骨、肾上腺、肺。常可引起相应症状，如头晕、头痛、视物模糊、喷射性呕吐等高颅压症状，以及乏力、转移部位的持续性疼痛、体重下降等。

3．肿瘤伴发综合征 如抗利尿激素异常分泌综合征、库欣综合征、匍行性回状红斑、皮肌炎等及高/低血糖症、高钙血症、男性乳房发育等。

知识点

中央型肺癌和周围型肺癌

发生在段支气管近端部位的肺癌为中央型肺癌，而发生在段支气管远端部位的肺癌则为周围型肺癌。

知识点

肿瘤伴发综合征

除肿瘤本身局部侵犯、压迫及远处转移引起的症状之外，由肿瘤细胞分泌的多种不同生物活性物质可引起一系列特殊的症状，称之为肿瘤伴发综合征（para-neoplastic syndrome）。

思路4：对怀疑肺癌患者的查体应注意以下方面。

首先应对患者整体状态有初步印象，如是否能够生活自理、是否营养不良、神智是否清楚、是否有头面颈部的水肿等。局部检查应注意触诊双颈部及锁骨上区，是否有可触及的肿大淋巴结及肿大淋巴结的部位、大小、质地、活动度、与周围组织的关系、是否有压痛；肺部查体按照视、触、叩、听的原则，注意胸部皮肤颜色，是否有水肿、静脉曲张，双侧肺部呼吸动度是否一致，肋间隙是否饱满甚至膨出，双肺野触觉语颤是否对称，叩诊音是否有浊音或实音，呼吸音是否减弱或消失等；其他体征应注意是否有杵状指/趾，主要承重骨，如椎骨，是否有压痛、叩痛等。因SCLC脑转移的风险较高，故查体中应对神经系统的相关体征加以检查，如患者神智、对答是否清晰，双侧瞳孔是否等大等圆，瞳孔直/间接对光放射是否灵敏，四肢肌力级别、肌力是否对称等。

思路5：病理诊断是确诊疾病的最终标准。本例患者胸片显示肿物位于右肺门处，且右肺上叶支气管狭窄，考虑肿物为中央型，故首选支气管镜检查，活检组织，获得病理诊断。此外，虽然部分肺癌为周围型病变，不能由内镜直接看见，但通过细胞学刷检及细支气管肺泡灌洗，也可取得50%～60%的诊断率。其他方法还包括CT引导下肺穿刺活检、浅表淋巴结穿刺/切除活检、纵隔镜活检、胸腔镜、胸腔积液细胞学检查及怀疑转移的部位的活检等。

第二步：门诊化验及辅助检查

纤维支气管镜检查（图14-1）：顺利进入气管，气管隆嵴锐利，搏动存在。左主支气管、右主支气管、中间支气管、右肺中叶、右肺下叶、左肺上叶、左肺下叶支气管管腔通畅，黏膜光滑。右肺上叶开口及开口内见外压性新生物伴管腔狭窄，咬检，并予局部喷洒麻黄碱5ml止血治疗。活检病理："（右肺上叶）符合小细胞肺癌。"

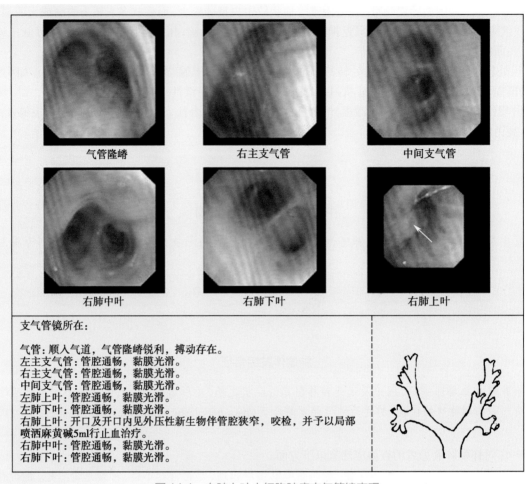

图 14-1　右肺上叶小细胞肺癌支气管镜表现

【问题 2】 患者已经明确病理诊断，下一步还应该进行哪些检查？

思路 1：为判断患者病情严重程度、指导下一步治疗，还应进行与分期有关的检查，其中包括局部分期检查，即胸部增强 CT 扫描，以及全身分期检查，包括全脑增强 MRI（排除脑转移）、全身骨扫描（排除骨转移）、上腹部增强 CT（排除肝及肾上腺转移等）。有条件者可行全身 PET/CT 检查。

对血常规检查发现有核红细胞、中性粒细胞减少或血小板减少且无其他部位转移证据的患者，可考虑行骨髓活检。骨髓转移在 5% 的广泛期 SCLC 患者中表现为唯一的转移部位。

此外，锁骨上区由于血管、肌肉、骨骼等正常组织较为集中，且 CT 扫描中碘对比剂通过锁骨下静脉时常产生伪影，对判断该区域淋巴结转移造成一定困难，而颈部、锁骨上区超声检查有助于弥补 CT 检查在此方面的不足，且可以同时对怀疑有转移的淋巴结进行超声引导下的穿刺活检病理检查，提高锁骨上区淋巴结转移诊断的准确性。

思路 2：为发现患者可能存在的内科并发症及评估对下一步治疗的耐受性，还应检查血常规、血生化、大小便常规、心电图、肺功能等。而肿瘤标记物的检查可作为患者疾病的诊断与鉴别诊断、治疗效果及治疗结束后随访中的参考。

知识点

肿瘤标志物

肿瘤标志物是指由肿瘤细胞直接产生或由非肿瘤细胞经肿瘤细胞诱导产生的物质。对于肿瘤标志物的检测可对肿瘤存在、发病过程及预后作出判断。其中，神经特异性烯醇化酶（neuron-specific enolase，NSE）是 SCLC 较为特异的肿瘤标志物。

患者常规检查：白细胞计数 5.6×10^9/L，血红蛋白 13.6g/L，血小板计数 309×10^9/L，白蛋白 40.7g/L，K^+ 4.5mmol/L，Na^+ 141.0mmol/L，NSE 56.5ng/ml↑。大小便常规、心电图、肺功能检查均未发现临床意义上的异常。

胸部增强 CT：右上肺右肺门旁见不规则肿块影，分叶，增强后不均匀强化，轴位最大径约 8.9cm×9.0cm。右肺上叶支气管不同程度狭窄，远端肺内见多发斑片状模糊影，肿块与右肺动脉关系密切。上腔静脉形态不规则。纵隔右侧上、下气管旁，血管前淋巴结和右肺门多发肿大淋巴结影，大者约 4.9cm×3.3cm，可见强化。右侧胸腔见少量积液；心包影增厚，可疑少量积液（图 14-2）。上腹部增强 CT 未见占位病变。

脑 MRI 未见转移病灶。

全身骨扫描：全身骨骼显影清晰，未见异常浓聚。

超声检查：双颈部、锁骨上区未见明显肿大淋巴结回声。彩色多普勒成像未见异常血流信号。

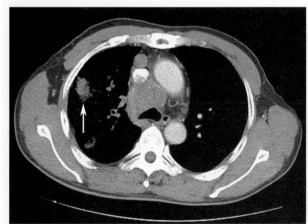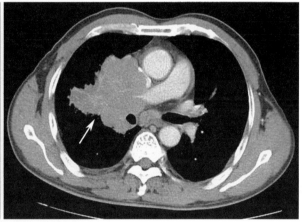

图 14-2 胸部增强 CT（纵隔窗）表现
右上肺右肺门旁见不规则肿块影（箭头）。

【问题 3】 结合患者病史及已有辅助检查，患者可以做出何种临床诊断？

思路 1：根据已完成的临床检查项目，患者目前可以确诊为右上肺 SCLC，局限期。

知识点

局限期与广泛期肺小细胞癌的定义

1973 年美国退伍军人肺癌协会分期系统将 SCLC 分为局限期或广泛期。2016 年由国际肺癌研究协会（International Association for the Study of Lung Cancer, IASLC）修订的肺癌 TNM 分期第 8 版用于指导 SCLC 的治疗和预后判断。局限期定义为肿瘤局限于一侧胸腔、同侧肺门、双侧纵隔、锁骨上区，且除外恶性心包积液或恶性胸腔积液等情况。简单而言，局限期即所有肿瘤体积能够被一个放疗野所包括；而广泛期 SCLC 目前定义为Ⅳ期或有多发肺内转移结节和/或肿瘤病灶、转移淋巴结靶区过大而难以耐受根治性放疗的情况。

思路 2：尽管美国退伍军人肺癌协会分期系统简单易用，但比较笼统，"局限期"这个说法实际上包括了具有显著异质性的一大类患者，因此不能对具体患者做出个体化的治疗选择及准确反映患者的预后情况。而且对原发病灶对侧肺门/锁骨上区淋巴结转移的情况划分为局限期或广泛期存在争议，以至于影响到进一步治疗选择根治性还是姑息性。

随着分期检查方法的完善、治疗方法的进步及对疾病的认识不断加深，IASLC 推荐在日常诊疗和临床研究中 SCLC 同样应该参照美国癌症联合会（AJCC）及国际抗癌联盟（UICC）TNM 分期法进行分期。因此，局限期即包括任何 T、N 及 M_0 的情况（除外肺内多发结节转移 / 多发病灶），而广泛期则包括了任何 T、N 及 $M_{1a/1b}$ 的情况。小细胞肺癌 TNM 分期同非小细胞肺癌，见第十三章附录。

总之，对肺癌的完整诊断必须包括定位、定性、定量三方面，即描述原发肿瘤所在左、右肺，上、中、下具体肺叶，具体病理类型和 TNM 分期。

因此，本例患者进一步行 TNM 分期后的临床诊断为：右上肺 SCLC，$T_4N_2M_0$，ⅢB 期。

【问题 4】 患者诊断明确，下一步将怎样决定治疗策略？

思路 1：对于恶性肿瘤患者，目前主张采用基于循证医学证据的多学科综合治疗，以取得最好的治疗效果并尽量减少治疗的毒副作用，保证患者生活质量。

NCCN 基于循证医学证据制定的各种癌症治疗指南得到了世界范围肿瘤科医生的认可，是最权威的制订肿瘤治疗策略的依据。

此外，患者的合理治疗意愿及具体身体情况也是决定治疗策略的参考因素。

知识点

循证医学及证据分级

循证医学（evidence-based medicine，EBM）即本着对患者个体的医护目的，将目前所能获得的最佳临床研究证据加以尽责地、明白地和明智地应用。

按质量和可靠程度大体可将循证医学证据分为以下五级（可靠性依次降低）。

一级：按照特定病种的特定疗法收集所有质量可靠的随机对照试验后所作的系统评价或荟萃分析。

二级：单个的样本量足够的随机对照试验结果。

三级：设有对照组但未用随机方法分组的研究。

四级：无对照的系列病例观察，其可靠性较上述两种降低。

五级：专家意见（个人经验性意见）。

思路 2：SCLC 恶性程度高，生物学行为表现为生长迅速，易于发生区域淋巴结转移甚至远处转移。因此，患者就诊时多已无手术适应证。而全身化疗联合胸部放疗的综合治疗是大多数局限期 SCLC 的首选治疗方案。

【问题 5】 患者治疗策略确定为胸部放疗联合化疗的综合治疗，但放疗与化疗应该怎样配合？

思路 1：胸部放疗与化疗的组合方式有多种，包括同步放化疗、序贯放化疗等，根据现有的循证医学证据，NCCN 治疗指南推荐对 SCLC 行同步放化疗。

思路 2：放射肿瘤学界中多数观点支持尽早开始放疗，除注册临床研究之外，日常临床实践中诱导化疗最多不应超过 2 个疗程，之后即应开始同步放化疗。NCCN 治疗指南推荐在第一个疗程或第二个疗程化疗的同时即开始放疗。

【问题 6】 由于 SCLC 对化疗敏感，大多情况下诱导化疗后肿瘤即可迅速退缩，此时胸部放疗的靶区应包括化疗前的原发病灶范围还是可以只照射化疗后残留的原发灶？SCLC 恶性程度高，易发生纵隔淋巴结转移，对于未发生淋巴结转移的纵隔区域是否也应该预防性照射？

思路：基于已有的临床研究证据，在临床实践中可以只照射诱导化疗后残留的原发肿瘤范围，且不用预防照射未发生淋巴结转移的纵隔、锁骨上区域，由此造成的照射范围以外的局部 / 区域失败概率较低，而放疗副作用比照射化疗前原发病灶范围及预防照射纵隔淋巴结引流区所引起的副作用低。但对于已有淋巴结转移的区域，即使诱导化疗后该区域淋巴结完全缓解，也应该照射该淋巴结所在的完整结区，原发病灶同侧肺门区应常规给予照射。

【问题 7】 局限期 SCLC 的胸部放疗的剂量 - 分割方式如何选择？

思路：目前 NCCN 治疗指南根据已有的临床研究资料，推荐局限期 SCLC 的胸部放疗可以采用 45Gy/30 次，每天 2 次，每周 5 天的加速超分割放疗方案或 60～70Gy/30～35 次，每天 1 次，每周 5 天的常规分割放疗方案。这两种治疗方案各有利弊，而最佳的剂量 - 分割方式目前仍在继续探索中。

知识点

剂量 - 分割方式

常规分割:一般为 1.8~2Gy/ 次,每天 1 次,每周 5 天。
超分割:相比常规分割而言,单次剂量较小而放疗分次数多,总治疗时间不变而放疗总剂量增加。
加速分割:相比常规分割而言,总治疗时间缩短,而放疗分次数、总剂量、单次剂量不变或减少。
大分割:分次剂量>2Gy/ 次,每天 1 次,每周 5 天。

【问题 8】 局限期 SCLC 的化疗方案及化疗方式如何选择?

思路 1:目前已明确多种化疗药物对 SCLC 有效,包括阿霉素、环磷酰胺、依托泊苷、铂类、紫杉类、伊立替康、吉西他滨等。而临床研究表明在初治的 SCLC 患者中,联合化疗方案较单药化疗方案疗效更好。因此局限期 SCLC 初治患者目前多采用联合化疗方案。

思路 2:联合化疗较单药化疗能对 SCLC 产生更好疗效,但研究表明联合化疗采取交替化疗、提高化疗剂量强度及维持化疗等治疗方式均未能显著改善局限期 SCLC 的预后。此外,临床研究还表明同步放化疗较序贯放化疗治疗 SCLC 效果更佳,因此,在应用化疗的同时必须要考虑到与胸部放疗相配合的问题。由于蒽环类药物,如阿霉素等,在放疗时同步使用会加重对心脏的毒性,因此,目前依托泊苷联合顺铂或卡铂的 EP/EC 方案常作为初治局限期 SCLC 化疗的标准一线方案。

第三步:住院后治疗

入院后患者经多学科讨论,临床诊断明确为右上肺 SCLC,$T_4N_2M_0$,ⅢB 期(2009 年 UICC/AJCC),无手术适应证。治疗方案定为 2 个疗程诱导化疗后行根治性胸部放疗联合同步化疗。具体为:依托泊苷(etoposide)100mg/m² d1~3 联合顺铂(cisplatin)80mg/m² d1(EP 方案),每 3 周重复 1 个疗程,共 4 个疗程。胸部放疗与第 3 程 EP 方案同时开始,放疗靶区的 GTV 为诱导化疗后残留原发灶及肺门、纵隔阳性淋巴结;原发灶的 CTV 为 GTV 外扩 0.8cm 并人工修回扩入大血管、骨骼内的体积,淋巴结的 CTV 为病灶同侧肺门区及纵隔、锁骨上阳性淋巴结区域,对未发生转移的纵隔、锁骨上淋巴结区域不做预防性照射。而 PTV 为上述 CTV 考虑摆位误差及生理活动度后外扩所得。采用加速超分割放疗,处方剂量给予 PTV 照射 45Gy/30 次,每天 2 次(2 次间隔≥6 小时),每周 5 天。同时保证双肺、脊髓、心脏等正常器官受照剂量不超过其耐受剂量(放疗计划剂量分布见图 14-3)。

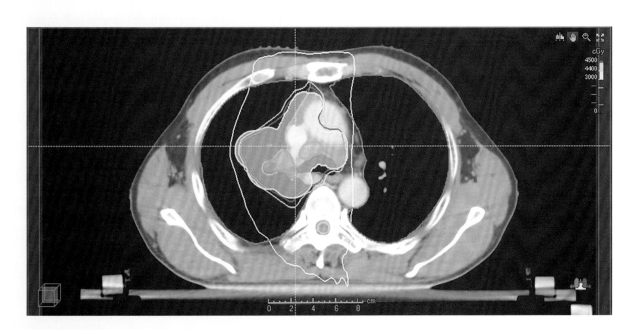

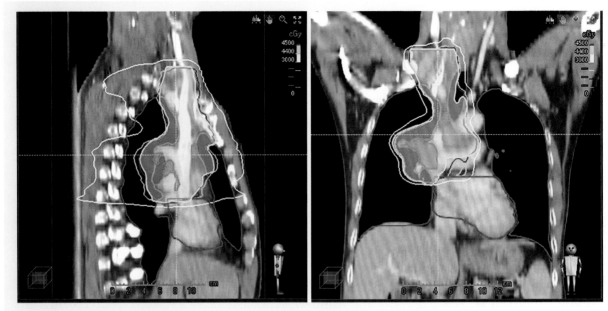

图 14-3　放疗计划剂量分布

【问题9】 肺癌患者在胸部同步放化疗期间应注意什么?

思路1:放疗联合同步化疗的毒副作用较单纯放疗或化疗大,会对患者带来一些非血液学及血液学毒副作用,对此应当引起重视,以保证治疗顺利完成。常见的毒副作用及防治办法如下。

1. 急性放射性食管反应　在采用加速超分割放疗联合同步化疗的患者中较为常见,常出现于放疗开始后2周左右,表现为胸痛,为尖锐刺痛,吞咽时症状加重。一般可予少量表面麻醉剂餐前口服,症状较重者应考虑使用止痛药物及静脉营养。

2. 急性放射性肺反应　多数与放疗中双肺受照的体积和剂量有关,因此,制订放疗计划时应仔细勾画放疗靶区并对双肺受照剂量 - 体积进行严格控制。少数与患者个体对放射线的敏感性有关。症状轻微者表现为偶尔干咳,严重者表现为咳嗽、咳痰、胸闷气促甚至呼吸困难,可伴随感染而出现发热、咳黄脓痰等。症状轻微可予观察或止咳对症处理,症状较重者应予吸氧、足量激素治疗并缓慢减量,合并感染者应根据细菌培养及药敏试验选择相应的抗生素。

3. 急性血液学毒性　在同步放化疗的患者中较常见,可表现为白细胞、中性粒细胞、血小板计数及血红蛋白含量的一种或几种降低,治疗期间应每周复查血常规,视情况予升高白细胞、血小板、血红蛋白治疗,必要时输成分血。

思路2:注意肿瘤对放化疗的反应,特别是在放化疗开始时合并有明显肺不张或肿瘤体积较大者,在放化疗中应每周复查胸部正侧位片,了解肺复张及肿瘤退缩情况。如治疗中肺完全复张或肿瘤明显退缩,应考虑重新模拟定位制订放疗计划,以尽量准确照射肿瘤并减少正常器官受照剂量。

知识点

放疗反应及评价标准

放疗反应可分为急性和后期反应。急性反应一般指放疗第1天至第90天这段时间的反应,之后则为后期放射反应。急性和后期放疗反应可采用 RTOG/EORTC 标准进行定量评价。此外,放化疗期间的毒性反应也可采用不良反应通用术语标准(Common Terminology Criteria for Adverse Events,CTCAE)进行定量评价。

第四步：治疗评估和随访

患者胸部放疗及 4 个疗程化疗结束后 1 个月复查。胸部增强 CT：右上肺右肺门旁软组织密度片状影，较第 1 次 CT 所示病灶明显缩小，右肺门、纵隔多发淋巴结影，大者约 0.9cm×0.8cm，较前明显缩小，双侧胸腔未见积液（图 14-4）。

上腹部增强 CT：未见明显占位病变。

脑 MRI 未见明显转移病灶。

全身骨扫描：全身骨骼显影清晰，未见明显异常浓聚。

NSE：10.6ng/ml（正常）。

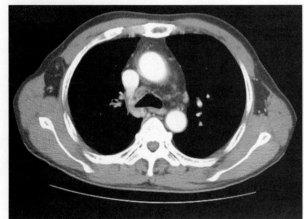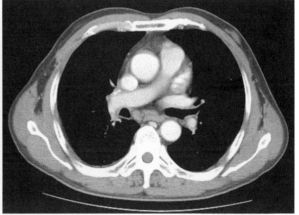

图 14-4　放化疗结束后复查胸部增强 CT（纵隔窗）表现

【问题 10】　该患者疗效判断为完全缓解，下一步应该采取何种治疗措施？

思路 1：随着综合治疗的进步，局限期 SCLC 患者生存率提高，随之而来的脑转移发生的概率也相应增高。有报告显示在 SCLC 确诊后 2 年内脑转移的累积发生率可高达 50%～80%。

思路 2：患者生存率提高的同时会伴随着脑转移发生率的增加。这是由于血脑屏障的存在，常规化疗药物难以有效进入脑组织，于是脑组织就成为潜在的脑部微小转移病灶的"庇护所"，因此长期存活的患者更有机会发生脑转移。

目前已有循证医学证据显示，对经过放化综合治疗后疗效评价达到完全缓解及部分缓解的患者行预防性全脑照射（prophylactic brain irradiation，PCI）可以有效降低脑转移的发生率，同时提高长期生存率。

思路 3：PCI 从逻辑上讲并不能真正起到"预防"脑转移发生的作用，其原理是消灭脑内可能已经存在但尚不能被发现的微小转移病灶。

思路 4：PCI 的作用是消灭脑内微小转移病灶，但照射剂量需要考虑脑组织的耐受剂量及长期存活的患者的生活质量。此外，尽管理论上提高照射剂量可以降低脑转移发生率，但临床研究表明高剂量的照射和较低剂量相比并未明显降低脑转移发生率和提高生存率，但神经毒性发生率较高。因此，目前 NCCN 治疗指南推荐局限期 SCLC 行 PCI 剂量的标准为 25Gy/10 次或 30Gy/15 次，但从方便患者及经济实用的角度来说，前者是较好选择。

患者采用面罩固定、CT 模拟定位，靶区包括了全脑，勾画双侧眼球、晶体及海马为需保护器官。放疗处方剂量 25Gy/10 次，每天 1 次，每周 5 天。

【问题 11】　在全脑放疗期间有哪些注意事项？

思路 1：由于放疗期间可能引起急性脑水肿，严重者可能引起高颅压、脑疝，因此在放疗的同时应使用脱水剂如 20% 甘露醇及皮质激素等，以保证放疗期间不产生脑水肿的临床症状。

思路 2：成人造血系统主要依赖于扁骨骨髓，其中颅骨骨髓占人体骨髓的 12%，故全脑放疗期间应注意至少每周复查 1 次血常规,必要时予相应对症治疗。

思路 3:全脑放疗不能与化疗同时进行。有研究表明 PCI 与化疗叠加会导致严重的血液学毒性及神经系统后期毒性。

思路 4:全脑放疗存在一定的毒副作用,其中记忆力下降是较为常见的后期反应。可以利用先进放疗技术(如 VMAT、TOMO 等)行保护海马的 PCI(图 14-5)。

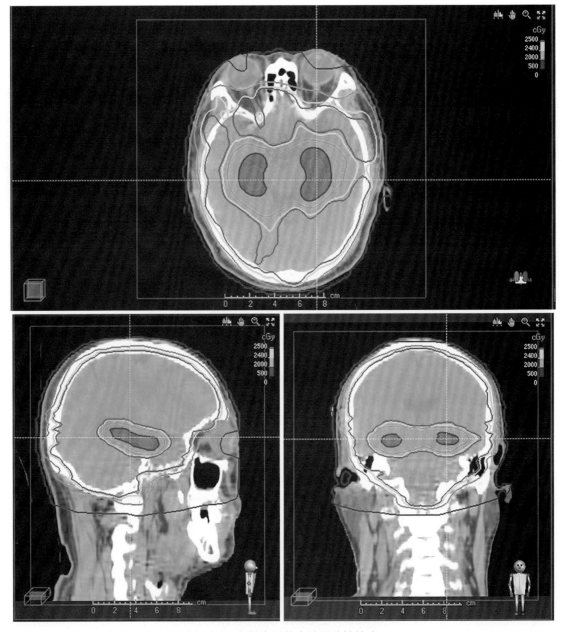

图 14-5　保护海马的全脑预防性放疗

知识点

海马

海马是大脑边缘系统的重要部分,位于端脑颞叶的内侧深部,左右各一,是帮助人类处理长期学习与记忆声光、味觉等事件的主要区域。海马齿状回是神经元干细胞聚集处。

通常认为放疗后的海马损伤可造成神经认知功能障碍。

【问题 12】 患者放化疗全疗程结束后应怎样进行随访？

思路：患者在治疗全部结束后 1 个月进行第 1 次随访并全面评估治疗效果。由于患者在治疗后的 2 年内为局部或远处治疗失败的高危时间段，因此建议这段时间内每 3 个月复查 1 次，复查内容包括查体、胸部及上腹部增强 CT 扫描，必要时予脑增强 MRI、骨扫描。此后可以每半年复查 1 次。治疗结束 5 年后可以每年复查 1 次。

【问题 13】 其他分期的局限期 SCLC 的治疗原则是什么？

思路 1：由于 SCLC 生物恶性度高，易于局部侵犯及远处转移，因此患者就诊时多已非早期，失去手术机会。但仍有少数，约 5% 的 SCLC 患者能够得到早期确诊，确诊时的临床分期为 $T_{1\sim2}N_0M_0$，对这部分患者的治疗选择如下。

1. 根治性肺叶切除术加纵隔、肺门淋巴结清扫术。根据术后病理确定下一步治疗。

（1）完全切除，纵隔淋巴结阴性：辅助化疗 4～6 个疗程。

（2）完全切除，纵隔淋巴结阳性：照射纵隔淋巴结引流区联合 EP 方案同步化疗。

2. 如患者拒绝手术，或因身体状况不能手术，治疗选择除了常规的根治性同步放化疗外，根据最新的研究结果，还可以选择 SBRT。研究表明给予胸部放疗 50Gy/5 次，每天 1 次，3 年局部控制率可达 96.1%，中位生存期及 3 年疾病特异生存率分别为 52.3 个月及 64.4%。但接受 SBRT 的患者仍应予化疗。

思路 2：一部分患者就诊时表现为孤立肺内结节病灶，手术治疗后确诊为 $T_{1\sim2}N_0M_0$ 的 SCLC，其术后治疗原则同上。

思路 3：对于上述早期 SCLC 根治术或 SBRT 后的患者，辅助化疗后可谨慎推荐行 PCI。

思路 4：目前的临床研究表明分期超过 $T_{1\sim2}N_0M_0$ 的 SCLC 患者不能从手术中获益，因此在除外注册临床试验的日常诊疗，这部分患者应该行根治性放化疗。

（陈　明）

第二节　广泛期小细胞肺癌

SCLC 与吸烟关系密切，其肿瘤倍增时间短、生长分数高，在早期即可出现广泛转移。其组织病理学特点为肿瘤细胞呈圆形、卵圆形或纺锤形，细胞边界不清，胞浆缺乏，染色质呈团粒状结构，核仁消失或不明显，核分裂象常见。此外，约 30% 的 SCLC 尸解可以发现肿瘤病灶局灶性地向 NSCLC 分化。在其肿瘤标志物中，角蛋白（keratin）、上皮膜抗原（epithelial membrane antigen，EMA）、甲状腺转录因子 -1（thyroidtranscriptionfactor-1，TTF-1）、嗜铬粒蛋白 A（chromogranin A，CGA）、神经元特异性烯醇化酶（neuron-specific enolase，NSE）、神经细胞黏附分子（neural cell adhesion molecule，N-CAM/CD56）、突触素（synaptophysin，Syn）等表达多为阳性。血清肿瘤标志物中 NSE 及胃泌素释放肽前体（pro-gastrin releasing peptide，ProGRP）多异常升高。既往美国退伍军人肺癌协会分期系统在 SCLC 中被广泛应用，该系统将 SCLC 分为局限期及广泛期，广泛期定义为肿瘤超出了半侧胸腔的范围，恶性胸膜及心包膜受侵及远处肿瘤转移。2016 年由国际肺癌研究协会（IASLC）修订的肺癌 TNM 分期第 8 版目前已用于指导 SCLC 的治疗和预后，对局限期及广泛期的定义作了相应调整。广泛期 SCLC 目前定义为Ⅳ期或多发肺内转移结节和 / 或肿瘤病灶 / 转移淋巴结靶区过大而难以耐受根治性放疗的病灶。

【诊疗过程】

（1）详细询问患者病史，重点包括呼吸系统的症状、体征、发生时间、持续时间、加重缓解因素及有无吸烟史等。同时因 SCLC 容易伴发副瘤综合征，需注意询问和检查患者有无副瘤综合征的相关症状和体征，如有无下肢近端的肌无力（Lambert-Eaton 综合征）；多发感觉及运动功能障碍（脑脊髓炎）；满月脸、向心性肥胖、高血压、糖尿病（库欣综合征）；少尿、低钠血症、神志淡漠、精神异常等（抗利尿激素分泌异常综合征）。

（2）注意患者既往的相关实验室检查结果，注意血钠、尿钠等指标。

（3）常规的血常规、肝肾功检查，有条件的单位可行血清肿瘤标志物检查，主要为 NSE、ProGRP、癌胚抗原（carcinoembryonic antigen，CEA）、细胞角蛋白 19 片段（cytokeratin-19-fragment，CYFRA21-1）等。

（4）影像学检查包括胸部及上腹部增强CT（包括肝及肾上腺位置）、脑增强MRI（或脑增强CT）、核素骨扫描，如患者经济条件允许，可行全身PET/CT检查，同时联合脑增强MRI（或脑增强CT），以明确肿瘤侵犯及转移的范围。

（5）组织病理学检查包括痰液脱落细胞学检查、纤维支气管镜活检、经胸壁穿刺活检、纵隔镜、超声引导下经支气管镜针吸活检术（EBUS-TBNA）、超声内镜引导下经食管针吸活检术（EUS-TENA）等。

（6）询问是否有其他内科合并症。

（7）根据各项检查资料及一般体能状态，明确患者分期，制订治疗方案。

（8）广泛期SCLC的治疗以全身化疗为主，对于同时伴有脑转移的患者，依据其是否伴有脑转移导致的神经系统症状，而设定全身化疗与脑部放疗的次序。

（9）对于一线化疗后转移肿瘤病灶达到或接近完全缓解的患者，可针对其原发残留病灶进行放疗。

（10）一线治疗有效且复查明确无颅内肿瘤转移的患者可以考虑行预防性全脑照射（PCI），或定期密切随访颅内情况（脑增强MRI或脑增强CT）。

（11）对于骨转移引起的骨痛、脊髓压迫、阻塞性肺炎及脑转移可以进行姑息性放疗。

（12）治疗后给予患者疗效评价，并给予健康指导，定期随访。

【临床病例】

第一步：病史采集

患者，女，58岁。因"咳嗽、咳痰1月余，乏力食欲缺乏10余天"入院。

患者1个月前受凉后出现咳嗽、气紧伴咳白色泡沫痰，偶伴有痰中带血丝，无心慌、胸闷，无潮热、盗汗等症状，于外院考虑肺部感染行抗感染治疗2周，症状无明显缓解。入院前10余天出现乏力、食欲缺乏、神志淡漠，不伴有头晕头痛、恶心呕吐、腹痛腹泻，不伴昏迷抽搐等症状，近1周患者体重增加4kg。患者既往有吸烟史（100支/年），无饮酒史，否认乙型肝炎、结核等传染病史。入院查体：美国东部肿瘤协作组（ECOG）PS评分3分，生命体征平稳，双肺底可闻及少量干湿啰音，心音正常、心界不大，肝脾未扪及，四肢肌力及肌张力正常，双下肢无水肿，腹部移动性浊音阴性。余查体未见异常。患者于外院行胸部增强CT：右肺下叶支气管开口部位软组织占位伴强化，约4cm×3cm，伴有周围肺组织的阻塞性肺炎；右肺下叶后基底段另见结节样病灶，约2cm×1cm；右侧肺门、纵隔及气管隆嵴下多发肿大淋巴结。

【问题1】　该患者可能的诊断是什么？

思路：该患者起病较急、病程较短，起病以呼吸系统症状为主要表现，首先考虑呼吸系统的感染性病变及结核等良性病变。但患者于院外行抗感染治疗2周症状无明显缓解，且其无潮热、盗汗等结核伴随症状，此时需高度警惕恶性疾病的可能，加之患者有长期吸烟史的危险因素，胸部增强CT发现肺内占位性病变，进一步增加了其肺癌诊断的可能性。

此外，患者症状呈进行性加重，出现乏力、神志淡漠等神经精神症状，应考虑有肿瘤脑转移及血电解质紊乱的可能，但患者不伴有高颅压及神经定位症状及体征，因此血电解质紊乱的可能性更大。患者的临床症状符合低钠的表现，但患者不伴有恶心呕吐、腹痛腹泻，考虑电解质丢失可能性较小，此时应考虑副瘤综合征——抗利尿激素分泌异常综合征（syndrome of inappropriate antidiuretic hormone secretion，SIADH）的可能。

知识点

肺癌的临床特点

1. 长期的吸烟是肺癌的危险因素。

2. 肺癌的临床症状较为复杂，患者出现症状的早晚及严重程度与肿瘤的病理类型、发生部位、远处转移、并发症、副瘤综合征的发生情况及患者的耐受程度相关，依据其症状发生的部位和发生原因可

分为肺内及纵隔病变导致的肺内症状及由肺外转移病灶或副瘤综合征所致的肺外症状。其中肺内症状多为非特异性,临床常见的表现为咳嗽、咳痰、痰中带血丝、咯血、气紧、声嘶等,以上症状与肺部感染不易区分,但如抗感染2周,症状无明显缓解的患者需高度警惕为肺癌。

3.肺癌可伴发多种副瘤综合征,其中与SCLC相关的常见副瘤综合征如下。①SIADH,由于肿瘤组织大量分泌抗利尿激素或具有抗利尿作用的多肽物质导致,其主要临床特点为顽固性的低钠血症,尿渗透压大于血浆渗透压,患者出现少尿、血钠降低、神志淡漠、精神差等;②Lambert-Eaton综合征,由于自身抗体直接抑制了神经末梢突触前的压力门控钙通道,从而导致了肌无力症状,多累及下肢近端的肌群;③脑脊髓炎,因肿瘤抗原导致的交叉免疫反应(anti-Hu),而使神经元RNA绑定蛋白出现免疫损伤,从而导致多发的感觉及运动功能障碍;④库欣综合征,因肿瘤异位分泌促肾上腺皮质激素而导致。

第二步:门诊化验及辅助检查

患者入院后行纤维支气管活检:右肺上叶支气管开口处管腔狭窄,管腔内见菜花样异物,质脆,触之易出血。病理检查可见异型细胞,PCK少部分细胞点状(+)、EMA部分细胞(+)、CD56(+)、CgA少部分细胞(+)、Syn(+)、TTF-1(+)、NSE(+)、Ki-67阳性率约70%,考虑为SCLC。脑增强MRI:颅内多发占位病灶,伴有强化,病灶周围水肿不明显,考虑肿瘤转移病灶可能性大;上腹部CT及骨扫描未见异常。血电解质示:Na^+ 102.5mmol/L、Cl^- 78.7mmol/L;尿Na^+ 35mmol/L、血浆渗透压260mOsm/L。肿瘤标志物示:NSE 370.00ng/ml。

【问题2】 该患者入院后还需进行哪些检查?

思路:除血常规、大小便常规、肝肾功等检查外,该患者考虑为肺癌可能性大,需对肺癌容易转移的相关器官组织进行检查以明确患者分期,同时需对肿瘤组织活检以明确病理学类型。用于患者分期的相关检查包括(患者已于院外行增强胸部CT检查):上腹部增强CT(明确肝脏及肾上腺有无肿瘤转移)、头部增强MRI或CT(明确有无颅内转移)、全身骨扫描(明确有无骨转移);如其经济条件允许,可行全身PET/CT+头部增强MRI/CT;此外可行肿瘤标志物的检测,常用的肺癌肿瘤标志物包括CEA、CYFRA21-1、NSE及ProGRP。用于病理学确诊的检查:因患者肺部占位位于右肺上叶支气管开口处,预期纤维支气管活检获得病理学标本可能性大,故纤维支气管活检为合理的检查选择。该患者考虑合并有SIADH的可能,故需行相关检查以明确诊断,包括血钠、尿钠、血浆渗透压、尿渗透压等。

【问题3】 患者的诊断及分期是什么?

思路:根据患者的相关检查结果,考虑诊断为右肺下叶SCLC伴右肺门、气管隆嵴下及纵隔淋巴结、右肺内、多发脑转移,$T_3N_2M_1b$,Ⅳ期,广泛期。

此外,患者有乏力、神志淡漠等神经精神症状,不伴有高颅压及神经定位症状及体征,脑增强MRI示占位病灶周围水肿不明显,同时其血钠降低、尿钠升高。考虑肿瘤脑转移导致其精神症状可能性较小,而SIADH导致血钠过低可能是其主要原因。因此该患者还需诊断:SIADH,低钠血症。

第三步:住院后治疗

患者入院后给予严格限制每日摄入水量(每日饮入及补液总量<1 000ml),并给予3%的高渗NaCl溶液缓慢输注,密切监测血清电解质的变化,经过2天的处理,其血钠恢复至125mmol/L以上,神志清楚,回答切题,一般体能状态有所恢复,ECOG PS评分1~2分。其后给予依托泊苷100mg/m² d1~3+顺铂25mg/m² d(1~3)×4周期化疗。2周期后影像学检查示患者肺内及颅内病灶明显减小、减少,疗效评价为部分缓解;4周期后影像学检查示患者肺内及颅内病灶进一步减小、减少,疗效评价为部分缓解(图14-6、图14-7)。

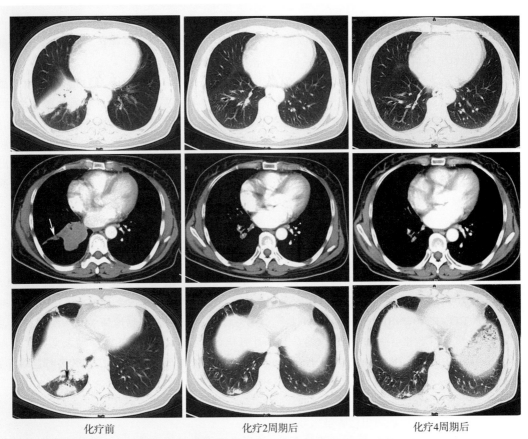

化疗前　　　　　　　　　化疗2周期后　　　　　　　　　化疗4周期后

图 14-6　患者化疗前后肺部病灶(箭头)的 CT 变化

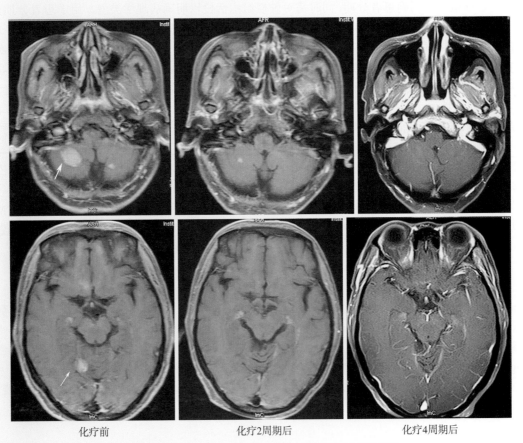

化疗前　　　　　　　　　化疗2周期后　　　　　　　　　化疗4周期后

图 14-7　患者化疗前后脑转移病灶(箭头)的 MRI 变化

【问题 4】 该患者下一步的治疗方案是什么？

思路：该患者入院时 ECOG PS 评分为 3 分，全身化疗风险较大。分析其一般体能状态差的主要原因应为 SIADH 导致的血钠过低，因此首要的治疗目标为积极纠正患者的低钠血症，使其一般体能状态有所恢复，从而为后续的全身化疗打下基础。纠正 SIADH 导致的低钠血症的内科治疗包括：严格限制患者每天水摄入量（≤800～1 000ml/d）；因患者血钠值过低，且已伴发神志淡漠等精神症状，因此可适当加用高渗 NaCl 溶液及呋塞米（袢利尿剂，排水多于排钠）。

治疗 SIADH 的根本是治疗原发肿瘤，故待患者的血钠水平升高≥125mmol/L 和 / 或一般情况有所好转后，应积极行抗肿瘤治疗。该患者为初治Ⅳ期，虽然伴有肿瘤脑转移，但影像学检查显示其转移灶周围无明显组织水肿，且患者无明显由肿瘤脑转移导致的神经系统症状，同时 SCLC 对一线化疗大多敏感，因此首要治疗应考虑全身化疗，而全脑放疗（whole brain radiotherapy，WBRT）可安排于化疗完成后，或患者神经系统症状加重时。

知识点

小细胞肺癌的一线治疗

1. 治疗 SIADH 的根本是治疗原发疾病，对于肿瘤导致的 SIADH 来说即为通过手术、放疗、化疗等手段控制原发肿瘤；严格限制患者每天的总摄入水量（≤800～1 000ml）；对于已有严重水中毒症状的患者，可使用呋塞米（袢利尿剂，排水多于排钠）及3% 的高渗 NaCl 溶液，待血钠恢复至 125mmol/L 时，即可停用高渗 NaCl 溶液；可加用血管升压素受体抑制剂托伐普坦。

2. 目前最常用的广泛期 SCLC 一线化疗方案为依托泊苷联合铂类方案，共 4～6 周期，具体常用的化疗方案：依托泊苷 100mg/m² d1～3 + 顺铂 25mg/m² d1～3；依托泊苷 100mg/m² d1～3 + 顺铂 75mg/m² d1；依托泊苷 120mg/m² d1～3 + 顺铂 60mg/m² d1；依托泊苷 100mg/m² d1～3 + 卡铂 AUC＝5～6 d1。

3. 依托泊苷联合铂类方案中，铂类药物可以是顺铂或是卡铂，在荟萃分析中两者的疗效相当，具体临床应用时根据患者的具体情况加以选择。卡铂在恶性呕吐、肾毒性及神经系统毒性方面的副作用更低，但其骨髓抑制的毒副作用更强。

4. 其他一线化疗方案还包括伊立替康联合铂类方案，日本完成的Ⅲ期临床研究显示，伊立替康联合顺铂较依托泊苷联合顺铂在患者总生存方面有一定优势，但后续由美国完成的两项Ⅲ期临床研究却没有证实上述结果。具体方案包括：伊立替康 50mg/m² d1、d8、d15 + 卡铂 AUC＝5 d1；伊立替康 60mg/m² d1、d8、d15 + 顺铂 60mg/m² d1；伊立替康 65mg/m² d1、d8 + 顺铂 30mg/m² d1、d8。

5. 广泛期 SCLC 一线联合铂类双药方案化疗的缓解率为 60%～70%，中位生存期为 9～11 个月，2 年生存率 <5%，在标准的 4～6 周期化疗后进行巩固或维持化疗并未增加患者的生存率。

6. 虽然对于大多数肿瘤来说，ECOG PS 评分≤2 分是全身化疗的前提条件，但对于广泛期 SCLC 来说，因肿瘤恶性程度高，生长及转移的速度较快，患者较差的一般体能状态通常都与其肿瘤负荷较大相关，加之 SCLC 对一线化疗的近期有效率较高，因此对该类患者，如能排除其他内科因素，虽然其一般体能状态较差，仍可试行化疗。

【问题 5】 该患者的后续治疗及随访方案如何？

思路：该患者经 4 周期化疗后，肺内及脑肿瘤转移病灶疗效接近完全缓解，可考虑对肺原发病灶的残留部分进行放疗，以进一步提高疗效。此外，虽然患者脑转移病灶在化疗后影像学上几乎没有残留，但不能排除影像学的漏检及亚临床病灶的存在。因此，该患者可行 WBRT 以进一步控制颅内转移病灶。该患者的随访方案按照肺癌的常规随访方案进行随访，2 年内每 3 个月随访 1 次，2～5 年每 6 个月随访 1 次，5 年后每年随访 1 次。

第四步：治疗效果评估和随访

患者在化疗完成后，行胸部原发病灶及肺门、纵隔残留阳性淋巴结的局部放疗，放疗剂量 60Gy/30 次。此外，胸部放疗后再完成 WBRT 30Gy/10 次。其后患者进入临床随访（图 14-8）。

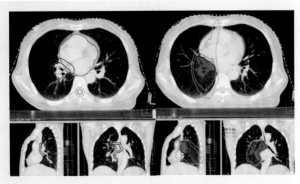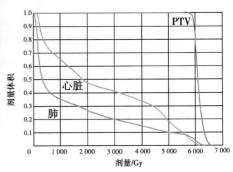

图 14-8　患者胸部放疗的靶区、剂量及剂量体积直方图

知识点

广泛期 SCLC 的一线治疗有效后的治疗

1. 研究显示对于化疗后转移病灶疗效达到或接近完全缓解的患者,原发灶的局部放疗可以进一步提高患者的中位生存期。

2. 对于初始无脑转移的广泛期 SCLC,在化疗后接近或达到完全缓解的患者,如复查未发现颅内转移,可选择行预防性全脑照射(prophylactic cranial irrediation,PCI),其可降低 SCLC 脑转移的发生率,但能否延长患者生存还无定论;也可选择定期密切随访颅内情况(脑增强 MRI 或脑增强 CT)。

3. PCI 的放疗分割方案为 25Gy/10 次。

【问题 6】　如该患者在后续的随访过程中(<6 个月),又出现多发的肿瘤转移病灶,治疗方案如何确定?

思路:患者一线治疗 6 个月内肿瘤复发转移,可选用第三代化疗药物(拓扑替康、伊立替康、吉西他滨、多西紫杉醇、紫杉醇等)及替莫唑胺、口服依托泊苷单药化疗,或行免疫治疗:帕姆单抗、纳武单抗±依匹木单抗。

知识点

广泛期小细胞肺癌的二线治疗

1. SCLC 对初始放化疗大多较敏感,但多数患者最终还是死于肿瘤复发。

2. 如一线治疗 6 个月内肿瘤再次出现复发转移,可选用第三代化疗药物(拓扑替康、伊立替康、吉西他滨、多西紫杉醇、紫杉醇等)及替莫唑胺、口服依托泊苷单药化疗;或行免疫治疗:帕姆单抗、纳武单抗±依匹木单抗。

3. 一线治疗结束至肿瘤复发时间 <3 个月,二线治疗有效率 <10%;一线治疗结束至肿瘤复发时间 >3 个月,二线治疗有效率 25%。如一线治疗 6 个月后肿瘤再次出现复发转移,仍可选用一线化疗方案化疗。

（卢　铀）

推荐阅读资料

[1] CHANG J Y,BRADLEY J D,GOVINDAN R,et al. Lung. Principles and practice of radiation oncology. 5th ed. Philadelphia: Lippincott Williams & Wilkins,2008.

[2] 王绿化,张红星,陈东福. 小细胞肺癌的治疗 // 殷蔚伯,余子豪,徐国镇,等. 肿瘤放射治疗学. 4 版. 北京:中国协和医科大学出版社,2007.

[3] VAN MEERBEECK J P, FENNELL D A, DE RUYSSCHER D K. Small-cell lung cancer. Lancet, 2011, 378(9804): 1741-1755.

[4] National Comprehensive Cancer Network. NCCN Clinical Practice Guidelines in Oncology(NCCN Guidlines®) Small Cell Lung Cancer. [2020-11-10]. http://www.nccn.org/professionals/physician_gls/pdf/sclc.pdf.

[5] SIEGEL R, NAISHADHAM D, JEMAL A. Cancer statistics, 2012. CA Cancer J Clin, 2012, 62(1): 10-29.

[6] SUNDSTROM S, BREMNES R M, KAASA S, et al. Cisplatin and etoposide regimen is superior to cyclophosphamide, epirubicin, and vincristine regimen in small-cell lung cancer: results from a randomized phase Ⅲ trial with 5 years' follow-up. J Clin Oncol, 2002, 20(24): 4665-4672.

[7] XIA B, CHEN G Y, CAI X W, et al. Is involved-field radiotherapy based on CT safe for patients with limited-stage small-cell lung cancer? Radiother Oncol, 2012, 102(2): 258-262.

[8] HU X, BAO Y, ZHANG L, et al. Omitting electivenodalirradiation and irradiating postinduction versus preinduction chemotherapy tumor extent for limited-stage small cell lung cancer: interim analysis of a prospective randomized noninferiority trial. Cancer, 2012, 118(1): 278-287.

[9] VERMA V, SIMONE C B 2nd, ALLEN P K, et al. Multi-institutional experience of stereotactic ablative radiation rherapy for stage Ⅰ small cell lung cancer. Int J Radiat Oncol Biol Phys, 2017, 97(2): 362-371.

[10] NICHOLSON A G, CHANSKY K, CROWLEY J, et al. The international association for the study of lung cancer lung cancer staging project: proposals for the revision of the clinical and pathologic staging of small cell lung cancer in the forthcoming eighth edition of the tnm classification for lung cancer(Article). J Thorac Oncol, 2016, 11(3): 300-311.

[11] GOLDSTRAW P, CROWLEY J, CHANSKY K, et al. The IASLC lung cancer staging project: proposals for the revision of the TNM stage groupings in the forthcoming(seventh)edition of the TNM classification of malignant tumours. J Thorac Oncol, 2007, 2(8): 706-714.

[12] ROSSI A, DI MAIO M, CHIODINI P, et al. Carboplatin- or cisplatin-based chemotherapy in first-line treatment of small-cell lung cancer: the COCIS meta-analysis of individual patient data. J Clin Oncol, 2012, 30(14): 1692-1698.

[13] NODA K, NISHIWAKI Y, KAWAHARA M, et al. Irinotecan plus cisplatin compared with etoposide plus cisplatin for extensive small-cell lung cancer. N Engl J Med, 2002, 346(2): 85-91.

[14] LARA P N Jr, NATALE R, CROWLEY J, et al. Phase Ⅲ trial of irinotecan/cisplatin compared with etoposide/cisplatin in extensive-stage small-cell lung cancer: clinical and pharmacogenomic results from SWOG S0124. J Clin Oncol, 2009, 27(15): 2530-2535.

[15] HANNA N, BUNN P A Jr, LANGER C, et al. Randomized phase Ⅲ trial comparing irinotecan/cisplatin with etoposide/cisplatin in patients with previously untreated extensive-stage disease small-cell lung cancer. J Clin Oncol, 2006, 24(13): 2038-2043.

第十五章 纵隔肿瘤

纵隔位于胸腔正中，在两侧胸膜腔之间，以胸骨和胸椎为其前后界，内有许多重要器官，有大血管、气管、主支气管、心包、食管、胸腺及丰富的神经、淋巴和结缔组织。胚胎发育过程中发生异常或后天性囊肿或肿瘤形成，即成为纵隔肿瘤。

纵隔内肿瘤种类繁多，有原发性肿瘤和转移性肿瘤。原发肿瘤中以良性多见，但也有相当一部分为恶性。据国内统计资料显示，纵隔肿瘤发病率以神经源性肿瘤占第一位，其次为畸胎类、胸腺肿瘤和甲状腺肿瘤，各种囊性肿瘤最少。

为标明纵隔病变的所在部位，临床上常把纵隔分为以下几个区域：①上下分界，以胸骨角平面为分界线，胸骨角平面以上为上纵隔，以下为下纵隔；②前后分界，以心包所占空间为界分为前后纵隔，心包前者为前纵隔，心包后者为后纵隔，心包位于中纵隔。在上纵隔有气管、食管、胸腺、大血管、胸导管、迷走神经、左喉返神经、膈神经及交感神经干；中部有心包、心脏、升主动脉、肺血管、上腔静脉下端、主支气管和膈神经，后部有降主动脉、奇静脉、胸导管、食管和淋巴结。此种区分对纵隔疾病的临床诊断及治疗有一定的意义。

按照解剖位置来划分，纵隔肿瘤中54%发生在前纵隔，20%在中纵隔，26%在后纵隔。常见者均有其好发部位（表15-1）。前纵隔有胸腺肿瘤、畸胎瘤和胸内甲状腺肿瘤等。中纵隔有淋巴瘤、心包肿瘤和支气管肿瘤等。后纵隔有神经源性肿瘤、食管肿瘤等。按年龄分，儿童中以神经源性肿瘤为多见，成人以胸腺瘤、淋巴瘤为多见。

表 15-1　纵隔各区的解剖结构和肿瘤分类

类别	上纵隔	前纵隔	中纵隔	后纵隔
解剖结构	横向主动脉、大血管、胸腺、淋巴结	升主动脉、腔静脉、胸腺	心、心包、气管、肺血管、淋巴结	交感神经链、迷走神经、食管、胸导管、降主动脉、淋巴结
纵隔肿瘤	淋巴瘤	淋巴瘤、畸胎瘤	淋巴瘤	神经源性肿瘤
	甲状腺肿瘤	胸腺肿瘤	类肉瘤病	淋巴瘤
	胸腺肿瘤	生殖细胞肿瘤	（结节病）	食管肿瘤
	甲状旁腺肿瘤	副节细胞瘤	心包肿瘤	甲状腺肿瘤
	气管圆柱瘤	甲状腺肿瘤	血管肿瘤	脊柱肿瘤
	支气管囊肿		气管肿瘤	

【诊疗过程】

（1）详细询问患者的症状学特征和发病过程，40%病例是无症状的，偶尔体检时发现。无症状者多为良性，而有症状者的病变多为隐匿恶性或恶性。60%患者的临床症状为肿瘤压迫或侵犯纵隔及周围组织结构造成的。

（2）体检可有胸骨隆起，颈部或锁骨上淋巴结肿大，局限性哮鸣音或出现上腔静脉压迫综合征。注意颈部有无肿大的甲状腺和淋巴结、气管位置偏移和端坐位颈静脉充盈程度。霍纳综合征（Horner syndrome）：注意瞳孔缩小、眼睑下垂和皮肤出汗情况。

（3）X线检查可见纵隔肿块阴影或囊性阴影。纵隔超声检查有助于囊性和实性病变相鉴别，特别对紧贴胸骨后的肿瘤。CT和MRI可见纵隔占位病变。对疑有胸内甲状腺肿瘤的患者，可作放射性碘示踪检查。

（4）鉴别诊断时应考虑肿瘤位于纵隔还是肺内或胸膜腔内。

（5）纵隔肿块穿刺活检,细胞学及组织学检查可以明确诊断。

（6）除恶性淋巴源性肿瘤适用放疗、化疗外,绝大多数原发性纵隔肿瘤只要无手术禁忌证,均应行外科手术治疗。即使良性肿瘤或囊肿,由于其会逐渐长大,压迫邻近器官,甚至出现继发感染或恶变,均应手术。具体外科手术方式的选择可根据患者及肿瘤的特点选用常规开胸或微创胸腔镜。

（7）恶性纵隔肿瘤若已侵及邻近器官无法切除或已有远处转移,则为手术禁忌,可根据病理给予放疗或化疗。

【临床关键点】

（1）治疗前纵隔肿瘤的性质往往较难确定,但大多数纵隔肿瘤有其独特的好发部位。因此临床医师根据肿瘤的部位、患者的年龄及特征性症状(如重症肌无力与胸腺肿瘤的关系,多发神经纤维瘤病同时伴有后纵隔神经纤维瘤的关系),可以做出较准确的诊断。

（2）CT、MRI、PET/CT、细针穿刺活检及血生化[如纵隔绒癌与人绒毛膜促性腺激素(human choionic gonadotophin,hCG)的关系]的应用,使纵隔肿瘤的诊断准确性有所提高。

（3）所有具有纵隔肿块的患者治疗前均应进行评估,包括确定肿块的类型、病变的范围、肿瘤的组织学诊断及疾病的分期,之后制订纵隔肿瘤的最佳治疗方案。

（4）生殖细胞瘤和恶性淋巴瘤以外的纵隔肿瘤的治疗以手术为主,必要时在手术前后辅以放疗和/或化疗;局部晚期无法切除或已明确远处转移者,进行放化疗综合治疗。

（5）肿瘤与周围组织粘连难以完全剥离者,行术前辅助放疗,D_T 30～40Gy/3～4周,放疗后2～4周手术。术后肿瘤残留者,应于瘤床放置金属标志,术后2～4周放疗。

（6）淋巴类肿瘤、精原细胞瘤、侵袭性胸腺瘤术后残留及不能手术患者,可给予根治性放疗,根据不同肿瘤分别予以不同剂量,D_T 40～70Gy/4～7周,并根据肿瘤退缩情况及时缩小照射野。

（7）当肿瘤侵犯重要脏器难以根治,或发生远处转移,以及严重内科疾病不能耐受高剂量放疗者,可以行姑息性放疗,D_T 40～50Gy/4～5周。

（8）对于肿瘤发展迅速伴有上腔静脉压迫的急诊患者,经集体讨论确定临床诊断后,可予以减症性放疗,D_T 10～20Gy/1～2周。

【问题1】 纵隔肿瘤的临床表现有哪些?

思路:临床上无症状的纵隔肿瘤以良性为多见,反之以恶性多见。纵隔肿瘤中恶性者的临床症状显著多于良性者。纵隔肿瘤常见症状和体征见表15-2,其中以胸痛、咳嗽、气急、上腔静脉压迫综合征、霍纳综合征、声嘶和神经功能低下为多见。许多纵隔肿瘤可出现全身症状,有些肿瘤分泌激素可引发一些综合征(表15-3)。

表15-2 纵隔肿瘤常见症状和体征

症状	体征	症状	体征
胸痛	体重下降	吞咽困难	声带麻痹
气急	发热	盗汗	神经功能异常
咳嗽	喘鸣	声嘶	心包填塞征
疲劳	上腔静脉压迫综合征	痰血	心律不齐

表15-3 纵隔肿瘤的全身综合征

纵隔肿瘤	综合征
胸腺瘤	重症肌无力、再生障碍性贫血、低丙种球蛋白血症、自身免疫病
霍奇金病	酒精诱发疼痛、Pel-Ebstein发热
神经鞘纤维瘤	神经纤维瘤病(Von Recklinghausen病)、骨关节炎
胸腺类癌	多发性内分泌肿瘤
神经母细胞瘤	斜视、眼肌痉挛、红细胞异常
神经鞘瘤	消化性溃疡

【问题2】 纵隔肿瘤应与哪些疾病相鉴别?

思路:纵隔肿瘤需与以下疾病相鉴别。

1. 中央型肺癌 表现为咳嗽、咳痰等呼吸道症状,X线表现为肺门肿块,呈半圆形或分叶状。支气管检查常能见到肿瘤,痰中可查到肿瘤细胞。

2. 纵隔淋巴结结核 多见于儿童或青少年,常无临床症状。少数伴有低热、盗汗等轻度中毒症状。在肺门处可见到圆形或分叶状肿块,常伴有肺部结核病灶。有时在淋巴结中可见到钙化点。鉴别困难时,可作结核菌素试验,或短期抗结核药物治疗。

3. 主动脉瘤 多见于年龄较大的患者。体检时可听到血管杂音,透视可见扩张性搏动。逆行主动脉造影可明确诊断。

4. 椎旁脓肿 椎旁脓肿位于脊柱两侧,呈对称性。X线检查可显示骨质破坏和畸形。结合临床表现即可确诊。

5. 纵隔转移性淋巴结肿大 结合恶性肿瘤的病史,伴有纵隔淋巴结肿大,往往呈多发性。

知识点

纵隔肿瘤与肺肿瘤的鉴别

纵隔肿瘤的特征如下:①瘤体中心在纵隔内;②瘤体和纵隔不可分;③不随呼吸运动;④咳嗽动作固定;⑤基底径为最大径;⑥与纵隔的交角为钝角;⑦有胸膜反折;⑧与肺裂无关,常"跨叶"。

肺肿瘤的特征如下:①肺内;②瘤体和纵隔可分;③与肺纹理方向运动一致;④咳嗽动作向肺门运动;⑤基底径小于肿瘤最大径;⑥锐角;⑦无胸膜反折;⑧跨叶少见。

【问题3】 纵隔肿瘤的检查方法有哪些?

思路1:根据胸片、胸透、CT和MRI等非创伤性检查方法,能获得纵隔肿瘤部位、大小、性质及与周围组织和/或器官关系的信息。

1. X线摄片和/或透视能初步显示纵隔肿瘤所在部位、大小、密度。据此对大多数纵隔肿瘤来说,临床上能初步断定其来源和良恶性。

2. 胸部CT检查是判断纵隔内有无肿块的必需检查项目。CT能准确显示纵隔肿块的位置、大小、侵犯范围及与周围组织和器官的关系,还能帮助区分肿块性质(如实质性、囊性或血管等),显示软组织肿块影的密度和均匀性。下述CT特性对判断纵隔肿块的性质十分有价值:肿块内有无钙化;组织密度是否均匀;有无多种组织来源成分的混合;增强后肿块是否有强化。

3. MRI可以三维显示肿块与周围组织和器官的关系,精确显示血管、囊肿和脊髓。因此MRI在纵隔肿瘤诊断仍有一定价值,特别对判断纵隔占位是否来自血管和后纵隔、是否沿椎间孔长入椎管内侵犯脊髓很有帮助。

由于纵隔肿瘤组织来源的复杂性,不同组织来源的肿瘤所需要的治疗策略和手段不一致,因此纵隔肿瘤特别是前纵隔肿瘤,通常需要明确肿瘤病理组织学诊断。

4. 在CT或彩超引导下进行针吸活检是一种简单而有效获得组织和细胞学的诊断方法。多数文献显示针吸活检诊断的准确率可达90%以上,是一种对多数纵隔肿瘤适合的初步诊断方法。

5. 纵隔镜适用于气管前、气管旁、左侧无名静脉及右侧支气管上动脉区肿大淋巴结的活检。对于气管隆嵴下、肺门及气管旁等处肿块,纵隔镜往往难以达到。对左下气管旁及胸骨后肿块,可采用相应的胸骨旁纵隔切开术检查。

6. 胸腔镜检查创伤较大,通常需要在双腔气管导管麻醉下施行。对后纵隔肿瘤有时颇为实用,但在后纵隔占位需行或拟行胸腔镜检查之前,应先排除此占位是来自主动脉瘤可能。

思路2:纵隔肿瘤的诊断检查见表15-4。

表 15-4　纵隔肿瘤的诊断检查

诊断检查	检查内容
一般检查	病史
	查体（患生殖细胞瘤的男性患者应做睾丸的全面检查）
	放射检查（常规、胸部 X 线片、胸部 CT）
补充检查	胸部 MRI
	上消化道钡餐
	胸透
	动脉造影
	^{131}I 扫描（胸内甲状腺肿患者）
	^{67}Ga 扫描（霍奇金淋巴瘤患者）
	睾丸超声检查（生殖细胞瘤患者）
	淋巴造影（生殖细胞瘤患者）
实验室检查	全血细胞常规检查、血生化检查、尿检查
	甲胎蛋白（alpha-fetoprotein，AFP）、癌胚抗原（carcinoembryonic antigen，CEA）（生殖细胞瘤患者）
	乙酰胆碱酯酶受体放射免疫测定（胸腺瘤患者）
特殊检查 / 操作	PET/CT（微小转移灶或残余灶）
	细针活检
	纵隔镜检查
	前纵隔切开活检
	气管镜检查
	食管镜检查
	可触及的锁上淋巴结活检
诊断性治疗	—

第一节　胸腺瘤和胸腺癌

胸腺瘤约占纵隔肿瘤的 20%，男女发病率基本相同，通常在 50～60 岁最常见，儿童胸腺瘤罕见，但如果发生多为恶性。

胸腺位于前上纵隔，是一个不规则的分叶状的器官，上至颈部甲状腺下缘，下达第 4 肋软骨水平，有时可达第 6 肋软骨水平，前方紧贴胸骨，后方从上至下贴附于气管、无名静脉、主动脉弓和心包。胸腺分颈、胸两个部分，颈部包括甲状腺韧带和胸骨体，胸部位于胸骨柄和胸骨体后方。通常在出生后继续生长，到青春期最盛，随年龄的增长逐渐萎缩，最后被脂肪组织所替代。

胸腺由皮质和髓质组成，髓质内以网状上皮细胞为主，有散在分布的胸腺淋巴细胞，皮质内密集胸腺淋巴细胞。胸腺瘤是指发源于胸腺网状上皮细胞的肿瘤，内可伴有不同程度的淋巴细胞。

胸腺瘤多呈膨胀性生长，有时虽生长巨大，但仍有完整包膜，与周围组织无粘连或仅有纤维性粘连，易被完整切除，这一类称为非浸润性胸腺瘤。部分胸腺瘤（约 40%～60%）无完整包膜或无包膜，呈浸润性生长，侵犯包膜或包膜外周围脂肪组织和器官组织，如胸膜、心包、肺、纵隔大血管和胸壁等，称为浸润性胸腺瘤。

【诊疗过程】

（1）详细询问患者的症状和发病过程。胸腺瘤一般生长相对缓慢，30%～40% 患者是无症状的，偶尔体检时发现。临床症状及体征一般是由于肿瘤压迫、侵犯、转移或伴随疾病而造成的。需注意呼吸道症状，如胸闷、胸痛和咳嗽；神经系统症状，相应区域的胸壁疼痛或感觉异常、呃逆、声嘶和霍纳综合征等；上腔静脉受压可引起颈静脉怒张；气管、食管受压可导致呼吸困难和吞咽困难；侵及胸膜及心包时出现胸腔积液及心包积液。

（2）询问是否有其他合并症。胸腺瘤常见的伴随疾病有重症肌无力、单纯红细胞再生障碍性贫血、获得性丙种球蛋白缺乏症、库欣综合征、系统性红斑狼疮或硬皮病等。

（3）胸腺瘤主要靠胸部 X 线检查。最好行胸部 CT 或 MRI 检查，有利于判断肿瘤的位置、范围及与周围组织结构的关系，也可以发现胸膜、心包、肺内种植转移情况，避免不必要的手术。

（4）对不能进行开胸探查术的患者，治疗前经皮针吸活检是必要的，以明确病理诊断。

（5）扩散方式以局部侵犯为主，淋巴转移少见，血行转移更少见，肝、肺、骨为常见转移部位，通过腹盆腔超声或 CT、骨扫描等除外远处转移。

（6）进行 MDT 讨论，制订治疗策略和方案。

（7）根据肿瘤侵犯范围，早期病变行手术治疗。

（8）根据肿瘤术后病理分期，术后予以根治性放疗。

（9）晚期患者采取综合治疗方案。

（10）治疗后进行疗效评价，定期随访。

【临床关键点】

（1）严重的病例有胸骨后疼痛、呼吸困难、胸膜渗出、心包积液、上腔静脉阻塞综合征等，一般提示为浸润型胸腺瘤。

（2）扩散方式即使是浸润型胸腺瘤，也是以胸内进展为主，它们可向颈部延伸侵犯甲状腺。侵犯胸膜及心包时，出现胸腔积液、心包积液，并可直接侵犯周围组织及器官。淋巴转移少见，血行转移更少见。

（3）胸腺瘤患者常（约 10%～20%）伴有复视、眼睑下垂、咀嚼困难等重症肌无力症状。单纯红细胞再生障碍性贫血发生率为 5%，表现为贫血，外周血中的网织红细胞几乎完全消失。5%～10% 的胸腺瘤患者可有获得性丙种球蛋白缺乏症。细胞免疫和体液免疫功能低下，表现为易感染，特别是腹泻。治疗除胸腺切除外，需输入新鲜血，单纯输入丙种球蛋白无效。

（4）胸腺瘤主要靠胸部 X 线检查，胸部 X 线正侧位像诊断阳性率达 80%。X 线表现为肿块位于前纵隔，紧贴于胸骨后，多数位于心基底部，升主动脉前。包膜完整的肿块轮廓光整，密度均匀或少数有斑点状钙化；如肿瘤是浸润性生长，则轮廓毛糙、不规则，有明显分叶现象，也可出现胸腔积液或心包积液。

（5）对于不能进行开胸探查术的患者，治疗前经皮针吸活检是必要的，以求明确病理诊断。

（6）外科手术是胸腺瘤治疗的首选方法，尽可能完整地切除或尽可能多地切除肿瘤。

（7）浸润型胸腺瘤即使外科医生认为肉眼已"完整切除"，术后也应给予根治性放疗。

（8）晚期胸腺瘤（Ⅲ～Ⅳ期）应积极给予放疗和 / 或化疗，仍有获得长期生存的可能。

【临床病例】

第一步：病史收集

患者，女，66 岁。因"咳嗽、咳痰伴胸闷、气短 2 个月"就诊。

患者 2 个月前无任何诱因出现咳嗽、咳痰，咳白色泡沫痰，伴胸闷、气短，无发热、盗汗，无呼吸困难，偶有全身及眼睑乏力，傍晚时明显。为进一步诊治入我院，于门诊行胸部 CT（图 15-1）：前纵隔内主动脉弓及左肺动脉左缘见块状异常密度影，大小约 7.6cm×8.5cm，密度欠均匀，CT 值为 52～71HU。病变向左侧肺实质突入，邻近左肺受压呈条索致密影。毗邻纵隔大血管及心脏略受压。前纵隔占位性病变，考虑胸腺瘤可能性大，伴左肺上叶外压性肺不张。查体：PS 评分 80 分。浅表淋巴结未

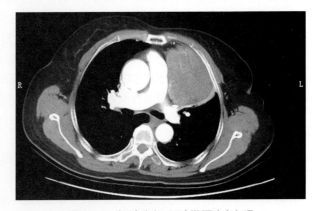

图 15-1 门诊胸部 CT（纵隔窗）表现

触及肿大。颈部对称，气管居中。无颈静脉怒张及颈动脉异常搏动。甲状腺无肿大，未触及结节，未闻及血管杂音。胸廓对称，无胸壁静脉曲张。双肺呼吸运动对称，未闻及干湿啰音。心率80次/min，律齐。腹部平软，肝脾肋下未触及。脊柱、四肢、关节活动良好。肌张力正常，肌力Ⅴ级。

初步采集病史后，临床诊断为"前纵隔占位性病变，考虑胸腺瘤可能性大"，需要完善相关检查，明确诊断并行MDT讨论，决定治疗策略。

【问题1】　胸腺瘤的临床表现有哪些？

思路：胸腺瘤的临床表现各异。30%～40%的患者可无症状，仅在偶然的胸片检查时发现。有症状的主要有以下四个方面。

1. 瘤体侵犯或压迫邻近纵隔结构所引起的局部症状，包括咳嗽、胸痛、喘鸣、反复发作的呼吸道感染、呼吸困难、吞咽困难、声嘶、霍纳综合征、上腔静脉综合征、心脏压塞等症状。

2. 胸腺瘤最常见的转移是胸内转移（如胸膜、心包），可伴胸腔积液，引起呼吸困难、胸痛、胸部不适等症状。胸外和血行转移少见，转移部位以肝、肺、骨为常见。

3. 全身症状有发热、体重下降、疲劳、食欲减退、盗汗等。

4. 胸腺瘤常具有特异性表现，合并多种副瘤综合征，其中重症肌无力最为常见，还包括红细胞发育不良、低丙种球蛋白血症、多肌炎、系统性红斑狼疮、类风湿性关节炎、甲状腺炎等多种疾病。

知识点

胸腺瘤合并的副瘤综合征

1. 神经肌肉综合征　重症肌无力、Eaten-Lambert综合征、强直性肌营养不良症、边缘性脑病、僵人综合征。

2. 胃肠道疾病　慢性溃疡性结肠炎、局限性肠炎。

3. 胶原蛋白和自身免疫疾病　系统性红斑狼疮、结节病、类风湿性关节炎、多发性肌炎、皮肤肌炎、心包炎、干燥综合征、雷诺病、甲状腺炎。

4. 皮肤疾病　天疱疹、脱发、慢性念珠菌感染。

5. 内分泌系统疾病　库欣综合征、甲状腺功能低下、Addison病、肥大性骨关节病。

6. 泌尿系统疾病　肾病、微小病变肾病。

7. 造血系统疾病　再生障碍性贫血、红细胞发育不全、恶性贫血、红细胞增多症、粒细胞缺乏症、多发性骨髓瘤、溶血性贫血、急性白血病、T淋巴细胞增多症。

8. 免疫缺陷综合征　低丙种球蛋白血症、T淋巴细胞缺乏症。

知识点

良恶性胸腺瘤和胸腺癌

"良性胸腺瘤"是指早期非浸润型胸腺瘤。

"恶性胸腺瘤"是指浸润型胸腺瘤和/或已有淋巴结或血行转移的胸腺瘤。

世界卫生组织（WHO）分类取消了C型胸腺瘤作为胸腺癌的同义词，将胸腺癌分为鳞状细胞癌、基底样癌、黏液样癌、淋巴上皮瘤样癌、透明细胞癌、腺癌、未分化癌等。另外胸腺的神经内分泌癌也属于原发于胸腺的一大类恶性上皮肿瘤，所以胸腺癌的诊断依赖于病理学检查。

【问题2】　胸腺肿瘤的临床检查项目有哪些？

思路：对于肿瘤的检查，一般分为局部检查和全身检查。局部检查主要评估肿瘤的侵犯范围和深度及区域淋巴结转移状态，胸片提供的诊断信息十分有限。胸部增强CT是诊断胸腺瘤的首选方法，能够显示肿瘤病变范围、有无周围组织浸润，对胸腺瘤的诊断和治疗有重要的指导价值。MRI平扫能准确分辨纵隔淋巴结和血管（无需增强扫描）。全身检查主要评估肿瘤是否存在身体其他部位转移，有腹部超声、骨扫描等。PET/CT对胸腺肿瘤的早期诊断和良恶性鉴别具有指导性，还可以在一定程度上预测胸腺瘤的恶性程度。

常规的血液学检查包括血常规、血生化和尿常规，对伴有肌无力患者，测定血清乙酰胆碱受体抗体（一般阳性率90%左右）等。

病理诊断：临床及影像学特征明确、可手术切除的胸腺瘤应避免行穿刺活检。对于晚期不可手术切除的患者，建议行穿刺活检或手术活检。疑似恶性胸腺瘤时活检应避免胸膜腔入路。穿刺活检包括细针抽吸（fine needle aspiration，FNA）活检、经纤维支气管镜或食管镜穿刺活检、超声引导下的纵隔肿瘤穿刺活检、CT引导下经皮穿刺纵隔肿瘤活检等方法，它们共同的特点是创伤小、操作简单、安全、有效，但这些方法获得的组织少，常无法给出明确的病理诊断，而且不能确定胸腺瘤、淋巴瘤和胸腺增生之间的病理分化。

知识点

胸腺瘤病理诊断原则

1. 可手术切除的胸腺瘤应避免行穿刺活检。术后明确分型分期。
2. 对于不能进行开胸探查术的患者，治疗前经皮针吸活检是必要的，以明确病理诊断。
3. 手术诊断：纵隔镜、胸腔镜、小切口开胸手术取病理适用于部分复杂的晚期患者。

第二步：门诊化验及辅助检查

患者入院后行心电图、腹部超声、全身骨扫描及血生化、血常规、尿常规、便常规等检查。结果回报：心电图正常。全身骨扫描未见异常。肝、胆、胰、脾、肾上腺、双侧输尿管彩超未见异常。血生化、血常规、尿常规、便常规未见异常。新斯的明试验阳性。术前诊断"前纵隔占位性病变，考虑胸腺瘤、重症肌无力（眼肌型）"。

经MDT，诊断为前纵隔肿瘤，结合胸部增强CT考虑胸腺瘤可能性大，但无病理学依据，不能除外其他肿瘤，考虑行手术治疗，但肿物与左肺上叶关系密切，必要时行左肺上叶切除术，术中根据快速病理决定术式。

手术情况：术中探查见后胸壁有一结节，大小1.5cm×1.0cm×1.0cm，质硬，胸腔内无积液，病变位于前下纵隔，有完整包膜，与左肺上叶上舌段粘连，电刀分离粘连，探查肿物约10.0cm×9.0cm×6.0cm，质硬韧。术中用超声刀、电刀仔细游离肿物被膜，进行钝性和锐性分离，因病变被膜血运丰富，术中出血约1000ml，术中输血400ml。送检快速病理回报（前下纵隔肿瘤）：送检增生淋巴组织，内见部分上皮样细胞，考虑为胸腺瘤或淋巴造血系统病变，待进一步明确诊断。术中诊断为前下纵隔肿瘤。因左肺上叶上舌段长期受病变压迫，肺组织实变，术中应用华森90肺切割缝合器行左肺上叶舌段部分楔形切除术，胸壁见一结节，予以切除。

术后病理：（纵隔肿瘤）形态符合B2型胸腺瘤（图15-2）；（左肺上叶舌段）肺组织出血，炎性细胞浸润；（胸壁结节）变性增生纤维组织见少量炎性细胞浸润。明确术后分型分期。

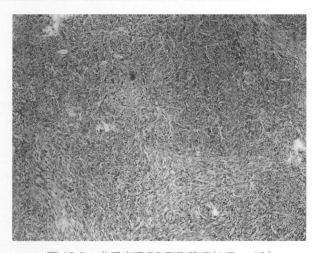

图15-2 术后病理B2型胸腺瘤（HE，×16）

> 知识点
>
> ### 恶性胸腺瘤手术治疗原则
>
> 1. 所有患者应由肿瘤放疗科医生、外科医生、肿瘤内科医生、专业影像诊断医生共同评价肿瘤的可切除性及手术的可操作性。
> 2. 术前应评估患者有无重症肌无力的症状及体征,术前应通过药物加以控制。
> 3. 手术目的是通过全胸腺切除的同时一并切除邻近及非毗邻部位的病变,从而完全切除病变。
> 4. 完全切除可能需要切除包括心包、胸膜、肺甚至部分大血管等毗邻组织结构。不切除膈神经,避免引起呼吸困难。
> 5. 胸膜切除术中,应探查胸膜面,了解有无胸膜转移。对于某些病例,切除胸膜转移病灶可实现完全肉眼切除。
> 6. 微创手术由于缺乏长期数据不被常规推荐。但是,如果能满足标准治疗下的所有肿瘤学目标,并且在专门的治疗中心由具有相关经验的外科医生来实施,可以考虑微创手术。

> 知识点
>
> ### 钝性分离和锐性分离
>
> 1. 钝性分离(blunt dissection)是指用刀柄、止血钳或手指等进行分离。适用于正常肌肉、筋膜和良性肿瘤等的分离。
> 2. 锐性分离(sharp dissection)是用手术刀或剪刀在直视下作细致地切割与剪开。此法对组织损伤最小,适用于精细的解剖和分离致密组织。

【问题3】　胸腺瘤的分型和分期是什么?

思路:胸腺瘤特殊的形态学特征使它的病理分类标准一直未统一。现行的病理分类方法有 Muller-Hermelink 分类法、WHO 分类法、Suster 和 Moran 分类法,其中以 WHO 分类法使用最广泛。2004 年 WHO 发表的胸腺肿瘤病理学分类如表 15-5 所示。A 型和 AB 型为良性肿瘤,B1 型为低度恶性,B2 型为中度恶性,B3 型和胸腺癌均为高度恶性,侵袭性强。

表 15-5　世界卫生组织胸腺上皮肿瘤病理学和遗传学分类

胸腺瘤	胸腺癌(包括神经内分泌上皮肿瘤)
A 型(梭形细胞、髓质性)	鳞状细胞癌
AB 型(混合性)	基底细胞癌
B1 型(富于淋巴细胞、淋巴细胞性、皮质为主性、器官样)	黏液表皮样癌、淋巴上皮瘤样癌
B2 型(皮质性)	肉瘤样癌(癌肉瘤)
B3 型(上皮性、非典型性、鳞状样、分化好胸腺癌)	透明细胞癌腺癌
微结节性胸腺瘤	乳头状腺癌
化生性胸腺瘤	具有 t(15;19)异位的癌
显微镜下胸腺瘤	分化好的神经内分泌癌
硬化性胸腺瘤	典型类癌
脂肪纤维腺瘤	不典型类癌
	分化差神经内分泌癌
	大细胞神经内分泌癌
	小细胞癌、神经内分泌型
	未分化癌
	复合型胸腺上皮肿瘤,包括神经内分泌癌

临床常用 Masaoka 分期(附录15-1)和 WHO TNM 分期(附录15-2)来判断病变的程度和预后。

第三步：住院后治疗

术后诊断为"B2 型胸腺瘤Ⅲ期(Masaoka 分期)$pT_3N_0M_0$，Ⅲ期(WHO)"。按照 NCCN 指南的明确推荐术后应行放疗。

【问题4】 如何进行治疗决策?

思路：外科手术是胸腺瘤治疗的首选方法，尽可能地完整切除或尽可能多地切除肿瘤；对浸润型胸腺瘤即使外科医生认为肉眼已完整切除，术后一律给予根治性放疗；对Ⅰ期非浸润性胸腺瘤，不需常规术后放疗，术后定期复查，一旦发现复发，争取二次手术后再行根治性放疗；对晚期胸腺瘤(Ⅲ、Ⅳ期)，只要患者情况允许，不要轻易放弃治疗，应积极给予放疗和/或化疗，仍有长期生存的可能。

患者经 MDT 讨论后先行手术切除，切除后根据术后病理分期考虑为Ⅲ期病变，需行术后放疗。

【问题5】 放疗流程是什么?

思路1：放疗的流程包括放疗前准备、放疗定位、放疗靶区的确定、放疗计划的制订、放疗实施、质量控制和质量保证、疗效评价。

思路2：放疗前与副肿瘤综合征、手术及诱导化疗有关的心肺和/或神经毒性应作为基线予以记录。肿瘤放疗医生与手术医生交流，回顾术中所见，确定可能的靶区范围，还应向病理科医生了解有关包膜外侵犯及组织学情况。

胸腺瘤合并重症肌无力时，放疗应慎重，放疗前应先用抗胆碱酯酶药物控制肌无力，放疗开始时剂量要小，可以从 D_T 1Gy 起，缓慢增加剂量至 2Gy/ 次，治疗中或治疗后要密切观察肌无力的病情变化，一旦出现肌无力加重或危象发生，应予以处理。

对于不伴有重症肌无力的胸腺瘤患者，放疗时一般分次剂量为 D_T 2Gy，每周 5 次；至少每周透视 1 次，了解肿块退缩情况，对肿块缩小明显的，应在剂量达 30～40Gy 后及时缩小照射野，避免放射性肺炎的发生。

脊髓剂量不超过其耐受量。注意射野及分割剂量，减少心包炎等并发症。

双侧锁骨上区不需常规预防照射。

【问题6】 放疗技术有哪些? 放疗靶区及剂量如何确定?

思路：目前常用的放疗技术有常规放疗、3D-CRT、调强放疗[IMRT、容积旋转调强放射治疗(volumetric-modulated arc therapy，VMAT)]。

常规放疗多采用二维计划两前斜野等中心治疗。调强放疗(IMRT、VMAT)与常规放疗技术相比，物理剂量学分布优势明显，可提高肿瘤局部控制并减少正常组织照射剂量和治疗相关的并发症，是当前应用较多的放疗技术。

1. 放疗靶区 GTV 应包括所有肉眼可见肿瘤，外科金属银夹标记的肉眼残余肿瘤。CTV 为 GTV 边界外放 1cm；对于部分切除的患者应包括全胸腺及所有可能的潜在残余，CTV 应与外科医生共同回顾后予以确定。由于胸腺瘤通常并不转移至区域淋巴结，因而不推荐行扩大的选择性淋巴结(包括纵隔及锁骨上区域)放疗。PTV 应考虑靶区的移动及每天的位置误差。CTV 外放 0.5cm 形成 PTV 时，各个方向上均匀外放。

2. 2014 年 NCCN 指南推荐放疗剂量 放疗剂量及分割需依据放疗指南及手术切除的完整性而定。病变无法切除的患者总剂量应达 60～70Gy/6～7 周；手术完整切除的浸润性胸腺瘤，术后放疗剂量为 45～50Gy/4～5 周，切缘镜下阳性的患者可给予总剂量 54Gy 的放疗。肿瘤肉眼残留的患者术后放疗总剂量应达到 60Gy，每天 1.8～2Gy/ 次的常规分割。

3. 危及器官体积(planning organ at risk volume)及限量 双肺 V20≤30%，脊髓≤45Gy，心脏 V40≤30%，V30≤40%，食管 V50≤50% 等。

4. 计划的评估 至少 95% 的 PTV 满足上述靶区的处方剂量，PTV 接受>110% 的处方剂量的体积应<20%，PTV 接受<93% 的处方剂量的体积应<3%，PTV 外的任何地方不能出现>110% 处方剂量。评估包括靶区和危及器官的 DVH 的评价和逐层评价。

患者转入放疗科,综合病史及辅助检查临床诊断为胸腺瘤术后(B2 型,Ⅲ期)。给予胸腺瘤术后放疗,放射源:6MV-X 射线,放疗方式:IMRT＋IGRT,放疗部位:纵隔瘤床,单次量:2.0Gy(图 15-3)。患者治疗耐受性良好,共完成放疗组织量:D_T 50Gy/25 次 /31d。放疗后 1 个月复查胸部 CT(图 15-4)。

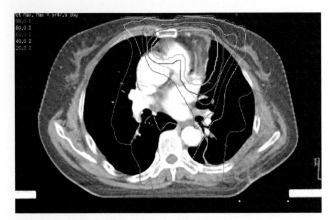

图 15-3 放疗靶区计划(胸部增强 CT 纵隔窗)

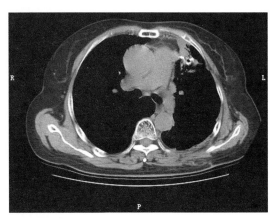

图 15-4 放疗后 1 个月 CT(纵隔窗)表现

【问题7】 影响胸腺瘤预后的因素有哪些?

思路:手术切除程度、Masaoka 分期、组织学分级及组织学分类、治疗模式等为主要的预后因素。胸腺瘤患者的生存期差异很大。肿瘤分期是决定肿瘤复发及患者生存期的最重要的独立预后因素,不同分期患者 5 年生存率不同。肿瘤能否完全切除是影响预后的另一重要因素。胸腺瘤的组织学分型也与患者预后有很大关系,WHO 分类中,A 型和 AB 型预后最好,胸腺癌最差。有资料显示 A 型、AB 型、B1 型、B2 型 10 年生存率接近 100%,B3 型为 80% 左右,而胸腺癌则仅有 30% 左右。晚期胸腺瘤患者的生存期主要由有效的综合治疗方法决定。副肿瘤综合征也与患者预后有关,红细胞发育不良、低丙种球蛋白血症和系统性红斑狼疮是影响患者预后的不良因素,而重症肌无力不会对胸腺瘤患者生存期产生负面影响。不同胸腺瘤的分期与 5 年生存率比较详见表 15-6。

表 15-6 胸腺瘤的分期与 5 年生存率比较

分期	Masaoka-Koga 分期	WHO 分期	5 年生存率 /%	
			Masaoka-Koga 分期	WHO 分期
Ⅰ 期	$T_1N_0M_0$	$T_{1\sim2}N_0M_0$	94	99
Ⅱ 期	$T_2N_0M_0$		90	
Ⅲ 期	$T_3N_0M_0$	$T_{3\sim4}N_0M_0$,$T_{0\sim4}N_{1\sim2}M_0$	72	47
Ⅳ 期				
ⅣA	$T_4N_0M_0$	$T_{0\sim4}N_3M_0$	56	12
ⅣB	$T_{0\sim4}N_{1\sim3}M_0$,$T_{0\sim4}N_{0\sim3}M_1$	$T_{0\sim4}N_{0\sim3}M_1$	78	

注:WHO,世界卫生组织。

【问题8】 胸腺癌的特点是什么?

思路:胸腺癌的诊断依赖于病理学检查。胸腺癌无论在发病、临床表现、诊断、治疗还是预后等各方面,都与胸腺瘤(尤其是恶性胸腺瘤)极为相似。但两者相比,它也有自身的特点:①具有显微镜下形态学所表现的恶性特征;②更易于侵及周围组织器官和胸膜种植,更易于复发、淋巴结转移和远处转移;③癌外表现及副肿瘤综合征发生率低;④CT 和 X 线检查显示肿瘤密度常有不均;⑤预后差。

手术也是治疗胸腺癌的首选,手术、放疗和化疗相结合的综合治疗对胸腺癌更重要。胸腺癌的病理类型是影响预后的因素之一。

【问题9】 胸腺瘤/癌的治疗原则是什么?

思路1:不同分期胸腺瘤/癌的治疗原则不同,具体如下。

Ⅰ期:手术完整切除整个胸腺;术前和术后放疗和化疗均不被推荐;因医学原因无法耐受手术的Ⅰ期患者接受放化疗或单纯放疗。

Ⅱ期:手术完整切除整个胸腺;NCCN指南建议辅助放疗用于Ⅱ~Ⅳ期患者;术前和术后化疗均不被推荐;因医学原因无法耐受手术的Ⅱ期患者接受放化疗或单纯放疗。

可切除或潜在可切除病灶的Ⅲ期:手术目的是尽可能完整切除,且切缘留有足够的安全边界,如果完全切除可能性小,应考虑行术前新辅助放疗,如果开胸手术时发现无法完全切除,应该考虑最大限度地实施减瘤术(包括血管重建),术中应该在肿瘤残留病灶处标记金属银夹以利于术后放疗。辅助放疗应在此期患者中常规应用,辅助化疗可以考虑使用,但是完全切除术后辅助化疗证据不足。

无法切除的Ⅲ期:无法切除胸腺瘤的确切定义尚存在争论,较为公认的是侵犯了中纵隔器官如气管、大血管和/或心脏并且含铂化疗无效的侵袭性肿瘤。当无法手术时,同期放化疗或序贯化放疗是标准治疗,减瘤术的作用亦存有争议。

ⅣA期:如果所侵犯的胸膜或心包病灶有潜在切除可能,则适用Ⅲ期疾病的推荐治疗方案;当病灶广泛侵袭(如双侧胸膜、心包广泛受累)或技术上无法切除时,化疗是常规治疗,化疗同期联合放疗或序贯放化疗也是合理的选择;铂类联合蒽环类化疗药物是最为常用的一线化疗方案。

ⅣB期:手术不适用,可以考虑放疗,尤其是肿瘤威胁生命的情况下。化疗最为常用,含铂的联合化疗或铂类联合蒽环类化疗药物为一线化疗。

思路2:胸腺肿瘤诊疗流程见图15-5。

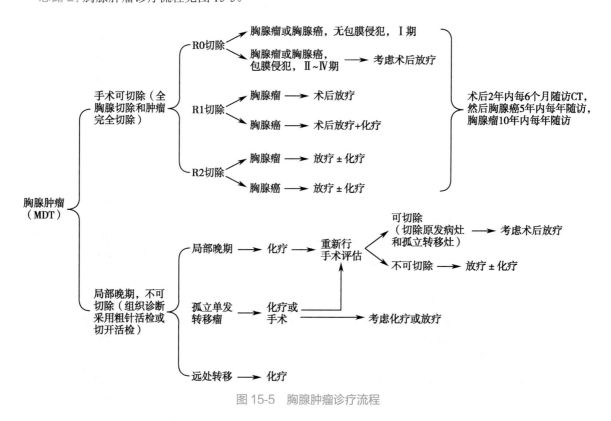

图15-5 胸腺肿瘤诊疗流程

(刘士新)

第二节 其他来源纵隔恶性肿瘤

本节仅介绍原发纵隔生殖细胞肿瘤和神经源性肿瘤的诊断和治疗,有关纵隔淋巴瘤参见本书的第二十九章。

一、纵隔生殖细胞肿瘤

生殖细胞肿瘤发源于胚胎发育时不正常迁移的生殖细胞，占全身恶性肿瘤的 1%，其中 2%～5% 发生于性腺之外，主要沿人体中线如纵隔、腹膜后、骶尾部、松果体区等部位。

纵隔是性腺外生殖细胞肿瘤最好发部位，临床上分为良性和恶性两类，最常见的是良性畸胎瘤，又称成熟囊性畸胎瘤或皮样囊肿；恶性生殖细胞肿瘤少见，包括精原细胞瘤和非精原细胞瘤性生殖细胞肿瘤（non-seminomatous germ cell tumor，NSGCT）。NSGCT 包括内胚窦癌、畸胎癌、胚胎癌、绒毛膜癌及混合型非精原细胞瘤等病理类型。

良性畸胎瘤完整切除可获得较高的治愈率。恶性生殖细胞肿瘤中精原细胞瘤对放化疗敏感，被认为是一种可以治愈的恶性肿瘤。非精原细胞瘤恶性度高，诊断时多数出现转移，预后不良。临床上，恶性胚胎细胞性肿瘤发生在性腺内外，其临床和生物学特性有异同，两者相同点包括：①均好发于年轻人，尤其是年轻男性；②肿瘤位于中线器官内；③转移的好发部位为肺、肝和骨；④外周血中可有 β-hCG 和 / 或 AFP 升高；⑤12 号染色体有异常；⑥对铂类联合化疗敏感。不同点包括：①性腺外者确诊时肿瘤体积大；②性腺外者以胸腺前上纵隔为好发；③性腺外者以多种来源的混合细胞为多见；④性腺外者易激发血液系统恶性变。

知识点

纵隔胚胎细胞性肿瘤诊断注意要点

1. 腹部影像学检查为必需，以排除肿瘤是否有肝转移。

2. 睾丸体检和彩超检查非常重要，以了解该处是否同时有肿瘤存在。若体检和彩超检查均提示睾丸正常，临床上不必要行睾丸诊断性穿刺和 / 或活检。

3. 血清肿瘤标记物的检测。对于纵隔胚胎细胞性肿瘤，外周血的血清中 β-hCG 和 AFP 检测在诊断和治疗后随访中均有重要意义（表 15-7）。畸胎瘤患者 β-hCG 和 AFP 均处于正常范围。单纯精原细胞瘤患者可以有 β-hCG 轻度升高，但 AFP 不升高；若出现 AFP 升高通常指其中含有非精原细胞成分，该类患者预后差；80%～85% 非精原纵隔胚胎细胞性肿瘤有 AFP 或 β-hCG 或两者均升高。

表 15-7　生殖细胞肿瘤的常见血清学指标变化

病理类型	LDH	β-hCG	AFP
良性畸胎瘤	（−）	（−）	（−）
精原细胞瘤	（+）	（−）	（−）
胚胎癌	（+）	（+）	（+）
绒毛膜癌	（+）	（+）	（−）
内胚窦瘤	（+）	（−）	（+）

注：LDH，乳酸脱氢酶；β-hCG，人绒毛膜促性腺激素；AFP，甲胎蛋白。

（一）畸胎瘤

纵隔生殖细胞肿瘤中以畸胎瘤最常见，其中成熟型畸胎瘤居多，约占 75%，由来自 3 个胚层的成熟组织构成，常以外胚层成分为主，多为囊性，可单房或多房，囊壁常有单发或多发的生发结节（Rokitansky 突起），含毛发、牙齿、脂肪等组织，是恶变的好发部位。

根据成熟度畸胎瘤可分为三类。

1. 囊性成熟畸胎瘤　又称皮样囊肿，包膜完整，内可含有毛发、皮脂、软骨成分，恶变率 9%～15%，其中以鳞状细胞癌常见，腺癌少见。

2. 实性畸胎瘤　呈实性团块，切面有大小不等的囊腔，内有出血和坏死，镜下可见所有胚胎组织的成分，以内胚层成分居多。介于良恶性之间，为中间型畸胎瘤。

3. 未成熟型畸胎瘤　含有未分化的幼稚组织成分，又称恶性畸胎瘤，生长迅速，常浸润邻近组织而引起严重症状，经血和淋巴转移，通常以腺癌居多。

【临床病例】

第一步：病史收集

患者，男，41岁。因"颈胸部肿胀1月余"就诊。

患者于1个月前开始出现颈部、胸部肿胀感，无咳嗽、咳痰，无低热、盗汗，无胸闷、心悸，自服"消炎药"后症状无好转，到当地医院行全面检查，胸部CT发现前纵隔有一肿物，大小约3cm×4cm，未明确诊断转入我院。门诊以"纵隔肿物"收入院。

第二步：门诊化验及辅助检查

患者入院后经头部CT、腹部彩超、全身骨扫描检查，未发现远处转移，胸部CT（图15-6）：前上纵隔增宽，胸骨后方见团块状软组织肿块影，边界不清，形态不整，其内密度不均匀，可见脂肪密度影，大小约3.0cm×4.5cm×4.5cm，病变与上腔静脉、升主动脉及右侧头臂干界限不清。双肺纹理清晰，未见异常改变。纵隔未见明确淋巴结肿大。经MDT讨论，拟行全身麻醉下纵隔肿物切除术。

术中探查肿物位于前上纵隔，大小5.0cm×4.0cm×7.0cm，质地不均匀，部分呈囊性，呈分叶状，无完整包膜，与组织粘连不清，肿物呈浸润性生长，侵及上腔静脉、主动脉弓上缘、右侧胸膜等。

术后病理（图15-7）：畸胎瘤，并腺癌恶变，另纤维组织内可见少许腺样分化癌巢，两枚淋巴结未见癌。

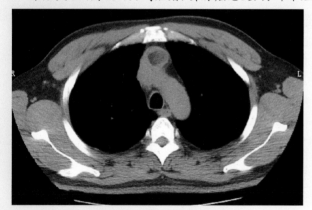

图15-6 术前CT（纵隔窗）表现

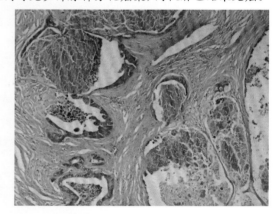

图15-7 术后病理（HE，×32）

知识点

畸胎瘤恶变

无论成熟型或未成熟型畸胎瘤内看到除胚胎瘤、精原细胞瘤或绒癌的成分以外的恶性成分，这种现象称为畸胎瘤恶变，它可以是肉瘤成分，也可以是癌的成分。

畸胎瘤可以发生恶变，也可合并其他类型的生殖细胞瘤，但均罕见。

肿瘤恶变的症状包括浅表静脉怒张、充血、局部皮肤被浸润并伴有皮肤温度增高，也可出现消瘦、贫血、肿瘤性发热等全身症状。

第三步：住院后治疗

患者"纵隔恶性畸胎瘤"诊断明确，根据术中及术后病理情况，应予以术后放疗和化疗。

放疗前评估术后残余病灶，胸部CT示（图15-8）胸骨后方局部软组织略增厚，纵隔内可见多个肿大的淋巴结，边界尚清。双肺纹理清晰，未见异常。模拟机下定位，制订放疗计划（图15-9），三维适形放疗，总剂量60Gy，单次剂量2Gy，每周5次。放疗过程顺利，放疗后转内科行4个周期GP方案化疗。

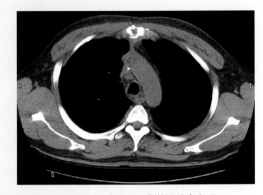

图 15-8　术后 CT（纵隔窗）表现

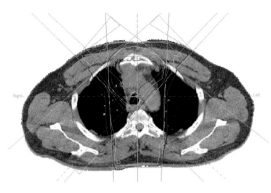

图 15-9　放疗靶区计划

【问题 1】　畸胎瘤治疗的原则是什么？

思路：畸胎瘤的治疗以手术为主。对于成熟型畸胎瘤或 R0 切除Ⅰ期的未成熟畸胎瘤经手术完全切除后，患者可以获得极好的生存疗效。手术前后均不需要应用放疗和 / 或化疗。对于术后残留、浸润型未成熟畸胎瘤或畸胎瘤癌变的患者，应给予术后放疗或 / 和化疗。建议接受 3～4 个疗程 BEP 方案（博来霉素＋依托泊苷＋铂类药物）化疗。

【问题 2】　畸胎瘤复发和转移如何治疗？

思路：未成熟型畸胎瘤的复发率较高，在切除原发肿瘤后可在短到几周内局部复发，复发灶的病理分级距第 1 次手术的时间间隔在 1 年以内，全部为未成熟型；时间超过 1 年者，多数为成熟型。因此，短期内复发者，瘤细胞仍分化差；较长时间复发者，病理多数可自未成熟向成熟转化。复发越晚，越成熟。由于未成熟型畸胎瘤可以由未成熟向成熟演变，即由恶性向良性转化，所以切莫放弃手术机会。反复手术，经过一定时间间隔，肿瘤即可转化为成熟型，有助于提高患者的存活率。

畸胎瘤未成熟型提示肿瘤具有多发和转移的潜能，这种潜能与所含神经上皮的数量和未成熟程度直接相关。转移以淋巴转移为主，其次是血行转移。转移患者的治疗应采取以全身化疗为主的综合治疗。转移灶内的畸胎瘤组织可出现向成熟组织分化，切除转移灶患者预后较好。

（二）精原细胞瘤

原发性纵隔精原细胞瘤生长相对缓慢、隐匿，症状均是由压迫或侵犯局部纵隔结构引起。因无典型的 X 线表现，难以与其他纵隔恶性肿瘤相鉴别。对年轻男性的前纵隔肿块应考虑到纵隔生殖细胞瘤的可能，应做胸部 CT 或 MRI 及 AFP 和 β-hCG 等血清学检查。如发现腹膜后肿块，则应做睾丸检查，以除外睾丸原发肿瘤。

该类肿瘤对化疗和放疗均有很高的敏感性，因此该类患者治疗属于根治性的。对于无远处转移、肿瘤小、孤立性病灶，单纯放疗为首选，可以取得极好的生存疗效。对于肿瘤体积大、局部晚期患者，可以选择 4 个疗程化疗然后再给予局部放疗。初次化疗所用方案为依托泊苷＋顺铂＋平阳霉素（依托泊苷 100mg/m² d1～3，顺铂 25mg/m² d1～3，平阳霉素 15 单位 /m² d1）。对于复发性患者可给予挽救性化疗。复发性患者的挽救性化疗药物为长春碱、IFO 和顺铂等。

知识点

纵隔精原细胞瘤放疗剂量

1. 放疗方法，3D-CRT、IMRT、VMAT＋IGRT，常规分割，2Gy/ 次，5 次 / 周，总剂量 20～60Gy，需要根据放疗时肿瘤大小来确定。

2. 若肿瘤为亚临床灶，放疗总剂量为 30Gy。

3. 若肿瘤为临床可见，需要行全纵隔＋双侧锁骨上放疗 40Gy 后，再对临床可见病灶缩小野加量 10Gy/5 次。

（三）非精原细胞瘤

与精原细胞瘤相比，非精原细胞瘤患者的病程短，发展快，诊断时常有自觉症状，且诊断时 85%～95% 的病例已有远处转移，常见转移部位包括肺、胸膜、锁骨上和腹膜后淋巴结和肝脏。

含铂类联合化疗能显著提高非精原胚胎细胞性肿瘤患者的预后，完全缓解率为 40%～50%。常用化疗方案中除铂类以外，还有 VP16 和平阳霉素。3 周重复 1 次，连用 4 次。

应用 4 次化疗后，根据胸部影像学和血清肿瘤标记物检测来决定下一步治疗。若患者影像学上无肿瘤残存，血中肿瘤标记物 β-hCG 和 AFP 正常，则无须进一步治疗，密切随访观察。若影像学上无肿瘤残留，血 β-hCG 和 AFP 仍高于正常或逐渐升高者，需要在常规 4 次化疗后予补充挽救性化疗。若影像学可见胸部肿瘤有残留者，在 4 次化疗完成后 4～6 周内行手术切除。手术切除需要强调手术切除彻底性，任何姑息性减瘤手术均未能提高肿瘤治疗效果。若术后标本中仍可见残留肿瘤细胞，需要补充 2 个疗程化疗。

对于复发的患者，无有效成熟的治疗方法。

二、纵隔神经源性肿瘤

神经源性肿瘤是后纵隔最常见的肿瘤，偶可发生于前纵隔和胸廓入口等其他部位。神经源性肿瘤占纵隔肿瘤的 19%～39%，后纵隔肿瘤的 75%。神经源性肿瘤来源于周围神经、自主交感神经节和迷走神经。

神经源性肿瘤在不同年龄段有不同的生物学特性，在婴儿及儿童发病者常出现远处转移而表现为恶性肿瘤生物学特性，在成年人，绝大多数表现为良性肿瘤生物学特性。

临床上，大多数患者无自觉症状或偶有胸背疼痛。根据肿瘤起源、大小、肿瘤所在部位可以有同侧交感神经麻痹、脊髓压迫、肌肉萎缩等体征。X 线片显示单侧后纵隔可见边缘清楚、密度均匀、圆形或椭圆形阴影。部分肿瘤可以伸入椎间孔长入椎管内对脊髓形成压迫，或肿瘤一部分长入椎管内、一部分在椎管外呈哑铃状。肿瘤和周边组织和 / 或器官的关系尤其是与脊髓的关系，需要通过 MRI 检查来帮助了解，以便估计手术路径和切除范围，避免术中损伤脊髓。

神经母细胞瘤好发于婴幼儿，1 岁以内多见，70% 见于 4 岁以内，成人少见。神经母细胞瘤是高度恶性肿瘤，发展迅速，早期出现转移，远处转移见于肝脏（65%）、骨髓（50%）、皮下（35%），幼儿常有骨转移。

美国儿童肿瘤协作组分期系统（CCSG）如下。

Ⅰ期：肿瘤局限于原发器官。

Ⅱ期：肿瘤超出原发器官但未超过中线同侧，淋巴结可能受累。

Ⅲ期：肿瘤超过中线，双侧淋巴结可能受累。

Ⅳ期：远处转移。

Ⅳs 期：<1 岁原发灶为 Ⅰ、Ⅱ 期但有局限于肝、皮肤、骨髓的转移灶。

【问题3】 神经母细胞瘤的治疗原则是什么？

思路1：神经母细胞瘤治疗原则如下。

Ⅰ期：完整切除，不需要常规化疗。

Ⅱ期：尽可能手术切除肿瘤，术后化疗。

Ⅲ期：尽可能多切除肿瘤，术中放置标志物，术后放疗和化疗。

Ⅳ期：术前化疗，择期手术，术后放疗和化疗。

Ⅳs 期：手术切除原发肿瘤，术后化疗。

思路2：治疗方面，由于神经源性肿瘤部分为恶性，或局部生长产生对脊髓和周围神经的压迫症状，因此不论良恶性，一旦诊断成立，原则上应尽早行手术切除。这类肿瘤多有完整包膜，易于完整切除。但对于肿瘤已长入椎管内，或位于胸膜顶或来源于迷走神经者，术中应注意避免损伤脊髓、交感神经及喉返神经等。良性肿瘤完整切除后均能治愈，个别术后复发者，可再行手术治疗，治愈率仍较高。

（刘士新）

推荐阅读资料

[1] 殷蔚伯,余子豪,徐国镇,等. 肿瘤放射治疗学. 北京:中国协和医科大学出版社,2008.

[2] 崔念基,卢泰祥,邓小武. 临床放射肿瘤学. 广州:中山大学出版社,2005.

[3] 张熙曾,宫立群,于振涛. 纵隔肿瘤学. 北京:中国医药科技出版社,2004.

[4] LE BLANC J. Diagnosis of mediastinal masses//WOOD D E, THOMAS C R Jr. Mediastinal tumors update 1995. Berlin: Springer-Verlag, 1995.

[5] FALKSON C B, BEZJAK A, DARLING G, et al. Lung cancer disease site group of cancer care Ontario's Program in evidence-based care. The management of thymoma: a systematic review and practice guideline. J Thorac Oncol, 2009, 4(7): 911-919.

[6] HOSAKA Y, TSUCHIDA M, TOYABE S. Masaoka stage and histologic grade predict prognosis in patients with thymic carcinoma. Ann Thorac Surg, 2010, 89(3): 912-917.

[7] EOM K Y, KIM H J, WU H G, et al. Invasion of the great vessels or atrium predicts worse prognosis in thymic carcinoma. Radiat Oncol J, 2013, 31(3): 131-710.

[8] OKEREKE I C, KESLER K A, FREEMAN R K, et al. Thymic carcinoma: outcomes after surgical resection. Ann Thorac Surg, 2012, 93(5): 1668-1672.

[9] NONAKA T, TAMAKI Y, HIGUCHI K, et al. The role of radiotherapy for thymic carcinoma. Jpn J Clin Oncol, 2004, 34 (12): 722-726.

[10] WEKSLER B, DHUPAR R, PARIKH V, NASON K S, et al. Thymic carcinoma: a multivariate analysis of factors predictive of survival in 290 patients. Ann Thorac Surg, 2013, 95(1): 299-303.

附录 15-1：改良的胸腺瘤 Masaoka 分期

Ⅰ期：肿瘤局限在胸腺内,肉眼及镜下均无包膜浸润

ⅡA 期：肿瘤镜下浸润包膜

ⅡB 期：肿瘤肉眼可见侵犯邻近脂肪组织,但未侵犯至纵隔胸膜

Ⅲ期：肿瘤侵犯邻近组织或器官,包括心包、肺或大血管(Ⅲa 期不侵犯大血管,Ⅲb 期侵犯大血管)

ⅣA 期：肿瘤广泛侵犯胸膜和 / 或心包

ⅣB 期：肿瘤扩散到远处器官

附录 15-2：胸腺瘤 WHO TNM 分期(AJCC 第 8 版)

原发肿瘤

T_x：原发肿瘤不能评估

T_0：无原发肿瘤证据

T_1：包膜完整

T_2：肿瘤浸润包膜外结缔组织

T_3：肿瘤浸润邻近组织器官,如心包、纵隔胸膜、胸壁、大血管及肺

T_4：肿瘤广泛侵犯胸膜和 / 或心包

区域淋巴结

N_x：区域淋巴结不能评估

N_0：区域无淋巴结转移

N_1：前纵隔淋巴结转移

N_2：N_1 + 胸内淋巴结转移

N_3：前斜角肌或锁骨上淋巴结转移

远处转移

M_x：远处转移不能评估

M_0：无远处转移

M_1：有远处转移

临床分期

Ⅰ期：$T_1N_0M_0$

Ⅱ期：$T_2N_0M_0$

Ⅲ期：$T_{1\sim2}N_1M_0$，$T_3N_{0\sim1}M_0$

Ⅳ期：$T_4N_{0\sim3}M_0$，$T_{1\sim4}N_{2\sim3}M_0$，$T_{1\sim4}N_{0\sim3}M_1$

第十六章　恶性胸膜间皮瘤

胸膜间皮瘤起源于胸膜的间皮细胞、纤维细胞，分为局限型和弥漫型。弥漫型即为恶性胸膜间皮瘤（malignant pleural mesothelioma，MPM），其病理分为上皮样型、肉瘤样型、双相型/混合型3型。

MPM发生率非常低，约占恶性肿瘤的0.04%，但近年我国的发病率、死亡率有上升趋势。高发年龄多为40～60岁，男女比例约3:1。恶性胸膜间皮瘤患者的中位总生存期约为1年，5年总生存率约10%。

MPM发病与接触石棉有关，电离辐射、毛沸石（一种可见于碎石路面的矿物）、遗传因素[BRCA1相关蛋白1（BRCA1 associated protein 1，*BAP1*）基因突变]也有一定关系。

【诊疗过程】

（1）询问患者症状，全面体格检查。

（2）胸部增强CT或MRI检查，判断局部病灶大小、侵犯范围及淋巴结转移情况。

（3）胸膜活检明确病理诊断。

（4）完善其他影像学检查，明确分期，详细询问病史，结合血清标记物，与胸膜转移瘤相鉴别。

（5）早期病变可选择手术治疗或新辅助化疗后手术治疗。

（6）晚期病变经多学科会诊，制订综合治疗方案。

（7）治疗后进行疗效评价，给予患者治疗后指导建议，定期随访。

【临床关键点】

（1）MPM发病与石棉有关。

（2）该病缺乏特异的临床表现，可出现咳嗽、胸痛、呼吸困难、消瘦、乏力及胸腔积液等症状。

（3）胸部CT/MRI检查能明确肿瘤侵犯范围，观察有无胸腔积液；颅脑和腹部影像学检查、骨扫描等检查能明确分期，排除胸膜转移瘤。

（4）推荐胸腔镜胸膜活检取得病理诊断，酌情应用CT/超声引导下穿刺及腹腔镜检查。

（5）手术及化疗是治疗MPM的主要手段，放疗是重要的辅助治疗手段。

（6）对于早期患者首选手术治疗，手术难度大者考虑先行新辅助化疗，评估疗效后，再制订下一步综合治疗方案。一线化疗推荐培美曲塞+顺铂方案。

（7）治疗后定期复查，及早发现局部复发或远处转移。

【临床病例】

第一步：病史采集

患者，男，40岁。因"胸闷伴左肋下疼痛不适1月余"就诊。

患者1个月前无明显诱因出现胸闷，活动后加重，伴左侧肋下疼痛不适，吸气时加重，近期症状加重。偶有咳嗽、咳痰，无咯血，无发热，无盗汗。近期无消瘦。

查体：KPS评分90分。浅表淋巴结未触及肿大。左下肺叩诊实音，呼吸音消失。

【问题1】　MPM主要临床表现是什么？

思路1：MPM多表现为胸腔积液、进行性呼吸困难及持续的非胸膜炎性胸痛。此外可有干咳、低热、乏力、盗汗、体重减轻等症状。体检时可有胸腔积液的表现，受累一侧呼吸动度下降，肋间饱满或膨出。

思路2：晚期患者常因肿瘤的局部侵犯而出现上腔静脉压迫综合征、脊髓压迫症状、霍纳综合征、吞咽困难、声音嘶哑及臂丛神经痛等，受累胸腔常活动受限，呈"冰冻胸"，肋间隙变窄，肋骨呈瓦片状重叠；也可出现远处转移的相关表现。

【问题2】 MPM应与哪些疾病鉴别？

思路：MPM无特异性临床表现，需与肺炎、结核、肺癌等疾病鉴别，但需重点排除胸膜转移性肿瘤，主要依靠病史、病理学，尤其是免疫组织化学进行鉴别诊断。

【问题3】 对MPM患者应进行哪些检查？

思路1：对于高度怀疑MPM的患者，应行如下检查。①胸部增强CT或MRI。②胸膜活检，明确病理诊断。推荐首选胸腔镜下活检，也可考虑影像引导下细针穿刺活检。③如合并胸腔积液者，建议穿刺后行细胞学检查。④可选择性检测血清间皮素和骨桥蛋白。

思路2：临床确诊后应进行如下检查。①如有条件可行PET/CT检查，明确侵犯范围和远处转移情况。②胸腹部影像学检查。③纵隔镜或支气管超声内镜。④腹腔镜检查排除经膈肌转移（可选）。⑤纵隔淋巴结活检（可选）。⑥若怀疑对侧异常，可考虑胸腔镜检查。

第二步：门诊化验及辅助检查

患者在门诊进行了心电图、血生化、肝肾功能、血常规、CT检查及CT引导下病理活检。心电图、血生化、肝肾功能、血常规结果均正常。胸部增强CT：①左侧肋胸膜、纵隔胸膜及叶间胸膜可见多发结节及肿块（图16-1），边界局部光滑；增强扫描呈显著不均匀强化，部分病灶内示斑片状更低密度坏死区；气管隆嵴下见肿大淋巴结，纵隔未见明确肿大淋巴结。②右侧胸膜钙化灶。

CT引导下病理活检：（左侧胸膜穿刺活检）结合临床及免疫组织化学，符合恶性胸膜间皮瘤。免疫组织化学：CK广谱（+）、CAM5.2（+）、CR（+）、CK7个别细胞（+）、MC（−）、CK5/6（−）、TTF-1（−）、S-100（−）、HBM45（−）、Desmin（−）（图16-2）。

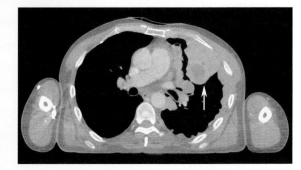

图16-1　胸部CT（纵隔窗）表现
左侧可见弥漫性胸膜结节及肿块（箭头）。

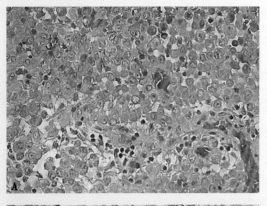
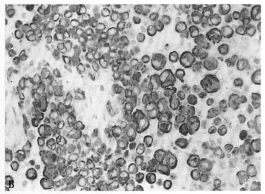
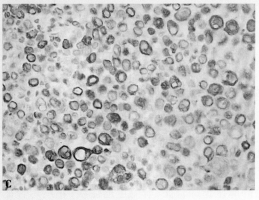

图16-2　活检病理
A. HE染色（×100）；B. 免疫组织化学显示CK7个别细胞（+）（×100）；C. 免疫组织化学显示CK5/6（−）（×100）。

【问题4】 MPM 如何进行诊断与分期?

思路1:首选的确诊检查是胸腔镜下活检,活检可获得足够的组织,免疫组织化学检测以明确病理诊断。CT 或超声引导下肿物穿刺活检有助于明确病理诊断。由于 MPM 的首发体征常为胸腔积液,故常需行细胞学检查,但误诊率高,需结合其他检查综合考虑。

思路2:影像学检查是 MPM 的主要诊断依据之一。胸部 CT 发现胸腔积液、弥漫性或结节性的胸膜增厚提示 MPM。

思路3:分期采用美国癌症联合会(AJCC)/国际抗癌联盟(UICC)2017 年第 8 版制定的 TNM 分期,具体见附录。

根据患者的临床检查和分期标准,目前诊断为恶性胸膜间皮瘤,左侧脏壁层胸膜、纵隔及横膈受侵,隆突下淋巴结转移,$cT_4N_1M_0$,ⅢB 期。

知识点

胸膜间皮瘤 CT 影像学表现

胸膜间皮瘤常见影像学征象为单侧胸膜弥漫性不规则、结节状增厚,厚度常超过 1cm,或形成多发胸膜肿块,常累及纵隔胸膜、叶间胸膜,伴或不伴胸腔积液。弥漫性胸膜增厚常导致同侧胸腔体积缩小,纵隔向患侧移位,且僵硬、固定。可见胸膜斑(提示与石棉吸入有关)。增强后增厚的胸膜多均匀强化,若病灶较大,会出现坏死、囊变,此时为不均匀强化。晚期病变可侵犯胸壁、纵隔、横膈,甚至侵入腹腔,还可出现肺门、纵隔、内乳等区域淋巴结转移,或远处转移。

需要鉴别的疾病包括胸膜转移瘤、淋巴瘤、结核及与石棉相关的良性胸膜疾病。

第三步:住院后治疗

患者住院后经 MDT,诊断为恶性胸膜间皮瘤($cT_4N_1M_0$,ⅢB 期)。

根据肿瘤分期和患者意愿,确定治疗方案为培美曲塞 1.0g d1;顺铂 40mg d1～3,每 3 周重复。化疗期间给予对症支持等治疗。

【问题5】 如何进行治疗决策?

思路1:MPM 无根治性治疗手段,现有治疗手段只能有限延长患者的生存期或提高生存质量。治疗需考虑患者分期、身体状况及个人意愿。

思路2:早期患者应首选手术治疗,此患者分期较晚,手术不可切除,选择全身化疗。

知识点

手术原则及术后处理

MPM 常用的外科术式包括:胸膜切除术/剥脱术(pleurectomy/decortication,P/D),即完整切除胸膜和所有肿瘤;胸膜外全肺切除术(extrapleural pneumonedomy,EPP),即切除整块胸膜、肺、膈肌和心包,并进行纵隔淋巴结清扫。

对于可行手术的早期患者[病变局限于胸膜(Ⅰ期),无 N_2 淋巴结受侵],P/D 是首选。不能耐受 EPP 的进展期 MPM 患者也可采用 P/D。

对于需要完全减瘤的部分患者,如体力评分好、无并发症、Ⅱ～Ⅲ期、组织学分型好(如上皮型)、未到 N_2 期等,推荐采用 EPP。

术前未行新辅助化疗者,术后需行辅助化疗,已行新辅助化疗者,术后可不行辅助化疗。EPP 后建议行序贯化疗并半胸放疗。

Ⅳ期患者、组织学肉瘤样型/混合型患者不建议实施手术,建议给予单纯化疗。

【问题6】 化疗方案如何选择?

思路:单纯化疗推荐用于无法手术或拒绝手术的美国东部肿瘤协作组(ECOG)0~2分、Ⅳ期患者,或组织学肉瘤样型/混合型患者。培美曲塞+顺铂为一线化疗方案,也可选择培美曲塞+卡铂。不能使用培美曲塞者,可换用卡培他滨。不适于以铂类为基础的联合方案者,可接受的一线单药包括培美曲塞、长春瑞滨。

一线推荐方案:

培美曲塞 500mg/m^2 d1 + 顺铂 75mg/m^2 d1,q3w。

培美曲塞 500mg/m^2 d1 + 卡铂 AUC 5 d1,q3w。

卡铂剂量(mg)= AUC[mg/(ml·min)]×[肌酐清除率(ml/min)+ 25]。

卡培他滨 1 000~1 250mg/m^2 d1,8,15 + 顺铂 75mg/m^2 d1,q4w。

培美曲塞 500mg/m^2 d1,q3w。

长春瑞滨 25~30mg/m^2,qw。

对于可使用贝伐珠单抗的无法切除的患者,1类推荐应用贝伐珠单抗+顺铂+培美曲塞,序贯贝伐珠单抗维持治疗。应用贝伐珠单抗的禁忌证包括未控制的高血压、出血或凝血功能障碍及严重的心血管合并症。

免疫检查点抑制剂可以有效地用于MPM的后续治疗,如帕母单抗(Pembrolizumab)(2A类)和纳武利尤单抗(Nivolumab)± 伊匹单抗(Ipilimumab,CTLA-4 抑制剂)(2B类)。其他后续治疗包括培美曲赛(如果一线治疗时未给予)(1类),长春瑞滨或吉西他滨。

该患者化疗2周期后,复查CT显示较前好转。继续化疗2周期,出现胸痛,复查CT显示病灶部分较前进展。经多学科讨论,建议行放疗。遂行IMRT,因肺剂量体积限制,给予1.8Gy×25次,5次/周。

【问题7】 放疗如何实施?

思路1:放疗是重要的辅助治疗手段,对部分MPM患者而言能提高疗效,可有效缓解MPM引起的胸痛,具有姑息治疗作用。三联治疗(化疗、手术和半胸放疗)已尝试用于选择性的患者,中位生存期高达20~29个月。

可手术的MPM患者,接受EPP后,有较好的PS评分时应推荐辅助放疗,以提高局部控制率;病灶无法切除、局部切除或P/D术后,在严格的危及器官剂量控制下可以考虑放疗。穿刺部位、引流口或胸腔镜切口等部位放疗,可减少肿瘤的局部复发或种植。对因胸膜间皮瘤引起的胸痛患者可考虑减症放疗。

有条件的中心可考虑基于PET/CT定位的治疗计划。

思路2:根据不同的治疗目的而确定放疗剂量和分割方式,常见分割放疗的剂量推荐见表16-1。

表 16-1　常见分割放疗的剂量推荐

治疗分型	总剂量/Gy	单次剂量/Gy	持续时间/周
术后辅助			
切缘阴性	50~54	1.8~2	4~5
镜下或肉眼切缘阳性	54~60	1.8~2	5~6
缓解疼痛			
复发病灶引起的胸壁疼痛	20~40	≥4	1~2
	或30	3	2
多个脑或骨转移灶	30	3	2
防止切口、引流口等复发/种植的预防性放疗	21	7	1~2
未手术者	40~50	1.8~2	4~5

对于术后的预防性放疗,推荐总剂量为21Gy(7Gy×3次)。对于术后有残留者,可以采用术中放疗或近距离放疗。

思路 3：MPM 放疗中的注意事项如下。

（1）考虑靶区的覆盖和正常组织的耐受剂量：推荐 3D-CRT/IMRT。但需严格限制肺受量，使肺受照射剂量、体积最小化，注意减少低剂量区，尤其是健侧肺。

（2）GTV 应包括任何可见的肿瘤：EPP 术后辅助放疗者，GTV 应包括手术银夹标示的残留区。CTV 应覆盖整个胸膜表面（部分切除者）、手术银夹区域及可能潜在的残余瘤位置。PTV 要考虑靶区的运动和每日摆位误差。不推荐广泛的选择性淋巴结（整个纵隔和双侧锁骨上淋巴结区域）照射（图 16-3）。

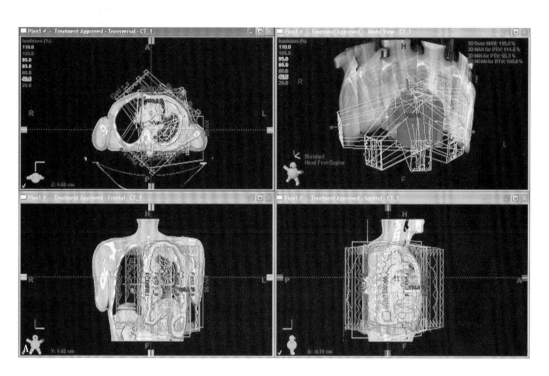

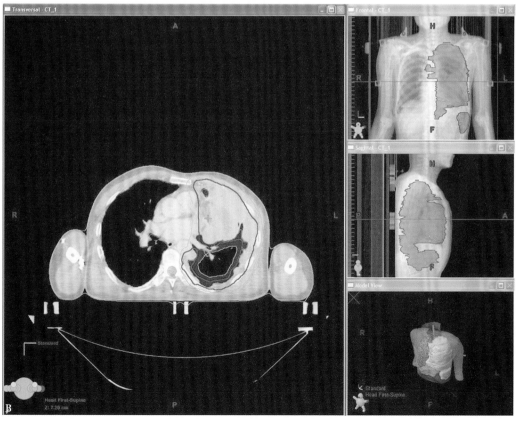

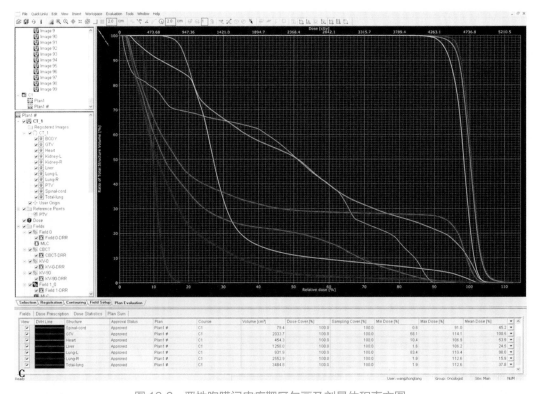

图 16-3　恶性胸膜间皮瘤靶区勾画及剂量体积直方图

A. 放疗设野设计及剂量分布；B. 靶区勾画；C. 剂量体积直方图。

【问题8】　治疗期间应注意哪些问题？

思路：治疗期间应注意以下问题。

（1）疼痛：按照癌症疼痛处理原则，必要时可采用神经破坏疗法进行止痛。因肿瘤压迫引起的疼痛，可采用姑息放疗。

（2）呼吸困难：多因大量胸腔积液引起。胸腔穿刺引流是有效的治疗方法。胸膜固定术对预防胸腔积液复发有效。

（3）咳嗽：使用镇咳药如可卡因或吗啡。排除或治疗胸部感染、心力衰竭等并发症尤为重要。

（4）化疗期间给予抑酸、止吐药物减轻胃肠道反应。

（5）每周复查血常规、肝肾功能，尤其是同步放化疗时。

【问题9】　如何进行疗效评价及随访？

思路：通过临床表现、影像学检查结果评价疗效。建议术后即行影像学检查，用于随访对照。疗效评价可参照实体瘤的 WHO 疗效评价标准。治疗结束后，第 1～2 年每 3 个月随访 1 次，第 3～5 年每半年随访 1次，5 年后每年随访 1 次。

（李宝生）

推荐阅读资料

[1] 李晔雄. 肿瘤放射治疗学. 5 版. 北京：中国协和医科大学出版社，2018.

[2] 汤钊猷. 现代肿瘤学. 3 版. 上海：复旦大学出版社，2011.

[3] BYRNE KO，RUSCH V. Malignant pleural mesothelioma. Oxford：Oxford University Press，2007.

[4] SCHERPEREEL A，ASTOUL P，BAAS P，et al. Guidelines of the European Respiratory Society and the European Society of Thoracic Surgeons for the management of malignant pleural mesothelioma. Eur Respir J，2010，35（3）：479-495.

[5] ABDEL-RAHMAN O. Global trends in mortality from malignantmesothelioma：analysis of WHO mortality database （1994—2013）. Clin Respir J，2018，12（6）：2090-2100.

[6] VOGELZANG N J, RUSTHOVEN J J, SYMANOWSKI J, et al. Phase Ⅲ study of pemetrexed in combination with cisplatin versus cisplatin alone in patients with malignant pleural mesothelioma. J Clin Oncol, 2003, 21(14): 2636-2644.

[7] ZALCMAN G, MAZIERES J, MARGERY J, et al. Bevacizumab for newly diagnosed pleural mesothelioma in the Mesothelioma Avastin Cisplatin Pemetrexed Study(MAPS): a randomised, controlled, open-label, phase 3 trial. Lancet, 2016, 387(10026): 1405-1414.

[8] KINDLER H L, ISMAILA N, ARMATO S G 3rd, et al. Treatment of malignantpleural mesothelioma: American Society of Clinical Oncology Clinical Practice Guideline. J Clin Oncol, 2018, 36(13): 1343-1373.

[9] ZALCMAN G, MAZIERES J, GREILLIER L, et al. Second or 3rd line nivolumab(Nivo) versus nivo plus ipilimumab (Ipi)in malignant pleural mesothelioma(MPM) patients: Updated results of the IFCT-1501MAPS2 randomized phase 2 trial. Ann Oncol, 2017, 28: Abstract LBA58_PR.

[10] THIEKE C, NICOLAY N H, STERZING F, et al. Long-term results in malignant pleural mesothelioma treated with neoadjuvant chemotherapy, extrapleural pneumonectomy and intensity-modulated radiotherapy. Radiat Oncol, 2015, 10: 267.

附录: 胸膜间皮瘤分期(2017 年 AJCC/UICC 第 8 版)

原发肿瘤(T)

T_x: 原发肿瘤无法评估

T_0: 无原发肿瘤证据

T_1: 肿瘤局限于同侧壁胸膜, 伴或不伴脏胸膜、纵隔胸膜、膈胸膜侵犯

T_2: 肿瘤侵犯同侧胸膜表面的每一部分(壁胸膜、纵隔胸膜、膈胸膜及脏胸膜)并满足至少下列一个条件: 累及膈肌; 肿瘤从脏胸膜侵入下方肺实质内

T_3: 局部晚期但潜在可切除的肿瘤。肿瘤侵犯同侧胸膜表面的所有部分(壁胸膜、纵隔胸膜、膈胸膜和脏胸膜)并满足至少下列一个条件: 累及胸内筋膜; 侵入纵隔脂肪; 肿瘤侵入胸壁软组织所形成的孤立性、可完全切除的病灶; 心包非透壁性浸润

T_4: 局部晚期无法切除的肿瘤。肿瘤侵犯同侧胸膜表面的所有部分(壁胸膜、纵隔胸膜、膈胸膜和脏胸膜)并满足至少下列一个条件: 胸壁内肿瘤弥散扩展或多灶性肿块, 伴或不伴有相关肋骨破坏; 肿瘤直接穿越膈肌蔓延至腹膜; 肿瘤直接蔓延至对侧胸膜; 肿瘤直接蔓延至纵隔器官; 肿瘤直接蔓延侵入脊柱; 肿瘤穿透并侵犯心包内面, 伴或不伴有心包积液; 或肿瘤侵犯心肌

区域淋巴结(N)

N_x: 区域淋巴结无法评估

N_0: 无区域淋巴结转移

N_1: 转移至同侧支气管、肺门, 或纵隔(包括内乳、纵隔旁、心包脂肪垫或肋间)淋巴结

N_2: 转移至对侧纵隔、同侧或对侧锁骨上淋巴结

远处转移(M)

M_0: 无远处转移

M_1: 有远处转移

预后分期

Ⅰ A 期: $T_1N_0M_0$

Ⅰ B 期: $T_{2\sim3}N_0M_0$

Ⅱ期: $T_{1\sim2}N_1M_0$

Ⅲ A 期: $T_3N_{10}M_0$

Ⅲ B 期: $T_{1\sim3}N_2M_0$; T_4 任何 NM_0

Ⅳ 期: 任何 T 任何 NM_1

第十七章 乳 腺 癌

第一节 乳腺癌全乳切除术后放射治疗

乳腺癌是全球女性最常见的恶性肿瘤，据美国癌症数据统计，2014年新增232 670例新发癌症病例，其中乳腺癌患病人数占全部女性恶性肿瘤的41%。乳腺癌在发达国家处于高发状态，北美、西欧、北欧地区是全世界发病率最高的地方。近年来，中国乳腺癌的发病率也明显上升。目前，乳腺癌最为常用的术式仍是全乳切除术。早期乳腺癌临床试验协作组（Early Breast Cancer Trialists' Collaborative Group, EBCTCG）的荟萃分析显示，乳腺癌全乳切除术后辅助放疗不仅能够降低腋窝淋巴结阳性患者的局部-区域复发率，而且能够提高长期乳腺癌特异性生存率。因此，全乳切除术后具有高危复发因素患者应给予术后放疗。

【诊疗过程】

（1）首先需详细询问乳腺病史、月经婚姻史、既往乳腺癌家族史、心脏病史等相关内科合并疾病及是否已进行相关实验室检查。

（2）查体时要特别注意检查乳房内肿块部位、大小、活动度，乳腺皮肤有无受侵，皮肤有无红肿。两侧腋窝及锁骨上有无肿大淋巴结及淋巴结的数目、大小、部位，有无固定或融合等。

（3）实验室检查，包括血常规、肝肾功能、肿瘤标志物[包括糖类抗原15-3（CA15-3）、癌胚抗原（CEA）、糖类抗原12-5（CA12-5）等]。

（4）进行双侧乳腺钼靶平片、胸部X线等检查。

（5）其他检查，如乳腺和淋巴结区域超声，按病变情况做腹盆腔超声或CT、胸部CT、骨放射性核素扫描、头颅CT或MRI等检查。

（6）病理学或细胞学检查，包括肿块细针活检、空心针穿刺活检，以获得组织学诊断；同时明确激素受体雌激素受体（estrogen receptor, ER）、孕激素受体（progesterone receptor, PR）、HER-2/Neu、Ki-67等状态。

（7）对于乳腺癌术后患者，需了解手术方式、术后病理、术后辅助化疗、内分泌治疗和靶向史、术后切口愈合及恢复情况；整合临床及辅助检查资料，明确临床和病理分期和分子分型，评估患者一般状态。

（8）根据肿瘤分期、分子标志物等基本信息，结合患者一般状况，制订合理的治疗方案。

（9）综合治疗后给予疗效评价，并进行定期随访。

【临床病例】

第一步：病史采集

患者，女，40岁。因"左乳腺癌改良根治术后6个月、8个疗程化疗后3周"入院。

患者于2014年初无意中发现左乳外上有一3.0cm×2.8cm大小肿块，无明显疼痛，无乳头溢血、溢液，无乳头内陷，无橘皮样改变，无乏力、消瘦等。外院彩超示：左乳腺内实性结节性病灶，左侧腋窝淋巴结肿大。左乳肿块空心针穿刺活检病理示：左乳浸润性癌，ER（−），PR（−），HER-2（3＋），Ki-67（＋80%）。左腋窝淋巴结穿刺病理示：转移性腺癌。于2014年1月16日在全身麻醉下行左乳腺癌改良根治术，术后病理：肿瘤大小2.4cm×2.3cm×1.5cm；浸润性导管癌，Ⅲ级，部分导管内癌（约占10%）；脉管癌栓（＋），基底切缘（−），同侧腋窝淋巴结清扫2/35＋，ER（−），PR（−），HER-2（3＋），Ki-67（＋80%），荧光原位杂交（fluorescence in situ hybridization)(＋)。2014年1月25日行表柔比星联合环磷酰胺化疗4个疗程后，转单药紫杉醇（或多西他赛）

再化疗4个疗程；赫赛汀治疗3周期，末次化疗结束时间为2014年6月25日。月经生育史：未绝经，育有2女。母亲55岁时死于乳腺癌。

查体：神志清楚，精神可，美国东部肿瘤协作组（ECOG）PS评分0分。左侧胸壁见手术瘢痕，愈合良好，未扪及包块。右乳腺未及肿块。双侧腋下及双侧锁骨上未及肿大淋巴结。心肺腹无异常。

根据病史信息及手术病理，患者"左乳腺癌改良根治术后"诊断明确，需行乳腺癌MDT讨论，按照美国国立综合癌症网络（NCCN）治疗指南及乳腺癌诊疗规范，决定术后辅助治疗策略。

【问题1】 乳腺局部解剖结构如何？淋巴引流途径是什么？

思路：成年女性乳房上下缘位于第2肋与第6肋之间，内外侧位于胸骨边缘与腋中线之间，平均直径10～12cm，平均中心厚度为5～7cm。乳房主要由皮肤、皮下组织及乳腺组织构成，乳腺组织又包括软组织和间质两部分。乳房的血供主要来源于内乳动脉和胸外侧动脉。胸壁和乳房静脉回流涉及的主要静脉是胸内侧静脉穿支、腋静脉分支和肋间后静脉穿支。

乳腺的皮下淋巴管或乳头淋巴管丛通过体表淋巴管回流。腋窝淋巴结是乳腺原发肿瘤主要的淋巴结转移途径，其中较为详尽的是Pickren分类。临床上，为确定病理解剖和转移程度，通常将腋窝淋巴结分成三组：腋窝第Ⅰ组淋巴结位于乳房外侧到胸小肌外侧缘之间，腋窝第Ⅱ组淋巴结位于胸小肌后方，腋窝第Ⅲ组淋巴结位于胸小肌内侧端以内。此外，位于胸骨旁肋间隙的内乳淋巴结也是乳腺癌淋巴结转移的第一站淋巴结，绝大部分转移性内乳淋巴结位于第1～3肋间隙（图17-1）。

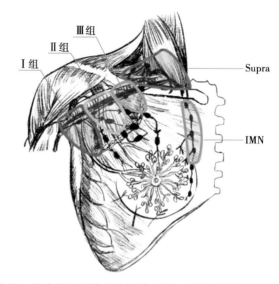

Ⅰ组—腋窝第Ⅰ组淋巴结区域；Ⅱ组—腋窝第Ⅱ组淋巴结区域；Ⅲ组—腋窝第Ⅲ组淋巴结区域；Supra—锁骨上淋巴结区域；IMN—内乳淋巴结区域。

图17-1 乳腺淋巴引流示意图

知识点

乳腺局部解剖结构的特点对乳腺癌术后放疗范围的指导意义

1. 乳腺癌改良根治术通常清扫腋窝第Ⅰ组、第Ⅱ组淋巴结区域，因此，术后放疗范围需要包括腋窝第Ⅲ组淋巴结区域（也就是锁骨下区）和锁骨上淋巴结区域。

2. 绝大部分转移性内乳淋巴结位于第1～3肋间隙，因此，若需照射内乳淋巴结，第1～3肋间隙内乳淋巴结是照射重点。

【问题2】 乳腺癌的确诊手段是什么？如何进行分期？

思路1：乳腺癌的确诊主要依靠细胞及组织学检查。细胞学检查需包括三次以上乳头溢液涂片或细针穿刺，但其阴性结果仍不能排除乳腺癌。粗针针吸活检和切除活检等组织学检查是乳腺癌的明确诊断依据。

思路2：乳腺癌TNM分期参考美国癌症联合会（AJCC）第8版分期，详见附录。原发肿瘤T分期包括临床分期和病理分期，两者定义的标准相同。一般来说，对于原发肿瘤的大小，病理测量优于临床测量。T分期应该依据浸润性癌成分的大小而定。浸润性癌最大径≤1mm的病灶被定义为微浸润性癌（T_{1mi}）。区域淋巴结N分期也包括临床分期和病理分期，但两者定义的标准不同，详见附录。

思路3：依据术前评估和术后病理对乳腺原发肿瘤、转移淋巴结状态的描述，该患者原发肿瘤最大径2.4cm，腋窝淋巴结2枚阳性，且无远处转移的证据，依据AJCC第8版乳腺癌分期，该患者病理分期为$pT_2N_1M_0$，ⅡB期。

【问题3】 乳腺癌术后复发风险分层是什么？如何评估该患者复发风险？

思路1：乳腺癌是一类异质性明显的恶性肿瘤。早期的危险因素分层仅依靠临床病例特征，如原发肿块大小、切缘、组织学分级及发病年龄等，从而评估局部复发风险。随着分子生物学进展，St.Gallen会议提出了针对不同个体选择合理治疗方案的要求，推荐在原有的临床特征基础上结合分子分型进一步评估其术后复发风险（表17-1），以获得最优的综合治疗方案。

表 17-1　乳腺癌术后复发风险分层

危险度分级	判读因素
低度危险	腋窝淋巴结阴性，并同时具备以下所有特性：标本中病灶大小（pT）≤2cm；分级1级；瘤周脉管未见肿瘤侵犯；ER 和 / 或 PR 表达；HER-2 基因没有过度表达或扩增；年龄≥35岁
中度危险	腋窝淋巴结阴性，且具备下列至少一条：标本中病灶大小（pT）≥2cm；分级Ⅱ～Ⅲ级；有瘤周脉管肿瘤侵犯；ER 和 PR 缺失；HER-2 基因过度表达或扩增；年龄 <35岁 腋窝淋巴结1～3枚阳性，且未见 HER-2 过度表达和扩增，且 ER 和 / 或 PR 表达。
高度危险	腋窝淋巴结1～3枚阳性，且 HER-2 过度表达或扩增，或 ER 和 PR 缺失。 腋窝淋巴结≥4枚阳性

思路2：本例患者腋窝淋巴结1～3枚阳性，且 ER/PR 阴性，HER-2 过表达，复发风险属于高度危险。

【问题4】 乳腺癌分子分型的判定标准是什么？分子分型对乳腺癌临床治疗的指导意义是什么？

思路1：随着对分子肿瘤学研究的深入，人们逐渐认识到乳腺癌不再是单一疾病，根据基因分型或免疫组织化学的结果可以分为不同亚型。各亚型具有不同的生物学特性，因而治疗策略也不尽相同。St.Gallen国际乳腺癌会议专家组共识根据乳腺癌组织 ER、PR、HER-2 和 Ki-67 状态将乳腺癌分为4类分子分型：Luminal A 型、Luminal B 型、HER-2 过表达型、基底样型（表17-2）。分子分型、肿瘤分期及复发风险评估系统是乳腺癌综合治疗方案的重要决策依据（表17-3）。

思路2：本例患者 ER（-）、PR（-）、HER-2（3 + ）、Ki-67（+80%）、FISH（+），分子分型为 HER-2 过表达型，术后应给予化疗及抗 HER-2 靶向治疗。

表 17-2　乳腺癌分子分型的判定

分子分型	标志物	备注
Luminal A 型	ER/PR 阳性且 PR 高表达 HER-2 阴性 Ki-67 低表达	ER、PR、Ki-67 表达的判定值建议采用报告阳性细胞的百分比。Ki-67 高低表达的判定值在不同病理实验中心可能不同，可采用20%～30%作为判断 Ki-67 高低的界值。同时，以20%作为 PR 表达高低的判定界值，可进一步区分 Luminal A 型和 Luminal B 型（HER-2 阴性）
Lumimal B 型	1. ER/PR 阳性 HER-2 阴性 且 Ki-67 高表达或 PR 低表达 2. ER/PR 阳性 HER-2 阳性（蛋白过表达或基因扩增） 任何状态的 Ki-67	上述不满足 Luminal A 型条件的 Luminal 型肿瘤均可作为 Luminal B 样亚型
HER-2 过表达型	HER-2 阳性（蛋白过表达或基因扩增） ER 阴性和 PR 阴性	
基底样型	ER 阴性 PR 阴性 HER-2 阴性	三阴性乳腺癌和 Basal-like 型乳腺癌之间的吻合度约80%；但是三阴性乳腺癌也包含一些特殊类型乳腺癌，如髓样癌（典型性）和腺样囊性癌等

表 17-3 乳腺癌不同分子分型的推荐治疗

分子亚型	治疗推荐	备注
Luminal A 型	大多数患者仅需内分泌治疗	一些高危患者需加用化疗
Luminal B 型（HER-2 阴性）	全部患者均需内分泌治疗，大多数患者需要加用化疗	是否加用化疗需要综合考虑激素受体表达高低、复发转移风险及患者状态等
Luminal B 型（HER-2 阳性）	化疗 + 抗 HER-2 治疗 + 内分泌治疗	本亚型患者常规予以化疗
HER-2 过表达型	化疗 + 抗 HER-2 治疗	抗 HER-2 治疗对象：pT_{1b} 及更大肿瘤或淋巴结阳性
三阴性（导管癌）	化疗	
特殊类型①		
内分泌反应型	内分泌治疗	
内分泌无反应型	化疗	

注：①特殊类型分为内分泌反应型（筛状癌、小管癌和黏液腺癌）和内分泌无反应型（顶浆分泌、髓样癌、腺样囊性癌和化生性癌）。

知识点

1. HER-2 过表达型，推荐化疗联合抗 HER-2 靶向治疗，术后辅助推荐曲妥珠单抗。其他 HER-2 靶向药物还包括拉帕替尼、帕妥珠单抗、T-DM1 等。

2. 相对于 Luminal A 型，三阴性乳腺癌（triple negative breast cancer, TNBC）不论初始治疗时淋巴结状态，其局部复发和远处转移率均较高，且复发转移时间早。TNBC 缺少 HER-2 和内分泌的治疗靶点，化疗方案主要采用蒽环类、紫杉类、铂类及环磷酰胺等，尚没有标准的治疗方案。此外，目前其他相关的靶向药物包括靶向聚 ADP 核糖聚合酶（poly ADP-ribose polymerase）、表皮生长因子受体（EGFR）、c-kit、Sre 酪氨酸激酶抑制剂、血管内皮生长因子（VEGF）抗血管生成等都有相关的临床研究，但其总体生存率仍低于 Luminal 型。

【问题5】 乳腺癌术后辅助化疗的适应证是什么？该患者是否需要术后化疗？

思路 1：初治乳腺癌的化疗包括术前新辅助化疗及术后辅助化疗两种。前者适用于局部晚期或炎性乳腺癌患者，旨在缩小原发灶、提高完全切除率、减少手术播散，同时为术后化疗提供依据；后者是综合治疗的重要组成之一，目的在于降低肿瘤复发和转移率，延长患者生存期。

思路 2：依据 2017 年中国抗癌协会乳腺癌专业委员会指南，乳腺癌术后辅助化疗的适应证包括：①浸润性肿瘤 >2cm；②淋巴结阳性；③激素受体阴性；④HER-2 阳性（对 T_{1a} 以下患者目前无明确证据推荐使用辅助化疗）；⑤组织学分级为 3 级。指南同时提出，以上单个指标并非化疗的强制适应证，辅助化疗方案的制订应综合考虑上述肿瘤的临床病理学特征、患者生理条件和基础疾病、患者的意愿及化疗可能获益与由之带来的不良反应等。

思路 3：该患者原发肿瘤大小 2.4cm × 2.3cm × 1.5cm，腋窝淋巴结 2 枚阳性，ER/PR 阴性，HER-2 过表达，建议辅助化疗。

知识点

辅助化疗方案与注意事项

1. 辅助化疗的方案包括以下几种。①早期以蒽环类药物为主的联合方案，如 CAF、A（E）C、FEC；②蒽环类与紫杉类联合方案，如 TAC；③蒽环类与紫杉类序贯方案，如 AC-T/P 或 FEC-T；④不含蒽环类的联合化疗方案，适用于老年、低风险、蒽环类禁忌或不能耐受的患者，常用 TC 方案及 CMF 方案（C，环磷酰胺；A，多柔比星；E，表柔比星；F，氟尿嘧啶；T，多西他赛；P，紫杉醇；M，甲氨蝶呤）。

2. 辅助化疗一般不与内分泌治疗或放疗同时进行，化疗结束后再开始内分泌治疗，放疗与内分泌治疗可先后或同时进行辅助化疗，通常不与内分泌或术后辅助放疗同时进行。

3. 激素受体阴性的绝经前患者,在辅助化疗期间可考虑使用卵巢功能抑制药物保护患者的卵巢功能。推荐化疗前1～2周给药,化疗结束后2周给予最后1剂药物。

4. 蒽环类药物有心脏毒性,使用时须评估左心室射血分数(left ventricular ejection fraction, LVEF),至少每3个月1次。

【问题6】 该患者术后是否需要辅助内分泌治疗?

思路1:激素受体(ER和/或PR)阳性的早期乳腺癌是乳腺癌术后辅助内分泌治疗的适应证。绝经前患者辅助内分泌治疗的方案有3种:选择性雌激素受体调节剂(selective estrogen receptor modulators, SERM),包括他莫昔芬(Tamoxifen, TAM)和托瑞米芬、卵巢功能抑制(ovarian function suppression, OFS)+他莫昔芬、卵巢功能抑制+第三代芳香化酶抑制剂(aromatase inhibitors, AIs)。目前的共识是:①他莫昔芬是绝经前早期乳腺癌患者内分泌治疗的基础药物,标准治疗时间是5年,而对于具有高危因素的患者如淋巴结阳性、组织学分级Ⅲ级等,他莫昔芬可以考虑延长至10年;②绝经前中高复发风险的患者,推荐接受联用OFS的内分泌治疗。2017年St. Gallen共识指出,考虑联用OFS的因素包括年龄≤35岁、接受辅助化疗后仍为绝经前激素水平、淋巴结≥4枚阳性。基于SOFT和TEXT研究结果,对于高危患者建议使用OFS+AIs。卵巢功能抑制包括2种手段:药物性卵巢去势和卵巢切除术。长期服用他莫昔芬会增加子宫内膜癌的发生风险,因此对于使用他莫昔芬的患者,治疗期间应每6～12个月行妇科检查1次,通过超声检查了解子宫内膜厚度。绝经后患者辅助内分泌治疗可使用第三代芳香化酶抑制剂,治疗时间为5年,药物包括来曲唑、阿那曲唑、依西美坦。

辅助内分泌治疗一般在辅助化疗之后使用,但可以与放疗及抗HER-2的靶向治疗同时应用。

思路2:本例患者ER(-)、PR(-),为激素受体阴性,无术后辅助内分泌治疗指征。

知识点

绝经的定义

绝经一般指月经永久性终止。绝经状态的确定对于内分泌治疗的选择至关重要。

绝经可以分为自然绝经和干预绝经。

(1)自然绝经:①双侧卵巢切除术后;②年龄≥60岁;③年龄<60岁,自然停经≥12个月,在没有接受化疗、他莫昔芬、托瑞米芬或卵巢功能抑制治疗的情况下,促卵泡激素(follicle-stimulating hormone, FSH)及雌二醇(estradiol, E_2)水平在绝经后范围;④年龄<60岁,正在服用他莫昔芬或托瑞米芬,FSH及E_2水平应在绝经后范围。

(2)干预绝经:①年龄≥50岁,化疗后或在服用选择性雌激素受体调节剂药物期间闭经至少12个月,且FSH及E_2水平连续测定至少3次均达到绝经后水平;②年龄在45～50岁的患者,化疗后或在服用SERM药物期间闭经至少24个月,且FSH及E_2水平连续测定至少3次均达到绝经后水平;③年龄<45岁患者,由于卵巢功能恢复的概率较大,原则上不适用本标准。

上述标准中年龄可参考患者家族女性平均停经年龄做出个例调整。

【问题7】 该患者术后是否需要接受靶向治疗?

思路1:曲妥珠单抗、帕妥珠单抗等分子靶向治疗的应用对于HER-2阳性患者具有重要意义。此外,Kadcyla(ado-曲妥珠单抗emtansine,又称T-DM1)是美国食品药品监督管理局(Food and Drug Administration, FDA)获批的细胞毒药物偶联单抗,它是HER-2阳性、晚期转移性乳腺癌的有力新药。

思路2:HER-2阳性乳腺癌患者曲妥珠单抗辅助治疗的适应证是HER-2阳性且原发肿瘤浸润灶直径>1cm的乳腺癌患者;原发肿瘤浸润灶在直径0.5～1.0cm时,可推荐使用;原发肿瘤浸润灶直径≤0.5cm的小肿瘤,应综合考虑是否使用曲妥珠单抗,对伴有危险因素者可考虑使用。曲妥珠单抗6mg/kg(首次剂量8mg/kg)每3周方案,或2mg/kg(首次剂量4mg/kg)每周方案。目前推荐的治疗时间为1年。另外,根据APHINITY研究结果,对有高危复发风险的患者,可考虑使用帕妥珠单抗和曲妥珠单抗双靶向治疗。

思路 3：本例患者为 HER-2 阳性，且原发肿瘤大小 2.4cm×2.3cm×1.5cm，因此接受了抗 HER-2 靶向治疗。

知识点

1. HER-2 阳性定义

（1）HER-2 阳性：免疫组织化学染色 3+、FISH 或显色原位杂交（chromogenic in situ hybridization，CISH）阳性。

（2）HER-2 免疫组织化学染色 2+ 时，需进一步行 FISH 或 CISH 检测 HER-2 基因是否扩增。

2. 曲妥珠单抗有心脏毒性，一般不建议与蒽环类化疗药物同期使用，但可以序贯使用；曲妥珠单抗可与辅助放疗、辅助内分泌治疗同时使用。

3. 曲妥珠单抗治疗前后，每 3 个月监测 1 次 LVEF。治疗中若出现 LVEF 低于 50% 或低于治疗前 16% 以上，应暂停治疗，并跟踪监测 LVEF 结果，直至恢复 50% 以上方可继续用药。若不恢复，或继续恶化，或出现心力衰竭症状则应当终止治疗。

4. 对于复发转移患者，通常建议复发灶再次活检并行基因检测，以便提供用药依据。

第二步：住院后治疗

该患者疾病分期为 $pT_2N_1M_0$，ⅡB 期，分子分型为 HER-2 过表达型，住院后经 MDT，确定治疗方案为左乳腺癌术后放疗。放疗方案为：给予左侧胸壁及左侧锁骨上下淋巴结引流区放疗，D_T 50Gy/25 次。患者为左侧乳腺癌，勾画靶区时注意心脏、肺的受照剂量及体积。患者既往接受过蒽环类药物治疗，目前仍在赫赛汀靶向治疗中，二者均有心脏毒性。故放疗前及治疗期间予以观察 LVEF、评估心功能。放疗期间继续靶向治疗，注意观察照射区域皮肤反应，定期复查血常规、肝肾功能等。

【问题8】　乳腺癌全乳切除术后辅助放疗的指征是什么？放疗范围和剂量如何确定？

思路 1：全乳切除术后放疗可以使腋窝淋巴结阳性的患者 5 年局部 - 区域复发率降低到原来的 1/4～1/3。全乳切除术后具有下列预后因素之一则符合高危复发，具有术后辅助放疗指征，该放疗指征与全乳切除的具体手术方式无关。术后辅助放疗的指征如下。

1. 原发肿瘤最大径>5cm，或肿瘤侵及乳腺皮肤、胸壁。

2. 腋窝淋巴结阳性≥4 枚。

3. 腋窝淋巴结 1～3 枚阳性且 $T_{1～2}$ 的患者，辅助放疗指征尚存争议。现有证据支持术后放疗可降低局部复发率、任何部位的复发及乳腺癌相关死亡，然而对低危亚组需权衡放疗获益和风险。术后放疗可能在包含以下因素的患者中更有意义：年龄≤40 岁，腋窝淋巴结清扫数目 <10 枚时转移比例 >20%，激素受体阴性，HER-2 过表达，组织学分级高及脉管癌栓阳性等。对于合并存在多个低危复发因素的患者，如老年，肿瘤大小为 T_1，脉管癌栓阴性，1 枚或少量淋巴结转移[如淋巴结微转移或孤立肿瘤细胞（isolated tumor cell，ITC）]，组织学分级低，激素受体强阳性及有限生存期等，需要充分告知患者术后放疗的获益和治疗风险及并发症后可不考虑局部放疗。

4. $T_{1～2}$ 乳腺单纯切除联合前哨淋巴结（sentinel lymph node，SLN）活检术，如 SLN 阳性，在不考虑后续腋窝清扫时，推荐术后放疗；如不考虑放疗，则推荐进一步腋窝清扫。

思路 2：放疗范围的确定有如下方法。

1. 由于胸壁和锁骨上下区是最常见的复发部位，约占所有复发部位的 80%，所以这两个区域是术后放疗的主要靶区。但 T_3N_0 患者可以考虑单纯胸壁照射。

2. 内乳放疗适应证仍有争议，术中内乳淋巴结活检的研究显示内乳淋巴结阳性率根据肿瘤所在象限不同约为 10%～40%，但全身系统治疗后内乳淋巴结复发率小于 5%，最近的前瞻性多中心术后辅助放疗的研究都将内乳野纳入治疗靶区，结果显示了局部和长期生存获益。因此对于治疗前影像学诊断内乳淋巴结转移可能性较大或经术中活检证实为内乳淋巴结转移的患者，推荐内乳野照射。原发肿瘤位于内侧象限，且腋窝淋巴结有转移的患者或其他内乳淋巴结转移概率较高的患者，推荐内乳野照射。原则上 HER-2 过表达的患者为避免抗 HER-2 治疗和内乳照射心脏毒性的叠加，推荐采用三维治疗技术，尽可能降低心脏受照平均剂量。

思路3：全乳切除术后辅助放疗属于预防性照射，剂量为 50Gy/25 次（5 周完成），对于影像学（包括功能性影像）上高度怀疑有残留或复发病灶的区域可局部加量至 60～66Gy。

思路4：本例患者为 T_2 且腋窝淋巴结 1～3 枚阳性，且合并多个危险因素，如年龄 40 岁，组织学分级Ⅲ级，ER/PR（−），HER-2（3+），脉管癌栓（+），且肿瘤位于外上象限，经与患者沟通获益与风险后，建议给予术后辅助放疗。照射范围为左侧胸壁＋左侧锁骨上下区域，剂量为 50Gy/25 次。

知识点

术后放疗与全身治疗的时序配合

具有全乳切除术后放疗指征的患者一般都具有辅助化疗适应证，所以术后放疗应在完成末次化疗后 2～4 周内开始。个别有辅助化疗禁忌证的患者可以在术后切口愈合、上肢功能恢复后开始术后放疗。内分泌治疗与放疗的时序配合目前没有一致意见，可以同期开展或于放疗后开展内分泌治疗。接受曲妥珠单抗靶向治疗患者如在放疗前评估心功能正常即可与放疗同时使用；同时，对于曲妥珠单抗治疗的左侧患者内乳区放疗适应证必须严格掌握，尽可能采用三维治疗技术，降低心脏照射体积，评估心脏照射平均剂量至少低于 7Gy。

【问题9】　乳腺癌全乳切除术后放疗常用的放疗技术主要包括哪些？

思路1：乳腺癌全乳切除术后放疗常用的放疗技术主要包括常规二维照射技术和三维治疗计划及照射技术。

思路2：与常规二维治疗相比，基于 CT 定位的三维治疗计划可以显著提高靶区剂量均匀性并减少正常组织不必要的照射，提高射野衔接处剂量的合理性，因此在医疗软件和硬件许可的情况下，首先推荐采用三维治疗计划和照射技术。可采用的计划类型包括 3D-CRT 和 IMRT，调强技术设计包括正向调强、逆向调强及容积弧形调强技术，有条件的单位在计划和治疗时可加入呼吸控制技术 - 主动呼吸门控或被动呼吸控制，以进一步提高靶区治疗的精确性并降低正常组织的照射剂量。胸壁和区域淋巴结靶区勾画可以参照美国肿瘤放射治疗协作组（Radiation Therapy Oncology Group, RTOG）和 / 或欧洲放射肿瘤学学会（European Society of Radiotherapy & Oncology, ESTRO）勾画指南。正常组织的勾画包括脊髓、双侧肺部、心脏、肱骨头等，后续需要在治疗计划中评估正常组织的照射剂量。如果采用逆向优化计划或容积弧形调强计划（Arc 计划），需注意控制照射野的角度，尽量避免对侧乳腺和其他不必要的正常组织照射。如选择采用常规定位（二维定位），也建议定位后在定位 CT 上扫描并在三维治疗计划系统上进行剂量参考点的优化、楔形滤片角度的选择和正常组织体积剂量的评估等，以更好地实现靶区剂量的完整覆盖和放射损伤的降低。

基于 CT 模拟定位的三维放疗流程依次为制订放疗方案、CT 模拟定位、靶区和重要危及器官勾画、计划设计与评估、放疗计划验证、放疗实施。

1. 制订放疗方案　临床医师根据患者的症状体征、实验室和影像学检查、手术类型、病理诊断和全身状态等，确定患者是否有辅助放疗指征，明确放疗目的、放疗范围和剂量、放疗不良反应，就放疗获益与风险与患者充分沟通，并签署放疗知情同意书。

2. CT 模拟定位　患者取仰卧位，建议采用乳腺托架或臂托固定，托架可同时满足纠正胸廓斜度和上臂外展 90° 的目的（图 17-2），双手上举置于托架或臂托上，头偏向健侧或不偏。在 CT 扫描之前，用不透射线的金属线标记手术瘢痕、点标记（对侧）

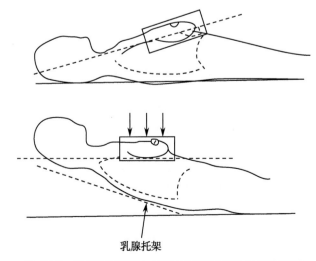

乳腺托架

图 17-2　乳腺托架固定，帮助纠正胸廓斜度及固定体位

乳腺下缘和同侧锁骨头下缘。CT 扫描的上界通常是环甲膜上 2cm（对于术前锁骨上区淋巴结阳性或高度可疑者，上界需扫描至颅底），下界为胸廓下缘。CT 扫描层厚为 5mm（正向调强时，X 射线透视下标记内外切线野，放置金属标记，然后行 CT 模拟扫描）。

3. 靶区和重要危及器官勾画

（1）靶区的命名

1）胸壁 CTV：CTV_CW。

2）锁骨上淋巴结 CTV：CTVn_SCN。

3）内乳淋巴结 CTV：CTVn_IMN。

4）胸肌间淋巴结 CTV：CTVn_INT。

5）腋窝 I～III 组淋巴结 CTV：CTVn_L$_1$/CTVn_L$_2$/CTVn_L$_3$。

（2）靶区的勾画

1）胸壁 CTV 的勾画边界：参考临床标记及以下的解剖边界，胸壁瘢痕应该完全包括在胸壁 CTV 内。

上界：锁骨头下缘或参考临床标记及对侧乳腺上缘。

下界：参考对侧乳腺皱褶。

内侧界：不超过胸骨旁。

外侧界：参考临床标记及对侧乳腺外侧界，一般不超过腋中线水平。

前界：皮肤。

后界：不包括肋骨、肋间肌、胸大肌（除外 T$_{4a}$、T$_{4c}$）。

2）锁骨上淋巴结、内乳淋巴结、胸肌间淋巴结 CTV 的边界勾画见表 17-4。

表 17-4　锁骨上淋巴结、内乳淋巴结、胸肌间淋巴结临床靶区（CTV）的勾画边界

界线	锁骨上淋巴结 CTV	内乳淋巴结 CTV	胸肌间淋巴结 CTV
上界	环状软骨下缘	与锁骨上（CTVn_SCN）下界衔接	腋动脉上缘（腋静脉上 5mm）
下界	颈内静脉与锁骨下静脉结合处	第 4 前肋上缘	CTVn_L$_2$ 下缘
内侧界	包括颈内静脉（除外甲状腺及颈总动脉）	内乳血管内侧 5mm（第 1 肋间隙以上为内乳动脉）	胸小肌内侧缘
外侧界	上：胸锁乳突肌 下：第 1 肋锁骨结合处	内乳血管外侧 5mm（第 1 肋间隙以上为内乳动脉）	胸小肌外侧缘
前界	胸锁乳突肌 / 锁骨内侧	内乳血管的前缘	胸大肌
后界	斜角肌前缘	胸膜	胸小肌

3）腋窝第 I、II、III 组淋巴结 CTV 的勾画边界见表 17-5。

表 17-5　腋窝第 I、II、III 组淋巴结临床靶区（CTV）的勾画边界

界线	腋窝第 I 组淋巴结 CTV	腋窝第 II 组淋巴结 CTV	腋窝第 III 组淋巴结 CTV
上界	腋静脉上缘 5mm； 最高不超过肱骨头下缘 1cm	腋动脉上缘 （腋静脉上 5mm）	锁骨下动脉上缘 （锁骨下静脉上 5mm）
下界	第 4 侧肋（腋中线水平）； 包括前哨淋巴结术后改变	胸小肌下缘	锁骨下静脉下 5mm
内侧界	腋窝第 II 组 CTV； 胸壁	胸小肌内侧缘	锁骨下静脉与颈内静脉结合处
外侧界	上：胸大肌与三角肌连线 下：胸大肌与背阔肌连线	胸小肌外侧缘	胸小肌内侧缘
前界	胸大肌 / 胸小肌	胸小肌后方	胸大肌
后界	上：胸背血管水平 下：背阔肌与肋间肌连线或三角肌与肋间肌连线	腋静脉后方 5mm 或肋骨肋间肌前方	腋静脉后方 5mm 或肋骨肋间肌前方

（3）需要勾画的重要危及器官包括心脏、双侧肺、脊髓、对侧乳腺、肱骨头、甲状腺等。

胸壁和区域淋巴结CTV勾画示意图（图片）

4. 计划设计与评估　物理师根据临床医生给定的处方和剂量要求设计放疗计划，放疗计划设计完成后，由医生和物理师进行评估并反复优化，直到满意为止。

计划评估包括靶区覆盖和正常组织限量两个方面。

1）靶区覆盖要求：PTV V95≥95%，Dmax≤57.5～60Gy。

2）正常组织剂量限制：心脏，左侧乳腺癌患者的心脏平均剂量≤6～8Gy，右侧乳腺癌患者的心脏平均剂量≤2～3Gy；同侧肺，V20<35%～40%，V5<75%；脊髓，Dmax<45Gy；健侧乳房，V5≤10%。

5. 放疗计划验证　放疗计划验证包括位置验证和剂量学验证。

6. 放疗实施　对于全乳切除术后放疗的患者，光子线照射时需在皮肤表面加组织等效材料，以保证皮肤表面剂量。

知识点

常规照射技术

1. 锁骨上/下野　上界为环甲膜水平，下界位于锁骨头下1cm与胸壁野上界相接，内界为胸骨切迹中点沿胸锁乳突肌内缘向上，外界与肱骨头相接，照射野需包括完整的锁骨。可采用X射线和电子线混合照射以减少锁尖的照射剂量。治疗时为头部偏向健侧以减少喉照射，机架角向健侧偏斜10～15°以保护气管、食管和脊髓。射野内上边界必要时沿胸锁乳突肌走向作铅挡以保护喉和脊髓。

2. 胸壁切线野　上界与锁骨上野衔接，如单纯胸壁照射上界可达锁骨头下缘，下界为对侧乳腺皮肤皱折下1cm。内界一般过体中线，外界为腋中线或腋后线，参照对侧腺体附着位置。同保乳术后的全乳照射，各边界也需要参考原发肿瘤的部位进行调整，保证原肿瘤部位处于剂量充分的区域，同时需要包括手术瘢痕。胸壁照射如果采用电子线照射，各设野边界可参照高能X射线切线野边界。无论采用X射线或电子线照射，都需要给予胸壁组织等效填充物以提高皮肤剂量至足量。

3. 腋窝照射　非常规根治术后放疗野，如腋下清扫不彻底或存在腋下肿瘤累及/包膜外侵犯等腋下高危复发因素时考虑采用，需注意手术和放疗后腋下臂丛神经损伤及上肢淋巴水肿等长期并发症的可能：①锁骨上和腋窝联合野，照射范围包括锁骨上/下和腋窝，与胸壁野衔接。腋锁联合野的上界和内界都同锁骨上野，下界在第2肋间，外界包括肱骨颈，需保证射野的外下角开放。采用6MV的X射线，锁骨上/下区深度以皮下3～4cm计算，达到锁骨上区肿瘤量50Gy（5周，25次）的剂量后，腋窝深度根据实际测量结果计算，欠缺的剂量采用腋后野补量至D_T 50Gy，同时锁骨上区缩野至常规锁骨上野范围，采用电子线追加剂量至50Gy。②腋后野作为腋锁联合野的补充，采用6MV的X射线，上界平锁骨下缘，内界位于肋缘内1.5cm，下界同腋窝-锁骨联合野的下界，外界与前野肱骨头铅挡相接，一般包括约1cm肱骨头。光栏转动以使射野各界符合条件。

4. 内乳野　常规定位的内乳野需包括第1～3肋间，上界与锁骨上野衔接，内界过体中线0.5～1.0cm，宽度一般为5cm，原则上2/3及以上剂量需采用电子线以减少心脏的照射剂量。

【问题10】 乳腺癌调强放疗计划实现的方式有哪些？这些方式有何区别？

思路1：乳腺癌调强放疗计划可通过正向调强及逆向调强两种模式完成。

思路2：正向调强与逆向调强的区别。

正向调强计划主要涉及两个对穿切线野，在每个切线野的方向上再分别设计若干小的子野，用于遮挡肺部的射线受量，同时也减少靶区内的高剂量区域，然后通过调节大野和小野之间的权重、多叶光栅（multi-leave collimators，MLC）的形状进一步调整剂量线的分布。

逆向调强则给予两个相同的对穿切线野，同时限定子野个数、设定优化条件，由治疗计划系统（treatment planning system，TPS）自行优化出剂量分布线；然后根据剂量处方的要求，反复调整优化参数、射野权重，达到理想的剂量分布线。

在临床实践中，以上两种调强设计的方法均有应用，目前比较常用的是正向调强计划。部分研究支持逆向调强，认为其有助于降低正常器官（心脏、肺）的射线受量；但一般认为，两者的适形度、靶区均匀性相差并不大,而逆向调强的计划中会增加加速器的跳数,增加机器损耗。

【问题 11】 乳腺癌全乳切除术后放疗的新进展与争议是什么?

思路 1:尽管 EBCTCG 荟萃分析等证据肯定了 1~3 枚淋巴结阳性患者术后放疗的价值,但是该分析纳入研究的患者入组年限均较早,随着治疗手段的进步,包括更加先进的手术方法、现代的化疗方案及赫赛汀靶向治疗的引入等,乳腺癌患者的局部区域控制率和生存结果均得到提高,新的治疗模式下,早期的研究结果是否适用于当今临床实践受到了质疑。另外,随着人们对乳腺癌分子亚型等生物学特性认识的加深,发现不同分子亚型患者的疾病复发模式并不相同。因此,除传统的临床病理学指标外,如何结合肿瘤的分子生物学特征和基因检测等制订个体化的治疗方案可能成为今后的研究方向。

思路 2:新辅助化疗后全乳切除术放疗的指征是当前研究的热点。对于接受过新辅助化疗的患者,放疗的指征需要综合参考新辅助治疗前的初始分期和新辅助化疗后术后病理情况。目前的研究证据认为,新辅助治疗前初始分期为Ⅲ期及新辅助治疗前后明确淋巴结持续阳性的患者,推荐术后放疗。对于初始分期Ⅰ期、Ⅱ期治疗前腋下淋巴结临床或病理穿刺活检阳性患者,如腋下淋巴结在新辅助治疗后达到病理完全缓解(pathological complete response,pCR),目前仍推荐术后放疗。对于初始分期Ⅰ、Ⅱ期治疗前腋下淋巴结临床及病理评估为阴性、治疗后术后淋巴结阴性患者,目前不推荐术后辅助放疗。放疗技术和剂量同未接受新辅助治疗的全乳切除术后放疗。

思路 3:对于接受全乳切除术的乳腺癌患者,乳房重建可使器官重塑并提高生活质量,在临床上的应用越来越普遍。原则上不论采用哪种手术方式,乳房重建患者的术后放疗指征和靶区都需遵循同期非重建术后乳房切除术后患者。无论是自体组织或假体重建术,都不是放疗的禁忌证。但是,目前关于乳房重建与放疗结合的研究多为回顾性或小样本前瞻性研究,且研究结果并不统一,需要设计良好的前瞻性随机对照临床试验进行验证。重建与放疗结合的最佳时序、实施放疗的最佳技术、扩张器/假体重建与自体组织重建的比较、影响并发症的危险因素和降低并发症的策略等问题都有待进一步研究。

【问题 12】 影响乳腺癌预后的因素有哪些?如何进行评估?

思路 1:影响乳腺癌预后的因素包括年龄、腋窝淋巴结状态、原发肿瘤(T)大小、组织学分类分级、是否存在脉管浸润、激素受体及 HER-2 状态。

思路 2:其他评估标准及方法有 St.Gallen 标准、NIH 共识标准、Nottingham 预后指数、辅助在线。

依据基因组学和基因表达谱检测技术建立的评估方法(Oncotype DX 复发分数和 MammapPrint 基因阵列)均已被批准用于临床,高通量分子生物学技术可以通过检测肿瘤生物学本质,为临床选择治疗方案和评估预后提供帮助。

知识点

1. Oncotype DX,又称 21- 基因检测,是商品化的基因表达检测手段。可用于 ER 阳性的早期乳腺癌复发风险的评估,对于 ER 阳性、淋巴结阴性患者的辅助化疗获益也有预测作用。NCCN 指南也将 21- 基因检测复发评分(21-gene recurrence score,RS)列为 N_0、ER 阳性患者的评估标准之一。通过基因表达的评分将患者分为高、中或低复发风险组。其中低风险 RS<18 分,中风险 18≤RS<31 分,高风险 RS≥31 分。

2. Mammap Print(MP)基因阵列是包含 70 个基因的微阵列,对于临床特征与生物学特性存在异质性的乳腺癌患者有辅助决策及评估预后的作用。

3. 循环肿瘤细胞对于晚期转移性乳腺癌的治疗反应、疾病预后和个体化治疗方案的制订具有一定意义,但目前尚处于临床研究阶段。

4. 乳腺癌的血清标记物,如 CA15-3、CEA、CA12-5 等,仅作为疾病的观察、随访期间的参考指标,不能作为诊断标准。

（郭小毛）

第二节　乳腺癌保乳术后放射治疗

乳腺癌是女性最常见的恶性肿瘤,发病高峰在 40~50 岁,患者多以无痛性肿块就诊。

乳腺的增生异常限于小叶和导管上皮。小叶或导管上皮的增生性病变包括增生、非典型性增生、原位癌和浸润癌。85%～90%的浸润癌起源于导管。

传统的乳腺癌手术为改良根治术,近年来,随着对患者生活质量的关注,早期患者采取保乳＋放疗模式进行治疗,具有与根治手术相似的疗效。

【诊疗过程】

(1)详细询问患者的乳腺肿块发病过程。

(2)询问乳腺疾病史、月经及婚育史、个人史、既往史及恶性肿瘤家族史。

(3)查体时重点关注局部改变,皮肤有无凹陷、破溃,乳头有无回缩,有无肿块并判断肿块的部位、大小、活动度、质地、有无触痛。检查双侧腋下及锁骨上是否有肿大淋巴结及肿大淋巴结的部位、大小、活动度、有无触痛、是否侵犯皮肤。

(4)进行乳腺钼靶,乳腺及其淋巴引流区超声、MRI等影像学检查,判断局部病灶大小及其侵及范围,活检或手术获取病理诊断及免疫病理诊断。

(5)通过胸部CT,腹盆腔超声、CT、MRI、骨扫描等排除远处转移。

(6)搜集整理所有检查资料,进行准确临床分期、分型和一般情况评估。

(7)根据循证医学的原则及目前的条件,制订合适的治疗方案。

(8)治疗后疗效评价,随访。

【临床关键点】

(1)乳腺癌相对多发于外上象限,触诊时应从外上象限开始,依次为外上、外下、内下、内上,最后为乳头乳晕区。

(2)乳腺淋巴回流丰富,乳腺癌易早期发生淋巴转移。乳腺淋巴引流区主要包括腋淋巴结区及内乳淋巴结区两部分,约75%的乳腺淋巴液流向前者,约25%流向后者,不同象限肿瘤淋巴引流略有差异。

(3)乳腺癌肿块触诊多质硬、活动度差、无或轻触痛、与周围组织粘连明显。

(4)乳腺癌的确诊有赖于病理学检查。

(5)分子标志物检测有助于对乳腺癌进行分子分型,对指导治疗、预测预后具有重要意义。

【临床病例】

第一步:病史采集

患者,女,59岁。因"发现右乳肿块4天"就诊。

患者4天前无意中发现右乳外上方肿块,无明显疼痛,无红肿、发热,就诊于我院门诊。查体:右乳外上象限触及一大小约2cm×1cm肿块,质硬,活动欠佳,无触痛。未触及腋下及锁骨上肿大淋巴结。辅助检查结果如下:肿瘤标志物,CA12-5 40.8IU/ml(参考值:0～35IU/ml),甲胎蛋白(alpha-fetoprotein,AFP)1.09ng/ml(参考值:0～20ng/ml),CEA 8.06ng/ml(参考值:0～5ng/ml),CA15-3 132IU/ml(参考值:0～28IU/ml)。超声示:右乳外上实质占位伴钙化[乳腺影像报告数据系统(breast imaging–reporting and data system,BI-RADS)4C],右乳内下象限小结节(BI-RADS 2)。钼靶示:右乳外上象限占位,MT待排,BI-RADS 4B。右乳内下象限小结节,考虑良性,BI-RADS 2(图17-3)。乳腺MRI示:右乳外上肿块样强化灶MT可能,大小约2.2cm×1.2cm,BI-RADS 4C。两乳头后方点状、短线状强化灶,建议定期随访,BI-RADS 2(图17-4)。乳

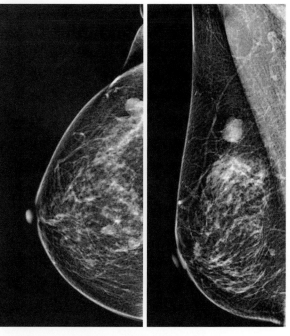

图17-3 乳腺癌钼靶表现

腺空心针穿刺示:(右乳)浸润性癌,ER(−),PR(−),HER-2/Neu(1＋),Ki-67(＋)70%。

月经生育史:已绝经,育有2女,否认其他疾病史,否认恶性肿瘤家族史。

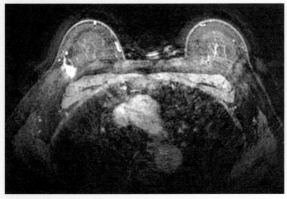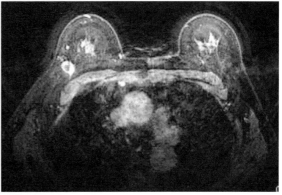

图17-4　乳腺癌轴位增强MR T₁WI表现

初步采集病史后,考虑"乳腺癌"诊断明确,收治入院,需行乳腺癌MDT讨论,按照NCCN治疗指南及乳腺癌诊疗规范,制订下一步诊疗策略。

【问题1】　乳腺癌的主要临床表现是什么?

思路:乳房位于胸肌筋膜表面,上、下缘位于第2～6前肋之间,内、外侧位于胸骨边缘与腋中线之间。乳房由3种结构组成,分别为皮肤、皮下组织、乳腺组织。乳腺组织包括15～20个腺叶,每个腺叶内有一输乳管,末端在乳头处呈放射状汇聚。腺叶间结缔组织中有许多与皮肤垂直的纤维素,连于皮肤和胸肌筋膜之间,成为乳房悬韧带(Cooper韧带)。乳房的皮下淋巴管非常丰富,乳房的淋巴引流区包括腋窝、内乳、锁骨上引流区等。根据乳房的解剖特征和肿瘤累及范围,乳腺癌的临床表现主要包括乳房肿块、皮肤改变、乳头乳晕异常、区域淋巴结肿大等。

乳房肿块:乳腺癌患者多因乳腺局部无痛性肿块就诊。肿块大多呈实性,质地较硬,形态不规则,边界欠清,多为单发,常见于乳房外上象限。

皮肤改变:当乳腺癌侵犯乳房悬韧带时,相应部位的皮肤便会被牵引向深侧,形成"酒窝征",在较表浅的乳腺癌中往往疾病早期即可表现出来。乳腺皮下淋巴网很发达,癌肿阻塞皮下淋巴管,造成淋巴循环障碍,形成"橘皮征"。肿瘤侵及皮肤后破溃,形成溃疡。

乳头乳晕异常:当肿块侵及输乳导管时,发生乳头内陷、移位,乳头溢液、溢血。部分患者可出现乳头乳晕湿疹样改变,为乳头佩吉特病的典型特征。

区域淋巴结肿大:典型的转移性淋巴结一般质硬,无触痛,癌细胞突破包膜后相互融合,与周围组织粘连,活动度差。同时,转移的淋巴结可直接压迫、侵犯周围淋巴、血管等,引起相应症状。

全身转移症状:晚期乳腺癌多以血行播散造成全身转移,常发生转移的部位为骨、肺、肝。

知识点

1. 肿瘤性肿块一般生长较快。
2. 乳腺癌肿块初始多为无痛性,当侵及周围组织时可出现疼痛症状。
3. 若发生淋巴转移,先转移至同侧。腋下淋巴结的转移多早于锁骨上淋巴结。
4. 若出现皮肤及胸壁侵犯,肿瘤已进入局部晚期。

知识点

乳腺癌体格检查

乳腺癌的专科查体应包括乳房、腋窝和锁骨上淋巴结。

1. 乳房查体

(1) 患者取坐位或仰卧位,丰满和下垂乳房仰卧位检查更佳。

(2) 先视诊,再触诊。

(3) 乳房视诊内容:视诊时应观察双侧乳房是否对称;乳房皮肤有无发红、水肿、破溃、色素沉着、手术瘢痕、橘皮样改变、静脉曲张等(注意:皮肤红肿应描述其确切部位和范围);双侧乳头是否对称、乳头有无凹陷、乳晕有无糜烂、脱屑。

(4) 乳房触诊的顺序和方法:乳房触诊时应先检查健侧乳房,后检查患侧乳房。检查左侧乳房时由外上象限开始,然后按照顺时针方向依次检查外下象限、内下象限、内上象限,最后触诊乳头。检查右侧乳房时也是由外上象限开始,然后按照逆时针方向依次检查外下象限、内下象限、内上象限,最后触诊乳头。乳房触诊时检查者的手指和手掌应平置在乳房上,应用指腹轻施压力,由浅入深,以旋转或来回滑动的方式进行触诊。

(5) 乳房触诊的内容:乳房触诊时应注意触诊乳房的硬度和弹性;有无压痛;有无肿块,如有肿块存在应注意描述肿块的部位、大小、数目、形状、质地、有无压痛、活动度和表面皮肤等。

(6) 检查完毕后洗手并记录,向患者交代检查结果。

2. 腋窝和锁骨上淋巴结查体

(1) 患者取坐位或仰卧位。

(2) 先视诊,后触诊。

(3) 视诊的内容:视诊时应观察腋窝和锁骨上区皮肤有无隆起,颜色有无变化,有无皮疹、溃疡、瘘管、手术瘢痕等。

(4) 腋窝淋巴结触诊的顺序和方法:检查腋窝淋巴结时,患者前臂稍微外展,检查者以右手检查患者左侧腋窝,以左手检查患者右侧腋窝,由浅及深触诊至腋窝各部位。

(5) 锁骨上淋巴结触诊的顺序和方法:检查锁骨上淋巴结时,让患者头部稍向前屈,用双手进行触诊,左手触诊右侧,右手触诊左侧,由浅部逐渐触摸至锁骨后深部。

(6) 触诊的内容:腋窝和锁骨上区触诊时应注意检查腋窝和锁骨上有无肿大淋巴结,如有肿大淋巴结存在,应详细描述淋巴结的部位、大小、数目、形状、质地、有无压痛、活动度及有无粘连等。

乳腺癌体格检查
(视频)

(7) 检查完毕后洗手并记录,向患者交代检查结果。

【问题2】 乳腺癌接诊时应该进行哪些辅助检查?

思路1:在确诊恶性肿瘤的同时,需要对局部及全身情况进行分期。局部检查主要明确肿瘤的性质、大小、浸润深度及区域淋巴结的转移情况。全身检查主要明确患者的一般情况及是否存在远处转移。

(1) 基本检查:血常规、肝肾功能、肿瘤标志物、心电图,遗传性乳腺癌高危患者进行遗传学咨询、绝经前期生育咨询等。

(2) 乳腺和区域淋巴结的影像学检查:乳腺钼靶、乳腺及淋巴引流区域超声检查和/或乳腺 MRI 检查。

(3) 病理学检查:乳腺和/或区域淋巴结的病理学检查,包括免疫组织化学和/或原位杂交检查 ER、PR、HER-2、Ki-67 等。

(4) 全身影像学检查以明确是否存在远处转移:按病变情况做腹盆腔超声或 CT 扫描、胸部 CT、骨放射性核素扫描、头颅 CT 或 MRI 等检查。

思路2:该患者补充的辅助检查包括胸部 CT、腹盆腔超声、血常规、肝肾功能、肿瘤标志物、心电图等检查。

知识点

乳腺 MRI 检查的适应证

1. 当乳腺 X 线摄影或超声检查不能确定病变性质时,可以考虑 MRI 进一步检查。

2. MRI有助于评估肿瘤对乳后脂肪间隙和胸肌的浸润等,可进行更准确的术前分期。

3. MRI有助于发现多灶性和多中心性病变,对于拟行保乳手术的患者,建议常规乳腺MRI检查。

4. 腋窝淋巴结转移而原发灶不明者,MRI检查有助于发现常规影像技术没有发现的乳腺内原发癌灶。

5. MRI还可用于新辅助化疗疗效的评估、筛查乳腺癌高危风险人群、重建患者随访等。

【问题3】 保乳治疗的适应证及禁忌证是什么?

思路1:乳腺癌手术主要包括乳房手术和腋窝手术两部分,乳房手术主要包括全乳切除术或保乳手术,腋窝手术包括腋窝淋巴结清扫术或前哨淋巴结活检术。

思路2:乳腺癌保乳治疗的适应证如下。肿瘤大小为$T_{1\sim2}$;乳房有适当体积,术后仍能够保持良好的乳房外形;对于多灶性乳腺癌(同一个象限的多个病灶,假定是来源于同一个肿瘤),也可以进行保乳手术;Ⅲ期患者(炎性乳腺癌除外)经术前化疗或内分泌治疗后降期,若达到保乳手术标准也可以慎重考虑;患者有保留乳房的意愿。

思路3:乳腺癌保乳治疗的禁忌证包括绝对禁忌证和相对禁忌证。

绝对禁忌证:病变广泛或确认为多中心病灶,广泛或弥漫性分布的恶性特征钙化灶,且术后难以达到切缘阴性或理想外形者;切缘持续阳性者;妊娠期间放疗者;拒绝行保乳手术者;炎性乳腺癌患者。

相对禁忌证:活动性结缔组织病(如硬皮病、系统性红斑狼疮等);肿瘤直径>5cm;侵犯乳头(如乳头佩吉特病);影像学检查提示多中心病灶者(多中心病灶是指≥2个象限存在≥1个病灶,或病理类型和分子分型完全不一样的2个乳腺癌病灶);已知乳腺癌遗传易感性强(如*BRCA1/2*基因突变),保乳后同侧乳房复发风险高的患者;同侧乳房既往接受过乳腺或胸壁放疗者,需获知放疗剂量、范围及间隔时间。

知识点

乳腺癌的鉴别诊断

1. 乳腺纤维腺瘤　与乳腺癌均表现为乳腺肿块。乳腺纤维腺瘤好发于内分泌旺盛而调节紊乱的年轻妇女,大多20～30岁。肿块无痛,生长缓慢,表面结节状,分界清楚,触之有滑动感。常通过触诊、超声、钼靶等检查与乳腺癌鉴别。

2. 乳腺增生病　由于内分泌功能紊乱引起的正常结构的错乱,一般有典型的症状和体征,容易区分。

3. 乳腺结核　较少见,多为胸壁结核蔓延而来,多有午后低热、盗汗等结核中毒症状。部分患者有腋下淋巴结肿大,与肿瘤难以区分,需行病理检查加以确诊。

知识点

1. 乳腺癌保乳治疗包括保乳手术与全乳放疗两个部分,EBCTCG的荟萃分析显示保乳手术加放疗可取得与根治性手术相似的预后。

2. 年龄不作为保乳手术的禁忌证。

第二步:住院后治疗

该患者疾病临床分期为$cT_1N_0M_0$,ⅠA期,分子分型为TNBC。住院后经过多学科讨论,并尊重患者个人意愿,于2014年4月3日行右乳腺癌保乳手术+右侧腋窝前哨淋巴结活检术。术后病理:浸润性导管癌,Ⅲ级,肿块大小2cm×1cm×0.8cm,脉管内癌栓(-),神经侵犯(-),切缘均未见癌累及。右腋下前哨淋巴结(0/3)均未见癌转移。瘤细胞示:ER(-),PR(-),HER-2/Neu(+),CK5/6(-),Ki-67(+)70%,E-cad(+),EGFR(+),CK14(-),CAM5.2(灶+)。现咨询后续辅助治疗方案。

【问题4】 如何进行病理分期和预后判断？

思路1：乳腺癌 TNM 分期参考 AJCC 第 8 版分期，详见附录。该患者术后病理显示肿瘤最大径为 2.0cm，腋窝淋巴结 0/3，病理分期为 $pT_1N_0M_0$，ⅠA 期。

思路2：保乳手术＋放疗能达到与根治性手术相似的疗效。保乳治疗 10～15 年同侧乳房复发率为 3.3%～16%，年局部复发率约为 1%，总生存率为 62%～79%。且保乳治疗未增加对侧乳腺癌及第二原发性肿瘤的发生率，具有较好的安全性。

【问题5】 乳腺癌术后辅助全身治疗应如何决策？

思路1：乳腺癌术后辅助全身治疗的选择应基于复发风险个体化评估、肿瘤病理与分期、分子分型及对不同治疗方案的反应性。全身治疗不因手术方式的改变而改变。因此，患者复发风险评估、分子分型、术后辅助化疗／内分泌治疗／靶向治疗的适应证参考本章第一节相关内容。

思路2：该患者复发风险属于中危组，分子分型为 TNBC，建议行术后辅助化疗，无须内分泌治疗和靶向治疗。患者术后接受了辅助化疗，化疗方案为 CEF×3-T×3，即环磷酰胺 $500mg/m^2$ d1，表柔比星 $100mg/m^2$ d1，5-FU $500mg/m^2$ d1，21 天为 1 个周期，共 3 个周期；序贯多西他赛 $100mg/m^2$ d1，21 天为 1 个周期，共 3 个周期。

思路3：TNBC 是指免疫组织化学染色 ER、PR 和 HER-2 表达均为阴性的乳腺癌。与其他 3 种乳腺癌亚型相比，TNBC 缺乏有效的治疗靶点，化疗是主要的治疗模式。越来越多的证据显示，TNBC 并不是单一的类型，而是一类在形态学上具有高度异质性的肿瘤。有学者通过多维组学大数据系统提出了 TNBC 的分类标准，将 TNBC 进一步分为免疫调节型、腔面雄激素受体型、基底样免疫抑制型、间质型 4 个不同的亚型，并在此基础上设计了 TNBC 精准治疗的临床研究——FUTURE 研究，对 TNBC 进行分类治疗。

【问题6】 保乳术后放疗的价值与适应证是什么？

思路1：保乳术后放疗是为了杀灭手术无法切除的多中心亚临床病灶。术后全乳放疗均可以降低约 2/3 的局部复发率，提高乳房保留成功率。EBCTCG 的荟萃分析显示，保乳术后辅助放疗不仅能够降低任意首次复发率，并且能够提高生存率，呈现 4：1 的比例，也就是说在 10 年时每降低 4 例首次复发转移事件，就能在 15 年时降低 1 例乳腺癌死亡事件。

思路2：原则上所有接受保乳手术的患者均需要接受术后辅助放疗。但是，对于一些满足特定条件的"低危"老年患者，符合 CALGB 9343 与 PRIME Ⅱ 两项研究入组标准的患者（如年龄＞65 岁，肿块≤2cm，激素受体阳性，切缘阴性且可以接受规范的内分泌治疗等），在权衡放疗的绝对和相对获益、充分考虑患者的方便程度、全身伴随疾病及患者意愿的情况下，可以考虑豁免放疗。

思路3：该患者年龄为 59 岁，病理分期为 $T_1N_0M_0$，ⅠA 期，激素受体阴性，组织学分级Ⅲ级，有术后辅助放疗的指征。

知识点

亚临床病灶的定义

亚临床病灶是用一般临床检查方法不能发现的，肉眼也看不到，而且在显微镜下也是阴性的病灶。这种病灶通常位于肿瘤主体的周围或远隔部位，有时是多发病灶。若亚临床病灶不消灭，会造成多数患者治疗失败，主要是局部复发。

知识点

保乳术后放疗与全身治疗的时序

无辅助化疗指征的患者术后放疗建议在术后 8 周内进行。由于术后早期术腔体积存在动态变化，尤其是含有术腔血肿的患者，所以不推荐术后 4 周内开始放疗。接受辅助化疗的患者应在末次化疗后 2～4 周内开始。内分泌治疗与放疗的时序配合目前没有一致意见，可以同期或放疗后开展。曲妥珠单抗靶向治疗可与放疗同时使用，但应尽可能采用三维治疗技术，尽可能降低心脏受照剂量，尤其是左乳腺癌患者。

【问题7】　什么是乳腺导管原位癌？导管原位癌保乳术后放疗的意义是什么？放疗范围和剂量如何确定？

思路1：导管原位癌（ductal carcinoma in situ，DCIS）是泛指一类起源于终末导管/小叶单位且局限于乳腺导管内的异常增生性疾病。DCIS不经过治疗的自然病程转归最终可能会发展为浸润性导管癌。DCIS是排除性诊断，只有在全部标本中确认无浸润性成分，单纯DCIS的诊断才能成立；而一旦发现浸润成分，则应诊断为浸润性癌，处理原则也应参考浸润性癌。单纯DCIS的死亡率很低，文献报告的10年累积死亡率中由DCIS进展而来的浸润性癌的死亡率仅为1.0%～2.6%。与其他肿瘤细胞一样，DCIS是一系列病理学形态、生物学行为存在异质性的肿瘤，基于这些病理和生物学的共同点和差异性，对于不同风险级别的DCIS的治疗也有所区别。

思路2：现有的证据显示，DCIS保乳术后放疗能够显著降低同侧乳腺癌的局部复发风险，包括同侧浸润性癌的复发和DCIS的复发，但并不改善患者的总生存和无远处转移生存率。DCIS保乳术后放疗范围为患侧全乳，推荐放疗剂量50Gy/25次。是否需要瘤床加量尚存争议，现有证据提示瘤床加量可能在切缘阳性的患者中更有意义。DCIS保乳手术后经多学科治疗团队谨慎评估后认为局部复发风险极低危的情况下或可免除术后全乳放疗。

【问题8】　浸润性乳腺癌保乳术后放疗的范围和剂量如何确定？瘤床加量的意义是什么？

思路1：浸润性乳腺癌保乳术后的放疗范围是患侧全乳±区域淋巴结。对于存在≥4枚阳性淋巴结的患者推荐进行锁骨上下区的放疗，对于存在1～3枚阳性淋巴结的患者也应强烈考虑进行锁骨上下区的放疗。内乳淋巴结放疗的指征同全乳切除术后放疗。对于前哨淋巴结活检1～2枚转移而且未行腋窝清扫手术的患者，根据Z0011研究与AMAROS研究结果，可以考虑高位切线野照射（切线野上界位于肱骨头下2cm以内），或包含腋窝三组及锁骨上淋巴引流区照射，或参加临床试验。其中，对于宏转移的患者，更倾向于腋窝三组及锁骨上区照射。

思路2：放疗剂量是45～50.4Gy/25～28次，单次剂量为1.8～2Gy。

思路3：瘤床加量的意义。多灶性病灶在原发肿瘤附近概率最高；80%的复发发生在原瘤床附近。研究表明位于瘤床的复发占47%，手术瘢痕处复发占10%，其余发生于瘤床外或表现为弥漫性。保乳手术及全乳放疗的基础上进行瘤床加量可以进一步降低乳腺癌局部复发率。瘤床加量的常用剂量为10～16Gy/4～8次，时间多为全乳放疗结束后序贯加量，也可同期加量。

思路4：该患者有辅助放疗指征，放疗范围为右侧全乳，剂量50Gy/25次，瘤床后续序贯加量10Gy/5次。

知识点

1. 同期瘤床加量（simultaneous integrated boost，SIB）是维持全乳常规照射的同时，瘤床达到与常规瘤床加量相等或更高的生物等效剂量。

2. 究竟通过序贯还是同期方式完成瘤床加量尚无定论。

3. 瘤床加量除了延长1周的疗程外无特殊的损伤增加。

4. 对于低危复发患者可以不考虑加量。

5. 瘤床加量可采用电子线或X射线，对于瘤床位置深的患者建议采用光子线的三维适形技术。

【问题9】　保乳术后大分割放疗的指征是什么？

思路1：早期乳腺癌保乳术后放疗的标准模式是给予全乳±区域淋巴结常规分割放疗45～50.4Gy，瘤床加量10～16Gy。然而，这种模式也面临着一些挑战，包括几个方面：①常规分割放疗总疗程较长，通常需要5～6.5周；②放疗可引起正常组织损伤，特别是放射性心脏损伤；③早期乳腺癌保乳术后约80%的乳房内复发位于瘤床及其周围，全乳房照射是以牺牲瘤床周围的正常乳腺组织为代价。随着人们对肿瘤生物学行为了解的日渐加深，临床和基础肿瘤学家们发现多数软组织肿瘤和某些乳腺癌和前列腺癌肿瘤细胞增殖比较缓慢，α/β值比较小，而在α/β值比较小的肿瘤中应用非常规分割的大分割放疗可能会进一步提高肿瘤控制率。

思路2：乳腺癌保乳术后大分割放疗主要包括2大类：全乳大分割放疗和部分乳腺照射，后者又可以分为部分乳腺加速照射（accelerated partial breast irradiation，APBI）和术中放疗（intraoperative radiotherapy，IORT）。

1. 全乳大分割放疗的指征　2018 年美国肿瘤放射治疗学会（American Society of Radiation Oncology，ASTRO）的共识推荐适合全乳大分割放疗的人群为：任何年龄；任何分期；照射范围为全乳，不包括区域淋巴结；任何化疗方案；剂量学要求是无论采用何种剂量 - 分割方式，尽量减少高于 105% 处方剂量的乳腺组织体积。在 2018 年 NCCN 中，推荐全乳放疗应该采用常规分割 45～50.4Gy/25～28 次或大分割 40～42.5Gy/15～16 次，并备注大分割放疗优先推荐。

2. 部分乳腺加速照射（APBI）的指征　根据 2009 年 ASTRO 专家共识及 2017 年更新共识，"适合"APBI 的患者为：年龄≥50 岁，分期为 $T_1N_0M_0$，切缘阴性（≥2mm），ER 阳性，"低危"DCIS，无 *BCRA1/2* 突变，任何分级，无脉管癌栓侵犯，单中心病灶（若为多灶性病灶，临床上单灶且总大小≤2cm），浸润性导管癌或其他预后良好的亚型，无新辅助治疗等。APBI 的实施技术主要包括 3 种：球囊技术、组织间插植技术、3D-CRT 技术。

3. 术中放疗（IORT）的指征　术中放疗的大型临床研究主要包括 ELIOT 研究和 TARGIT 研究。基于这两项研究，2017 年 ASTRO 专家共识推荐如下：医生应该告知患者在两项大型临床试验中 IORT 的局部复发风险均高于全乳放疗组，且需要至少 10 年的长期随访以监测肿瘤复发；采用电子线的 IORT 应仅限用于"适合"APBI 的患者，这是基于 ELIOT 研究；由于 TARGIT 研究随访时间较短，共识推荐采用低能量 X 射线的 IORT 应仅限于临床试验。

> **知识点**
>
> APBI 的 ASTRO 专家共识对"低危 DCIS"的定义参考 RTOG 9804 研究：①乳腺钼靶筛查发现的；②核分级低到中级别；③肿块≤2.5cm；④切缘≥3mm。

【问题 10】　放疗前应注意哪些事项？

思路：放疗前准备工作与放疗的顺利进行、治疗副作用的降低及患者生活质量的提高密切相关。因手术瘢痕包含在射野内，放疗前要确保手术刀口已愈合，否则放疗后局部放疗反应的出现，会使刀口更加难以愈合。对于多数乳腺癌患者，腋窝淋巴结清扫造成局部炎症反应及纤维组织增生，而腋窝区放疗会加重这一反应，使上肢上举受限，且易造成上肢淋巴水肿。因此，腋窝淋巴结清扫患者放疗前需积极锻炼上肢功能。

若患者行辅助化疗，且化疗反应大，放疗前应积极纠正化疗引起的低血细胞血症、营养不良等，并在治疗中做好营养支持。

若合并严重的内科疾病，尤其心肺疾病，需在治疗前进行处理，良好的心、肺功能是患者能够耐受放疗的前提。

【问题 11】　保乳术后放疗技术有哪些？

思路 1：常规的切线野放疗技术。

乳房的照射范围：上界为乳腺组织最上缘 1～2cm（如有锁骨上野，则需与之衔接）；下界为乳房皱褶下 1～2cm；后界包括 1～2cm 肺组织；前界开放 1.5～2cm，以防止照射过程中因乳房肿胀和呼吸运动而使射野显得局限；外界为乳房组织外 1cm；内界为乳房组织内缘。手术瘢痕需包含在射野覆盖范围内。切线野照射一般选择 4～6MV X 射线。对部分大乳房和乳房明显下垂者，常规的切线野加楔形板技术仍存在剂量分布不均和部分心肺剂量过高的问题，同时影响美观。

锁骨上野的照射范围：上界为环甲切迹；下界为锁骨头下缘 0.5～1cm；内界为体中线；外侧界为肱骨头内侧。

内乳野的照射范围：上界与锁骨上野衔接或间隔 0.5cm；下界位于第 4 肋间隙下缘；内侧界过体中线 1cm，野宽度通常为 5cm。

思路 2：IMRT 技术是三维适形放疗的一种类型，通过采用各种计算机优化技术形成非均匀的放射束强度分布并作用于患者。与常规的切线野技术相比，IMRT 的优势在于它能够达到更优的计划靶体积覆盖、更好的剂量均匀性及更低的正常组织高剂量区体积，显著降低乳腺相关的早期及晚期不良反应。

思路 3：质子和重离子放疗近年来发展迅速。与传统的光子线相比，质子射线具有优越的物理学特性，它穿过物质时可形成"Bragg"峰，使其在治疗靶区处剂量大量快速沉积，而肿瘤周围的正常组织接受的剂量很少。质子的这种物理剂量分布的特点非常有利于治疗恶性肿瘤。对于需要术后辅助放疗的乳腺癌患者，与光子放疗相比，质子放疗有更优的靶区覆盖，并且可进一步降低心脏和肺的受照剂量，是一项有应用前景的技术，但需要前瞻性临床研究进一步验证。

【问题12】 乳腺癌保乳术后放疗的流程是什么？

思路：基于 CT 模拟定位的三维放疗流程依次为制订放疗方案、CT 模拟定位、靶区和重要危及器官勾画、计划设计与评估、放疗计划验证、放疗实施。

1. 制订放疗方案 临床医生根据患者的症状、体征、实验室和影像学检查、手术类型、病理诊断和全身状态等，确定患者是否有辅助放疗指征，明确放疗目的、放疗范围和剂量、放疗不良反应，就放疗获益与风险与患者充分沟通，并签署放疗知情同意书。

2. CT 模拟定位 患者取仰卧位，建议采用乳腺托架或臂托固定，双手上举置于托架/臂托上，头偏向健侧或不偏。在 CT 扫描之前，用不透射线的金属线标记手术瘢痕、点标记患侧乳腺各个方向的皱褶边缘。CT 扫描的范围和层厚同全乳切除术后放疗。

3. 靶区和重要危及器官勾画

（1）靶区的命名

1）乳腺 CTV：CTV_B。

2）肿瘤床：TB。

3）肿瘤床 CTV：CTV-TB。

4）锁骨上淋巴结 CTV：CTVn_SCN。

5）内乳淋巴结 CTV：CTVn_IMN。

6）胸肌间淋巴结 CTV：CTVn_INT。

7）腋窝第 I～III 组淋巴结 CTV：CTVn_L$_1$/CTVn_L$_2$/CTVn_L$_3$。

（2）乳腺 CTV 勾画应包括定位 CT 图像上可见的乳腺组织，并参考 CT 定位时所做的临床标记，并包括肿瘤床 CTV（表 17-6）。肿瘤床应包括定位 CT 图像上可见的血肿、血清肿、术后改变及术中放置的钛夹。肿瘤床 CTV（CTV-TB）是由肿瘤床（TB）外扩 1cm，不包括胸肌、肋间肌和肋骨，且范围不能超过乳腺 CTV。锁骨上、内乳、胸肌间和腋窝第 I～III 组淋巴结 CTV 的勾画详见本章第一节相关内容。

表 17-6 乳腺临床靶区（CTV）的勾画边界

边界	边界勾画
上界	参考临床标记及 CT 可见乳腺组织上缘，最大胸锁关节水平
下界	参考临床标记及 CT 可见乳腺组织下缘，或乳腺皱褶水平
内侧界	参考临床标记及 CT 可见乳腺组织内缘，不超过胸骨旁
外侧界	参考临床标记及 CT 可见乳腺组织外缘，或参考对侧乳腺
前界	皮下 5mm[①]
后界	不包括肋骨、肋间肌、胸大肌

注：①以包括乳腺组织为主，如果乳腺体积小，可以考虑皮下 3mm。

（3）需要勾画的重要危及器官包括心脏、双侧肺、脊髓、对侧乳腺、肱骨头、甲状腺等。

4. 计划设计与评估 物理师根据临床医生给定的处方和剂量要求设计放疗计划，放疗计划设计完成后，由医生和物理师进行评估并反复优化，直到满意为止。

计划评估包括靶区覆盖和正常组织限量两个方面。

乳腺 CTV 和肿瘤床勾画示意（组图）

（1）靶区覆盖要求：PTV V95≥95%，V108≤50%，Dmax≤57.5～60Gy，肿瘤床 PTV V95≥95%，V110≤5%，Dmax≤69～72Gy。

（2）正常组织剂量限制：靶区不包括区域淋巴结。左侧乳腺癌患者的心脏平均剂量≤5～6Gy，右侧乳腺癌患者的心脏平均剂量≤2～3Gy；同侧肺，V20<15%～20%，V5<50%；脊髓，Dmax<45Gy；健侧乳房，V5≤10%。

靶区包括区域淋巴结时，左侧乳腺癌患者的心脏平均剂量≤6～8Gy，右侧乳腺癌患者的心脏平均剂量

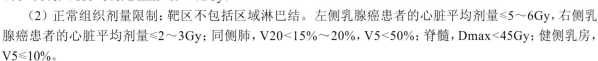

≤2～3Gy；同侧肺，V20<35%～40%，V5<75%；脊髓，D_{max}<45Gy；健侧乳房，V5≤10%。

5．放疗计划验证 放疗计划验证包括位置验证和剂量学验证。

6．放疗实施 对于保乳术后放疗的患者，皮肤表面不需要增加剂量。

【问题13】 乳腺癌放疗的常见损伤有哪些？

思路：放疗是一种局部治疗手段，在杀灭肿瘤细胞的同时，周围正常组织也会受到一定的辐射，引起形态或功能损害。乳腺癌放疗常见的局部损伤包括放射性心血管损伤、放射性肺损伤、放射性皮肤损伤及乳房纤维化、放射性臂丛神经损伤、上肢淋巴水肿等。

1．放射性心血管损伤 放射性心血管损伤是指放疗后产生的心肌、冠状血管、心脏传导系统等组织结构的损伤。包括放射性心包炎、放射性心肌病、放射性冠心病、放射性瓣膜损伤、放射性传导系统损伤等类型。

2．放射性肺损伤 放射性肺损伤是指肺组织在受到放射后发生的局部损伤。主要症状有干咳、轻微或严重的呼吸困难、低热等，严重者会出现呼吸功能不全。影像学表现为肺部出现与放射野一致的片状模糊阴影，不受肺叶、肺段的限制。慢性期出现纤维索条影或局部胸膜增厚。

3．放射性皮肤损伤及乳房纤维化 由于乳腺位置较表浅，故高剂量点的设置位置较浅，放疗时会对局部皮肤产生不同程度的损伤，尤其是真皮、皮下血管丛和上皮生发层细胞的损伤，即放射性皮肤损伤（图17-5），主要表现为上皮的生发层和皮下血管的变化。而血管损伤、微循环障碍则会引起组织细胞变性坏死，造成乳腺纤维化。

4．放射性臂丛神经损伤 放射性臂丛神经损伤是指成熟的神经组织在受到放疗后发生的延迟性局部损伤。临床表现主要包括四个方面，主要是感觉改变、神经性疼痛、运动无力及淋巴水肿。

5．上肢淋巴水肿 多发生于术后辅助放疗的患者，表现为外观异常伴上肢功能障碍。上肢淋巴

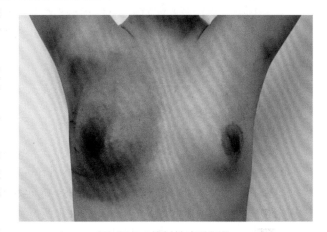

图17-5 放射性皮肤损伤

水肿的发生主要与腋窝淋巴结清扫有关，腋窝淋巴结清扫切断了部分淋巴管，放疗进一步引起细微的淋巴管狭窄、闭塞，且皮下组织发生纤维化，限制了淋巴液回流，长期如此则引起淋巴管壁增厚、硬化及管腔内出现纤维蛋白原栓子，淋巴液回流进一步受阻，并可继发感染。

【问题14】 影响保乳治疗后局部复发的因素是什么？

思路：影响保乳治疗后局部复发的因素有临床病理学因素、分子生物学因素和病理因素。

1．临床病理学因素

（1）年龄，<35岁是保乳治疗后局部复发的重要因素。

（2）肿瘤大小、淋巴结状况、组织分化程度、血管浸润情况及新生血管情况。

（3）切缘状态。

（4）广泛导管内癌成分（extensive intraductal component，EIC）的存在是保乳术后高危复发因素。

（5）其他。

2．分子生物学因素

（1）ER/PR的表达状态，*HER-2*基因有无扩增。

（2）p53突变，bcl-2低表达及Ki-67高表达。

（3）*BRCA1/2*突变或其他基因突变。

（4）其他。

3．病理因素 广泛导管内癌成分，浸润性癌灶中导管原位癌的比例超过25%。

【问题15】 乳腺癌术后的常规随访要求是什么？

思路：乳腺癌术后的随访策略应依据患者术后不同时间段的复发和死亡风险而定。常规的随访要求是：术后2年之内每3个月随访1次，2～5年期间每半年随访1次，5年后每1年随访1次。然而，不同分子亚型的患者术后存在不同的复发模式，如三阴性和HER-2过表达型患者在术后2年可出现早期复发死亡风险，

而 ER/PR 阳性患者则存在长期复发死亡风险，因此可针对不同亚型的患者给予个体化的随访。

（郭小毛）

推荐阅读资料

[1] WHELAN T J，OLIVOTTO I A，PARULEKAR W R，et al. Regional nodal irradiation in early-stage breast cancer. N Engl J Med，2015，373（4）：307-316.

[2] MCGALE P，TAYLOR C，CORREA C，et al. Effect of radiotherapy after mastectomy and axillary surgery on 10-year recurrence and 20-year breast cancer mortality: meta-analysis of individual patient data for 8135 women in 22 randomised trials. Lancet，2014，383（9935）：2127-2135.

[3] DARBY S C，EWERTZ M，MCGALE P，et al. Risk of ischemic heart disease in women after radiotherapy for breast cancer. N Engl J Med，2013，368（11）：987-998.

[4] GIULIANO A E，BALLMAN K V，MCCALL L，et al. Effect of axillary dissection vs no axillary dissection on 10-year overall survival among women with invasive breast cancer and sentinel node metastasis: The ACOSOG Z0011（Alliance）randomized clinical trial. JAMA，2017，318（10）：918-926.

[5] COATES A S，WINER E P，GOLDHIRSCH A，et al. Tailoring therapies—improving the management of early breast cancer: St Gallen International Expert Consensus on the Primary Therapy of Early Breast Cancer 2015. Ann Oncol，2015，26（8）：1533-1546.

[6] Curigliano G，Burstein H J，WINER E P，et al. De-escalating and escalating treatments for early-stage breast cancer: the St. Gallen International Expert Consensus Conference on the Primary Therapy of Early Breast Cancer 2017. Ann Oncol，2017，28（8）：1700-1712.

[7] ALBAIN K S，BARLOW W E，SHAK S，et al. Prognostic and predictive value of the 21-gene recurrence score assay in postmenopausal women with node-positive estrogen-receptor-positive breast cancer on chemotherapy: a retrospective analysis of a randomized trial. Lancet Oncol，2010，11（1）：55-65.

[8] 邵志敏，沈镇宙，徐兵河. 乳腺肿瘤学. 2 版. 上海：复旦大学出版社，2018.

[9] FISHER B，ANDERSON S，BRYANT J，et al. Twenty-year follow-up of a randomized trial comparing total mastectomy，lumpectomy，and lumpectomy plus irradiation for the treatment of invasive breast cancer. N Engl J Med，2002，347（16）：1233-1241.

[10] BARTELINK H，MAINGON P，POORTMANS P，et al. Whole-breast irradiation with or without a boost for patients treated with breast-conserving surgery for early breast cancer: 20-year follow-up of a randomised phase 3 trial. Lancet Oncol，2015，16（1）：47-56.

[11] DARBY S，MCGALE P，CORREA C，et al. Effect of radiotherapy after breast-conserving surgery on 10-year recurrence and 15-year breast cancer death: meta-analysis of individual patient data for 10 801 women in 17 randomised trials. Lancet，2011，378（9804）：1707-1716.

[12] SMITH B D，ARTHUR D W，BUCHHOLZ T A，et al. Accelerated partial breast irradiation consensus statement from the American Society for Radiation Oncology（ASTRO）. Int J Radiat Oncol Biol Phys，2009，74（4）：987-1001.

[13] CORREA C，HARRIS E E，LEONARDI M C，et al. Accelerated partial breast irradiation: executive summary for the update of an ASTRO evidence-based consensus statement. Pract Radiat Oncol，2017，7（2）：73-79.

[14] SMITH B D，BELLON J R，BLITZBLAU R，et al. Radiation therapy for the whole breast: executive summary of an American Society for Radiation Oncology（ASTRO）evidence-based guideline. Pract Radiat Oncol，2018，8（3）：145-152.

附录：乳腺癌 TNM 分期（AJCC 第 8 版）

原发肿瘤（T）

T_x：原发肿瘤无法评估

T_0：无原发肿瘤的证据

Tis

DCIS：导管原位癌

（佩吉特病：乳头佩吉特病与乳腺实质中潜在的浸润性癌和 / 或 DCIS 无关。与乳头佩吉特病相关的乳腺实质癌是根据实质癌的大小和特征进行分类的，但应注明佩吉特病的存在。）

T_1：最大径≤20mm

　　T_{1mi}：最大径≤1mm

　　T_{1a}：1mm<最大径≤5mm

　　T_{1b}：5mm<最大径≤10mm

　　T_{1c}：10mm<最大径≤20mm

T_2：20mm<最大径≤50mm

T_3：最大径>50mm

T_4：不论大小，原发肿瘤侵犯胸壁和 / 或皮肤（溃疡或皮肤结节）；单纯侵犯真皮不算 T_4

　　T_{4a}：侵犯胸壁；胸肌侵犯或粘连但并没有侵犯胸壁结构不算 T_4

　　T_{4b}：皮肤溃疡和 / 或卫星结节和 / 或水肿（包括橘皮样改变），且不符合炎性乳腺癌的标准

　　T_{4c}：$T_{4a} + T_{4b}$

　　T_{4d}：炎性乳腺癌

区域淋巴结（N）

临床 N 分期（cN）

cN_x：区域淋巴结无法评估

cN_0：无区域淋巴结转移（影像或临床查体）

cN_1：同侧腋窝Ⅰ～Ⅱ站淋巴结转移，可活动

　　cN_{1mi}：微转移（0.2mm<淋巴结最大径≤2.0mm）

cN_2：同侧腋窝第Ⅰ～Ⅱ站淋巴结转移，固定或融合；临床发现的同侧内乳淋巴结转移但无腋窝淋巴结转移的证据

　　cN_{2a}：同侧腋窝第Ⅰ～Ⅱ站淋巴结转移，固定或融合

　　cN_{2b}：临床发现的同侧内乳淋巴结转移但无腋窝淋巴结转移的证据

cN_3：同侧锁骨下区（腋窝第Ⅲ站）淋巴结转移伴 / 不伴腋窝第Ⅰ～Ⅱ站淋巴结转移；或临床发现的同侧内乳淋巴结 + 同侧腋窝淋巴结转移；或同侧锁骨上区淋巴结转移伴 / 不伴腋窝或内乳淋巴结转移

　　cN_{3a}：同侧锁骨下区淋巴结转移

　　cN_{3b}：同侧内乳淋巴结 + 同侧腋窝淋巴结转移

　　cN_{3c}：同侧锁骨上区淋巴结转移

病理 N 分期（pN）

pN_x：区域淋巴结无法评估

pN_0：无区域淋巴结转移，或仅有孤立肿瘤细胞群（isolated tumor cells，ITCs）

　　$pN_{0(i+)}$：仅有 ITCs（肿瘤灶≤0.2mm）

　　$pN_{0(mol+)}$：RT-PCR 检测阳性；无 ITCs

pN_1：微转移；或腋窝淋巴结 1～3 枚转移；和 / 或同侧内乳淋巴结临床阴性但前哨淋巴结活检显示为微转移或宏转移

　　pN_{1mi}：微转移（200 个细胞，0.2mm<淋巴结≤2mm）

　　pN_{1a}：腋窝淋巴结 1～3 枚阳性（至少 1 枚淋巴结>2mm）

　　pN_{1b}：同侧内乳淋巴结转移，除外 ITCs

　　pN_{1c}：$pN_{1a} + pN_{1b}$

pN_2：腋窝淋巴结 4～9 枚转移；或影像学检查显示同侧内乳淋巴结阳性，且腋窝淋巴结病理学检查为阴性

　　pN_{2a}：腋窝淋巴结 4～9 枚转移（至少 1 枚>2mm）

　　pN_{2b}：临床上发现同侧内乳淋巴结转移，且腋窝淋巴结病理学检查为阴性

pN$_3$：腋窝淋巴结≥10 枚转移；或锁骨下区淋巴结转移（腋窝第Ⅲ站）；或影像学检查示内乳淋巴结阳性，且腋窝Ⅰ～Ⅱ站淋巴结≥1 枚阳性；或腋窝淋巴结>3 枚阳性，且同侧内乳淋巴结临床阴性但前哨淋巴结活检证实为微转移或宏转移；或同侧锁骨上淋巴结转移

pN$_{3a}$：腋窝淋巴结≥10 枚转移（至少 1 枚>2mm）；或同侧锁骨下区（腋窝第Ⅲ站）淋巴结转移

pN$_{3b}$：pN$_{1a}$ 或 pN$_{2a}$，且 cN$_{2b}$（影像学检查示内乳淋巴结阳性）；或 pN$_{2a}$，且 pN$_{1b}$

pN$_{3c}$：同侧锁骨上区淋巴结转移

远处转移（M）

M$_0$：无远处转移的临床或影像学证据

cM$_{0(i+)}$：无远处转移的临床或影像学证据，患者无转移的症状和体征，但是通过显微镜或分子检测技术在循环血液、骨髓或其他非区域淋巴结检测到肿瘤细胞或≤0.2mm 细胞簇

cM$_1$：临床或影像学检查检测到远处转移

pM$_1$：任何组织学证实的远处器官的转移；或非区域淋巴结转移，>0.2mm

临床分期

总分期	T	N	M
0 期	Tis	N$_0$	M$_0$
ⅠA 期	T$_1$	N$_0$	M$_0$
ⅠB 期	T$_0$	N$_{1mi}$	M$_0$
	T$_1$	N$_{1mi}$	M$_0$
ⅡA 期	T$_0$	N$_1$	M$_0$
	T$_1$	N$_1$	M$_0$
	T$_2$	N$_0$	M$_0$
ⅡB 期	T$_2$	N$_1$	M$_0$
	T$_3$	N$_0$	M$_0$
ⅢA 期	T$_0$	N$_2$	M$_0$
	T$_1$	N$_2$	M$_0$
	T$_2$	N$_2$	M$_0$
	T$_3$	N$_1$	M$_0$
	T$_3$	N$_2$	M$_0$
ⅢB 期	T$_4$	N$_0$	M$_0$
	T$_4$	N$_1$	M$_0$
	T$_4$	N$_2$	M$_0$
ⅢC 期	任何 T	N$_3$	M$_0$
Ⅳ 期	任何 T	任何 N	M$_1$

注：T$_1$ 包括 T$_{1mi}$；T$_0$ 和 T$_1$ 且淋巴结微转移（N$_{1mi}$）的分期为ⅠB 期；T$_2$、T$_3$、T$_4$ 且淋巴结微转移（N$_{1mi}$）的分期应该采用 N$_1$ 分期；M$_0$ 包括 M$_{0(i+)}$；如果患者在新辅助治疗前为 M$_1$，则判断为Ⅳ期，且无论新辅助是否有效，新辅助后仍然判断为Ⅳ期；分别用"c"代表临床分期，"p"代表病理分期。新辅助治疗后的分期应该在 T 和 N 分期前标注"yc"或"yp"；孤立肿瘤细胞群（ITCs）被定义为小细胞群不超过0.2mm，或单一肿瘤细胞，或一群少于 200 个癌细胞在一个单一的组织横截面；ITCs 可以采用常规组织学和 IHC 检测出；只包括 ITCs的淋巴结应该分为 N$_0$。

第十八章 胃　　癌

第一节　胃癌的术前放射治疗

胃上由贲门接于食管，胃下由幽门止于十二指肠。胃的上缘短而凹陷，称为胃小弯；下缘长而外凸，称为胃大弯。通常以贲门口、角切迹和幽门口为标记把胃分为贲门部、胃底、胃体和胃窦幽门部四个部分。此外，日本胃癌学会制定的胃分区法在临床上亦广泛采用。该分区法将胃大弯、胃小弯各三等分，连接其对应点，可将胃分为上 1/3（U）区、中 1/3（M）区和下 1/3（L）区。胃具有容纳食物、调和食物和消化食物的功能。

全球范围内，胃癌的发病率正在逐渐下降，美国癌症协会 2017 年的数据显示胃癌在美国已不在前十位之列。但在包括中、日、韩在内的东亚国家，胃癌仍是最常见的恶性肿瘤。根据我国 2015 年的统计数据，胃癌的新发病例数和死亡病例数均位居第二位，仅次于肺癌，且我国的胃癌新发病例数占到了全世界的 40%。因此，不同国家和地区间的胃癌发病率和死亡率存在着较大差别。此外，西方国家的发病部位出现了逐渐向近端胃偏移的趋势，如贲门和胃食管结合部肿瘤。在未来的数十年，南美洲和亚洲可能也会出现这种变化趋势。这种变化的原因目前仍不明确，可能有多种因素参与其中。

【诊疗过程】

1. 详细询问患者既往相关病史、发病过程和诊疗经过，询问患者在病程中出现的症状及变化，如上腹部不适、疼痛和消化不良至厌食伴轻度恶心、黑便、呕血、贫血、吞咽困难、呕吐和体重下降等。

2. 如怀疑胃部肿瘤，首先应推荐胃镜检查，观察肿瘤生长部位、累及范围、有无溃疡，胃壁是否僵硬，然后行多点活检。必要时行超声胃镜检查，帮助明确分期，指导治疗。

3. 查体要求检查双侧锁骨上淋巴结有无肿大及肿大淋巴结的部位、大小、活动度、有无压痛、是否侵犯皮肤等，还要进行肛门指检，帮助判断有无盆腔种植转移。

4. 腹部增强 CT 和上消化道造影等影像学检查，判断局部病灶大小及侵犯范围、局部淋巴结是否有转移及转移的程度。

5. 胸片或胸部 CT、盆腔 CT、骨扫描等，排除远处转移。

6. 询问有无其他内科合并症，如高血压、心脏病、糖尿病等。

7. 搜集整理所有检查材料，明确一般状况评估和肿瘤分期。

8. 早期胃癌可选择内镜下切除或手术切除。

9. 进展期胃癌需经多学科讨论，制订具体治疗方案。

10. 治疗后进行疗效评价，给予患者治疗后指导建议，是否需要后续治疗，如术后化疗、术后放化疗等，并给予饮食和随访指导。

【临床关键点】

（1）胃上由贲门接于食管，胃下由幽门止于十二指肠。胃的上缘短而凹陷，称为胃小弯；下缘长而外凸，称为胃大弯。通常以贲门口、角切迹和幽门口为标记把胃分为贲门部、胃底、胃体和胃窦幽门部四个部分。

（2）胃癌经常到晚期才得以诊断，这是因为世界上大多数国家并没有开展胃癌筛查，只有日本和韩国经常进行胃癌的早期检测。

（3）胃癌可能的病因主要包括饮食、环境、微生物、遗传、肥胖和基因改变六大因素。饮食因素中，高盐、熏制、腌制食物及吸烟饮酒等是胃癌发生的危险因素。微生物因素中，幽门螺杆菌（*Helicobacter pylori*，HP）、真菌毒素、EB 病毒等可能与胃癌发生发展有关。遗传因素中，有非遗传性胃癌家族史的患者发生胃癌的风险升高。1%～3%的胃癌与遗传性胃癌易感综合征有关。

（4）胃癌在检查时通常需要应用静脉对比剂和口服对比剂，而且早期就可以出现淋巴结转移，所以通常选用增强CT作为分期的首选手段，多排螺旋CT在胃癌诊断中发挥着优势，高质量的分层轴位图像和三维图像，可立体显示胃癌与周围组织器官的关系，对胃癌的范围、胃周血管和淋巴转移了解得更加清晰，明显提高了CT分期的准确性。需要注意的是，检查时需要使胃充分地充盈，以利于显示胃病灶范围和外侵程度。

（5）胃癌多数为腺癌，治疗前需要获取病理诊断。

（6）早期胃癌，T_{1a}或Tis的患者可以选择行内镜下治疗，如内镜下黏膜剥离切除术（endoscopic mucosal resection，EMR）、内镜黏膜下剥离术（endoscopic submucosal dissection，ESD）等。

（7）局部进展期胃癌需要行多学科综合治疗的模式，尽可能地行根治性手术切除，同时注意提高患者的生活质量。

（8）局部进展期胃癌可以切除且能耐受手术者，可以选择手术治疗+辅助放化疗或辅助化疗，以及新辅助化疗或新辅助放化疗+手术治疗。

（9）局部进展期胃癌无法行手术切除或无法耐受手术治疗者，则可以选择姑息性放化疗。

（10）局部进展期胃癌初始选择手术治疗的患者，如果没能行根治性切除，则需要术后行放化疗。

（11）转移性胃癌行有效的姑息化疗，人表皮生长因子受体2（human epidermal growth factor-2，HER-2）阳性的患者可以加用曲妥珠单抗治疗。

（12）治疗后定期复查，及时发现治疗失败情况，观察和记录放疗晚期并发症，并指导应对方法。

【临床病例】

第一步：病史采集

患者，男，64岁。因"上腹部不适半年，进食哽噎2月余"就诊。

患者半年前无明显诱因出现上腹部不适，偶尔伴有嗳气、反酸和轻度食欲下降，无黑便，近2个月出现进食哽噎并逐渐加重，目前以半流质饮食为主，体重下降约2kg。

查体：一般情况可，美国东部肿瘤协作组（ECOG）PS评分1分，身高175cm，体重69kg，体表面积（body surface area，BSA）1.80m²。全身浅表淋巴结未扪及明显肿大，腹平软，全腹未触及肿块，无明显压痛、反跳痛，肝、脾肋下未及，肠鸣音无异常。肛门指检未及明显种植结节。

【问题1】 胃癌的主要临床表现是什么？

思路1：胃周围组织脏器众多，上方为横膈，右邻肝左叶，前方为腹壁，后方及左后方邻近的脏器包括脾、胰腺、左侧肾上腺、左肾和结肠脾曲，下方为横结肠、结肠系膜和大网膜。如果胃癌晚期肿瘤外侵，依据肿瘤所在部位不同，可以侵犯其周围不同的组织和器官，从而产生相应的症状。早期胃癌症状可以不明显或有与胃炎、胃溃疡相似的非特异性症状。最常见为上腹部不适、疼痛和消化不良。而随着肿瘤的进展，以上早期症状加重，并可以出现厌食、恶心、呕吐、黑便、贫血、呕血、腹胀、腹痛和吞咽困难等症状。随着肿瘤的进展，如果出现转移则可能出现相应的症状和体征。

思路2：根据肿瘤发展的早晚和肿瘤的部位，可以出现不同的临床表现，早期可以没有任何症状，也可以出现上腹部不适、消化不良。随着病情逐渐发展，以上症状持续存在并加重，可以出现食欲减退伴恶心，常有黑便和贫血，偶见呕血，并开始出现体重减轻。肿瘤侵犯贲门时，可出现吞咽困难、吞咽异物感；侵犯幽门时，可导致幽门梗阻而出现呕吐宿食现象；肿瘤位于幽门或胃前壁较大肿瘤或肿瘤侵及周围脏器时，在上腹部可打及包块；肿瘤侵及结肠可以形成胃结肠瘘；浸透浆膜在腹腔内种植时，可以产生腹水，出现腹水的相应体征；种植于直肠膀胱（子宫）陷凹时，直肠指诊可触及盆腔包块；肿瘤种植转移到卵巢时可形成Krukenberg瘤，在下腹部可打及包块；肿瘤累及肝门造成胆管压迫梗阻，可形成梗阻性黄疸。肿瘤经淋巴管转移到腹腔以外的淋巴结，最常见于左侧锁骨上淋巴结，临床可在查体时发现左侧锁骨上淋巴结肿大。

知识点

胃癌的临床特点

1. 早期胃癌可以完全没有症状，或有与胃炎、胃溃疡相似的非特异性症状。最常见为上腹部不适、疼痛和消化不良。贫血少见，伴随胃肠道出血不到25%，体重减轻不到40%。

2. 进展期胃癌以上早期症状延续并加重，厌食伴轻度恶心，常有黑便史和贫血，偶见呕血。体重减轻者高达60%以上。侵犯贲门时，可出现吞咽困难、吞咽异物感；侵犯幽门时，可导致幽门梗阻而出现呕吐宿食现象。

3. 国内资料显示，腹痛是胃癌患者最常见的主诉，占所有患者的67.3%，其他症状包括体重减轻（63.7%）、腹胀（45.9%）、食欲减退（38.3%）、吞咽困难（29.4%）、反酸（36.3%）、嗳气（35.5%）、呕吐（32.1%）、乏力（26.2%）、恶心（25.9%）、消化不良（24.1%）、黑便（19.9%）和呕血（6.3%）。

【问题2】 门诊应该进行哪些检查？

思路：对于恶性肿瘤，检查的主要目的是明确诊断和分期。明确诊断可通过胃镜下活检病理获得。明确分期的检查可分为局部检查和全身检查。前者的主要目的是评估肿瘤的浸润深度、侵犯范围及区域淋巴结状态，包括超声胃镜、胃部增强CT和上消化道造影。全身检查主要评估肿瘤是否存在身体其他部位转移，包括胸片或胸部CT、盆腔超声或盆腔CT。晚期病变则可根据不同情况选择骨扫描、全身PET/CT等。

1. 上消化道造影检查对于胃癌而言是不可或缺的，有利于显示胃镜和CT不容易显示的肿瘤大体边界及胃壁的僵硬程度和胃潴留情况，但行检查前应排除患者存在消化道梗阻的情况。

2. 胃镜检查则是评估胃病灶和获取肿瘤组织活检的首选检查手段，其不仅可以直视下观察胃癌病灶的范围，还可以取得活检并进行一些必要的治疗，如止血等。超声胃镜还可以帮助判断肿瘤侵犯胃壁的深度，以指导早期胃癌的内镜下治疗。

3. 胃癌容易出现区域淋巴结、腹膜后淋巴结和左侧锁骨上淋巴结转移，进行影像学检查和查体时应特别注意。

4. 胃癌容易出现腹膜种植转移、卵巢转移和肝脏转移，治疗前应该明确是否存在远处转移。在CT怀疑存在肝脏转移时应加查肝脏MRI。

5. 实验室检查包括血常规、血生化等，同时应检查基线时的肿瘤标志物水平。

6. 腹腔镜下腹部探查术有助于判断是否存在腹膜种植和肿瘤可切除性，对于部分严格把握指征的患者适用。

第二步：门诊化验及辅助检查

该患者在门诊进行了上消化道造影、胃部增强CT（图18-1）、超声胃镜（图18-2）、胸部CT、盆腔CT及血常规、血生化和肿瘤标志物等检查。

超声胃镜：内镜见食管无静脉曲张。贲门、胃底、胃小弯见巨大溃疡，边缘虫蚀样改变，周边堤样隆起。胃窦轻度充血。超声探查见胃内病变处第1～5层融合、层次结构消失，呈低回声增厚，局部突破第5层，病变边界不规则，内回声不均匀，周围探及大小不等类圆形低回声淋巴结影（超过7枚）。诊断：贲门胃体恶性肿瘤（cT_4N_3），Siewert Ⅱ型。病理活检示：（贲门及胃底活检）低分化腺癌。Lauren分型：肠型。

胃部增强CT：胃体充盈良好，贲门、胃底、胃壁见不规则增厚伴强化，胃周见多发肿大淋巴结。诊

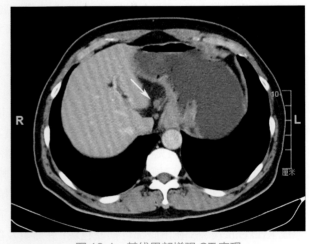

图18-1　基线胃部增强CT表现
箭示病灶。

断：贲门、胃底占位，伴胃周多发淋巴结肿大，考虑为恶性肿瘤（cT$_3$N$_3$）。

上消化道造影：胃贲门开放尚可，贲门及胃底见不规则充盈缺损，局部呈肿块样凸向腔内，黏膜紊乱、中断，可见"指压痕"征。胃腔蠕动可，幽门开放正常。诊断：贲门胃底恶性肿瘤。

胸部CT、盆腔CT及血常规、血生化和肿瘤标志物等指标均正常。

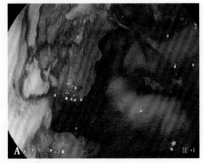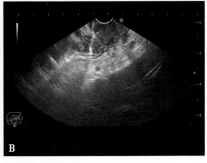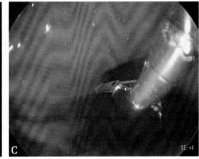

图 18-2 超声胃镜

A. 内镜表现；B. 超声表现；C. 钛夹定位。

【问题3】 何为 Siewert 分型？胃食管结合部肿瘤应如何划分？

胃部增强 CT 序列（基线）（图片）

思路：为改善胃食管结合部（gastroesophageal junction，GEJ）的诊断和指导治疗，德国学者 Siewert 在 1987 年提出了 GEJ 的局部解剖分型，即 Siewert 分型。该分型将 GEJ 分为三型：Ⅰ型，肿瘤中心位于胃食管交界处近心端 1～5cm 范围内，常起源于食管上皮肠化生（即 Barrett's 食管）；Ⅱ型，肿瘤中心位于胃食管交界处近心端 1cm 至远心端 2cm 范围内，为真正的贲门癌，起源于贲门上皮或 GEJ 的肠化生；Ⅲ型，肿瘤中心位于胃食管交界处远心端 2～5cm 范围内，源自贲门下胃腺癌自下而上浸润到 GEJ 和远端食管。值得注意的是 Siewert 分型是根据内镜下的检查结果来确定的。Siewert 可由图 18-3 解释。GEJ 的 Siewert 分型自提出以来得到了广泛的应用。但对于胃食管结合部肿瘤，第 8 版美国癌症联合会（AJCC）分期提出了新的划分方法。

【问题4】 胃癌需要与哪些疾病鉴别？

思路：根据胃的解剖结构和功能及早期胃癌与进展期胃癌不同的临床表现，需要与之鉴别的疾病如下。

1. 胃的良性溃疡 区别胃的良性溃疡与恶性溃疡极为重要，但有时比较困难。一些溃疡型胃癌在早期，其形态和临床表现类似良性溃疡，可根据临床表现、大便潜血、钡餐造影和胃镜检查鉴别，必要时活检或刷取细胞进行病理学检查。

2. 巨大胃黏膜肥厚症 需与浸润型胃癌鉴别。而确诊巨大胃黏膜肥厚症需做胃黏膜全层活检证实，粗大皱襞由胃小凹黏液细胞增生所致，未发现癌细胞。而浸润性胃癌是以浸润方式广泛延伸，粗大皱襞间隙增宽，皱襞的谷与顶边缘不清，增厚的皱襞不规则，胃壁僵硬、胃腔缩小、蠕动减弱。

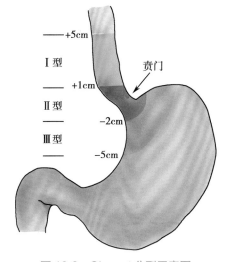

图 18-3 Siewert 分型示意图

3. 胃反应性淋巴组织增生 作为一种独立疾病，该病有别于恶性淋巴瘤的胃淋巴组织良性增生。其无论在临床、X 线、内镜及病理组织学上均不易与胃癌或淋巴瘤鉴别，故诊断应慎重。内镜下活检应多部位取材，深达黏膜下层，标本应做免疫组织化学染色，以明确增殖的淋巴结细胞是多克隆性，而淋巴瘤均以单克隆性形式存在。

4. 增生性息肉 占良性胃肿瘤的 85%。多位于胃窦部，呈多个，直径一般在 1cm 以下，少数为 1～3cm。组织学息肉表面为增生肥大的腺窝上皮构成的大型腺管；中心部为增生的幽门腺或胃体腺，夹杂血管纤维平滑肌组织；深部腺体常呈囊性扩张。

5. 胃腺瘤 常见起源于胃上皮，单发或多发，有蒂或无蒂，大小不一，好发于幽门及胃体，附着于胃前壁或后壁。病理学上有两种类型，一种为胃腺瘤，腺瘤上皮呈现不同程度的不典型增生，上皮内有散在的神经内分泌细胞；另一种为炎性增生。大于 2cm 的腺瘤易癌变。

6. 胃鳞状细胞癌　较为罕见，占胃恶性肿瘤的 1.5% 以下。相对于胃腺癌，胃鳞状细胞癌更多见于男性、亚洲人种和 60 岁以上老人，诊断时分期更高。其发病机制与食管鳞状细胞癌下侵无关，目前认为是在慢性炎症基础上，有胃腺癌的鳞状转化，胃黏膜中存在异位鳞状上皮细胞巢、多能干细胞分化和鳞状上皮化生等导致的肿瘤病变，另有报告可能与 EB 病毒感染有关。其临床症状与普通胃腺癌无异，但预后较差，确诊需靠严格的内镜活检甚至手术病理。

7. 胃间质瘤　仅次于增生性息肉。肿瘤向腔内突出，或向浆膜下腔外生长，或兼有两者，但以腔内型多见。胃间质瘤好发于胃底或胃体上部，直径一般在 1.5～2.1cm。

8. 胃间质肉瘤　发病年龄稍低于胃癌，以男性居多。平滑肌肉瘤与胃癌鉴别比较困难。触诊时平滑肌肉瘤有橡皮样柔软感，并有"桥形皱褶"。而癌肿则坚硬如石，无"桥形皱褶"，确诊需靠活检及细胞学检查。

9. 胃淋巴瘤　胃淋巴瘤约占胃恶性肿瘤 5%，仅次于胃癌，发病以男性居多，年龄高峰与胃癌相近。早期常无症状，晚期酷似胃癌，以腹痛、消瘦、厌食、恶心、呕吐及贫血等症状常见。可触及上腹包块，肝、脾及淋巴结受累可肿大。与胃癌相比，其出血、梗阻或穿孔少见，症状出现亦较晚，持续时间较长，一般健康状况较好。

10. 胃神经内分泌肿瘤　占胃恶性肿瘤的 1% 以下。多数为单个，体积小，远侧胃部多见，少数发生于胃底。肿瘤位于黏膜下，来源于肠嗜铬样细胞，圆形，呈巢状，无明显包膜，但生长缓慢。可分泌多种神经内分泌肽，引起类癌综合征。

11. 卡波西肉瘤（Kaposi sarcoma）　以往罕见，随着获得性免疫缺陷综合征、器官移植、免疫抑制治疗的增多，其发生率上升。皮肤多见，也可发生于其他器官，可单独见于胃内。组织学上为毛细血管肉瘤，含有多数梭形细胞和毛细血管出血。内镜下见胃内多处小而脆的息肉样隆起，中央可有溃疡，皱襞不规则，病变起自黏膜下层，侵及黏膜层，活检常呈阴性，需行挖洞式活检。

【问题 5】胃癌是否有预后不良分子标志物？目前可以申请哪些常用分子标志物检测，以指导临床治疗方案制订？

思路：血清肿瘤标志物是临床应用最广泛的分子标志物，可用于预测胃癌预后、检测肿瘤复发、为评估疗效提供参考。胃癌相关的肿瘤标志物种类较多，临床实践中可结合以下几种常用肿瘤标志物进行综合判断。

1. 癌胚抗原　癌胚抗原（carcinoembryonic antigen，CEA）是广谱的肿瘤标志物，在包括胃癌在内的消化道肿瘤及乳腺癌、卵巢癌、宫颈癌等其他肿瘤中均可表现出升高。虽然 CEA 用于胃癌诊断的敏感性仅 20%～30%，不适用于筛查或诊断，但 CEA 的升高与胃癌的复发或进展有一定相关性，在治疗及随访过程中对监测复发有一定意义。

2. 糖类抗原 19-9　糖类抗原 19-9（carbohydrate antigen 19-9，CA19-9）在消化道上皮内含量最高，是消化系统肿瘤的重要标志物。CA19-9 在胰腺癌中升高更加明显，胃癌中的阳性率为 30%～40%，对随访监测有一定作用。应注意急性胰腺炎、胆囊炎、肝炎等消化道炎症也可能使 CA19-9 出现一定程度的升高。

3. 糖类抗原 72-4　糖类抗原 72-4（carbohydrate antigen 72-4，CA72-4）是目前胃癌首选的肿瘤标志物之一，在胃癌的诊断和病情监测中都表现出了较高的特异性和敏感性，常与 CEA、CA19-9 联合应用于胃癌筛查、诊断与复发转移监测。CA72-4 水平与胃癌分期明显相关，伴远处转移的患者 CA72-4 阳性率远高于无远处转移的患者。

4. 甲胎蛋白　产生甲胎蛋白（alpha-fetoprotein，AFP）的胃癌患者预后较差，并多见于进展期胃癌。在极少数早期胃癌中，若属于产生 AFP 的胃癌，则极易出现肝脏的转移，持续的 AFP 升高预后极差。

5. 糖类抗原 50　糖类抗原 50（carbohydrate antigen 50，CA50）是广谱的肿瘤标志物，在食管癌、胰腺癌、肝癌、胃癌等消化系统肿瘤中均有升高，也可在肺癌、肾癌等非消化道肿瘤中出现升高，在肺炎、肾炎、结肠炎等良性疾病中也可升高。CA50 在胃癌中的阳性率为 47%～73%，可用于监测术后是否复发，但特异性不够理想。

6. 糖类抗原 242　糖类抗原 242（carbohydrate antigen 242，CA242）是与胰腺癌、胃癌、大肠癌相关的肿瘤标志物，用于胰腺癌、大肠癌的辅助诊断有较好的特异性与敏感性。在胃癌中的阳性率在 60% 左右，但特异性不高。

以上分子标志物是目前临床上胃癌的诊断、监测和预测复发常用的标志物。

第三步：住院后治疗

该患者经多学科讨论，诊断为贲门胃底癌，伴小弯侧淋巴结转移，cT$_{4a}$N$_3$M$_0$，Ⅲ期（根据 2017 年 AJCC cTNM 分期），Siewert Ⅱ型。

【问题6】 如何进行治疗决策？

思路 1：治疗决策需要综合患者的肿瘤分期、有无需要紧急手术处理的情况（大出血或穿孔等）及患者的自身条件和治疗意愿。严重的内科合并症使患者不能耐受手术或患者拒绝手术的意愿均需在治疗决策中加以考虑。

思路 2：胃癌治疗的目的是尽量为患者进行根治性手术切除从而提高患者的生存率，同时注意患者的营养评估和及时的营养干预，还应该注意患者生活质量的评估和提高。该患者属于外科可切除局部晚期 Siewert Ⅱ型胃食管结合部癌，且患者可以耐受手术。

思路 3：该患者属于胃食管结合部癌中的 Siewert Ⅱ型，其治疗应该参照胃食管结合部癌的治疗指南进行。经多学科综合讨论，该患者属于局部进展期胃食管结合部癌，可考虑行化放疗后再行手术治疗，或直接行手术治疗，根据术后病理报告决定术后是否再行辅助治疗。征求患者意见，最终决定行新辅助放化疗的治疗策略。

术前给予 1 个疗程 SOX 方案化疗＋同期放化疗＋1 个疗程 SOX 方案化疗的治疗方案。

SOX 化疗方案：奥沙利铂 130mg/m²，d1，替吉奥 60mg，每天 2 次，d1～14，每 3 周为 1 个疗程。

术前放化疗方案：放疗处方剂量为 4 500cGy/25 次 /5 周，每周 5 次。同期替吉奥单药增敏，60mg，每天 2 次，放疗日服用。放疗范围包括原发肿瘤病灶、转移区域淋巴结和区域淋巴引流区域。

术前放化疗病例
靶区序列（图片）

【问题7】 放疗技术有哪些？放疗范围和剂量如何确定？

思路 1：常用的放疗技术有二维常规放疗技术和三维精确放疗技术。

思路 2：IMRT 技术相对于常规放疗技术，具有物理剂量分布的优势，可以在保证靶区足够剂量的同时，减少对正常组织的损伤，目前推荐行三维精确放疗技术。

思路 3：放疗范围决定了放疗的成败，不同部位的胃癌靶区所要包括的范围也不相同，总体而言，放疗 CTV 的范围包括胃原发肿瘤及可能侵犯的亚临床肿瘤区域和区域淋巴引流区。胃原发肿瘤区域 CTV 范围根据患者腹部 CT、上消化道造影和胃镜所见范围确定，根据腹部 CT、上消化道造影和胃镜下放置的钛夹确定肿瘤边界，根据胃镜下所见病灶范围、上消化道造影及腹部 CT 所示病灶范围周围外放至少 3cm 范围为 CTV 所包含的原发肿瘤区域，如果侵犯其他器官，则包括侵犯的器官并外放一定的范围（推荐至少 1cm 的外放边界）。而不同部位肿瘤出现不同分组的淋巴结转移的概率不同，所以不同部位的胃癌放疗 CTV 所要包括的淋巴结引流区域的范围亦不相同。胃癌淋巴结分组见图 18-4。

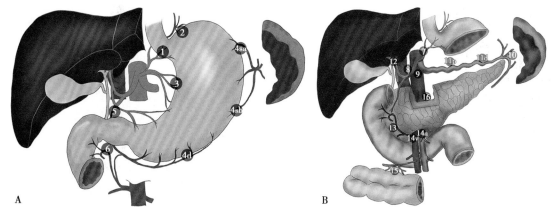

1—贲门右淋巴结；2—贲门左淋巴结；3—小弯侧淋巴结；4sa—胃短血管旁淋巴结；4sb—胃网膜左血管旁淋巴结；4d—胃网膜右血管旁淋巴结；5—幽门上淋巴结；6—幽门下淋巴结；7—胃左动脉旁淋巴结；8—肝总动脉旁淋巴结；9—腹腔动脉旁淋巴结；10—脾门淋巴结；11p—近端脾动脉旁淋巴结；11d—远端脾动脉旁淋巴结；12—肝十二指肠韧带旁淋巴结；13—胰头后方淋巴结；14a—肠系膜上动脉淋巴结；14v—肠系膜上静脉淋巴结；15—横结肠系膜淋巴结；16—腹主动脉旁淋巴结。

图 18-4　胃相关淋巴结分组正面观背面观

A. 正面观；B. 背面观。

知识点

胃癌术前放疗的靶区勾画原则

1. 靶区勾画指南和总体原则　有关胃癌术前放化疗的研究正在逐步增多,但目前对于术前放疗的靶区勾画仍无公认的标准。NCCN 指南中有术前放疗的靶区勾画建议。2009 年,欧洲癌症治疗与研究组织放射肿瘤学组(EORTC-ROG)发布了有关胃食管结合部和胃腺癌术前放疗靶体积定义和治疗指南的专家意见。通常,胃癌术前放疗靶区的设置应包括原发灶、受累淋巴结和 D2 范围的区域淋巴引流区,区域淋巴引流区的勾画可参照术后放疗的靶区勾画指南,原发灶的定位则需要结合定位前的影像学和胃镜下的钛夹标记。

2. 靶区定义　GTV 包括 GTV_{tumor} 和 GTV_{nodal}。GTV_{tumor} 包括原发病灶及其周围的侵犯范围。GTV_{nodal} 为受累淋巴结。

CTV 包括 CTV_{tumor}、CTV_{nodal} 和 $CTV_{elective}$。CTV_{tumor} 为 GTV_{tumor} 外放 1.5cm,CTV_{nodal} 为 GTV_{nodal} 外放 0.5cm,$CTV_{elective}$ 为原发病灶对应的 D2 范围淋巴引流区。

ITV 是指应个体化确定靶区移动范围。ITV_{GEJ} 为周围外放 1cm,近端外放 1cm,远端外放 1.5cm。$ITV_{gastric}$ 为 3D 外放 1.5cm。

PTV 为在 ITV 的基础上外放 5mm。

3. 胃的勾画范围　胃部所需包括的范围,根据肿瘤所在位置分为以下三种情况。

近端 1/3 胃:$CTV_{gastric}$ 为除外胃窦和幽门的胃,建议 5cm 边界。

中间 1/3 胃:$CTV_{gastric}$ 为贲门至幽门。

远端 1/3 胃:$CTV_{gastric}$ 为除胃底和贲门的胃(建议 5cm 边界),如果浸润幽门或十二指肠,应该向十二指肠方向外放 3cm 边界。

4. 区域淋巴引流区的勾画范围　根据 EORTC-ROG 的专家共识,基于不同的肿瘤部位,所需包括的区域淋巴引流区范围见表 18-1。

表 18-1　欧洲癌症治疗与研究组织放射肿瘤学组建议的基于不同肿瘤部位的区域淋巴引流区域

肿瘤部位	区域淋巴引流区
胃食管结合部 I 型	1/2/7/9/19/20/110/111/112
胃食管结合部 II 型	1/2/3/4sa/7/9/11p/19/20/110/111
胃食管结合部 III 型	1/2/3/4sa/7/9/10/11p/11d/19/20/110/111
近侧	1/2/3/4sa/4sb/7/9/10/11p/11d/19
中部	1/2/3/4sa/4sb/4d/5/6/7/8a/8p/9/10/11p/11d/18/19
远侧	3/4d/5/6/7/8a/8p/9/11p/12a/12b/12p/13/17/18

(1)对于第 4 组淋巴结,在没有明确累及的情况下,虽然处于 D2 范围内,但为了靶区优化和减轻治疗毒性反应,可不包括在 $CTV_{elective}$ 内。

(2)虽然第 16a2/16b1 组淋巴结不在 D2 范围内,但基于胃癌 D2/R0 根治术后失败模式的研究,这两组淋巴结为术后高危复发区域,通常应将第 16a2 组包括在 $CTV_{elective}$ 内,而第 16b1 组为选择性包括。

知识点

计划靶区剂量要求及正常器官限制剂量

PTV 剂量要求:95% PTV 最小剂量 45Gy。

正常器官剂量限制:脊髓最大剂量,<45Gy;肝脏,30% 体积接受剂量 <30Gy(V30<30%),平均剂量 <21Gy;肾脏,50% 双肾体积接受剂量 <15Gy(V15<50%),平均剂量 <16Gy;小肠肠袢,120cc 体积接受剂量 <15Gy;整个腹膜腔,195cc 体积接受剂量 <45Gy。

【问题8】 放疗计划制订和靶区勾画的一般原则是什么?

思路:制订放疗计划前,复习胃镜、上消化道造影和腹部增强CT是必要的。

3～5mm层厚的放疗计划:CT图像应该在患者仰卧位、双手上举的状态下获得,范围从膈顶(胃癌)或气管隆嵴(胃食管结合部或贲门癌)到L_4。患者应该禁食2～3小时。优先选择经静脉增强CT扫描,以确定血管并且指导CTV的勾画,特别是淋巴结的勾画。胃癌放疗的CTV取决于原发病灶的位置和转移淋巴结的状态。IMRT的优点已经被很多文献所报告。如果应用IMRT,则应该勾画原发灶和包括淋巴引流区域的亚临床靶体积。PTV为CTV+考虑了器官移动和摆位误差的外放边界,建议至少1cm的外放边界。对于新辅助放疗推荐给予25次、45Gy的总剂量,同时给予同期化疗,应用高能(≥6MV)光子线。对于无手术机会或拒绝手术的患者,在周围限制器官的剂量可以耐受的情况下,可加量至50.4～54Gy。

【问题9】 放化疗期间应该注意什么?

思路1:放化疗期间应注意肿瘤对放化疗的反应,原则上治疗方案结束后应该对患者进行影像学评价。评估局部肿瘤对放化疗的反应如何,评估肿瘤对治疗方案的敏感性。如果治疗后评价肿瘤没有明显进展且可以手术切除,则可以行手术治疗,如果肿瘤进展不能行手术切除,则应更换化疗方案继续化疗,不再选择手术治疗。

思路2:放化疗期间患者的不良反应和防治措施,不良反应主要包括局部反应和全身反应。

1. 局部反应 化疗局部反应主要为药物局部渗漏引起组织反应或坏死及栓塞性静脉炎,与抗肿瘤药物的组织刺激性有关。药物外渗指药物漏入或浸润到皮下组织。一旦怀疑有外渗发生,应采取停止输液、限制肢体、回抽外渗药物、拔针、外渗部位避免施压、抬高肢体、报告和记录、局部用药等措施。而静脉炎的处理防胜于治,药物应稀释到一定浓度,静脉滴注时调节好滴注速度,选择深静脉或中央静脉置管。使用经外周静脉穿刺的中心静脉导管(peripherally inserted central catheters,PICC)对防止药物外渗有很好的预防作用。

放疗局部反应包括早期反应和晚期反应,早期反应主要为局部水肿、放射性胃和食管黏膜损伤及由此引起的恶心、呕吐、消化不良等消化道症状,晚期反应主要包括肝脏、肾脏、胰腺及脊髓损伤对应的反应,还有局部组织纤维化和出血等表现。在中等剂量的照射中,早期反应一般都可在较短时间内恢复,处理主要以对症支持治疗为主,晚期反应则以预防为主,主要措施为严格限制相邻器官的受照剂量。

2. 全身反应

(1)过敏反应:可分为局部和全身两种,应用表柔比星可出现局部过敏反应,表现为沿静脉出现的风团、荨麻疹或红斑,如静脉使用氢化可的松或生理盐水后消退仍可继续用药,但宜慢速。用药开始后15分钟内出现的症状或体征应视为全身性过敏反应,可表现为颜面发红、荨麻疹、低血压、发绀等。需立即停止输注并做相应处理。

(2)造血系统反应:由于半衰期(红细胞120天、血小板5～7天、白细胞4～6小时)的不同,最初常表现为白细胞特别是粒细胞的减少,其次是血小板减少,严重时血红蛋白也降低。而骨髓抑制的程度与患者个体骨髓储备能力关系密切。化疗引起的骨髓抑制多于停药后2～3周恢复。

白细胞/粒细胞减少的处理:化疗前后查白细胞计数和粒细胞计数,每周1～2次,明显减少时每天1次,直至恢复正常。必要时给予粒细胞集落刺激因子(granulocyte colony stimulating factor,G-CSF),减少化疗剂量或停药。注意预防感染的措施,必要时给予抗生素。

血小板减少的处理:化疗前后查血小板计数,每周1～2次,明显减少时每天1次,直至恢复正常。密切注意出血倾向。避免使用有抗凝作用的药物,防止出血的发生。血小板计数过低的患者有条件时应输注单采血小板,血小板生长因子、白介素-11等药物有一定的升血小板的作用。给予止血药防止出血。

贫血的处理:定期复查血红蛋白、红细胞、血细胞比容;贫血严重时输注红细胞成分血;有出血倾向者予以处理;必要时吸氧;有明显眩晕、乏力者适当休息;可使用促红细胞生成素(erythropoietin,EPO)。

(3)胃肠道反应

1)食欲不振:为放化疗最初反应,出现于化疗后1～2天,一般无须特殊处理,黄体酮类药物有助于改善食欲。

2)恶心和呕吐:化疗所致呕吐一般分为3种。急性呕吐是指化疗后24小时内所发生的呕吐。在化疗24小时后至5～7天所发生的呕吐称为延迟性呕吐。另有一种呕吐,性质类似条件反射,指患者前次化疗引起明显急性呕吐后,在之后的化疗前所发生的呕吐,称先期性呕吐。目前用于止吐的药物主要有5-HT₃受体拮抗剂、甲氧氯普胺、地塞米松、氯丙嗪等。用于治疗化疗药物引起的急性恶心、呕吐的止吐药物对治疗先期性呕吐往往无效。应采取松弛疏导的方法，或视不同情况予以抗焦虑或抗抑郁药。

　　黏膜炎往往首先见于颊黏膜和口唇交接处，对酸性刺激敏感为早期线索，有龋齿和牙周疾病者多较严重，反应常与剂量有关并呈累积性。发生口腔炎后的处理方法：持续而彻底的口腔护理，经常特别是进食后用复方硼砂液、3%碳酸氢钠或3%过氧化氢漱口；合理调整进食，应进食室温下的高营养流质饮食，避免刺激性食物；加强支持治疗，纠正水、电解质失衡。

　　（4）其他反应：肝毒性、心脏毒性等。

第四步：放化疗后评估

　　患者术前治疗结束后评估CT示贲门、胃底增厚较前减轻，胃周淋巴结较前缩小，见图18-5。

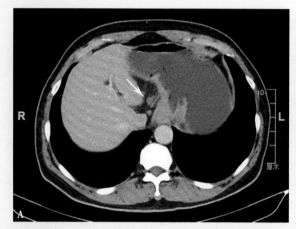
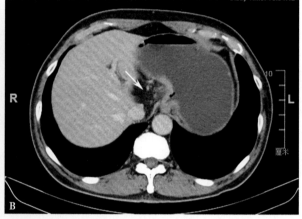

图18-5　放化疗前后胃部增强CT表现

A. 放化疗前（箭头示病灶）；B. 放化疗后（箭头示病灶）。

　　【问题10】 放化疗后评估标准和手术方式如何选择？

胃部增强CT序列（术前放化疗后）(图片)

　　思路1：患者放化疗的疗效评价主要有两个目的。一个是评价使用的治疗方案对于该患者是否有效，评价疗效需要什么标准。目前实体瘤的疗效评价主要采用实体瘤疗效评价标准（response evaluation criteria in solid tumors，RECIST）。另一个目的是评价放化疗后手术的可行性，是否可以行根治性手术切除，如果可以行根治性手术切除，需要采用何种手术治疗策略。手术治疗总的原则是：尽量行根治性R0切除，对于淋巴结的清扫标准，目前推荐行D2根治术。

　　思路2：除了评价患者疗效和手术切除的可能性及手术方式选择的标准外，还要评价患者的体能状况，评价其是否可以耐受手术治疗。

　　经评价后患者局部肿瘤较前退缩，局部淋巴结也较前缩小，疗效评价为部分缓解，随后进行了手术切除，为D2/R0根治术。术后病理：标本类型为全胃切除标本；肿瘤所在位置为贲门胃小弯侧；切除标本长度，胃小弯15cm；胃大弯20cm；肿瘤距上切端2cm；肿瘤距下切端8.5cm；肿瘤大体类型为局部溃疡型（Borrmann Ⅱ型）；肿瘤大小5cm×4cm×0.5cm。组织学类型：腺癌，部分瘤细胞退变，伴纤维组织增生及炎细胞浸润，符合治疗后改变（TRG评分：2分）。组织学分级：中分化；侵犯邻近器官：病理学上难以评估；浸润深度：浸润至深肌层；脉管内癌栓：未见肯定脉管侵犯；神经侵犯：（+）。标本上切缘：（-）；标本下切缘：（-）；另送上切缘：（-）；另送下切缘：/；胃小弯侧网膜癌结节：/；胃大弯侧网膜癌结节：/；大网膜癌结节：（-）。淋巴结转移情况：见癌转移[转移数/淋巴结总数(2/28)]，其中位于贲门旁(1/6)、胃小弯(1/20)、第8组(0/2)淋巴结。其中12枚淋巴结可见黏液湖形成、纤维组织增生等治疗后改变。Lauren分型：肠型。

　　【问题11】 什么是TRG？

　　思路：TRG的全称为肿瘤退缩分级（tumor regression grading），主要用以评估术前治疗的疗效。TRG的评价内容主要为治疗后残余肿瘤细胞的百分比或残余肿瘤细胞与纤维化的情况。目前有诸多TRG评价标准，如 Becker 标准、Mandard 标准和 Ryan 标准等。NCCN 指南中采用的标准见表 18-2。

表 18-2　胃癌 NCCN 指南中所采用的 TRG 评价标准

TRG	具体描述
0 级（完全缓解）	无癌细胞
1 级（部分缓解）	单个或小灶癌细胞残留
2 级（疗效小）	残留癌灶伴纤维增生
3 级（疗效差）	疗效微小或无疗效；广泛残余癌细胞

注：NCCN，国立综合癌症网络；TRG，肿瘤退缩分级。

【问题 12】　患者术后需要什么治疗？

思路：该患者的术后病理分期为 $ypT_2N_1M_0$，Ⅱ期（根据 2017 年 AJCC 的 ypTNM 分期）。通过术前治疗，该患者取得了比较理想的结果，临床疗效评价为完全缓解，且顺利进行了手术治疗（D2/R0），术后病理分期亦提示现行治疗有效。因此，该患者术后应继续行相同方案的化疗，即 SOX 方案的化疗 3 个疗程。该患者在术后化疗的过程中，出现了 2 度粒细胞下降和 1 度血小板下降，消化道反应主要为恶心和呕吐，均为 2 度，不良反应的评价标准采用不良反应常见术语标准 4.0（Common Terminology Criteria for Adverse Events Version 4.0，CTCAE 4.0）评价标准。

【问题 13】　患者治疗结束，应告知患者哪些内容？

思路 1：治疗疗效和毒副作用评估。患者治疗结束后，应告知患者和家属治疗的疗效如何，带来的毒性反应评估，评估预后，急性正常组织损伤持续的时间，治疗后近期可能出现的反应及预防和处理措施。

思路 2：随访肿瘤治疗是不断积累经验的过程，需要对疗效和正常组织损伤进行长期随访，获得生存数据和失败经验。需要告知患者随访时间、频次及随访中需要注意的特殊事项，是否需要进一步的治疗措施。所有胃癌患者都应接受系统的随访。随访内容包括全面的病史询问和体格检查，每 3～6 个月随访 1 次，共 1～2 年；之后每 6～12 个月随访 1 次，共 3～5 年；以后每年 1 次。同时根据临床情况进行全血细胞计数（complete blood count，CBC）、血生化检测、影像学检查或内镜检查。对于接受手术治疗的患者，应监测维生素 B_{12} 水平及铁缺乏情况，有指征时应予治疗。

【问题 14】　影响预后的因素有哪些？

思路：影响预后的因素有肿瘤分期、病理类型和大体分型及手术切除方式。

1．肿瘤分期　胃癌治疗的疗效与分期直接相关，分期越高，预后越差。胃癌治疗疗效随 T 分期、N 分期增加而逐渐下降。

2．病理类型和大体分型　Lauren 分型为肠型的胃癌疗效好于弥漫型胃癌，浅表型胃癌疗效好于浸润型胃癌。

3．手术切除　手术是唯一能治愈胃癌的方法，也是主要的治疗方法，能否进行根治性手术切除是影响胃癌预后的决定性因素。接受根治性切除的患者预后远好于未能接受手术切除的患者。

【问题 15】　该患者还可以选择哪种治疗策略？

思路 1：该患者为局部进展期胃癌，手术切除有一定的困难，Siewert 分型为Ⅱ型，仍可选择 ECF 方案或其改良方案作为围手术期化疗的治疗方案。

思路 2：该患者为局部进展期胃癌，治疗前评价为可切除胃癌，故可以选择先进行手术切除，再根据术后情况选择术后辅助放化疗。

【问题 16】　其他期别胃癌的治疗原则是什么？

思路 1：早期胃癌，T_{1a} 或 Tis 的患者可以选择行内镜下治疗，如 ESD、EMR 等。

思路 2：局部进展期胃癌，可以切除且可以耐受手术，选择手术治疗+辅助放化疗或辅助化疗，或新辅助化疗或新辅助放化疗+手术治疗。

思路 3：局部进展期胃癌，无法行手术切除或无法耐受手术治疗，则可以选择姑息性放化疗。

思路 4：局部进展期胃癌，初始选择手术治疗的患者，如果未能行根治性切除，则需要术后行放化疗。

思路 5：转移性胃癌，可行有效的姑息化疗，HER-2 阳性的患者可以加用曲妥珠单抗治疗。

【问题 17】 胃癌 AJCC 第 8 版较 AJCC 第 7 版有哪些改动?

思路:胃癌 AJCC 第 8 版较 AJCC 第 7 版的改动如下。

1. 胃食管结合部癌解剖学定义改变 累及胃食管结合部的肿瘤,若肿瘤中心位于距胃食管结合部以下但在 2cm 以内,应被划分为食管癌,超过 2cm 者被划分为胃癌。未累及胃食管结合部的贲门癌属于胃癌。

2. pTNM 分期改变 在第 7 版分期中 N_3 就已经被分为 N_{3a} 和 N_{3b},但是未纳入 TNM 分期系统。第 8 版将 N_{3a} 和 N_{3b} 独立进行分期,导致部分亚组分期发生改变。T_4aN_2 和 $T_{4b}N_0$ 也划分为ⅢA 期。

3. 新增 cTNM 分期 不再用 pTNM 分期代替 cTNM 分期,提出 cTNM 分期标准。根据治疗前的查体、影像学检查、EUS、活检或诊断性腹腔镜和腹腔灌洗证据评估 cTNM 分期。超声内镜对 cT 分期有重要作用,影像学检查和 EUS 能帮助确定是否有周围结构的累及。cN 分期通过影像学检查如 CT 和 FDG PET/CT,但仍有局限性,需综合评估异常淋巴结大小、外观和数目,必要时也可行 EUS。cM_1 分期诊断主要依靠胸、腹、盆腔增强 CT,增加 PET/CT 检查可提高检出率,还可以应用腹腔镜探查和腹腔灌洗液评价。

4. 新增 ypTNM 分期 ypTNM 分期根据手术标本病理,评估新辅助治疗后病情,病理报告应包括 ypT 和 ypN 分期。新辅助治疗后若无进一步诊断性检查,M 分期仍然维持原 cM 分期,否则根据新的结果更改。

(章 真)

第二节 胃癌的术后放射治疗

【诊疗过程】

(1)详细询问患者的病史资料(术前影像学检查、手术记录、术后病理等),明确患者的病理分期和手术切除状态。

(2)进行腹部增强 CT、上消化道造影等影像学检查,结合术前资料和手术资料判断吻合口部位、瘤床部位及转移淋巴结位置。

(3)查体要求注意双侧锁骨上淋巴结有无肿大,行肛门指检以帮助判断有无盆腔种植转移。

(4)行胸片或胸部 CT、盆腔 CT、骨扫描等,排除远处转移。

(5)询问有无其他内科合并症,如高血压、心脏病、糖尿病等。

(6)搜集整理所有检查材料,明确一般状况评估和肿瘤分期。

(7)进行多学科讨论,根据分期制订具体的治疗策略和可供选择的化疗方案。

(8)根据治疗后疗效评价预后生存,并定期复查和随访。

【临床关键点】

(1)术后放疗能杀灭手术后局部残留的肿瘤细胞,清除微转移病灶,可增加局部控制率,延长生存期。

(2)对于 R0 切除者,推荐对病理确认为 $pT_{3\sim4}$,任何 N 或任何 pT,N+ 的患者行术后放疗 ± 氟尿嘧啶为基础的化疗。对于 R1、R2 切除者,均应行术后放疗联合氟尿嘧啶为基础的化疗。

(3)术后放疗技术建议采用 3D-CRT 或 IMRT,以减少肝、肾等正常组织的受量。

(4)腹腔淋巴结分布弥散,需结合胃的淋巴结引流基本规律、术中病理的淋巴结转移规律、术后局部区域失败模式等,设计术后放疗靶区范围。

(5)治疗后定期复查,及时发现治疗失败情况,观察和记录放疗晚期并发症,并指导应对方法。

【临床病例】

第一步:病史采集

患者,男,64 岁。因"胃癌术后 3 月余,化疗 3 个疗程后"就诊。

患者半年前无明显诱因出现进食哽噎感,伴上腹部不适,偶有食欲下降,无恶心、呕吐,无黑便等。后于我院行胃镜检查:贲门新生物累及胃体,活检病理证实为中 - 低分化腺癌,Lauren 分型肠型。3 个月前行根治性全胃切除术(D2,R0)+ 膈肌修补 + 迷走神经切断术 + 食管空肠 Roux-en-Y 吻合。术后病理:低分化腺癌,浸润至浆膜下层,脉管内癌栓(+),神经侵犯(+),标本上、下切缘未见癌,送检淋巴结(6/28)见转移。术后行辅助化疗 3 个疗程,方案为:奥沙利铂 200mg d1,替吉奥 60mg,每天 2 次,d1～14,每 3 周为 1 个疗程。现为行进一步治疗收住放疗科。

体格检查:一般情况可,KPS 评分 90 分,身高 170cm,体重 68kg,全身浅表淋巴结未扪及明显肿大。上腹部见 10cm 左右陈旧性手术瘢痕,愈合好,腹平软,全腹未及肿块,无明显压痛、反跳痛,肝、脾肋下未触及。肛门指检未及明显种植结节。

【问题 1】　门诊应该进行哪些检查?

思路:一般分为局部检查和全身检查,对于术后患者,应行局部检查判断有无局部及区域的残留、复发及进展,胃癌一般采用腹部增强 CT 和上消化道造影。全身检查主要评估是否存在远处转移,包括胸片或胸部 CT、盆腔超声或盆腔 CT,必要时需行骨扫描除外骨转移。

1.胃镜检查　可在直视下观察术后腔内情况,并能取得病理,对于复发的判断及疗效的判定具有重要意义。

2.上消化道造影　可观察黏膜皱襞、管腔的充盈缺损或狭窄情况等,对术后吻合口复发、狭窄、吻合口瘘及胃排空障碍等并发症做出判断。

3.增强 CT 或 MRI 检查　可观察术后瘤床及淋巴结转移情况,并对远处转移做出评价。

4.肿瘤标志物　CEA、CA19-9、CA72-4 等,都可用于疗效的评价及复发的监测。

5.常规血液学和血生化检查　有利于术后了解患者营养状况。

第二步:门诊化验及辅助检查

患者在门诊进行了腹部增强 CT(图 18-6)、胸部 CT、盆腔 CT 及血常规、血生化和肿瘤标志物等检查。

腹部增强 CT:胃术后复查,吻合口情况请结合专项检查。腹膜后散在小淋巴结,建议随访。肝左叶及右肾散在囊肿同前。

胸部 CT、盆腔 CT 及血常规、血生化和肿瘤标志物等指标均正常。

术后腹部增强
CT 序列(图片)

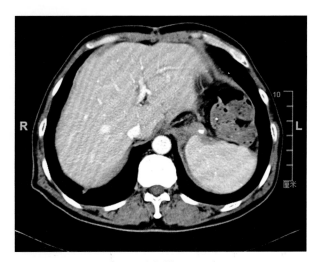

图 18-6　腹部增强 CT 表现

【问题 2】　该患者的诊断和分期是什么?

思路 1:胃癌术后的确诊主要依靠术后病理检查。

思路 2:胃癌的分期方法主要有两种:日本分期方法和 AJCC 分期方法。国际上通用的仍为 AJCC 分期。但是日本分期则更加详细和全面,对于记录胃癌患者的疾病程度和指导治疗有很高的参考价值。本文分期和评估采用 2017 年 AJCC 分期,见附录 18-1 和附录 18-2。

根据患者的分期检查和分期标准,目前诊断为贲门胃体低分化腺癌,$pT_3N_2M_0$,ⅢA 期(2017 年 AJCC 第 8 版)。

第三步:住院后治疗

患者经多学科讨论,诊断为贲门胃体癌术后,$pT_3N_2M_0$,ⅢA 期(2017 年 AJCC 第 8 版),经术后辅助化疗 3 个疗程,放疗前检查未发现明显肿瘤复发或转移,具有术后辅助放化疗指征。根据肿瘤分期和患者状况,确定治疗方案为术后 IMRT,放疗处方剂量为:45Gy/25 次 /5 周,每周 5 次。同期替吉奥单药增敏,60mg,每天 2 次，放疗日服用。照射范围包括吻合口及腹腔淋巴结引流区。放疗期间给予营养支持及对症治疗等。放疗过程中患者出现腹胀、食欲不振，予对症治疗后好转，治疗期间每周复查血常规，患者曾出现Ⅱ度白细胞下降，白细胞计数 $2.8 \times 10^{12}/L$，予升高白细胞的治疗后好转。

术后放化疗病例靶区序列（图片）

【问题 3】 胃癌术后哪些患者需要行放疗？

思路：需要综合患者的分期、术后病灶残留情况、病变的进展程度及患者的一般状况和治疗意愿。术后放疗能显著降低局部复发和 / 或淋巴结转移概率。

1. 对于手术完全切除并且 PS 评分良好的胃癌患者，2018 年 NCCN 指南推荐对病理确认为 $pT_{3\sim4}$、任何 N 或任何 pT、N+ 的患者行术后放疗 ± 氟尿嘧啶为基础的化疗。对于具有高危因素（低分化、组织学分级高、脉管神经侵犯、年龄 >50 岁或未接受标准 D2 淋巴结清扫）的 $T_{1\sim2}N_0M_0$ 的患者，即使分期较早也应酌情考虑给予术后辅助放化疗。

2. 对于 R1、R2 切除者，均应行术后放疗联合氟尿嘧啶为基础的化疗。

【问题 4】 胃癌术后失败的模式有哪些？

思路：胃癌根治术后失败模式主要包括局部复发、区域淋巴结复发、腹膜转移及远处转移。

1. 局部复发 指发生于残胃、瘤床、吻合口、毕Ⅱ式吻合术后十二指肠残端的复发。

2. 区域淋巴结复发 常见复发区域为腹腔动脉旁、肝门、胰周、胃周等淋巴引流区。

3. 腹膜转移 包括腹膜、结肠、卵巢及子宫的种植转移，腹膜转移是胃癌术后最常见的失败模式。

4. 远处转移 肿瘤经过血行播散出现在其他脏器或远处淋巴结的转移，常见部位为肝、肺、骨等。

【问题 5】 胃癌术后放疗靶区勾画范围及放疗剂量如何确定？

思路 1：靶区范围的确定。在胃癌术后放疗靶区方面，目前尚无明确的勾画规范，需综合手术前后影像学检查和纤维胃镜检查、术后解剖结构改变，确定放疗靶区范围，不同部位的胃癌靶区所要包括的范围也不尽相同。

GTV：可视或定位明确的肿瘤残存病灶（切缘阳性、肿瘤或淋巴结残存、周围受侵组织或器官等）。

CTV：需包括亚临床灶及肿瘤可能侵犯的范围和区域淋巴引流区。具体包括瘤床、吻合口或十二指肠残端及区域淋巴结。瘤床范围需根据术前 CT、纤维内镜和术中放置的银夹等确定，吻合口或十二指肠残端需根据手术方式、术后 CT 吻合器位置或术后内镜确定。若手术切缘充分，靶区不推荐包括残胃。区域淋巴结引流区范围需根据原发肿瘤部位决定，胃癌淋巴结分组和不同部位肿瘤 CTV 所需要包括的淋巴结引流区见附录 18-3、附录 18-4 和表 18-3。

表 18-3 不同部位肿瘤临床靶区所需包括的淋巴引流区域

原发灶部位	所需包括的淋巴结引流区域
胃食管结合部、贲门、近端 1/3 胃	PEN、PG、LGN、CN、SplN、PPN、SMN、16a、±PHN、±CHN
胃窦、幽门、远端 1/3 胃	PG、LGN、CHN、CN、PHN、PPN、SMN、16a
胃体、中 1/3 胃	PEN、PG、LGN、CHN、CN、SplN、PHN、PPN、SMN、16a

注：PEN，食管周；PG，胃周；LGN，胃左动脉；CHN，肝总动脉；CN，腹腔干；SplN，脾；PHN，肝门；PPN，胰头后；SMN，肠系膜上动脉；16a，腹主动脉旁上部。

PTV：各治疗中心需结合各自质控数据给予一定的外放边界，建议 CTV 外扩 5～10mm。

思路 2：分割方式和剂量。推荐处方剂量 45～50.4Gy/25～28 次，1.8～2.0Gy/ 次，每周 5 次。对于 R0 切除、术后影像学检查无可见转移淋巴结患者，建议给予 45Gy；对于 R1 或 R2 切除和 / 或术后影像学检查有可见转移淋巴结患者，建议给予残留灶或转移灶剂量 50.4Gy。

【问题 6】 放疗计划制订和实施的一般原则和注意事项是什么？

思路 1：制订放疗计划前，复习手术记录和病理报告，与外科医生讨论，确定复发的高危区域，确定手术方式和切缘距离，并复习术前 CT 及内镜检查结果，确定瘤床区域。

思路 2：CT 检查应该在患者仰卧位、双手上举的状态下，范围从膈顶（胃癌）或隆突（胃食管结合部或贲门癌)到 L_4，扫描层厚 3～5mm。患者应该禁食 2～3 小时。优先选择经静脉增强 CT 扫描以确定血管并且指导 CTV 的勾画，特别是淋巴结的勾画。

思路 3：胃癌的放疗存在着较其他肿瘤比较明显的不确定性，主要包括呼吸运动、充盈程度和靶区勾画的不确定性。推荐定位前透视明确呼吸的影响程度，如果移动范围超过 1cm，建议给予呼吸控制来降低影响，如果移动范围小于 1cm，在 PTV 的外放过程中也应加以考虑。

思路 4：放疗实施是一个严格的质控过程，在执行前需要进行剂量验证，符合要求后方能执行。至少每周 1 次进行等中心验证，对采用图像引导的调强放疗技术者，可以采用前 5 次治疗每次行 CBCT 扫描，配准、获得系统误差和随机误差，以后每周行 1 次 CBCT 扫描，误差大于 5mm 者给予调整。并且在整个放疗过程中提醒患者治疗前需禁食 2～3 小时，保持与定位时一致的状态和体位。

【问题 7】 放化疗期间应该注意什么？

思路 1：放化疗期间应注意患者可能出现的不良反应，不良反应主要包括局部反应和全身反应。化疗局部反应主要为药物局部渗漏引起组织反应或坏死及栓塞性静脉炎。对于放疗局部反应，早期反应主要为局部水肿、放射性胃和食管黏膜损伤及由此引起的恶心、呕吐、消化不良等消化道症状，晚期反应主要包括肝、肾、胰腺及脊髓损伤，还有局部组织纤维化和出血等表现。全身反应主要包括药物过敏反应、造血系统反应、胃肠道反应及其他肝、肾、心脏毒性等。

模拟机下通过钛夹观察患者的呼吸移动度(视频)

思路 2：肿瘤患者身体能量消耗增加，疾病症状导致其进食减少，更易发生营养不良。患者营养不良会降低对放化疗的敏感性及耐受性、影响患者的生活质量及预后，增加经济负担。此外，对于术后患者，伤口愈合及恢复需要良好的营养状态，营养不良患者发生术后吻合口瘘、感染等并发症风险增加，可导致住院时间延长，患者死亡风险增加。肿瘤患者应多进食高蛋白，营养丰富的新鲜食物，胃癌患者放疗期间消化道功能减弱，应尽量避免进食粗纤维、产气、难以消化的食物，而且必要时需给予肠内或肠外营养补充。

知识点

胃癌放疗的研究方向

术前放化疗与术前化疗的比较已成为当下的研究热点。POET 研究的长期随访结果已显示出了术前放化疗在生存方面获益的趋势。目前国内 NCT01815853 和 NCT02024217 的两项Ⅲ期随机对照临床试验，有望对这一问题提供更为可靠的临床依据。

虽然 ARTIST 研究为阴性结果，但放疗在局部进展期胃癌，特别是 D2/R0 术后治疗中的价值，仍有待进一步探索。一方面，获益人群的筛选至关重要。当下的研究集中在 N+ 人群。但 N+ 人群是否需要进一步分层，特别 N_3 患者能否从术后放疗中获益，目前尚无定论。另一方面，放疗靶区勾画、化疗方案仍有进一步优化空间。

随着基因芯片、二代测序技术的发展，对于胃癌的研究已进入分子水平，可从基因突变、染色体不稳定、转录组改变和表观遗传学改变等方面阐释胃癌发生发展的机制，并在此基础上对胃癌进行亚型分类。然而目前胃癌分子分型对于放疗的指导仍相当有限。如何借助胃癌分子分型实现精准放疗亟待研究。

免疫治疗突飞猛进地发展，有望突破传统治疗的瓶颈，进一步提高疗效。相关研究已证实 EBV+、MSI-H 等分子亚型的胃癌能够显著从免疫治疗中获益。放疗被认为是一种能够促进免疫治疗的手段，因此，如何将放疗与免疫治疗进行联合，为今后研究的方向。

（章　真）

推荐阅读资料

[1] STAHL M，WALZ M K，STUSCHKE M，et al. Phase Ⅲ comparison of preoperative chemotherapy compared with

chemoradiotherapy in patients with locally advanced adenocarcinoma of the esophagogastric junction. J Clin Oncol, 2009, 27(6): 851-856.

[2] VAN HAGEN P, HULSHOF M C C M, VAN LANSCHOT J J B, et al. Preoperative chemoradiotherapy for esophageal or junctional cancer. N Engl J Med, 2012, 366(22): 2074-2084.

[3] LEONG T, SMITHERS B M, MICHAEL M, et al. TOPGEAR: a randomised phase Ⅲ trial of perioperative ECF chemotherapy versus preoperative chemoradiation plus perioperative ECF chemotherapy for resectable gastric cancer(an international, intergroup trial of the AGITG/TROG/EORTC/NCIC CTG). BMC Cancer, 2015, 15: 532.

[4] STAHL M, WALZ M K, RIERA-KNORRENSCHILD J, et al. Preoperative chemotherapy versus chemoradiotherapy in locally advanced adenocarcinomas of the oesophagogastric junction(POET): long-term results of a controlled randomised trial. Eur J Cancer, 2017, 81: 183-190.

[5] MATZINGER O, GERBER E, BERNSTEIN Z, et al. EORTC-ROG expert opinion: radiotherapy volume and treatment guidelines for neoadjuvant radiation of adenocarcinomas of the gastroesophageal junction and the stomach. Radiother Oncol, 2009, 92(2): 164-175.

[6] MACDONALD J S, SMALLEY S R, BENEDETTI J, et al. Chemoradiotherapy after surgery compared with surgery alone for adenocarcinoma of the stomach or gastroesophageal junction. N Engl J Med, 2001, 345(10): 725-730.

[7] SMALLEY S R, BENEDETTI J K, HALLER D G, et al. Updated analysis of SWOG-directed intergroup study 0116: a phase Ⅲ trial of adjuvant radiochemotherapy versus observation after curative gastric cancer resection. J Clin Oncol, 2012, 30(19): 2327-2333.

[8] LEE J, LIM D H, KIM S, et al. Phase Ⅲ trial comparing capecitabine plus cisplatin versus capecitabine plus cisplatin with concurrent capecitabine radiotherapy in completely resected gastric cancer with D2 lymph node dissection: the ARTIST trial. J Clin Oncol, 2012, 30(3): 268-273.

[9] PARK S H, SOHN T S, LEE J, et al. Phase Ⅲ trial to compare adjuvant chemotherapy with capecitabine and cisplatin versus concurrent chemoradiotherapy in gastric cancer: final report of the adjuvant chemoradiotherapy in stomach tumors trial, including survival and subset analyses. J Clin Oncol, 2015, 33(28): 3130-3136.

[10] CATS A, JANSEN E, VAN GRIEKEN N, et al. Chemotherapy versus chemoradiotherapy after surgery and preoperative chemotherapy for resectable gastric cancer(CRITICS): an international, open-label, randomised phase 3 trial. Lancet Oncol, 2018, 19(5): 616-628.

[11] NAM H, LIM D H, KIM S, et al. A new suggestion for the radiation target volume after a subtotal gastrectomy in patients with stomach cancer. Int J Radiat Oncol Biol Phys, 2008, 71(2): 448-455.

[12] YI Y, YU J, LI B, et al. Pattern of lymph node metastases and its implication in radiotherapeutic clinical target volume delineation of regional lymph node in patients with gastric carcinoma. Radiother Oncol, 2010, 96(2): 223-230.

[13] YOON H I, CHANG J S, LIM J S, et al. Defining the target volume for post-operative radiotherapy after D2 dissection in gastric cancer by CT-based vessel-guided delineation. Radiother Oncol, 2013, 108(1): 72-77.

[14] CHANG J S, LIM J S, NOH S H, et al. Patterns of regional recurrence after curative D2 resection for stage Ⅲ(N3) gastric cancer: implications for postoperative radiotherapy. Radiother Oncol, 2012, 104(3): 367-373.

[15] YU J I, LIM D H, AHN Y C, et al. Effects of adjuvant radiotherapy on completely resected gastric cancer: a radiation oncologist's view of the ARTIST randomized phase Ⅲ trial. Radiother Oncol, 2015, 117(1): 171-177.

[16] CHANG J S, KIM K H, YOON H I, et al. Locoregional relapse after gastrectomy with D2 lymphadenectomy for gastric cancer. Br J Surg, 2017, 104(7): 877-884.

[17] 汤钊猷. 现代肿瘤学. 3 版. 上海: 复旦大学出版社, 2011.

[18] LEE N Y, LU J J. Target volume delineation and field setup-a practical guide for conformal and intensity-modulated radiation therapy. Berlin: Springer, 2013.

[19] MATZINGER O, GERBER E, BERNSTEIN Z, et al. EORTC-ROG expert opinion: radiotherapy volume and treatment guidelines for neoadjuvant radiation of adenocarcinomas of the gastroesophageal junction and the stomach. Radiother Oncol, 2009, 92(2): 164-175.

附录 18-1：国际抗癌联盟 / 美国癌症联合会（UICC/AJCC）胃癌 TNM 分期标准（2017）（附表 18-1～附表 18-3）

原发肿瘤（T）

T_x：原发肿瘤无法评价

T_0：无原发肿瘤证据

Tis：原位癌，上皮内肿瘤，未侵犯黏膜固有层

T_1：肿瘤侵犯黏膜固有层、黏膜肌层或黏膜下层

 T_{1a}：肿瘤侵犯黏膜固有层或黏膜肌层，高级别不典型增生

 T_{1b}：肿瘤侵犯黏膜下层

T_2：肿瘤侵犯固有肌层（穿过固有肌层侵及胃结肠，或肝胃韧带，或大小网膜，但没有穿透覆盖这些结构的脏层腹膜或网膜，认为是 T_3 期。如果有穿透，则被认为 T_4 期）

T_3：肿瘤穿透浆膜下层结缔组织，未侵犯脏层腹膜或邻近结构（胃的邻近结构包括脾脏、横结肠、肝、膈肌、胰腺、腹壁、肾上腺、肾、小肠和腹膜后）

T_4：肿瘤侵犯浆膜（脏层浆膜）或邻近结构

 T_{4a}：肿瘤侵犯浆膜（脏层腹膜）

 T_{4b}：肿瘤侵犯邻近结构或器官（向十二指肠或食管内浸润并不认为是邻近结构的侵犯，但仍根据最大任意浸润深度分期）

区域淋巴结（N）

N_x：区域淋巴结无法评价

N_0：区域淋巴结无转移

N_1：1～2 个区域淋巴结有转移

N_2：3～6 个区域淋巴结有转移

N_3：7 个及 7 个以上区域淋巴结转移

 N_{3a}：7～15 个区域淋巴结有转移

 N_{3b}：16 个（含）以上区域淋巴结有转移

远处转移（M）

M_0：无远处转移

M_1：存在远处转移

附表 18-1 临床分期（cTNM）

分期	N_0	N_1	N_2	N_3	任何 M_1
Tis	0				ⅣB
T_1	Ⅰ	ⅡA	ⅡA	ⅡA	ⅣB
T_2	Ⅰ	ⅡA	ⅡA	ⅡA	ⅣB
T_3	ⅡB	Ⅲ	Ⅲ	Ⅲ	ⅣB
T_{4a}	ⅡB	Ⅲ	Ⅲ	Ⅲ	ⅣB
T_{4b}	ⅣA	ⅣA	ⅣA	ⅣA	ⅣB
任何 TM_1	ⅣB	ⅣB	ⅣB	ⅣB	ⅣB

附表 18-2 病理分期（pTNM）

分期	N_0	N_1	N_2	N_{3a}	N_{3b}	任何 NM_1
Tis	0					Ⅳ
T_1	ⅠA	ⅠB	ⅡA	ⅡB	ⅢB	Ⅳ
T_2	ⅠB	ⅡA	ⅡB	ⅢA	ⅢB	Ⅳ
T_3	ⅡA	ⅡB	ⅢA	ⅢB	ⅢC	Ⅳ

续表

分期	N$_0$	N$_1$	N$_2$	N$_{3a}$	N$_{3b}$	任何NM$_1$
T$_{4a}$	ⅡB	ⅢA	ⅢA	ⅢB	ⅢC	Ⅳ
T$_{4b}$	ⅢA	ⅢB	ⅢB	ⅢC	ⅢC	Ⅳ
任何TM$_1$	Ⅳ	Ⅳ	Ⅳ	Ⅳ	Ⅳ	Ⅳ

附表 18-3 新辅助治疗后病理分期(ypTNM)

分期	N$_0$	N$_1$	N$_2$	N$_3$	任何NM$_1$
T$_1$	Ⅰ	Ⅰ	Ⅱ	Ⅱ	Ⅳ
T$_2$	Ⅰ	Ⅱ	Ⅱ	Ⅲ	Ⅳ
T$_3$	Ⅱ	Ⅱ	Ⅲ	Ⅲ	Ⅳ
T$_{4a}$	Ⅱ	Ⅲ	Ⅲ	Ⅲ	Ⅳ
T$_{4b}$	Ⅲ	Ⅲ	Ⅲ	Ⅲ	Ⅳ
任何TM$_1$	Ⅳ	Ⅳ	Ⅳ	Ⅳ	Ⅳ

附录 18-2：国际抗癌联盟 / 美国癌症联合会(UICC/AJCC)胃癌 TNM 分期标准(2017)的生存数据(附表 18-4～附表 18-7)

附表 18-4 胃癌患者 cTNM 分期与生存数据，按 cTNM 分期分层

cTNM	患者人数	1年生存率/%	3年生存率/%	5年生存率/%	中位生存时间/月
Ⅰ(T$_{1/2}$, N$_0$)	1 418	80.6	64.9	56.7	84.93
ⅡA(T$_{1/2}$, N+)	296	74.2	53.7	47.3	46.06
ⅡB(T$_3$/T$_{4a}$, N$_0$)	783	68.9	41.4	33.1	23.83
Ⅲ(T$_{3/4a}$, N+)	1 427	66.4	33.1	25.9	19.12
Ⅳ(T$_{4b}$ M+)	3 382	28.3	7.8	5.0	6.24

注：根据 NCDB 数据，2004—2008，中位随访时间 12 个月，$n=7$ 306。

附表 18-5 接受根治性或姑息性手术胃癌患者 cTNM 分期与生存数据

cTNM	患者人数	1年生存率/%	3年生存率/%	5年生存率/%	中位生存时间/月
Ⅰ(T$_{1/2}$, N$_0$)	2 318	98.9	95	90.2	未达到
ⅡA(T$_{1/2}$, N+)	161	96.8	83.6	75.2	未达到
ⅡB(T$_3$/T$_{4a}$, N$_0$)	566	87.8	67.7	59.3	98.73
Ⅲ(T$_{3/4a}$, N+)	758	82.9	55.1	43.4	45.07
Ⅳ(T$_{4b}$ M+)	288	51.7	22.1	14.1	13.3

注：按 cTNM 分期分层（根据静冈癌症中心数据，2002—2015，中位随访时间 47 个月，$n=4$ 091）。

附表 18-6 未接受过新辅助治疗，D2 淋巴结清扫术的胃癌患者 pTNM 分期与生存数据

pTNM	患者人数	1年生存率/%	3年生存率/%	5年生存率/%	中位生存时间/月
ⅠA	10 606	99	96.30	93.60	未达到
ⅠB	2 606	98	92.80	88	未达到
ⅡA	2 291	97.40	88.30	81.80	未达到
ⅡB	2 481	94.30	78.20	68	未达到
ⅢA	3 044	89	64.40	54.2	未达到
ⅢB	2 218	83.10	48.20	36.20	32.8
ⅢC	1 350	66.80	27.70	17.90	18.5

注：按 pTNM 分期分层（根据 IGCA 数据，2000—2004，仅纳入完成 5 年随访的患者，$n=25$ 411）。

附表 18-7　新辅助治疗后（术前化疗和／或放疗）行手术切除后的胃癌患者 ypTNM 分期与生存数据

ypTNM	患者人数	1 年生存率 /%	3 年生存率 /%	5 年生存率 /%	中位生存时间 / 月
I	70	94.3	81.4	76.5	117.8
II	195	86.7	54.8	46.3	46.0
III	301	71.7	28.8	18.3	19.2
IV	117	46.7	10.2	5.7	11.6

注：按 ypTNM 分期分层（根据 NCDB 数据，2004—2008，中位随访时间 23 个月，$n=683$）。

附录 18-3：日本胃癌分期第 2 版（胃的区域淋巴结分组）

No.1	贲门右淋巴结
No.2	贲门左淋巴结
No.3	胃小弯侧淋巴结
No.4sa	胃短血管旁淋巴结
No.4sb	胃网膜左血管旁淋巴结
No.4d	胃网膜右血管旁淋巴结
No.5	幽门上区淋巴结
No.6	幽门下区淋巴结
No.7	胃左动脉旁淋巴结
No.8a	肝总动脉旁淋巴结（前上组）
No.8p	肝总动脉旁淋巴结（后组）
No.9	腹腔干旁淋巴结
No.10	脾门淋巴结
No.11p	近端脾动脉旁淋巴结
No.11d	远端脾动脉旁淋巴结
No.12a	肝十二指肠韧带（沿肝动脉）淋巴结
No.12b	肝十二指肠韧带（沿胆管）淋巴结
No.12p	肝十二指肠韧带（门静脉后）淋巴结
No.13	胰头后表面淋巴结
No.14v	肠系膜上静脉淋巴结
No.14a	肠系膜上动脉淋巴结
No.15	结肠血管旁淋巴结
No.16a1	主动脉裂孔淋巴结
No.16a2	腹主动脉周围淋巴结（从腹腔干上缘至左侧肾静脉下缘）
No.16b1	腹主动脉周围淋巴结（从左肾静脉下缘到肠系膜上动脉上缘）
No.16b2	腹主动脉周围淋巴结（从肠系膜下动脉的上缘到腹主动脉分叉处）
No.17	胰头前表面淋巴结
No.18	胰腺下缘淋巴结
No.19	膈下淋巴结
No.20	食管裂孔淋巴结
No.110	胸下部食管旁淋巴结
No.111	膈上淋巴结
No.112	后纵膈淋巴结

附录 18-4：日本胃癌临床分期第 2 版，按照肿瘤部位的淋巴结分站（1～3 站）

	LMU/MUL MLU/UML	LD/L	LM/M/ML	MUUM	U	E+
No.1	1	2	1	1	1	
No.2	1	M	3	1	1	
No.3	1	1	1	1	1	
No.4sa	1	M	3	1	1	
No.4sb	1	3	1	1	1	
No.4d	1	1	1	1	2	
No.5	1	1	1	1	3	
No.6	1	1	1	1	3	
No.7	2	2	2	2	2	
No.8a	2	2	2	2	2	
No.8p	3	3	3	3	3	
No.9	2	2	2	2	2	
No.10	2	M	3	2	2	
No.11p	2	2	2	2	2	
No.11d	2	M	3	2	2	
No.12a	2	2	2	2	3	
No.12b, p	3	3	3	3	3	
No.13	3	3	3	M	M	
No.14v	2	2	3	3	M	
No.14a	M	M	M	M	M	
No.15	M	M	M	M	M	
No.16a1	M	M	M	M	M	
No.16a2, b1	3	3	3	3	3	
No.16b2	M	M	M	M	M	
No.17	M	M	M	M	M	
No.18	M	M	M	M	M	
No.19	3	M	M	3	3	2
No.20	3	M	M	3	3	1
No.110	M	M	M	MUUM	M	3
No.111	M	M	M	M	M	3
No.112	M	M	M	M	M	3

注：胃被分为上、中、下三部分（胃大弯和小弯三等分），分别以 U、M、L 简写；如果不只一部分被累及，则按照累及程度排序，排在首位的是肿瘤主体所在部分，如 LM 或 UML。若累及食管或十二指肠，分别记为 E 或 D。

M，被认为远处转移的淋巴结。E+，食管侵犯时，No.19～112 淋巴结被重新分组。

第十九章 肝 癌

原发性肝癌是指起源于肝脏的一系列恶性肿瘤，主要包括肝细胞癌和肝内胆管细胞癌。我国为原发性肝癌高发区，以肝细胞癌为主，约占90%以上，本章重点介绍肝细胞癌（以下简称"肝癌"）。我国肝癌高发区为江苏、福建、广西、广东等东南沿海地区，高发年龄为45～55岁，男女比例约为3∶1。肝癌的易感因素包括病毒性肝炎（主要为乙型肝炎病毒和丙型肝炎病毒感染）、黄曲霉毒素、饮水污染、酒精、肝硬化等。

【诊疗过程】

(1) 详细询问患者的发病过程和是否有肝炎、肝硬化、酗酒等相关病史，诊疗经过，目前状况等。

(2) 详细查体，尤其注意肝和脾的大小，是否有肝掌和蜘蛛痣，是否有腹壁静脉显露。

(3) 各项检查，尤其注意肝功能和甲胎蛋白（alpha-fetoprotein, AFP）；影像学检查，尤其是腹部MRI，判断局部病灶大小及侵犯范围；获取病理诊断或临床诊断依据。

(4) 胸片或胸部CT、盆腔CT、骨扫描等，除外远处转移。

(5) 明确患者是否有其他内科合并症。

(6) 依据检查资料，明确分期和一般状态评估。

(7) 早期病变首选手术治疗，不能手术的患者经多学科诊疗会诊（MDT），制订治疗方案。

(8) 治疗后评价疗效，并给予治疗后建议，定期随访。

【临床关键点】

(1) 肝癌恶性度高，预后差，自然病程平均生存期为1～4个月，死亡率在我国占第2位。

(2) 我国肝癌约90%伴有肝炎及肝硬化。

(3) 肝脏为双重供血器官，正常肝脏75%的血供来自门静脉，25%来自肝动脉，而肝癌的血供超过90%来自肝动脉。

(4) 主要症状及体征为肝区疼痛、腹胀、食欲缺乏、乏力、发热、腹水、黄疸、上消化道出血。

【临床病例】

第一步：病史采集

患者，男，45岁。因"腹部胀痛伴食欲减退1个月"就诊。

患者1个月前无明显诱因出现腹部胀痛，并伴有食欲减退，无黄疸、腹泻、发热及恶心、呕吐。患者有乙型肝炎病史10余年。

查体：一般情况好，KPS评分90分，身高169cm，体重63kg，皮肤黏膜无黄染及出血点，无肝掌及蜘蛛痣，全身浅表淋巴结未扪及明显肿大，腹部膨隆，腹软，无压痛及反跳痛，肝肋下3横指、剑突下4横指，脾肋下未及，移动性浊音阴性。

【问题1】 肝癌的主要症状和体征是什么？

思路1：早期肝癌无典型症状，中晚期肝癌常见症状包括肝区疼痛、腹胀、食欲缺乏、乏力、消瘦、发热等。肝区疼痛是最常见的症状，主要由于肿瘤增大引起肝包膜张力增加所致。肿瘤压迫、腹水、肝功能障碍可导致食欲缺乏及腹胀。肿瘤坏死或合并感染可引起发热，肿瘤代谢产物亦可引起癌性发热。

思路2：常见体征有肝/脾大、上腹部肿块、黄疸、腹水、下肢水肿、上消化道出血、肝掌、蜘蛛痣和腹壁静脉曲张。肿瘤压迫肝内胆管可引起阻塞性黄疸，另外肝细胞损伤可引起肝细胞性黄疸。肝硬化或门静脉癌栓引起门静脉高压可导致脾大、腹水及上消化道出血。腹水压迫、低蛋白血症可引起下肢水肿。

【问题2】 治疗前需要完善哪些检查?

思路:实验室检查包括血常规、肝肾功能、凝血功能、AFP、病毒性肝炎标记;影像学检查包括超声、CT和/或MRI;肝穿刺细胞学检查。AFP是肝癌诊断中最特异的肿瘤标志物,我国60%~70%的肝癌患者AFP超出正常值。AFP是我国肝癌临床诊断标准中的主要指标。肝功能检查有助于对肝癌患者肝硬化程度的评估并最终影响治疗方法的选择。CT可以显示肿瘤的大小、部位、数目及肿瘤内的出血坏死情况,有助于分期,其动态增强扫描有助于提示病变性质,特别是鉴别血管瘤。MRI具有软组织分辨率高、多参数和多方向扫描成像等特点,已成为诊断肝内占位病变最主要的方法,其在显示肝癌肿瘤边界方面优于CT。

1. AFP存在于正常人体胚胎早期的血清中,出生后迅速消失。成人血清中AFP阳性提示肝癌、生殖系统胚胎源性肿瘤、转移性肝癌、少数消化系统肿瘤,另外妊娠、肝炎、肝硬化也会出现AFP阳性。

2. 肝癌CT/MRI平扫呈低密度,动脉期呈高密度,门静脉期和延迟期呈低密度,典型特点为"快进快出"表现(图19-1、图19-2)。

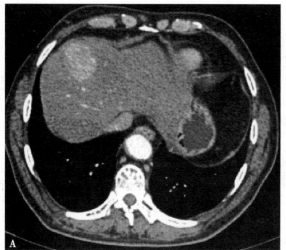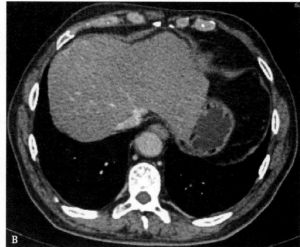

图19-1 肝癌CT典型表现

A.动脉期呈高密度;B.门静脉期呈低密度。

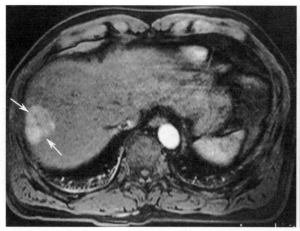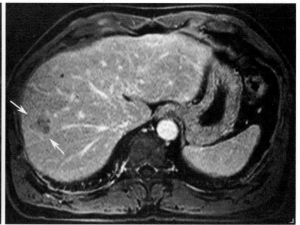

图19-2 肝癌MRI典型表现

箭头示病灶。

第二步:门诊化验及辅助检查

患者治疗前进行了血常规、肝肾功能、凝血功能、AFP、病毒性肝炎标志物等实验室检查及超声和MRI影像学检查。

实验室检查：AFP>3 000μg/L，HBsAg(+)，HBsAb(+)，HBeAb(+)，HBcAb(+)，余实验室检查均正常。

腹部 MRI：肝右叶 2 枚异常信号占位，T_2WI 呈稍高信号，大小约 8.5cm×9.5cm，2.2cm×2.7cm，增强后强化，伴门静脉右支侵犯，癌栓形成。肝脏比例失调，表面不光滑，叶间裂增宽。脾脏略增大，食管胃底静脉迂曲。

【问题3】 该患者的诊断和分期是什么？

思路 1：根据我国"原发性肝癌的临床诊断标准"，该患者临床诊断为肝癌。我国的"原发性肝癌的临床诊断标准"是由中国抗癌协会肝癌专业委员会提出并在 2001 年 9 月的广州第八届全国肝癌学术会议上正式通过。具体如下。

1. AFP≥400μg/L，能排除妊娠、生殖系统胚胎源性肿瘤、活动性肝病及转移性肝癌，并能触及肿大、坚硬及有大结节状肿块的肝脏或影像学检查表现肝癌特征的占位性病变者。

2. AFP<400μg/L，能排除妊娠、生殖系统胚胎源性肿瘤、活动性肝病及转移性肝癌，并有两种影像学检查表现肝癌特征的占位性病变或有两种肝癌标志物[异常凝血酶原(des-carboxy prothrombin，DCP)、γ-谷氨酰转肽酶同工酶Ⅱ(γ-glutamyltranspeptidase isozyme-Ⅱ，GGT-Ⅱ)、α-L-岩藻糖苷酶(α-L-Fucosidase，AFU)及糖类抗原 19-9(CA19-9)等]阳性及一种影像学检查表现肝癌特征的占位性病变者。

3. 有肝癌的临床表现并有肯定的肝外转移病灶(包括肉眼可见的血性腹水或在其中发现癌细胞)并能排除转移性肝癌者。

思路 2：根据美国癌症联合会(AJCC)2017 第 8 版肝癌的 TNM 分期标准(附录)，该患者分期为 $T_4N_0M_0$，ⅢB 期。

【问题4】 该患者的肝硬化分级是什么？

思路：我国肝癌约 90% 伴有肝炎及肝硬化病史，肝硬化程度直接影响患者的治疗决策和预后。Child-Pugh 分级是目前临床普遍采用的评估肝硬化程度的标准(表 19-1)。该患者的肝硬化分级为 Child-Pugh A 级。

表 19-1　Child-Pugh 肝硬化程度分级

实验室检查	评分		
	1	2	3
总胆红素/(μmol·L⁻¹)	<34	34~51	>51
白蛋白/(g·L⁻¹)	>35	28~35	<28
凝血酶原时间/s	1~3	4~6	>6
腹水	无	轻度	中/重度
肝性脑病/级	无	1~2	3~4

注：A 级，5~6 分；B 级，7~9 分；C 级，10~15 分。

【问题5】 肝癌需要与哪些疾病鉴别？

思路：肝癌需要与以下疾病相鉴别。

1. 转移性肝癌　有肝外肿瘤的病史、症状、体征，AFP 常不升高，而 CEA 等其他肿瘤标志物可能升高，CT 扫描见肝内多发低密度占位，增强扫描可见"环状强化"征象。

2. 肝血管瘤　病程长，发展慢，无肝炎、肝硬化背景，AFP 阴性。CT 增强扫描直径<3cm 的血管瘤动脉期常呈均匀强化，>3cm 的血管瘤动脉期边缘呈结节状或云絮状强化，中央不强化(图 19-3)。

3. 肝脓肿　常有高热、白细胞计数升高、右肩背部牵涉痛等症状体征，CT 增强扫描可呈靶样改变。

4. 肝囊肿　常为多发，为多囊肝，并常合并肾囊肿，亦常有家族史。一般无症状，无肝炎、肝硬化背景。AFP 阴性，超声检查可见液性暗区，已能满

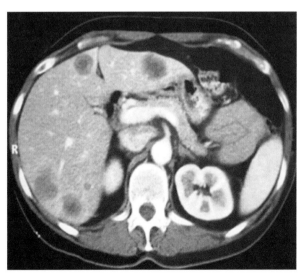

图 19-3　转移性肝癌典型表现
可见肝内多发低密度占位。

足诊断需要。必要时可加做 CT 增强扫描,对比剂不进入病灶是其特点。

第三步:住院后治疗

住院后经多学科联合查房讨论,临床诊断为肝癌,分期为 $T_4N_0M_0$,ⅢB 期,肝硬化分级为 Child-Pugh A 级。

【问题6】 如何确定治疗策略?

思路:治疗策略的确定应综合考虑肿瘤的分期、Child-Pugh 分级、患者的一般情况、有无严重的内科疾病及患者的治疗意愿。一般来讲,可手术的病灶应首选手术。对于因内科疾病或拒绝手术的早期患者,可采用经导管动脉化疗栓塞(transcatheter arterial chemoembolization, TACE)联合放疗的综合治疗。对于不能手术的中晚期病灶及复发灶、转移灶、门静脉癌栓可采用 TACE、放疗及其他局部治疗方法进行姑息减症治疗。

根据该患者肿瘤分期 $T_4N_0M_0$,ⅢB 期,不适合行根治性手术切除,有行放疗指征,包括不可手术的中晚期肝癌和肝细胞癌伴有门静脉癌栓,最终确定治疗方案为先行 2 次 TACE 治疗,每月 1 次,休息 2 周后给予调强放疗,总剂量 D_T 5 000cGy/25 次,常规分割,200cGy/ 次,每周 5 次,共 5 周。放疗期间给予保肝、保护胃肠黏膜等对症支持治疗。

【问题7】 肝癌放疗的适应证及禁忌证是什么?

思路:肝癌放疗的适应证和禁忌证如下。

1. 适应证

(1)早期有手术指征,但因内科疾病不能手术或拒绝手术的患者,可行根治性放疗。

(2)手术后肉眼或镜下残留,给予术后辅助放疗。

(3)不可手术的中晚期肝癌可行姑息性放疗。

(4)肝癌伴有门静脉 / 下腔静脉癌栓者,给予放疗。

(5)伴有疼痛的骨转移、脑转移、肿瘤压迫所致黄疸、咳嗽等可行姑息减症放疗。

2. 禁忌证

(1)KPS 评分<70 分。

(2)肝硬化分级为 Child-Pugh C 级。

(3)肝功能严重损害。

(4)大量腹水。

【问题8】 肝癌放疗的定位与固定技术、照射范围和剂量如何确定?

思路:放疗时患者取仰卧位,双臂置于翼形板臂托上,负压真空垫和热塑网膜两种固定方法都可以使用。CT 定位扫描前,给患者的左、右、前皮肤表面预设参考点,并进行体表标记,在扫描层厚上建议肿瘤区域层厚最好为 3mm。CT 定位前可在肿瘤周围正常组织内植入多枚金属标记物,用于肿瘤呼吸动度评估和肿瘤的实时追踪及射线门控。

肝癌靶区勾画

肝癌的照射范围仅包括原发灶,不包括淋巴引流区。

病灶较小时,可采用立体定向放疗(SBRT)技术,5～10Gy/ 次,总量 50～60Gy/5～10 次。病灶较大时,可采用常规分割调强放疗,2Gy/ 次,总量 50～62Gy/25～31 次。

【问题9】 肝癌常规分割放疗的正常组织耐受量如何确定?

思路:有肝硬化背景的患者全肝平均剂量<23Gy,无肝硬化背景的患者全肝平均剂量<28～30Gy。胃及十二指肠最大剂量<50Gy。双侧肾脏平均剂量均<15Gy;如果一侧肾脏平均剂量超过 19Gy,则另外一侧肾脏不在主射野方向上。脊髓最大剂量<45Gy。

【问题10】 急性放射性肝炎的临床表现及治疗有哪些?

思路:急性放射性肝炎是指在照射结束后 2 个月内发生的因照射引起的急性肝功能损害,主要是由于血管内皮细胞损伤,引起管腔狭窄甚至闭塞,肝小叶中心区域异常变化,肝细胞萎缩、坏死,肝小叶结构破坏导致肝功能损害。临床上主要表现为肝功能损害,血清谷丙转氨酶及碱性磷酸酶升高;肝脏突然肿大,大量腹水,黄疸;肝穿刺活检表现为急性肝损伤。

急性放射性肝炎预后极差,死亡率超过 70%,预防最重要。治疗包括给予大剂量激素、保肝、利尿,并给予高蛋白、高热量饮食,限制钠盐摄入,必要时需要进行腹腔穿刺放腹水。

【问题 11】 TACE 联合放疗的理论基础是什么？

思路：放疗前应用 TACE 主要有以下优势。①单纯 TACE 难以使直径>5cm 病灶完全缺血坏死，而放疗能杀灭 TACE 治疗后残存的癌细胞。②TACE 治疗后肿瘤缩小，可以减小射野的范围，减少正常组织的损伤。③TACE 中应用的化疗药物对放疗有增敏作用。④TACE 治疗后的碘油沉积有助于放疗的靶区勾画、定位及验证。一般先行 2～4 周期 TACE，休息 2～4 周后开始放疗。

【问题 12】 肝癌局部消融的适应证是什么？

思路：肝癌局部消融的适应证如下。①因内科疾病不能手术或拒绝手术的肝癌，单发肿瘤，直径≤5cm，或肿瘤数目≤3 个，直径≤3cm。②无脉管癌栓、邻近器官侵犯。③不能手术切除的最大径>5cm 的单发肿瘤或直径>3cm 的多发肿瘤，局部消融可作为姑息性治疗或联合治疗的一部分。

【问题 13】 晚期肝癌的系统治疗是什么？

思路：目前已明确对肝癌有效的系统治疗，一线包括奥沙利铂为主的系统化疗 / 索拉非尼 / 乐伐替尼，二线包括瑞戈非尼 / 程序性死亡受体 1（programmed cell death 1，PD-1）单抗（纳武单抗 / 派姆单抗）。

（章　真）

推荐阅读资料

[1] 徐向英，曲雅勤. 肿瘤放射治疗学. 2 版. 北京：人民卫生出版社，2010.

[2] 蒋国梁. 现代肿瘤放射治疗学. 上海：上海科学技术出版社，2003.

[3] 汤钊猷. 现代肿瘤学. 2 版. 上海：上海医科大学出版社，2002.

[4] 吴孟超，沈锋. 肝癌. 北京：北京大学医学出版社，2010.

附录：肝癌的 TNM 分期（2017 年 AJCC 第 8 版）

原发肿瘤（T）

T_x：原发肿瘤无法评估

T_0：无原发肿瘤证据

T_1：肿瘤直径≤2cm 或肿瘤直径 >2cm 且没有血管侵犯

　　T_{1a}：肿瘤直径≤2cm

　　T_{1b}：肿瘤直径 >2cm 且没有血管侵犯

T_2：肿瘤直径 >2cm 伴有血管侵犯或多发肿瘤且未 >5cm

T_3：多发肿瘤，至少一个直径 >5cm

T_4：单个或多发肿瘤侵犯门静脉或肝静脉主要分支，或肿瘤直接侵犯除胆囊以外的周围组织，或穿透脏腹膜

区域淋巴结（N）

N_x：区域淋巴结无法评估

N_0：无区域淋巴结转移

N_1：有区域淋巴结转移

远处转移（M）

M_0：无远处转移

M_1：有远处转移

TNM 分期

ⅠA 期：$T_{1a}N_0M_0$

ⅠB 期：$T_{1b}N_0M_0$

Ⅱ期：$T_2N_0M_0$

ⅢA 期：$T_3N_0M_0$

ⅢB 期：$T_4N_0M_0$

ⅣA 期：任何 TN_1M_0

ⅣB 期：任何 T 任何 NM_1

第二十章 胰腺癌

胰腺位于上腹部腹膜后间隙,在胃的后方,分为胰头及钩突、胰颈、胰体、胰尾。胰头被十二指肠包绕,其后为下腔静脉,钩突部向下突起并向后包绕肠系膜上动脉,胰颈部深面在肠系膜静脉与门静脉交界处,胰体部位于腹主动脉和脊柱前方,尾部的后方为脾静脉、左肾上腺和左肾。胰腺的主要淋巴结引流包括胰十二指肠周围、肝门部、腹腔和肠系膜上淋巴结。胰腺分泌含有消化酶的胰液,参与食物的消化吸收。胰腺内的胰岛细胞主要分泌胰岛素、胰高血糖素和促胃液素等,具有内分泌功能。

胰腺癌多发生在 40 岁以上,男性发病率稍多于女性。胰腺癌的病因尚不十分清楚,其发生可能与吸烟、饮酒、高脂肪和高蛋白饮食、慢性感染及环境污染等有关。胰头癌(包括胰颈)占 60%～70%,胰体癌占 20%～30%,胰尾癌占 5%～10%,全胰癌占 5%。80%～90% 为腺癌,其余为导管起源的特殊性癌,如黏液腺癌、腺鳞癌、多形性癌。最常见浸润部位为肠系膜根部血管或门静脉,胰头癌多转移至胰头周围、腹主动脉旁、肠系膜根部淋巴结,胰体尾癌淋巴结转移部位多见于脾动脉、腹腔干及腹主动脉周围,远处转移以肝转移最常见。

【诊疗过程】

(1)详细询问患者的发病过程和出现症状的相关病史、诊疗经过、目前状况等,询问患者体重变化。

(2)发病初期常无明确症状,出现明确症状时往往肿瘤已到进展期。患者常表现为上腹或腰背痛、腹胀、黄疸、恶心、呕吐、腹泻等症状,查体可有上腹压痛,胰腺深在,于后腹部难以触到,如可触到肿块,多属晚期。

(3)腹部增强 CT、MRI、EUS 等影像学检查有利于判断局部病灶大小及侵犯范围,磁共振胆胰管造影(magnetic resonance cholangiopancreatography,MRCP)、内镜逆行胆胰管造影(endoscopic retrograde cholangiopancreatography,ERCP)有利于判断梗阻部位和程度,帮助胰腺癌与胆管癌、壶腹癌的鉴别。在超声引下经皮或内镜穿刺获取病理诊断和肿瘤预后相关分子标志物检测。胰腺癌血清肿瘤标志物有 CA19-9、CEA、CA242 等,其中 CA19-9 超过正常值时诊断胰腺癌的准确性高,并有助于疗效的随访。

(4)行胸部 CT、骨扫描、颈部超声等检查判断远处转移情况;行 PET/CT 检查有更好的临床分期效果;行胃镜判断肿瘤对胃十二指肠的侵犯情况。

(5)询问是否有其他内科合并症,部分患者伴有继发性糖尿病。

(6)搜集整理所有检查资料,进行疼痛评分、PS 评分、胆道梗阻、营养状况评估,MDT,制订治疗方案和策略。

(7)早期病变可选择手术治疗,拒绝手术或因高龄、内科疾病不适合手术的患者可选择放疗。

(8)局部晚期患者接受同步放化疗或放疗,或单纯化疗及支持治疗。

(9)远处转移患者可接受化疗或联合以减症为目的的选择性放疗或支持治疗。

(10)治疗后进行疗效评价,给予患者治疗后指导建议,定期随访。

【临床病例】

第一步:病史采集

患者,男,59 岁。因"腹痛、腹胀 2 个月,加重 1 周"就诊。

患者 2 个月前无明显诱因出现持续性腹部胀痛,无恶心、呕吐和黄疸,近 1 周腹痛、腹胀症状加重,伴乏力,食欲不振,睡眠较差。体重下降 5kg。

查体：一般情况可，KPS评分80分，身高173cm，体重73kg。无明显皮肤巩膜黄染，上腹部压痛，无反跳痛，未触及包块。

影像学检查：外院腹部超声示胰腺体尾部回声减低，胰腺炎？占位？腹部增强CT示胰体部增大变形，内见斑片状异常强化影，最大截面径约2.8cm×2.2cm，边界模糊，三期增强扫描强化程度均低于正常胰腺实质，动脉期明显。印象：胰腺体部占位，考虑恶性肿瘤可能性大；肝脏多发囊肿；双肾囊肿。

CA19-9 65.4IU/ml。疼痛视觉模拟评分（visual analogue scale，VAS）4分。

【问题1】 胰腺癌主要有哪些临床表现？

思路1：胰腺可分泌蛋白水解酶、碳水化合物分解酶，参与食物的消化，胰岛细胞分泌胰岛素、胰高血糖素等激素，胰腺癌患者可出现内分泌、外分泌异常的相应症状。

思路2：胰腺病灶容易侵犯胃肠道、胆道和胰管等引起梗阻症状，胰腺癌侵犯神经易引起疼痛，胰腺癌侵犯或转移到腹膜时出现腹腔积液。若有血行转移，如肝、肺、骨等，则出现相应的症状和体征。

知识点

胰腺癌主要临床表现

胰腺癌临床表现不典型，症状取决于病灶部位、病程早晚、有无转移及邻近器官累及情况。

1. 黄疸是胰腺癌常见症状。胰头癌较早出现，呈无痛性进行性加深，伴有皮肤瘙痒、小便深黄及陶土样大便。

2. 疼痛是胰腺癌的主要症状之一。各部位的胰腺癌均有疼痛，表现为上腹隐痛、钝痛、胀痛。晚期肿瘤侵犯腹腔神经丛，表现为剧痛，呈顽固性，并伴有腰背放射痛。

3. 患者可出现食欲不振、腹胀、恶心、呕吐、腹泻或便秘等消化道症状。少数有上消化道出血。因消化道症状，患者在早期即出现消瘦、乏力症状。

4. 胰腺位于后腹部，较难触到，腹部包块系癌肿本身发展的结果，如已触到肿块，多属进展期或晚期。

5. 部分患者起初表现为血糖升高，之后出现腹痛、黄疸等，即使先患糖尿病，也可表现为长期患糖尿病的患者病情加重。

6. 出现腹腔积液多属胰腺癌晚期，腹腔积液可为血性或浆液性。

【问题2】 患者治疗前应该进行哪些检查？

思路：恶性肿瘤治疗前检查分为常规检查及肿瘤相关检查。常规检查包括血常规、血生化、凝血功能、尿便常规及心电图等。肿瘤相关检查包括局部分期和全身分期检查。局部检查主要评估肿瘤的大小和侵犯范围及区域淋巴结转移状态，全身检查主要评估是否存在身体其他部位转移。

知识点

1. 增强CT扫描能较好地显示胰腺肿物大小、部位、形态、内部结构及与周围结构关系，是进行局部分期的首选手段。

2. 胰腺癌最常见的转移部位是肝脏，MRI图像在判断肝转移方面具有优势，有助于判断肿瘤肝转移情况。另外，当有些病变难以分辨时，在CT检查的基础上加做MRI检查可以补充CT影像的不足。MRCP对确定胆道有无梗阻及梗阻部位、梗阻原因具有明显优势。

3. PET/CT作为一种功能影像学检查，可判断肿瘤代谢情况，较CT能更好地判断肿瘤恶性程度及肿瘤转移情况。

4. 胃镜检查有助于明确肿瘤对胃十二指肠的侵犯情况，并方便判断放疗后损伤。

5. 胰腺癌患者的血液学肿瘤指标中CA19-9、CEA、CA50和CA242等指标可高于正常，其中CA19-9是胰腺癌重要的肿瘤指标。

6. 在体表超声或超声内镜的引导下,对病变部位行穿刺活检,取得的标本做组织病理学或细胞学检查,是确定胰腺癌诊断的重要依据。但针吸检查阴性,并不能完全否定恶性的诊断,还需结合影像、实验室检查等来综合考虑,必要时需要重复穿刺。

7. 对于部分患者开腹探查术中判断肿瘤为不可切除的情况,必须在术中行病理活检以明确诊断,避免给之后的放化疗带来困扰。

第二步:门诊化验及辅助检查

患者在腹部增强 CT 的基础上进行了腹部增强 MRI 和 PET/CT(图 20-1)、胃镜,心电图、头颅 MRI 及血生化、血常规、肿瘤全套、便常规和潜血等检查。

腹部 MRI:胰腺体部见一类圆形略 T_1WI 低信号、T_2WI 等信号肿块,最大层面范围约 3.1cm×2.7cm,边界不清,增强扫描轻度不均匀强化,DWI 病灶呈高信号,b 值增加信号未见明显衰减;病灶包绕腹腔干近分支处、肝总动脉、脾动脉起始处、肠系膜上动脉和静脉。印象:①胰腺(体部)癌;②肝脏多发囊肿;③胆囊炎;④双肾多发小囊肿。

PET/CT:胰腺体部可见约 4.9cm×3.3cm 稍低密度影,伴放射性不均匀增高,最大标准摄取值(SUV_{max})11.0。印象:考虑胰腺癌可能性大;多发肝囊肿;右肾囊肿。

经皮超声引导下活检病理:胰腺中分化腺癌。

胃镜、头颅 MRI 及血常规、血生化均正常。腹部 CT、MRI、PET/CT 未见远处转移。

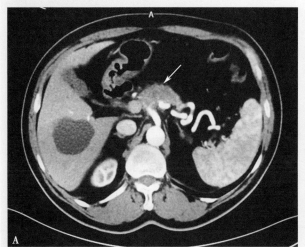
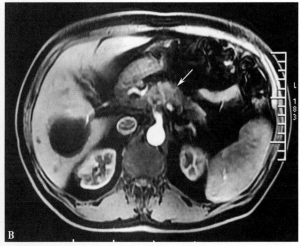
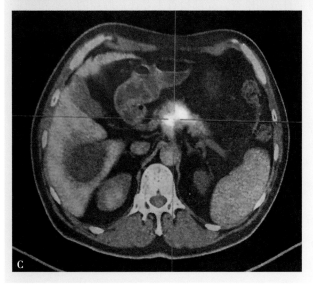

图 20-1　胰腺癌影像学表现
A. 腹部增强 CT 动脉期(箭头示病灶);B. 腹部增强 MR 动脉期 T_1WI(箭头示病灶);C. 躯体 PET/CT。

【问题3】 该患者的诊断和分期是什么?

思路1:胰腺癌的确诊需要病理组织学或细胞学证实。如无法取得病理诊断,需有多学科会诊临床诊断。

> 知识点
>
> ### 临床诊断标准
>
> 胰腺癌临床诊断条件尚无明确共识,主要依靠临床表现(腹胀/痛、黄疸和消瘦三个症状中的一项及以上)、实验室检查(血清 CA19-9 为主的肿瘤指标明显增高或动态增高超过正常值上限)、内科常规治疗无效、影像学诊断(CT 诊断胰腺肿块,并经 CT、MRI、PET/CT 三项检查中的一项及以上确认)、MDT 形成临床诊断共识。

思路2:临床上胰腺癌通常被分为可切除、可能切除、不可切除及有转移(附录20-1),临床分期目前采用美国癌症联合会(AJCC)2017 年第 8 版分期(附录20-2)。根据不同情况来制订治疗方案。

【问题4】 胰腺癌需与哪些疾病鉴别?

思路:根据胰腺的解剖结构和功能及胰腺癌的临床表现,需要鉴别的疾病主要分为胰腺良性疾病、少见恶性肿瘤和来源于胰腺邻近器官的恶性肿瘤。

> 知识点
>
> 与胰腺癌需要鉴别的疾病包括胃部疾病、黄疸型肝炎、胆囊炎、胰岛细胞瘤、胰腺炎、胰腺囊腺瘤、胆管癌、胆囊癌等。

患者经过 MDT,诊断为胰腺癌,侵犯腹腔干、肠系膜上动脉。$T_4N_0M_0$,Ⅲ期(2017 年第 8 版),局部晚期不可切除,行超声引导下经皮穿刺活检,病理诊断中分化腺癌。

【问题5】 如何进行治疗决策?

思路1:治疗决策需要综合患者的肿瘤分期;治疗手段的有效性和毒副作用;患者身体条件可耐受性和治疗意愿。严重的内科合并症和患者是否能耐受手术或拒绝手术的意愿均需在治疗决策中加以考虑。

思路2:局部晚期胰腺癌被定为手术不可切除,但没有远处转移,可采用放疗同步化疗的方案,仅因侵犯大血管而不能切除的局部进展期病灶可选择单纯放疗。

> 知识点
>
> ### 放化疗联合治疗方案的选择
>
> 1. 考虑到放疗拥有较好的肿瘤局部控制和止痛效果及胰腺癌对单独化疗疗效不佳的原因,认为直接同步放化疗是局部晚期胰腺癌的常用治疗手段。
> 2. 同步化疗方案包括吉西他滨或氟尿嘧啶(替吉奥胶囊、5-氟尿嘧啶、卡培他滨)。
> 3. 多种药物联合化疗同步放疗缺乏循证医学证据(如吉西他滨+白蛋白结合型紫杉醇、吉西他滨+厄洛替尼、吉西他滨+替吉奥胶囊、FOLFIRINOX),而且患者耐受性较差。

第三步:入院后治疗

根据肿瘤期别和患者耐受性及意愿,采用治疗方案为放疗联合同期吉西他滨化疗,同期吉西他滨每周 $600mg/m^2$。

【问题6】 放疗如何实施?

思路:放疗全过程包括放疗前准备、放疗定位、放疗靶区确定、放疗计划制订与确认、治疗实施、质量控制和质量保证、毒副作用处理和注意事项、疗效评价、随访等。

知识点

放疗前的知情同意

1. 放疗前需要明确告知患者放疗的目的,采用不同放疗技术对局部控制率和毒副作用的影响,放疗中会出现的急性放疗反应和晚反应组织损伤表现,同步放化疗、单纯放疗及单纯化疗的疗效、副作用和利弊,最终愿意接受什么方案等。

2. 对于临床诊断无法获取病理的患者,要在阐明临床诊断依据和充分沟通后签署治疗知情同意书。

知识点

治疗前准备和CT模拟定位

1. 放疗前需要处理严重内科合并症,治疗前合并胆道、肠道梗阻、感染、出血等情形,需先行减轻黄疸、肠道改道、抗感染、止血等处理,使患者达到能够耐受放疗的条件。

2. 为方便胃肠道组织的勾画,在定位15分钟前口服3%碘帕醇250ml可获得较好造影效果。

3. 确保肿瘤范围、淋巴引流区和感兴趣的正常组织器官(一般指全部肝脏、双侧肾脏、胃和部分小肠)包括在扫描的范围内,CT扫描层距为3～5mm。

【问题7】 应选择何种放疗技术? 放疗范围和剂量如何确定?

思路1:放疗技术的选取应根据病灶的大小、部位及形态来确定。

知识点

胰腺癌放疗技术的选择

1. γ(X)-立体定向放疗(SRT)技术的特殊剂量聚集方式使高剂量集中在靶区,靶区外剂量递减十分迅速,有利于对靶外正常组织的保护。因此,SBT技术适用于病灶局限、与胃肠道有一定距离的胰腺肿瘤患者。

2. 近些年来,特殊类型的调强技术如容积旋转调强放疗(volumetric modulated arc therapy, VAMT)、螺旋断层放疗(tomotherapy, TOMO)等技术正越来越多地用于胰腺癌的治疗中,适合邻近胃肠、肿块不规则、伴周围淋巴结转移的患者。

思路2:精准放疗技术要求在多模态影像融合条件下勾画靶区,通常在增强CT图像上参照MRI、PET/CT影像勾画靶区。

知识点

1. 靶区定义　根据CT图像或根据术中放置的金属标志勾画肿瘤区(GTV)(包括原发肿瘤和转移的淋巴结),临床靶区(CTV)则为GTV外放5mm,高剂量放疗不建议包括淋巴结引流区,计划靶区(PTV)为考虑体内脏器移动及摆位误差的CTV外放一定范围。定义内部增量靶区(IGTV),即直接内缩0.3cm,或根据PET/CT中高SUV值区域勾画。需要勾画的危及器官包括肝脏、双侧肾脏、胃肠和扫描范围内的脊髓。有条件的单位推荐采用IGRT技术,有利于避开危及器官,并减少PTV外扩。

2. 放射剂量 美国国家综合癌症网络(NCCN)指南推荐常规剂量分割模式为45～54Gy,分次剂量为1.8～2.5Gy。对局限性病灶在采用精准放疗技术和严格控制胃、十二指肠容积剂量条件下,可采用高剂量放疗,可选范围40～70Gy/5～20次。

3. 靶区内部同步加量技术或同步整合增量技术 IMRT技术在具有高度适形度的同时,可以调整靶区内部不同点的剂量,根据肿瘤体积的特性,靶区由外向内需要的剂量逐渐增加,这种靶中靶剂量模式充分发挥调强放疗剂量分布特点,给予不同靶区不同剂量的照射,并不增加危及器官(organ at risk,OAR)的剂量。

4. 高剂量少分次放疗模式或立体定向放疗 其与常规剂量分割相比,提高了单次照射剂量,导致受照靶区的生物效应剂量(biological effective dose,BED)增加,缩短治疗疗程,减轻患者负担。该模式局部控制率高,止痛效果好,副作用可接受。

5. 危及器官剂量限制 参考RTOG0936、RTOG1102和RTOG0848,常规分割危及器官的限量为:脊髓≤40Gy;肝脏受照平均剂量<30Gy;30%双肾脏体积接受的照射剂量≤18Gy(V18<30%),如果仅存单侧肾脏则V18<10%;胃、十二指肠和空肠最大剂量分别≤55Gy,V45～50分别<15%,V50～54<10%。高剂量少分次模式:十二指肠50Gy≤3cc,45Gy≤5cc,40Gy≤10cc;胃55Gy≤3cc,50Gy≤5cc,45Gy≤10cc;脊髓40Gy≤1cc,30Gy≤10cc;肝脏V30<30%;肾脏V20<30%,V10<50%。

患者接受TOMO治疗,按照高剂量少分次及同步整合增量技术模式,PTV 50Gy,CTV 60Gy,GTV 70Gy,IGTV 75Gy,15次。靶区剂量分布图见图20-2。

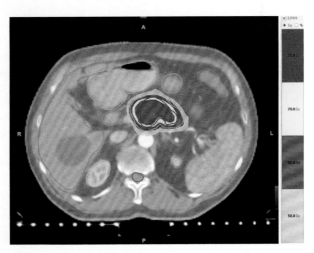

胰腺癌放疗靶区图(图片)

胰腺癌放疗剂量分布图(图片)

图20-2 螺旋断层放疗计划靶区剂量分布图

【问题8】 放疗期间有哪些注意事项?

思路1:每次治疗前过饱、过饥会使胃肠体积、位置变化明显;患者体重变化过大会导致固定膜过紧或过松,增加分次间误差。

思路2:放疗过程中可出现血液学和非血液学毒性。

患者接受同步放化疗期间接受止痛、营养支持、保护胃肠道黏膜等对症治疗。期间出现Ⅰ度血液学反应,给予相应治疗后恢复正常,轻度恶心,无呕吐,给予止吐处理后恶心症状消失。

【问题9】 治疗结束后,应告知患者哪些内容?

思路:治疗结束后需要告知患者随访时间、频次及随访中需要注意的特殊事项、是否需要进一步的治疗措施。应告知患者和家属临床获益情况、正常组织损伤严重程度评估、估计预后、急性正常组织损伤持续时间、可能的晚反应组织损伤出现时间、是否会有大出血、胆道和肠道梗阻的可能及预防和紧急情况下处理措施。

知识点

1. 一般要求治疗后第 1 个月、第 3 个月复查，此后每 3 个月复查 1 次，晚期患者缩短至每 2 个月复查 1 次。胰腺癌病灶在放疗后 3~6 个月时变化最明显，必要时行 PET/CT 检查。

2. 少部分患者放疗后出现胃肠溃疡、出血、梗阻，胆管纤维化梗阻等晚期副作用。晚期胰腺癌患者死亡原因常为腹水和肝衰竭。如出现腹痛加重、黄疸、呕血等症状应及时就诊，行胃镜、腹部 CT 或 MRI、ERCP 等检查，目的是鉴别放疗后副作用或肿瘤进展。

【问题 10】 放疗在其他期别胰腺癌治疗中的原则是什么？
思路 1：早期可手术病灶及临界切除胰腺癌可选择新辅助放疗。

知识点

1. 对于可切除及临界切除的局部晚期胰腺癌的新辅助治疗尚无标准方案，缺乏高级别的循证医学依据，建议参与临床试验。目前的研究证据表明，临界切除的局部晚期胰腺癌接受术前放化疗可以提高手术切除率，并能改善患者生存。

2. 推荐的放疗剂量及范围与局部晚期胰腺癌放疗方案相似。

思路 2：部分胰腺癌术后患者应采用辅助放疗。

知识点

1. 术后辅助放疗尚存争议，不作为常规推荐治疗方法。但是对于切缘阳性（R1 手术）胰腺癌，采用辅助性放化疗可改善患者的总生存。

2. 治疗体积应基于手术前 CT 扫描结果或手术置入的银夹来确定。标准放疗体积应包括原发肿瘤床和区域高危淋巴结区。如胰头部肿瘤患者术后需包括胰十二指肠淋巴结、肝门区淋巴结、腹腔动脉淋巴结和胰上淋巴结区。CTV 放疗剂量为 45Gy，瘤床区和边缘加量到 50.4~54Gy（1.8~2.0Gy/ 次）。

思路 3：胰腺癌伴远处转移接受局部放疗，可起到减轻患者疼痛、缓解局部梗阻症状的效果。

知识点

胰腺癌预后情况

据最新中国肿瘤登记年报统计，2015 年胰腺癌分别占我国恶性肿瘤发病率和死亡率的第 10 位和第 6 位。可手术切除的仅占 15%，5 年生存率 <20%，中位生存期 15 个月，不能行根治性切除术的局部晚期胰腺癌占 25% 左右，中位生存期仅为 6~9 个月；约 60% 的胰腺癌患者在确定诊断时已发生远处转移。胰腺癌 I~IV 期总的 5 年生存率约 5%，是目前癌症中预后最差的恶性肿瘤，有文献报告 I 期、II 期胰腺癌接受 γ-SBRT 治疗，肿瘤局部控制率达 88%，1 年、2 年、3 年、4 年和 5 年总生存率分别为 79%、46%、32%、21% 和 21%，III 期分别为 55%、18%、15%、15% 和 15%。这一结果预示随着放疗技术进展和在胰腺癌的规范应用，治疗结果有望获得改善。

（夏廷毅）

推荐阅读资料

[1] WANG J，XIA T，WANG Y，et al. Long-term results of gamma ray-based stereotactic body radiotherapy in treatment of medically unfit or inoperable non-metastatic pancreatic adenocarcinoma. Int J Radiat Oncol Biol Phys，2012，84（3）：S815-S816.

[2] 常冬姝,李平,王颖杰,等. 全身γ刀治疗局限期胰腺癌临床结果分析. 中华放射肿瘤学杂志,2009,18(6):470-473.

[3] XIA T,CHANG D,WANG Y,et al. Dose escalation to target volumes of helical tomotherapy for pancreatic cancer in the phase Ⅰ—Ⅱ clinical trial. Int J Radiat Oncol Biol Phys,2013,87(2):S303.

[4] 殷蔚伯,余子豪,徐国镇,等. 肿瘤放射治疗学. 4版. 北京:中国协和医科大学出版社,2007.

[5] 夏廷毅. 体部肿瘤伽马刀治疗学. 北京:人民卫生出版社,2010.

[6] LIU X,REN G,LI L,et al. Predictive dosimetric parameters for gastrointestinal toxicity with hypofractioned radiotherapy in pancreatic adenocarcinoma. Onco Targets Ther,2016,26:2489-2494.

[7] 董猛,常冬姝,胡琦璐,等. 胰腺癌CTV范围的多排螺旋CT与病理学研究. 中华放射肿瘤学杂志,2016,25(1):54-58.

[8] 韩若冰,任刚,王轩,等. 基于DWMRI和增强CT勾画胰腺癌GTV对比研究. 中华放射肿瘤学杂志,2016,25(9):939-943.

[9] 李莉琴,刘纤,邸玉鹏,等. ^{18}F-FDG PET-CT不同SUV阈值法与胰腺癌GTV靶区相关性研究. 中华肿瘤防治杂志,2016,23(1):35-39.

[10] 秦青,任刚,李晶,等. 高剂量少分次放疗模式治疗胰腺癌对患者生活质量的影响. 中华放射肿瘤学杂志,2018,27(7):656-660.

附录 20-1:肿瘤可切除的判定标准(2019.V1 NCCN 指南)(附表 20-1)

附表 20-1　肿瘤可切除的判定标准(2019.V1 NCCN 指南)

可切除性	动脉	静脉
可切除	肿瘤与动脉[腹腔动脉干(celiac artery,CA)、肠系膜上动脉(superior mesenteric artery,SMA)或肝总动脉(common hepatic artery,CHA)]无接触关系	肿瘤与肠系膜上静脉(superior mesenteric vein,SMV)和门静脉(portal vein,PV)无接触关系,或紧贴≤180°,SMV 或 PV 轮廓正常
可能切除	胰头/钩突: ● 实性肿瘤局限性紧贴肝总动脉,但未延伸至腹腔动脉干或肝动脉分叉处,可以安全和完整地血管切除与重建 ● 实性肿瘤紧贴肠系膜上动脉,但≤180° ● 应注意是否存在动脉解剖变异的情况(例如:副肝右动脉,一位肝右动脉,异位 CHA 及其他副动脉及异位动脉起源的改变)及肿瘤包绕血管程度,因为这些因素会影响手术方案 胰体/尾: ● 实性肿瘤紧贴 CA≤180° ● 实性肿瘤包绕 CA>180°但未累及主动脉,且未累及胃十二指肠动脉(一些专家组成员倾向于这种情况属于不可切除的范畴)	● 实性肿瘤包绕 SMV 或 PV>180°,或肿瘤紧贴≤180°并伴有静脉轮廓不规则或有血栓形成,但受累血管的近端和远端允许安全和完整地静脉切除与重建 ● 实性肿瘤紧贴下腔静脉(inferior vena cava,IVC)
不可切除	远处转移(包括非区域淋巴结转移) 胰头/钩突: ● 实性肿瘤包绕 SMA>180° ● 实性肿瘤包绕 CA>180° 胰体/胰尾: ● 实性肿瘤包绕 SMA 或 CA>180° ● 实性肿瘤紧贴 CA 并累及主动脉	胰头/钩突: ● 由于肿瘤侵犯或者闭塞 SMV/PV 导致其无法进行切除或重建(可能由于瘤栓或血栓) ● 侵犯大部分回流入 SMV 的近端空肠分支 胰体/胰尾: ● 由于肿瘤侵犯或者闭塞 SMV/PV 导致其无法进行切除或重建(可能由于瘤栓或血栓)

附录 20-2:胰腺癌 TNM 分期(2017 年 UICC/AJCC 第 8 版)

原发肿瘤(T)

T_x:原发肿瘤无法评估

T_0：没有原发肿瘤证据

Tis：原位癌［包括高级别的胰腺上皮内瘤变（pancreatic intraepithelial neoplasia，PanIN）导管内乳头状黏液性肿瘤伴高度异型增生、导管内管状乳头状肿瘤伴高度异型增生和胰腺黏液性囊性肿瘤伴高度异型增生］

T_1

    T_{1a}：肿瘤最大径≤0.5cm

    T_{1b}：肿瘤最大径>0.5cm 且 <1cm

    T_{1c}：肿瘤最大径≥1cm 且≤2cm

T_2：肿瘤最大径 2cm< 且≤4cm

T_3：肿瘤最大径 >4cm

T_4：肿瘤不论大小，侵及腹腔干、肠系膜上动脉和 / 或肝总动脉

区域淋巴结（N）

N_x：区域淋巴结无法评估

N_0：无区域淋巴结转移

N_1：1～3 个区域淋巴结转移

N_2：≥4 个区域淋巴结转移

远处转移（M）

M_0：无远处转移

M_1：有远处转移

分期分组

0 期：$TisN_0M_0$

ⅠA 期：$T_1N_0M_0$

ⅠB 期：$T_2N_0M_0$

ⅡA 期：$T_3N_0M_0$

ⅡB 期：$T_1N_1M_0$；$T_2N_1M_0$；$T_3N_1M_0$

Ⅲ期：任何 TN_2M_0；T_4 任何 NM_0

Ⅳ期：任何 T 任何 NM_1

第二十一章 直 肠 癌

直肠上端在相当于第三骶椎水平与乙状结肠相连，下界在直肠黏膜与肛管皮肤相连的齿状线处，长12～15cm，一般分为3段：肛缘上5cm为下段，5～10cm为中段，10～15cm为上段。

结直肠癌是我国女性第三位常见癌症和男性第四位常见癌症，其中直肠癌所占比例较高。直肠癌男性略为多见，男女之比为1.3∶1，发病年龄高峰在45～55岁。除了环境、饮食因素，6%～10%结直肠癌的发生与遗传有关，如遗传性非家族性息肉病性结直肠癌（herediary nonpolyposis colorectal cancer，HNPCC）、家族性息肉病（familial adenomatous polyposis，FAP）等。

90%以上直肠癌病理是腺癌，鳞状细胞癌、类癌、平滑肌肉瘤、淋巴瘤等极少见。直肠癌较容易发生淋巴结转移及远处转移。

【诊疗过程】

（1）详细询问患者有无便血、排便习惯及大便形状改变等相关病史、诊疗经过、目前状况等，询问患者有无家族史。

（2）进行直肠指诊，注意肿瘤下界距肛门的距离、肿瘤位置、侵犯范围、肿瘤质地、大小、活动度、与周围组织关系，如果肿瘤位于直肠前壁，应明确肿瘤与前列腺、阴道的关系（女性进行阴道双合诊），指诊结束时应注意指套有无染血。

（3）结肠镜、盆腔增强MRI或直肠腔内超声等检查，判断局部病灶大小及侵犯范围，并获取病理诊断。

（4）胸部平扫CT、腹部增强CT等，除外远处转移。检测肿瘤相关分子标志物、血常规、血生化及便常规和潜血试验。

（5）询问是否有其他内科合并症。

（6）搜集整理所有检查资料，明确分期和一般状况评估。

（7）早期病变可选择手术治疗，对保肛意愿强的低位直肠癌也可选择术前放化疗，以提高保肛率。

（8）局部晚期病变可选择术前放化疗，并向患者解释术前放化疗的意义和重要性，5～12周后再手术治疗。

直肠指诊的步骤和注意事项

（9）晚期病变经多学科诊疗会诊（multiple disciplinary therapy，MDT），制订综合治疗方案。

（10）治疗后进行疗效评价，给予患者治疗后指导建议，定期随访。

【临床关键点】

（1）直肠解剖：以腹膜反折为界，上段直肠的前方和两侧有腹膜覆盖，前方的腹膜反折成直肠膀胱陷凹或直肠子宫陷凹。下段直肠全部位于腹膜外，男性直肠下部前方与膀胱底、前列腺、精囊腺、输精管壶腹及输尿管盆段相邻，女性直肠下部借直肠阴道隔与阴道后壁相邻。

（2）直肠癌症状：直肠癌由于早期局限于黏膜下层或固有肌层，一般无明显症状，病情发展到一定程度才出现临床症状。肿瘤破溃出血，会导致大便表面带血或便血；肿瘤侵犯直肠，引起刺激症状和排便习惯改变；肿瘤侵犯致肠管狭窄，初时大便变形、变细，当造成肠管部分梗阻后，有腹痛、腹胀、肠鸣音亢进等不完全性肠梗阻表现。肿瘤侵犯周围脏器如前列腺、膀胱，可出现尿频、尿痛、血尿、排尿困难等，侵犯骶前神经可出现骶尾部剧烈持续疼痛，侵犯子宫、阴道可出现不规则阴道出血。由于肿瘤生长消耗体内营养，长期慢性出血还会引起贫血，肿瘤继发感染引起发热和中毒症状。晚期出现肝转移或腹腔广泛转移时可有腹水、肝大、黄疸、贫血、消瘦、浮肿、腹股沟淋巴结肿大、恶病质等表现。

（3）直肠癌的淋巴引流途径：直肠中上部淋巴管沿直肠上动脉向上注入肠系膜下淋巴结；直肠下部淋巴

管向两侧沿直肠下动脉注入髂内淋巴结;部分淋巴管向后注入骶淋巴结;齿状线下方少数集合淋巴管,穿肛提肌至坐骨直肠窝。

【临床病例】

第一步:病史采集

患者,男,64岁。因"便血3个月"就诊。

患者3个月前无明显诱因出现间断便血,伴里急后重,无腹泻、腹痛、便秘等不适,近3个月体重下降3kg。

查体:一般情况可,KPS评分90分,身高172cm,体重65kg。直肠指诊(膝胸位):距肛缘4cm,3～6点位置可及肿物下缘,质硬、表面不平、直肠无固定,上缘未及,指套血染(+);浅表淋巴结无肿大。

【问题1】 门诊应该进行哪些检查?

思路:除常规查体之外,还需进行直肠指诊,有半数以上患者通过直肠指诊能明确临床初步诊断,是早期发现直肠癌的关键检查手段之一。如果怀疑直肠癌,首先行结肠镜检查明确肿瘤的位置、大小、形状、侵犯范围,获取肿瘤组织送病理检查,同时明确是否合并有结肠癌或多原发直肠癌。一旦明确为直肠癌,需要完善分期检查,包括局部分期检查和全身分期检查。局部检查主要评估肿瘤侵犯范围、深度及区域淋巴结转移状态,一般首选直肠高分辨MRI,对于不能行MRI检查者用直肠腔内超声或直肠内镜超声结合盆腔增强CT。全身检查评估肿瘤是否存在盆腔以外的转移:①胸部平扫CT,由于直肠癌发生肺转移的概率相对较高,而胸片无法对肺转移进行准确、全面的评价,目前要求用胸部CT来评价是否有肺转移;②腹部增强CT,明确肝脏及腹腔其他脏器和淋巴结等有无转移,如腹部CT提示可疑肝转移,还应完善腹部增强MRI进一步明确;③出现骨的疼痛需要骨扫描除外骨转移;④出现头痛、恶心及脑神经症状需要行头颅MRI除外脑转移。

常规血液学检查包括血常规、血生化、便常规、潜血试验和胃肠道肿瘤标志物[癌胚抗原(carcinoembryonic antigen,CEA)、糖类抗原12-5(carbohydrate antigen 12-5,CA12-5)、糖类抗原72-4(carbohydrate antigen 72-4,CA72-4)、糖类抗原242(carbohydrate antigen 242,CA242)]等;对于晚期患者要检测*KRAS*、*BRAF*、*NRAS*等基因是否有突变及微卫星稳定状态。

知识点

1. 直肠指诊一般可以发现距肛缘7～8cm的直肠肿物,患者主诉便血、直肠刺激症状、大便性状改变等均应行直肠指诊。

2. 直肠癌通常沿黏膜层向下浸润,并穿透肠壁,同时伴随淋巴结转移,盆腔CT对局部浸润深度的判断准确性较差,对阳性淋巴结判断的敏感性和特异性也较差,而MRI能够较好地显示盆腔内软组织和脏器的毗邻关系,明确肿瘤侵犯范围,对局部的浸润深度及阳性淋巴结的检测均具有较高的敏感性和特异性,还可以判断直肠系膜筋膜(mesorectal fasciae,MRF)及肠壁外血管浸润(extramural vascular invasion,EMVI)情况。有条件的医院应采用直肠增强MRI,而非普通的盆腔MRI。直肠腔内超声对肿瘤浸润深度判断优于MRI,对直肠周围系膜内淋巴结判断和MRI相似,但不能探测到直肠系膜以外盆腔转移淋巴结,直肠内镜超声对T分期和N分期的作用与直肠腔内超声相似。所以,盆腔MRI应作为局部T/N分期的首选手段,对于不能行MRI者可用直肠腔内超声或直肠内镜超声结合盆腔增强CT替代。

3. 由于直肠癌可能伴有多发病变及腺瘤,结肠镜检查可以发现肿物的多少,并直接对肿物进行活检,病理结果是诊断直肠癌的最可靠诊断,同时明确是否合并有结肠癌或多原发直肠癌。

4. 直肠癌容易出现远处转移,尤其是肝转移,治疗前必须进行腹部增强CT明确有无肝转移,对可疑肝脏转移应进一步行肝脏增强MRI和/或超声造影明确诊断;有条件者可行肝脏细胞特异性对比剂(普美显)增强MRI,该方法有助于检出更多肝内直径1cm以下的小病灶。

盆腔磁共振成像
(图片)

第二步:门诊化验及辅助检查

患者在门诊进行了结肠镜、盆腔增强 MRI、直肠腔内超声、胸部平扫 CT、腹部增强 CT 及血生化、血常规、便常规、潜血试验、肿瘤标志物等检查。

盆腔增强 MRI(图 21-1):直肠下段肠壁增厚,以右后壁为主,长度约 4cm,最厚处 1.4cm,病变穿透肌层,周围直肠系膜脂肪内见条索影,病变下缘达肛提肌与直肠交界水平,肛提肌及肛门内外括约肌未见异常,直肠周围系膜内、直肠上动脉走行区见多发肿大淋巴结,部分淋巴结形态不规则,信号混杂,较大者 0.6cm×0.4cm,数量大于 7 枚。

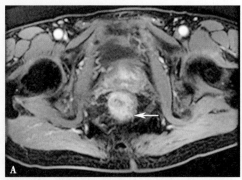
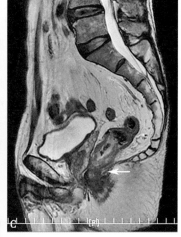
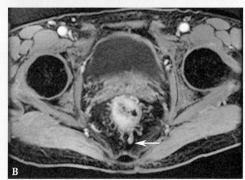

图 21-1 直肠癌 MRI 表现
A. 直肠病灶轴位,箭头示病灶;
B. 盆腔转移淋巴结,箭头示病灶;
C. 直肠病灶矢状位,箭头示病灶。

直肠腔内超声:距肛门 4cm 处可见直肠右后壁增厚伴溃疡,近 1/2 肠周受累,最厚约 0.9cm,长度约 3.4cm,病变侵及全层,肠周可见多发低回声淋巴结,最大 0.8cm×0.4cm。

结肠镜(图 21-2):距肛缘 20cm 可见一个扁平黏膜隆起,内镜窄带成像术(narrow band imaging,NBI)下见 NBI 国际结直肠内镜(NBI International Colorectal Endoscopic,NICE)Ⅰ型,触之质韧,活检送病理;距肛门 4~8cm 环半周溃疡型肿物,边缘隆起,基底凹陷,被覆污秽苔,多点取活检送病理。病理:直肠中分化腺癌;乙状结肠息肉为黏膜慢性炎症,伴黏膜下平滑肌增生。

胸部平扫 CT、腹部增强 CT 及血生化、血常规、便常规、潜血试验、肿瘤标志物等均正常。

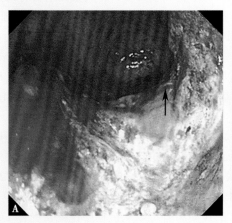
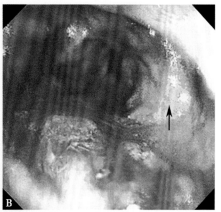

图 21-2 直肠癌镜下表现
A. 肿物上缘,箭头示病灶;B. 肿物中心,箭头示病灶。

【问题2】 该患者诊断和分期是什么?

思路1:直肠癌的确诊主要依靠活检,通常在表面麻醉及内镜下取肿瘤组织送病理诊断。合并肠梗阻和大出血可能者,取活检应慎重,必要时急诊手术。

思路2:腹膜反折以上的直肠淋巴引流只向上方,反折以下的直肠淋巴引流主要向上,同时也可向两侧,只有在向上的淋巴引流被阻塞时,才逆转向下,这些淋巴引流方向实际上代表了肿瘤发生淋巴转移的方向。通常只有当肿瘤侵犯黏膜下层,才有可能发生淋巴转移,一旦侵达肌层和浆膜就常发生局部淋巴结转移,最常见于直肠系膜内,继而可以到达髂内血管和直肠上动脉淋巴引流区。血行播散的发生率与肿瘤位置密切相关,上段直肠癌,肝是最易受累脏器;低位直肠癌,肺是最常见的转移部位。

思路3:分期采用目前国际上2017年第8版美国癌症联合会(AJCC)分期。

根据患者的分期检查和分期标准,目前诊断为:直肠下段中分化腺癌 $cT_3N_{2b}M_0$,ⅢC 期(2017 年 AJCC 第8版),直肠周围系膜内淋巴结转移,直肠上动脉走行区淋巴结转移。

【问题3】 直肠癌需要与哪些疾病鉴别?

思路:根据直肠癌临床表现,需要鉴别的疾病如下。

1. 痔疮 也会出现便血,一般量不多,血色鲜红,为手纸染血、便后滴血等,大便本身不带血,或仅有少许血迹。出血一般为间歇性,多为便秘时或进食辛辣刺激食物后出现。不伴腹痛、腹胀,一般无大便变细或大便性状改变。内痔更容易与低位直肠癌相混淆,但直肠指诊无明显肿块,指套一般不染血。而直肠癌为大便带血,血色鲜红或暗红附着于大便表面,有时为脓血便,大便经常带血,可变形,直肠指诊多数情况下可触及肿块,指套多染血。

2. 直肠息肉 直肠息肉也可出现大便带血,但多不会引起腹痛、腹胀等,一般不会引起全身症状(如乏力、体重下降)。直肠指诊可触及质软肿块,指套可染血。鉴别诊断需要内镜检查取得病理活检。

3. 肛裂 出血量一般不多,血色鲜红,伴排便时及排便后肛门剧痛。肛门视诊可见肛门皮肤裂口,有时可见前哨痔。指诊时新鲜肛裂疼痛明显,有时可触及肥大肛乳头,一般指套无染血。

4. 细菌性痢疾 有腹痛、腹泻、里急后重、排脓血便等临床表现,有全身中毒症状,但以结肠化脓性炎症为主要病变,大便中可以找到痢疾杆菌。

5. 直肠黏膜外肿块 症状与直肠癌症状相似,指诊易与直肠癌混淆,尤其是肿瘤突破直肠黏膜者,鉴别诊断需要靠影像学检查和内镜活检。有一部分肿瘤来自胃肠肿瘤的转移,应注意寻找原发病灶,如采用胃镜、钡餐等,肿块活检是唯一的确诊手段,1 次活检失败后可多次重复,多数病例可获得确诊。

6. 直肠炎性改变 间断性出现便血,颜色鲜红,无污秽物,肠镜检查见局部小面积直肠充血、糜烂,无明显隆起性肿块,需要病理活检排除恶性病变。

【问题4】 直肠癌是否有预示预后不良分子标志物?目前为指导临床治疗方案制订,可以申请检测哪些常用分子标志物?

思路1:RAS/RAF/MAPK 是表皮生长因子受体(epithelial growth factor receptor,EGFR)的下游通路,约 40% 的结直肠癌伴有编码 KRAS 基因外显子 2 的 12 和 13 密码子突变。有大量文献表明 KRAS 基因突变预示着对西妥昔单抗及帕尼单抗的治疗无效,因此西妥昔单抗和帕尼单抗只推荐用于 KRAS 野生型的结直肠癌。由于抗 EGFR 治疗在 Ⅰ/Ⅱ/Ⅲ 期结直肠癌治疗中并无作用,因此不推荐在这些患者进行 KRAS 测定。KRAS 基因突变是结直肠癌发生中的早期事件,故该基因突变状态在原发肿瘤与转移肿瘤中表现为高度一致性,KRAS 基因型测序既可以选择原发瘤组织也可以选择转移灶组织。另外,BRAF 是位于 KRAS 基因下游的一种基因,约 5%~9% 的结直肠癌会出现 BRAF 基因的特异性突变(V600E),BRAF 突变仅局限于不发生 KRAS 基因外显子 2 突变的患者。

思路2:错配修复系统(mismatch repair,MMR)是机体中一种 DNA 修复形式,通过纠正碱基错配,防止基因突变,维持基因组稳定。微卫星不稳定(microsatellite instability,MSI)由 MMR 功能缺失(deficiency of MMR,dMMR)引起。目前已知与结直肠癌相关的 MMR 基因主要有 hMLH1、hMSH2、hMSH6 和 hPMS2。dMMR 或高度微卫星不稳定(high-MSI,MSI-H)的 Ⅱ 期患者预后较好,且不会从单药 5-氟尿嘧啶(5-fluorouracil,5-FU)的辅助化疗中获益。MSI-H 的 Ⅳ 期患者可以从抗程序性死亡受体 1(programmed death-1,PD-1)免疫治疗中获益,微卫星稳定(microsatellite stability,MSS)患者则不能获益。另外针对 MSI 检测还有助于 Lynch 综合征的诊断。

患者的分子病理结果：中分化腺癌，*KRAS* 基因检测为野生型，*BRAF* 无突变，MSS 型。

知识点

1. *KRAS* 基因突变提示对抗 EGFR 靶向治疗无效，因此西妥昔单抗和帕尼单抗只推荐用于 *KRAS* 野生型的Ⅳ期结直肠癌患者。

2. MSI-H 的Ⅱ期患者预后较好，且不会从单药 5-FU 的辅助化疗中获益。MSI-H 的Ⅳ期患者可以从抗 PD-1 免疫治疗中获益，MSS 的患者则不能获益。

【问题5】 如何进行治疗决策？

思路 1：治疗决策需要综合考虑患者的肿瘤分期、有无紧急手术指征（肠梗阻、穿孔和大出血等）指征及患者的身体条件和治疗意愿，如是否合并严重的基础疾病而不能耐受手术或由于其他原因患者拒绝手术。

思路 2：对局部进展期中低位直肠癌（$T_{3\sim4}$/N+）推荐术前放化疗，主要是由于骨盆形状造成中下段直肠与其他脏器间的间隙太小、下段直肠无浆膜包裹导致手术难度较大而难以保证无肿瘤残留，再加上局部进展期直肠癌盆腔淋巴结转移概率高，造成术后局部复发风险高。直肠癌术前放化疗目的除了降低局部复发率，还有一个重要目的就是提高保肛率，以改善患者生活质量。有多项随机对照临床研究比较了术前和术后同期放化疗治疗Ⅱ/Ⅲ期直肠癌的效果，结果表明术前放化疗虽然没有提高总生存，但能显著降低局部复发并减少治疗相关毒副作用，且能够提高保肛率，所以对局部进展期直肠癌，推荐行术前长程放化疗或短程放疗，但短程放疗不适用于经超声内镜或 MRI 诊断为 T_4 及低位直肠癌保肛意愿强的患者，此外新辅助化疗序贯放疗/同步放化疗也是一种治疗选择。

知识点

局部进展期直肠癌的标准治疗模式

局部进展期直肠癌的治疗包含手术、放疗和化疗的多学科综合治疗，推荐适用于绝大多数的局部进展期（Ⅱ/Ⅲ期）直肠癌患者。目前，指南推荐以氟尿嘧啶为基础的术前同步放化疗和术后辅助化疗。围手术期的治疗（放化疗、化疗）总疗程共 6～9 个月。

术前放化疗在提高局部控制率和保肛率方面明显优于术后放化疗，且毒副作用较低。

思路 3：对于肿瘤组织 *KRAS* 为野生型的患者，多项Ⅱ期临床研究探索了西妥昔单抗和帕尼单抗在直肠癌术前放疗中的作用，提示靶向药物的加入可能会带来病理学完全缓解（pathological complete response，pCR）率的提高，但目前证据级别较低，尚不能作为指南推荐。血管内皮生长因子（VEGF）受体抑制剂贝伐珠单抗不受 *RAS*/*RAF* 基因检测结果的影响，一些Ⅱ期临床研究也在尝试应用。

第三步：住院后治疗

根据肿瘤分期和患者意愿，确定治疗方案为术前调强放疗联合同期卡培他滨化疗，放疗期间给予营养和保护肛周皮肤指导，定期复查血常规和肝、肾功能等。

【问题6】 放疗如何实施？

思路 1：详见第一章相关内容。

思路 2：放疗准备工作十分重要，涉及放疗能否顺利完成，患者的早期和晚期副作用及生活质量，包括放疗前知情同意、身体条件准备和合并症处理等。

放疗前需要明确告知患者放疗目的，放疗中可能出现的急性反应和晚反应损伤的表现，是否需要合并同期化疗等。交代治疗前、治疗中和治疗后需要的注意事项。对于生育期女性患者，需要告知放疗会导致不孕、性激素水平下降、提前绝经，有条件的患者可以在治疗前进行生殖细胞储备。

预知和预防急性肠梗阻和肠穿孔发生可能和采取相应防范措施，并与患者进行沟通并签署知情同意书。有些患者因原发肿瘤巨大，致肠腔狭窄，挤压肠道，导致肠梗阻，还有部分患者放疗前并无肠梗阻，是由于放疗所致的腹泻（放射性肠炎）而服用止泻药物过量而发生急性肠梗阻。放疗前如为不完全肠梗阻，可在放化疗期间低渣饮食并给予缓泻剂，保证大便通畅，治疗后肿瘤缩小，肠梗阻可以得到缓解，如果为急性完全肠梗阻，行急诊手术造瘘解除梗阻。

放疗前需要处理严重内科合并症，以及治疗已经存在的肿瘤合并感染、出血等，使患者达到能够耐受放疗的条件，如果便血不严重，可以直接放疗，由于贫血会影响放疗疗效，对贫血患者，应积极在放疗前止血并纠正贫血。

【问题 7】 放疗技术有哪些？放疗范围和剂量如何确定？术前放疗如何结合化疗？

思路 1：常用放疗技术有二维常规放疗技术和三维适形及 IMRT 技术。

思路 2：二维常规放疗一般采取三野（后野加两侧野，两侧野加 30° 楔形板）或四野（BOX野）照射，其上界位于 L$_5$ 下缘，下界根据肿瘤的位置而定，中高位直肠癌下界在闭孔下缘，低位直肠癌（距肛缘 <5cm）下界在肛门口。前后野的侧界在盆壁外 1~1.5cm。侧野后界在骶尾骨的后缘，前界在股骨头 1/2 处。目前越来越多应用三维适形或 IMRT 技术（图 21-3），相比于常规放疗技术有明显的物理剂量分布优势：治疗目标性更强、靶区剂量分布更均匀、危及器官受照射剂量更低、照射体积更小等，从而达到肿瘤精确治疗并减少正常组织损伤的目的，是目前主流的放疗技术。为减少小肠受照射剂量和体积，放疗一般采用膀胱充盈俯卧位，并应用 Belly 板，但近来研究表明 IMRT 技术可以很好地躲避小肠受照射，俯 / 仰卧位无明显差异，且仰卧位体位重复性更好，故多采用仰卧位的 IMRT，但目前鲜见有关仰 / 俯卧位的临床对照研究结果。

直肠癌不同放疗技术比较（图片）

膀胱充盈与否，以及仰卧位和俯卧位的 CT 定位对比（图片）

膀胱充盈的方法：通常嘱患者在放疗定位前 1 小时排空直肠、膀胱，根据自己的身体状态饮水 500~1 000ml 充盈膀胱，在复位及每次放疗时均采用同样标准使膀胱充盈，以最大程度减少小肠受照，减轻小肠放射性损伤。

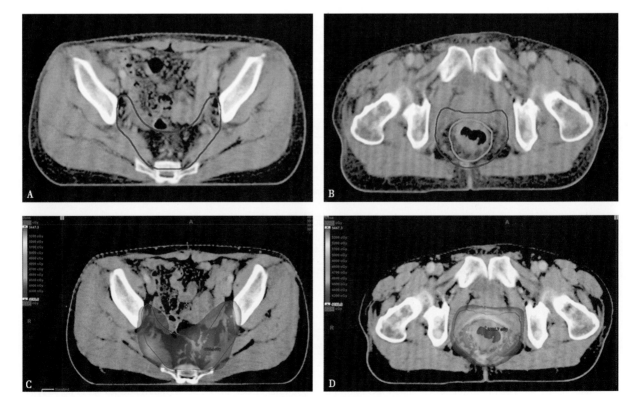

图 21-3 直肠癌调强适形放疗计划

分别为靶区勾画（A、B）和剂量分布（C、D），蓝色区域为临床靶区，绿色区域为肿瘤区。

思路3：术前放疗有短程和长程两种模式，短程放疗（25Gy/5 次）一直是欧洲各国术前放疗标准模式，但长疗程放化疗（45～50.4Gy/25～28 次）使用更为广泛。也有采用其他术前放化疗模式，如改良的短疗程放疗 95%PTV 30Gy/10 次，长疗程放疗 95%PGTV 50.6Gy/95% PTV 41.8Gy/22 次等。

思路4：在长疗程术前放疗时通常联合氟尿嘧啶类化疗药物作为增敏治疗，使用方法为卡培他滨 $825mg/m^2$，每天 2 次，每周 5 天。STAR-01、ACCORD、NSABP R-04、CAO/ARO-04、FOWARC 这 5 项Ⅲ期临床试验都尝试在放疗联合 5-FU 或卡培他滨的基础上加入奥沙利铂来提高疗效，前三项研究均发现奥沙利铂的加入未能提高 pCR 率、无病生存期（disease-free survival, DFS）和总生存期（overall survival, OS），并会增加 3/4 级毒性反应，而后两项研究提示双药方案可以提高 pCR 率。基于以上结果，NCCN 指南尚不推荐奥沙利铂常规加入同期放化疗中。

GTV：影像学上确定的大体病灶，包括原发病灶和转移淋巴结，目前美国肿瘤放射治疗协作组（RTOG）没有明确的 GTV 勾画定义。有学者建议 GTV 除包括直肠肿瘤外还要包括直肠系膜内组织并上下外放 0.5～1.0cm。

CTV：包括 GTV＋选择性淋巴结引流区。包括直肠及系膜区、骶前区、髂内及闭孔淋巴引流区，肿瘤侵及膀胱、前列腺、妇科器官时需照射髂外淋巴引流区，侵及肛管或下 1/3 阴道时需照射髂外及腹股沟淋巴引流区。上界位于髂总动脉分叉处，下界应包全直肠系膜，且距肿瘤下缘至少 2cm，左右界为真骨盆内侧缘，前界为膀胱后壁或直肠前方器官后壁前 1cm，髂内动静脉外扩 0.7cm，后界为骶骨前缘。

PTV：为 CTV 外扩 0.5～1.0cm（根据各治疗中心的摆位误差而定）。

知识点

正常组织剂量限制

股骨头颈：V20<50%，V50<5%。
膀胱：V50<50%。
小肠：V35≤180cc，V40≤100cc，V45≤65cc，V50<5%。

【问题8】 在放疗期间应注意什么？

思路1：肿瘤对放疗的反应（疗效）。

通常直肠癌术前放疗期间不需评价疗效，如果腹股沟淋巴结转移（放疗前需穿刺病理证实）且可触及肿大，应每周 1 次查体观察淋巴结变化情况。

思路2：正常组织对放疗的反应（毒副作用）包括血液学毒性和非血液学毒性。

1. 血液学毒性　白细胞、血红蛋白、血小板低下，每 1～2 周复查血常规和肝、肾功能。

2. 放射性皮肤反应　每次放疗结束后温水坐浴，一旦出现肛周皮肤溃疡就停止坐浴，对症给予皮肤保护剂治疗。一般放疗后 1～3 个月皮肤红肿会逐渐消退，但色素沉着会持续更长时间。

3. 放射性肠炎　照射野内肠道受到一定剂量的照射后，黏膜可出现不同程度的充血、水肿、糜烂等，患者表现为腹泻或黏液便、大便次数增多、肛门下坠、里急后重及肛周疼痛等，通常每次大便量不多，不会有水样便，对于生活质量受到影响的患者适当给予止泻和消炎治疗，必要时给予补液治疗，注意不要使用过强的止泻制剂以免造成大便干结而引起肠梗阻。放疗期间宜低脂肪、高蛋白、适量维生素饮食，戒烟、戒酒，避免辛辣刺激食品。

4. 放射性泌尿系损伤　表现为尿频、尿急、尿痛、排尿困难等症状。适量饮水，放疗前憋尿。如伴有前列腺增生会加重排尿困难，需同时给予治疗。

5. 卵巢、睾丸功能障碍　年轻患者尽量保护卵巢和睾丸功能，采用 IMRT 或挡铅的方法，尽量避免性腺受到照射，如有生育要求需提前到生殖中心进行生殖细胞储备。

【问题9】 放疗过程中如何进行质量控制？

思路：详见第一章相关内容。

【问题10】 治疗结束后，应告知患者哪些内容？

思路1：治疗疗效和毒副作用的评估。治疗结束后，应告知患者和家属正常组织损伤的严重程度，急性放射性反应可能持续的时间和相应的治疗措施。嘱患者长疗程放化疗结束后休息5～12周、短疗程放疗休息1～2周到外科就诊,完善术前检查,准备手术事宜。

思路2:随访。肿瘤治疗是不断积累经验的过程,需要对疗效和正常组织损伤进行长期随访,获得生存数据和失败模式。需要告知患者随访时间、频次及随访中需要注意的特殊事项、是否需要进一步治疗等。一般要求治疗后2年内每3个月复查1次,2～5年内每半年复查1次,5年以后每年复查1次。

知识扩展或延伸问题

【问题11】　如果该患者确诊时即合并肝转移,治疗应该如何选择?

思路1:肝脏是结直肠癌血行转移最主要靶器官,也是其最主要死亡原因,15%～25%的患者在确诊时即合并肝转移。按照国际通用分类方法,同时性肝转移是指结直肠癌确诊时发现或结直肠癌原发灶根治性切除术后6个月内发生的肝转移,而6个月后发生的肝转移称为异时性肝转移。临床上一般按照"确诊时合并肝转移"和"根治术后发生肝转移"进行分类。肝转移无法切除患者5年生存率接近0,而能达到R0切除的5年生存率可达30%～50%,所以,通过MDT对结直肠癌肝转移患者进行全面评估,采取个体化治疗及综合治疗非常重要,也就是所有结直肠癌肝转移患者均应进入MDT治疗模式。

思路2:评估原发灶和肝转移灶的可切除情况。

1. 如果原发灶和转移灶均可切除,原发灶中度复发风险小,根据复发风险评分(recurrence risk score,CRS)评分决定是先化疗还是直接手术。CRS评分<3分,可一期同步切除,或二期分阶段切除(一般先切除原发灶,再切除肝转移灶);CRS评分≥3分,应先进行新辅助化疗(原则上不超过6个周期),再手术切除,病理为$T_{3\sim4}/N+$者需行术后放化疗。

2. 如果原发灶和转移灶均可切除,原发灶为重度复发风险,应行新辅助放化疗+全身治疗后再手术治疗。

3. 如果原发灶可切除,转移灶不可切除,应行转化治疗使其转化为可切除病灶后再行一期或二期切除;每2个月评估是否转化为可切除病灶,一旦转化成功,应尽早手术。若转化不成功,则进入姑息治疗。

4. 如果原发灶不可切除,转移灶可切除,应行全身治疗+同步放化疗,再经MDT评估可切除性。

5. 如果原发灶和转移灶均不可切除,应行全身治疗,必要时局部治疗。

思路3:结直肠癌不可切除肝转移化疗联合靶向药物,有可能转化为可切除病灶,提高肝转移灶切除率。在左半结肠癌和直肠癌中,抗表皮生长因子受体(EGFR)靶向治疗与单纯化疗或化疗联合贝伐珠单抗的治疗对比,均能带来显著获益;在右半结肠癌中,抗EGFR靶向治疗的获益则明显减少或不能获益,贝伐珠单抗在右半结肠癌的获益显著高于抗EGFR靶向治疗。

直肠癌复发风险
分层及CRS
评分

【问题12】　新辅助治疗以后,患者术后出现病理降期,对预后有何影响?

思路1:新辅助治疗后,有50%～60%的直肠癌达到肿瘤降期,pCR率高达10%～30%。

有研究显示直肠癌患者对新辅助治疗的反应与疾病预后相关,且有报告认为肿瘤术后降期程度与OS及DFS相关,肿瘤降期较差与较好者5年OS和DFS差异明显,分别为27%和72%、31%和64%,远处转移率及局部复发率也与肿瘤是否降期有关。

思路2:肿瘤对新辅助治疗的反应除了其预后价值,还有其对辅助化疗疗效预测价值。新辅助治疗后降期到$ypT_{0\sim2}$患者可能比降期到$ypT_{3\sim4}$期患者更受益于辅助化疗。对于术后肿瘤明显降期($ypT_{0\sim2}N-$)或pCR患者是否还需要辅助化疗,目前没有前瞻性数据证明,通常仍建议要辅助化疗,也有小样本研究表明是否辅助化疗对生存并无影响。

思路3:对新辅助放化疗后达到临床完全缓解(clinical complete response,cCR)的患者,标准治疗仍为手术+术后辅助化疗。有一些小样本的研究证明观察等待策略的生存数据并不劣于根治性手术方案,也有研究者认为对cCR或接近cCR者可以通过局部切除来判断是否达到pCR,这两种方法都可以作为无法保肛的低位直肠癌患者的一种选择。选择进入等待观察的患者应密切随诊观察,一旦出现进展,及时手术补救。

【问题13】　对早期直肠癌,局部切除术后如何处理?

思路1:对于T_1期直肠癌(侵犯肠周径<30%,肿瘤大小<3cm,活动,距肛缘8cm以内,高-

中分化)可行局部切除,但在治疗前必须经影像学检查证实无淋巴结肿大。对淋巴结阴性的 T_2 期肿瘤,由于单纯局部切除术后局部复发率高达 11%~45%,不提倡局部切除。

思路 2:如果局部切除后病理仍为 pT_1N_0 且无不良病理因素,由于盆腔淋巴结转移的概率 <10%,术后无须辅助治疗。对 pT_1 伴有不良病理因素(肿瘤组织学分化差、切缘阳性、肿瘤浸润至黏膜下层肌层外 1/3 或淋巴管血管浸润)或 pT_2,原则上应开腹行根治性手术切除,对因某些原因患者未接受再次手术者,应术后放化疗。

【问题 14】　对于不能耐受或拒绝手术切除直肠癌的处理有哪些?

思路 1:对于可切除的直肠癌由于身体条件不允许或其他原因不愿手术者,可选择根治性放疗,根据肿瘤的局部分期和患者的身体状况来确定照射范围大小、放疗剂量、是否联合化疗等。

思路 2:对于早期直肠癌($T_{1~2}$)有可能经过单纯放疗获得完全治愈,对于不能接受根治剂量的患者即时姑息放疗也能获得较长时间的局部控制,同时对便血、疼痛有很好的治疗作用。

【问题 15】　哪些患者需行术后放疗? 术后放疗靶区和剂量如何确定?

思路 1:术前放化疗和术后放化疗相比,并没有延长总生存,但可提高 R0 切除率,提高保肛率,降低局部复发率,放疗相关不良反应也较术后放疗少,缺点是对有些并不需要术前放疗的早期患者造成了过度治疗,随着影像学技术的发展,分期的准确性越来越高,过度治疗也会越来越少。

思路 2:对于术前分期为 I 期,但经术后病理检查确定为 II/III 期的直肠癌,或 T_2 伴脉管癌栓阳性、手术不规范、淋巴结清扫数目不够的患者,建议行术后放化疗,一般采用"三明治"式的治疗模式,即在放疗前后给予辅助化疗(5-FU 为基础),放疗时间一般在术后 3 个月内进行,不超过 6 个月;对于局部复发高危者如 CRM + / T_{4b} 应尽快开始放疗,放疗期间同期使用 5-FU 为基础的化疗。

思路 3:术后放疗范围基本同术前放疗,低位前切除术后需要包括吻合口及下方 2cm,腹会阴联合切除术后照射野应包括会阴切口,照射剂量 45~50Gy/25 次。

【问题 16】　对局部复发性直肠癌的治疗如何选择?

思路:直肠癌失败的模式以局部复发为主,复发特点是以孤立的盆腔/吻合口复发为主。如果之前未行术前放疗,复发病灶可切除,最适合的处理是术前同步放化疗,然后手术切除,大多数盆腔复发特别是吻合口复发患者有可能通过二次手术切除获得治愈。对于不可切除的复发患者很难治愈,不推荐姑息减瘤术,部分患者可通过术前放化疗转化为可切除,转化不成功者应给予根治剂量的放疗以达到尽量长的局部控制。如既往接受过盆腔放疗,在保证正常组织器官安全的前提下可进行二次放疗。

【问题 17】　对结直肠癌术后出现肝、肺转移的患者应如何治疗?

思路:直肠癌术后远处转移以肝、肺为主,建议 MDT 讨论后选择最佳治疗方案。能够手术切除首选手术,不能手术首选全身化疗,化疗后可选择性给予放疗。目前随着放疗技术的进步,对一些不适合手术的转移灶采用 SBRT 技术也取得了较好的疗效。

【问题 18】　什么是全程新辅助治疗?

思路:全程新辅助治疗(total neoadjuvant therapy,TNT)是将直肠癌术后辅助化疗提至术前。术前进行新辅助化疗和同步放化疗,以达到最大程度的肿瘤退缩,旨在增加完全缓解率、保肛率和 R0 切除率,提高患者化疗依从性,并有希望通过降低远处转移率来提高患者远期生存率。

(蔡　勇)

推荐阅读资料

[1] PENG L C, MILSOM J, GARRETT K, et al. Surveillance, epidemiology, and end results-based analysis of the impact of preoperative or postoperative radiotherapy on survival outcomes for T_3N_0 rectal cancer. Cancer Epidemiol, 2014(38): 73-78.

[2] GARCIA-AGUILAR J, RENFRO L A, CHOW O S, et al. Organ preservation for clinical T_2N_0 distal rectal cancer using neoadjuvant chemoradiotherapy and local excision(ACOSOG Z6041): results of an open-label, single-arm, multi-institutional, phase 2 trial. Lancet Oncol, 2015(16): 1537-1546.

[3] SHAIKH I, ASKARI A, OURU S, et al. Oncological outcomes of local excision compared with radical surgery after

neoadjuvant chemoradiotherapy for rectal cancer: a systematic review and meta-analysis. Int J Colorectal Dis, 2015 (30): 19-29.

[4] ALLEGRA C J, YOTHERS G, O'CONNELL M J, et al. Neoadjuvant 5-FU or capecitabine plus radiation with or without oxaliplatin in rectal cancer patients: a phase Ⅲ randomized clinical trial. J Natl Cancer Inst, 2015, 107 (11): djv248.

[5] RÖDEL C, GRAEVEN U, FIETKAU R, et al. Oxaliplatin added to fluorouracil-based preoperative chemoradiotherapy and postoperative chemotherapy of locally advanced rectal cancer (the German CAO/ARO/AIO-04 study): final results of the multicentre, open-label, randomised, phase 3 trial. Lancet Oncol, 2015, 16 (8): 979-989.

[6] DENG Y, CHI P, LAN P, et al. Modified FOLFOX6 with or without radiation versus fluorouracil and leucovorin with radiation in neoadjuvant treatment of locally advanced rectal cancer: initial results of the Chinese FOWARC Multicenter, Open-Label, Randomized Three-Arm Phase Ⅲ Trial. J Clin Oncol, 2016, 34 (27): 3300-3307.

[7] RENEHAN A G, MALCOMSON L, EMSLEY R, et al. Watch-and-wait approach versus surgical resection after chemoradiotherapy for patients with rectal cancer (the OnCoRe project): a propensity-score matched cohort analysis. Lancet Oncol, 2016, 17 (2): 174-183.

[8] AZRIA D, DOYEN J, JARLIER M, et al. Late toxicities and clinical outcome at 5 years of the ACCORD 12/0405-PRODIGE 02 trial comparing two neoadjuvant chemoradiotherapy regimens for intermediate-risk rectal cancer. Ann Oncol, 2017 (28): 2436-2442.

[9] SMITH J J, STROMBOM P, CHOW O S, et al. Assessment of a watch-and-wait strategy for rectal cancer in patients with a complete response after neoadjuvant therapy. JAMA Oncol, 2019, 5 (4): e185896.

第二十二章 肛 管 癌

从解剖学上,肛门区癌分为肛管癌和肛门周围癌(肛周癌)。位于齿状线及其上移行区到肛门口的肿瘤为肛管癌,肛管长3～4cm。肛门口痔环向外的皮肤肿瘤为肛周癌,包括以肛门口为中心直径5cm的范围。

肛管癌较少见,其发病占直肠肛门癌的3%～3.5%,女性多见,一般多见于中老年,目前有年轻化趋势。人类乳头瘤病毒(human papilloma virus,HPV)和人免疫缺损病毒(human immunodeficiency virus,HIV)感染是主要的危险因素。

肛管癌80%为鳞状细胞癌,齿状线位置多为混合型腺鳞癌,另有部分基底细胞癌及少量腺癌、小细胞癌、黑色素瘤。腺癌按照直肠癌指南治疗,黑色素瘤按照黑色素瘤指南治疗。肛周多为角化上皮,属于皮肤癌范畴,按照皮肤癌指南治疗。

【诊疗过程】

(1)详细询问特殊病史。多数肛管癌的患者表现为肛门处缓慢生长的肿物,约一半伴有疼痛和便血,但20%的患者无任何症状。肛管癌有明确的致癌危险因素,问诊时一定不要遗漏。该病危险因素包括HPV和HIV感染史,HPV相关性恶性肿瘤史(包括宫颈癌、宫颈上皮内瘤变、外阴癌等)、性传播疾病史、肛交、多个性伴侣、吸烟、器官移植史及应用免疫抑制剂史。

(2)特殊查体,包括直肠指诊、双侧腹股沟触诊和肛门镜。直肠指诊了解肿瘤的位置、大小、活动度及与肛门括约肌的关系。腹股沟淋巴结是肛管癌最常见的转移部位,必须进行双侧腹股沟触诊,腹股沟淋巴结转移一旦病理确诊,肿瘤的临床分期和预后将会发生显著变化。肛门镜是在指诊的基础上直接观察肿瘤,并可同时完成病理活检。

肛门指诊(视频)

(3)结肠镜、肛门内镜超声(endoanal ultrasound,EAUS)、MRI检查。肛管癌可同时合并结直肠癌,且有时与直肠癌容易混淆,因此,建议行结肠镜明确肿瘤位置并除外结直肠癌,肠镜下病理活检是确诊肛管癌的金标准。EAUS和MRI有助于明确肿瘤大小、与周围器官的关系及区域淋巴结情况。

(4)胸部平扫CT、腹部增强CT,除外远处转移。检测血常规、血生化、肿瘤标记物[癌胚抗原(carcinoembryonic antigen,CEA)、鳞状细胞癌抗原(squamous cell carcinoma antigen,SCC)、细胞角质蛋白19片段(cytokeratin 19 fragment,CYFRA21-1)]等。

(5)询问是否有其他内科合并症。

(6)搜集整理所有检查资料,明确分期和一般状况评估。

(7)早期病变可选择局部手术切除,其他病变选择放疗结合化疗的综合治疗。

(8)治疗后进行疗效评价,给予患者治疗后指导建议,定期随访。

【临床关键点】

(1)肛管癌早期多无症状。

(2)局部晚期症状以便血、肛门疼痛、大便习惯改变、大便变细、排不尽感、里急后重等为主。

(3)盆腔淋巴结转移概率较高,最常见的淋巴结区域为腹股沟、直肠系膜周围和髂血管旁淋巴结。

(4)肛管癌侵犯周围器官时会引起相关症状,如膀胱刺激征、阴道出血、剧烈疼痛等,肠瘘时有合并腹盆腔感染可能。

【临床病例】

第一步：病史采集

患者，女，45岁。因"便血3个月"就诊。

患者3个月前无明显诱因出现间断便血，鲜红色，伴肛门下坠感，无腹泻、腹痛、便秘等不适，体重无明显变化。

查体：一般情况可，KPS评分90分，身高157cm，体重46kg。直肠指诊（膝胸位）：距肛门2cm可及肿物，以左侧壁为主，手指不能通过，指套血染（+）。

【问题1】　肛管癌的主要临床表现是什么？

思路：肛管癌由于早期肿块较小，一般无明显症状，进展期的临床表现类似低位直肠癌。肿瘤在肛管部位，会引起粪便性状和大便习惯改变，排便次数增加，常伴里急后重或排便不尽感。肛门疼痛是肛管癌的主要特征，便后更明显。由于肛管癌分泌物刺激肛周皮肤，出现肛门瘙痒，伴腥臭味。直肠指诊或用肛窥器检查可见肛管内溃疡型肿块或息肉样、蕈状肿块，也有呈浸润型肿块伴肛管缩窄。肛管癌以局部浸润和区域淋巴结转移为主，15%～20%的患者有阴道、尿道、前列腺、膀胱甚至盆壁的直接浸润，出现疼痛、阴道瘘、尿道瘘及膀胱瘘等并发症，肛缘齿状线下淋巴结主要经会阴引流至双侧腹股沟淋巴结，齿状线及以上肛管移行区淋巴结倾向引流至直肠周围和髂内血管旁淋巴结。肛管癌血行转移很少见，远处转移主要器官为肝、肺。

【问题2】　门诊应该进行哪些检查？

思路：除了常规查体之外，必须进行直肠指诊，患者通过直肠指诊可以进行临床初步诊断，了解肿瘤的位置、大小、活动度及与肛门括约肌的关系，是早期发现肛管癌的重要检查手段之一。腹股沟淋巴结转移是肛管癌最常见的转移部位，必须进行双侧腹股沟触诊，腹股沟淋巴结是否转移与临床分期和预后有显著关系。肛门镜是在指诊的基础上直接观察肿瘤，同时完成病理活检，病理是确诊肛管癌的金标准。此外，建议行结肠镜除外合并直肠癌。EAUS和MRI是最重要的临床分期依据，有助于明确肿瘤大小、与周围器官的关系及区域淋巴结情况，两者的准确性相当，都是最有效的评价治疗前临床分期的手段。

全身检查评估肿瘤是否存在盆腔以外的转移，胸腹部CT明确肺、肝、腹腔其他脏器和淋巴结等有无转移。出现骨疼痛时需要骨扫描除外骨转移。出现头痛、恶心及脑神经症状需要行头颅MRI除外脑转移。

常规的血液学检查包括血常规、血生化、便常规、潜血试验和肿瘤标志物及HIV检测。

知识点

肛管癌诊断和分期诊断

1. 直肠指诊对肛管癌非常重要，患者主诉便血、肛门疼痛、直肠刺激症状、大便性状改变等均应行直肠指诊。

2. 肛管癌以局部浸润和区域淋巴结转移为主，MRI能够较好地显示盆内软组织和脏器的毗邻关系，明确肿瘤侵犯范围，对局部的浸润深度及阳性淋巴结的检测均具有较高的敏感性和特异性。EAUS对判断局部分期具有优势，二者都是评价治疗前临床分期的有效手段，应作为局部T/N分期的首选手段。

3. 肛管癌明确诊断的金标准是病理诊断，肛门镜可以直接观察肿物并进行活检。

4. 在病历中应记录肿瘤的位置和侵犯范围。

5. 肛管癌较少出现远处转移，但治疗前必须进行分期检查排除肝、肺、骨等远处转移。

第二步：门诊化验及辅助检查

患者在门诊进行了盆腔增强MRI（图22-1）、肠镜（图22-2）、胸部平扫CT、腹部增强CT，以及血生化、血常规、肿瘤标志物等检查。

盆腔增强 MRI：肛管近环周增厚，以左壁为主，长度约 5.1cm，最厚处 1.6cm，病变穿透肌层，侵及外膜，肛门内、外括约肌受累，以左侧为主。直肠周围系膜内、直肠上动脉走行区及两侧腹股沟、闭孔区及髂内血管旁见多发肿大淋巴结，较大者 2cm×2cm，考虑转移。

病理：（肛管）低分化鳞状细胞癌，可见脉管癌栓。（左侧腹股沟）转移性低分化鳞状细胞癌。

胸腹 CT 及血生化、血常规、肿瘤标志物等均正常。

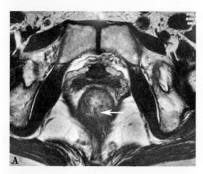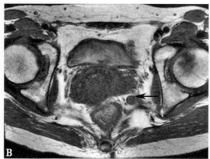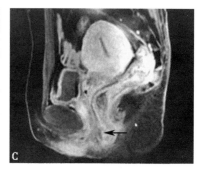

图 22-1　肛管癌 MRI 表现

A. 轴位增强 T_1WI 示肛管病灶（箭头）；B. 轴位增强 T_1WI 示盆腔淋巴结转移（箭头）；C. 矢状位增强 T_1WI 示肛管病灶（箭头）。

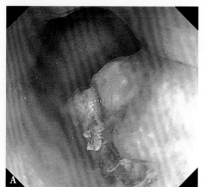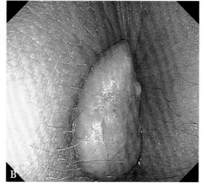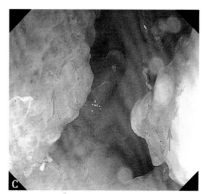

图 22-2　肛管癌内镜下表现

A. 肿物上缘（箭头）；B. 肿物下缘（箭头）；C. 肿物中心（箭头）。

【问题 3】　该患者的诊断和分期是什么？

思路 1：肛管癌的确诊主要依靠肛门镜或结肠镜，通常在表面麻醉及内镜下取肿瘤组织送病理诊断。

思路 2：不同于结直肠癌，肛管癌的分期中 T 采用的是肿瘤大小而不是肿瘤浸润深度，因为肛管癌肿瘤组织的大小是决定预后的重要因素，T_4 是指任意大小的肿瘤累及邻近器官，如阴道、尿道、膀胱等，但需注意直接侵及直肠壁、肛周皮肤、皮下组织或括约肌不归 T_4。肛管癌分期中 N 不是按照淋巴结个数而是按照区域淋巴结转移范围进行分期，区域淋巴结包括直肠周围淋巴结、髂内外和腹股沟淋巴结。

思路 3：分期采用目前国际上 2017 年第 8 版美国癌症联合会（AJCC）结直肠癌分期。

根据患者的分期检查和分期标准，目前诊断为肛管低分化鳞状细胞癌 $cT_3N_{1a}M_0$，ⅢC（2017 年 AJCC 第 8 版），直肠周围系膜内动脉、直肠上动脉走行区淋巴结转移，双侧髂内血管旁、闭孔区淋巴结转移，双侧腹股沟淋巴结转移。

【问题 4】　肛管癌需要与哪些疾病鉴别？

思路：根据肛管癌的临床表现，需要鉴别的疾病如下。

1. 低位直肠癌　该病同样有血便、大便习惯改变、里急后重等，有的肿瘤可侵犯齿状线，造成临床上难以区分直肠癌或肛管癌。但直肠癌肛门疼痛较少见，直肠指诊可以判定肿瘤中央位置在齿状线上或下。另外,活检直肠癌多数为腺癌。直肠腺癌较少有腹股沟淋巴结转移,除非晚期上行淋巴道堵塞才逆行至腹股沟淋巴结。

2．肛瘘 临床上多见,一般以肛周脓肿开始,局部疼痛明显,脓肿破溃后形成瘘,疼痛亦随之减轻。肛瘘多位于肛管后正中处,并与齿状线相连,肛管黏膜完整,有时形成硬结或呈条索状。直肠指诊时挤压可见瘘口流出脓性分泌物,一般在坐浴和抗感染后症状好转。肛瘘用探针检查即可证实,如疑有癌变,则应活检明确。

3．肛周皮肤癌 该病常伴肛门不适、明显瘙痒、肛门缘有小肿物并逐渐增大,生长缓慢、疼痛较轻,形成溃疡后有腥臭分泌物,边缘隆起外翻。肿瘤中心点是在肛门缘以下,活检为分化较好的鳞状细胞癌,角化多,恶性度低,不易发生转移,尽管已发生溃疡,腹股沟淋巴结转移也不多。

4．恶性黑色素瘤 该肿瘤在肛管处少见,典型的黑色素瘤外观似血栓性内痔,但触诊为硬性结节,偶有压痛,表面有色素及溃疡,诊断不难。值得注意的是,半数黑色素瘤可无色素而致误诊,活检可确诊。

第三步：住院后治疗

患者住院后经过多学科联合查房讨论,诊断为肛管低分化鳞状细胞癌 $cT_3N_{1a}M_0$, ⅢC 期。

【问题5】 如何进行治疗决策?

思路1:治疗决策需要综合考虑患者的肿瘤分期、身体条件和治疗意愿,如是否合并严重的基础疾病而不能耐受放化疗或拒绝放化疗。

思路2:肛管癌最佳初始治疗是放疗与化疗相结合的综合治疗,放化疗取代手术成为肛管癌的首选治疗。肛管癌曾与低位直肠癌一样,以经腹会阴切除术(abdominoperineal resection,APR)为主要治疗手段。但手术后患者失去肛门导致生活质量低下,而且手术的局部控制效果并不满意,放化疗能够保留肛门、提高生活质量,同时能够获得比手术更好的局部控制。对于无远处转移的肛管癌($T_{1\sim4}N_0M_0$ 或 T_xN+M_0)可采用同步放化疗,对于有远处转移者进行以化疗为主辅以局部放疗。手术仅用于治疗失败的补救或改善功能。该患者为 $T_3N_{1a}M_0$,ⅢC 期肛管癌,应该行同步放化疗。

> 知识点
>
> **无远处转移肛管癌的标准治疗模式**
>
> 放化疗结合的综合治疗推荐适用于绝大多数 M_0 的肛管癌患者。目前,对这些患者的治疗推荐 5-氟尿嘧啶(5-fluorouracil,5-FU)、丝裂霉素 C(mitomycin C,MMC)/顺铂(cisplatin,DDP)联合放疗的同步放化疗。同步放化疗相比单纯放疗可以提高局部控制率、减少结肠造瘘率,延长生存期。

根据肿瘤分期和患者意愿,确定治疗方案为调强放疗联合同期 5-FU＋DDP 方案化疗,放疗期间给予营养支持、保护肛周皮肤和黏膜等。

【问题6】 放疗如何实施?

思路1:详见第一章相关内容。

思路2:放疗准备工作十分重要,涉及放疗能否顺利完成、患者的早期和晚期副作用及生活质量,包括放疗前的知情同意、身体条件准备和合并症处理等。

放疗前需要明确告知患者放疗的目的,放疗中会出现的急性放疗反应和晚反应组织损伤表现,是否需要合并同期化疗,同期化疗可能出现的不良反应。交代治疗前、治疗中和治疗后需要的注意事项。对于生育期患者,需要告知放疗会导致不孕不育、性激素水平下降、女性提前绝经,有条件患者可以在治疗前进行生殖细胞储备。女性患者应考虑使用阴道扩张器,以减轻阴道狭窄的症状。

放疗前需要处理严重内科合并症,治疗已经存在的肿瘤合并感染、出血等,使患者达到能够耐受放疗的条件,如果便血不严重,可以直接放疗,由于贫血会影响放疗疗效,应积极在放疗前止血并纠正贫血。

【问题 7】 放疗技术有哪些? 放疗范围和剂量如何确定?

思路 1: 常用的放疗技术有二维常规放疗、三维适形及 IMRT。

思路 2: 二维常规放疗一般分为两个阶段,先盆腔大野外照射,再缩野局部集中补量照射。常规盆腔野放疗多采用 3～4 野放疗技术。盆腔野的上界在 L$_5$ 椎体下缘水平下界依据肿瘤的下界而定,一般包括肿瘤下 2～3cm,两侧界在真骨盆外 1～2cm。对于腹股沟淋巴结转移者前野两侧扩大至髂前上棘,缩野后单用前野对腹股沟区进行补量照射,采用高能 X 射线与电子线混合治疗。盆腔大野照射后,缩小照射野至原发肿瘤及受累淋巴结外 2～3cm 的范围,根据原发肿瘤及浸润转移的情况不同,可用缩小的盆腔野照射或会阴野照射,病变局限的还可用组织间近距离治疗以补充剂量。

目前肛管癌较多应用三维适形或 IMRT 技术(图 22-3),其靶区更准确,剂量分布更均匀,危及器官受照射剂量更低,照射体积更小,可达到肿瘤的精确治疗并减少正常组织损伤,是目前主流的放疗技术。研究认为 IMRT 优于三维适形。为减少小肠照射的体积,需充盈膀胱,方法同直肠癌。

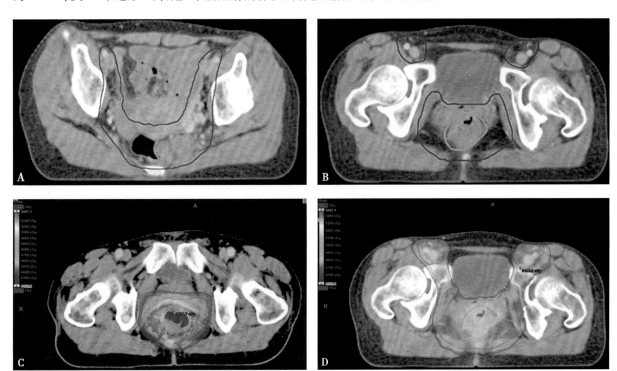

图 22-3 肛管癌调强适形放疗计划
分别为靶区勾画(A、B)和剂量分布(C、D),蓝色区域为临床靶区,绿色区域为肿瘤区。

思路 3: 对于原发肿瘤和转移淋巴结推荐放疗剂量为 54～59Gy。对淋巴结引流区,如盆腔和腹股沟淋巴结引流区需行预防照射,上盆腔(S$_{1～3}$)及腹股沟区推荐放疗剂量为 36～40Gy,S$_3$ 椎体以下盆腔淋巴结引流区为 45Gy。

目前同步放化疗标准方案是放疗同时联合 2 个周期的 5-FU 和 MMC 或 DDP 化疗。近来研究表明,卡培他滨可以替代 5-FU,推荐剂量 825mg/m^2,每天 2 次,每周 5 天。

GTV: 影像学上确定的大体病灶,包括原发病灶和转移淋巴结。

CTV: 包括 GTV +选择性淋巴结引流区,包括直肠及系膜区、骶前区、髂内外淋巴结、闭孔淋巴结和腹股沟淋巴结引流区。上界位于髂总动脉分叉处,下界应距肿瘤下缘至少 2cm。

PTV: 为 CTV 外扩 0.5～1.0cm。

患者局部分期较晚,采用的放化疗方案如下: 95%PGTV 50Gy/95%PTV 45Gy/25 次,完成后局部加量95%PGTV 10Gy/5 次,放疗期间同步卡培他滨+DDP 方案化疗 2 周期,卡培他滨 825mg/m^2,每天 2 次,每周5 天,DDP 60mg/m^2 分 2 天,50mg d1～2。

知识点

正常组织剂量限制

股骨头颈：V20<50%，V50<5%。

膀胱：V50<50%。

小肠：V35≤180cc，V40≤100cc，V45≤65cc，V50<5%。

【问题8】 在放疗期间应注意什么？

思路1：肿瘤对放疗的反应（疗效）。

如果腹股沟淋巴结转移且可触及肿大，放疗期间每周1次查体观察淋巴结变化情况。治疗结束8～12周行CT/MRI评估疗效。

思路2：正常组织对放疗的不良反应（毒副作用），包括血液学毒性和非血液学毒性。

1. 血液学毒性 白细胞、血红蛋白、血小板低下，每1～2周复查血常规及肝、肾功能。

2. 放射性皮肤反应 特别是肛周局部皮肤损伤在肛管癌放疗中比较常见，同期化疗会加重放疗损伤，需保持肛周的清洁，对症给予皮肤保护剂治疗。一般放疗后1～3个月皮肤红肿会逐渐消退，但色素沉着会持续更长时间。

3. 放射性肠炎 照射野内肠道受到一定剂量的照射后，可表现为黏膜不同程度的充血、水肿、糜烂等，患者表现为水样便或黏液便、大便次数增多、肛门下坠感、里急后重感及肛周疼痛等，对于生活质量受到影响的患者适当给予止泻和消炎、补液治疗，注意不要使用过强的止泻制剂，以免造成大便干结而引起肠梗阻。放疗期间宜低脂肪、高蛋白、高维生素饮食，戒烟、戒酒，避免辛辣刺激食品。

4. 放射性泌尿系损伤 表现为尿频、尿急、尿痛、排尿困难等症状。为减轻放疗刺激症状，可以适量饮水，放疗前憋尿。

5. 卵巢、睾丸功能障碍 年轻患者尽量保护卵巢和睾丸功能，采用IMRT或挡铅的方法尽量避免性腺受照射，如有生育要求需提前到生殖中心进行生殖细胞储备。

【问题9】 放疗过程中如何进行质量控制？

思路：放疗实施是一个严格的质量控制过程，具体步骤详见第一章相关内容。

【问题10】 治疗结束后，应告知患者哪些内容？

思路1：治疗疗效和毒副作用评估。治疗结束后，应告知患者和家属正常组织损伤严重程度、急性放射性反应可能持续的时间和相应的治疗措施。

思路2：随访。与一般肿瘤不同的是，肛管癌患者随访时直肠指诊、腹股沟触诊和肛门镜是必做检查；EAUS、MRI和/或PET/CT是评价放射抗拒性肿瘤或复发的主要检查手段。随访是肛管癌治疗过程中的重要环节，应于治疗结束后8～12周开始，上述检查有助于判断治疗后肿瘤的反应，有助于及时发现早期的复发。一般要求治疗后2年内每3个月复查1次，2～5年内每半年复查1次，5年以后每年复查1次。

知识扩展或延伸问题

【问题11】 肛管癌的预后因素有哪些？该患者预后怎样？

思路1：肛管癌最重要的预后因素是分期，局部复发率随T分期增大而升高，T_1局部复发率为11%，T_4局部复发率高达43%，5年生存率随着T分期增大而下降，T_1的5年生存率90%，T_4降至20%，淋巴结阴性的患者局部复发率约19%，淋巴结阳性的患者则高达40%。此外，还有病理类型、分化程度、人种、年龄、性别等对预后也有影响，鳞状细胞癌好于腺癌，高分化好于低分化，白种人好于黑种人，小于65岁和女性预后较好。

思路2：该患者分期为$cT_3N_{1a}M_0$，ⅢC，根据临床分期，单纯放疗局部、区域复发率高达35%～45%，5年生存率为30%～40%，接受同期放化疗后，局部复发率可降至10%～15%，远处转移率10%～17%，最常见的转移器官为肺，发生远处转移后5年生存率约18%。

【问题 12】 初始治疗后腹股沟淋巴结转移如何进一步治疗?

思路 1:肛管癌初始治疗后 10%~20% 的患者出现异时性腹股沟淋巴结转移,多发生于治疗结束后 6 个月内。首先要对可疑腹股沟淋巴结转移的患者进行病理活检确诊。对于腹股沟淋巴结转移的患者,放化疗仍然可达到满意疗效,仍为首选治疗,可根据情况选择电子线和 X 射线混合照射。腹股沟淋巴结清扫术创伤大、并发症多,仅适用于放化疗抗拒性转移灶。

思路 2:出现腹股沟淋巴结转移行放化疗时,需要考虑既往治疗情况,注意局部皮肤纤维化的程度,再次放疗可能会加重局部纤维化,引起淋巴回流障碍、下肢水肿,影响患者生活质量,需充分向患者交代可能出现的并发症。放疗范围尽可能缩小,不再进行区域淋巴引流区预防放疗,一般放疗剂量 50~60Gy。

【问题 13】 针对复发和放射抗拒性,肛管癌的治疗措施有哪些?

思路:补救性手术 APR 是复发和放射抗拒性肛管癌主要治疗手段。所谓复发,是指治疗结束 6 个月后出现的局部肿瘤进展。放射抗拒性则是指肿瘤对放化疗反应差,不能达到缓解。复发和放射抗拒性肛管癌预后较差,即使接受 APR,术后 5 年局部控制率仅为 30%~77%,5 年总生存率仅为 24%~69%。对于复发和放射抗拒性肛管癌补救手术后的患者,推荐全身化疗,方案为 5-FU+DDP,至少化疗 4 个周期,发生远处转移的肛管癌也适用此方案。

【问题 14】 肛管癌远处转移如何治疗?

思路 1:肛管癌远处转移常见的部位是肺、肝和腹主动脉旁淋巴结。初诊时即有远处转移的肛管癌发生率非常低,目前并无标准的治疗方案。对初诊时远处转移肛管癌,以全身化疗为主,化疗达到缓解后,再根据情况进行局部放疗,可以选择同步放化疗或单纯放疗。局部治疗后肛管癌出现盆腔外转移率为 10%~20%,以化疗为主,对转移灶也可选择性地用放疗作为局部控制手段之一。

思路 2:目前并无标准的化疗方案,推荐 5-FU 为基础的化疗方案,联合 DDP 或 MMC。此外,也有研究报告应用希罗达、奥沙利铂、阿霉素、司莫司汀等化疗药物。

(蔡 勇)

推荐阅读资料

[1] BARTELINK H, ROELOFSEN F, ESCHWEGE F, et al. Concomitant radiotherapy and chemotherapy is superior to radiotherapy alone in the treatment of locally advanced anal cancer: results of a phase Ⅲ randomized trial of the European Organization for Research and Treatment of Cancer Radiotherapy and Gastrointestinal Cooperative Groups. J Clin Oncol, 1997, 15(5): 2040-2049.

[2] AJANI J A, WINTER K A, GUNDERSON L L, et al. Fluorouracil, mitomycin, and radiotherapy vs fluorouracil, cisplatin, and radiotherapy for carcinoma of the anal canal: a randomized controlled trial. JAMA, 2008, 299(16): 1914-1921.

[3] NORTHOVER J, GLYNNE-JONES R, SEBAG-MONTEFIORE D, et al. Chemoradiation for the treatment of epidermoid anal cancer: 13-year follow-up of the first randomised UKCCCR Anal Cancer Trial(ACT Ⅰ). Br J Cancer, 2010, 102(7): 1123-1128.

[4] GUNDERSON L L, WINTER K A, AJANI J A, et al. Long-term update of US GI intergroup RTOG 98-11 phase Ⅲ trial for anal carcinoma: survival, relapse, and colostomy failure with concurrent chemoradiation involving fluorouracil/mitomycin versus fluorouracil/cisplatin. J Clin Oncol, 2012, 30(35): 4344-4351.

[5] NG M, LEONG T, CHANDER S, et al. Australasian Gastrointestinal Trials Group(AGITG) contouring atlas and planning guidelines for intensity-modulated radiotherapy in anal cancer. Int J Radiat Oncol Biol Phys, 2012, 83(5): 1455-1462.

[6] SCHER E D, AHMED I, YUE N J. Technical aspects of radiation therapy for anal cancer. J Gastrointest Oncol, 2014, 5(3): 198-211.

[7] GOODMAN K A, ROTHENSTEIN D, CERCEK A, et al. Capecitabine plus mitomycin in patients undergoing definitive chemoradiation for anal squamous cell carcinoma. Int J Radiat Oncol Biol Phys, 2014, 90(1): S32-S33.

[8] OLIVEIRA S C, MONIZ C M, RIECHELMANN R, et al. Phase Ⅱ study of capecitabine in substitution of 5-FU in the

chemoradiotherapy regimen for patients with localized squamous cell carcinoma of the anal canal. J Gastrointest Cancer，2016（47）：75-81.

[9] MAGALHÃES M N，BARBOSA L E R. Anal canal squamous carcinoma. J Coloproctol，2017，37（1）：72-79.

[10] DELHORME J B，SEVERAC F，WAISSI W，et al. Surgery is an effective option after failure of chemoradiation in cancers of the anal canal and anal margin. Oncology，2017（93）：183-190.

第二十三章 前列腺癌

前列腺是男性泌尿生殖系统最大的附属腺体，从胚胎起源上可分为移行带、中央带和外周带，前列腺癌多发生于外周带。前列腺癌是男性泌尿生殖系统最常见的恶性肿瘤。据统计，2018 年美国前列腺癌新发病例位居男性肿瘤首位。近年来我国发病率显著增加，根据国家癌症中心 2019 年发布的最新数据，2015 年前列腺癌在男性恶性肿瘤新发病例中居第 6 位，死亡率排第 10 位。放疗是前列腺癌的根治性治疗手段之一，具有疗效好、适应证广、并发症少等优点，适用于各期前列腺癌患者。近年来，随着放疗技术和设备的发展，特别是图像引导放疗技术的开展，放疗剂量和疗效进一步提高，毒副反应明显降低。

【诊疗过程】

（1）详细询问患者的发病经过、临床症状及相关病史。

（2）直肠指检，应在前列腺特异性抗原（prostate specific antigen，PSA）检查后进行。

（3）完善检查，包括 PSA、前列腺 MRI、前列腺穿刺活检；高危患者需行全身骨扫描，必要时行胸腹 CT、全身弥散加权成像（diffusion-weighted imaging，DWI）或 PET/CT，明确分期。

（4）搜集整理检查资料，进行多学科讨论，制订系统的治疗方案。

（5）治疗期间监测副作用，及时处理。

（6）治疗后评价疗效及副作用，给予患者后续治疗的指导意见，定期随访。

知识点

经直肠前列腺指诊

直肠指诊是前列腺癌患者的重要体格检查之一（以下内容主要针对前列腺的直肠指诊检查）。

1. 检查前患者排空膀胱。

2. 体位取膝胸位、侧卧位或直立弯腰位。

3. 检查前应在肛门口及示指涂润滑油。

4. 首先应注意肛门括约肌功能、肛门松弛和痉挛程度，轻轻按摩肛缘，同时嘱患者做深呼吸使括约肌松弛，然后将示指缓慢深入直肠。

5. 在示指所及范围内检查有无新生物。在直肠前壁，依次触摸前列腺的左侧沟、左侧叶、中央沟、右侧叶和右侧沟及前列腺尖部下方的膜部尿道。检查相应部位前列腺有无肥大、新生物及其与直肠的关系。

6. 检查完毕注意有无指套染血。

7. 检查前列腺大小、形态、质地、表面是否光滑；是否有结节及压痛、中央沟是否存在及变浅。

8. 精囊在正常情况下触不到。

9. 正常前列腺栗子形大小，表面光滑，质地柔韧似橡皮。

注意事项：

1. 急性前列腺炎时，不宜做前列腺按摩，可能导致细菌沿输精管扩散，继发附睾炎，甚至出现败血症。

2. 检查时应将手指缓慢伸入，如突然将手指插入肛门，括约肌会因突然受到刺激而痉挛，使得不易插入并产生疼痛。

检查前列腺
（视频）

【临床关键点】

（1）前列腺癌是男性泌尿生殖系统最常见的一类恶性肿瘤。

（2）全面的诊断、分期检查包括 PSA、前列腺 MRI、前列腺穿刺活检，必要时行全身骨扫描、胸腹 CT、全身 DWI 或 PET/CT 检查。

（3）年轻局限期低中危患者可选择手术治疗，年老患者首选放疗；高危患者推荐首选放疗作为根治手段，并联合内分泌治疗；转移性前列腺癌患者可选择内分泌治疗为基础的全身治疗（寡转移患者可选择内分泌治疗加局部放疗；化疗或阿比特龙使用时机前移，激素敏感期即可用）。

（4）前列腺癌根治术后放疗适应证：切缘阳性、包膜受侵、精囊受侵，淋巴结转移者应在尿失禁基本改善后（最好1年之内）行辅助放疗；术后 PSA 未下降至接近 0 的水平，或下降后又升高者，应尽快行术后挽救放疗。

（5）内分泌治疗是前列腺癌全身治疗的重要手段，具体用药方式和用药时间应根据疾病期别、PSA 水平、伴随症状等制订具体方案。

【临床病例】

第一步：病史采集

患者，男，66 岁。5 个月前体检发现 PSA 持续升高，最高血清总 PSA（total PSA，tPSA）82.38ng/ml，伴尿急、尿等待、排尿困难，于门诊就诊。既往高血压病史十余年，血压最高 126/76mmHg，无其他特殊病史。查体未见阳性体征。

【问题1】 通过上述问诊，该患者可疑的诊断是什么？

思路：患者 PSA 明显高于正常，根据病史，无其他引起 PSA 一过性增高的原因，故考虑前列腺癌可能性大。

> 知识点
>
> 1. 前列腺癌临床表现　早期前列腺癌缺乏特异性的症状，由于通常伴发良性前列腺增生，或由于肿瘤侵犯引起尿道、膀胱颈梗阻，因此与良性前列腺增生症状相似，多为下尿路症状，严重者可能出现急性尿潴留、血尿、尿失禁等。骨转移时会引起骨骼疼痛、病理性骨折、贫血、脊髓压迫导致下肢瘫痪等。
>
> 2. 前列腺特异性抗原的意义和检验注意事项　自 20 世纪 80 年代开始，PSA 广泛应用于临床并作为前列腺癌最重要的肿瘤标志物。国际通用的血清 tPSA 正常参考值为 0~4.0ng/ml。目前认为 PSA 4~10ng/ml 是前列腺癌检出的"灰区"，此时可参考游离 PSA（free PSA，fPSA）与 tPSA 比值，国内目前推荐 fPSA/tPSA>0.16 为正常参考值。
>
> 3. 需要注意，血清 PSA 半衰期为 2.2~3.2 天，有许多因素如药物、前列腺及其他泌尿系统疾病及一些泌尿外科操作都可能在短时间内影响 PSA。一般规定监测 PSA 需要在前列腺按摩、直肠指诊、导尿等操作 48 小时后、性行为 48 小时后、前列腺穿刺 4 周后进行，且检测时无急性前列腺炎、尿潴留等疾病。此外，根治术后 PSA 检查一般在 6 周时进行。

【问题2】 为明确诊断和分期，还应该进行哪些检查？

思路：为明确诊断和分期，应进行前列腺增强 MRI、超声引导下前列腺穿刺活检，高危患者需行全身骨扫描或全身 DWI，怀疑转移者需行胸腹盆 CT 或 PET/CT。

> 知识点
>
> 1. 前列腺癌的 MRI 表现　2012 年首次发表的前列腺影像报告和数据系统（prostate imaging reporting and data system，PI-RADS）规范了前列腺 MRI 报告，具有良好的临床应用价值。2014 年的北美放射学年会发布了第 2 版 PI-RADS（PI-RADS V2），在第 1 版 PI-RADS 的基础上做了更新。PI-

RADS V2 对 MRI 检查设备和技术要求提出了指导性建议,对检查要求、评估分类标准、技术规范及扫描参数进行了重新规范。对前列腺癌的诊断实行 5 分制,见表 23-1。

表 23-1 前列腺癌的诊断评分

评分	临床意义
1 分	临床显著癌存在可能性极低
2 分	临床显著癌存在可能性低
3 分	临床显著癌存在可能性中等
4 分	临床显著癌存在可能性高
5 分	临床显著癌存在可能性极高

PI-RADS 常用序列有轴位、矢状位的 T_1WI,轴位、冠状位的 T_2WI 和脂肪抑制 T_2WI,轴位的 DWI、动态对比增强(dynamic contrast-enhance,DCE)及磁共振波谱成像(magnetic resonance spectroscopy,MRS)序列。

前列腺癌在 T_2WI 上表现为外周带低信号缺损区,与高信号的外周带有明显差异。该序列还可较清楚地显示前列腺癌是否穿破包膜(表现为病变侧前列腺外缘不规则膨出,双侧血管神经束不对称)。此外对显示前列腺癌侵犯精囊也较敏感,表现为正常 T_2WI 高信号的精囊内的低信号灶,前列腺精囊角消失。

癌结节在 DWI 为高信号,ADC 值下降。DCE 时癌灶多呈明显的早期强化。

T_1WI 上癌组织和正常前列腺信号相似,无法发现局限于前列腺内部的肿瘤。

由于穿刺后有出血,强烈建议在穿刺活检前进行 MRI 检查。

2. 前列腺癌病理 Gleason 评分的判读　Gleason 评分是对前列腺癌分化程度的一种评定方法,WHO 已将此方法作为判断前列腺癌分化程度的标准推荐使用。根据前列腺的组织构型,即按照腺体结构、大小、密度和分布等情况的不同,将肿瘤分成 1~5 级,1 级分化最高,5 级最低。在对肿瘤进行评分时,首先观察肿瘤中不同分级所占的比例大小,前列腺癌常有不同分级的结构同时存在,以所占比例最大的和其次的两个级别作为组织学分级标准,两个 Gleason 级数相加即为该前列腺癌的组织学总分。如图 23-1 所示。

美国国立综合癌症网络(NCCN)指南新增了 Gleason 分级,共分为 5 组,见表 23-2。

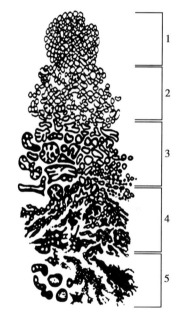

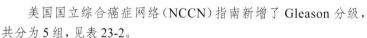

分级 ＿＿ +分级 ＿＿ =评分 ＿＿

图 23-1　Gleason 评分标准和方法

表 23-2　美国国立综合癌症网络指南 Gleason 分级

分级	Gleason 评分	具体评分
1	≤6	≤3+3
2	7	3+4
3	7	4+3
4	8	4+4,3+5,5+3
5	9 或 10	4+5,5+4,5+5

注:Gleason 分级为 5 的前列腺癌,包括 Gleason 评分为 9 分及 10 分的前列腺癌。该部分前列腺癌侵袭性强,预后较差。

第二步：门诊化验及辅助检查

患者在门诊进行了盆腔增强MRI、全身骨扫描，泌尿外科住院行超声引导下前列腺穿刺活检。

盆腔（前列腺）增强MRI：前列腺大小4.5cm×4.0cm×5.8cm（左右径×前后径×上下径），54.29ml；病灶位于左侧外周带，最大径线1.4cm，DWI呈高信号，表观弥散系数（apparent diffusion coeffecient，ADC）图呈低信号，包膜破坏伴腺体外侵犯，左侧神经血管束受累，PI-RADS评分4分。双侧精囊未受累，轻度炎症改变。尿道外括约肌、直肠、肛提肌、盆壁均未受累。淋巴结无转移。盆腔少量积液。诊断：前列腺左侧中部外周带异常信号，不除外前列腺癌（PI-RADS评分4分，$cT_{3a}N_0M_0$），建议穿刺检查；良性前列腺增生；盆腔少量积液（图23-2）。

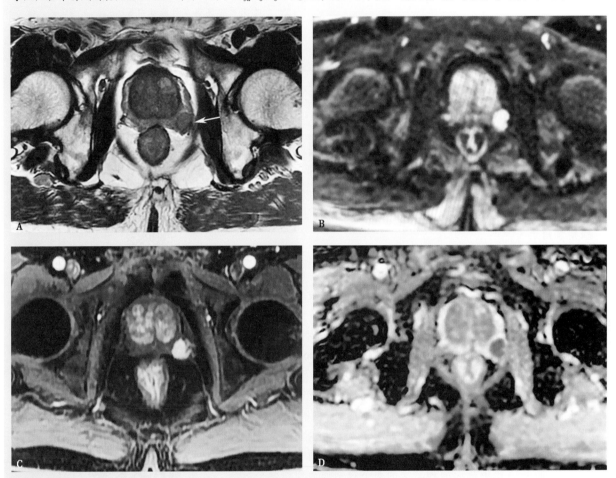

图23-2　前列腺MRI表现

A. 轴位T_2WI（箭头示病灶）；B. 弥散加权成像；C. 动态增强；D. 表观弥散系数图。

前列腺穿刺：经直肠超声（TRUS）引导下前列腺穿刺活检，前列腺5区13点随机活检，左侧叶1~6针，右侧叶7~12针。

前列腺穿刺病理：前列腺穿刺13针，第1针、第3针、第8针、第9针、第11针可见前列腺腺癌，Gleason评分3+4（总分7），肿瘤所占比例第1针、第3针>2/3，第8针、第9针、第11针<1/3。免疫组织化学：P504s（+++），M630（-），AR（+++）。

全身骨扫描：$T_{7~11}$椎体右侧肋椎关节及L_5椎体左侧代谢旺盛灶，考虑为退行性病变可能，但结合病史，建议必要时行PET/CT进一步检查明确诊断。

PET/CT：前列腺癌，余部位未见转移征象。

血常规、血生化均未见明显异常。

【问题3】　该患者的诊断和分期是什么？

思路：该患者诊断为前列腺癌局限期高危病例$cT_{3a}N_0M_0$（附录）（$PSA_{max}=82.38ng/ml$，Gleason评分3+4）。

知识点

美国国立综合癌症网络前列腺癌危险分层

前列腺癌不同于其他肿瘤，要综合患者血清 PSA、Gleason 评分和 TNM 分期进行危险分级，目前所参考主要为 NCCN 前列腺癌复发风险分层（表 23-3），用于指导治疗和判断预后。

表 23-3　美国国立综合癌症网络前列腺癌复发风险分层

危险分层	指标
极低危	T_{1c} 且 Gleason 评分≤6 且 PSA<10ng/ml 且<3 针穿刺阳性、每针≤50% 阳性且 PSA 密度 <0.15ng/（ml·g）
低危	$T_{1\sim2a}$ 且 Gleason 评分≤6 且 PSA<10ng/ml
中危（预后好）	$T_{2b\sim2c}$ 或 Gleason 评分为 3+4=7 或 PSA 10~20ng/ml 且 穿刺阳性率 <50%
中危（预后差）	$T_{2b\sim2c}$ 或 Gleason 评分 3+4=7 或 Gleason 评分 4+3=7 或 PSA 10~20ng/ml
高危	T_{3a} 或 Gleason 评分 8 或 Gleason 评分 4+5=9 或 PSA>20ng/ml
极高危	$T_{3b\sim4}$ 或主要部分 Gleason 评分 5 或 >4 针 Gleason 评分 8~10
区域淋巴结转移	任何 T，N_1，M_0
远处转移	任何 T，任何 N，M_1

知识点

前列腺穿刺活检

前列腺穿刺活检是临床上诊断前列腺癌的主要手段，可采用多种方式，目前多采用经直肠超声引导下前列腺系统活检，活检针数有 6 针、8 针、10 针、12 针、5 区 13 针，其中以 5 区 13 针最为常用，示意图见图 23-3。

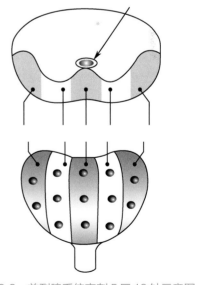

图 23-3　前列腺系统穿刺 5 区 13 针示意图

【问题 4】　如何进行治疗决策?

思路：根据目前的循证医学证据，该患者治疗方案应首选根治性外放疗＋内分泌治疗 1.5~3 年，放疗前先行 2~3 个月新辅助内分泌治疗可使前列腺缩小和固定，以便提高局部放疗剂量，但也要结合分期和前列腺大小决定是否使用。此外，前列腺较大的患者，可以考虑延长新辅助内分泌治疗的时间。

331

知识点

前列腺癌治疗原则见表 23-4。

表 23-4 各期前列腺癌治疗原则

前列腺癌	治疗方案
极低危	预期寿命 <10 年：观察等待
	预期寿命 10~20 年：积极监测
	预期寿命 >20 年：积极监测；放疗或近距离治疗；前列腺癌根治术
局限期低危	预期寿命 <10 年：观察等待
	预期寿命 ≥10 年：观察等待；积极监测；放疗或近距离治疗；前列腺癌根治术
局限期中危	预期寿命 <10 年：观察等待；积极监测；放疗 ± 内分泌治疗（4~6 个月）± 近距离治疗或单用近距离治疗
	预期寿命 ≥10 年：前列腺癌根治术；放疗 ± 内分泌治疗（4~6 个月）± 近距离治疗或单用近距离治疗
局限期高危	放疗 + 内分泌治疗（1.5~3 年）[1 类证据]；放疗 + 近距离治疗 ± 内分泌治疗（1~3 年）；前列腺癌根治术
极高危	放疗 + 内分泌治疗（1.5~3 年）[1 类证据] ± 多西他赛化疗；放疗 + 近距离治疗 ± 内分泌治疗（1~3 年）；前列腺癌根治术（仅限于前列腺无固定的患者）；一般状况差者仅用内分泌治疗
区域淋巴结转移	放疗 + 内分泌治疗（2~3 年）[1 类证据] ± 阿比特龙；内分泌治疗 ± 阿比特龙
远处转移	激素敏感型：内分泌治疗联合化疗或阿比特龙 [1 类证据]；
	激素抵抗型：内分泌联合阿帕鲁安、阿比特龙、化疗或恩杂鲁胺治疗，有症状或多发骨转移可考虑镭 -223 核素治疗 [1 类证据]
	放疗可改善瘤负荷低者预后，或作为减症治疗手段
术后放疗	辅助放疗适应证：pT$_{3~4}$，或切缘阳性，或 pN+ 者
	辅助放疗时机：术后症状如尿失禁缓解后开始，原则上不超过 1 年
	挽救放疗适应证：适用于术后 PSA 未降至接近 0，或持续上升
	挽救放疗时机：越早越好

注：1. 关于近距离治疗，具体见第三十四章相关内容。

2. 化疗方案：多西他赛 75mg/m^2 静脉注射 ×6 周期。

3. 使用雄激素阻断治疗治疗时，睾酮水平应保持 <50ng/dl（<1.7nmol/L）。

4. 中危预后好者可在根治性放疗时考虑适当省略内分泌治疗。

【问题 5】 前列腺癌根治性放疗的流程是什么？

思路：前列腺癌根治性放疗流程见图 23-4。

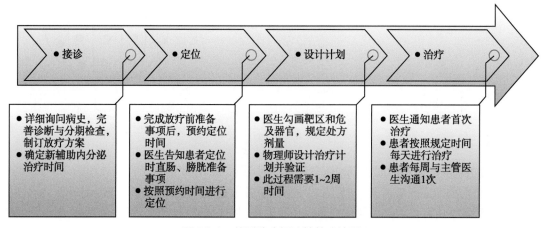

图 23-4 前列腺癌根治性放疗流程

【问题6】 该患者的放疗范围和剂量是什么?

思路:该患者采用图像引导的调强放疗,中等分割放疗方案:VAMT 6MV-X 95% 前列腺 +2cm 近端精囊 PTVprostate+sv:70Gy/2.8Gy/25 次;盆腔淋巴结引流区 PTVnd:50Gy/2Gy/25 次。

知识点

前列腺癌常规分割根治性放疗的技术、照射范围和剂量

1. 放疗技术　图像引导的调强放疗可增加肿瘤局部的照射剂量和靶区的照射总量,提高前列腺癌局部控制率和无病生存率,同时最大限度地降低对周围正常组织如直肠和膀胱的照射剂量,降低并发症,是目前前列腺癌外放疗的主流技术。高剂量照射时强烈推荐每天图像引导。大分割照射时强烈推荐实时图像监测。

2. 照射范围

(1)定位:目前国内最常采用的定位方式是 CT 定位。定位前排空直肠和膀胱,于定位前 1 小时分次饮入 500ml 水以充盈膀胱。患者仰卧于全身体架上,双手上举抱肘置于额前,热塑成型体膜或真空负压气垫固定其下腹部。扫描范围自 L_3 椎体至坐骨结节下 5cm。有条件者可行 MRI 定位或 MRI 融合,其在分辨前列腺及包膜方面有明显优势。

(2)靶区

1)GTV:由于前列腺癌常为多灶病变,影像学等手段不能发现前列腺内的所有癌灶,因此需要把前列腺和包膜整体视为 GTV。T_3 以上者需要把明确受侵的部分划入 GTV,如明确的精囊受侵部分、膀胱及直肠受侵部分等,以便局部加量。转移淋巴结定义为 GTV_{nd}。

2)CTV(图 23-5):①低危,CTV = 前列腺及包膜;②中危,CTV = 前列腺及包膜 +1cm 精囊根部 ± 盆腔淋巴结引流区;③高危,CTV = 前列腺及包膜 +2cm 精囊根部 + 盆腔淋巴结引流区;④T_{3b},CTV = 前列腺及包膜 + 全部精囊 + 盆腔淋巴结引流区。

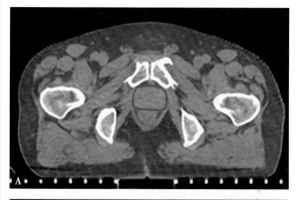

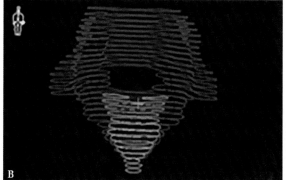

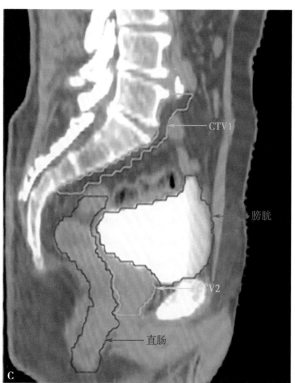

图 23-5　前列腺癌临床靶区勾画示意图

A. 前列腺区临床靶区;B. 前列腺癌靶区勾画三维图,绿色为盆腔淋巴结引流区临床靶区(CTV1),浅绿色为前列腺 + 部分精囊腺临床靶区(CTV2);C. 矢状位图像。

3）PTV：要考虑直肠、膀胱的充盈状态，器官生理运动，呼吸运动，摆位误差等。推荐前列腺和精囊腺的 PTV 在 CTV 基础上外扩 5～10mm，其中上下方向 10mm，左右、前后方向 5mm。但直肠方向要适当缩小，特别是在高剂量照射时更要注意保护直肠，如果有条件每天做图像引导放疗（IGRT），PTV 外扩范围可缩小至 3～5mm，可以明显减少直肠出血等不良反应的发生，如果直肠前壁超量，不能从物理学上达到满意时，有时需要人工修改直肠方向的 PTV。盆腔淋巴引流区的 PTV 在 CTV 基础上外扩 5～10mm，其中上下方向 10mm，左右、前后方向 5mm。

4）盆腔淋巴结照射：低危及中危预后的患者不需盆腔预防照射，中危预后差及高危患者建议照射盆腔淋巴结引流区。以往推荐若淋巴结转移风险 >15%［盆腔淋巴结转移经验公式：LN＋＝2/3 PSA＋（Gleason 评分 6）×10］，建议预防性照射盆腔淋巴引流区。目前也有多个预后模型可预测淋巴结转移概率，如 Memorial Sloan-Kettering Cancer Center. Prostate Cancer Nomograms。

盆腔照射范围包括部分髂总、髂外、髂内、骶前淋巴结引流区及闭孔淋巴结引流区。参照 RTOG 共识指南，具体范围为：①自 L_5～S_1 水平，即髂总血管远端、骶前淋巴结区近端；②髂内、髂外血管外扩 7mm，避开肠道、膀胱、股骨头等；③骶前淋巴结（S_1～S_3）后界为骶骨前，前界为骶骨前 1cm，避开肠道、膀胱、股骨头等；④髂外淋巴结区终止于股骨头上缘（腹股沟韧带的骨性标志）；⑤闭孔淋巴结终止于耻骨联合上缘。

（3）常规分割处方剂量推荐：对于前列腺±部分精囊，每天照射剂量 1.8～2.0Gy，每周 5 次，处方剂量可依据危险度选择 76～81Gy，并强烈建议每天使用 IGRT。不具备条件的医院可适当降低总剂量，原则上不低于 70Gy。对于盆腔淋巴结引流区，每天照射剂量 1.8～2.0Gy，每周 5 次，总量 45～50Gy。

（4）危及器官限量：直肠，V50≤40%、V60≤30%、V66≤20%、V70≤10%。膀胱，V50≤30%、V60≤20%、V70≤10%。耻骨联合，V70≤25%。股骨头，V50≤5%、Dmax<52Gy。小肠，V50≤5%、Dmax<52Gy。

知识点

前列腺癌中等分割放疗

1. 当前中等分割已获得高级别证据支持，指南中推荐中等分割 IMRT 可替代常规分割放疗。中等分割的定义为 2.4～4Gy/次，治疗时间约为 4～5 周。近年来，关于中等分割放疗与常规分割放疗比较的经典大型随机对照试验（randomized controlled trial，RCT）研究已陆续发表，前者的疗效并不劣于后者，同时毒性反应未明显增加。

2. 目前指南上对前列腺及精囊区的推荐剂量包括 70.2Gy/2.7Gy/26 次、70Gy/2.5Gy/28 次、70Gy/2.8Gy/25 次、60Gy/3Gy/20 次；盆腔剂量同前。强烈建议每日使用 IGRT 技术。

3. 中等分割放疗危及器官限量

（1）直肠：V62.5<5%；V60<10%；V56<20%；V50<30%。

（2）膀胱：V70<10%；V60<15%；V56<25%；V50<35%。

（3）耻骨联合：V60<20%。

（4）股骨头：V50<5%。

（5）小肠：Dmax<50Gy。

【问题7】 在放疗期间应注意什么？

思路：①规律饮食，适当运动；②每周监测血常规，每月监测肝、肾功能；③注意保护会阴区皮肤；④随着放疗进行，会出现排尿和排便的症状，如尿频、尿急、尿痛等尿路刺激症状，夜尿增多及排尿困难，大便次数增多及里急后重等直肠刺激症状，以上为常见的放疗毒副作用，如有出现及时通知医生，可通过每天温水坐浴、直肠内应用痔疮膏等方法缓解。

知识点

美国肿瘤放射治疗协作组有关泌尿系统和直肠反应早期、晚期毒副反应的分级标准

1. 泌尿系统早期/急性期反应分级标准

0级：正常。

1级：排尿频率或夜尿为治疗前的2倍；排尿困难，尿急，无须用药。

2级：排尿困难或夜尿少于每小时1次；排尿困难、尿急、膀胱痉挛，需局部用麻醉剂。

3级：尿频伴尿急和夜尿，每小时1次或更多；排尿困难，盆腔痛或膀胱痉挛，需定时、频繁地给予麻醉剂；肉眼血尿伴或不伴血块。

4级：血尿需输血；急性膀胱梗阻，非继发于血块、溃疡或坏死。

5级：直接死于放射急性反应。

2. 泌尿系统晚期反应分级标准

0级：无。

1级：轻度上皮萎缩；轻度毛细血管扩张（镜下血尿）。

2级：重度尿频；广泛毛细血管扩张，间断性肉眼血尿。

3级：重度尿频和排尿困难，重度广泛毛细血管扩张（常伴瘀斑），频繁血尿，膀胱容量减少（<150ml）。

4级：坏死/膀胱挛缩（容量<100ml），重度出血性膀胱炎。

5级：直接死于放射晚期反应。

3. 直肠早期/急性期反应分级标准

0级：无变化。

1级：排便次数增多或排便习惯改变，无须用药；直肠不适，无须镇痛治疗。

2级：腹泻，需用抗副交感神经药（如止吐宁）；黏液分泌增无须卫生垫；直肠或腹部疼痛，需镇痛药。

3级：腹泻，需肠胃外支持；重度黏液或血性分泌物增多，需卫生垫；腹部膨胀（平片示肠管扩张）。

4级：急性或亚急性肠梗阻，瘘或穿孔；胃肠道出血需输血；腹痛或里急后重需置管减压，或肠扭转。

5级：直接死于放射急性反应。

4. 直肠晚期反应分级标准

0级：无。

1级：轻度腹泻，轻度痉挛，粪便轻度直肠分泌物增多或出血。

2级：中度腹泻或肠绞痛，排便>5次/d，大量直肠黏液或间断出血。

3级：梗阻或出血，需手术。

4级：坏死/穿孔，瘘。

5级：直接死于放射晚期反应。

【问题8】 对该患者如何进行内分泌治疗？

思路：根据目前的循证医学证据，局限期高危患者需要连续进行1.5～3年的内分泌治疗。目前关于前列腺癌内分泌治疗的研究中均使用全阻断内分泌治疗（maximal androgen blockade，MAB），即抗雄激素药物与促性腺激素释放激素拮抗剂（gonadotropin-releasing hormone agonist，GnRHa）联合使用。但联合抗雄激素药物是否必要仍有待研究。

知识点

内分泌治疗的作用原理和常用药物

下丘脑以一定的节律分泌促性腺激素释放激素（gonadotropin-releasing hormone，GnRH）受体，GnRH可以作用于腺垂体释放促性腺激素，包括黄体生成素（luteinizing hormone，LH）和卵泡刺激素（follicle stimulating hormone，FSH）。LH 可作用于睾丸的 Leydig 细胞，从而激发睾酮的合成。FSH 可作用于睾丸的 Sertoli 细胞，促进睾酮转化为雄激素。90%～95% 睾酮来源于睾丸合成，另外 5%～10% 来源于肾上腺皮质醇及类固醇的转化。睾酮在 5α 还原酶催化作用下转换为双氢睾酮（dihydrotestosterone，DHT）。DHT 与雄激素受体结合调节性腺激素信号传导通路，导致生精和性成熟。因为雄激素是前列腺癌发生、发展和进展的源头，阻断睾酮的合成或作用即可治疗前列腺癌。持续给予 GnRH 类似物可以阻断 LH 和 FSH 的释放，从而达到阻断雄激素治疗前列腺癌的目的。

雄激素阻断治疗（androgen deprivation therapy，ADT）指任何通过降低睾酮水平或阻断雄激素受体的方式使得雄激素受体不能被激活的治疗手段，包括手术去势、药物去势、抗雄激素药物治疗或以上方式的联合方案。其中抗雄激素药物是指能直接与雄激素受体结合，竞争性抑制睾酮及 DHT 与受体结合的药物。而抗雄激素药物与 GnRHa 联合使用被定义为联合雄激素阻断治疗，是目前最常用的方式。

阿比特龙是一种口服给药的小分子药物，它可通过抑制 *CYP17* 基因的产物（包括 17,20- 裂解酶和 17-α- 羟化酶两种）阻断雄激素的合成（包括睾丸、肾上腺及肿瘤内的雄激素合成）。目前在指南上已被推荐在转移性前列腺癌初诊时即可采用。此外接受阿比特龙治疗的患者有出现肾上腺皮质功能减退症的风险，需要同时行类固醇替代治疗。前列腺癌内分泌治疗药物见表 23-5。

表 23-5　前列腺癌内分泌治疗药物

药物名称	作用机制	适应证	短期副作用
GnRH 类似物 亮丙瑞林 戈舍瑞林 曲普瑞林 组胺瑞林	下调下丘脑 GnRH 受体，导致 LH 水平以及下游睾酮水平降低	局限期、局部进展 生化复发 远地转移前列腺癌	睾酮短期一过升高，需辅以抗雄药物预防"肿瘤闪烁现象"。体重增加、潮热、盗汗、乏力、性欲降低
GnRH 拮抗剂 地加瑞克	直接抑制下丘脑 GnRH 受体	转移性前列腺癌	过敏、潮热、注射区疼痛、体重增加、肝酶升高
抗雄激素药物 比卡鲁胺 尼鲁米特 氟他胺	直接与雄激素受体结合、竞争性抑制其与睾酮和双氢睾酮的结合	与 GnRH 类似物联合使用（CAB）用于各期别前列腺癌	男性乳腺发育、乳房胀痛、肝酶升高
恩杂鲁胺	同时还可以阻止雄激素受体转移到细胞核内	转移性激素抵抗性前列腺癌	
CYP17 抑制剂 阿比特龙 酮康唑 氨鲁米特	CYP17 抑制剂，抑制由肾上腺和瘤内甾体类物质转化来的雄激素	转移性前列腺癌一线与 GnRH 类似物联合用药	恶心、呕吐、肾上腺功能不全（需合用氢化可的松）、皮肤反应、肝酶升高、神经肌肉毒性

注：GnRH，促性腺激素释放激素；LH，黄体生成素；CYP17，细胞色素 P450-17。

【问题 9】　放疗结束后，应告知患者哪些内容？

思路：该患者根治性放疗后 1 个月复查 PSA，之后需定期随访 PSA，目前国内建议 2 年之内每 3 个月检查 PSA，5 年之内 6 个月检查 1 次，之后每年 1 次。如 PSA 上升速度快或出现生化失败，行影像学检查。注意保护照射野内皮肤。内分泌治疗期间注意服用钙剂和维生素 D，以预防骨质疏松。

第三步：入院后治疗

患者初治方案选择了前列腺癌根治术。

【问题 10】　术后哪些情况需要进行放疗？

思路：术后放疗分为辅助放疗和挽救放疗。

辅助放疗适应证：术后 PSA 水平下降至测不出，但符合 pT$_{3\sim4}$、切缘阳性至少一条的患者，需要在手术的并发症如尿失禁得到基本改善后(最好1年之内)行辅助放疗。pN+者应在内分泌治疗的基础上联合放疗。

挽救放疗适应证:根治术后PSA水平未降到测不出,或降至测不出后连续2次升高的患者。挽救性放疗时机:越早越好。

术后生化失败的定义:国内习惯将术后PSA升高超过0.2ng/ml界定为生化失败。

【问题11】　前列腺癌术后放疗范围和剂量如何确定?

思路:前列腺癌术后临床靶区如下。

(1)耻骨联合上缘以下水平

前界:耻骨联合后边界。

后界:直肠前壁。

下界:膀胱尿道吻合口向下8～12mm,若分辨不清,可定为尿道球上方。

侧方:闭孔内肌、肛提肌的内侧缘。

(2)耻骨联合上缘以上水平

前界:膀胱后壁1～2cm。

后界:直肠系膜。

上界:输精管断端水平或耻骨联合上方3～4cm。

侧方:侧方系膜(如果有包膜外侵犯,范围应适当扩大至闭孔内肌)。

前列腺癌术后推荐常规分割照射剂量64～72Gy,单次1.8～2Gy。

知识扩展或延伸问题

【问题12】　如果该患者放疗后出现生化复发,下一步治疗方案有哪些?

思路:对于该患者,如果放疗后出现生化复发,首先应完善全身检查如全身骨扫描、MRI检查,有条件者行PSMA PET/CT,明确是否存在临床上的局部复发或远处转移复发,可针对病灶行局部治疗,如手术、SBRT等。下一步可调整内分泌治疗用药,如果PSA仍然控制不理想,考虑转化为激素非依赖性前列腺癌(castrate-resistant prostate cancer,CRPC),此时建议化疗。

知识点

放疗后生化复发的定义

使用2006年美国放射肿瘤学会Phoenix标准,在PSA最低值基础上增加≥2ng/ml定义为PSA生化复发。

【问题13】　转移性前列腺癌放疗的地位如何?

思路:对于转移性前列腺癌可以有选择地增加前列腺局部放疗。HORRAD研究是最早关于激素敏感性转移性前列腺癌(metastatic hormone sensitive prostate cancer,mHSPC)增加放疗的研究,该研究证实放疗明显延长了中位PSA进展时间。STAMPEDE研究将初诊的转移性前列腺癌分为低转移瘤负荷亚组及高转移瘤负荷亚组,结果显示,在全身治疗的基础上,增加前列腺放疗可显著改善低转移瘤负荷亚组患者的生存。当前,随着转移性前列腺癌多项局部治疗获益的证据发表,部分转移性前列腺癌局部治疗可改善预后已逐渐被接受。

2019年的NCCN及EAU指南也新增了推荐:低转移瘤负荷(根据CHAARTED标准定义)的转移性前列腺癌,推荐在激素剥夺治疗的基础上,新增前列腺部位的放疗。(CHAARTED将高转移瘤负荷定义为内脏转移或4个以上骨转移,其中1处为中轴骨。)

【问题14】　前列腺癌预后如何?

思路:前列腺癌是男性老年疾病,一般发展缓慢,病程较长,预后因素包括肿瘤分期、治疗前PSA水平、Gleason评分、淋巴结转移情况、远处转移情况。根据2014年中国发布的最大型癌症生存数据报告,前列腺癌5年生存率为53.8%(2003—2005年)。美国SEER数据库最新显示其5年总体生存率高达98.2%

（2008—2014 年），其中局限期及区域淋巴结转移患者 5 年生存率高达 100%，而远处转移者 5 年生存率仅有 30%。

知识点

前列腺癌诊断和治疗流程见图 23-6。

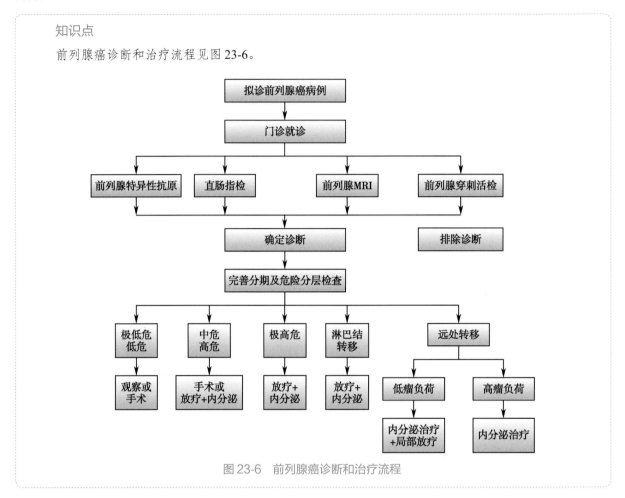

图 23-6　前列腺癌诊断和治疗流程

（高献书）

推荐阅读资料

[1] SIEGEL R L，MILLER K D，JEMAL A. Cancer statistics，2019. CA Cancer J Clin，2019，69（1）：7-34.

[2] HEIDENREICH A，BASTIAN P J，BELLMUNT J，et al. EAU guidelines on prostate cancer. part 1：screening，diagnosis，and local treatment with curative intent—update 2013. Eur Urol，2014，65（1）：124-137.

[3] PISANSKY T M，THOMPSON I M，VALICENTI R K，et al. Adjuvant and Salvage Radiotherapy after Prostatectomy：ASTRO/AUA Guideline Amendment 2018-2019. Journal Urol，2019，202（3）：533-538.

[4] QI X，LI HZ，GAO XS，et al. Toxicity and biochemical outcomes of dose-intensified postoperative radiation therapy for prostate cancer：results of a randomized phase Ⅲ trial. Int J Radiat Oncol Biol Phys，2020，106（2）：282-290.

[5] MICHALSKI J M，LAWTON C，EL NAQA I，et al. Development of RTOG consensus guidelines for the definition of the clinical target volume for postoperative conformal radiation therapy for prostate cancer. Int J Radiat Oncol Biol Phys，2010，76（2）：361-368.

[6] BOEHMER D，MAINGON P，POORTMANS P，et al. Guidelines for primary radiotherapy of patients with prostate cancer. Radiother Oncol，2006，79（3）：259-269.

[7] LAWTON C A，MICHALSKI J，EL-NAQA I，et al. RTOG GU Radiation oncology specialists reach consensus on pelvic lymph node volumes for high-risk prostate cancer. Int J Radiat Oncol Biol Phys，2009，74（2）：383-387.

[8] GAY H A，BARTHOLD H J，O'MEARA E，et al. Pelvic normal tissue contouring guidelines for radiation therapy：a

Radiation Therapy Oncology Group consensus panel atlas. Int J Radiat Oncol Biol Phys，2012，83（3）：e353-e362.

[9] PARKER C C，JAMES N D，BRAWLEY C D，et al. Radiotherapy to the primary tumour for newly diagnosed，metastatic prostate cancer（STAMPEDE）：a randomised controlled phase 3 trial. Lancet，2018，392（10162）：2353-2366.

[10] BOEVÉL M S，HULSHOF M C C M，VIS A N，et al. Effect on survival of androgen deprivation therapy alone compared to androgen deprivation therapy combined with concurrent radiation therapy to the prostate in patients with primary bone metastatic prostate cancer in a prospective randomised clinical trial：data from the HORRAD trial. Eur Urol，2019，75（3）：410-418.

附录：前列腺癌 TNM 分期（2017 年 AJCC 第 8 版）

原发肿瘤（T）

临床（cT）	病理（pT）（无 T_1）
T_x：原发肿瘤不能评价	
T_0：无原发肿瘤证据	
T_1：不能被影像发现和扪及的临床隐匿肿瘤	
T_{1a}：偶发肿瘤体积小于所切除组织体积的 5%	
T_{1b}：偶发肿瘤体积大于所切除组织体积的 5%	
T_{1c}：穿刺活检发现的肿瘤（如由于 PSA 升高）	
T_2：局限于前列腺内的肿瘤	pT_2[①]：局限于前列腺
T_{2a}：肿瘤限于单叶的 1/2（≤1/2）	pT_{2a}：肿瘤限于单叶的 1/2
T_{2b}：肿瘤超过单叶的 1/2 但限于该单叶	pT_{2b}：肿瘤超过单叶的 1/2 但限于该单叶
T_{2c}：肿瘤侵犯两叶	pT_{2c}：肿瘤侵犯两叶
T_3：肿瘤突破前列腺包膜[②]	pT_3：突破前列腺包膜
T_{3a}：肿瘤侵犯包膜（单侧或双侧）	pT_{3a}：突破前列腺包膜或膀胱颈微浸润
T_{3b}：肿瘤侵犯精囊	pT_{3b}：侵犯精囊
T_4：肿瘤固定或侵犯除精囊外的其他邻近组织结构，如膀胱颈、尿道外括约肌、直肠、肛提肌和 / 或盆壁	pT_4：侵犯膀胱和直肠

区域淋巴结（N）[③]

临床	病理
N_x：区域淋巴结不能评价	pNx：无区域淋巴结取材标本
N_0：无区域淋巴结转移	pN_0：无区域淋巴结转移
N_1：区域淋巴结转移	pN_1：区域淋巴结转移

远处转移（M）[④]

M_x

M_0

M_1

M_{1a}：有区域淋巴结以外的淋巴结转移

M_{1b}：骨转移

M_{1c}：其他器官组织转移

注：①穿刺活检发现的单叶或两叶肿瘤，但临床无法扪及或影像不能发现的定为 T_{1c}；

    ②侵犯前列腺尖部或前列腺包膜但未突破包膜的仍为 T_2，非 T_{3a}；

    ③不超过 0.2cm 的转移定为 pN_{1mi}；

    ④当转移多于一处，为最晚的分期。

第二十四章 膀 胱 癌

膀胱为囊状肌性脏器,排空状态下位于真骨盆内,充盈状态下特别是尿潴留时可伸展到腹腔。大体解剖上,膀胱分为尖部、上表面、两下侧面、底部或后表面及颈部。膀胱属于腹膜间位器官,上表面常有肠管存在,因此膀胱的充盈状态对放疗计划的制订至关重要。膀胱壁分为四层,由内向外分别是黏膜层、黏膜下层、肌层和浆膜层。

90%以上的膀胱肿瘤是尿路上皮癌,鳞状细胞癌占5%左右,但是鳞状细胞癌分化都较差,已知埃及血吸虫病可导致鳞状细胞癌。小细胞癌罕见,但是对放化疗敏感,治疗同肺小细胞癌。其他病理类型包括黑色素瘤、癌肉瘤和腺癌。

2018年,美国预计新发膀胱尿路上皮癌81 190例。2014年统计数据显示,我国膀胱癌发病率为5.71/10万,死亡率为2.35/10万。诊断时中位年龄>70岁。男女之比约3:1,这可能与男性吸烟多有关。诊断时约20%的患者已发展为肌层浸润型。约8%的患者诊断时已出现远处转移,最常转移的器官是骨、肺脏和肝脏。

膀胱癌最常见的发病风险因素包括吸烟、慢性刺激(尿路结石、尿路感染等)、化学物(环磷酰胺、甲萘胺、联苯胺等)、放疗史及埃及血吸虫病(与膀胱鳞状细胞癌有关)等。

【诊疗过程】

(1)详细询问发病时间、过程、伴随症状及相关病史。

(2)查体时重点对泌尿系统进行检查,排除其他良性病变可能引起的血尿。

(3)进行尿细胞学检查或膀胱镜检查,有条件可以行荧光原位杂交技术(FISH)(检测染色体畸变),膀胱镜既可观察膀胱内情况,也可病理活检。

(4)通过盆腔增强MRI、泌尿系增强CT等检查评价肿瘤侵犯的深度、淋巴结转移及其他尿路上皮组织的情况。

(5)根据具体病期选择胸部CT、腹部CT、脑MRI、全身骨扫描或PET/CT评价全身情况。

(6)整理所有临床及检查资料,进行MDT讨论,制订适当的治疗策略与方案。

(7)非肌层浸润型膀胱癌(non-muscle invasive bladder cancer,NMIBC)以经尿道膀胱肿瘤切除术(transurethral bladder tumor resection,TURBT)为主;肌层浸润型膀胱癌(muscle-invasive bladder cancer,MIBC)可以选择新辅助化疗+膀胱全切或放疗为基础的保留膀胱综合治疗。

(8)疗效评价、定期随访。

【临床关键点】

(1)膀胱癌是泌尿系统最常见的恶性肿瘤。

(2)膀胱镜是诊断和治疗膀胱癌最常用的工具。

(3)根据肌层是否受累,将膀胱癌分为肌层浸润型和非肌层浸润型。

(4)盆腔MRI有利于评价膀胱肿瘤局部浸润范围和盆腔淋巴结转移情况。

(5)根治性膀胱切除术±代膀胱术是治疗膀胱癌最常用的治疗手段。

(6)同步放化疗为主的保留膀胱治疗可以取得与手术相当的生存率,且75%~80%的患者保留了正常的膀胱功能。

(7)根治性放疗是治疗膀胱癌的有效手段。

【临床病例】

第一步:病史采集

患者,男,76岁。主诉"反复肉眼血尿1月余"。

患者1个月前无诱因出现反复肉眼血尿,全程、无痛,伴轻度尿频、尿急,无发热、腰腹痛症状。膀胱镜检查:膀胱左后壁巨大溃疡型肿物,浸润性生长,侵及膀胱全层,质脆,触之易出血。病理活检:高级别尿路上皮癌,G3,部分G2,浸润肌层。

腹部查体:盆腔耻骨联合上方可触及质硬肿块,可移动;未诉明显压痛、反跳痛,双侧输尿管走行区无叩击痛。

【问题1】 膀胱癌患者常见的临床表现是什么?

思路:膀胱癌最常见的临床表现是无痛性血尿,伴或不伴尿路刺激症状。血尿可以是肉眼血尿或镜下血尿。

> 知识点
>
> 1. NMIBC病变主要表现为无痛性血尿,有时可伴尿路刺激症状。
>
> 2. MIBC病变除了无痛性血尿之外,通常伴随可反映疾病进展的症状。尿道梗阻可引起肾区疼痛,特别是急性梗阻时,患者易出现急性尿路感染,甚至脓毒血症;肿瘤侵犯邻近组织器官可引起盆腔局部疼痛、排便习惯改变、便血或阴道出血等。
>
> 3. 转移病变可引起其他部位临床表现。广泛的淋巴结转移可引起患侧下肢水肿;远处转移至肝、肺或骨可引起相应的器官损害表现。

【问题2】 该患者还需要完善哪些检查?

思路:盆腔增强MRI评价肿瘤侵犯的范围及盆腔是否有肿大淋巴结;泌尿系增强CT一方面可以评价双侧肾盂、输尿管情况,除外占位可能,另一方面可以评价腹腔淋巴结转移情况及腹部其他器官转移;胸部CT评价胸部远处转移情况;有条件也可以行PET/CT检查,既可以判断膀胱内肿瘤范围、盆腔淋巴结情况,也可以显示其他远处转移情况。

常规实验室检查:血常规、肝肾功能。

> 知识点
>
> 1. 一旦怀疑膀胱癌,首先应进行尿细胞学检查或膀胱镜检查,有条件行FISH检查。TURBT既是诊断的关键方法也是治疗的重要手段。TURBT后肿物的存在与否是判断患者预后的重要指标。切除标本有助于判断肌层是否受累,这对是否要进一步检查有重要参考。
>
> 2. NMIBC或原位癌(carcinoma in situ,CIS)通常不需要进一步影像学检查,膀胱镜是主要的治疗和监测手段。
>
> 3. MIBC、广泛的CIS或G3病变时,需要完善的检查包括腹盆腔CT、MRI、胸部CT。
>
> 4. 如果有骨转移的表现如碱性磷酸酶升高、骨痛等,应该进行核素骨显像。
>
> 5. 需要注意的是,TURBT术后改变与肿瘤外侵有时在影像学上难以分辨,这时应结合病史整体判断。

第二步:门诊化验及辅助检查

患者进行了盆腔增强MRI、泌尿系增强CT、胸部CT平扫,以及血常规和肝、肾功能检查。

盆腔MRI:膀胱左后壁不均匀增厚,局部膀胱外壁毛糙,周围可见多发小血管形成,DWI呈高信号,增强扫描明显强化。

泌尿系增强 CT：膀胱内占位病变，明显强化；双肾皮质灌注良好，双侧肾盂、输尿管未见占位病变；腹盆腔未见明显肿大淋巴结。

胸部 CT：未见转移病灶。

【问题3】 该患者的分期如何？

思路：结合查体（可移动盆腔肿块）、TURBT（侵犯肌层）和影像学检查（盆腔 MRI 所见）结果，患者临床分期为 $cT_3N_0M_0$。

知识点

1. 临床分期 原发肿瘤的评估主要手段是双合诊。膀胱壁增厚、可移动肿块提示 T_3；固定肿块提示 T_4。利用影像学手段判断肿瘤外侵范围和淋巴结转移也应该被采用。肾盂尿路造影评价上尿路情况。远处转移的评价手段包括胸腹影像学检查和骨扫描等。

2. 病理分期 病理显微镜检查和确诊必不可少，然而，准确的分期需要全膀胱切除和淋巴结清扫。

3. 临床上常用的 TNM 分期采用 2017 年第 8 版美国癌症联合会（AJCC）分期，见附录。

【问题4】 患者膀胱肿物的组织病理学分级如何？

思路：该患者的组织病理学分级：G3，部分 G2，高级别尿路上皮癌。

知识点

组织学分级是判断肿瘤复发或侵袭能力的重要指标之一。临床上广泛采用的两种分级系统。

（1）2004 年世界卫生组织（World Health Organization，WHO）/ 国际泌尿病理协会（International Society of Urological Pathology，ISUP）修订后的分级系统。

- 低度恶性乳头状上皮内瘤变
- 低级别尿路上皮癌
- 高级别尿路上皮癌

（2）1973 年 WHO 颁布的分级系统。

- G1：高分化尿路上皮癌
- G2：中分化尿路上皮癌
- G3：低分化尿路上皮癌

【问题5】 患者盆腔淋巴结转移概率如何？

思路：该患者盆腔淋巴结转移概率约 26%。

知识点

2001 年 Stein 等分析了 1 054 例手术治疗的 $T_{0\sim4}$ 膀胱癌患者，分析发现淋巴结转移概率如下。

$T_{0\sim1}$：5%（19/421）

T_2：18%（21/115）

T_{3a}：26%（35/133）

T_{3b}：46%（113/248）

T_4：42%（58/137）

总体：24%（246/1 054）

第三步：住院后治疗

患者住院后经过多学科联合查房讨论，诊断为膀胱癌 G3，部分 G2，高级别尿路上皮癌 $cT_3N_0M_0$，Ⅲ期。

【问题6】 如何进行治疗决策?

思路1:治疗决策的制订需要综合考虑各因素,主要有肿瘤分期、主要(紧急)临床表现、患者身体状况、有无严重内科合并症、现有治疗手段的疗效和副作用,以及患者对手术、化疗的耐受性和意愿等。

思路2:患者年龄偏大,手术可能有风险且不能保留膀胱,患者拒绝膀胱全切术。综合考虑后患者选择以放疗为基础的保留膀胱综合治疗手段。

> 知识点
>
> 1. 根治性膀胱切除术±代膀胱成形术是治疗膀胱癌的根治性手段之一,优势在于可以完整切除肿瘤,联合或不联合盆腔淋巴结清扫术,明确病理分期;不足之处在于患者无法保留原有的膀胱,且对患者年龄、身体状况要求较高,相关文献显示手术治疗患者中位年龄在66岁左右。
>
> 2. 以放疗为基础的保留膀胱综合治疗是膀胱癌的又一根治性治疗手段,不仅可以取得与手术相当的生存期,而且2/3长期生存的患者能够保留完整膀胱功能。相关文献显示放疗患者中位年龄75岁左右,最高年龄可达90岁。

【问题7】 以放疗为基础的保留膀胱综合治疗如何实施?

思路1:保留膀胱的治疗是以放疗为基础的综合治疗。2017年之前,国际上主要存在两种治疗模式,即美国模式和英国模式(图24-1、图24-2),2018年后,两种治疗模式趋于一致。

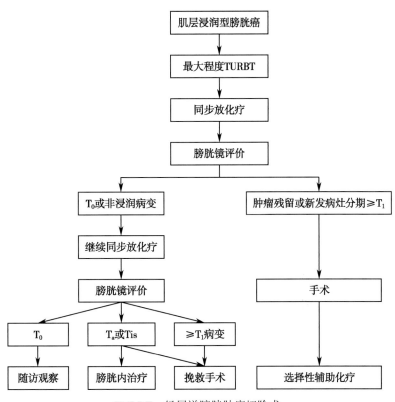

TURBT—经尿道膀胱肿瘤切除术。

图 24-1　美国模式主要流程

美国国立综合癌症网络(NCCN)指南(2019 V2.0)推荐的保膀胱治疗模式:患者完善检查,明确诊断和分期后,可以直接选择根治性同步放化疗,治疗完成2～3个月后评价,如果局部复发非浸润性病变(Tis、T_a、T_1),可以考虑TURBT或膀胱内灌注;孤立浸润性病变复发而无全身转移时,可考虑挽救手术±化疗(图24-3)。

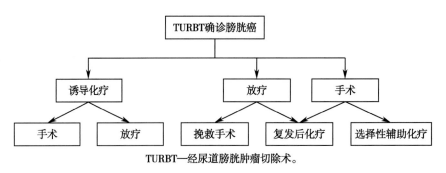

TURBT—经尿道膀胱肿瘤切除术。

图24-2　英国模式主要流程

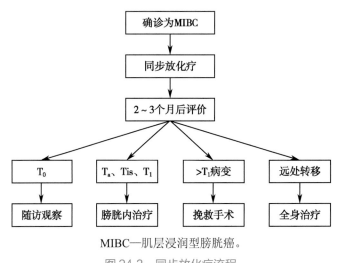

MIBC—肌层浸润型膀胱癌。

图24-3　同步放化疗流程

思路2：放疗的全过程包括治疗前准备、模拟定位、靶区勾画、计划设计、计划验证、实施计划、质量控制和质量保证、疗效评价及随访观察等。

治疗前准备需要明确告知患者及家属放疗的主要目的，治疗过程中可能出现各种早期、晚期副作用，同步化疗情况及化疗副作用，并签署放疗、化疗知情同意书。

模拟定位注意事项：

（1）患者定位和治疗时体位应一致；平卧，双上肢交叉抱于胸前；固定膝、踝关节，保证体位的可重复性。

（2）排空直肠；必要时使用缓泻剂。

（3）全膀胱照射时，定位前需排空膀胱；膀胱肿瘤局部推量，定位前需适度充盈膀胱，必要时经尿管等体积生理盐水灌注维持恒定的膀胱容量。

（4）正常呼吸状态下，CT扫描层厚3～5mm；扫描范围为自坐骨结节到L_3椎体水平。

（5）同一体位建议平扫与增强扫描动脉期各一套CT图像，并把两套图像在治疗计划系统融合。

（6）体表标志线应该在腹下股上区域，选择皮肤移动度较少的部位。

【问题8】 放疗的技术、照射范围及剂量如何确定？

思路1：照射技术主要有两种：三维适形放疗和调强放疗。三维适形放疗技术是最常用的照射技术，相比较而言，调强放疗技术能更好地减少对正常膀胱壁照射，盆腔肠道受照也减少，不良反应较轻，有利于放疗后正常膀胱功能的恢复。

思路2：参考照射范围与剂量如下。全膀胱联合或不联合盆腔照射：39.6～50.4Gy；肿瘤局部60～66Gy。目前也有肿瘤局部大分割放疗加量的尝试。淋巴结阳性者可考虑予淋巴结加量。尽量行每日图像引导。也可以选择全膀胱照射55Gy/20次。美国肿瘤放射治疗协作组（RTOG）0524采用的照射模式为，盆腔：39.6Gy/22次；全膀胱：50.4Gy/28次；肿物：64.8Gy/36次。

知识点

1. GTV 难以精准确定，需要结合 CT、MRI、TURBT 或 PET/CT 等结果。TURBT 后植入基准标记物或注入碘油有助于确定肿瘤位置和图像引导放疗（IGRT）。

2. 计划和治疗全膀胱照射时，膀胱保持排空，最大程度地减少膀胱位移并且尽量减小照射范围。肿瘤局部推量时，适度地、恒定地膀胱充盈有助于保护正常膀胱黏膜。

3. 影像学盆腔淋巴结阴性时，是否行常规预防照射尚无数据支持。BC2001 试验中，盆腔淋巴结复发率同步放化疗仅为 3%，单纯放疗仅为 6%。

4. 盆腔照射范围中，CTV1（盆腔）包括髂总血管分叉以下的盆腔淋巴引流区（髂内、髂外、闭孔、膀胱周）、膀胱、前列腺；CTV2 指全膀胱；GTV 是指影像学手段、膀胱镜确诊的任何膀胱肿物。PTV 根据各自单位实测值进行外扩。

知识点

正常组织器官限量

直肠：V70<10%～20%；V60<30%；V50<40%。
小肠：Dmax≤52Gy，Dmean<30Gy。
股骨头：V50<5%；Dmax≤52Gy。

【问题 9】　放疗期间的注意事项有哪些？

思路 1：膀胱尿路上皮癌对放疗敏感。同步放化疗完成后 2～3 个月进行评价，如无肿瘤复发或转移，定期观察；如肿瘤残留或进展或新发肿物，可考虑挽救性膀胱全切。

思路 2：正常组织副作用主要有两方面，即消化系统和泌尿系统。如果联合化疗，血液系统副作用也应该得到重视。

（1）消化系统：排便次数增多、里急后重。肠道黏膜照射后发生充血、水肿、吸收减少及对刺激敏感。绝大多数局限于 1～2 级消化道反应（RTOG 副作用分级标准）。

（2）泌尿系统：最多见的是尿频、尿急等尿路刺激症状。照射后肉眼血尿大多会消失，但是尿路刺激症状仍会持续，这是膀胱黏膜受照射后发生损伤所致，放疗 1 个月后多数患者会明显缓解。

（3）血液系统：放疗对血液系统影响较化疗小，如果患者合并化疗药物，应密切监测血常规。主要表现为白细胞降低、贫血等。

【问题 10】　治疗过程中如何进行质量监控？

思路：治疗计划实施之前需要验证，符合要求后方可执行。理想的状态是每天图像引导放疗（daily IGRT），但现实中存在困难。多数临床中心采取的折中方式为：每 3 天或每周 1 次图像引导，可以选择电子射野影像装置（electronic portal imaging device，EPID）或锥形束 CT（CBCT）。

【问题 11】　如何对患者进行疗效评估和随访观察？

思路：同步放化疗结束 2～3 个月后，建议评价患者肿瘤情况。肿瘤消失，定期随访观察，局部复查项目包括膀胱镜检查、盆腔增强 MRI 或 CT。一般要求前 2 年每 3 个月复查 1 次，第 3～5 年每 6 个月复查 1 次，超过 5 年每年复查 1 次；肿瘤为 Ta 或 Tis，可考虑 TURBT 或灌注等膀胱内治疗；如果肿瘤残留、进展、新发病灶可以评价挽救手术的可能性，或选择辅助化疗。

【问题 12】　膀胱癌患者的预后如何？

知识点

单纯放疗 MIBC 的 5 年生存率 30%～34%，10 年生存率 18% 左右。同步放化疗方案多数患者耐受良好，加入化疗增加了 1～2 级急性毒性反应，并没有增加 3～4 级急性毒性反应，也没有增加晚期毒性反应。同步放化疗 MIBC 的 3 年生存率 60%～80%，5 年生存率达 50%～56%，同时，75%～80% 的长期生存患者保留了完整膀胱。

知识扩展或延伸问题

【问题 13】　放疗与手术的关系是什么?

思路:一直以来,放疗都是膀胱癌的主要治疗手段之一。然而,放疗的使用全球范围差异明显,美国使用率 10% 左右,而英国使用率则超过 50%。迄今为止,还没有关于手术和放疗的随机对照研究,因此,所有手术与放疗疗效对照的数据都是间接推测的。美国的医生更加倾向手术,且同步放化疗仅用于临床试验,这种观点仅仅是出于传统和临床习惯,而非任何切实可靠的对照研究数据。

多项研究已证实,以放疗为基础的保留膀胱综合治疗手段可以取得与手术相当的生存率,且生存的患者 75%～80% 保留了完整的膀胱功能。

放疗后膀胱内复发的患者应该选择挽救手术。但放疗后挽救手术的安全性和生存情况还没有对照研究数据证实。然而,英国的外科医生在这方面有着丰富的临床经验,他们认为无论是化疗还是放疗都不会影响挽救手术的疗效,挽救手术与手术相比,患者的长期生存相当。

事实上,放疗与手术并不是竞争的,而是相互补充的关系。例如:如果患者除了浸润癌还存在广泛的 CIS,此时放疗的疗效通常较差,最终需要挽救手术。许多手术耐受差的患者如老年、肥胖、糖尿病、麻醉高风险及强烈要求保留膀胱的患者,可以从放疗中有更大获益。随着膀胱癌中位诊断年龄的提高,相信会有更多的患者选择保留膀胱的治疗手段。

【问题 14】　对于 NMIBC 如何选择治疗手段?

思路:80% 左右的膀胱癌是 NMIBC,主要是指 T 分期里的 Tis、T_a 和 T_1 病变。TURBT 后复发率高达 70%,更为重要的是高达 15% 的患者会进展为 MIBC。TURBT + 膀胱内灌注治疗是常用的治疗手段,常用的灌注药物有丝裂霉素、表柔比星和 BCG。对于反复复发或进展的患者,应该选择手术或同步放化疗或根治性放疗。

【问题 15】　放疗与化疗的联合应用的现状如何?

思路:在多种肿瘤中,同步放化疗疗效优于单纯放疗。这是由于化疗药物有放疗增敏作用,可以增强放射线对肿瘤细胞的杀伤作用,另一方面,化疗可以清除微小转移灶。在膀胱癌中,已经确认具有放疗增敏作用的化疗药物包括顺铂、5-氟尿嘧啶(5-FU)、紫杉醇、5-FU/ 丝裂霉素、吉西他滨等。

【问题 16】　术前放疗的意义是什么?

思路:术前放疗可以取得与术前化疗相近的完全缓解(complete response,CR)率,随着放疗技术和手术技巧的进步及吉西他滨出现后的化疗发展进入 10 余年的平台期,我们应该积极开展随机对照临床研究,重新评价术前放疗的价值。

【问题 17】　术后放疗的意义是什么?

思路:关于术后放疗的随机对照研究数据较少。目前,术后放疗的适应证包括切缘阳性、$pT_{3\sim4}$、N +、姑息性肿物切除。放射范围为盆腔淋巴引流区 + 膀胱床。剂量为 45～50.4Gy;切缘阳性区或结外受侵区推量至 54～60Gy。

【问题 18】　对其他膀胱肿瘤如何进行治疗?

思路:鳞状细胞癌罕见,但常见移行细胞癌含有鳞状细胞癌成分。鳞状细胞癌局部复发多见,术后应行放疗。脐尿管腺癌罕见,局部病变时手术为主要治疗手段。许多患者诊断时常见远处转移,但是还无标准的化疗方案。癌肉瘤更为罕见,预后也较差。小细胞癌容易发生远处转移,但对化疗敏感。治疗可以参考肺小细胞癌,全脑预防的意义还不清楚。

【问题 19】　膀胱癌目前的化疗概况如何?

思路:50% 以上的 MIBC 患者会发生远处转移。膀胱癌对化疗敏感,对多种化疗药物都有良好反应。顺铂的肾毒性限制了其在膀胱癌中的应用,新型的肾毒性小的化疗药物可以选择多烯紫杉醇、吉西他滨、卡培他滨等单药或联合用药。联合化疗疗效确切,可以使肿瘤缩小甚至消失,症状得以控制。化疗药物首先是在转移的患者中使用,后来进行了新辅助、辅助临床试验。然而,尽管试验进行了 30 余年,仍有许多亟须回答的疑问,如辅助化疗、最佳的二线化疗等。

【问题 20】　新辅助化疗的意义是什么?

思路:新辅助化疗 CR 率约 30%。新辅助化疗的使用主要基于两方面考虑:一方面改善微转移患者的生存；另一方面，缩小肿瘤体积有利于放疗替代手术达到保留膀胱的目的。新辅助化疗的缺点是，如果患者对化疗没有反应，可能推迟患者根治性治疗时间，错失根治性手术的机会或不适合根治性保留膀胱的治疗。需要注意的是，约 2/3 的膀胱癌患者为高龄、有多种合并症、肾功能差，不适合新辅助化疗。然而，一般情况下，适合手术的患者都适合化疗。

【问题 21】 远处转移患者的化疗如何进行？

思路：患者出现远处转移，全身联合化疗可能延长生存。膀胱癌化疗客观反应率为 12%～73%，CR 率为 0～35%。目前，对于晚期或转移的膀胱癌患者，一线推荐的化疗方案有 GC、MVAC 及高剂量 MVAC 联合集落刺激因子支持治疗。

（高献书）

推荐阅读资料

[1] SIEGEL R L，MILLER K D，JEMAL A. Cancer statistics，2018. CA Cancer J Clin，2018，68（1）：7-30.

[2] CHEN W，SUN K，ZHENG R，et al. Cancer incidence and mortality in China，2014. Chin J Cancer Res，2018，30（1）：1-12.

[3] GIACALONE N J，SHIPLEY W U，CLAYMAN R H，et al. Long-term outcomes after bladder-preserving tri-modality therapy for patients with muscle-invasive bladder cancer：an updated analysis of the massachusetts general hospital experience. Eur Urol，2017，71（6）：952-960.

[4] STEIN J P，LIESKOVSKY G，COTE R，et al. Radical cystectomy in the treatment of invasive bladder cancer：long-term results in 1054 patients. J Clin Oncol，2001，19（3）：666-675.

[5] PARSONS J T，MILLION R R. Planned preoperative irradiation in the management of clinical stage B2-C（T3）bladder carcinoma. Int J Radiat Oncol Biol Phys，1988，14（4）：797-810.

[6] JAMES N，HUSSAIN S A，HALL E，et al. Results of a phase Ⅲ randomized trial of synchronous chemo-radiotherapy compared to radiotherapy alone and standard versus reduced high dose volume radiotherapy in muscle invasive bladder cancer. J Clin Oncol，2010，28（15S）：abstr 4517.

[7] DUNCAN W，QUILTY P M. The results of a series of 963 patients with transitional cell carcinoma of the urinary bladder primarily treated by radical megavoltage X-ray therapy. Radiother Oncol，1986，7（4）：299-310.

[8] Kaufman D S，Winter K A，Shipley W U，et al. Phase Ⅰ-Ⅱ RTOG study（99-06）of patients with muscle-invasive bladder cancer undergoing transurethral surgery，paclitaxel，cisplatin，and twice-daily radiotherapy followed by selective bladder preservation or radical cystectomy and adjuvant chemotherapy. Urology，2009，73（4）：833-837.

[9] KACHNIC L A，KAUFMAN D S，HENEY N M，et al. Bladder preservation by combined modality therapy for invasive bladder cancer. J Clin Oncol，1997，15（3）：1022-1029.

附录：膀胱癌 TNM 分期（2017 年 AJCC 第 8 版）

原发肿瘤

T_x：原发肿瘤不能评估

T_0：无肿瘤

T_a：非浸润乳头状癌

Tis：原位癌

T_1：浸润上皮下结缔组织

T_2：浸润肌层

    pT_{2a}：浸润浅肌层（内 1/2）

    pT_{2b}：浸润深肌层（外 1/2）

T_3：浸润膀胱外组织

    pT_{3a}：镜下浸润

    pT_{3b}：肉眼浸润

T_4：浸润前列腺、精囊腺、子宫、阴道、盆壁、腹壁

  pT_{4a}：前列腺、精囊腺、子宫、阴道

  pT_{4b}：盆壁、腹壁

区域淋巴结（主动脉分叉以下的盆腔淋巴结）

N_x：淋巴结不能评估

N_0：没有区域淋巴结转移

N_1：单一区域淋巴结转移（腹下、闭孔、髂外或骶前淋巴结）

N_2：多区域淋巴结转移（腹下、闭孔、髂外或骶前淋巴结）

N_3：髂总淋巴结转移

远处转移

M_0：无远处转移

M_1：远处转移

  M_{1a}：非区域淋巴结转移（髂总淋巴结以外）

  M_{1b}：淋巴结外的远处转移

TNM 分期（解剖 / 预后分期）

0a 期：$T_aN_0M_0$

0is 期：$TisN_0M_0$

Ⅰ期：$T_1N_0M_0$

Ⅱ期：$T_{2b}N_0M_0$

ⅢA 期：$T_{3a\sim4a}N_0M_0$；$T_{1\sim4a}N_1M_0$

ⅢB 期：$T_{1\sim4a}N_{2\sim3}M_0$

ⅣA 期：$T_{4b}N_{0\sim2}M_0$；任何 $TN_{0\sim2}M_{1a}$

ⅣB 期：任何 $TN_{0\sim2}M_{1b}$

第二十五章　肾盂癌、输尿管癌

肾脏为分布于腹膜后大致对称的一对器官，内侧与腰肌平行走行。肾脏长 11～12cm。双肾常从 T_{12} 延伸至 L_3 水平。左肾较右肾稍高。肾脏包括肾皮质和肾髓质，肾乳头开口于肾小盏，肾小盏汇合于肾盏并最终流入肾盂。在肾盂输尿管结合处延伸为输尿管，输尿管沿腰大肌外侧缘走行，最终汇入膀胱三角区。本节主要探讨肾盂输尿管癌。

肾集合管、肾盏、肾盂、输尿管、膀胱和尿道的黏膜表层具有相同的胚胎起源，这种被覆上皮统称为"尿路上皮"。肾盂输尿管癌（上尿路移行细胞癌）占肾肿瘤的 7%～10%。男性患肾盂癌的概率为女性的 2～3 倍，发病高峰为 50～60 岁。其发病与吸烟密切相关。约 17% 的患者在就诊时合并膀胱癌。原发性膀胱肿瘤患者的上尿路肿瘤发病率与一般人群相比更高。既往有膀胱原位癌病史的患者，上尿路肿瘤的 10 年累积发病率为 20%～25%。上尿路肿瘤常播散至原发肿瘤部位的近端或远端，多数为移行细胞乳头状癌。

【诊疗过程】

（1）详细询问患者的发病过程和是否有全程无痛性肉眼血尿、腰背钝痛或绞痛、膀胱刺激征等相关病史，以及诊疗情况、目前状况等。查体时体征常不明显，极少数情况下可触及侧腰包块，为肿瘤或肿瘤引起的肾积水所致。

（2）全血细胞计数，肝、肾功能，判断是否贫血、肾功能是否正常、是否有血尿等。

（3）相关检查包括上尿路检查，如泌尿系 CT、逆行性肾盂造影、增强 MRI 等，静脉尿路造影（intravenous pyelography，IVP）已几乎被泌尿系 CT 取代。输尿管镜能取活检确诊，但输尿管肾镜取得的活检标本体积较小，可能会低估疾病风险。尿细胞学检查对上尿路肿瘤检出率低。

（4）膀胱镜检查以排除膀胱肿瘤。

（5）胸部 CT 排除肺部转移；如果有颅内症状（如感觉、运动及神经认知功能的改变），行头颅 MRI。

（6）如果有临床指征（如骨痛），行核素骨显像。

（7）搜集和整理以上检查资料，明确分期和一般状况评估。

（8）标准术式是切除患肾及输尿管全长，包括输尿管开口部位的部分膀胱。目前尚不清楚内镜下治疗是否与手术治疗等效。

（9）根据情况（如 T 分期、淋巴结转移情况及病理分级）选择术后放化疗。

（10）治疗后进行疗效评价，定期随访。

【临床关键点】

（1）肾盂输尿管癌的主要症状为肉眼或镜下血尿。

（2）肾盂输尿管癌的主要预后因素为初始分期及病理分级。高级别肿瘤、高转移率与低生存相关。

（3）肾盂输尿管肿瘤多数为移行细胞乳头状瘤，由于解剖等原因常播散至原发肿瘤部位的近端或远端。

（4）淋巴结转移与原发肿瘤的病理分级有关，低级别肿瘤转移倾向低。

（5）增强 CT/MRI 有助于判断 T 分期和淋巴结转移情况。由于肿瘤的播散性，因此有必要行输尿管镜/膀胱镜检查。无法得到组织学标本时，尿细胞学检查可协助判断病理分级。

（6）根治性肾输尿管切除术是大多数肾盂输尿管癌患者的初次治疗手段，包括清除 Gerota 筋膜包含的器官组织、同侧输尿管及输尿管膀胱开口部。淋巴结清扫的意义尚不明确。

（7）肾脏保留性外科手术仅适用于低级别、低期别、单发肿瘤者，且由于肾功能差，或对侧肾缺如不能行根治术。保留性手术后必须行术后放疗。

（8）$pT_{2\sim4}$ 或 pN＋者可考虑术后辅助放疗；pT_3、pT_4 或淋巴结阳性者，辅助放疗±化疗可以提高生存。

（9）术后放疗的范围应包括肾窝、输尿管走行区及输尿管入口处的膀胱三角区。照射野可延伸至可能发生转移的腔静脉旁和主动脉旁淋巴结。

（10）放疗剂量为CTV给予45～50Gy，1.8～2Gy/次。

（11）肾盂输尿管癌的诊疗流程见图25-1。

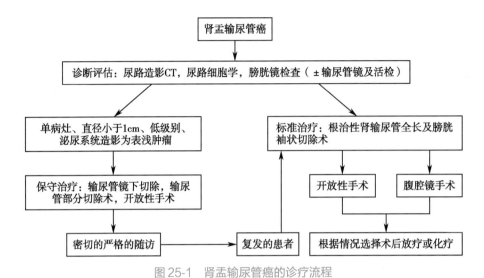

图25-1　肾盂输尿管癌的诊疗流程

【临床病例】

第一步：病史采集

患者，男，71岁。因"无痛性肉眼血尿3个月"就诊。

患者3个月前无明显诱因出现肉眼血尿，后出现轻度尿频、尿急，无尿痛、腰部疼痛，无发热等。近1周症状加重。余无异常。

查体：一般情况可，KPS评分80分，身高166cm，体重73kg。双肾区无异常隆起，无叩击痛；双侧输尿管走行区无压痛，耻骨上区无压痛。

辅助检查：腹部增强CT（图25-2）示右肾盂管壁可见软组织密度，可见明显强化，近端肾盏扩张，右肾灌注减低，分泌期未见对比剂进入。右肾中极可见一楔形软组织密度灶，大小约2.1cm×2.6cm×3.6cm，可见不均匀强化，考虑右肾受侵可能性大。未见明显肿大淋巴结。

右输尿管镜活检术后病理回报：右肾盂高级别浸润性尿路上皮癌。

胸部CT未见明显异常，膀胱镜检未见肿瘤。

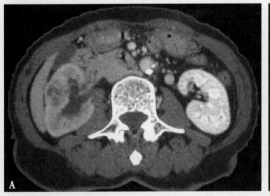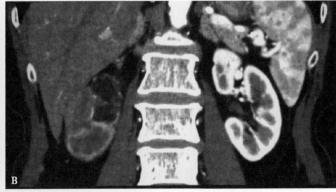

图25-2　腹部增强CT（延迟相）表现

A. 轴位；B. 冠状位。

根据 SEER 数据库 2008—2014 年数据，肾癌及肾盂输尿管癌的 5 年总生存率为 74.5%。多数（65%）患者确诊时处于局限期，该部分患者 5 年总生存率为 92.6%。出现淋巴结转移者（占 16%）5 年总生存率为 68.7%，而远处转移者（占 16%）仅为 11.6%。

上尿路肿瘤可能播散至远端部位并出现多发癌灶。膀胱镜/输尿管镜检查有助于判断多发癌灶及部位，并可明确病理分级，但上段输尿管癌及低级别癌容易漏诊，出现假阴性。

【问题1】　该患者明确的诊断及临床分期是什么？

思路：肾盂输尿管癌的典型症状为全程无痛性肉眼血尿，该患者因无痛性肉眼血尿入院，CT 图像显示肾盂占位，且输尿管镜活检病理明确为尿路上皮癌。考虑右肾实质受侵犯，未见淋巴结转移，且无远处转移证据，根据第 8 版美国癌症联合会（AJCC）分期，该患者为右肾盂移行细胞癌，$cT_3N_0M_0$，Ⅲ期（2017 年 AJCC 第 8 版，见附录）。

知识点

病理分级

直到 2004 年，肾盂输尿管癌一直沿用 1973 年世界卫生组织（WHO）的分级 G1～G3。2004/2016 年 WHO 对非侵袭性肿瘤的分类进行了区分：低恶性潜能的乳头状尿路上皮瘤及低、高级别癌（低级别 vs. 高级别）。目前的指南基于 2004/2016 年 WHO 的分类。

【问题2】　该患者的初始治疗决策是什么？

思路：对于无远处转移的肾盂输尿管癌，手术是唯一具有潜在治愈可能的治疗手段。常用的术式为肾输尿管全长及膀胱袖状切除术±区域淋巴结清扫，对部分患者可选择保留肾脏的手术或内镜下切除术。术后根据情况选择相应的辅助治疗，对于一些预后较差的患者（如高级别、浸润较深者）可考虑新辅助治疗。

知识点

肾盂输尿管癌的初始治疗决策

1. 肾盂癌

（1）未远处转移

1）低级别：可选择肾输尿管全长及膀胱袖状切除术±围手术期膀胱灌注化疗或内镜下切除±术后膀胱灌注[化疗药物或卡介苗]。

2）高级别、体积较大、侵犯肾实质者：肾输尿管全长及膀胱袖状切除术＋区域淋巴结清扫±围手术期膀胱灌注化疗，特定患者可考虑新辅助化疗。

（2）远处转移：化疗。

2. 输尿管癌

（1）上段的输尿管癌

1）高级别：肾输尿管全长及膀胱袖状切除术＋区域淋巴结清扫，特定患者可考虑新辅助化疗。

2）低级别：内镜治疗。

（2）中段输尿管癌

1）低级别：可选择内镜切除术或肾输尿管全长及膀胱袖状切除术±区域淋巴结清扫或输尿管肿瘤切除及端端吻合术（特定患者）。

2）高级别：肾输尿管全长及膀胱袖状切除术＋区域淋巴结清扫，特定患者可考虑新辅助化疗。

（3）下段输尿管癌

1）高级别：远端输尿管切除术＋区域淋巴结清扫＋再植（对于特定患者可考虑联合新辅助化疗），

或采用肾输尿管全长及膀胱袖状切除术（对于特定患者可考虑联合新辅助化疗）。

2）低级别：内镜切除。

（4）远处转移：化疗。

第二步：住院后治疗

患者明确诊断后行腔镜下根治性肾输尿管切除＋髂外淋巴结清扫术，术后病理：（右）肾盂浸润性移行细胞癌G3（高级别尿路上皮癌），大小约3.8cm×1cm×0.8cm。可见脉管浸润，侵犯肾盂周围脂肪及肾实质，pT₃，肾盂黏膜被覆上皮可见原位癌。手术断端未见癌。部分肾组织萎缩，间质可见慢性炎细胞浸润。淋巴结未见癌转移。

【问题3】　术后如何决定治疗决策？术后放疗适应证是什么？

思路：肾盂输尿管癌的治疗中，术后放疗一直在应用，对于pT₃、pT₄或N＋者，部分研究显示行术后放疗可提高局部控制率和生存期，尤其是与化疗联合时，但尚需更多循证医学证据。对于高危患者，如果肾小球滤过率估计值（estimated glomerular filtration rate，eGFR）允许，则可考虑给予基于顺铂的化疗。2019年美国国立综合癌症网络（NCCN）指南推荐术后pT₂～₄或pN＋者，可考虑行化疗（化疗方案：DDMVAC，即甲氨蝶呤＋长春碱＋阿霉素＋顺铂密集型方案3～4周期，或吉西他滨＋顺铂方案4周期，需谨慎考虑对肾功能的影响）；新辅助化疗在局部晚期膀胱尿路上皮癌的治疗中具有重要作用。至于该治疗对上尿路上皮癌的作用，目前只有少量资料，回顾性研究表明，与对照组相比，它可改善无病生存期（disease-free survival，DFS）。然而，由于没有高质量证据和指征可以指导新辅助化疗适宜对象的筛选，该治疗难以获得广泛认可。

【问题4】　放疗靶区如何设计？处方剂量如何设定？

思路：CTV应包括肾窝、输尿管走行区及输尿管入口处的膀胱三角区。照射野可延伸至可能发生转移的腔静脉旁和主动脉旁淋巴结。放疗剂量上，CTV给予45～50Gy，1.8～2Gy/次。多发阳性淋巴结或切缘阳性，建议追量5～10Gy。对于无法切除或肉眼残留病变，需更高的照射剂量（图25-3）。

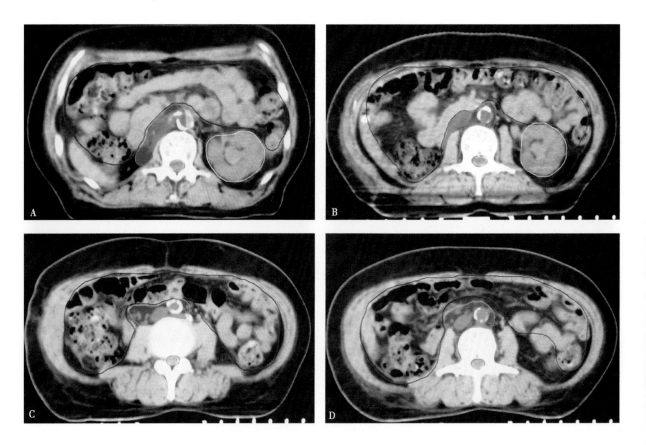

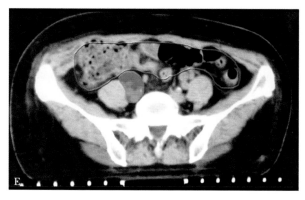
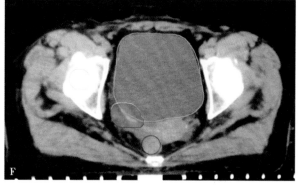

图 25-3　临床靶区勾画范围

分别可见肾窝（A、B）、腔静脉旁和主动脉旁淋巴结（C、D）、输尿管走行区（E）和输尿管膀胱入口处（F）。

【问题 5】　正常器官的剂量限制？

思路：对于术后残余肾及双肾都保留者目前均无明确的放疗剂量限制。对具有两个正常肾脏的患者，临床正常组织效应定量分析（quantitative analysis of normal tissue effects in the clinic，QUANTEC）肾脏肿瘤专家组推荐双侧肾脏剂量 <15~18Gy，双侧肾的 DVH 为 V12<55%、V20<32%、V23<30%、V28<20%。对于仅单侧肾者，未明确推荐，但应尽量减少肾的受量。胃的剂量 V45<50%，小肠的剂量 V45<195cc，肝脏 Dmean<30~32Gy。对于脾脏和肾上腺目前尚无公认的剂量上限。根据脾脏的放疗敏感性及对于骨髓增生性疾病姑息治疗经验，应慎重考虑，将脾脏的剂量控制在 5~10Gy。脊髓的最大剂量应该限制在 45Gy。

【问题 6】　治疗后如何监测？

思路：由于肾盂、输尿管癌容易播散至膀胱，因此有必要定期进行膀胱镜检，对于 pT_3 以上者，1 年内每 3 个月进行 1 次膀胱镜检。定期行尿路成像检查，必要时行 CT 或 MRI（是否增强需根据患者的肾功能情况判断）。

> 知识点
>
> 1. pT_0、pT_1　根治术后 1 年内每 3 个月行 1 次膀胱镜检查，1 年后间隔时间适当延长。若选择内镜切除，还需 3~12 个月行 1 次上尿路成像检查（静脉尿路造影、CT 尿路造影、逆行肾盂造影、输尿管镜检查或 MRI 尿路造影）。根据患者情况决定是否进行腹盆腔 CT/MRI。
>
> 2. pT_2、pT_3、pT_4、pN+　手术＋辅助治疗后每 3 个月行 1 次膀胱镜检查，1 年后间隔时间适当延长。由于移行细胞癌具有多原发、多灶性，推荐 3~12 个月行 1 次上尿路成像检查（静脉尿路造影、CT 尿路造影、逆行肾盂造影、输尿管镜检查或 MRI 尿路造影）以排除对侧问题。根据患者情况决定是否进行腹盆腔 CT/MRI。

（高献书）

推荐阅读资料

[1] REITELMAN C，SAWCZUK I S，OLSSON C A，et al. Prognostic variables in patients with transitional cell carcinoma of the renal pelvis and proximal ureter. J Urol，1987，138（5）：1144-1145.

[2] BENTZEN S M，CONSTINE L S，DEASY J O，et al. Quantitative analyses of normal tissue effects in the clinic（QUANTEC）：an introduction to the scientific issues. Int J Radiat Oncol Biol Phys，2010，76（3 Suppl）：S3-S9.

[3] HALPERIN E C，BRADY L W，PEREZ C A，et al. Cancer of the kidney，renal pelvis，and ureter，Perez' and Brady's principles and practice of radiation oncology. 6th ed. Lippincott：Williams & Wilkins，2013.

[4] HALL M C，WOMACK J S，ROEHRBORN C G，et al. Advanced transitional cell carcinoma of the upper urinary tract：patterns of failure，survival and impact of postoperative adjuvant radiotherapy. J Urol，1998，160（3 Pt 1）：703-706.

[5] CZITO B，ZIETMAN A，KAUFMAN D，et al. Adjuvant radiotherapy with and without concurrent chemotherapy for

locally advanced transitional cell carcinoma of the renal pelvis and ureter. J Urol, 2004, 172 (4 Pt 1): 1271-1275.

[6] Hahn A W, Giri S, Pathak R, et al. Effect of adjuvant radiotherapy on survival in patients with locoregional urothelial malignancies of the upper urinary tract. Anticancer Res, 2016, 36(8): 4051-4055.

[7] HUANG Y C, CHANG Y H, CHIU K H, et al. Adjuvant radiotherapy for locally advanced upper tract urothelial carcinoma. Sci Rep, 2017, 6: 38175.

[8] HUMPHREY P A, MOCH H, CUBILLA A L, et al. The 2016 WHO classification of tumours of the urinary system and male genital organs-part B: prostate and bladder tumours. Eur Urol, 2016, 70(1): 106-119.

附录: 肾盂癌、输尿管癌 TNM 分期(2017 年 AJCC 第 8 版)

原发肿瘤

T_x: 原发肿瘤无法确定

T_0: 无原发肿瘤

T_a: 乳头状非浸润癌

Tis: 原位癌

T_1: 肿瘤浸润上皮下结缔组织

T_2: 肿瘤浸润肌层

T_3(仅适用于肾盂肿瘤): 肿瘤浸润超过肌层达肾周脂肪或肾实质

T_3(仅适用于输尿管): 肿瘤浸润超过肌层达输尿管周围脂肪

T_4: 肿瘤侵犯邻近器官, 或通过肾脏达肾周脂肪

区域淋巴结(单侧或双侧不影响淋巴结分级)

N_x: 区域淋巴结无法评估

N_0: 无区域淋巴结转移

N_1: 有单个的区域淋巴结转移, 且最大径≤2cm

N_2: 单个淋巴结转移, 最大径 >2cm, 或多个淋巴结转移

远处转移

M_0: 无远处转移

M_1: 有远处转移

临床分期

0a 期: $T_a N_0 M_0$

0is 期: $TisN_0 M_0$

Ⅰ期: $T_1 N_0 M_0$

Ⅱ期: $T_2 NM_0$

Ⅲ期: $T_3 N_0 M_0$

Ⅳ期: $T_4 N_0 M_0$; $T_4 N_x M_0$; 任何 $TN_1 M_0$; 任何 $TN_2 M_0$; 任何 T 任何 NM_1

第二十六章 阴茎癌

阴茎癌是起源于阴茎头、冠状沟、包皮内板的恶性肿瘤。阴茎癌发病年龄以60～70岁居多。地区、民族、宗教、卫生习惯等因素影响阴茎癌的发病率，欧美和伊斯兰国家、犹太民族发病率较低，亚洲和非洲国家较高。随着生活水平的提高和卫生条件的改善，我国阴茎癌的发病率逐年下降。阴茎癌可分为原位癌、乳头状癌和浸润型癌三种。约95%的阴茎癌是鳞状细胞癌，此外还有基底细胞癌、Merkel细胞癌、神经内分泌小细胞癌、皮脂腺癌和透明细胞癌等。阴茎鲍恩（Bowen）病和阴茎佩吉特（Paget）病属于特殊类型的阴茎癌。

【诊疗过程】

（1）详细询问患者的发病过程，有无包茎、包皮过长的相关病史，腹股沟区包块等伴发症状，是否有排尿困难，诊疗经过和目前状况等。

（2）查体是阴茎癌诊疗的重要环节。需观察病变数目、位置、形态、累及范围、侵犯的程度、与阴茎海绵体和尿道海绵体的关系、表面是否有分泌物、阴茎体是否肿大等。包茎者可触及包皮内结节或肿块，观察包皮口是否有分泌物流出、包皮是否被肿瘤侵破。检查腹股沟区是否有肿大淋巴结及其部位、大小、活动度，是否合并触痛、是否侵犯皮肤等。此外，还要检查阴囊或下肢是否水肿等。

（3）腹股沟区超声检查明确有无肿大淋巴结，腹盆腔CT或MRI等影像学检查明确有无腹盆腔淋巴结转移。胸部CT和骨扫描有助于发现远处转移。

（4）局部活组织病理检查可明确诊断，明确阴茎癌的组织学类型、病理分级；腹股沟淋巴结活检可明确有无转移，明确临床分期和一般状况评估，有助于制订治疗方案。

（5）手术切除病变是阴茎癌的主要治疗方法，早期病变也可选择放疗。放疗的主要优点是保持器官的完整，保留正常功能，放疗失败后仍可以再行挽救手术治疗。

（6）晚期病变经多学科诊疗会诊，制订治疗方案。

（7）治疗后进行疗效评价，给予患者指导建议，定期随访。

【临床关键点】

（1）阴茎癌的病因：至今仍不清楚，可能与包茎、包皮过长有密切联系（近1/2的阴茎癌伴有包茎，1/3的阴茎癌伴有包皮过长），包皮垢长期刺激包皮和阴茎头是阴茎癌发生的最重要原因。新生儿行包皮环切术能有效防止阴茎癌的发生，但成人行包皮环切术并不能降低阴茎癌的发病率。人乳头状瘤病毒（human papillomavirus，HPV）16型和18型感染与阴茎癌发病具有显著相关性，外生殖器疣、阴茎皮疹、多个性伴侣等也可能与之有关。

（2）阴茎局部症状：是阴茎癌临床表现最明显的特点。不伴有包茎的阴茎癌易于早期发现。原位癌是常见于阴茎头和冠状沟的边界清楚的红色斑块样突起病变，生长缓慢。乳头状癌常位于包皮内板、冠状沟和阴茎头，呈乳头状或菜花状，易合并感染而出现脓性分泌物和恶臭，易出血。浸润性癌多见于冠状沟，呈湿疹样，中心溃疡伴脓性或血性分泌物。伴有包茎时，患者最早出现阴茎头瘙痒感，合并感染时包皮口有脓性或血性恶臭分泌物，可触及包皮内肿块，进展后包皮可被肿瘤浸润而导致破溃穿孔。晚期肿瘤侵及整个阴茎，出现阴茎肿大和压痛，或整个阴茎被菜花样肿瘤破坏而呈烂肉样。晚期阴茎癌能穿透尿道海绵体的坚韧白膜而影响排尿。

（3）阴茎癌的淋巴转移：腹股沟淋巴结是阴茎癌淋巴转移的第一站。40%～60%的阴茎癌患者就诊时可触及单侧或双侧腹股沟区淋巴结肿大，其中50%肿大淋巴结经病理活检证实为淋巴结转移癌，其余由感染所致，因此初诊患者的腹股沟淋巴结应在抗感染治疗后再进行评估。阴茎癌主要通过淋巴管播散。约35%的阴茎癌患者1年内出现腹股沟淋巴结转移。髂淋巴结是阴茎癌淋巴转移的第二站，髂淋巴结转移率为 5%～32%。需要注意,阴茎癌的淋巴结转移并不会发生跳跃转移,因此不会直接转移至盆腔淋巴结。腹股沟淋巴结无转移者,不需行盆腔 CT。阴茎癌血行转移少见,且只有证实淋巴结转移后才需要进行远隔转移的评估。

【临床病例】

第一步:病史采集

患者,男,52 岁。因"阴茎头肿物 5 个月"就诊。

患者 5 个月前无明显诱因阴茎头出现斑块,逐渐增大、增厚。近 1 个月肿物表面糜烂,有少量腥臭味分泌物渗出,无发热、排尿困难。患者有包皮过长病史。

查体:KPS 评分 90 分。过长包皮包裹阴茎头,包皮口有少量腥臭味分泌物流出;可见阴茎头和冠状沟处暗红色斑块,大小约 1.5cm×1.0cm,局部表面脱屑糜烂。左腹股沟区触及 1 枚 1.5cm×1.5cm 肿大淋巴结,活动性较好,无触痛,无皮肤水肿及破坏。

知识点

阴茎癌的临床特点

1. 阴茎癌多发生于阴茎头、冠状沟及包皮内板的黏膜上,很少发生在阴茎体部。

2. 阴茎癌发病可能与包茎、包皮过长有密切联系,包皮垢长期刺激包皮和阴茎头是阴茎癌发生的最重要的原因。

3. 约 35% 的阴茎癌出现腹股沟淋巴结转移,临床可触及的腹股沟肿大淋巴结中约 50% 被病理学证实为转移。

【问题 1】 阴茎癌应进行哪些辅助检查?

思路:阴茎癌的辅助检查分为局部检查和全身检查。局部检查主要评估肿瘤的侵犯范围和区域淋巴结转移状态。临床怀疑有阴茎海绵体侵犯时应行超声或 MRI 检查。腹股沟区超声检查可以帮助发现有无淋巴结肿大。因表面破溃的阴茎癌常合并感染,建议先行抗炎治疗后再进行腹股沟区淋巴结检查评估。淋巴造影对诊断淋巴结转移有一定帮助,但患者痛苦较大,一般不作为常规检查。腹股沟区淋巴结肿大时应行腹盆腔 CT 或 MRI 等影像学检查,帮助判断腹盆腔及腹膜后淋巴结有无肿大及肝脏等腹腔脏器有无转移。全身检查包括胸、腹腔 CT 和骨扫描,有助于发现远处转移。此外还需血常规、血生化和尿常规等常规检查。阴茎原发肿瘤进行活组织检查可明确诊断并进行组织学类型及病理分级;腹股沟淋巴结活检可明确有无转移,有助于临床分期和治疗方案的制订。

第二步:门诊化验及辅助检查

患者在门诊进行了腹股沟区超声、腹盆腔 CT、胸部直接数字化 X 线摄影(digital radiography,DR)检查和骨扫描,并进行了心电图、血常规、尿常规及血生化等检查。

腹股沟区超声见左腹股沟区数枚淋巴结,其中 1 枚淋巴结肿大,大小 1.34cm×1.61cm。腹盆腔 CT 检查见盆腔髂血管周围无肿大淋巴结,腹腔及腹膜后淋巴结无肿大。其余检查未见异常。

知识点

1. 临床约 50% 腹股沟区肿大淋巴结因感染所致,应在抗炎治疗 4～6 周后再进行淋巴结检查评估,如仍有可触及的淋巴结,则需进行肿大淋巴结穿刺活检或区域淋巴结清扫术。

2. 阴茎癌的淋巴转移按照淋巴回流途径转移,腹股沟淋巴结是阴茎癌淋巴转移的第一站,髂淋巴结是第二站,不会出现跳跃转移。髂淋巴结转移率为 5%～32%。腹股沟区淋巴结肿大时应行腹盆腔 CT 扫描。

【问题2】 患者的诊断和分期是什么?

思路1:对阴茎包皮部分仔细检查可能发现小的病灶。对包茎的阴茎癌患者,应先行包皮环切将病变部位暴露,有助于T分期的判定。

思路2:阴茎癌区域淋巴结转移与预后相关。无腹股沟淋巴结转移者5年生存率为95%~100%,有单个腹股沟淋巴结转移者5年生存率降至80%,多个腹股沟淋巴结转移者5年生存率不足20%,而盆腔淋巴结转移者5年生存率为0。

思路3:阴茎癌远处转移发生率为1%~10%。

思路4:阴茎癌分期目前采用美国癌症联合会(AJCC)(第8版)的TNM分期和临床分期,见附录。

根据患者的检查及临床分期标准(AJCC第8版),临床诊断:阴茎癌Ⅲa期(临床分期),$T_1N_1M_0$(TNM分期)。

第三步:住院后治疗

入院后经MDT,根据病变临床分期和患者意愿,确定治疗方案为:阴茎部分切除+腹股沟区淋巴结清扫术。术后病理证实:阴茎高分化鳞状细胞癌,无淋巴、血管浸润;左腹股沟淋巴结转移1/4。术后行腹股沟区+髂血管淋巴引流区预防照射。

【问题3】 如何选择治疗方案?

思路1:阴茎癌的治疗方法主要有手术、放疗和化疗,包括原发病灶和区域淋巴结的治疗两大部分。治疗方案的选择除应考虑阴茎癌的临床分期、原发肿瘤侵犯范围(肿瘤大小、侵犯深度)和肿瘤病理分级、有无腹股沟区淋巴结转移外,还要考虑患者的年龄和体能是否能耐受治疗、有无影响治疗的严重并发症,特别是患者自身的意愿。

思路2:手术切除病变是阴茎癌的主要治疗方法。对于无腹股沟区淋巴结转移者,如病变仅局限在包皮、无深部浸润的T_1期阴茎癌应选择保留阴茎的治疗,包括包块病变切除术、包皮环切术、激光治疗和放疗等;对于仅侵犯阴茎头的分化较差的T_1期和T_2期阴茎癌,如果能够取得1cm的手术边缘区,推荐阴茎部分切除术,术后部分患者仍保留性交能力;T_2期以上的阴茎癌推荐阴茎全切术和会阴尿道造口术。

对于腹股沟区淋巴结转移者,必须行腹股沟区淋巴结清扫术。对腹股沟区淋巴结转移,但尚无盆腔淋巴结转移的患者是否同时进行盆腔淋巴结清扫存在争议。同时存在争议的是,无腹股沟区淋巴结转移的阴茎癌是否需要做腹股沟区淋巴结清扫术,原因是腹股沟区淋巴结清扫术所引起的皮肤坏死、感染、肺栓塞、血栓性静脉炎及后期下肢淋巴水肿相当常见,且术后病理检查发现淋巴结受侵的病例仅占少部分。因此仅对具有以下情况之一者推荐腹股沟区淋巴结清扫术,且需双侧清扫:低分化阴茎癌、病理分级≥G3级、T分期≥T_2期、伴有血管及淋巴管浸润。阴茎癌最早出现转移的淋巴结位于腹壁浅静脉和大隐静脉结合部位,被称为前哨淋巴结。有文献提出该组淋巴结未受侵时,没有必要进行腹股沟区淋巴结清扫。但阴茎癌前哨淋巴结不一定位于特定的解剖区域,且检测的特异性和敏感性均较低,前哨淋巴结检测的意义还有待临床证实。

阴茎癌的化疗主要用于术后辅助化疗、伴有腹股沟区淋巴结转移的新辅助化疗及晚期阴茎癌的化疗。临床常使用铂类为基础的化疗药物治疗阴茎癌,但目前对于阴茎癌的化疗疗效缺乏大样本资料的前瞻性研究。

思路3:放疗不但能保持阴茎形态,还是保留阴茎功能的重要治疗方法。文献报告,经选择的阴茎癌放疗后约90%可以保留性功能。对早期病变(局部病变最大径<2cm,无深部浸润和腹股沟区淋巴结转移)而言,放疗和手术的疗效基本相同,放疗局部控制率为80%~90%,5年生存率约65%。放疗失败后再做手术仍能挽救部分患者的生命。由于腹股沟区预防性照射可以引起纤维化及淋巴管闭塞,导致下肢水肿等并发症发生,临床不推荐腹股沟区预防照射。对手术后腹股沟区淋巴结转移,特别是转移淋巴结包膜受侵的患者,应行腹股沟区包括髂血管淋巴引流区在内的预防照射。术后放疗的5年生存率可达37%~38%,而单纯放疗者仅约8%。

> 知识点
>
> 阴茎癌治疗方案
>
> 1. 手术切除是阴茎癌的主要治疗方法。
> 2. 早期阴茎癌放疗和手术的疗效基本相同,且能保持器官完整性及正常功能。
> 3. 手术后腹股沟区淋巴结转移的患者,应行腹股沟区＋髂血管淋巴引流区的预防照射;无淋巴结转移者不做预防照射。

【问题4】 放疗如何实施?

思路1:放疗前需要明确告知患者或家属放疗的目的、放疗中会出现的急性反应和晚反应组织损伤的表现。几乎所有患者在放疗期间照射区皮肤都会出现急性反应;腹股沟及髂血管淋巴引流区照射后常发生下肢水肿,与照射野内软组织纤维化及淋巴管闭塞有关,部分病例是由于淋巴结转移灶未得到控制所致;约16%～49%的阴茎癌患者出现尿路狭窄,是阴茎癌放疗主要的晚期并发症,严重者可通过尿道扩张术缓解;阴茎癌对男性性功能影响最大,尽管目前的治疗技术有了很大的进步,但部分阴茎癌患者仍不能完全保存性功能,阴茎癌患者及其配偶应在治疗前接受必要的咨询和指导,并学会进行心理调整。

思路2:放疗准备工作还包括放疗前身体条件准备和合并症处理等。为了减轻放疗反应、避免发生包皮嵌顿,对有包茎或包皮过长的患者在放疗前应行包皮环切术或包皮切开松解术。阴茎癌常合并局部感染,因此放疗前需要治疗已经存在的感染灶,并采用生理盐水冲洗及1/5 000高锰酸钾溶液浸泡进行局部清洗。处理严重的内科合并症,纠正治疗前存在的营养不良状态。

思路3:阴茎癌放疗时临床经常使用辅助工具(中间有环形开口的盒子)固定阴茎,以保证治疗体位的重复性和照射剂量的均匀分布,见图26-1。阴茎插入盒子后,盒子与阴茎之间用组织等效材料填充,然后采用平行对穿的X射线对这个盒子进行照射;或使患者处于俯卧位,阴茎浸入装满水的容器内,给予X射线箱式照射。如果腹股沟区淋巴结转移,应使用电子线及X射线混合线照射双侧腹股沟淋巴引流区(根据转移淋巴结的位置和范围、皮肤是否受侵,可考虑在腹股沟区使用组织补偿物)及盆腔髂血管淋巴引流区,见图26-2。

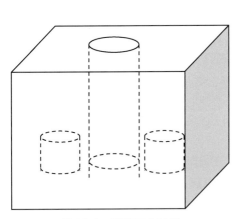

图26-1　阴茎固定装置

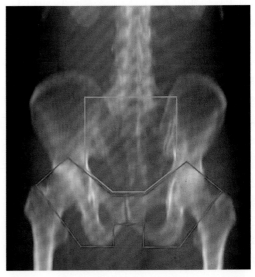

图26-2　双侧腹股沟和髂血管淋巴引流区照射野

思路4:大分割放疗方法(2.5～3.5Gy/次)常因照射剂量太低而影响疗效,或因照射剂量太高增加了正常组织损伤。目前推荐常规分割放疗方法(1.8～2.0Gy/次),总剂量可以达到60～65Gy,但最后5～10Gy的照射剂量应缩野后放疗,以减少晚期纤维化等放疗相关毒副作用的发生。若腹股沟区淋巴结转移,应在照射50Gy后局部缩野,照射至70～75Gy;因淋巴结转移行腹股沟区淋巴结清扫术后,腹股沟及盆腔髂血管淋巴引流区照射剂量以50Gy为宜。

思路 5:阴茎癌也可以采用调强放疗技术,靶区及照射剂量与常规放疗相似。但与常规放疗技术相比,调强放疗技术带来的物理剂量分布优势可以提高肿瘤局部控制并减少正常组织损伤。

思路 6:阴茎癌采用近距离放疗时,经常使用圆柱形模板,圆柱形模板中央有一个开孔和数个小沟用来放置放射源。圆柱形模板和放射源应足够长,避免阴茎头部剂量不足。阴茎表面剂量达到 60～65Gy/6～7 天,中央区剂量接近 50Gy。也可以采用 Ir-192 组织间插植内照射,既往研究证实这种方法疗效可靠,照射 60～70Gy/5～7 天。

思路 7:放疗期间应观察肿瘤对治疗的反应,每周 1 次对患者进行查体,评估原发肿瘤和转移淋巴结大小的变化情况。放疗期间几乎所有阴茎癌患者均会出现照射区皮肤急性反应,包括色素沉着、脱皮,甚至皮肤溃疡、皮下组织肿胀伴有疼痛等。在治疗过程中照射区局部要保持清洁、干燥,出现湿性反应后可用重组人表皮生长因子凝胶涂抹外用,必要时需暂停治疗。

知识点

阴茎癌放疗

1. 放疗前对有包茎或包皮过长的阴茎癌患者应行包皮环切术或包皮切开松解术,以避免放疗中发生包皮嵌顿。

2. 阴茎癌放疗时需使用特殊辅助工具固定阴茎,以保证治疗体位的重复性和照射剂量的均匀分布。

3. 推荐常规分割剂量放疗(1.8～2.0Gy/ 次),总剂量达到 60～65Gy,但最后 5～10Gy 应缩野后放疗。腹股沟及盆腔髂血管淋巴引流区术后预防照射剂量以 50Gy 为宜。

【问题5】 治疗结束后应告知患者哪些内容?

思路 1:治疗疗效和毒副作用评估。治疗结束后应告知患者和家属是否有肿瘤残存,评估预后,正常组织损伤程度,皮肤急性反应等持续时间,下肢水肿和尿路狭窄等晚反应组织损伤可能出现的时间及处理措施。

思路 2:告知患者随访时间、频次及随访中需要检查的项目,需要进一步治疗的措施。阴茎及腹股沟淋巴结位于人体表浅位置,阴茎癌的随访必须以视诊和查体为基础。患者生活质量的评估应包括性活动、淋巴水肿及日常生活等情况。阴茎癌随访建议见表26-1。

表 26-1 阴茎癌的随访建议

治疗方法	随访时间			检查方法	
	第1～2年	第3年	第4～5年	必要检查	可选检查
保留阴茎治疗	2个月	3个月	6个月	查体/自我检查	
阴茎切除术	4个月	6个月	12个月	查体/自我检查	
无腹股沟淋巴转移	4个月	6个月	视具体情况	查体/自我检查	
有腹股沟淋巴转移	2个月	4个月	6～12个月	查体/自我检查	骨扫描/腹盆腔CT

知识扩展或延伸问题

【问题6】 影响阴茎癌治疗的预后因素有哪些?

思路 1:原发灶范围及淋巴结转移状况是阴茎癌最重要的预后因素。淋巴结受侵的阴茎癌患者预后不佳。有研究显示无区域淋巴结转移的阴茎癌患者术后 5 年生存率可达 95%～100%,出现单个腹股沟淋巴结转移时降低至 80%,出现多个腹股沟淋巴结转移时降低至 50%。阴茎癌放疗后 5 年生存率为 45%～68%。

思路 2:阴茎癌远处转移发生率为 1%～10%,死亡原因多为感染引起的败血症或腹股沟大血管受侵破裂导致大出血。

(李 光)

推荐阅读资料

[1] 那彦群,叶章群,孙颖浩,等. 中国泌尿外科疾病诊断治疗指南. 3 版,北京:人民卫生出版社,2014.

[2] 吴阶平. 泌尿外科学. 2 版. 济南:山东科学技术出版社,2004.

[3] 宋永文,李晔雄. 阴茎癌 // 殷蔚伯,余子豪,徐国镇,等. 肿瘤放射治疗学. 4 版. 北京:中国协和医科大学出版社,2007.

[4] MANSUR D B. Cancer of the penis and male urethra. perez and Brady's principles and practice of radiation oncology. 6th ed. Philadelphia: Lippincott Williams & Wilkins,2013.

[5] National Comprehensive Cancer Network. NCCN clinical practice guidelines in oncology: penile cancer(2019.V1).[2019-04-23]. https://www.nccn.org/professionals/physician_gls/pdf/penile.pdf.

附录:阴茎癌 TNM 分期(AJCC 第 8 版)

原发肿瘤

T_x:原发肿瘤无法评价

T_0:无原发肿瘤的证据

Tis:原位癌

T_a:非浸润性疣状癌

T_{1a}:侵及上皮下结缔组织,无淋巴血管浸润,非低分化

T_{1b}:侵及上皮下结缔组织,有淋巴血管浸润,或低分化

T_2:侵及阴茎或尿道海绵体

T_3:侵及尿道

T_4:侵及其他邻近结构

区域淋巴结

N_x:区域淋巴结转移情况无法评价

N_0:没有区域淋巴结转移

N_1:活动的单侧腹股沟淋巴结

N_2:活动的多发或双侧腹股沟淋巴结

N_3:固定的单侧或双侧腹股沟淋巴结,盆腔淋巴结

远处转移

M_0:无远处转移

M_1:远处转移

临床分期

0 期:Tis$\sim T_a N_0 M_0$

Ⅰ 期:$T_{1a} N_0 M_0$

Ⅱ 期:$T_{1b\sim3} N_0 M_0$

Ⅲa 期:$T_{1\sim3} N_1 M_0$

Ⅲb 期:$T_{1\sim3} N_2 M_0$

Ⅳ 期:$T_4 N_{0\sim3} M_0$; $T_{0\sim4} N_3 M_0$; $T_{0\sim4} N_{0\sim3} M_1$

第二十七章　睾丸生殖细胞瘤

睾丸肿瘤来源于睾丸生殖细胞及其支持细胞。睾丸肿瘤占男性肿瘤的 1.0%～1.5%，15～34 岁的年轻男性中其发病率列所有肿瘤之首。睾丸恶性肿瘤的发病有明显的地域性，欧美国家较高，亚洲和非洲发病率最低。睾丸恶性肿瘤的病理类型包括生殖细胞瘤和非生殖细胞瘤，病理类型不同，治疗各异。约 95% 的睾丸恶性肿瘤为生殖细胞瘤，包括精原细胞瘤、胚胎癌、畸胎瘤和绒毛膜细胞癌 4 个基本类型。精原细胞瘤占睾丸生殖细胞瘤的 50%～60%。本章内容以睾丸精原细胞瘤为主，其他 3 种类型作为非精原细胞瘤进行阐述。

【诊疗过程】

（1）详细询问患者的发病过程，有无隐睾、既往腹股沟或阴囊手术的相关病史，诊疗经过和目前状况等。

（2）查体是睾丸精原细胞瘤诊疗的重要环节。临床上检查睾丸时要用双手同时检查，两侧对照。检查睾丸形态、有无肿块、肿块大小、质地和活动度、是否与阴囊皮肤粘连等。观察腹股沟区是否存在肿块及其大小、位置和活动度等。

（3）阴囊超声是睾丸肿瘤的首选辅助检查手段，MRI 的敏感性（100%）和特异性（95%～100%）显著优于阴囊超声检查，腹盆腔 CT 是腹膜后淋巴结转移的最佳检查方法，胸部 CT 扫描观察有无纵隔淋巴结肿大和肺转移，骨扫描有助于发现骨转移。

（4）血清肿瘤标志物的检测对睾丸精原细胞瘤的诊断、治疗方法选择和预后判断十分重要。常用的肿瘤标志物包括甲胎蛋白（AFP）、人绒毛膜促性腺激素（hCG）和乳酸脱氢酶（LDH）。

（5）所有睾丸肿瘤都应进行经腹股沟根治性睾丸切除术。睾丸切除是取得组织病理学诊断的关键，可明确睾丸肿瘤组织学类型，指导制订临床治疗方案。

（6）明确临床分期和一般状况评估，制订治疗方案。

（7）根治性睾丸切除术后，Ⅰ～ⅡB 期的精原细胞瘤可行放疗，其中ⅠA～B 期可采取观察、放疗、化疗措施；ⅡA～B 期更建议行辅助放疗；而ⅡC～Ⅳ期的精原细胞瘤应采取化疗为主的治疗模式。

（8）晚期病变经多学科诊疗会诊，制订治疗方案。

【临床关键点】

（1）睾丸精原细胞瘤的病因：目前睾丸精原细胞瘤病因尚不清楚，普遍认为睾丸下降不全可能是本病发生的重要原因，其机制在于局部温度升高导致睾丸萎缩，生精障碍，易发生恶变。隐睾患者发生睾丸精原细胞瘤的比例是睾丸正常下降患者的 15～45 倍，盆腔隐睾的患者又是腹股沟区隐睾患者的 6 倍。家族遗传、对侧睾丸肿瘤和不孕不育也是危险因素。

（2）睾丸精原细胞瘤的淋巴转移：睾丸精原细胞瘤局部浸润能力较低，睾丸肿瘤一般有明显界限。睾丸精原细胞瘤一般经精索上行达腹膜后，转移至腹主动脉旁淋巴结，并可至纵隔和锁骨上淋巴结。只有在极少见的情况下（阴囊皮肤受侵、腹股沟区既往手术史、腹腔广泛淋巴结转移引起梗阻使肿瘤细胞逆流至腹股沟区等）才发生腹股沟淋巴结转移。晚期患者有出现血行转移的可能性，肺转移最常见。

（3）睾丸精原细胞瘤的肿瘤标志物：血清肿瘤标志物的检测对睾丸生殖细胞瘤的诊断、临床分期、治疗选择和预后十分重要。临床常检测的血清肿瘤标志物包括 AFP、hCG 和 LDH。约 30% 的睾丸精原细胞瘤会出现血清肿瘤标志物升高。纯睾丸精原细胞瘤血清 AFP 正常，含有胚胎癌等非精原细胞成分时会出现升高；10%～30% 的睾丸精原细胞瘤因含有合体滋养层细胞而导致 hCG 升高；睾丸精原细胞瘤血清 AFP 和 hCG 阳性时，提示睾丸肿瘤组织内混杂有非精原细胞性生殖细胞瘤成分，治疗原则应按非精原细胞性生殖细胞瘤处理。血清 LDH 水平是晚期睾丸生殖细胞瘤的重要预后指标。

（4）睾丸精原细胞瘤的治疗：经腹股沟根治性睾丸切除术是所有睾丸肿瘤的首要治疗手段。睾丸切除必须经腹股沟切口，在深部腹股沟内环处行精索高位结扎术，以减少局部复发。盆腔隐睾的精原细胞瘤应经下腹剖腹探查，如无法完整切除肿瘤，可以做病理活检或行肿瘤部分切除。经腹股沟根治性睾丸切除术后还需辅助放疗或化疗。

【临床病例】

第一步：病史采集

患者，男，31岁。因"发现右侧睾丸肿物2个月，右侧睾丸精原细胞瘤术后2周"就诊。

患者2个月前无意中触及右侧睾丸肿块。睾丸无疼痛及下坠感，无腹痛、尿频、尿急症状，无腹股沟区包块及下肢浮肿。患者否认隐睾病史，自行口服消炎药物后右侧睾丸肿块不见缩小。4周前来院就诊，阴囊超声检查见右侧睾丸肿块，大小3.1cm×2.4cm；腹盆腔CT扫描未见淋巴结肿大；血清AFP、hCG、LDH水平均在参考值范围内。临床诊断为"右侧睾丸肿瘤"。3周前行"右侧睾丸肿瘤经腹股沟睾丸高位切除术"。术后病理：睾丸精原细胞瘤，脉管瘤栓，无精索和阴囊受侵。切口愈合后来诊行放疗。

知识点

睾丸精原细胞瘤的临床特点

1. 隐睾患者患睾丸恶性肿瘤的比例高。
2. 睾丸精原细胞瘤早期容易发生淋巴转移，腹主动脉旁淋巴结是其淋巴结转移的第一站。
3. 睾丸肿瘤均需经腹股沟睾丸高位切除术取得组织病理学诊断。
4. 血清肿瘤标志物的检测对睾丸生殖细胞瘤的诊断和治疗十分重要。

【问题1】　睾丸精原细胞瘤的临床分期是什么？

思路1：睾丸精原细胞瘤局部浸润能力较低，很少穿透白膜侵及阴囊皮肤。血管神经丛、精索及阴囊是否受侵均是睾丸精原细胞瘤的独立预后因素，但肿瘤大小与睾丸精原细胞瘤预后的关系尚有争论；而腹主动脉旁转移淋巴结的大小与睾丸精原细胞瘤的复发密切相关，转移淋巴结直径<2cm的睾丸精原细胞瘤复发率为8%，明显低于2～5cm（14%）和≥5cm（28%）者。

思路2：血清LDH水平是睾丸肿瘤的重要预后指标，已发生转移的睾丸肿瘤80%出现LDH升高；睾丸纯精原细胞瘤AFP阴性，而50%～70%的睾丸非精原细胞瘤血清AFP升高；15%～25%的晚期睾丸精原细胞瘤出现hCG水平升高。根据血清肿瘤标志物水平，美国癌症联合会AJCC（第7版）将血清肿瘤标志物纳入TNM分期中（定义为S分期）。

思路3：睾丸精原细胞瘤分期目前采用AJCC（第8版）的TNM分期和临床分期。

根据患者的术前检查、术后病理及临床分期标准（AJCC，第8版），患者临床分期为精原细胞瘤ⅠB期（临床分期），$T_2N_0M_0$（TNM分期）。

【问题2】　如何选择术后治疗方案？

思路1：Ⅰ期睾丸精原细胞瘤占临床就诊患者的75%～80%。睾丸精原细胞瘤对放射线高度敏感，2019年美国国立综合癌症网络（NCCN）指南推荐，放疗是ⅠA和ⅠB期睾丸精原细胞瘤术后的标准治疗方案之一，5年生存率达98%～100%。由于Ⅰ期睾丸精原细胞瘤术后预防照射所需剂量较低，近期毒副作用（胃肠道反应等）较轻，远期并发症极少见。若放疗后局部复发可采取补救性放化疗。对于马蹄肾或合并严重肠炎的Ⅰ期睾丸精原细胞瘤，不建议术后行预防放疗。

思路2：睾丸精原细胞瘤对铂类等化疗药物敏感性也较高。Ⅰ期睾丸精原细胞瘤术后行1～2个周期卡铂单药化疗（AUC＝7）的复发率仅为3%～4%。对于化疗后复发的睾丸精原细胞瘤应用顺铂为基础的化疗方案也取得了很好的治疗疗效。但化疗对Ⅰ期睾丸精原细胞瘤术后患者的长期毒副作用尚不清楚。

思路3：Ⅰ期睾丸精原细胞瘤术后仅有15%~20%的患者出现腹主动脉旁淋巴结转移，且复发后补救性放化疗疗效确切，因此密切观察也被认为是Ⅰ期睾丸精原细胞瘤术后的选择之一。与术后放疗相比，随诊观察费用较高，且患者心理负担较重，部分患者依从性不高，加上缺少判定睾丸精原细胞瘤术后复发的特异性肿瘤标志物，密切观察尚不能成为Ⅰ期睾丸精原细胞瘤术后的标准治疗方案。一些学者针对随诊观察出现的问题，提出对复发风险低（肿瘤直径<4cm，无淋巴、血管及睾丸鞘膜受侵）和强烈希望保留生育功能的患者，推荐采取密切观察的方法。由于随访中复发的70%精原细胞瘤病灶较小，可单独采用放疗。其中放疗后20%的患者再次复发，此类患者需要行补救性化疗。

知识点

Ⅰ期睾丸精原细胞瘤术后治疗方案推荐

1. Ⅰ期睾丸精原细胞瘤经腹股沟睾丸高位切除术后推荐进行辅助放疗。

2. 1~2个周期的卡铂单药辅助化疗（AUC=7）也是Ⅰ期睾丸精原细胞瘤术后辅助治疗合理的选择。

3. 在患者同意的前提下，对于随访依从性好有一定经济能力的Ⅰ期睾丸精原细胞瘤患者，可以在经腹股沟睾丸高位切除术后密切观察。

第二步：住院后治疗

患者住院后根据病变临床分期及其意愿，确定治疗方案为腹主动脉旁淋巴引流区预防照射。

【问题3】　放疗如何实施？

思路1：放疗准备工作包括治疗前的知情同意。明确告知患者或家属放疗的目的、放疗中会出现的急性放射反应和晚反应组织损伤表现。晚期并发症极少见，主要表现为不育、胃溃疡和放射所致第二原发性肿瘤等。放疗前应做精子检查，50%睾丸精原细胞瘤患者在发病时就有一定程度精子生成障碍，仍有生育愿望的患者可在放疗前冷冻保存精子；照射时应遮挡健侧睾丸，减少睾丸散射剂量。推荐术后1个月内尽早进行放疗。

思路2：Ⅰ期睾丸精原细胞瘤术后放疗的靶区包括腹主动脉旁及同侧髂血管淋巴引流区。睾丸精原细胞瘤纵隔淋巴结转移的发生率<3%，因此Ⅰ~Ⅱ期睾丸精原细胞瘤术后不推荐纵隔及锁骨上淋巴引流区预防照射。如果没有阴囊皮肤受侵、腹股沟区手术史、腹腔淋巴结转移引起梗阻使肿瘤细胞逆流至腹股沟区等情况，同样不需要预防照射的区域还有同侧阴囊和同侧腹股沟区。

思路3：尽管Ⅰ期睾丸精原细胞瘤术后辅助放疗效果明显，但患者却有患第二原发性肿瘤和不育症等治疗相关性疾病的长期风险。缩小照射野是降低上述风险的措施之一。Ⅰ期睾丸精原细胞瘤术后复发的患者中，腹主动脉旁淋巴结转移占85%~95%，仅有10%的患者同时出现盆腔髂血管旁淋巴结转移。Ⅰ期睾丸精原细胞瘤只有在极少数情况下发生盆腔髂血管旁淋巴结转移，为术后辅助放疗仅照射腹主动脉旁淋巴引流区提供了依据。临床研究证实，Ⅰ期睾丸精原细胞瘤术后仅照射腹主动脉旁淋巴引流区的生存率与照射腹主动脉旁+同侧髂血管淋巴引流区的生存率无明显差异，且放射副作用明显降低，特别是精子计数明显提高。但有隐睾病史、腹股沟区既往手术史和阴囊皮肤受侵的Ⅰ期睾丸精原细胞瘤术后，除采用腹主动脉旁照射野外，还应照射同侧髂血管淋巴引流区。

思路4：临床数据表明，采用腹主动脉旁照射野给予Ⅰ期睾丸精原细胞瘤术后预防放疗时，20Gy与30Gy照射剂量的复发率无明显差异。采用中等剂量（20~25Gy）照射腹主动脉旁或腹主动脉旁+同侧髂血管淋巴引流区，即可将Ⅰ期睾丸精原细胞瘤术后复发率降至1%~3%，预防放疗后首次复发病灶几乎均在照射野之外。放疗的副作用与剂量有关，照射剂量低于25Gy时的副作用发生率明显降低。腹主动脉旁照射野应以中平面计算深度量，髂血管淋巴引流区照射野应以前后径1/3计算深度量，单次肿瘤照射剂量及总放疗时间主要取决于患者的耐受情况，每次剂量可为1.8~2.0Gy，总剂量可为20~25Gy。

知识点

Ⅰ期睾丸精原细胞瘤术后放疗方案推荐

1. 淋巴引流区辅助性预防放疗。不推荐纵隔区及同侧阴囊、腹股沟区预防性放疗。

2. 有隐睾病史、腹股沟区既往手术史和阴囊皮肤受侵的Ⅰ期睾丸精原细胞瘤术后，除腹主动脉旁照射野（图27-1）外，还应照射同侧髂血管淋巴引流区。

3. 推荐术后中等剂量（20～25Gy）辅助放疗。

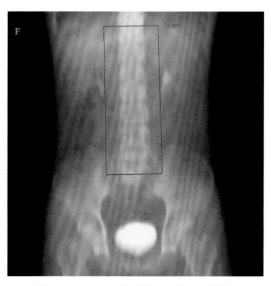

图27-1　腹主动脉旁淋巴引流区照射野

知识点

放疗靶区设计

1. 腹主动脉旁＋同侧髂血管淋巴引流区照射野（狗腿野）（图27-2），放疗靶区的上界为 T_{10} 下缘；两侧界为体中线各旁开4～5cm，健侧在 L_5 下缘至闭孔内缘垂直线与耻骨联合上2cm交点的连线，患侧向下延伸至 L_4 下缘与髋臼外缘连线，然后两侧界沿闭孔内缘和髋臼外缘垂直向下；下界为闭孔下缘或髋臼上缘（2014年NCCN指南）。

2. 对腹主动脉旁和同侧髂血管淋巴引流区照射时，应尽量采用一个照射野。

3. 腹主动脉旁照射野，放疗靶区的上界为 T_{10} 下缘，两侧界为体中线各旁开4～5cm，下界为 L_5 下缘。

4. 采用适形或调强放疗技术时，应以CT定位影像为基础勾画放疗靶区。

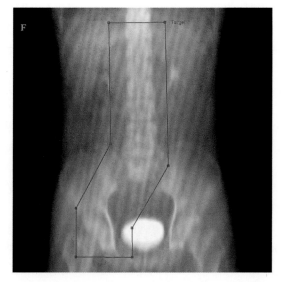

图27-2　腹主动脉旁＋同侧髂血管淋巴引流区照射野（狗腿野）

【问题4】 治疗结束后应告知患者哪些内容？

思路1：Ⅰ期睾丸精原细胞瘤治疗后5年生存率达98%～100%。术后放疗后腹主动脉旁淋巴结复发率仅为1%～3%。

放疗结束后应告知患者和家属正常组织损伤程度、胃肠道反应和骨髓抑制等急性正常组织损伤持续时间、胃溃疡等可能的晚反应组织损伤出现时间及处理措施，并评估预后。

思路2：随访。随访的目的：①发现复发的病灶，资料表明50%复发的睾丸生殖细胞瘤仍可治愈；②发现第二原发性肿瘤病灶；③监测放疗或化疗的毒副作用；④监测远期心理健康，帮助因治疗导致性功能障碍的患者重建信心。需要告知患者随访时间、频次、随访中需要检查的项目内容及需要进一步治疗的措施。对于术后未行辅助治疗而密切观察的患者，应考虑适当缩短随访间隔时间。Ⅰ期睾丸精原细胞瘤术后的随访建议见表27-1。

表27-1　Ⅰ期睾丸精原细胞瘤术后的随访建议

检查项目	第1年	第2年	第3年	第4年	第5年
体检	3次	3次	1次	1次	1次
肿瘤标志物	3次	3次	1次	1次	1次
腹盆腔CT	2次	2次	1次	1次	1次
胸部CT	2次	2次	必要时	必要时	必要时

知识扩展及延伸问题

【问题5】 其他期别睾丸精原细胞瘤如何治疗？

思路1：ⅡA/ⅡB期睾丸精原细胞瘤术后的标准治疗方案仍是放疗。ⅡA/ⅡB期睾丸精原细胞瘤术后预防性放疗采用的照射野为腹主动脉旁＋同侧髂血管淋巴引流区（狗腿野）。因ⅡB期睾丸精原细胞瘤腹主动脉旁转移淋巴结较大，照射野边界还应在转移淋巴结周围外扩1.0～1.5cm；腹腔广泛转移者，应进行全腹照射。ⅡA/ⅡB期睾丸精原细胞瘤是否需要进行纵隔和左锁骨上区预防照射，仍有争议。ⅡA/ⅡB期睾丸精原细胞瘤术后放射剂量（中平面）达25Gy后，ⅡA期缩野继续照射转移淋巴结5Gy，ⅡB期缩野继续照射转移淋巴结10Gy，总剂量分别达到30Gy及35Gy。ⅡA、ⅡB期睾丸精原细胞瘤术后放疗后6年无病生存率分别为95%和89%。对无法接受或不愿接受放疗的ⅡA/ⅡB期睾丸精原细胞瘤，可以实施3个周期的BEP[顺铂＋依托泊苷＋博来霉素（DDP＋Vp-16＋BLM）]方案或4个周期的EP[顺铂＋依托泊苷（DDP＋Vp-16）]方案化疗。

思路2：ⅡC/Ⅲ期睾丸精原细胞瘤术后放疗后复发率超过30%，因此ⅡC/Ⅲ期睾丸精原细胞瘤术后应首选3～4个周期的BEP方案化疗。化疗后影像学检查发现淋巴结转移灶残留时，可进行挽救性放疗。

【问题6】 睾丸非精原细胞性生殖细胞瘤如何治疗？

思路1：Ⅰ期睾丸非精原细胞性生殖细胞瘤睾丸切除术后的标准治疗方案是腹膜后淋巴结清扫术。腹膜后淋巴结清扫术不但是Ⅰ期睾丸非精原细胞性生殖细胞瘤的治愈手段（术后极少复发），还可以帮助准确分期。有研究表明，临床分期Ⅰ期的睾丸非精原细胞性生殖细胞瘤患者经腹膜后淋巴结清扫术发现，30%左右的患者存在腹膜后淋巴结转移，临床分期被修订为Ⅱ期。如手术证实存在腹膜后淋巴结转移，首选BEP方案进行辅助化疗；如无淋巴结转移，应密切观察。腹膜后淋巴结清扫术属于创伤性较大的手术，术中、术后并发症较多，目前推荐采用保留神经的腹膜后淋巴结清扫术，以减少逆行射精、阳痿或不育等并发症的发生概率。睾丸非精原细胞性生殖细胞瘤对放射抗拒，放疗后不但远处转移复发率高，还降低了化疗耐受性。

思路2：Ⅰ期睾丸非精原细胞性生殖细胞瘤睾丸切除术后，如果血清肿瘤标志物（AFP、hCG和/或LDH）不出现回落或持续增高，表明肿瘤出现转移，应进行化疗。首选BEP方案，VIP[依托泊苷＋长春碱＋异环磷酰胺（Vp-16＋VBL＋IFO）]方案为二线方案。

思路3：有无血管和淋巴管浸润是Ⅰ期睾丸非精原细胞性生殖细胞瘤术后重要的预后指标，有血管和淋巴管浸润的患者发生复发转移的风险是48%，而没有血管和淋巴管浸润的患者其复发转移风险仅为14%～22%。对睾丸切除术后病理证实没有血管和淋巴管浸润的Ⅰ期睾丸非精原细胞性生殖细胞瘤，进行监测和密切观察亦属于治疗方案的范畴。监测内容包括定期查体、血清肿瘤标志物检测、盆腹腔 CT 和胸部 CT 检查等。

> 知识点
>
> ## I 期睾丸非精原细胞性生殖细胞瘤术后治疗方案推荐
>
> 1. I 期睾丸非精原细胞性生殖细胞瘤术后推荐采用保留神经的腹膜后淋巴结清扫术。
> 2. 化疗方案目前仍推荐以顺铂为中心的联合化疗方案。首选 BEP 方案，复发的病例采用 VIP 方案。
> 3. 术后根据病理有无血管和淋巴管浸润，可选择监测和密切观察。

（李　光）

推荐阅读资料

[1] 李晔雄. 睾丸恶性肿瘤 // 殷蔚伯，余子豪，徐国镇，等. 肿瘤放射治疗学. 4 版. 北京：中国协和医科大学出版社，2007.

[2] 施学辉. 睾丸肿瘤 // 汤钊猷. 现代肿瘤学. 2 版. 上海：复旦大学出版社，2003.

[3] MORTON G C. Perez and Brady's principles and practice of radiation oncology. 6th ed. Philadelphia: Lippincott Williams & Wilkins，2013.

[4] 孙光. 睾丸肿瘤诊断治疗指南 // 那彦群，叶章群，孙光. 中国泌尿外科疾病诊断治疗指南. 3 版. 北京：人民卫生出版社，2014.

[5] National Comprehensive Cancer Network. NCCN clinical practice guidelines in oncology: testicular cancer（2019.V1）. ［2019-04-23］. https://www.nccn.org/store/login/login.aspx?ReturnURL=https://www.nccn.org/professionals/physician_gls/pdf/testicular.pdf.

附录：睾丸肿瘤 TNM 分期（AJCC 第 7 版）

原发肿瘤

pT_x：原发肿瘤无法评价（未行睾丸切除则用 T_x）

pT_0：无原发肿瘤的证据（如睾丸瘢痕）

pT_{is}：曲细精管内生殖细胞肿瘤（原位癌）

pT_1：肿瘤局限于睾丸和附睾，不伴有血管 / 淋巴管浸润，可以浸润睾丸白膜但是无鞘膜侵犯

pT_2：肿瘤局限于睾丸和附睾，伴有血管 / 淋巴管浸润，或肿瘤通过睾丸白膜侵犯鞘膜

pT_3：肿瘤侵犯精索，有或没有血管 / 淋巴管浸润

pT_4：肿瘤侵犯阴囊，有或没有血管 / 淋巴管浸润

临床区域淋巴结

N_x：区域淋巴结转移情况无法评价

N_0：没有区域淋巴结转移

N_1：转移淋巴结最大径≤2cm

N_2：转移淋巴结最大径>2cm，但≤5cm

N_3：转移淋巴结>5cm

病理区域淋巴结

pN_x：区域淋巴结转移情况无法评价

pN_0：没有区域淋巴结转移

pN_1：转移淋巴结数≤5 个，且最大径≤2cm

pN_2：单个淋巴结转移，最大径>2cm，但≤5cm；或 5 个以上≤5cm 的阳性淋巴结；或存在扩散到淋巴结外的证据

pN_3：转移淋巴结最大径>5cm

远处转移

M_x：远处转移情况无法评价

M_0：无远处转移

M_1：远处转移

M_{1a}：区域外淋巴结或肺转移

M_{1b}：其他部位转移

血清肿瘤标志物

S_x：无法评价标志物

S_0：标志物水平不高

S_1：AFP<1 000ng/ml，且 hCG<5 000IU/L，且 LDH<正常值上限的 1.5 倍

S_2：AFP 1 000～10 000ng/ml，或 hCG 5 000～50 000IU/L，或 LDH 正常值上限的 1.5～10 倍

S_3：AFP>10 000ng/ml，或 hCG>50 000IU/L，或 LDH>正常值上限的 10 倍

临床分期

0 期：$pTisN_0M_0S_0$

Ⅰ期

　　Ⅰ A 期：$T_1N_0M_0S_0$

　　Ⅰ B：$T_{2\sim4}N_0M_0S_0$

　　Ⅰ S 期：$T_{1\sim4}N_0M_0S_{1\sim3}$

Ⅱ期

　　Ⅱ A 期：$T_{1\sim4}N_1M_0S_{0\sim1}$

　　Ⅱ B 期：$T_{1\sim4}N_2M_0S_{0\sim1}$

　　Ⅱ C 期：$T_{1\sim4}N_3M_0S_{0\sim1}$

Ⅲ期

　　Ⅲ A 期：$T_{1\sim4}N_{0\sim3}M_{1a}S_{0\sim1}$

　　Ⅲ B 期：$T_{1\sim4}N_{0\sim3}M_{0\sim1a}S_2$

　　Ⅲ C 期：$T_{1\sim4}N_{0\sim3}M_{0\sim1a}S_3$；$T_{1\sim4}N_{0\sim3}M_{1b}S_{0\sim3}$

第二十八章　软组织肉瘤

第一节　概　　述

一、分类

软组织肉瘤（soft tissue sarcomas, STS）是一组具有高度异质性的间叶来源的恶性肿瘤，可发生于任何部位。STS 具有局部浸润性生长及易发生血行转移的生物学规律和临床转归，但在发生部位、转化细胞类型和组织病理学特征等方面异质性明显，即使同种 STS，不同组织学类型其临床和生物学差异各不相同。目前认为 STS 有超过 50 种组织亚型，参见最新 2013 年版世界卫生组织（WHO）STS 分类（表 28-1）。

表 28-1　世界卫生组织软组织肉瘤分类（2013 版）

分类	病种
脂肪细胞肿瘤	去分化脂肪肉瘤、黏液性脂肪肉瘤、多形性脂肪肉瘤、混合型脂肪肉瘤、脂肪肉瘤无其他特异性
成纤维细胞 / 肌纤维母细胞肿瘤	成人纤维肉瘤、黏液纤维肉瘤、低级别纤维黏液样肉瘤、透明性梭形细胞肿瘤、硬化性上皮样纤维肉瘤
平滑肌肿瘤	平滑肌肉瘤（不包括皮肤）
周细胞（血管周细胞）肿瘤	恶性血管球瘤（和变型）
骨骼肌肿瘤	胚胎性横纹肌肉瘤、腺泡状横纹肌肉瘤、多形性横纹肌肉瘤、梭形细胞 / 硬化性横纹肌肉瘤
脉管肿瘤	上皮样血管内皮瘤、软组织血管肉瘤
神经鞘膜肿瘤	恶性外周神经鞘膜瘤、上皮样恶性外周神经鞘膜瘤、恶性蝾螈瘤、恶性颗粒细胞瘤、外胚叶间叶瘤
不能确定分化的肿瘤	滑膜肉瘤（非特殊性、梭形细胞型、双相分化）、上皮样肉瘤、腺泡状软组织肉瘤、软组织透明细胞肉瘤、骨外黏液样软骨肉瘤、骨外尤因肿瘤、促纤维组织增生性小圆细胞肿瘤、肾外横纹样肿瘤、恶性间叶瘤、（良 / 恶性）具有血管周上皮样细胞分化的肿瘤、血管内膜肿瘤
未分化 / 不能分类的肉瘤	未分化梭形细胞肉瘤、未分化多形性肉瘤、未分化圆形细胞肉瘤、未分化上皮样肉瘤、未分化肉瘤，非特殊性

二、流行病学与病因

STS 的发病率占恶性肿瘤的 1%，可发生于任何年龄，也可发生于全身各部位。STS 中，最常见的组织学类型依次为未分化多形性肉瘤（恶性纤维组织细胞瘤）、脂肪肉瘤、平滑肌肉瘤、滑膜肉瘤、恶性神经鞘膜瘤。

不同类型的 STS 均有其好发年龄，且差别较大。儿童最常见的为横纹肌肉瘤，其次是神经母细胞瘤，尤因肉瘤亦常见。滑膜肉瘤好发于中青年，未分化多形性肉瘤和脂肪肉瘤是成人最常见的 STS，占全部肉瘤的 35%～45%。STS 的好发部位也因不同的病理类型有较大的差异，但总体而言最常见的发病部位为四肢（50%～60%），特别是下肢及臀部，其次为躯干、腹膜后、头颈部等。发生于肢体部位的 STS，其局部控制率及无病生存率优于其他部位。

STS 的区域淋巴结转移率较低（不足 4%），但部分特殊类型淋巴结转移率较高（>10%），如透明细胞肉瘤、上皮样肉瘤、血管肉瘤、胚胎型横纹肌肉瘤等。未分化肉瘤通常区域淋巴结转移率较高，预后差。肢体肉瘤常见远处转移部位为肺、腹膜后，胃肠道肉瘤多转移到肝。

STS 的病因尚未明确，但一些因素与其发病有关，如创伤或化学试剂、放射损伤、遗传或获得性免疫缺陷等。其潜伏期往往较长，且受环境影响较大，因此难以准确鉴定致病因素。

三、诊断

STS 的诊断主要依靠物理学、影像学和病理检查结果。

（一）临床检查

根据肿块的部位、大小、质地、活动度、生长速度及区域淋巴结等，有经验的专科医师可初步判断其良恶性及可能的组织来源。肿块生长速度快和 / 或伴有临床症状，应及时就诊并行活检，明确病理诊断。常见 STS 中，胚胎型横纹肌肉瘤生长速度最快，其次为未分化多形性肉瘤。

（二）影像学检查

STS 的影像学检查方法主要包括 X 线、超声、数字减影血管造影（digital subtraction angiography，DSA）、CT、MRI 和 PET/CT 等。X 线平片的软组织分辨率低，用于定性及定位诊断价值不高，仅在显示肿瘤内有较多钙化、骨化或以成熟的脂肪组织为主的病变中具有一定诊断价值，同时对分析软组织肿瘤与邻近骨与关节的关系有一定帮助。

超声检查用于浅表肿瘤的鉴别，如神经源性肿瘤、脂肪瘤、血管瘤等，在判断区域淋巴结转移与否、肝脏等腹盆腔脏器转移及探查腹膜后肿瘤方面有实际意义，且在超声引导下行肿瘤穿刺活检的应用价值较高。

CT 检查是 STS 重要的检查方法之一，具有理想的定位效果和较好的定性诊断能力。根据不同的密度区分骨、软组织、脂肪、血管、囊肿等。增强 CT 扫描可明确显示肿块的大小、边界及其与周围组织器官的关系，特别是在细小钙化、骨化及骨质破坏方面，优于 MRI，在腹盆腔及腹膜后 STS 的检查方面显示出较多的优势，但 CT 的软组织分辨率劣于 MRI，故对许多肢体和躯干的 STS 难以进行定性和鉴别诊断。对 STS 肺转移的早期发现，首选胸部 CT。对于易发生腹腔转移的肿瘤，如黏液样脂肪肉瘤，常规推荐腹部 CT。对于易发生头面部转移的肿瘤，如透明细胞肉瘤、腺泡状 STS、血管肉瘤等，需要常规头颅 CT 扫描。CT 引导下穿刺活检亦可根据治疗需要进行。

MRI 检查较 CT 有更好的软组织分辨率，并具有多平面、多序列检查特点，可从不同角度、方向准确显示病变部位与周围结构的关系。MRI 增强扫描或磁共振血管造影（magnetic resonance angiography，MRA）检查可明确病变血供与邻近血管、神经的关系。STS 中某些特殊成分在 MRI 序列中有特殊的信号特征，可以帮助明确病变组织学类型，如含脂肪、血管、骨和软组织成分等。MRI 的不同序列，如脂肪抑制、弥散加权成像、波谱成像等还可帮助鉴别术后改变或术后复发等。基于 MRI 的特点和优势，其是目前肢体、躯干、脊柱等部位 STS 诊断、鉴别诊断、分期、制订治疗方案、长期随访的首选检查方法。

核医学检查常用手段包括骨扫描和 PET/CT。全身骨扫描是早期发现 STS 骨转移的首选方法，但假阳性率较高，不能作为诊断依据，可以帮助预后判断、疗效观察等。PET/CT 因不同组织来源和性质的 STS 对 ^{18}F-FDG 摄取有差异，如侵袭性或低度恶性肿瘤摄取 ^{18}F-FDG 较少，无法单纯通过最大标准摄取值（SUV_{max}）确定组织来源、良恶性及恶性程度分级。PET/CT 对肿瘤局部细节的显示亦不及 CT 和 MRI，故不作为术前常规检查手段，主要用于判断术后残留、复发及远处转移等。

（三）病理学检查

病理学检查是诊断 STS 的金标准。获取标本方法包括脱落细胞检查、针刺活检、切取活检和切除活检。活检前应对患者病灶进行正确评估，根据肿瘤部位和特征选择适宜的活检方式。首先根据影像学检查进行分期，依据影像学检查确定活检部位及活检通道，选择生长活性高的边缘部位取材，必要时可在影像引导下（超声或 CT）进行穿刺活检。活检部位与手术方案要同时考虑，活检切口或穿刺点应在手术切口上，且尽可能远离重要器官，目的是最终手术时一并切除。免疫组织化学检查可利用组织抗体检测软组织肿瘤的组织来源，是软组织肿瘤病理学检查形态学诊断的有效补充。

（石 梅）

第二节　分级与分期

目前软组织肿瘤的病理分型依据 2013 年版 WHO 软组织肿瘤分类,但多数肉瘤的组织学分型并不能提供足够的信息来预测临床经过,因此,需要对肿瘤进行进一步分级(grading)和分期(staging),为临床制订治疗方案、评价治疗效果及评估预后提供足够的依据。

一、分级系统

分级是大多数肉瘤最重要的预后因素,主要用于预测远处转移的可能性和总体生存率,而预测局部复发率远不如手术切缘评估有效。目前最广泛应用的是法国国家癌症中心联合会(Federation Nationaledes Lutte Contrele Cancer, FNCLCC)三级分级系统,分别对肿瘤分化程度(1~3 分)、核分裂象计数(1~3 分)和坏死程度(0~2 分)三个参数进行评分(表 28-2),其中肿瘤分化程度评分是基于组织学分型和亚型(表 28-3),最后根据总分进行分级。

表 28-2　法国国家癌症中心联合会系统评分及分级标准

组织学参数	评分
肿瘤分化	1 分:形态极其相似于正常人体间叶组织的肉瘤(如高分化脂肪肉瘤) 2 分:组织学类型确定的肉瘤(如黏液样脂肪肉瘤) 3 分:胚胎性和未分化肉瘤、类型不确定的肉瘤、滑膜肉瘤
核分裂象	1 分:0~9 个 /10 个高倍视野 2 分:10~19 个 /10 个高倍视野 3 分:≥20 个 /10 个高倍视野
肿瘤坏死	0 分:无 1 分:≤50% 2 分:>50%
组织学分级	1 级:总分 2、3 分(低级别) 2 级:总分 4、5 分(高级别) 3 级:总分 6、7、8 分(高级别)

表 28-3　软组织肉瘤组织学类型与肿瘤分化评分

组织学类型	分化评分	组织学类型	分化评分
高分化脂肪肉瘤	1	去分化脂肪肉瘤	3
高分化平滑肌肉瘤	1	横纹肌肉瘤	3
恶性神经纤维瘤	1	低分化 / 多形性平滑肌肉瘤	3
高分化纤维肉瘤	1	低分化 / 上皮样血管肉瘤	3
黏液型脂肪肉瘤	2	低分化恶性外周神经鞘瘤	3
普通型平滑肌肉瘤	2	恶性蝾螈瘤	3
普通型恶性外周神经鞘瘤	2	滑膜肉瘤	3
普通型纤维肉瘤	2	骨外骨肉瘤	3
黏液纤维肉瘤	2	骨外尤因肉瘤	3
黏液样软骨肉瘤	2	间叶性软骨肉瘤	3
普通型血管肉瘤	2	透明细胞肉瘤	3
高级别黏液(圆形细胞)脂肪肉瘤	3	上皮样肉瘤	3
多形性脂肪肉瘤	3	腺泡状软组织肉瘤	3
		恶性横纹肌样瘤	3
		未分化(梭形细胞和多形性)肉瘤	3

FNCLCC 分级系统并不适用于所有的 STS,尚存在某些局限性,因此应用时必须遵循以下原则:分级不能替代准确的组织学诊断;仅适用于未经治疗的原发性肉瘤;标本应有代表性,切片质量好;对于去分化和圆形细胞脂肪肉瘤、横纹肌肉瘤、尤因肉瘤、腺泡状 STS、上皮样肉瘤、透明细胞肉瘤,分级所提供的信息量尚不如组织学分型;不适用于偶有转移的中间性肿瘤;对于粗针穿刺活检标本,仅适用于高级别肉瘤。

二、分期系统

STS 分期依据组织学表现和临床信息,目前主要分期系统是 2010 年美国癌症联合会 / 国际抗癌联盟(AJCC/UICC)制定的分期系统(AJCC 分期系统,第 7 版)和肌肉骨骼肿瘤学会 Enneking 等制定的分期系统,两者各有优劣。

AJCC 分期系统是基于用于癌症分期的 TNM 系统,并加上了肿瘤深度、组织学分级作为预后变量(附录 28-1),具有临床应用和预后价值。而为 STS 和骨肉瘤制定的 Enneking 系统区分出了两种解剖情况,依据肿瘤的部位 / 间室进行分期,分为两级三期(附录 28-2),因与外科手术的两种治疗方式(扩大切除与根治切除)相吻合,因而受到临床广泛应用。

（石 梅）

第三节 外科治疗

正确的外科手术是治疗 STS 最有效的方法,也是绝大多数 STS 唯一的治愈措施。手术的目标不仅是完整切除肿瘤,而且要求其周围附带有正常组织边缘,以此获取安全的外科边缘。手术策略依据肿瘤分期和部位而定,高级别 STS 在术后功能恢复与安全边界发生矛盾时,通常以牺牲部分功能为代价。

虽然 STS 手术外科边界的范围受肿瘤周围正常组织类型、解剖结构和重要器官的影响,但至少应该包括连续完整的环绕肿瘤的正常组织,或具有阻止肿瘤局部侵袭的天然屏障。外科手术的设计取决于这些正常组织的"质量",如深筋膜的自然抗侵袭性优于疏松结缔组织。

一、外科治疗的基本原则

（一）安全外科边界

安全外科边界是 MRI 上 STS 边缘或反应区外至少 1cm 处。手术的基本临床目标是在保证安全外科边界基础上追求完整切除肿瘤。在明确肿瘤组织病理学诊断的基础上,需要制订完善的术前治疗计划,对于体积较大、较深或侵犯邻近大血管、神经、关节、骨骼等重要组织的肿瘤,预计一期手术难以达到根治切除,对化疗、放疗相对敏感的肿瘤需要借助术前化疗、放化疗结合及介入等治疗手段对外科边界进行预处理,使肿瘤体积缩小,坏死,形成明显的假包膜,从而获得相对安全的外科边界。

（二）规范的手术操作

1. 术前基于 MRI 影像结果制订详细的手术计划,设计最佳瘤体取出路径。

2. 将活检穿刺道与肿瘤作为一个整体同时切除。

3. 直视下必须努力获得安全边界,必要时可以同期进行两个方向的显露,如躯干、骨盆的 STS。

4. 误入肿瘤时无论是否达到肿瘤实质,均应立即严密缝合并扩大切除。

5. 贴肿瘤面切除时需要特别标记,并在术后获取切缘信息。

6. 切除的标本必须标记极相,并要求病理医生出具边缘是否残留的评价报告。

7. 肢体位置较深的高级别 STS,尽量实施间室切除或间隙切除。

8. 术中钛夹标记残留肿瘤及可能的未达到安全边界的区域。

不规范的手术操作及缺乏安全的外科边界是术后复发的关键预后因素。诸多人为因素,特别是缺乏手术治疗 STS 经验者,在操作中往往会导致以下情况:非计划再次手术;破坏肿瘤包膜,不能完整切除肿瘤;活检穿刺道不包括在手术切除的范围内;手术中反复挤压肿瘤组织等影响外科手术治疗的成功率。

软组织肿瘤的局部扩展方式是离心性生长,肿瘤外有一层假包膜(反应区),肿瘤一般在解剖间室内蔓延生长。局部复发的主要危险因素在于外科边缘是否安全,由于假包膜周围可能存在卫星病灶,特别是高度恶性肿瘤。

（三）非计划再次手术

非计划再次手术是指 STS 患者在第 1 次手术时，因各种原因导致肿瘤残留（R1～R2 切除）或切缘未达到安全外科边界，需接受计划外再次手术。计划外再次手术时，肿瘤大多已不存在，手术部位周围的瘢痕组织可以看作是反应层来评定，依照原发肿瘤的病理学特征，遵循上述普遍性治疗原则实施再次手术。边缘切除或 R1～R2 切除的病例需要补充扩大切除术或术后放疗。如果肿瘤较大，侵犯多个间室或已经侵犯主要血管、神经，截肢手术可使患者获益。复发的软组织肿瘤再切除是治疗此类复发肿瘤的通常做法，手术切除边缘建议以原发手术野外计算。

（四）淋巴结清扫

STS 手术不必像上皮性肿瘤一样，需要常规清扫区域淋巴结，对于容易发生淋巴结转移的透明细胞肉瘤、上皮样肉瘤、血管肉瘤、胚胎型横纹肌肉瘤和未分化肉瘤等，应常规检查淋巴结，如影像学怀疑有淋巴结转移应在切除原发肿瘤的同时行淋巴结清扫术，术后病理证实区域淋巴结转移且侵及包膜外者，需要补充放疗。

二、外科边缘的具体分类

软组织肿瘤切除手术分为囊内切除、边缘切除、广泛切除和根治切除。

（1）囊内切除：囊内切除时肿瘤的包膜会被保留，可能切除部分或全部肿瘤组织，如良性神经鞘瘤适用囊内切除术。

（2）边缘切除：是经肿瘤的真性或假性包膜外切除的手术方式，可能会残留微小的肿瘤组织，适用于较大的良性肿瘤，也可用于肿瘤紧邻重要解剖结构或包块巨大、无理想切缘的情况。

（3）广泛切除：是指整块切除肿瘤和肿瘤外的正常组织，理论上是在正常组织中进行手术，保证手术野，不能使肿瘤暴露，否则会增加手术后局部复发的危险性。广泛切除只是设定一种假想的安全距离，显微病灶和跳跃病灶的残留仍有可能，手术中应该注意肿瘤基底部的切除范围，该术式对于浅表的早期软组织恶性肿瘤治愈率较高。

（4）根治性切除：是以间室概念为基础的手术方法，将解剖间室结构连同软组织肿瘤全部切除，可视为局部根治。间室切除术的局部复发率明显低于广泛切除术，复发率 15%～20%，但是临床适宜开展根治性切除的部位较少，文献统计约 20%，同时组织损伤严重，有些病例会遗留功能障碍。

三、小结

对于所有局限性 STS 的成人患者，外科手术是标准的治疗方式。手术实施必须由经过治疗这类疾病特殊训练的外科医师进行。标准外科操作是在阴性边界的广泛切除（R0）。这是指在移除肿瘤时要在其周围带正常组织的边缘。在经固定的组织上镜下边界的界限需根据几个因素确定，包括组织学亚型、术前治疗和解剖学屏障的存在（如肌肉筋膜、骨膜、神经外膜）。在一些有适应证病例中也可进行边缘切除，特别是间室外非典型脂肪类肿瘤。

（石　梅）

第四节　放射治疗原则

局部广泛切除联合新辅助放疗或辅助放疗是目前可手术切除、高级别 STS 的标准治疗模式。多项循证医学证据表明，对于一些放疗不敏感的 STS，新辅助放疗或辅助放疗联合手术可降低术后复发率，增加保肢率。同时也有一些病理高级别的 STS，如尤因肉瘤/原始神经外胚层肿瘤和横纹肌肉瘤等，对放疗的敏感性较高。来自美国国立癌症研究所数据库（Surveillance，Epidemiology，and End Results database，SEER 数据库）的 6 960 例患者的资料显示，对于大肿块、高级别的四肢 STS，辅助放疗可提高生存获益。目前，不同病理类型 STS 的放疗时机、靶区设计和射线种类与能量、照射剂量和分割方式等，仍有待进一步达成统一。美国STS 治疗规范见表 28-4。

表28-4　美国软组织肉瘤治疗规范

类别	推荐治疗
Ⅰ期（四肢）	手术，如切缘近/阳性切缘及术后残留，术后放疗
Ⅱ～Ⅲ期（四肢）	手术＋术前或术后放疗
Ⅳ期	肺转移病灶<4个，如原发病灶得到控制，可考虑手术，否则考虑支持治疗、化疗、姑息性手术切除或三维立体放疗
腹膜后肉瘤	手术±术中放疗（12～15Gy）→术后外照射45～50Gy，或术前同步放化疗→手术→术中放疗补量
硬纤维瘤	手术 如切缘阳性，加术后放疗（50Gy） 如无法手术，放疗（56～60Gy）

一、放疗模式

（一）术后辅助放疗

辅助放疗以杀灭手术后残存的肿瘤细胞及亚临床病灶、减少局部复发率为目的。术后放疗的原则与病理的高危因素、手术方式等密切相关。

主要适应证包括：①ⅡA期肿瘤（$T_{1a\sim b}$，N_0，M_0，$G_{2\sim 3}$）保留功能术后；②肿瘤最大径>5cm（T_2）；③手术切缘阳性或未达到安全外科边界，肿瘤侵犯周围血管、神经。

对于肿瘤位置表浅、体积小、病理低级别、手术已达到安全外科边界者，不推荐术后辅助放疗。

术后辅助放疗可提高STS保肢术后患者的局部控制率（local control，LC）。有两项随机对照研究：一是Yang等将高、低级别四肢STS行保肢手术的患者随机分为两组，一组给予外照射63Gy（放疗组），高级别组放疗同时联合阿霉素和环磷酰胺化疗，另一组不予放疗。结果显示，术后辅助放疗组患者的10年LC显著高于未放疗组（100% vs. 78%），但两组10年无远处转移生存（distant metastasis-free survival，DMFS）及总生存（overall survival，OS）并无统计学差异。在低级别STS患者中，接受术后辅助放疗患者的10年LC同样显著高于未放疗患者，但两组10年DMFS及OS也无统计学差异。二是Pisters等将高、低级别STS行完全切除手术的患者随机分为两组（在手术室完成随机分组），辅助放疗组采用^{192}铱后装治疗42～45Gy/4～6天，与未放疗组进行比较。在高级别STS患者中，接受后装治疗患者的5年局部控制率较高（89% vs. 66%），但无OS获益，而低级别STS患者后装治疗既不提高LC，也无OS获益。

（二）术前新辅助放疗

对于肿瘤较大、较深，与血管、神经关系密切，局部切除困难或预期无法达到安全外科边界者，新辅助放疗联合或序贯化疗、介入治疗等可缩小肿瘤体积，提高R0切除或保肢治疗的概率，无论肿瘤对新辅助治疗的反应如何，术前放疗可使肿瘤周边形成假包膜，有利于手术切除并减少术中瘤细胞的种植。目前，新辅助放疗联合手术，已成为四肢和腹膜后STS的标准治疗方案。

来自加拿大O'Sullivan等的报告比较了四肢STS术前与术后放疗的疗效，术前放疗的靶区包括肿瘤远端、近端各5cm范围，照射剂量50Gy/25次，术后如果切缘阳性则局部补量16～20Gy。术后放疗的靶区为复发高危区域及其远端、近端各5cm，照射50Gy/25次，在肿瘤或复发高危区域及其远端、近端各2cm范围，补量照射至66Gy。主要研究终点是术后120天内的切口严重并发症。研究计划纳入226例患者，但入组190例后，因为术前放疗组较术后放疗组的切口并发症发生率明显升高（35% vs. 17%），使研究提前结束，其中大腿部的并发症发生率最高（45%），但就术后6周时肢体功能恢复情况而言，术后放疗组较好。该研究中位随访6.9年，术前放疗和术后放疗比较，两组的LC（93% vs. 92%）、无复发生存率RFS（58% vs. 59%）、OS（73% vs. 67%）均无统计学差异。研究显示，影响LC的不良预后因素为切缘阳性，影响RFS和OS的不良预后因素为大肿块（8cm或T_2）和病理高级别肿瘤。在远期并发症方面，术后放疗组的纤维化、关节僵硬的发生率高于术前放疗组（2级纤维化发生率：48% vs. 31%；关节僵硬发生率：23% vs. 17.8%），但差异并不明显；水肿的发生率术前放疗15.5%，术后放疗为23%。由此可见，术前放疗和术后放疗的疗效相当，选择何种治疗方式主要取决于两组的毒性反应。虽然术前放疗的切口并发症发生率较高，但是可逆的，而术后放疗的并发症主要为肢体水肿、纤维化和关节僵硬，多是不可逆的。

为进一步降低放疗所致的并发症，美国国立癌症研究所（National Cancer Institute，NCI）- 美国肿瘤放射治疗协作组（Radiation Therapy Oncology Group，RTOG）发起了一项Ⅱ期多中心研究（RTOG 0630），主要探讨先进的放疗技术如影像引导放疗（IGRT）是否能降低术前放疗的相关毒性，以提高生活质量。研究入组 98 例患者，中位随访时间 3.6 年，其中 5 例患者因疾病进展未行手术，5 例患者局部复发均为照射野内。在 57 例可评估 2 年晚期毒性反应的患者中，至少出现一种 2 级以上毒性反应者占 10.5%，与加拿大 CAN-NCIC-SR2 研究报告的 37% 相比，明显降低了晚期毒性反应的发生率（$P<0.001$），且未出现照射野边缘的复发。CAN-NCIC-SR2 是一项针对可治愈的四肢 STS，对比术前或术后放疗价值的Ⅲ期随机对照研究，与 RTOG 0630 研究所不同的是该研究放疗技术未采用 IGRT。综合以往研究，四肢 STS 术前放疗在降低肿瘤病理分级、减少术中种植、易于手术切除等方面有诸多优势，但对伤口愈合的影响需要进一步通过采用先进的放疗技术和合理的靶区设计，使优势潜能得到更好地体现。

（三）术中放疗

手术中采用电子束或光子线等，在肿瘤肉眼残留处给予 10～15Gy 照射，一般需要联合外照射。其优点是术中直视操作，可以使正常器官远离照射区受到保护，避免严重损伤，而肿瘤的高危区能一次性接受到较高剂量照射，主要用于既往接受过放疗复发的患者，尤其适于盆腔和腹膜后肉瘤。此外，术中放疗并不增加切口并发症，缺点是目前在四肢 STS 治疗中的价值尚不肯定。

（四）近距离治疗

近距离治疗也称后装治疗，通常与外照射联合，也可单纯使用，用于术后辅助治疗或无法手术患者的根治性治疗。近距离治疗的优点：①治疗周期短，通常 1～2 周；②靶区内高剂量、周围正常组织剂量很低；③单次照射剂量明显高于常规放疗；④与外照射联合治疗更为合理。因绝大多数 STS 属于晚反应组织，α/β 值较低，大分割近距离治疗对肿瘤的杀伤效应较常规放疗有明显增加，有利于肿瘤的控制。但缺点是操作复杂，工作量大，且研究得到 5 年的 LC 为 83%，低于外照射的治疗结果。

（五）姑息性放疗

主要适应证：①经术前新辅助治疗仍无法手术切除或手术可能严重影响肢体功能、无法保肢或拒绝截肢的局部晚期 STS 患者；②局部晚期无法手术切除肿瘤导致的各种并发症，如疼痛、急性脊髓压迫症和肢体功能障碍等。

主要目的：①较长时间控制局部肿瘤生长；②尽量延缓或减轻局部严重症状，提高生活质量；③联合或序贯化疗、介入等其他治疗方法，达到延长患者总生存时间的目的。

二、治疗模式

1. 单纯放疗：单纯放疗通常用于高龄或医学原因无法耐受化疗的患者，是 STS 治疗常用的治疗方式。放疗剂量和照射范围视不同大小、不同部位和不同病理类型的 STS 而定，常规剂量为 50～76Gy/25～38 次。

2. 放疗联合化疗　除横纹肌肉瘤以外的 STS，目前尚无随机研究证实放疗联合化疗可以进一步提高局部控制率和改善生存率。虽有多项随机研究正在进行，但无论是新辅助化疗 + 放疗 + 手术，还是新辅助化疗 - 放疗 - 化疗（三明治模式）后手术，还是新辅助化疗 + 放化疗 + 手术，均未获得公认的有效结果。此外，化疗药物（阿霉素、异环磷酰胺为主）的加入增加了治疗的毒性反应，在没有循证支持的前提下，放化疗同步或放化疗序贯模式均正在研究中，未来期待更多新的研究结果问世。

三、放疗靶区勾画原则

（一）四肢软组织肉瘤

（1）术前新辅助放疗：术前放疗靶区勾画包括 GTV、CTV、PTV。

GTV 应依据初始查体、CT、MRI 所显示的肿瘤及受侵情况，首选 MR T_1WI 增强图像，有条件的单位，建议在同一治疗体位下分别获取 CT 模拟定位图像和 MR T_1WI 增强图像进行融合。勾画 GTV 时需遵循肿瘤生长的解剖边界，如新辅助化疗/靶向治疗后肿瘤缩退回正常的解剖位置，之前所压迫的相邻器官（肺、小肠、膀胱等如未受侵犯）则不需勾画至原相邻部位。

对于中高级别肿瘤，最大径≥5cm 者，CTV 为 GTV 头足方向外放 3cm，周径外放 1.5cm，如果外放边界超出正常解剖屏障，如骨、皮肤、筋膜（骨质、皮肤受侵或突破筋膜除外），可做适当修整（如 CTV 可不包括邻近骨和筋膜,解剖间室如无侵犯,CTV 可修改至间室内),但需包括所有瘤周水肿区,以筋膜作为最高界限。其他中～高级别肿瘤,最大径 <5cm 者,CTV 为 GTV 头足方向外放 2cm 边界,周径外放 1cm,需修改的注意事项及对 MR T_2WI 水肿区域的认定原则均同上。

PTV 需根据各个单位的系统误差和随机误差而定,一般为 CTV 外放 1cm。如采用 IGRT 每天进行图像配准验证,可将 PTV 缩至 0.5cm。PTV 外放的边界不是绝对的,在重要的危及器官处,可适当回收以减少正常组织器官损伤。

PTV 的处方剂量:50～50.4Gy/25～28 次。

外照射结束后与手术间隔时间一般为 4～6 周。

如果确认手术后肿瘤残留和 / 或切缘阳性,需针对该区域(GTV-boost)进行增量照射,可采用外照射、术中电子线照射或高、低剂量率的后装治疗。GTV boost 的勾画是根据手术记录、病理报告及术后 MRI 确定的残留肿瘤和 / 或阳性切缘的区域,要强调的是明确有手术残留者,必须行 MRI 予以确认。PTV-boost 为 GTV boost 外放 1cm,剂量 10～16Gy/5～8 次。

外照射结束后与手术间隔时间一般为 4～6 周。

(2) 术后辅助放疗:术后放疗靶区,CTV 为手术区头足方向外扩 4cm,周径外放 1.0～1.5cm,应包括术前所有的瘤周水肿区、术中银夹标记区、引流口区及手术切口。一程计划外照射 45～50Gy,1.8～2.0Gy/ 次,之后对 CTV-boost(原发肿瘤头足方向外放 2cm,周径外放 1.0cm)的区域推量至平均 63Gy/35 次,当确认术后有阳性切缘和残留肿瘤时,可给予(GTV-boost)66～70Gy,1.8～2.0Gy/ 次。为能准确定义术后高危区域,推荐外科手术对阳性切缘或残留瘤床用钛夹或金标做标记。

一般情况下 CTV 外放 1cm 形成 PTV,有条件开展 IGRT 每天做验证的单位,PTV 可缩小至 0.5cm,同样,PTV 的边界不是绝对的,特别是在头足方向,当重要器官受影响时可适当回收。

此外,除非肿瘤侵犯到皮肤,否则皮肤不应勾画在 PTV 内;当切取活检的伤口较小且手术可以一并切除时,是否有必要包括在 CTV 内,放疗医生要谨慎决定。采用 IMRT 技术时,皮肤上无须加用 bolus;为避免严重的淋巴水肿,四肢 STS 靶区设计需特别注意保护正常皮肤的淋巴回流通路。

手术与术后放疗间隔时间一般为 5～8 周。

四肢 STS 局部控制率的提高与不同病理类型肿瘤的生物学、手术技巧、肿瘤内在的放疗敏感性和治疗技术等多种因素相关。Wang 等 2011 年发表在 *International Journal of Radiation Oncology Biology Physics* 的文章,对如何管理好四肢 STS,特别是靶区勾画问题做了详细阐述,对存在的问题,如 GTV 到 CTV 及 CTV 到 PTV 设计的合理性做了具体分析。先进的放疗技术,如 IMRT 治疗 5 年的 LC 达 94%,但如何更好地降低术前放疗对伤口愈合影响值得进一步研究。

(二)腹膜后软组织肉瘤

腹膜后 STS 术前新辅助放疗优势:①可使瘤体缩小,提高手术切除概率。②肿瘤较大,可将大部分放疗敏感的胃肠道推移出射野之外,靶区勾画更准确,可减少放疗对周围重要器官的损伤。③部分肿瘤细胞放疗后发生退行性改变,有利于减少局部种植和远处转移概率。④术前肿瘤细胞为富氧状态,有助于提高放疗疗效。因此,建议高级别肿瘤、T_2 的腹膜后 STS 患者行术前新辅助放疗。

2015 年国际软组织专家组制定了腹膜后软组织肉瘤靶区勾画及处方剂量的规范(表 28-5)。

表 28-5 腹膜后软组织肉瘤靶区勾画及处方剂量原则

腹膜后软组织肉瘤术前放疗治疗指南
专家讨论
讨论手术计划,尤其是肝、肾切除计划,注意潜在的腹膜切缘阳性可能
模拟定位
口服对比剂
静脉注射对比剂增强扫描
髂嵴水平以上肿瘤强烈建议四维(4D)扫描
4D 靶区勾画(上腹部肿瘤推荐 4D 定位)
勾画 GTV 包括 4D 器官移动,包括内边界
上腹部肿瘤 iGTVt 1.5cm(CTV 外放),即 ITV

续表

腹膜后软组织肉瘤术前放疗治疗指南

ITV 在相邻器官处的修改

腹膜后间隙、骨、肾、肝：0

小肠和气腔：5mm

皮下：3～5mm，参照本单位的实际情况

如肿瘤侵犯腹股沟管，iGTV 下界外放 3cm

PTV＝ITVt 5mm（如有定期 IGRT 条件）

PTV＝ITVt 9～12mm（如无 IGRT 条件）

无 4D 定位且肿瘤绝大部分位于真骨盆以下的靶区勾画

GTV：勾画可见大体肿瘤

CTV＝GTVt 1.5cm 真骨盆以下肿瘤

CTV 在相邻器官处的修改

腹膜后间隙、骨、肾、肝：0

小肠和气腔：5mm

皮下：3～5mm，参照本单位的实际情况

如肿瘤侵犯腹股沟管，GTV 下界外放 3cm

PTV＝ITVt 5mm（如有定期 IGRT 条件）

PTV＝ITVt 9～12mm（如无 IGRT 条件）

无 4D 定位上腹部肿瘤靶区勾画（上腹部肿瘤强烈推荐 4D 定位）

GTV：勾画可见大体肿瘤

CTV＝GTVt 头足方向外放 2～2.5cm，其他方向外放 1.5～2cm

CTV 在相邻器官处的修改

腹膜后间隙、骨、肾、肝：0

小肠和气腔：5mm

皮下：3～5mm，参照本单位的实际情况

如肿瘤侵犯腹股沟管，GTV 下界外放 3cm

PTV＝ITVt 5mm（如有定期 IGRT 条件）

TV＝ITVt 9～12mm（如无 IGRT 条件）

剂量

50.4Gy，单次 1.8Gy 或 50Gy，单次 2Gy

放疗技术

推荐 IMRT，如危及器官限量及靶区覆盖均可达到要求，也可考虑三维适形放疗

有经验的单位可应用质子治疗

手术时机

手术时间通常在放疗结束后的 4～6 周

注：IGRT，图像引导放疗；IMRT，强调放疗；RPS，腹膜肉瘤；GTV，肿瘤区；CTV，临床靶区。

腹膜后术前放疗靶区勾画主要包括 GTV、CTV、PTV。GTV 为影像可见肿瘤，CTV 为 GTV 外扩 1.5cm 边界，注意在以下部位要调整边界的大小：与骨、肝、肾交界处为 0，在肠管及空腔器官部分为 5mm，与皮肤交界区域为 3～5mm。

HR-GTV 为手术后可能阳性切缘的区域，一般包括沿着后腹壁的肿瘤区域、同侧的椎体前间隙、椎体周围间隙、主要的血管、肿瘤区域内手术要保留的器官。与 HR-GTV 相应的临床下病灶区域为 HR-CTV。关于 HR-GTV、HR-CTV 的概念，虽然还没有列入指南，但是，由于手术阳性区域复发率高，局部高剂量照射可以提高局部控制率及生存率，因此 HR-CTV 的概念越来越受到重视。2006 年 Tzeng 等观察 16 例腹膜后肉瘤患者，进行术前照射，GTV 45Gy/25 次、HR-GTV 57.5Gy/25 次，2 年的局部控制率为 80%。

根据各个单位具体摆位的系统误差及随机误差，确定 PTV、HR-PTV 的边界。PTV 处方剂量为 50～50.4Gy/25～28 次，HR-PTV 的处方剂量目前没有统一推荐，但有研究给予 57.4Gy/28 次，可作为参考。（本章四肢及腹膜后 STS 的勾画原则不适合特殊病理类型，如血管肉瘤、尤因肉瘤、硬纤维瘤及横纹肌肉瘤。）

放疗技术：推荐使用三维适形调强放疗技术、质子治疗技术。

手术时间：一般为放疗结束后4～6周。

目前NRG肉瘤工作组的放疗医师开展了多项研究，形成了四肢、腹膜后STS基于CT定位图像的靶区勾画共识。这些研究为将来在STS放疗领域的研究奠定了重要的基础。

四、放疗新技术的应用

调强放疗因具有更好的适形性，可应用于腹膜后STS或头颈部STS治疗。RTOG 0630采用IGRT技术，缩小了靶区体积、减轻了毒性反应，且并未影响治疗效果，值得推广。立体定向放疗（SBRT）主要用于脊髓侵犯、神经根受压等治疗效果优于常规放疗，对缓慢进展的孤立性远处转移病灶也有较好的近期疗效。质子、重粒子等高LET射线，因其具有较好的射线物理特性和较高的相对生物学效应（relative biological effectiveness，RBE），未来在STS放疗中将有很大的发展空间。

五、放疗联合分子靶向治疗

近年来，许多临床试验将目光聚焦于放疗联合靶向治疗的安全性及有效性上。血管生成抑制剂或可提高STS对放疗的敏感性。在Yoon等开展的II期临床试验中，20例中高级别STS患者肿瘤直径≥5cm，他们先接受贝伐珠单抗治疗，随后在手术切除前继续接受贝伐珠单抗联合放疗。结果显示：贝伐珠单抗联合放疗后，45%的患者病理坏死率≥80%，是既往报告的单纯放疗后的2倍多。帕唑帕尼是一种具有多靶点的抗血管生成分子，可作用于血管内皮生长因子受体（vascular endothelial growth factor receptor，VEGFR）-1、VEGFR-2、VEGFR-3、血小板衍生生长因子受体（platelet-derived growth factor receptor，PDGFR）、纤维母细胞生长因子受体（fibroblast growth factor receptor，FGFR）-1和FGFR-3、细胞因子受体（Kit）、白介素-2受体，可诱导T细胞激酶（Itk）、白细胞-特异性蛋白酪氨酸激酶（Lck）和穿膜糖蛋白受体酪氨酸激酶（c-Fms）等。2014年，儿童肿瘤协助组（Children's Oncology Group，COG）和NRG肿瘤学组联合开展了一项进行中的II/III期临床试验（NCT 02180867），旨在确定在各年龄层的STS新辅助放疗/同期放化疗时加入帕唑帕尼能否进一步临床获益。该试验纳入人群为非横纹肌肉瘤患者，依据化疗敏感性分为两组，一组肿瘤直径>5cm、G_3级的化疗敏感者接受新辅助放化疗+/-帕唑帕尼及辅助化疗+/-帕唑帕尼；另一组$G_{2～3}$级的化疗不敏感或化疗敏感但拒绝化疗的患者随机接受新辅助放疗+/-帕唑帕尼及辅助放疗+/-帕唑帕尼。主要研究终点是观察新辅助治疗后病理坏死率及无事件发生率（event-free survival，EFS）。其他抗血管生成的靶向药物，如索拉菲尼、舒尼替尼等在STS的治疗中，特别是与放疗联合的临床疗效仍有待临床试验结果进一步证实。

此外，细胞周期调控分子，如鼠双微基因2抑制剂（能够促进p53的泛素化和降解）、细胞周期蛋白依赖性激酶4抑制剂（CDK4）、PI3K-AKT通路及哺乳动物雷帕霉素靶蛋白（mTOR）通路抑制剂及肿瘤-宿主免疫调节剂，与放疗联用的协同作用，在体外实验研究中逐步得到证实，部分已进入体内研究阶段，未来有望成为新的治疗靶点。

（石　梅）

第五节　化 疗 原 则

STS治疗失败的主要原因是复发和转移，化疗作为全身治疗手段，新辅助化疗在提高肿瘤R0切除率、增加保肢机会、降低复发转移风险方面有一定价值，但尚处于研究阶段。部分患者确诊时已是晚期，或化疗敏感肿瘤因既往治疗不规范（如化疗不充分）导致复发及转移，对此类患者可采用化疗进行挽救治疗。恶性程度高、分化差的STS易早期出现血行播散，更应采取包括化疗在内的综合治疗。不同组织学类型的STS对化疗敏感性不同，其中滑膜肉瘤、恶性纤维组织细胞瘤、横纹肌肉瘤对化疗敏感性略高。

一、化疗分类

（一）新辅助化疗

对一期切除困难或无法R0切除且对化疗敏感的高级别STS，可以考虑新辅助化疗。适应证包括：①化疗相对敏感的高级别 STS；②肿瘤体积大，与周围重要血管、神经关系密切，预计无法 R0 切除或无法保肢治疗；③局部复发需二次手术切除或远处转移患者行姑息性手术前。术前新辅助化疗推荐方案：阿霉素（ADM）+异环磷酰胺（IFO）或 MAID 方案（美司那+阿霉素+异环磷酰胺+达卡巴嗪）。

（二）辅助化疗

对于 I 期有安全外科边界的 STS 患者，不推荐辅助化疗；Ⅱ～Ⅲ期患者，建议术后放疗+辅助化疗，有以下情况的Ⅱ～Ⅲ期患者强烈推荐术后辅助化疗（1A 类推荐）：①对化疗相对敏感；②肿瘤高级别、位于深部、直径>5cm；③手术未达到安全外科边界或局部复发二次术后患者。横纹肌肉瘤建议术后辅助化疗 12 个周期，骨肉瘤 12～15 个周期，骨外尤因肉瘤 16～18 个周期，除此以外的其他 STS 术后辅助化疗，一致推荐 ADM+IFO 方案，建议 6 个周期。

（三）姑息性化疗

对于不可切除的局部晚期或转移性 STS 患者，积极有效的化疗有利于减轻症状、延长生存期、提高生活质量。对于多次多线化疗失败、已经证实难以从化疗中获益且美国东部肿瘤协作组（Eastern Cooperative Oncology Group，ECOG）评分>1 分者，不推荐继续化疗。

二、化疗药物及方案推荐

（一）一线化疗药物及方案

ADM 和 IFO 是 STS 两大基本化疗药物，一线推荐 ADM 单药 $75mg/m^2$，IFO 推荐单药 $8～10mg/m^2$，每 3 周为 1 个周期，不推荐增加 ADM 剂量密度或 IFO 大剂量持续滴注作为辅助治疗。与 ADM 单药相比，ADM+IFO 联合方案及其他含 ADM 的联合化疗方案尽管可提高有效率和无进展生存时间，但也增加了不良反应，并未显示出总生存优势。因此，联合用药不常规推荐；但对于年龄<60 岁、ECOG 评分 0～1 分，希望通过化疗快速缩瘤、缓解症状或因此获取手术切除机会的患者可一线推荐，但应注意药物剂量并及时防治不良反应。

（二）二线化疗药物及方案

对于一线化疗已应用过 ADM+IFO 方案且 PFS≥1 年，可考虑再次应用原方案，以下为 1 类推荐：①一线化疗未用 ADM 和 IFO 者，ADM+IFO；②一线化疗已用 ADM 或 IFO，ADM 或 IFO 互为二线；③一线化疗已用 ADM 和 IFO 者，ADM 或 IFO 单药高剂量持续静脉滴注。应用 ADM+IFO 化疗后不足 1 年复发或转移，可选用以下药物单药或联合治疗（2A 类推荐）：①吉西他滨，平滑肌肉瘤和血管肉瘤的二线化疗；②达卡巴嗪，平滑肌肉瘤和孤立性纤维肉瘤的二线化疗；③艾瑞布林，平滑肌肉瘤和脂肪肉瘤的二线推荐药物；④联合化疗，吉西他滨联合多西他赛可作为平滑肌肉瘤和未分化多形性肉瘤的二线首选化疗方案，吉西他滨+达卡巴嗪、吉西他滨+长春瑞滨作为二线联合化疗方案，较单药有生存优势。

三、分子靶向治疗

分子靶向治疗目前明确可作为局部晚期无法手术切除或转移性 STS 的二、三线治疗推荐。帕唑帕尼最早在肾细胞癌中应用，其疗效及安全性得到证实。在 STS 中，前期Ⅱ期临床试验提示脂肪肉瘤对帕唑帕尼不敏感，随后Ⅲ期临床试验纳入既往曾接受化疗的非脂肪肉瘤患者，应用帕唑帕尼后其客观反应率为 6%，PFS 较安慰剂组明显延长（4.6 个月 vs. 1.6 个月）。美国食品药品监督管理局（Food and Drug Administration，FDA）也于 2012 年 4 月 26 日正式批准帕唑帕尼（800mg，口服，每天 1 次）治疗既往化疗失败、除脂肪肉瘤和胃肠间质瘤外的晚期 STS。在一项针对 32 例不可切除的血管肉瘤及上皮样血管内皮瘤患者的Ⅱ期临床试验中，Agulnik 报告单用贝伐珠单抗，13% 患者肿瘤疗效达部分缓解（partial response，PR），50% 病情稳定，最长的无疾病进展时间为 26 周。还有一项针对 STS 的Ⅱ期临床试验，使用吉西他滨/多西他赛联合贝伐珠单抗（NCT 00887809）。

目前很多针对 STS 的分子靶向药物的临床试验正在研究中。安罗替尼（小分子多靶点酪氨酸激酶抑制剂）相关临床研究也在进行中，初步显效。2015 年 FDA 批准化疗药曲贝替定用于既往曾接受蒽环类药物、不可切除的或晚期（转移性）脂肪肉瘤和平滑肌肉瘤患者。针对晚期/转移性软组织肉瘤使用曲贝替定联合/不联合其他化疗药物的多项临床试验也已开展。

（石　梅）

第六节　横纹肌肉瘤

横纹肌肉瘤（rhabdomyosarcoma，RMS）是一种起源于横纹肌细胞或向横纹肌细胞分化的间叶细胞的恶性肿瘤，其发病率占恶性软组织肿瘤的10%～20%。成人和儿童/青少年发病率占所有的软组织肉瘤（STS）的3%和50%。RMS好发年龄19岁以下，2/3的病例发生在6岁以下儿童，10～14岁占20%，15岁以上占13%，男女发病率为1.4∶1。目前发病原因尚不清楚，可能与遗传因素有关。

根据肿瘤的临床特点、光镜形态、细胞和分子遗传学特征，WHO 2013分类中将RMS分为胚胎型RMS（embryonal rhabdomyosarcaoma，ERMS）、腺泡型RMS（alveolar rhabdomyosarcoma，ARMS）、多形细胞型RMS、梭形细胞/硬化性RMS 4种类型。预后较好的类型包括胚胎型、葡萄状、梭形细胞RMS，而腺泡型、未分化型、多形性RMS预后较差。

RMS可发生于身体各部位，最常见于头颈部：非脑膜旁约占10%，眼眶占9%，脑膜旁（包括乳突、中耳、鼻腔、鼻咽腔、颞下窝、翼腭窝、鼻旁窦、咽旁间隙）占16%，泌尿生殖系统占24%，其次为四肢占19%，其他约占22%。RMS区域淋巴结转移率根据原发灶部位有所不同，眼眶部位的淋巴结受累概率约1%；四肢部位的淋巴结转移率约20%，常见转移部位为腹股沟区淋巴结；睾丸旁20%～30%的患者出现腹膜后及主动脉旁淋巴结转移，膀胱及前列腺患者20%～40%有盆腔淋巴结受累。RMS诊断时约有25%的患者发生远处转移，常见的转移部位为肺、骨、骨髓。

很多免疫组织化学标志物被用于RMS的诊断，但其敏感性和特异性差异很大。结蛋白、MSA敏感性好，但特异性欠佳。肌红蛋白为特异性标志，但并不敏感。肌节α-肌动蛋白是特异性标记。肌调节蛋白，主要为MyoD1表达及肌细胞生成素，可作为各亚型的良好标记，敏感性和特异性好。

【诊疗过程】

（1）详细询问患者年龄、发病过程、临床表现及相关病史。

（2）仔细查体，注意观察局部包块占位效应及相应并发症。

（3）需完善的临床检查包括胸部CT、原发部位CT或MRI，建议行骨扫描，骨髓活检评估骨髓转移，PET扫描在判定淋巴结转移、骨和骨髓侵犯方面有优势。当肿瘤位于脑膜旁时需行腰椎穿刺脑脊液检查。病理活检能够明确诊断。

（4）经多学科会诊综合评估，制订治疗方案。

（5）多药联合的全身化疗加局部手术±放疗的综合治疗模式是RMS的标准治疗方案。

（6）化疗是RMS的重要治疗手段，VAC（长春新碱＋放线菌素D＋环磷酰胺）是目前RMS的首选及标准化疗方案。

（7）由于手术后分组取决于手术切除程度，故肿瘤可完全切除者应先行手术治疗；若手术可能严重影响器官功能或致畸，则可先予化疗使肿瘤缩小后，再次评估是否采取手术。

（8）放疗是RMS重要的局部治疗手段。新辅助化疗后同期放化疗，是不可切除肿瘤的标准治疗方案。

（9）RMS对放疗敏感，术后放疗适用于肿瘤残留、切缘阳性、淋巴结转移及病理为ARMS患者。

（10）治疗结束后，告知患者可能的并发症，定期随访。

【临床病例】

第一步：病史采集

患者，男，22岁。主因"右侧鼻塞3周"就诊。

患者就诊3周前感冒后出现右侧持续鼻塞，伴视物不清，有嗅觉减退。1周前出现右眼胀痛。

查体：一般情况可，右侧鼻腔通气差，右眼视力下降，眼球运动正常，双眼无突出。颈部可触及肿大淋巴结，较大者位于右侧颌下，约2cm×3cm，质中，活动差，无压痛，局部无红肿，皮温不高。

第二步：门诊化验及辅助检查

患者门诊进行了头颈部 MRI（图 28-1）、颈部超声、胸部 CT、心电图、腹部超声、骨扫描、血常规及血生化等检查。

MRI 显示双侧上颌窦、双侧筛窦、双侧蝶窦、左侧额窦及鼻咽腔内均可见片状 T_1WI 稍低信号、T_2WI 混杂高信号，双侧内直肌呈受压改变。扫描层面见透明隔间隙增宽。双侧颈部多发肿大淋巴结。诊断为"鼻腔鼻窦恶性肿瘤"。

颈部超声示双侧颌下、颈部血管鞘旁见多发结节状及团块状组织，边界欠清晰，较大者位于右侧颌下，约 2.5cm×3.0cm×2.0cm，邻近结构略推移。甲状腺及气管结构对称。双侧颌下、颈部血管鞘旁多发淋巴结肿大，右侧为著。

在耳鼻喉科于 CT 引导下行鼻窦肿物切开活检术，病理示小圆细胞恶性肿瘤，待免疫组织化学进一步确诊。

胸部 CT、腹部超声、骨髓活检、骨扫描、血常规、肝肾功、心电图正常。

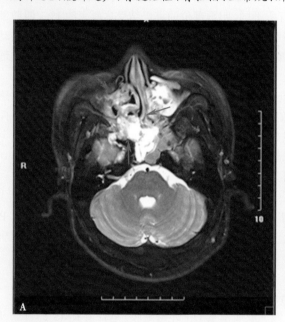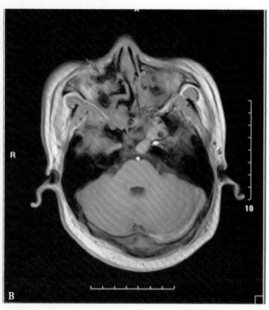

图 28-1　横纹肌肉瘤 MRI 表现

A. 轴位 T_2WI，箭头示病灶；B. 轴位 T_1WI，箭头示病灶。

【问题 1】　结合该患者临床症状、体征、影像学表现及病理活检，临床诊断如何考虑?

思路：该患者 22 岁，临床主要表现为鼻塞。影像学检查提示鼻窦占位，颈部淋巴结转移。根据病史、临床症状、体征及影像学表现，初步考虑鼻窦恶性肿瘤。病理提示小圆细胞恶性肿瘤，免疫组织化学结果：Desmin（+），Myogenin（+），CD56（+），Ini-1（+），AE1/AE3（−），CD20（−），CD3（−），HMB-45（−），LCA（−），S-100（−），Syn（−），NUT（−），Ki-67 增殖指数约 70%。支持胚胎型横纹肌肉瘤（ERMS）。

知识点

横纹肌肉瘤的临床特点

1. RMS 常发生于儿童，6 岁以下多见，可发生于青少年。

2. RMS 多发生于头颈部、泌尿生殖道、四肢及腹膜后。

3. 根据部位不同，主要临床症状可有局部占位效应或并发症，疼痛少见，仅在肿瘤较大引起压迫症状或邻近神经组织压迫所致。

知识点

横纹肌肉瘤应完善的检查

1. 因头颈部 RMS 颈部淋巴结转移率较高，并可出现远处转移，转移部位以肺、骨及骨髓常见，影响患者预后，完善全身评估具有重要意义。

2. 原发部位的 CT 和 / 或 MRI 以明确肿瘤局部侵犯范围和深度。CT 确定软组织肿块的大小、是否有骨质破坏。MRI 对显示软组织及肿瘤和血管、神经的解剖关系更有优势。颈部 MRI 可了解淋巴结转移情况，包括淋巴结大小、位置、数量、是否融合或包膜外侵。颈部超声可辅助判定颈部淋巴结转移情况。RMS 的影像学缺乏特异性，与一般软组织肿瘤难以鉴别，但出血坏死较多见。确诊需病理诊断。

3. 需完善的全身检查包括胸部 CT 了解有无肺转移、骨扫描了解骨转移情况，骨髓活检了解有无髓内侵犯，有条件时可行全身 PET 扫描。

4. 穿刺活检或切开活检，结合免疫组织化学能够确诊 RMS。

知识点

横纹肌肉瘤的特异性分子标记

常见的儿童及青少年小圆细胞肿瘤除 RMS 外，还有非霍奇金淋巴瘤、尤因肉瘤 / 原始神经外胚层肿瘤（primitive neuroectodermal tumor，PNET）、视网膜母细胞瘤和神经母细胞瘤，它们的鉴别主要通过免疫组织化学。Desmin 和 Myogenin 常表现出阳性，其中，Myogenin 是 RMS 的特异性分子标记，Myogenin 阳性即可直接诊断 RMS。

【问题 2】　如何制订治疗策略？

思路 1：该患者经完善全身评估，无全身转移，经手术活检确诊为 RMS，经多学科会诊，耳鼻喉科医生认为，患者肿瘤侵犯较广，眶内受侵，完全切除可造成严重颌面部毁损，故不适合完整切除，手术仅行活检。本例患者未做完全切除，需要术后放疗。化疗可减少远处转移率，提高生存率，放疗前先行化疗。

思路 2：化疗是 RMS 瘤的重要治疗手段，VAC（长春新碱＋放线菌素 D＋环磷酰胺）是目前 RMS 的首选及标准方案。低危患者一般 VAC 方案化疗 24 周；中危患者化疗 42 周，高危患者多采用 VDC 与 IE 方案每 2 周交替化疗。

知识点

横纹肌肉瘤的化疗用药选择

1. 多药联合化疗显著改善 RMS 预后。美国儿童肿瘤协作组（COG）推荐一线化疗方案为 VAC 方案。COG 和美国横纹肌肉瘤研究协作组（Intergroup Rhabdomyosarcoma Study Group，IRSG）曾做了多项化疗相关临床研究，包含依托泊苷、多柔比星、伊立替康、拓扑替康、异环磷酰胺、顺铂等药物的组合，并在中危患者中应用 VDC/IE 方案，结果均没有提高化疗缓解率。因此，VAC 方案仍是目前 RMS 的首选方案。

2. 对于复发或难治的 RMS 患者，目前尚无统一的二线治疗方案。有部分单中心的回顾性研究结果支持伊立替康和替莫唑胺联用，或加用长春新碱。

知识点

横纹肌肉瘤的手术原则

RMS 手术原则需根据原发部位个体化选择。当肿瘤位于头颈部，手术可能影响器官功能或毁容时不建议广泛切除。肿瘤位于四肢肌肉内时，不必完整间室切除，肿瘤外有 0.5cm 安全边界即可。除引起压迫症状需要急诊处理，如肠梗阻等，一般不建议做减瘤手术。

患者活检手术后，经 VAC 方案化疗 3 个月，复查 MRI，肿瘤较前略缩小，见图 28-2。

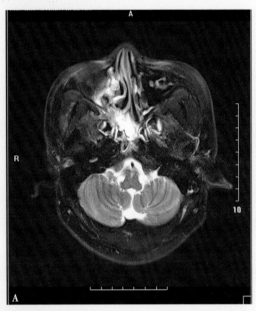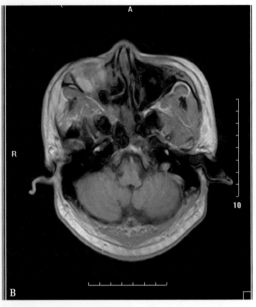

图 28-2　横纹肌肉瘤化疗后 MRI 平扫表现
A. 轴位 T_1WI; B. 轴位 T_2WI。

知识点

横纹肌肉瘤的局部治疗

1. 局部治疗方式包括手术广泛切除和放疗。局部治疗方式应个体化，综合考虑肿瘤部位、组织学分型、患者年龄等因素。

2. 手术是首选的局部治疗方式。原则是尽可能在保证器官功能和美容的前提下完全切除肿瘤。

3. RMS 对放疗敏感。对于解剖位置不佳、手术不能切除的患者，或眼眶肿瘤患者，可选择新辅助化疗后放化同期治疗。术后放疗适用于术后残留、切缘阳性、淋巴结转移及病理为 ARMS 患者。发生于眼眶的 RMS，放化疗疗效不劣于手术，可首选放化疗。

知识点

横纹肌肉瘤的术后放疗原则

RMS 术后是否需要放疗，与手术切除状态、治疗前分期、组织学分型相关。RMS 治疗前分期系统见表 28-6，临床分组系统见表 28-7，危险度分组及预后见表 28-8。

表 28-6　横纹肌肉瘤治疗前分期系统

分期	原发肿瘤部位[①]	T 分期[②]	肿瘤大小	区域淋巴结	远处转移
1	预后良好部位	T_1 或 T_2	任何大小	N_0 或 N_1 或 N_x	M_0
2	预后不良部位	T_1 或 T_2	≤5cm	N_0 或 N_x	M_0

续表

分期	原发肿瘤部位①	T 分期②	肿瘤大小	区域淋巴结	远处转移
3	预后不良部位	T_1 或 T_2	≤5cm	N_1	M_0
			>5cm	N_0 或 N_1 或 N_X	
4	任何部位	T_1 或 T_2	任何大小	N_0 或 N_1 或 N_X	M_1

注：①预后良好部位包括眼眶、非脑膜旁头颈部、非膀胱/前列腺的泌尿生殖系统、胆道；预后不良部位包括膀胱/前列腺、四肢、脑膜旁、躯体、腹膜后。

②T_1：肿瘤或最大径≤5cm。T_{1a}：表浅，T_{1b}：深部。

T_2：肿瘤或最大径>5cm。T_{2a}：表浅，T_{2b}：深部。

N_x：不能评估淋巴结转移。

N_0：无区域淋巴结转移。

N_1：有区域淋巴结转移。

表 28-7　横纹肌肉瘤临床分组系统（ISRG）

分组	定义
Ⅰ组	局部病变完全切除，手术边缘无镜下残留；无区域淋巴结侵犯
Ⅱ组	局部病变肉眼切除：①切缘显微镜下残留；②区域淋巴结侵犯，肉眼切除无镜下残留；③包括①和②
Ⅲ组	局部病变部分切除伴肉眼残留：①仅活检；②原发肿瘤肉眼切除>50%
Ⅳ组	诊断时出现远处转移：①影像学肿瘤扩散证据；②脑脊液、胸腔积液或腹水肿瘤细胞阳性

表 28-8　横纹肌肉瘤危险度分组及预后（IRSG）

危险分组	组织学	治疗前分期	临床分组	5 年无事件发生率/%
低危	胚胎型	1	Ⅰ、Ⅱ、Ⅲ	90
	胚胎型	2，3	Ⅰ、Ⅱ	
中危	胚胎型	2，3	Ⅲ	65～73
	腺泡型	1，2，3	Ⅰ、Ⅱ、Ⅲ	
高危	胚胎或腺泡	4	Ⅳ	<30

注：当患者的危险度分组为中危或高危时，需要术后放疗。

【问题3】　如何确定放疗的靶区和照射剂量？采用何种技术？

思路 1：对于 RMS，新辅助化疗前后的影像学证据对制订放疗计划十分重要。拟进行根治性放疗，因头颈部 RMS 颈部淋巴结转移率高，且本例已有颈部淋巴结转移，行颈部淋巴结引流区预防。根据初始诊断影像学信息勾画原始肿瘤范围为 GTV，外放 1cm 为 PGTV，颈部淋巴结为 GTVnd，外放 0.5cm 为 PGTVnd，照射剂量 54Gy。鼻窦相关预防区和颈部Ⅱ、Ⅲ区淋巴结引流区为 CTV1，外放 0.3cm 为 PTV1，照射剂量 45Gy。颈部Ⅳ、Ⅴ区为 CTV2，外放 0.3cm 为 PTV2，照射剂量 40Gy。正常器官限量：腮腺剂量限值，V50%≤30Gy 或平均剂量≤26Gy；脑干、视交叉、视神经最大限值 54Gy 或 V1%≤60Gy；脊髓最大限值 45Gy 或 1ml 体积≤50Gy；下颌骨和颞颌关节最大限值 70Gy 或 1ml 体积≤75Gy；颞叶最大限值 60Gy 或 1ml 体积≤65Gy。

思路 2：头颈部解剖空间狭小，危及器官较多，本例患者肿瘤已侵犯眶内结构，视路系统保护尤为重要，故用调强放疗技术。

知识点

横纹肌肉瘤放疗靶区勾画与剂量

常用照射分割模式：1.8～2Gy/次。

放疗技术：三维适形放疗技术是标准放疗技术，调强技术剂量分布更为均匀。

　　靶区勾画（图 28-3）：根据不同部位略有不同，发生率最高的部位是头颈部。诱导化疗前可见肿瘤为 GTV（玫红色线），外放 1cm 为 PGTV。颈部 Ⅱ、Ⅲ 区淋巴结引流区为 CTV1（粉红色线），外放 0.3cm 为 PTV1。有颈部淋巴结转移的病例需勾画 GTVnd（黄色线），外放 0.3cm 为 PGTVnd，CTV1 应包含淋巴结所在区域，CTV1 以下的颈部 Ⅳ、Ⅴ 区为 CTV2，外放 0.3cm 为 PTV2（红色线）。

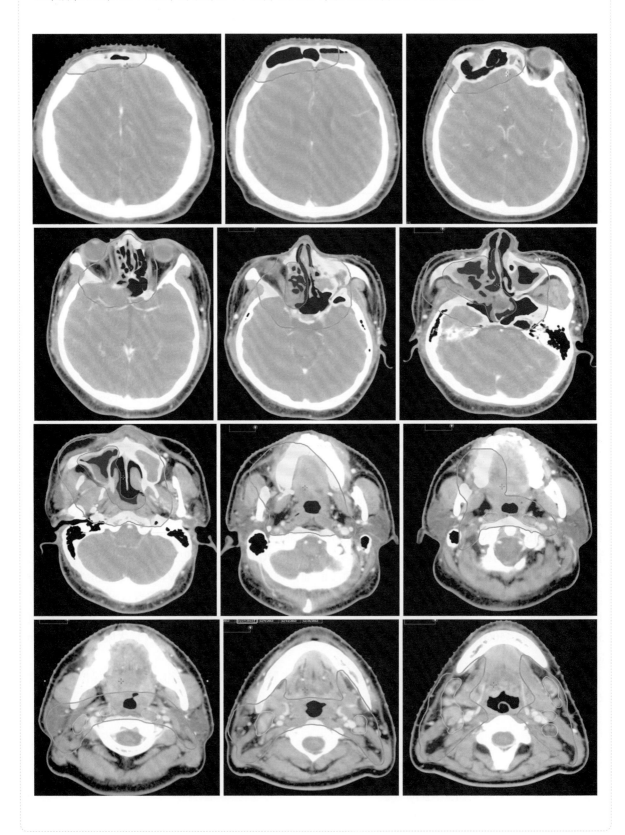

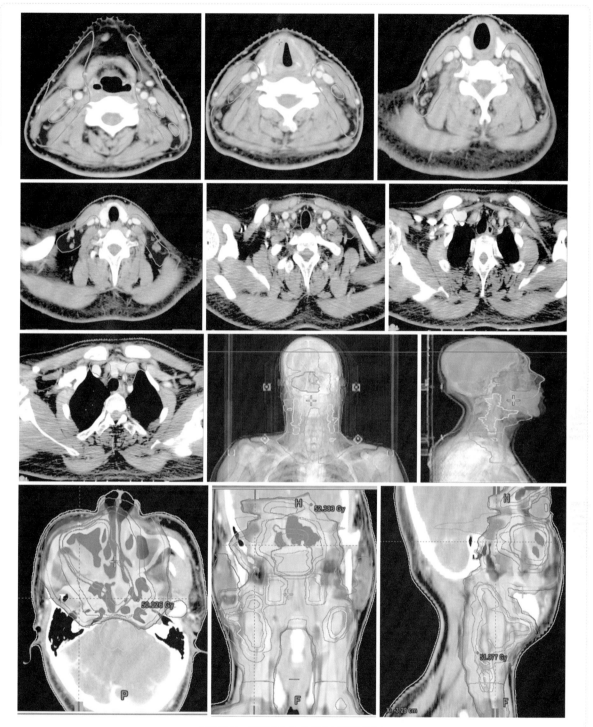

图28-3 靶区勾画、射野及剂量分布

知识点

IRS-Ⅳ试验针对放疗分割模式及剂量进行了研究,将所有Ⅲ组患者随机分为超分割放疗组 59.4Gy/54次(每天2次)和常规放疗组50.4Gy/28次,结果显示,两种放疗分割模式对患者的局部无复 发生存、区域无复发生存、无远处转移生存及总生存率均无差异,但脑膜旁RMS患者超分割放疗生存 率更低。

【问题4】 该患者放疗后可能出现什么不良反应？

思路：该患者放疗可能出现的不良反应如下。①皮肤反应，放疗前可外用皮肤保护剂，放疗期间如出现皮肤反应则对症治疗。②口腔黏膜反应，可预防应用放射防护剂，必要时对症治疗。③视力下降，该患者肿瘤已侵及眶内，需注意视神经视交叉受量。④血液毒性反应，需每周复查血常规。

扩展及延伸知识

【问题5】 美国横纹肌肉瘤研究协作组（IRSG）的研究情况如何？

思路：关于 RMS 放疗介入的时机、放疗靶区和剂量设计，循证资料主要来源于过去 40 年间 IRSG 的系列研究结果。

IRS- I 试验显示，RMS 患者的 5 年总生存时间（overall survival，OS）为 55%，其中眼眶部位 89%，泌尿生殖道 74%，头颈非脑膜旁 55%，脑膜旁及肢体 47%，躯干 45%。 I 组患者化疗联合放疗对比单纯化疗的 5 年生存率无明显差异，VAC 对比 VA 方案化疗，5 年生存率无明显差异；VA 方案化疗 2 年对比 1 年获得的 5 年生存率仍无明显差异，提示 I 组 RMS 患者术后无须放疗，仅需行 VA 方案化疗 1 年即可。

IRS-Ⅲ临床试验中，大部分患者在化疗第 6 周开始放疗，但脑膜旁肿瘤有颅底侵犯、中枢性瘫痪或颅内病变者，放疗则从化疗第 1 周开始。 I 组患者中预后较差的组织学类型（如腺泡型 / 未分化型）和Ⅱ组患者给予 41.4Gy/23 次照射，Ⅲ组患者放疗剂量≤50.4Gy（需根据年龄及肿瘤大小不同而定），患者获得的 5 年生存率为 71%。

IRS-Ⅳ试验针对放疗分割模式及剂量进行了研究，将所有Ⅲ组患者随机分为超分割放疗组 59.4Gy/54 次（每天 2 次）和常规放疗组 50.4Gy/28 次，结果显示，两种放疗分割模式对患者的局部无复发生存、区域无复发生存、无远处转移生存及总生存率均无差异，但脑膜旁 RMS 患者超分割放疗生存率更低。

【问题6】 目前推荐 RMS 放疗靶区、放疗原则和剂量是什么？

思路：目前 RMS 放疗靶区勾画建议：GTV 为诱导化疗前可见肿瘤，GTV 外放 1cm 形成 CTV（CTV 不受病理影响，并需要在超过解剖屏障处收回），CTV 外放 0.5cm 形成 PTV。

放疗的原则和剂量：低危患者完整切除，切缘阴性不需放疗，但如果手术时间推迟，即使完整切除，也要给予 36Gy 照射；镜下手术切缘阳性但淋巴结阴性者照射 36Gy，阳性淋巴结完全切除后需照射 41.4Gy，未切除照射剂量 50.4Gy。原发在眼眶部位且肿瘤残留者给予 45Gy 照射，非眼眶原发肿瘤有肉眼残留患者需放疗 50.4Gy。中高危组患者完整切除、切缘阴性者照射 36Gy，镜下切缘阳性或阳性淋巴结完全切除后照射 41.4Gy，肉眼残留者则需照射 50.4Gy。

儿童 RMS 很少出现区域淋巴结转移，故一般不做引流区预防照射。但淋巴结确有转移时需要照射引流区，清扫术后放疗 41.4Gy，根治放疗则给予 50.4Gy。

【问题7】 放疗时机如何把握？

思路：放疗时机目前尚无统一标准。IRS-Ⅴ研究放疗从化疗的第 4 周开始，而 IRS-Ⅵ中放疗从化疗的第 12 周才开始，两项研究放疗剂量相同，但放疗介入的时间对预后的影响尚未得到结果。因此放疗时机的把握，需要根据患者危险度进行分类，高危者化疗为主，放疗可相对滞后，但需要注意脑膜旁肿瘤侵犯颅内者应尽早开始放疗。

目前推荐放疗时机：推荐脑膜旁肿瘤侵犯颅内者一旦发现即开始放疗，低危组第 13 周开始放疗，因为都是胚胎型，且大部分为 I 组和Ⅱ组，即使是Ⅲ组对化疗也很敏感，可以先化疗使肿瘤缩小后再放疗；中危组第 4 周开始放疗，原因是中危组无转移，局部控制更加重要；高危组第 20 周放疗原发部位，第 47 周放疗转移灶。

（石　梅）

第七节　尤因肉瘤

尤因肉瘤（Ewing's sarcoma）不是一个孤立的疾病，而是一组疾病的总称，包括经典、骨外、胸壁尤因肉瘤（ASKIN's 肿瘤）及原始神经外胚层肿瘤（primitive neuroectodermal tumor，PNET）。尤因肉瘤以含糖原的小圆细胞弥漫增生为特征（PAS 阳性），占骨原发恶性肿瘤的 6%～8%，恶性度高，发展迅速，预后差，多见于白种人，亚洲、非洲及美洲少见。此病多发于儿童及青少年，发病高峰为 10～20 岁，在 PNET 患者中，年龄范围更宽泛，男性略多于女性。尤因肉瘤特异性的表现为 *EWS* 基因重排，其中，85% 产生 *EWS-FLI1* 融合基因。细胞高表达 *MIC2*（CD99）是尤因肉瘤的另一特征。

尤因肉瘤最常侵犯骨，全身骨骼均可累及，好发于四肢长骨和骨盆、肋骨。约 10% 的尤因肉瘤为骨外尤因肉瘤，几乎可以发生于身体任何部位，但以四肢深部软组织多见，表浅部位较少见。

【诊疗过程】

（1）详细询问患者年龄、发病过程、症状特征及相关病史，特别是疼痛情况。

（2）仔细查体，注意观察有无局部包块、是否伴有炎症反应及关节活动受限。

（3）需完善的临床检查包括胸部 CT，原发部位 CT 及 MRI，PET 扫描和 / 或骨扫描，骨髓活检，或脊柱及骨盆 MRI（必要时），脑脊液检查（必要时）。异常的实验室检查结果主要包括白细胞计数及血清 LDH 水平升高。病理活检能够明确诊断。

（4）经多学科会诊综合评估，制订治疗方案。

（5）多药联合的全身化疗加局部手术和 / 或放疗，即综合治疗是局限的尤因肉瘤目前最佳的治疗选择。

（6）局部治疗前应用新辅助化疗可消除微转移灶，减轻瘤负荷，提高后续局部治疗的局部控制率。

（7）化疗＋手术常用于能够广泛切除的尤因肉瘤。新辅助化疗前后原发部位影像学检查有助于在术前对肿瘤进行完善评估、选择合适的手术方式。

（8）术后根据切缘情况及患者对化疗的反应，决定是否行术后辅助放疗。

（9）辅助化疗适用于所有术后患者，无论手术边缘情况如何。

（10）放疗是尤因肉瘤重要的局部治疗手段，常用于不能手术切除、手术切除边界不够及化疗反应性差的患者，以提高局部控制率。

（11）治疗结束后，告知患者可能的并发症，定期随访。

【临床病例】

第一步：病史采集

患儿，男，13 岁。主因"右腹股沟包块 2 周"就诊。

患儿就诊 2 周前无明显诱因出现右腹股沟肿胀，可触及包块，活动时疼痛，剧烈运动时明显，无明显夜间痛，局部无明显皮肤红、热。

查体：一般情况可，行走轻度跛行，关节活动受限。右腹股沟处明显肿胀，耻骨支处可触及异常突起，压痛明显，局部皮温不高，髋关节抗阻力内收时局部疼痛明显，双下肢皮肤感觉、肌力无明显异常。

第二步：门诊化验及辅助检查

该患儿门诊进行了 X 线平片（图 28-4A）、骨盆 CT（图 28-4B）和 MRI（图 28-5）、胸部 CT、心电图、腹股沟超声、骨扫描、血常规及血生化等检查。

骨盆 X 线：右耻骨上支及右耻骨下支和坐骨移行部骨质破坏，右耻骨上支溶骨性破坏伴骨皮质不连续，相应部位见软组织包块。

骨盆 CT：右髋臼及耻骨骨质破坏，周围闭孔内肌、髂腰肌见略低密度肿块影，边界欠清，挤压膀胱及前列腺。

MRI：右耻骨结节、耻骨体及髋臼正常形态及信号消失，可见大小为 8.3cm×6.3cm×7.5cm 的椭圆形软组织肿块，边缘有分叶，其内可见 T_1WI 呈等信号，脂肪抑制序列呈高信号，病变内部信号欠均匀，可见多发分隔影。

腹股沟超声：右腹股沟髂血管内侧深肌层后方实性包块，血供丰富，多考虑骨肿瘤。

骨扫描：右耻骨部位血供增强，右耻骨、坐骨、左耻骨联合骨代谢活跃，多考虑恶性改变。

细针穿刺后病理活检：小圆细胞恶性肿瘤，待免疫组织化学进一步确诊。

血常规：白细胞计数 $4.9×10^9$/L，血红蛋白 128g/L，红细胞计数 $3.96×10^{12}$/L。

胸部 CT、骨髓活检、肝功能、肾功能、心电图正常。

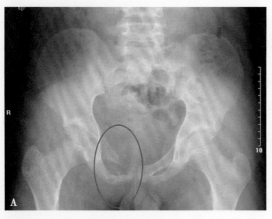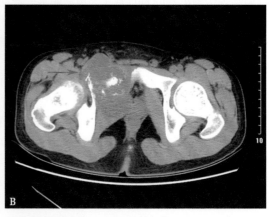

图 28-4 X线平片及CT表现

A. X线片；B. CT表现，箭头示病灶。

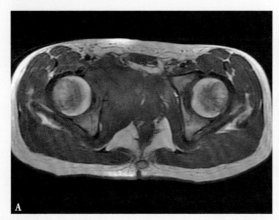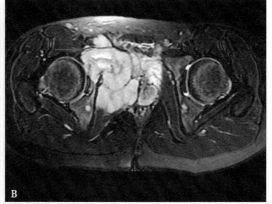

图 28-5 MRI平扫表现

A. 轴位 T_1WI，箭头示病灶；B. 轴位 T_2WI，箭头示病灶。

【问题1】 结合该患者临床症状、体征、影像学表现及病理活检，临床诊断如何考虑？

思路1：该患儿13岁，临床主要表现为局部软组织包块及疼痛，下肢活动受限。影像学检查提示右髋臼、耻骨骨质溶骨性破坏，局部软组织肿块形成。根据发病年龄、部位、病史、临床症状、体征及影像学表现，初步考虑骨恶性肿瘤。

思路2：该患儿病理提示小圆细胞恶性肿瘤，结合临床及影像学检查，考虑尤因肉瘤可能性大。但仍需进一步免疫组织化学明确诊断。

进一步免疫组织化学结果提示小圆细胞恶性肿瘤，Fli-1、CD99（+）；Ki-67指数 >25%，PAS少数细胞（+）。支持尤因肉瘤/PNET。

知识点

尤因肉瘤的临床特点

1. 尤因肉瘤常发生于20岁以下，男性多见。

2. 尤因肉瘤多发生于躯干骨及四肢长骨，最常见于四肢长骨的骨干或干骺端，其次为骨盆及肋骨。

3. 主要临床症状为进行性疼痛和软组织包块。根据部位不同，局部疼痛可随肿瘤扩散蔓延。局部包块可有或无明显的炎症反应。有时可伴有全身症状。

知识点

尤因肉瘤应完善的检查

1. 因尤因肉瘤易早期出现远处转移，转移部位以肺、骨及骨髓常见，影响患者预后与治疗选择，因此完善全身评估对尤因肉瘤预后判断及指导治疗具有重要意义。

2. 原发部位的 X 线片、CT 和 / 或 MRI 以明确肿瘤局部侵犯范围和深度。X 线是初步诊断尤因肉瘤最可靠的影像学手段；CT 在确定软组织肿块的大小、骨皮质的破坏及显示肿瘤组成成分方面优于 X 线。MRI 是显示骨髓及软组织的最佳影像学方法，对于软组织及肿瘤和血管、神经解剖的关系更有优势。

3. 进行胸部 CT 了解有无肺转移，骨扫描了解骨转移情况，有条件时可行全身 PET 扫描、骨髓活检或脊柱及骨盆 MRI 了解有无髓内的侵犯。

4. 实验室检查结果可存在贫血、白细胞增多、红细胞沉降率加快、LDH 升高。此外，碱性磷酸酶轻度升高对成年人诊断意义较大。

5. 穿刺活检或手术活检，结合免疫组织化学能够确诊尤因肉瘤。

知识点

尤因肉瘤的主要影像学表现

尤因肉瘤按照发生在骨或骨外，有不同的影像学表现。

1. 骨尤因肉瘤 全身骨骼均可受累，长骨骨干发生率约 70%，其余主要发生于扁骨及脊柱。X 线：病变呈虫蚀样或弥漫性骨质破坏、边缘不清，周围伴葱皮样或放射状骨膜反应，可出现 Codman 三角，骨破坏区周围软组织肿块形成，但没有瘤骨。发生于骨盆的病变更易形成较大软组织肿块。CT：边缘不清弥漫性骨质破坏并周围软组织肿块，环绕层状或针状骨膜反应。MRI：骨髓腔内不均匀 T_1WI 低信号、T_2WI 高信号，边界不清，内可伴有出血及坏死囊变，瘤周水肿在脂肪抑制 T_2WI 呈明显高信号。增强扫描肿瘤呈较明显不均匀强化。

2. 骨外尤因肉瘤 X 线对骨外尤因肉瘤 /PNET 无特异性。CT、MRI、PET/CT 已成为评估疾病的常规方法，可确定及评估肿瘤的位置、与周围组织 / 器官关系、确定分期、确定治疗方案及评价疗效。

知识点

尤因肉瘤的特异性分子标记

尤因肉瘤是高级别圆形细胞肉瘤，肿瘤形态多样，大部分由单一的小圆细胞构成，核圆形，染色质细腻，少量透亮或嗜酸性的胞浆，细胞边界不清（经典型尤因肉瘤）。有些肿瘤的瘤细胞较大，形状不规则，有明显的核仁（不典型尤因肉瘤）。在分子病理学上，骨与骨外尤因肉瘤并无明显差异。

常见的儿童小圆细胞肿瘤除尤因肉瘤外，还有非霍奇金淋巴瘤、横纹肌肉瘤、视网膜母细胞瘤和神经母细胞瘤，它们的鉴别主要通过免疫组织化学。85% 的尤因肉瘤会出现特征性的 *t(11；22)(q24；q12)* 基因易位，这种基因易位产生新的 *EWS-FLI1* 融合基因。通过 RT-PCR 和原位杂交发现，*EWS-FLI1* 融合基因的出现与细胞表面高表达 CD99 密切相关。此外，尤因肉瘤 PAS 表达阳性，Reticulin 蛋白表达阴性，而淋巴瘤 PAS 表达阴性，Reticulin 蛋白表达阳性。

【问题 2】 如何制订治疗策略？

思路 1：该患儿全身评估结果显示，目前肿瘤局限，无远处转移。患儿活检确诊尤因肉瘤 /PNET，无全身化疗禁忌。计划先予以新辅助化疗，以消除全身微转移、减轻瘤负荷，提高后续局部治疗的局部控制率。

思路2： 新辅助化疗方案根据 NCCN 指南及美国 COG 推荐一线方案，给予 VAC/IE 交替方案（长春新碱，1.5mg/m²，d1；多柔比星，37.5mg/m²，d1~2；环磷酰胺，1.2g/m²，d1；2 周后改用依托泊苷，100mg/m²，d1~5；异环磷酰胺，1 800mg/m²，d1~5）化疗。用药 6 周期后对原发病灶再次评价，根据化疗反应考虑后续局部治疗方式。

知识点

尤因肉瘤的化疗用药选择

根据初始病变范围，尤因肉瘤可分为局限性或转移性，预后大有不同。经合理的综合治疗，局限期尤因肉瘤生存率可达 65%~75%（IESS Ⅰ、IESS Ⅱ、INT-0091、INT-154、AEWS0031 临床试验），而初始转移的患者 5 年 OS<30%。对局限性尤因肉瘤，根据远处转移风险不同，新辅助化疗后联合局部手术和 / 或放疗是主要治疗方式。而转移性尤因肉瘤以化疗为主，手术和 / 或放疗主要用于姑息减症。

1. 多药联合化疗较单药化疗可显著改善尤因肉瘤预后。局限期尤因肉瘤的治愈率由 20 世纪 70 年代的 20% 提高至 65%~75%，即使肺转移患者 EFS 率也达到 30%~50%，但骨或骨髓转移者 EFS 率低于 20%。所有尤因肉瘤患者建议先行新辅助化疗，在局部手术或放疗后继续行辅助化疗以巩固疗效。一线化疗用药（新辅助 / 辅助化疗）包含长春新碱、多柔比星、环磷酰胺、异环磷酰胺、依托泊苷和 / 或放线菌素 D。欧洲常用 VAC 或 VACD 方案，而美国标准化疗方案为 VAC/IE 交替方案（18 岁以下青少年推荐 2 周交替使用）。

2. 对于初始诊断时即有远处转移的尤因肉瘤患者，VAC 或 VACD 方案仍是首选化疗方案。

3. 对于复发或难治的尤因肉瘤患者，相对于标准一线治疗方案，目前没有统一的二线治疗方案。通常应用的药物包括环磷酰胺 + 拓扑替康、伊立替康 ± 替莫唑胺、异环磷酰胺 + 依托泊苷 ± 卡铂、多西他赛 + 吉西他滨等，均可联用长春新碱。

4. 术后辅助化疗方案要根据肿瘤对术前化疗的反应制订。如肿瘤坏死率在 90% 以上，继续原方案化疗；如肿瘤坏死率在 90% 以下，则需要更换化疗方案，增加新药或提高药物剂量。

5. 靶向药物在复发 / 难治或转移性尤因肉瘤中的应用正在进行早期临床研究。胰岛素样生长因子 1（insulin-like growth factor 1, IGF1）受体的抗体具有潜在活性，单药或联合 mTOR 抑制剂均显示出部分活性。但此类药物治疗反应维持时间短，目前尚缺乏成熟的生物标志物筛选优势人群。PARP 抑制剂单药或联合化疗正在进行相关临床研究。

该患儿经 VAC/IE 交替方案行新辅助化疗 2 周期后，因严重的副作用不愿继续化疗。复查 CT 及 MRI，肿瘤较前缩小，见图 28-6 和图 28-7。

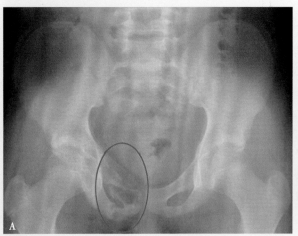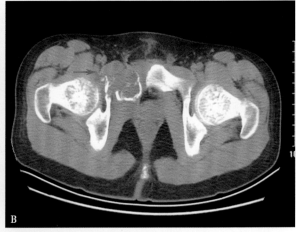

图 28-6　新辅助化疗后 X 线平片及 CT 表现

A. X 线片；B. CT 表现。

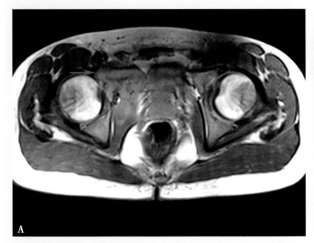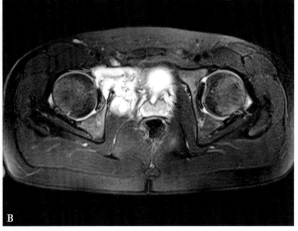

图 28-7　新辅助化疗后 MRI 平扫表现

A. 轴位 T_1WI，箭头示病灶；B. 轴位 T_2WI，箭头示病灶。

【问题 3】 如何选择后续局部治疗方式？

思路：该患儿经新辅助化疗后，查体及影像学检查提示肿瘤较前缩小，化疗有效。多学科综合诊疗意见：患儿化疗后局部肿块缩小，手术切除肿瘤、重建功能机会较前有所增加。但局部软组织肿块体积仍较大，且与周围正常组织关系仍较为紧密。为进一步提高手术切除率，可行术前局部放疗后联合手术治疗。

知识点

尤因肉瘤的局部治疗方式

1. 尤因肉瘤局部治疗方式包括手术广泛切除、放疗和截肢术。局部治疗方式应个体化，综合考虑肿瘤部位、大小、化疗后反应、患者年龄、预期效果和患者意愿。

2. 发生于骨 / 骨外软组织的尤因肉瘤手术依据 Enneking 分期选择不同的切除范围，手术目的是最大限度提高局部控制率，减少由于化疗耐药引起的晚期复发。同时，术后病理能够对新辅助化疗后肿瘤反应进行充分评价，其病理学反应率是最重要的预后相关因素，重要性超过初始肿瘤大小及肿瘤分级。通常认为病理残留癌细胞 >10%，甚至有研究认为仅病理取得完全缓解才能定义为化疗反应好。

3. 尤因肉瘤对放疗敏感。放疗方式包括根治性放疗、术前放疗或术后放疗。目前尤因肉瘤的根治性放疗仅推荐用于局部不能手术或需要保留重要功能的患者。根治性放疗应在 VAC/IE 方案化疗 12 周或 VIDE 方案化疗 18 周时开始，照射剂量 45～60Gy（具体剂量视部位而定），大肿块可能需要的剂量较高。术后辅助放疗是目前尤因肉瘤主要的放疗方式。只有肿瘤完全切除、边界足够且对化疗反应性好的术后患者不需术后放疗。常规推荐于尤因肉瘤术前放疗，但可考虑用于预期边缘切除的患者。精确的放疗技术，如调强放疗、立体定向放疗、质子放疗等，能够避开正常组织而使尤因肉瘤患者进一步获益。

在新辅助化疗后，采用手术还是放疗更具优势，尚不确定。根据 CESS 81、CESS 86、EICESS 92 试验研究结果，在局限性尤因肉瘤患者中，与根治性放疗相比，手术联合 / 不联合放疗能够获得更好的局部控制率；但 COG 系列研究结果（包括 INT-0091、INT-0154 和 AEWS 0031 试验）显示，其远期效果两者并无明显差异。

【问题 4】 如何考虑年龄对该患者治疗的影响？

思路：该患儿年龄较小，病灶位于骨盆，放疗可能致骺板早期闭合，引起生长发育障碍。此外，在放疗过程中，患儿生殖系统不可避免受到一定的辐射，可引起不育，应尽可能保护好睾丸。因此，放疗应注意限制总剂量，同时为减少放疗损伤，局部放疗的同时不进行同期化疗。

知识点

放疗对儿童的影响

与其他肿瘤相比,尤因肉瘤因常发生于儿童,放疗最明显的不良反应是生长发育障碍(肿瘤发生于骨骺附近)与生殖功能受损。一般儿童骺板14~16岁闭合,放疗可致骺板早期闭合,引起生长发育障碍,这种影响在下肢较上肢更大。按照 Lew's 观察,放疗适用于所有年龄组的上肢肿瘤,下肢肿瘤的放疗则适用于年龄较大的儿童及成人。骨盆是中轴骨与下肢骨骼的连接部分,对于儿童骨盆肿瘤患者,患肢生长发育受限是不可回避的问题。

此外,当肿瘤受照部位与生殖部位较近时,生殖系统不可避免受到一定辐射。睾丸的耐受剂量很低,少量照射即可引起不育,应尽可能保护好睾丸。放疗定位时即要求睾丸、阴茎偏向健侧,放疗中应注意限制总剂量,同时尽量不合并化疗或尽量限制化疗药物的剂量,尽可能减少放疗损伤。

【问题5】 如何确定放疗的靶区和照射剂量? 采用何种技术?

思路1:该患儿拟进行术前放疗,根据初始诊断影像信息勾画原始肿瘤范围为 GTV,外放 1.5cm 为 CTV,并根据初始周围侵犯情况,在未受侵肌肉/器官处收回,CTV 外放 0.5cm 为 PTV(图 28-8),照射剂量

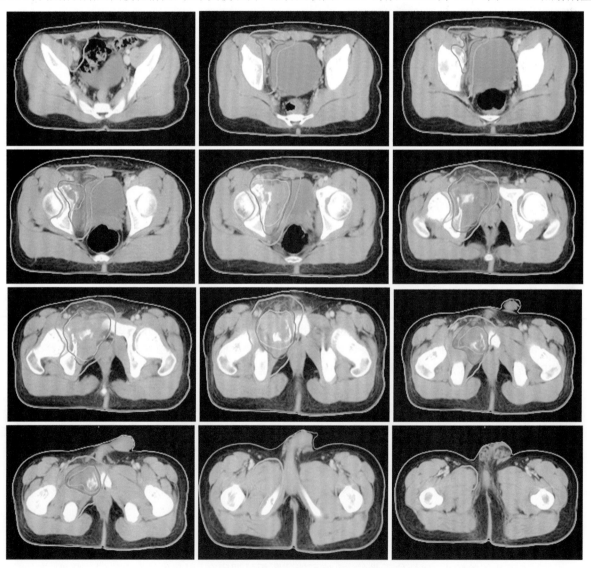

图 28-8 靶区勾画示意图

可见诱导化疗前 GTV(紫色)和诱导化疗后 GTV(浅紫色);CTV(粉色)为诱导化疗后 GTV 外放 1.5cm,不包含诱导化疗前未受侵肌肉/器官;PTV 根据各单位系统误差由 CTV 外放而成。

40Gy/20次。计划在放疗结束后4周进行手术切除。

思路2：调强放疗靶区适形度佳，剂量分布较好，调强放疗剂量分布见图28-9。

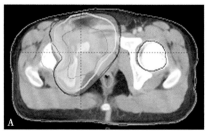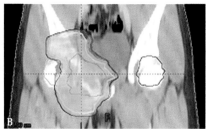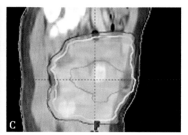

图 28-9 射野及剂量分布

A. 轴位；B. 冠状位；C. 矢状位。

知识点

尤因肉瘤放疗靶区勾画与剂量

1. 靶区勾画（表 28-9） 根据初始诊断时及新辅助治疗后影像对比，推荐治疗前后使用 MRI。放疗靶区的确定也基于系列临床试验结果。

表 28-9 尤因肉瘤推荐靶区定义

靶区定义	说明
GTV1	初始可见肿瘤（新辅助化疗前）
GTV2	新辅助化疗后可见肿瘤范围
CTV1	GTV1 外放 1～1.5cm
CTV2	GTV2 外放 1～1.5cm
PTV1	CTV1 外放 0.5～1cm（GTV1 外放 2.0～2.5cm）
PTV2	CTV2 外放 0.5～1cm（GTV2 外放 1.5～2.0cm）

2. 照射剂量

（1）根治性放疗：根治性放疗剂量一般为 55～60Gy，其中 PTV1 45Gy，后程 PTV2 推量至 55.8Gy 或以上。如化疗反应率 <50%，则需推量至 60Gy。

（2）术前放疗：照射区域为 GTV1 外放 2cm 范围，放疗剂量 36～45Gy。放疗结束后 4 周进行手术切除。

（3）术后放疗：应在术后 60 天内进行。如 R0 切除，但化疗反应差（术后切除标本存在 ≥10% 的残留癌细胞），或 R1 切除但化疗反应好，推荐照射剂量 PTV1 45Gy。如 R1 切除且化疗反应差，或 R2 切除，除 PTV1 接受 45Gy 照射外，PTV2 需推量至 55.8Gy。

（4）常用照射分割模式：1.8～2Gy/ 次。

（5）放疗技术：三维适形放疗技术是标准放疗技术，调强放疗技术剂量分布更为均匀。质子放疗对于某些部位，如椎旁肿瘤的治疗可能具有优势。

（6）同期化疗：关于尤因肉瘤的同期化疗，目前相关证据较少。在 CESS 86 中，常规分割模式放疗时，未行同期化疗。在超分割模式时，同期进行 VACA/VAIA 化疗，其长期生存与常规分割类似。2001 年 *Cancer* 报告 10 例尤因肉瘤在放疗的同时给予单药异环磷酰胺化疗，结果显示严重的 4 级血液学毒性反应发生率为 22%，9 例患者发生 3 度皮肤反应。2016 年有报告分析，儿童和青少年软组织肿瘤放疗后 3～4 级毒性反应，结果显示，尤因肉瘤同期化疗及总的放疗剂量对严重毒性反应有意义。

【问题6】 该患儿放疗后可能出现什么不良反应？要注意什么？

思路：放疗对该患儿可能带来的不良反应如下。

1. 生长发育障碍。
2. 生殖功能受损　在放疗定位时即要求睾丸、阴茎偏向健侧,尽量减少生殖器受照剂量。
3. 皮肤反应　放疗前可外用皮肤保护剂,放疗期间如出现皮肤反应则对症治疗。
4. 放射性直肠炎　如里急后重、肛门坠胀感。
5. 放射性膀胱炎　放疗期间多饮水可缓解膀胱刺激症状。
6. 股骨头缺血、坏死　制订计划时注意限制股骨头受照剂量。
7. 血液毒性反应　需每周复查血常规。

第三步: 住院后治疗

患儿在放疗结束 4 周后,查体:右腹股沟区略肿胀,表面色素沉着,未触及明显包块。髋关节活动度正常,右下肢运动、感觉未见异常。外科予以右骨盆Ⅱ、Ⅲ区肿瘤切除、重建术。术后送检软组织标本内未查见肿瘤组织。

【问题 7】 该患儿具有哪些临床预后不良因素?

思路:该患儿预后不良因素主要包括肿瘤原发于骨盆及原发肿瘤体积较大。

知识点

提示尤因肉瘤预后不良因素

多种因素与尤因肉瘤预后相关,具体如下。

1. 远处转移　初始诊断时是否存在远处转移是影响尤因肉瘤预后的关键因素。无转移者 5 年生存率 60%～70%,有转移病灶的患者生存率仅 20%,复发或难治型则不到 10%。但单独存在的肺转移较骨转移或骨髓转移的患者预后好,其原因尚不清楚。

2. 肿瘤部位　病变局限的情况下,肿瘤位于肢体预后较位于中轴部位(如肋骨、锁骨、骨盆、脊柱、头皮、颅骨或胸骨)预后更好,可能与肢体肿瘤手术较易完全切除有关。原发于骨盆预后最差,5 年生存率为 21%,其他部位为 46%。

3. 肿瘤大小　肿瘤体积≤100ml 时,3 年无瘤生存率为 80%,体积 >100ml 者仅为 32%。

4. 化疗反应　肿瘤化疗反应好(瘤细胞反应率 >90%),预后远较反应差者好,3 年无瘤生存率分别为 79% 和 31%。

5. 外科手术边缘　手术切除边缘如仍有存活肿瘤细胞,预后较差。Sluga 等研究发现,广泛切除或根治患者的 5 年生存率为 60%,而边缘手术或瘤内手术患者的生存率为 40%。

6. 其他　出现发热、体重减轻、贫血及血清 LDH 升高(>170IU/L),红细胞沉降率快,白细胞计数显著升高,通常提示预后不佳。在初始症状出现至明确诊断 <3 个月时,LDH 的升高与生存降低呈指数关系,且常预示存在远处转移。

（石　梅）

第八节　脂 肪 肉 瘤

脂肪肉瘤(liposarcoma)占软组织肉瘤的 20%,占腹膜后肿瘤的 50% 以上,是成人常见的软组织肉瘤之一。本病男女比例基本相等,中位发病年龄 56 岁,组织学类型、位置及治疗方式影响脂肪肉瘤的治疗结果。

(一)影像学表现

根据脂肪肿瘤细胞分化程度不同脂肪肉瘤的影像学表现有所不同。分化好、含成熟脂肪成分的脂肪肉瘤,CT 表现为脂肪低密度,MRI 表现为 T_1WI 低信号、T_2WI 高信号,内可见低信号分隔。分化差可不含有成熟脂肪组织,可以发生黏液变性,且常伴侵袭性改变,影像学表现不典型,CT 表现为混杂密度影,可无脂肪低密度影,形态不规则,边界不清晰,常伴出血坏死等改变,MRI 表现为不均匀的 T_1WI 低信号、T_2WI 高信号，内见出血坏死，周围软组织水肿，增强呈不均匀明显强化。由于分化差的脂肪肉瘤表现缺乏特异性，需要与纤维肉瘤或其他黏液变性肿瘤相鉴别。见图 28-10、图 28-11。

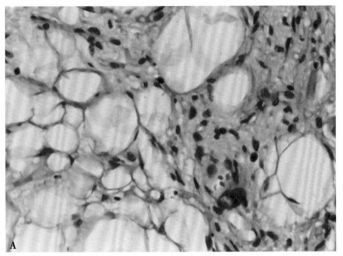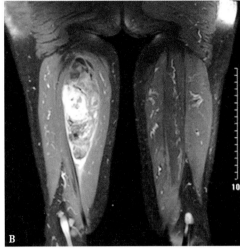

图 28-10　去分化脂肪肉瘤的病理及 MRI 表现

A. HE 染色（×200）示纤维及脂肪组织间深染的大细胞，核仁明显，可见多核细胞，偶见脂肪母细胞。B.MR 脂肪抑制 T_2WI 示右大腿内收肌群间隙内见占位病灶，呈混杂高信号。

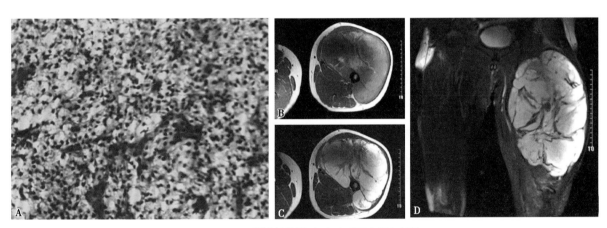

图 28-11　黏液性脂肪肉瘤病理及 MRI 表现

A. HE 染色（×100）显示肿瘤细胞呈片状排列，细胞核呈星芒状或卵圆细胞质富含蓝染黏液，部分区域形成小囊腔，内充满蓝染黏液；B. MR 脂肪抑制 T_1WI 示左大腿占位病灶，呈混杂低信号；C. MR T_2WI 示占位病灶呈混杂高信号；D. MR 脂肪抑制 T_2WI 示占位病灶呈高信号，中间有低信号分隔。

（二）病理学特征

整体的组织结构和细胞成分是诊断脂肪肉瘤的重要因素。免疫组织化学中，肿瘤细胞表达 S-100 蛋白，HMB-45 阴性可帮助鉴别与脂肪肉瘤形态相似的血管平滑肌脂肪瘤。在遗传特征上，不典型脂肪肉瘤 / 分化良好型脂肪肉瘤和去分化脂肪肉瘤表达相似，有巨大染色体和环状染色体，具有 12q14-15 基因扩增，MDM2 和 CDK4 染色阳性，而去分化型脂肪肉瘤还有染色体 6q23 和 1p32 基因的扩增；黏液样脂肪肉瘤可见 *TLS-CHOP*、*FUS-CHOP*、*EWS-CHOP* 等的基因融合。多形性脂肪肉瘤可普遍见到 *P53* 突变、*MDM2* 的扩增，90% 可见融合基因 *TLS/CHOP*，这些分子的改变有助于预测预后及选择靶向治疗。

【诊疗过程】

（1）注意患者发病年龄特点（中位年龄为 54 岁）、发病过程和症状特征、复发患者的以往治疗相关病史。查体时注意肿瘤的位置、大小、周围结构的改变。

（2）针对肿瘤原发部位进行 MRI、CT 等影像学检查，初步判断病灶大小、形状、周围水肿区及与周围组织的关系。不同病理类型的脂肪肉瘤 MRI 表现不同。通过全身检查胸部 CT、腹盆腔超声或全身 PET/CT

等,判断肿瘤是否有区域或远处转移。

（3）经过针吸活检或手术切除,获取病理诊断,免疫组织化学及分子病理检测对明确病理类型非常重要。

（4）进行 MDT 讨论,确定肿瘤临床分期、制订治疗策略和方案。手术切除是首选治疗方式,在不能手术切除或不能达到 R0 切除时,可进行术前放疗或化疗。根据手术方式、手术切缘、病理分级、肿瘤位置决定是否进行术后放疗、化疗。

（5）治疗结束后,制订定期随访方案,密切观察肿瘤情况的变化及并发症的发生。

【临床病例】

第一步:病史采集

患者,男,67岁。发现腹部肿块半年,肿块逐渐增大,伴有腹胀、食欲下降,半年体重下降 5kg。患者无疼痛,大小便及体温正常。入院查体:生命体征正常,KPS 评分 90 分,疼痛数字评分法（numerical rating scale,NRS）评分 0 分,腹部膨隆,可触及巨大肿块,肿块活动度差,无明显压痛及反跳痛。

第二步:门诊化验及辅助检查

患者进行胸部 CT、腹部超声、骨扫描均未见异常。

MR T_2WI（图 28-12）示腹腔内见 20cm×15cm×15cm 高信号占位病灶,与腹膜后血管及部分腰大肌关系紧密,肠管被推至腹腔两侧。DWI 提示肿块呈高信号。

超声引导下穿刺活检,病理报告（图 28-13）:细胞呈梭形,胞浆丰富、淡染,局部黏液变性。免疫组织化学:CDK4（+）,P16（+）,CD34（+）,MDM2（−）,SMA（−）,CD117（−）,Desmin（−）,DOG-1（−）,S-100（−）,SDH-a（+）,SDH-β（+）,EMA（−）,H-cald（−）,Ki-67（20%）。荧光原位杂交技术（fluorescence *in situ* hybridization,FISH）检测:*DDIT3* 重排。结合细胞形态、免疫组织化学及 FISH 检测诊断为黏液性脂肪肉瘤。

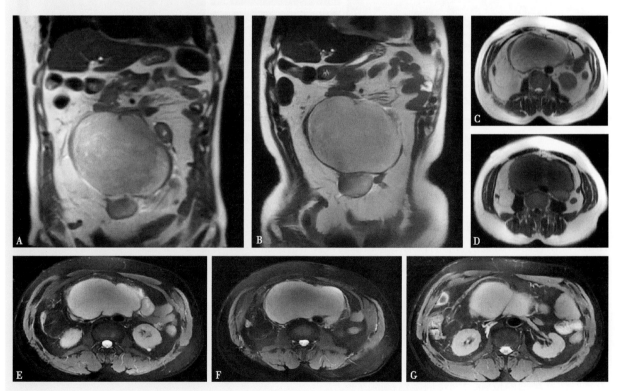

图 28-12　肿瘤在 MR T_2WI 冠状位、轴位的表现

MR T_1WI 显示腹膜后占位病灶,呈混杂高信号（A～D）；MR 脂肪抑制 T_2WI 病灶呈高信号（E～G）。

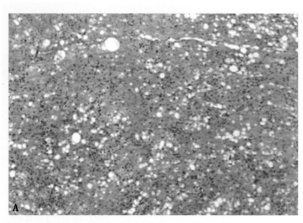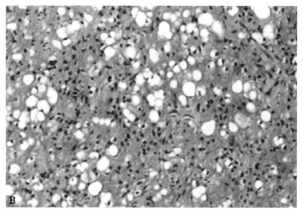

图 28-13 脂肪肉瘤病理表现

A. 低倍镜下表现（HE，×100）；B. 高倍镜下表现（HE，×150）。

初步采集病史后，"腹膜后黏液性脂肪肉瘤"诊断明确，申请多学科会诊，制订综合治疗方案。

【问题 1】 该患者黏液性脂肪肉瘤的诊断依据是什么？脂肪肉瘤病理分类及临床特点是什么？

思路：该患者的诊断依据如下。①发现腹部肿块半年，CT 及 MRI 提示腹腔占位病灶，脂肪抑制 T_2WI 示高信号，T_1WI 示混杂高信号；②腹腔肿块穿刺活检病理提示肿瘤细胞呈梭形，胞浆丰富、淡染，局部黏液变性；③免疫组织化学排除神经、肌肉、上皮来源肿瘤；④FISH 检测提示 *DDIT3* 重排阳性。

知识点

脂肪肉瘤的病理分类及临床特点

脂肪肉瘤是最常见的腹膜后软组织肉瘤的病理类型。WHO 软组织肿瘤分类主要分为非典型的脂肪肉瘤 / 分化良好型脂肪肉瘤（atypical lipomatous tumor/well-differentiated liposarcoma，ALN/WDL）、去分化型脂肪肉瘤（dedifferentiated liposarcoma）、圆细胞 / 黏液性脂肪肉瘤（myxoid liposarcoma，MLS）、多形性脂肪肉瘤（pleomorphic liposarcoma）、混合型脂肪肉瘤五类。最常见的亚型为黏液脂肪肉瘤（56.2%），依次为分化好的脂肪肉瘤（21.9%，包括去分化脂肪肉瘤 6.8%）、多形性脂肪肉瘤（17.8%）、圆细胞脂肪肉瘤（4.1%）。

ALN/WDL 常见于中老年人，儿童发病罕见。最常见于四肢深部软组织，尤其是大腿，其次为腹膜后，属交界恶性（局部浸润）间叶组织肿瘤。小部分 ALN/WDL 可发生去分化，或组织学上进展为恶性度较高的肿瘤（去分化脂肪肉瘤），多发生于腹膜后。去分化的时间较长，可为数年至数十年。发生去分化后，就被认为是完全恶性肿瘤，也有发生转移的可能。但对可能出现去分化的 ALN/WDL，尚无法有效鉴别和预测。目前，所有深部软组织 ALN/WDL 均应视为具有去分化风险。

去分化型脂肪肉瘤好发部位是腹膜后软组织，占腹膜后脂肪肉瘤的 37%～57%。与其他高度恶性多形性肉瘤相比，去分化型脂肪肉瘤临床进展较为缓慢，转移率较低。有研究显示 41% 患者局部复发，17% 出现转移，28% 死于肿瘤。Mussi-C 报告了 148 例脂肪肉瘤的局部复发率，分化好的脂肪肉瘤为 22%，去分化型脂肪肉瘤为 43.3%。

MLS 有局部复发倾向，1/3 出现远处转移。圆形细胞脂肪肉瘤是侵袭性更强的亚型，圆形细胞成分大于 5% 的患者预后不良，更容易扩散到浆膜表面、骨、腹腔及其他软组织。90% 以上的病例含有 12q13 及 16p11 异位，导致 *FUS-DDITR* 融合基因的出现。

多形性脂肪肉瘤好发年龄大于 50 岁，多发于四肢，躯干和腹膜后次之。多形性脂肪肉瘤是高度恶性的软组织肉瘤，局部复发和转移率为 30%～40%，5 年总体生存率为 55%～65%，位置表浅的肿瘤预后较好。多因素分析表明，年龄、肿瘤大小和部位居中是多形性脂肪肉瘤预后不良的因素。

约 5% 脂肪肉瘤无法归类，或表现为少见的混合性组织类型，WHO 建议诊断为混合性脂肪肉瘤。对混合性脂肪肉瘤，重要的是表明各种组织类型及其相对比例和分级，便于对其生物学行为进行评估。

　　MRI 是理想的诊断脂肪肉瘤的检查方法。根据脂肪肉瘤组成成分及成熟脂肪含量的不同，其在 MRI 序列上有不同表现。如黏液型脂肪肉瘤表现为 T_1WI 低信号，T_2WI 高信号；分化好的脂肪肉瘤表现为 T_1WI 高信号、T_2WI 轻度中等信号，在脂肪抑制图像上表现为信号丢失。圆细胞及多形性脂肪肉瘤没有脂肪信号，表现同一般软组织肉瘤特点。

【问题 2】　该患者的临床分期如何？

　　思路：患者原发肿瘤起源于腹膜后软组织、肿瘤直径 >15cm，与腹膜后血管及腰大肌关系密切，属于 T_4，临床检查及 MRI 未发现区域淋巴结转移，属于 N_0，胸部 CT、腹部超声、骨扫描等检查未发现远处转移病灶，属于 M_0，黏液性脂肪肉瘤的病理分级属于 G2。根据患者的临床及病理特点，临床分期为 ⅢB 期（$T_{2b}N_0M_0$，G4）。

知识点

AJCC 软组织肉瘤 TNM 分期标准

　　目前临床上使用最为广泛的分期系统是 AJCC 分期系统，此分期系统与肿瘤的预后有很好的相关性，该系统按照肿瘤大小（T）、累及区域（N）、远处转移（M）、病理分级（G）进行分类。软组织肉瘤分期系统包括头颈部软组织肉瘤、四肢及躯干软组织肉瘤、胸腹腔脏器软组织肉瘤及腹膜后软组织肉瘤的分期系统。2017 年 AJCC 第 8 版腹膜后软组织肉瘤的 TNM 分期原则见附录 28-3。

【问题 3】　该患者的综合治疗方案及依据是什么？

　　思路：根据 NCCN 指南，患者可以选择手术 + 化疗 + 放疗的综合治疗方案。该患者肿瘤体积大，与血管、腰大肌关系密切，因此建议术前放疗或化疗。有研究显示，以表蒽环类、烷化剂为基础的化疗反应率可以达到 44%，但是，该患者年龄 67 岁、肿瘤体积大，有胃肠道症状及营养不良风险，建议首先行术前放疗，目的是提高手术 R0 切除率。

知识点

黏液性脂肪肉瘤综合治疗的原则

　　患者的年龄、肿瘤分期、病理分级、KPS 评分、血液及肝肾功能状况、伴发疾病是决定治疗方案的基础。手术是首选的治疗方案，争取达到 R0 切除。评估手术难以达到 R0 切除时，可以考虑术前放疗、化疗、分子靶向治疗，黏液性脂肪肉瘤对术前放疗的反应明显。有研究认为术前放疗可以使黏液性脂肪肉瘤体积缩小 59%，53% 的肿瘤表现为 3 级病理反应。术前放疗标准方案为 50Gy/25 次。

　　黏液性脂肪肉瘤也是化疗敏感肿瘤。有研究显示接受单药化疗后 13% 患者达到病理完全缓解（pathological complete response，pCR），按照 RECIST 标准，24% 患者获得部分缓解。

　　对于手术后有肉眼或镜下病灶残留、近切缘的患者可以给予术后辅助放疗及化疗。

【问题 4】　术前放疗靶区如何设计？如何确定照射的处方剂量？

　　思路：该患者肿瘤起源于腹膜后软组织，肿瘤与腹膜后血管及神经、腰大肌关系密切。在定位增强 CT 图像上勾画可见肿瘤为 GTV，肿瘤周围外扩 1.5cm 为 CTV，肿瘤与腹膜后血管、椎体、肌肉紧密接触区域为术后复发高危区域，定义为 CTV-high。CTV、CTV-high 要避开正常小肠、骨骼等结构（图 28-14），在 CTV、CTV-high 周围增加 0.5cm 边界为 PTV、PTV-high。PTV 的处方剂量为 50Gy/25 次，PTV-high 的处方剂量为 62.5Gy/25 次。

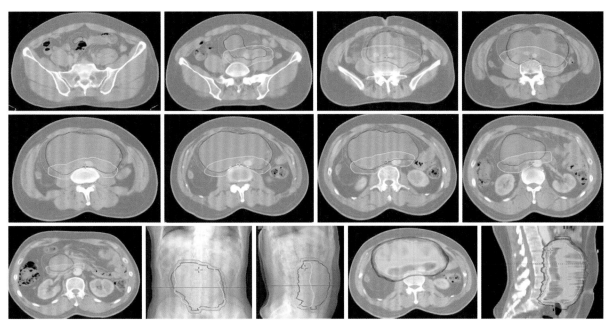

图 28-14　放疗肿瘤靶区、临床靶区、计划靶区勾画

知识点

腹膜后软组织肉瘤术放疗优势：①缩小肿瘤体积，增加手术切除概率。②肿瘤较大，可将大部分放疗敏感的胃肠道推移出射野之外，靶区勾画更准确，可减少放疗对周围重要器官的损伤。③部分肿瘤细胞放疗后发生退行性改变，减少局部种植和远处转移概率。④术前肿瘤细胞呈富氧状态，有助于提高放疗疗效。因此，建议高级别肿瘤、T_2患者行术前新辅助放疗。

2015年国际软组织专家组制定了腹膜后软组织肿瘤靶区勾画及处方剂量的规范。腹膜后术前放疗靶区勾画主要包括 GTV、CTV、PTV。GTV 为影像可见肿瘤，CTV 为 GTV 外扩 1.5～2.5cm 边界，注意在以下部位要调整边界的大小：与骨、肝、肾交界处为 0，在肠管及空腔器官部分为 5mm，与皮肤交界区域为 3～5mm。

HR-GTV 为手术后可能阳性切缘的区域，一般包括沿着后腹壁的肿瘤区域、同侧的椎体前间隙、椎体周围间隙，手术要保留的器官及血管周围肿瘤组织复发率更高。与 HR-GTV 相应的临床病灶区域为 HR-CTV。关于 HR-GTV、HR-CTV 的概念，虽然还未列入指南，但是，由于手术阳性区域复发率高，局部高剂量照射可以提高局部控制率及生存率，因此 HR-CTV 的概念越来越受到重视。2006年 Tzeng 观察 16 例腹膜后肉瘤患者，通过术前照射，GTV 45Gy/25 次、HR-GTV 57.5Gy/25 次，2 年的局部控制率为 80%。

根据各医疗单位的具体摆位的系统误差及随机误差，确定 PTV、HR-PTV 的边界。PTV 处方剂量为 50～50.4Gy/25～28 次，HR-PTV 的处方剂量目前没有统一推荐，但有研究给予 57.4Gy/28 次，可作为参考。

腹膜后软组织肉瘤的勾画原则，不适合特殊病理类型的肿瘤，如血管肉瘤、尤因肉瘤、硬纤维瘤及横纹肌肉瘤。

放疗技术推荐使用三维适形调强放疗技术，有经验的单位可以使用质子治疗技术。

手术时间一般为放疗结束后 4～6 周。

【问题5】　如何限制及处理患者放疗过程中的急性反应及放疗后并发症？

思路：患者腹腔照射范围大，肿瘤周围重要结构有脊髓、双侧肾脏、小肠、结肠、直肠、膀胱。为降低急性及远期毒性发生率，要严格限制危及器官的受照射体积及剂量。使用 IMRT 技术，限制各个危及器官的受照射体积剂量在安全范围内，剂量体积限值如下。

肠道：V45Gy≤200cc，Dmax<50Gy。

直肠：V45Gy≤50%，Dmax<50Gy。

膀胱：V45Gy≤50%，Dmax<50Gy。

脊髓：Dmax<45Gy。

肾脏：V20Gy，<200cc。

照射过程中会出现急性胃肠道反应，如恶心、呕吐、腹泻，评价及分级标准按照 RTOG 标准进行，详细记录，当发生大于 2 级反应时要进行对症支持治疗，大于 3 级反应时，要根据具体病情，必要时暂停放疗，并发感染时使用抗生素治疗。

晚期反应：根据 RTOG 远期毒性分级标准进行分级，积极处理胃肠道及泌尿系毒性所致的症状及并发症，如果因放射性肠炎、膀胱炎导致的贫血，及时输注红细胞。

【问题6】 如何评估放疗疗效进一步确定手术时机？术后是否补充局部照射？

思路：在放疗结束后 4 周来患者进行腹部 MRI、胸部 CT、腹部超声检查，未发现肿瘤转移表现，肿瘤体积缩小 20%。于术后 6 周接受手术切除。术中发现肿瘤与腹膜后血管及腰大肌粘连紧密，但是，有假包膜形成。经过钝性、锐性分离，肿瘤完全切除。术后病理报告：黏液性脂肪肉瘤，部分细胞变性、坏死。手术切缘阴性。

知识点

接受术前放疗者，需要考虑给予术后局部补充照射的情况：根据 NCCN 指南，术前放疗后，如果 R1 或 R2 切除，要个体化决定是否再给予局部加量照射，也要考虑加量照射后的潜在毒性。外照射局部加量方案：R1 切缘 16～18Gy；R2 切缘或残留病灶 20～26Gy。低剂量率近距离加量方案：R1 切缘 16～18Gy；R2 切缘或残留病灶 20～26Gy。高剂量率近距离加量：R1 切缘 14～16Gy；R2 切缘或残留病灶 18～24Gy。术中加量照射：R1 切缘 10～12.5Gy；R2 切缘或残留病灶 15Gy。

【问题7】 该患者是否需要全身辅助化疗？

思路：该患者肿瘤体积大、病理类型为黏液性脂肪肉瘤，有远处转移的风险，需要进行辅助化疗。

知识点

化疗在黏液性脂肪肉瘤治疗中的意义及用药原则

软组织肉瘤在发展过程中，有 45%～60% 的患者会出现局部复发及远处转移，因此，化疗在预防及治疗全身转移中具有重要的意义。对软组织肉瘤有效的药物包括蒽环类、烷化剂，单药有效率为 14%～30%。联合用药方案有效率提高。

黏液性脂肪肉瘤是脂肪肉瘤中对化疗最敏感的肿瘤类型，肿瘤体积大、手术后切缘阳性、术前化疗有效、术后病理报告细胞坏死比例高的患者，推荐手术后继续给予辅助化疗。

推荐药物：异环磷酰胺、多柔吡星、顺铂、达卡巴嗪、吉西他滨、多西他塞。

曲贝替定（trabectedin）是一种有效的烷化剂。有研究报告在前瞻性 I 期临床研究中，23 例黏液性脂肪肉瘤患者接受术前单药化疗曲贝替定，1.5mg/m²，每 21 天 1 次，连续使用 3～6 周期，pCR 达到 13%。按照 RECIST 标准，24% 的患者获得部分缓解。

（石 梅）

推荐阅读资料

[1] BERNSTEIN M，KOVAR H，PAULUSSEN M，et al. Ewing's sarcoma family of tumors：current management. Oncologist，2006，11（5）：503-519.

[2] KAROSAS A O. Ewing's sarcoma. Am J Health Syst Pharm，2010，67（19）：1599-1605.

[3] PAULUSSEN M, CRAFT AW, LEWIS I, et al. Results of the EICESS-92 Study: two randomized trials of Ewing's sarcoma treatment—cyclophosphamide compared with ifosfamide in standard-risk patients and assessment of benefit of etoposide added to standard treatment in high-risk patients. J Clin Oncol, 2008, 26（27）: 4385-4393.

[4] GRIER H E, KRAILO M D, TARBELL N J, et al. Addition of ifosfamide and etoposide to standard chemotherapy for Ewing's sarcoma and primitive neuroectodermal tumor of bone. N Engl J Med, 2003, 348（8）: 694-701.

[5] MURPHEY M D, SENCHAK L T, MAMBALAM P K, et al. From the radiologic pathology archives: ewing sarcoma family of tumors: radiologic-pathologic correlation. Radiographics, 2013, 33（3）: 803-831.

[6] DONALDSON S S. Ewing sarcoma: radiation dose and target volume. Pediatr Blood Cancer, 2004, 42（5）: 471-476.

[7] WOMER R B, WEST D C, KRAILO M D, et al. Randomized controlled trial of interval-compressed chemotherapy for the treatment of localized Ewing sarcoma: a report from the children's oncology group. J Clin Oncol, 2012, 30（33）: 4148-4154.

[8] CHILDS S K, KOZAK K R, FRIEDMANN A M, et al. Proton radiotherapy for parameningeal rhab—domyosarcoma: clinical outcomes and late effects. Int J Radiat Oncol Biol Phys, 2012, 82（2）: 635-642.

[9] ODRI G A, DUMOUCEL S, PIEARDA G, et al. Zoledronic acid as a new adjuvant therapeuticstrategy for Ewing's sarcoma patient. Cancer Res, 2010, 70（19）: 7610-76l9.

[10] KRASIN M J, DAVIDOFF A M, RODRIGUEZ-GALINDO C, et al. Definitive surgery and multiagent systemic therapy for patients with localized Ewing sarcoma family of tumors: local outcome and prognostic factors. Cancer, 2005, 104（2）: 367.

[11] SCHUCK A, AHRENS S, PAULUSSEN M, et al. Local therapy in localized Ewing tumors: results of 1058 patients treated in the CESS 81, CESS 86, and EICESS 92 trials. Int J Radiat Oncol Biol Phys, 2003, 55（1）: 168-177.

[12] THWAY K, JONES R L, NOUJAIM J, et al. Dedifferentiated liposarcoma: updates on morphology, genetics, and therapeutic strategies. Adv Anat Pathol, 2016, 23（1）: 30-40.

[13] NUSSBAUM D P, RUSHING C N, LANE W O, et al. Preoperative or postoperative radiotherapy versus surgery alone for retroperitoneal sarcoma: a case-control, propensity score-matched analysis of a nationwide clinical oncology database. Lancet Oncol, 2016, 17（7）: 966-975.

[14] MOLINA G, HULL M A, CHEN Y L, et al. Preoperative radiation therapy combined with radical surgical resection is associated with a lower rate of local recurrence when treating unifocal, primary retroperitoneal liposarcoma. J Surg Oncol, 2016, 114（7）: 814-820.

[15] BALDINI E H, WANG D, HAAS R L, et al. Treatment guidelines for preoperative radiation therapy for retroperitoneal sarcoma: preliminary consensus of an international expert panel. Int J Radiat Oncol Biol Phys, 2015, 92（3）: 602-612.

[16] MATTHYSSENS L E, CREYTENS D, CEELEN W P. Retroperitoneal liposarcoma: current insights in diagnosis and treatment. Front Surg, 2015, 2: 4.

[17] Cassier P A, Kantor G, Bonvalot S, et al. Adjuvant radiotherapy for extremity and trunk wall atypical lipomatous tumor/ well-differentiated LPS（ALT/WD-LPS）: a French Sarcoma Group（GSF-GETO）study. Ann Oncol, 2014, 25（9）: 1854-1860.

[18] KEUNG E Z, HORNICK J L, BERTAGNOLLI M M, et al. Predictors of outcomes in patients with primary retroperitoneal dedifferentiated liposarcoma undergoing surgery. J Am Coll Surg, 2014, 218（2）: 206-217.

附录 28-1: 软组织肉瘤的 TNM 分期（2010 年 AJCC 第 7 版）

原发肿瘤

T_x: 原发肿瘤不能评估

T_0: 无原发肿瘤证据

T_1: 肿瘤最大径≤5cm

（表浅肿瘤是指肿瘤位于浅筋膜之外而没有侵袭筋膜；深部肿瘤是指肿瘤位于浅筋膜下，筋膜表面有侵袭或穿过筋膜，或既在筋膜表面又在下方。）

T_{1a}: 表浅肿瘤

T_{1b}: 深部肿瘤

T_2: 肿瘤最大径>5cm

T_{2a}: 表浅肿瘤

T_{2b}: 深部肿瘤

区域淋巴结

N_x: 区域淋巴结不能评估

N_0: 区域淋巴结无转移

N_1: 区域淋巴结有转移

远处转移

M_0: 无远处转移

M_1: 有远处转移

解剖分期/预后分组

分期	原发肿瘤	区域淋巴结	远处转移	肿瘤分级
Ⅰ A 期	$T_{1a\sim b}$	N_0	M_0	G_1, G_x
Ⅰ B 期	$T_{2a\sim b}$	N_0	M_0	G_1, G_x
Ⅱ A 期	$T_{1a\sim b}$	N_0	M_0	G_2, G_3
Ⅱ B 期	$T_{2a\sim b}$	N_0	M_0	G_2
Ⅲ 期	$T_{2a\sim b}$	N_0	M_0	G_3
	任何 T	N_1	M_0	任何 G
Ⅳ 期	任何 T	任何 N	M_1	任何 G

附录 28-2: 肌肉骨骼肿瘤协会 Enneking 分期

解剖范围描述

T_1(间室内): 局限在明确解剖结构(关节内、深筋膜之上、骨旁、筋膜内间室)

T_2(间室外): 源于或继发侵犯无自然解剖屏障区域肿瘤(累及软组织、累及深筋膜、骨内或筋膜外受累、筋膜外间室)

分期系统

分期	肿瘤分级	原发肿瘤	远处转移
Ⅰ A 期	G_1	T_1	M_0
Ⅰ B 期	G_1	T_2	M_0
Ⅱ A 期	G_2	T_1	M_0
Ⅱ B 期	G_2	T_2	M_0
Ⅲ 期	G_1, G_2	T_1, T_2	M_1

附录 28-3: 腹膜后软组织肉瘤 TNM 分期(2017 年 AJCC 第 8 版)

原发肿瘤

T_x: 原发肿瘤无法评估

T_0: 无原发肿瘤证据

T_1: 肿瘤最大径≤5cm

T_2: 5cm<肿瘤最大径≤10cm

T_3: 10cm<肿瘤最大径≤15cm

T_4: 肿瘤最大径>15cm

区域淋巴结

N_0：无区域淋巴结转移或未知的淋巴结状态

N_1：区域淋巴结转移

远处转移

M_0：无远处转移

M_1：有远处转移

肿瘤分级

G_x：无法评估

G_1：2～3 分

G_2：4～5 分

G_3：6～8 分

肿瘤分化

1 分：肿瘤接近正常成熟的间质组织

2 分：组织学分型确定的肉瘤

3 分：未分化胚胎性肉瘤、滑膜肉瘤、软组织骨肉瘤、尤因肉瘤/PNET

核分裂	坏死
1 分：0～9 个/10HPF	1 分：无坏死
2 分：10～19 个/10HPF	2 分：<50% 坏死
3 分：≥20 个/10HPF	3 分：≥50% 坏死

临床分期

分期	原发肿瘤	区域淋巴结	远处转移	肿瘤分级
Ⅰ A	T_1	N_0	M_0	G_1, G_X
Ⅰ B	T_2, T_3, T_4	N_0	M_0	G_1, G_X
Ⅱ	T_1	N_0	M_0	G_2, G_3
Ⅲ A	T_2	N_0	M_0	G_2, G_3
Ⅲ B	T_3, T_4	N_0	M_0	G_2, G_3
Ⅲ B	任何 T	N_1	M_0	任何 G
Ⅳ	任何 T	任何 N	M_1	任何 G

第二十九章 恶性淋巴瘤

第一节 霍奇金淋巴瘤

霍奇金淋巴瘤（Hodgkin lymphoma，HL）是一类主要累及淋巴结和淋巴系统的恶性疾病，属不常见疾病，发病率约占恶性淋巴瘤的10%，发展中国家HL发病率低于发达国家，我国发病年龄高峰在20～30岁。

根据基因免疫表型和遗传学特点，WHO病理分类标准将HL分为结节性淋巴细胞为主型HL和经典HL，后者包括结节硬化型、混合细胞型、淋巴细胞富有型和淋巴细胞削减型。经典HL病理表现为炎性背景中出现典型的Reed-Sternberg肿瘤细胞；而结节性淋巴细胞为主型HL病理缺乏Reed-Sternberg肿瘤细胞，只出现淋巴为主细胞（lymphocyte-predominant cells），有时也被称作爆米花细胞。结节硬化型是最常见的经典HL病理亚型，占60%～80%，常侵犯膈上淋巴结和纵隔。混合细胞型占15%～30%，纵隔受侵少见，腹部淋巴结和脾受侵常见。淋巴细胞削减型是最少见的类型，仅占1%，以老年人、HIV阳性和发展中国家人群多见，常表现为腹腔淋巴结、脾、肝和骨髓受侵，周围淋巴结受侵少见。临床Ⅰ～Ⅱ期HL有60%侵犯纵隔，约20%表现为大纵隔。HL诊疗在过去数十年中取得显著进步，可治愈约80%的患者。在高治愈率背景下，对于长期存活患者的远期治疗毒性正得到越来越多的关注和研究。

【诊疗过程】

（1）详细询问发病过程，包括淋巴结肿块首次出现的时间、大小、质地、增长情况等，有无B症状等全身症状。

（2）查体应注意一般状况评分、全身浅表淋巴结、肝、脾等。

（3）实验室检查包括全血计数、肝肾功能、红细胞沉降率、乳酸脱氢酶（LDH）、β2微球蛋白；颈、胸、腹部和盆腔增强CT检查；PET/CT检查；育龄女性排除怀孕。其他需要考虑的检查还包括化疗前心脏和肺功能评估；胸部正位片测定纵隔肿瘤和胸廓横径的比值，确定是否有大纵隔；血细胞下降但PET未显示骨髓阳性时应进行多部位足量的骨髓穿刺或活检排除骨髓受侵；人免疫缺陷病毒和乙型肝炎病毒、丙型肝炎病毒评估。

（4）应进行手术完整切除淋巴结或行纵隔肿物活检以获得足够组织标本用于病理分型。

（5）搜集整理所有检查资料，进行MDT讨论，制订治疗策略和方案。

（6）根据临床分期和预后分组，选择放化疗综合治疗方案。

（7）治疗后疗效评价，定期随访和远期毒性筛查与防治。

知识点

霍奇金淋巴瘤基于风险分层的综合治疗策略

1. 非PET调整的治疗策略（GHSG标准定义预后分组）见表29-1。

表29-1 非PET调整的治疗策略

预后分组	定义	治疗原则
预后极好早期HL	结节性淋巴细胞为主型霍奇金淋巴瘤（nodular Lymphocyte predominant Hodgkin lymphoma，NLPHL），ⅠA期，无危险因素	单纯受累部位照射（invoved-site radiationtherapy，ISRT）

续表

预后分组	定义	治疗原则
预后好早期HL	临床分期（clinical stage，CS）Ⅰ～Ⅱ期，无危险因素	2 ABVD＋ISRT 20Gy
预后不良早期HL	CSⅠ～Ⅱ期，有危险因素	2 escBEACOPP＋2 ABVD＋ISRT 30Gy 或 4 ABVD＋ISRT 30Gy
晚期HL	CSⅢ～Ⅳ期	6 escBEACOPP/ABVD±RT

注：HL，霍奇金淋巴瘤。

2. PET调整的治疗策略

（1）Ⅰ～Ⅱ期预后良好型（非大肿块）治疗策略见图29-1。

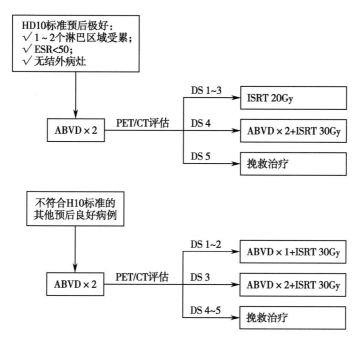

ISRT—受累部位照射；ESR—红细胞沉降率；PET/CT—正电子发射计算机体层显像。

图29-1 Ⅰ～Ⅱ期预后良好型（非大肿块）的治疗策略

（2）Ⅰ～Ⅱ期预后不良型（非大肿块）治疗策略见图29-2。

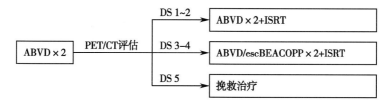

ISRT—受累部位照射；PET/CT—正电子发射计算机体层显像。

图29-2 Ⅰ～Ⅱ期预后不良型（非大肿块）治疗策略

（3）Ⅰ～Ⅱ期预后不良型（大肿块）治疗策略见图29-3。

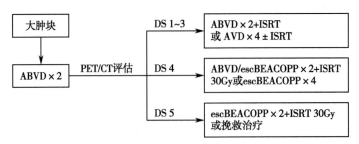

ISRT—受累部位照射；PET/CT—正电子发射计算机体层显像。

图29-3 Ⅰ～Ⅱ期预后不良型（大肿块）治疗策略

（4）Ⅲ～Ⅳ期肿瘤治疗策略见图29-4、图29-5。

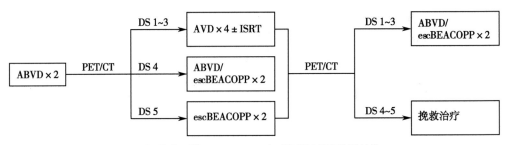

ISRT—受累部位照射；PET/CT—正电子发射计算机体层显像。

图29-4 Ⅲ～Ⅳ期肿瘤治疗策略

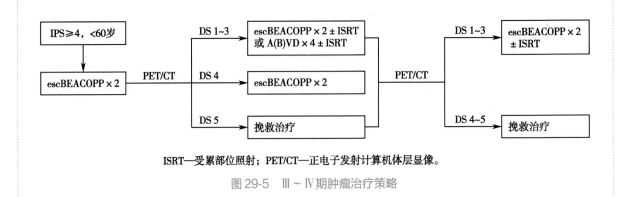

ISRT—受累部位照射；PET/CT—正电子发射计算机体层显像。

图29-5 Ⅲ～Ⅳ期肿瘤治疗策略

【临床关键点】

（1）HL的确诊需要完整淋巴结切取活检或纵隔肿块活检手术，免疫组织化学是确定HL病理分类的重要手段。

（2）PET/CT推荐用于治疗前分期，根据早期对化疗反应进行方案调整；并在放疗靶区的精确制订中起重要作用。

（3）结合分期和临床预后因素，如大纵隔或大肿块、年龄、受侵部位个数、红细胞沉降率、结外受侵和B症状等，将HL分为早期预后良好组、早期预后不良组和进展期组。其具体标准在各研究组间稍有不同。

（4）化疗联合放疗是早期HL的标准治疗模式。

（5）进展期HL以化疗为主，治疗前大肿块区域及化疗后残存区域需根据化疗方案和反应情况等决定之后的放疗。

（6）ABVD方案是目前HL标准化疗方案，早期预后不良及进展期也推荐使用escBEACOPP方案，受累部位照射/受累淋巴结照射（ISRT/INRT）是放疗标准设野。

【临床病例】

第一步：病史采集

患者，男，37 岁。因"咳嗽、胸闷 7 个月，发现颈部淋巴结肿大 3 个月"就诊。

患者 2013 年 1 月无诱因出现咳嗽、胸闷、活动后加重，伴发热，无盗汗及体重下降。无胸痛，无咽痛，无呼吸困难，无头晕、头痛，未予重视。2013 年 5 月患者发现颈部淋巴结肿大，5 月 16 日就诊当地医院，胸部平片检查提示支气管炎，颈部彩超提示双颈部皮下多发低回声团块，考虑肿大淋巴结。考虑炎症予以抗炎对症治疗，咳嗽、胸闷略有好转。2013 年 7 月中旬患者咳嗽、胸闷症状再次加重，于 8 月 12 日当地医院行颈胸部增强 CT 检查，提示双侧锁骨上窝及纵隔多发淋巴结肿大，考虑淋巴瘤。8 月 22 日于行左侧锁骨上淋巴结切除活检，病理提示 HL，为求进一步诊治来我院。

【问题1】 外院病理诊断是否准确？

思路1：所有淋巴瘤患者均需行完整淋巴结切除活检而不是淋巴结穿刺，以获得足够的标本量进行免疫组织化学检查。其特征性的病理为在非肿瘤细胞性反应细胞的背景上具有少量特征性的 RS 肿瘤细胞及其变异型 RS 细胞，经典型 HL 免疫表型 CD15 和 CD30 阳性，结节性淋巴细胞为主型 HL 常缺乏 HL 相关抗原 CD15 和 CD30 表达。

思路2：主诊医师申请病理复阅，病理镜下见 RS 细胞呈结节样分布，无弥漫区域，免疫组织化学提示肿瘤细胞弥漫表达 CD30 和 CD15，诊断为经典 HL，结节硬化型。

> 知识点
>
> ### 恶性淋巴瘤的定义
>
> 恶性淋巴瘤是指原发于淋巴系统的一组疾病，来源于 B 淋巴细胞、T 淋巴细胞或自然杀伤细胞的非正常克隆性增殖，包括 HL 和非 HL 两大类，不同的病理类型具有独特的临床病理表现，预后和治疗也存在很大差别。即使是同一种病理类型，原发部位不同，临床表现和预后也不相同。

> 知识点
>
> ### 恶性淋巴瘤的病理分类历史演变
>
> 20 世纪 70 年代以前的分类以 HE 染色形态学为基础，如 Rappaport 分类。20 世纪 70 年代后的分类引入了免疫学的概念，根据细胞来源进行分类，在欧洲应用最多的则是 Kiel 分类。1982 年提出了工作分类，它主要基于临床预后和 HE 染色形态学，按照各种淋巴瘤的自然病程、治疗反应和生存率而进行综合分类，1994 年国际淋巴瘤研究组提出的"修订欧美淋巴瘤分类方案（REAL）"根据形态学、免疫表型、细胞来源、遗传学特征和临床特征来定义不同的疾病，WHO 淋巴瘤分类针对 REAL 分类中某些暂定的分类进行重新认识，将其确定为独立的病理类型，一直沿用至今。

【问题2】 淋巴瘤的临床分期原则、预后如何判定？

思路1：Ann Arbor 分期和 Cotswolds 分期是最广泛应用的淋巴瘤分类原则，适用于 HL 和非 HL。1970 年在 Ann Arbor 会议上针对既往临床分期原则修正而得名，1989 年英国 Cotswolds 会议上对 Ann Arbor 分期进行修改，考虑肿瘤大小和肿瘤侵犯淋巴结区域范围对其预后的影响，对肝脾受侵、大肿块等进行了重新定义。2014 年经过讨论并发布 Ann Arbor 分期的 Lugano 会议更新版。新的 Lugano 版本针对 HL 的分期原则，未做大的修改，对 PET 检测骨髓受累的价值做出肯定，从而减少临床骨髓活检的必要性。

思路2：早期 HL 最重要的预后因素包括年龄、大纵隔或大肿块、受侵部位个数、红细胞沉降率和 B 组症状。临床上，将 Ⅰ～Ⅱ期 HL 划分为预后良好组和预后不良组，以指导预后和治疗原则。

知识点

Ann Arbor 分期（Cotswolds 分期）见表 29-2。

表 29-2　Ann Arbor 分期（Cotswolds 分期）

分期	描述
I 期	1 个淋巴结区域或淋巴样结构（如脾、胸腺或韦氏环）受侵（I）；或 1 个淋巴结外器官或部位受侵（I_E）
II 期	横膈一侧 2 个或 2 个以上淋巴结区域受侵（II）；或 1 个淋巴结外器官或部位局部延续性受侵合并横膈同侧区域淋巴结受侵（II_E）。淋巴结受侵区域的数目用下标注明（如 II_3）
III 期	横膈两侧的淋巴结区域受侵（III），可合并局部淋巴结外器官或部位受侵（III_E）；或合并脾受侵（III_S）；或结外器官和脾受侵（III_{S+E}）
III_1 期	有或无脾门、脾、腹腔、肝门淋巴结受侵
III_2 期	伴有腹主动脉旁淋巴结、盆腔淋巴结和肠系膜淋巴结受侵
IV 期	同时伴有远处 1 个或多个结外器官广泛受侵

注：适用于各期的情况如下。A，无全身症状；B，有全身症状；X，有大肿块（包括大纵隔或淋巴结大肿块 >10cm）；E，连续性的结外部位受侵，或淋巴结侵及邻近器官或组织；CS，临床分期；PS，病理分期；S，脾受侵。

知识点

Lugano 调整的 Ann Arbor 分期系统（原发结内淋巴瘤）见表 29-3。

表 29-3　Lugano 调整的 Ann Arbor 分期系统（原发结内淋巴瘤）

分期	受累	结外状态（E）
早期		
I 期	1 个淋巴结 /1 组相邻的淋巴结	单个结外病变，无淋巴结受累
II 期	≥2 组横膈一侧的淋巴结	I/II 期结内病变，伴局限的邻近结外受侵 / 淋巴结直接侵犯邻近结外器官
II 期大肿块	II 期伴大肿块	不适用
晚期		
III 期	横膈两侧淋巴结受累 / 膈上淋巴结 + 脾受侵	不适用
IV 期	其他不连续的结外器官受累	不适用

知识点

淋巴瘤 B 组症状、大纵隔和肝、脾受侵诊断标准

B 组症状：定义为下列任何症状之一，即连续 3 天不明原因发热超过 38℃，6 个月内不明原因体重减轻 >10%，盗汗。因感染或其他原因引起的发热，或因胃肠道疾病等引起的体重减轻，不能认为是 B 组症状。

大纵隔：站立位胸正位片时，纵隔肿瘤最大横径和胸廓最大横径之比 >1/3；或纵隔肿瘤最大横径和第 5、6 胸椎间胸廓内横径之比 >1/3。

肝、脾受侵：临床诊断标准为肝大或脾大，肋下可以扪及；如果肝、脾肋下未扪及，则需要两种影像学检查手段证明肝或脾有局灶缺损才能诊断为临床肝、脾受侵，但肝功能可以正常。如果影像学检查仅表现为脾大，无局灶缺损，肋下未扪及，不能诊断为脾受侵，因为脾大在临床上很常见。

知识点

早期 HL 预后因素分组见表 29-4。

表 29-4 早期霍奇金淋巴瘤预后因素分组

预后分组	GHSG 危险因素	EORTC/GELA 危险因素
	①大纵隔	①大纵隔
	②结外受侵	②年龄≥50 岁
	③无 B 组症状但 ESR>50mm	③无 B 组症状但 ESR>50mm
	或 ESR>30mm 伴 B 组症状	或 ESR>30mm 伴 B 组症状
	④≥3 个部位受侵	④≥4 个部位受侵
预后好的早期 HL	CS Ⅰ～Ⅱ期,无危险因素	横膈上 CS Ⅰ～Ⅱ期,无危险因素
预后不良早期 HL	CS Ⅰ～ⅡA 伴 1 个或多个危险因素或 CS ⅡB 期伴 C/D,无 A/B	横膈上 CS Ⅰ～Ⅱ期伴 1 个或多个危险因素

注:CS,临床分期;ESR,红细胞沉降率;GHSG,德国霍奇金淋巴瘤研究组;EORTC,欧洲癌症研究与治疗协作组;GELA,法国成人淋巴瘤协作组。

第二步:门诊化验及辅助检查

患者在门诊进行了胸片、全身 PET/CT 及血生化、血常规和红细胞沉降率等检查。

胸片提示纵隔增宽。血常规、血生化及骨髓穿刺活检正常,60 分钟红细胞沉降率 50mm。全身 PET/CT 提示前纵隔肿物,侵犯胸骨及左肺上叶,伴代谢增高,可符合淋巴瘤。双侧颈部及锁骨上区、右侧腋窝、双侧内乳区、纵隔多发淋巴结受侵,伴代谢增高。CT 平扫和胸片表现见图 29-6。

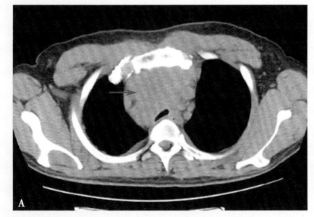
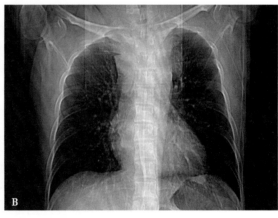

图 29-6 纵隔霍奇金淋巴瘤 CT 平扫和胸片表现
A. CT 平扫(箭示病灶);B. 胸片(箭示病灶)。

【问题 3】 PET/CT 结果如何确定临床分期?检查结果如何进行预后分组?

思路 1:PET/CT 显示前纵隔肿物,伴放射性摄取增高,最大标准摄取值(SUV)10.1,肿物大小约 11.7cm×8.6cm;双颈部(颈深链和右侧颌下、颏下、颈后区)、双锁骨上、右侧腋窝、双侧内乳区、纵隔(1 区、2R/L 区、3A 区、4L 区)多发淋巴结,伴放射性摄取增高,最大 SUV 9.1,其余淋巴结未见明显摄取,受侵淋巴结位于横膈同侧,伴胸骨和左肺上叶受侵,胸片显示大纵隔,因此临床分期为ⅡEBX。

思路 2:患者有连续 3 天以上发热,有 B 组症状,红细胞沉降率为 50mm,淋巴结区域受侵数目为 4 枚(纵隔、右侧腋窝、双侧颈部),胸片显示大纵隔,因此可分为早期预后不良组[欧洲癌症研究与治疗协作组(European Organization for Research on Treatment of Cancer,EORTC)标准]。如果根据德国霍奇金淋巴瘤研究组(German Hodgkin Study Group,GHSG)标准,该患者考虑为进展期,应进行更高密度和强度的化疗。

知识点

正电子发射计算机体层显像

PET/CT 将 PET 与 CT 融为一体,由 PET 提供病灶详尽的功能与代谢等分子信息,而 CT 提供病灶的精确解剖定位,1 次显像可获得全身各方位的断层图像,具有灵敏、准确、特异及定位精确等特点,可一目了然地了解全身整体状况,达到早期发现病灶和诊断疾病的目的。恶性肿瘤是其最主要的应用领域之一。

第三步:住院后治疗

患者住院后经过 MDT 讨论,确定治疗方案为 ABVD 方案 6 周期后行受累野照射,依据治疗末 PET/CT 复查结果预测患者预后。化疗结束复查 PET/CT 提示前纵隔肿物较前缩小(>2.5cm)但仍有代谢增高,影像考虑有肿瘤残存(PMR,Deauville 评分 4 分),双侧颈部淋巴结、右侧腋窝淋巴结较前缩小,部分不明显,未见代谢增高,考虑治疗后改变。放疗科给予双颈部、右腋窝、纵隔受累野照射。

【问题 4】 如何选择标准化疗方案和周期数?化疗早期复查 PET/CT 有何意义?

思路 1:ABVD 是目前 HL 的标准化疗方案,而针对有危险因素及进展期的患者,还可考虑使用 escBEACOPP 方案化疗。escBEACOPP 化疗较 ABVD 方案毒性反应更大,在肿瘤控制方面有一定优势,但总体生存方面未显示出显著的差异。HL 综合治疗时,应综合考虑化疗和放疗的效果及毒性反应。从 20 世纪 90 年代开始,广泛开展了早期 HL 和晚期 HL 最佳化疗方案的研究,根据这些随机对照研究结果,ABVD 和 BEACOPP 已经取代 MOPP 成为 HL 的标准化疗方案。

思路 2:GHSG HD10 的结果显示,预后好的 I～II 期 HL 2 周期 ABVD 和 4 周期 ABVD 加受累野 20Gy 或 30Gy 照射的疗效相同。GHSG HD11 的结果显示,预后不良 I～II 期 HL 4 周期 ABVD 加受累野照射不仅疗效高,而且毒副作用轻。EORTC H8U 和 EORTC H9U 预后不良 I～II 期随机研究表明预后不良 I～II 期 HL 综合治疗时至少需要 4～6 周期化疗。GHSG HD8U 长期结果显示早期预后不良 HL 化疗后扩大野照射与受累野照射疗效一致,受累野照射也降低了第二原发性肿瘤的发生。近 10 年,通过对复发模式研究和部分回顾数据总结,改良了淋巴瘤的照射野,发展出累及淋巴结/累及部位(INRT/ISRT)放疗,且有效性已在前瞻性研究 EORTC H10 中得到验证。对于预后好的早期 HL(GHSG 标准),目前推荐 2 周期 ABVD 后行 INRT/ISRT 照射,对于未能达到 GSHG 标准的早期预后良好 HL,推荐 4 周期 ABVD 化疗及累及淋巴结/部位放疗;而对于预后不良早期病例则应行 4～6 周期 ABVD 后 INRT/ISRT 照射。

思路 3:与传统检查方法比较,PET/CT 可显著提高淋巴瘤患者诊断的准确性,能使 25%～30% 患者的分期得以改变,从而使其接受更恰当的治疗。2～3 周期化疗后行早期 PET/CT 检查,其结果可预测 HL 患者的远期预后,部分患者(年轻女性,心肺照射量高时)可以考虑省略放疗,以减少远期副作用,但代价是肿瘤控制率的显著降低。对于化疗后残存肿块,PET/CT 可准确判断其残存肿块的代谢活性。

知识点

ABVD 方案

阿霉素:25mg/m², 静脉注射, 第 1 天;博莱霉素:10mg/m², 静脉注射, 第 1 天、第 14 天;长春新碱:6mg/m², 静脉注射, 第 1 天、第 14 天;达卡巴嗪:150mg/m², 静脉注射, 第 1～5 天。

知识点

escBEACOPP 方案

博莱霉素:10mg/m², 静脉注射, 第 8 天;依托泊苷:200mg/m², 静脉注射, 第 1～3 天;阿霉素:

35mg/m²，静脉注射，第 1 天；环磷酰胺：1 250mg/m²，静脉注射，第 1 天；长春新碱：1.4mg/m²，静脉注射，第 8 天；丙卡巴肼：100mg/m²，口服，第 1～7 天；泼尼松：40mg/m²，口服，第 1～14 天；粒细胞集落刺激因子（granulocyte colony stimulating factor, G-CSF）：第 8 天至恢复。

知识点

FDG 摄取

¹⁸F-FDG 其完整的化学名称为 2- 氟 -2- 脱氧 -D- 葡萄糖，通常简称为 FDG。

葡萄糖是人体三大能源物质之一，将可以被 PET 探测并形成影像的正电子核素 ¹⁸F 标记在葡萄糖上，即 ¹⁸F- 脱氧葡萄糖（¹⁸F-FDG）。因为 ¹⁸F-FDG 可准确反映体内器官 / 组织的葡萄糖代谢水平，是目前 PET/CT 显像的主要显像剂。

恶性肿瘤细胞由于代谢旺盛，导致对葡萄糖的需求增加，因此静脉注射葡萄糖类似物 ¹⁸F-FDG 后，大多数肿瘤病灶会表现为对 ¹⁸F-FDG 的高摄取，因此可应用 ¹⁸F-FDG PET/CT 显像，可早期发现全身肿瘤原发灶及转移灶，从而正确指导临床治疗决策。

【问题5】　化疗后放疗标准射野大小及剂量是什么？

思路 1：Ⅰ～Ⅱ期 HL 应用 ABVD 化疗后，建议 ISRT/INRT 照射，而不是扩大野照射。Ⅰ～Ⅱ期 HL 联合化疗 2～4 周期后，化疗前不是大肿块、化疗后达到完全缓解，照射剂量 20～30Gy 即可；如果化疗后未达完全缓解（complete response, CR）或化疗前为大肿块，照射剂量为 30～40Gy。

思路 2：针对该患者，可利用调强放疗技术分别给予化疗后完全缓解区域预防剂量，同步予以化疗前大肿块区域或化疗后残存区域较高剂量以实现根治治疗目的（参考 EORTC 标准），该患者的放疗剂量为：预防区 30.6Gy，1.7Gy/18 次，肿瘤区同步加量 40.14Gy，2.23Gy/18 次。

知识点

淋巴瘤的完全缓解定义和判断标准

治疗前出现的所有可测量临床病灶和疾病相关症状完全消失。

1. 典型的 FDG 高亲和性的淋巴瘤　治疗前未行 PET 扫描或 PET 扫描阳性者，治疗后任何大小的残留病灶 PET 为阴性。

2. FDG 亲和性不定 / 未知的淋巴瘤　治疗前未行 PET 扫描或 PET 扫描阴性者，治疗后 CT 显示所有淋巴结或结节样病灶须已缩至正常大小（对于治疗前最大横径>1.5cm 的结节，其治疗后最大横径≤1.5cm）。治疗前最长轴 1.1～1.5cm，且最短轴>1.0cm 的结节，治疗后其最短轴≤1.0cm。

3. 治疗前体检或 CT 发现脾和 / 或肝大者　治疗后应体检不能触及，影像学检查显示正常大小，且淋巴瘤结节消失。然而，判断脾侵犯并非始终可靠，因为正常大小的脾仍可能包含淋巴瘤，而增大的脾可能是解剖学、血容量、应用粒细胞集落刺激因子或淋巴瘤之外的其他原因造成的。

4. 治疗前骨髓侵犯　重复骨髓活检时必须已消除骨髓侵犯。确诊的活检标本必须够大（单侧空心针活检组织>20mm）。如标本的形态学结果不确定，其免疫组织化学检查应呈阴性。对于免疫组织化学阴性，但流式细胞学显示少量克隆性淋巴细胞的标本，在有资料证实其预后有明显不同之前，可视为完全缓解。

知识点

扩大野照射：是对受侵的淋巴区域和相邻未受侵的淋巴区域的次全淋巴结照射（subtotal node irradiation, STNI）和全淋巴结照射（total node irradiation, TNI）。STNI 指斗蓬野和锄形野照射，TNI 包括斗蓬野和倒 Y 野，后者分为锄形野（腹主动脉旁和脾）和盆腔野。

受累野照射：按照一定规则的解剖定义，照射野包括临床上肿瘤受侵的整个淋巴区域。

受累淋巴结/部位照射：对于化疗敏感的肿瘤，照射化疗前大体肿瘤的范围，不做预防与扩大照射。

【问题6】　治疗后残存肿块的性质如何判定？

思路1：淋巴瘤患者在有效的化疗后部分患者仍然会残留临床查体或影像学上明显可见的残存肿块，有文献报告，约2/3的HL患者在首程化疗后会残留CT上可见的肿块，年轻、结节硬化型HL患者尤为多见。经过随访发现，其中仅有20%的患者最终会复发。

思路2：该患者综合治疗后前纵隔仍有约3.4cm×2.1cm残存肿块，经过半年CT动态观察局部肿块无明显变化。文献报告PET评估HL患者残存肿块及预测复发的敏感性和特异性分别为84%和90%。

> 知识点
>
> **敏感性和特异性**
>
> 敏感性是指在诊断疾病的时候不漏诊（假阴性）的机会有多大（小）；特异性是指该指标在诊断某疾病时，避免误诊（假阳性）的机会有多大（小）。单独一个指标，如果提高其诊断的敏感性，必然降低其诊断的特异性，换句话说，减少漏诊必然增加误诊，反之亦然。

【问题7】　调强放疗在HL纵隔受累治疗中的意义是什么？

思路1：纵隔在解剖上邻近双肺、心脏及乳腺等正常器官，放疗对于周围的正常器官会产生早期和晚期毒副作用，如放射性肺炎、远期心血管并发症、第二原发性肿瘤等。

思路2：调强放疗可针对靶区形状和正常组织位置进行剂量调整，可在给予靶区充足临床剂量的同时有效保护邻近正常组织和器官。有研究证明纵隔受累早期HL选用IMRT可有效减低正常器官受照剂量。

知识扩展或延伸问题

【问题8】　该患者随访的内容和时间间隔如何？

思路1：应当根据临床状况如年龄、病变分期和初始治疗制订个体化随访计划。应鼓励患者根据生存状况、长期治疗副作用（继发性肿瘤、心脏疾病和生育能力）、健康的生活习惯和社会心理问题等进行咨询。考虑到HL治疗的长期风险，应由熟知这些风险和并发症的肿瘤科医生对患者进行随访，第1个5年内尤应如此，然后每年1次以确定是否有迟发性并发症，包括继发性肿瘤和心血管疾病等。复查间隔通常2年内每3个月1次，2～5年每6个月1次，5年后每年1次，至少治疗后2年内每6个月进行1次影像学检查（CT/MRI）。不推荐PET常规检测。

思路2：第二原发性肿瘤、心血管疾病、甲状腺功能减退和生育功能障碍是HL长期存活患者最严重的远期治疗毒性，与放疗和化疗都有密切关系，也与患者年龄及其他合并症风险相关。随着时间推移，治疗毒性发生率不断增高。第二原发性肿瘤通常在治疗结束后10年以上发生，乳腺癌是年轻女性HL患者较为常见的继发性肿瘤，肺癌也有一定发生率报告。建议对曾行胸部放疗、烷化剂治疗或有吸烟史等肺癌高危险因素的患者，每年行胸部检查。接受胸部或腋窝放疗的年轻女性（<30岁），应在治疗结束后8～10年内或40岁时（以较早者为准）开始，每年进行1次乳腺癌筛查。同样鼓励患者每月1次进行自我乳房检查及每年由医疗专业人士进行1次胸部检查。建议治疗结束10年后行基线负荷试验或超声心动图，以及每年进行血压监测，甚至无症状患者也应如此。

【问题9】　Ⅲ～Ⅳ期HL患者需要放疗吗？

思路：前瞻性研究（LY09）和回顾性分析证明，晚期HL接受ABVD化疗后，部分缓解（肿瘤残存）或治疗前有大肿块的患者需做辅助性受累野放疗。接受escBEACOPP化疗后，CT显示残存病灶>2.5cm，应行进一步PET评估，对于明确PET残存患者应行残存部位放疗。

【问题10】　HL患者对治疗都会敏感吗？

思路:目前仍有约 25% 的患者对于一线治疗抗拒和一线治疗后复发。HL 首程治疗后常在 1~5 年内复发,极少 10 年以上复发。HL 复发时,需要和第二原发性肿瘤如 NHL 或实体瘤鉴别,部分 NHL 可能被误诊为 HL。因此,HL 病变进展或复发时建议重新取病理活检证实。HL 复发或进展时,可重新进行临床分期,再分期对预后有一定的指导意义。单一淋巴结复发的预后优于广泛受侵。化疗后复发的挽救性治疗方法包括挽救性化疗、放疗、靶向和免疫新药研究及高剂量化疗 + 自体骨髓移植。

【问题 11】 结节性淋巴细胞为主型 HL 的临床特点有哪些?

思路:结节性淋巴细胞为主型 HL 占全部 HL 的 5%~6%,临床特点主要有以下几方面:中位发病年龄 30 岁,但年轻人和老年人均可发病。男性多见,男女比为 3:1 或更高。肿瘤常侵犯周围淋巴结,而非中央淋巴结,纵隔受侵极少见。病期较早时,80% 患者为临床 Ⅰ A 期或 Ⅱ A 期,常无 B 组症状,死亡率低,90% 患者生存超过 10 年。死亡原因主要为 NHL、其他肿瘤、治疗并发症,极少死于 HL。HL 可转变为 NHL(2%~6.5%)。目前指南推荐早期标准治疗为单纯放疗,也可考虑综合治疗。

(李晔雄)

第二节 弥漫大 B 细胞淋巴瘤

弥漫大 B 细胞淋巴瘤(diffuse large B-cell lymphoma,DLBCL)是起源于 B 淋巴细胞的非霍奇金淋巴瘤(non-Hodgkin lymphoma,NHL),病理上可见肿瘤组织中弥漫分布的恶性大 B 淋巴细胞。DLBCL 的病因尚不明确,长期免疫抑制状态及慢性炎症会增加其发生率。国内的大宗病例分析显示 DLBCL 占所有 NHL 的 33%~45%,中位发病年龄 55 岁,男女比为 1.5:1。DLBCL 中近 1/3 患者为 Ⅰ/Ⅱ 期病变,约 1/3 有大肿块,15%~20% 有骨髓受侵。DLBCL 是一类具有明显异质性的淋巴瘤,可根据原发部位、临床特征及分子生物学改变分为多种亚型,惰性淋巴瘤在发展过程中部分亦可能发生大细胞转化,成为继发的 DLBCL。DLBCL 是潜在可治愈的侵袭性淋巴瘤,经放化疗后长期生存率约 60%。

【诊疗过程】

(1)详细询问病史,注意首发症状和 B 组症状。

(2)仔细查体,包括浅表淋巴结和肝脾触诊,注意检查韦氏环。评估一般状况。

(3)完善活检病理,强调要送检充分的肿瘤组织(建议完整肿大淋巴结切取活检)以进行病理诊断。DLBCL 通常需进行免疫组织化学甚至免疫球蛋白和 *TCR* 基因重排,以明确分子分型和预后。

(4)辅助检查包括血常规、血生化[包括乳酸脱氢酶(LDH)、β2 微球蛋白]、红细胞沉降率、病毒学检测(乙型肝炎病毒、丙型肝炎病毒、人免疫缺陷病毒);影像学检查通常包括颈、胸、腹部及盆腔增强 CT 或结合 MRI、内镜检查,PET/CT)较传统 CT 检查有更好的分期准确性,治疗前后 PET/CT 检查不仅可判断患者预后,而且对放疗靶区勾画有重要指导作用。此外还需完成心电图、骨髓涂片和骨髓活检。

(5)根据病变分期、原发部位、是否有大肿块、国际预后指数(International Prognostic Index,IPI)及患者一般状况和意愿等综合考虑决定治疗方案(图 29-7)。

(6)对于局限期病变(Ⅰ~Ⅱ期),R-CHOP 方案免疫化疗联合放疗是一线治疗方案;晚期病变(Ⅲ~Ⅳ期)以 R-CHOP 方案免疫化疗为主,对于大肿块、外受累或残存病变应辅以放疗;对于复发、难治的病例,以造血干细胞移植配合放疗为主。

(7)治疗后门诊长期随访,观察疗效和毒副作用,告知患者注意事项。

【临床关键点】

(1)DLBCL 是最常见的 NHL 类型,也是一类具有明显异质性的淋巴瘤,可根据原发部位、临床特征及分子生物学改变分为多种亚型。DLBCL 是潜在可治愈的淋巴瘤,经放化疗后长期生存率约 60%。

(2)DLBCL 局部会因形成占位效应而出现相应症状,但较少出现破溃和明显疼痛,也会导致一系列细胞因子、炎症介质水平升高,引起全身症状,如无原因的发热、盗汗及体重减轻。

(3)DLBCL 的诊断强调临床特点与充分的活检病理检查,通常需要免疫组织化学帮助鉴别。

(4)治疗前检查包括 CT、MRI、内镜、血常规、肝肾功能、LDH、β2 微球蛋白等,推荐联合 PET/CT 检查。明确 IPI 分组,GCB 或非 GCB 的基因分型可能会影响治疗方案选择。

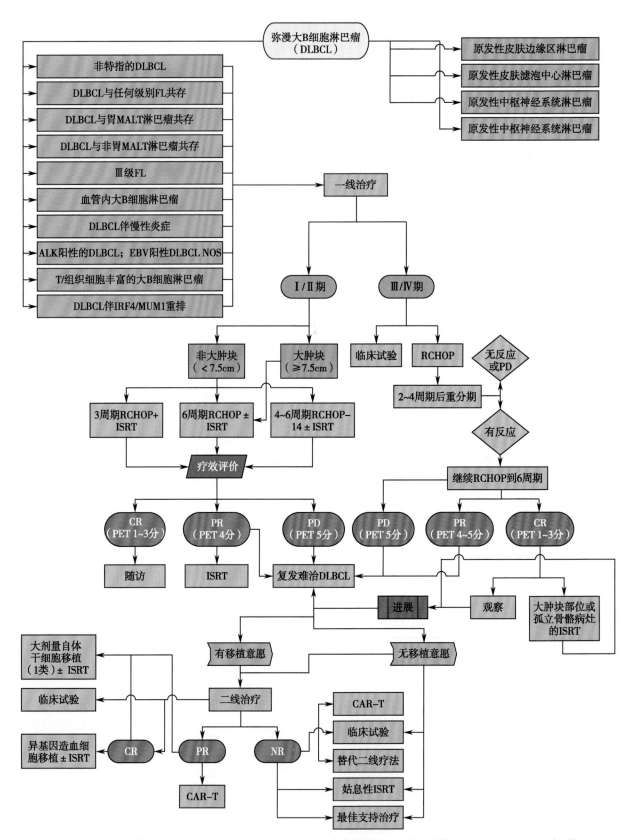

MALT—黏膜相关淋巴组织；ISRT—受累部位照射；CR—完全缓解；PR—部分缓解；PD—进展；NR—未缓解。

图 29-7　弥漫大 B 细胞淋巴瘤治疗方案

（5）放化疗联合应用是 DLBCL 一线治疗的基础。非大肿块早期病变通常采用 3 周期 R-CHOP 联合受累野放疗，对于其中 IPI 0 分的 I 期病变，不合并使用利妥昔单抗也可以取得很好的长期疗效。晚期高危病变以 6 周期 CHOP 方案化疗联合利妥昔单抗治疗为主,对于大肿块或残存病变应辅以放疗。治疗末 PET/CT 评价疗效较传统 CT、MRI 等有突出优势,特别是仍有残存肿物时。

(6)根据不同部位、分期等进行放疗前准备、放疗后随访,以减少放疗相关毒性,总结治疗经验。

【临床病例】

第一步:病史采集

患者,男,54 岁。因"吞咽异物感伴唾液带血丝 1 个月"就诊。

患者 1 个月前无明显诱因出现吞咽时咽部轻度异物感,但可正常吞咽食物,并偶有唾液带少许鲜红血丝,无咳嗽咳痰、咽痛、声嘶、饮水呛咳,无发热、盗汗,无体重下降。

查体:美国东部肿瘤协作组(ECOG)评分 0 分,舌根右侧可见约 3cm 隆起肿物,表面较光滑无破溃,向前到轮廓乳头,向左侧达中线,向外累及舌咽沟,推挤咽前柱,未累及软腭,间接喉镜可见向下到舌会厌谷,伸舌不偏,舌肌不萎缩,触之肿物质地偏软,周围边界较清。间接鼻咽镜鼻咽黏膜光滑未见新生物,前鼻镜未见新生物。脑神经症状阴性。双侧颌下可触及约 0.8cm 质软、活动淋巴结,双侧颈部、锁上区、腋下、滑车上、腹股沟等未触及浅表肿大淋巴结。腹平软,无压痛,肝脾肋下未触及。

【问题1】 DLBCL 的主要临床表现是什么?

思路 1:DLBCL 可原发于淋巴结或结外器官,局部会形成占位效应,出现肿块和压迫梗阻,但较少出现破溃和明显疼痛。同时肿瘤会导致一系列细胞因子、炎症介质水平升高,引起全身症状,如发热、盗汗及体重下降。

思路 2:临床症状包括局部占位和全身症状两方面,无痛性淋巴结肿大是最常见症状,由于 DLBCL 也会发生于各个结外部位,具体表现各不相同,如原发中枢 DLBCL 引起神经功能障碍,局部脑水肿引起头痛、恶心及呕吐等,而原发浅表淋巴结的病变可能无明显不适,仅仅是触及浅表肿物。但若为纵隔大肿块,会因为肿块挤压纵隔内器官而出现相应症状,如胸闷、气短等。通常而言,B 细胞来源的淋巴瘤多呈膨胀性生长,较少浸润侵蚀周围正常结构,较少出现肿瘤表面或内部坏死溃疡,可伴有不明原因发热、盗汗及体重下降的 B 组症状。若有上述临床特点时需考虑到淋巴瘤可能。

【问题2】 治疗前需要完善哪些检查?

思路 1:治疗前需明确肿瘤累及范围和不良预后因素,根据临床分期及预后因素综合制订治疗策略。

PET/CT 是基于正常组织和肿瘤葡萄糖摄取能力差异的功能影像技术,较传统增强 CT 有更高的敏感性和特异性,近 20% 患者进行 PET/CT 检查后出现分期上调。综合治疗中、治疗后 PET/CT 检查不仅能更好地评估疗效,而且可以判断预后。特别是治疗后 PET/CT 证实有肿瘤残留的患者预后较差。因此,推荐对 DLBCL 患者进行 PET/CT 检查。

思路 2:在常规 PET/CT 检查以外,补充检查的选择要基于病变的部位,如头颈部上呼吸道和消化道的病变建议 MRI 联合鼻咽喉镜,能更好地显示局部病变,而胸腔、腹腔、盆腔的肿物多采用增强 CT 检查,后者可在准确区分肠道和测量淋巴结大小方面提供更准确的信息。为明确是否存在骨髓受侵,需行骨髓穿刺活检,通常活检标本要长于 1.5cm。

思路 3:治疗前需有血常规、血生化结果以评价骨髓和肝肾功能,其中 LDH 水平、β2 微球蛋白和白蛋白水平等也是重要预后因素。由于 DLBCL 的化疗方案中含有心脏毒性药物,因此治疗前要评估心功能。化疗导致的免疫抑制会引起肝炎病毒再激活,治疗前需行肝炎病毒学检测,若乙型肝炎病毒抗原阳性,建议行 DNA 拷贝数监测。治疗中及治疗后需要持续抗病毒治疗。而人免疫缺陷病毒相关淋巴瘤有独特病因、预后,因此也要常规检查 HIV 抗体。

知识点

1. 治疗前需完善颈、胸、腹部及盆腔增强 CT,或结合 MRI、内镜,有经济条件的患者应行 PET/CT 检查。

2. 治疗前需行血常规、血生化、病毒学检测,若乙型肝炎病毒抗原阳性,建议行 DNA 拷贝数监测。

3. 治疗前心脏相关检查是必查项目,如心电图,必要时需行心脏超声检查。

4. 为明确是否存在骨髓受侵,需行骨髓穿刺活检,通常活检标本要长于 1.5cm。

第二步：门诊化验及辅助检查

患者在门诊进行了血常规、血生化、红细胞沉降率、病毒标记物化验，颈、胸、腹部及盆腔增强CT，舌根MRI，纤维鼻咽喉镜，骨髓穿刺、心电图检查。

鼻咽喉镜：鼻咽黏膜光滑，未见外生物，舌根右侧可见隆起肿物，表面较光滑，向前到轮廓乳头，向左侧达中线，向外累及舌咽沟，向下到舌会厌谷，未侵犯会厌和喉，声带活动佳。

MRI：舌根右侧肿物，约2.3cm×2.5cm×4.9cm，边界清楚，T_1WI和T_2WI呈中高信号，不均匀强化，可疑累及同侧扁桃体、会厌。双侧颈部未见肿大淋巴结。

血常规、血生化、红细胞沉降率、病毒标记物化验、骨髓穿刺均正常。MRI和内镜表现见图29-8、图29-9。

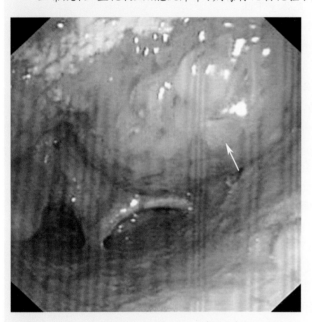

图29-8　舌根弥漫大B细胞淋巴瘤（箭头）内镜表现

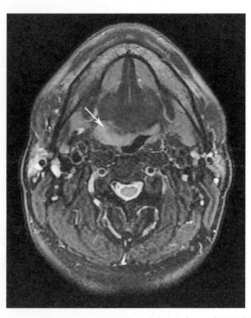

图29-9　舌根弥漫大B细胞淋巴瘤（箭头）MRI（轴位）表现

【问题3】　DLBCL的病理分型和治疗前需要完善的病理检查有哪些？

思路1：淋巴瘤病理分型的认识经历了漫长过程。从20世纪80年代基于形态学和自然病程的工作分类到2001年WHO基于组织形态学、免疫表型、基因特征和临床特征的新型分类系统，使得具有以上四方面一致性的各种淋巴瘤归为不同的类型，以便于临床治疗和后续研究。DLBCL是最常见的侵袭性B细胞淋巴瘤，也是一类具有明显异质性的淋巴瘤，随着对临床特点、基因差异和预后的了解，不断有新的类型被定义，并从原来的DLBCL中独立出去，如慢性炎症相关DLBCL、血管内大B细胞淋巴瘤等。2008年新的WHO分型中将目前绝大多数未能归入某一特殊亚型的DLBCL病例称为非特指型（DLBCL-not otherwise specified，DLBCL-NOS），并包括4种特殊型：富于T细胞和组织细胞大B细胞淋巴瘤、原发中枢神经系统DLBCL、原发皮肤DLBCL，腿型、老年EB病毒阳性的DLBCL。

思路2：DLBCL的病理诊断主要基于组织形态观察和免疫组织化学，需要足够的活检标本，为了观察肿瘤对淋巴结构的破坏，对于可疑淋巴结建议完整切除活检。对于无法常规活检的部位，可采用粗针穿刺取得组织条。免疫组织化学通常包括CD3、CD5、CD10、CD20、BCL-2、BCL-6、MUM-1、Ki-67，有时需补充EBER、CD138、ALK及克隆性免疫球蛋白轻、重链基因检测。同时强调发生部位、临床特点对诊断的重要价值。

患者舌根活检病理结果：结合形态学和免疫组织化学，考虑DLBCL；CD20（+），CD3（+），CD4、CD8、CD56均阴性，CD10（+），BCL6（+），Mum1（+）。

根据分期标准和辅助检查，患者诊断为DLBCL，韦氏环受累，Ann Arbor分期ⅠA期；IPI 0分，生发中心型。

【问题 4】 DLBCL 的预后因素有哪些?

思路 1:临床预后因素包括年龄、ECOG 评分、B 组症状、LDH 水平、β2 微球蛋白水平、血白蛋白水平、Ann Arbor 分期、肿瘤大小、受累淋巴结区域数目、远处结外受累、治疗前 PET/CT 肿瘤 SUV 值等。基于 5 项不良预后因素(年龄 >60 岁、Ⅲ/Ⅳ 期、1 个以上远处结外器官受累、LDH 升高、一般状况评分 2 分及以上)的 IPI 是目前最广泛采用的预后分组方法,不同分组间的预后有显著差异,能指导治疗方案选择。对于年龄 ≤60 岁的病例可采用年龄调整的 IPI(包括Ⅲ/Ⅳ 期、LDH 升高、一般状况评分 2 分及以上三项)。

知识点

大肿块

大肿块通常是指肿瘤最大径≥10cm 的肿块,出现大肿块的患者预后相对较差。但不同中心或临床研究中定义会有区别,如德国高级别淋巴瘤协作组的Ⅲ期研究中将界值定为 7.5cm,甚至有些临床研究中定义为 5cm,也观察到了对预后的影响(表 29-5)。

表 29-5 基于国际预后指数的预后情况

	不良预后因素数目	5 年 RFS/%	5 年 OS/%
所有患者			
低危	0~1	70	73
低中危	2	50	51
中高危	3	49	43
高危	4~5	40	26
年龄≤60 岁患者			
低危	0	86	83
低中危	1	66	69
中高危	2	53	46
高危	3	58	32

注:RFS,无复发生存率;OS,总生存率。

思路 2:对于占 DLBCL 大多数的 DLBCL-NOS,应用染色体微阵列技术可将其分为有明显不同基因改变和分子信号通路的两类:生发中心 B 细胞样 DLBCL(GCB)和活化 B 细胞样 DLBCL(ABC)。在接受蒽环类方案化疗后,GCB 有明显更好的预后。后续研究发现应用 CD10、Bcl-6、Mum-1 免疫组织化学结果也有近 80% 敏感性区分这两种类型,在 CD10 阳性或 CD10、Mum-1 均阴性而 Bcl-6 阳性的情况下判断为 GCB 型,其他情况均为非 GCB 型。近年来有研究进一步发现应用 GCET1、CD10、BCL6、MUM1 及 FOXP1 五项免疫组织化学结果可使判断符合率提高到约 90%。但目前尚缺少足够的前瞻性研究依据将这两类预后分型应用到临床治疗方案选择中。

【问题 5】 如何进行治疗决策?

思路 1:合理治疗方案的确定基于对三方面的了解。

(1)对 DLBCL 临床特点的了解。DLBCL 通常被认为是一种全身性病变,即使是称为局限期的Ⅰ/Ⅱ期病变其实也有较高的远处播散风险。

(2)患者的病情,包括分期、IPI、一般状况及既往合并症等。分期与 IPI 可将患者初步分入不同的预后组,可预测大致疗效、主要的失败模式,是决定治疗方案的主要因素。是否有大肿块病变、直接的结外器官受累等。

一般状况和既往合并症决定了对治疗的耐受性,若有心功能问题需要降低蒽环类药物的使用剂量,若合并乙型肝炎,需要抗病毒治疗以免出现暴发性肝炎。

（3）理解目前的治疗手段在 DLBCL 治疗中所起的作用。受累部位放疗（ISRT）是非常有效的局部治疗手段，中等剂量的放疗就能使射野内肿瘤局部控制率达到 90% 以上。RCHOP 是标准化疗方案，通常对 DLBCL 是敏感的，能有效降低肿瘤负荷，杀灭亚临床病灶。另外在制订方案时要和患者沟通治疗疗效、毒副作用、对生活质量的影响等，充分尊重患者的意愿。

思路 2：放疗是早期患者（Ⅰ/Ⅱ期）标准治疗的重要组成部分。SWOG 的Ⅲ期研究显示Ⅰ期和Ⅱ期病变，除外大肿块患者，采用短周期（3 周期）CHOP 方案化疗联合放疗对比 8 周期单纯 CHOP 方案化疗，放化疗联合治疗组在 5 年无疾病进展生存率（77% *vs.* 64%，$P=0.03$）及总生存率（82% *vs.* 72%，$P=0.02$）均优于单纯化疗组。亚组分析显示对于 IPI 0 分患者短周期 CHOP 化疗联合放疗的 5 年总生存率达到 94%，该结果也被加拿大的不列颠哥伦比亚癌症研究所的回顾性分析证实，非大肿块Ⅰ/Ⅱ期、IPI 0 分患者接受短周期 CHOP 化疗联合放疗的 5 年无进展生存率（PFS）为 94%。在 SWOG 的Ⅱ期研究中短周期 RCHOP 治疗联合 IFRT 后 PFS 高于 90%。这说明对于局限期病变短周期的 RCHOP 方案免疫化疗联合 IFRT 应是主要治疗模式，而对于低危病变，主要是非大肿块Ⅰ期、IPI 0 分的患者，短周期（3～4 周期）CHOP 化疗联合 IFRT 就能取得很好的疗效，长期生存率高于 90%。对于大肿块或 IPI 中高危的局限期患者由于治疗后远处失败风险也高，建议 6 周期的 RCHOP 后再考虑 IFRT。

思路 3：晚期患者（Ⅲ/Ⅳ期）的主要治疗是 6 周期的 R-CHOP，针对治疗大肿块及结外受累部位放疗。德国研究组 RICOVER-60-NORTH 研究和 UNFOLDER 研究均证实，对治疗前大肿块和结外受侵区域放疗能够显著提高总体控制及总生存。骨受累时，放疗能够显著提高无进展生存和总生存。

思路 4：根据分期检查，考虑为局限Ⅰ期病变，IPI 为 0 分，肿瘤体积小，与患者商议后确定治疗方案为短周期 R-CHOP 方案化疗联合 ISRT/INRT 30Gy。

【问题 6】 放疗前的准备有哪些？

思路 1：对于头颈部淋巴瘤放疗患者，治疗前需要口腔科会诊，残根要拔除，填充龋齿，并口腔洁治，建议日常使用氟化物牙膏和牙线。放疗前要对内科合并症进行评估和治疗，控制血压、血糖，使用抗生素治疗局部溃疡等。对于生育年龄的患者，盆腔放疗前要讨论放疗对生育影响，必要时生育门诊咨询。

思路 2：本例患者接受头颈部放疗，治疗前充分告知患者和家属关于放疗的急、慢性反应，如黏膜炎、皮肤反应等，并告知如何预防和减轻不良反应，签署知情同意书。对于头颈部放疗患者治疗前需要进行营养风险评估，指导饮食。

【问题 7】 放疗的流程是什么？

思路：放疗的流程包括 CT 模拟定位、靶区勾画、放疗计划制订和评估、治疗实施、质量控制、疗效评价。在模拟定位阶段主要是选择合适体位和固定装置，通常头颈部、上纵隔部位使用头颈肩面罩，胸、腹部、盆腔多采用体膜固定，CT 定位时要使用静脉对比剂。对于纵隔、胃等部位，推荐使用呼吸管理如深吸气屏气技术，以减少器官运动从而缩小 PTV 边界。靶区定义包括 GTV、CTV、ITV（胸腹部淋巴瘤可能要设立这个靶区）、PTV 及危及器官，常需参考治疗前的 CT、MRI、PET/CT 或内镜结果。放疗技术的选择要基于靶区位置、形状、周围正常器官耐受量及可利用的治疗设备等，通常采用 3D-CRT 或 IMRT 技术。对于周围正常器官密集、危及器官耐受量较低的部位，IMRT 治疗能更好地减少危及器官受量。治疗实施过程要注意体位重复性，采用射野验证片进行质量控制。治疗后的疗效评价在于评估是否需后续挽救治疗和预后，并为以后随访提供基线影像。

【问题 8】 如何确定放疗靶区和剂量？

思路 1：DLBCL 的放疗靶区通常指 CTV，随着影像分期技术的提高和放化疗综合治疗模式的确立，靶区经历了从大到小的发展过程。早期因 DLBCL 仅采用单纯放疗且缺少准确的影像学检查，因此多为受累野照射，但一般不应用扩大野照射。目前由于有效化疗能杀灭远处微小病灶，DLBCL 放疗通常为仅包括受累淋巴结（INRT）或受累部位（IRST）放疗，即放疗靶区仅包括化疗前阳性淋巴结或部位。实施 INRT 或 ISRT 需要化疗前有放疗体位下的高质量影像以便与放疗时 CT 定位图像的融合，建议治疗前进行 PET/CT 检查以更好地明确受累部位，并需要有丰富淋巴瘤治疗经验的团队来实施。

思路 2：由于放化疗综合治疗模式的应用，放疗通常给予中等剂量。虽然缺少在目前化疗情况下 DLBCL 放疗剂量的Ⅲ期研究，但根据以往针对侵袭性 NHL 的随机研究和回顾性分析结果，化疗后 CR 患者放疗 30～36Gy、部分缓解（partial response，PR）患者 36～50Gy 能取得很好的野内控制率。

患者 4 周期化疗后复查评估 CR,定位后勾画 CTV 包括化疗前舌根肿瘤边界范围,IMRT 计划处方剂量 30Gy/15 次。

【问题 9】　治疗后的反应如何进行评价?

思路 1:基于解剖影像的 1999 年淋巴瘤国际工作组评价标准已被广泛应用,使得疗效评价更加统一和标准化(表 29-6)。

表 29-6　淋巴瘤治疗反应评价标准

反应分类	查体	淋巴结	结节性肿块	骨髓
CR	正常	正常	消失	正常
CRu	正常	正常	缩小 >75%	正常或不肯定
	正常	正常	消失	不肯定
PR	正常	正常	消失	阳性
	正常	缩小 50% 以上	缩小 50% 以上	无关
	肝脾缩小	缩小 50% 以上	缩小 50% 以上	无关
PD	出现新病灶,肝脾肿大	新病灶或增大	新病灶或增大	再出现阳性

注:CR,完全缓解;CRu,完全缓解待定;PR,部分缓解;PD,进展。

思路 2:由于 PET/CT 能进行功能显像,治疗后可通过肿瘤组织代谢情况判断是否有肿瘤残留,因此在 2007 年修订的淋巴瘤国际工作组评价标准中引入 PET/CT 作为疗效评价手段之一,2014 年 Lugano 分期中推荐使用半视觉定量法的 Deauville 评分(表 29-7)。

表 29-7　PET 的 Deauville 评分系统

分值	PET 表现
1	无摄取
2	摄取低于或等于纵隔
3	摄取高于纵隔,但低于或等于肝
4	中等摄取高于肝
5	摄取显著,高于肝或新发病灶
X	新发现的病灶可能与淋巴瘤无关

【问题 10】　治疗后如何进行随访?

思路:治疗后要告知患者和家属估计的预后、需要注意的问题及复查间隔。需强调营养指导、皮肤和黏膜损伤的防治,对于头颈部患者要强调保持口腔清洁,定期牙齿检查,通常不要 3 年内拔牙。治疗后复查间隔通常 2 年内每 3 个月 1 次,2~5 年每 6 个月 1 次,5 年后每年 1 次,至少治疗后 2 年内每 6 个月进行 1 次影像学检查(CT/MRI),有条件的患者可行 PET/CT 复查。

知识扩展或延伸问题

【问题 11】　免疫化疗时代放疗价值是什么?

思路:DLBCL 是一种对 CHOP 方案化疗和放疗均敏感的淋巴瘤,利妥昔单抗联合 CHOP(R-CHOP)的免疫化疗方案较单纯化疗能进一步提高疗效。虽然缺少Ⅲ期研究直接证明 R-CHOP 治疗后放疗的价值,但从以往Ⅲ期研究结果可以得到一些明确的信息。欧洲 GELA 协作组的系列Ⅲ期研究显示对于 IPI 低危患者采用高剂量强度的化疗能取得很好的长期生存率,但也带来显著的骨髓抑制、心力衰竭、感染等化疗毒性,增加治疗相关死亡率和第二原发性肿瘤。而早期 SWOG 的研究已显示对于早期患者联合 IFRT 能减少化疗周期,减少化疗毒性,同时获得好的疗效,IPI 0 分患者接受 3 周期 CHOP 联合 IFRT 的 5 年总生存率达 94%。说明对于低危患者一味提高化疗强度是一种费效比低的方法,放疗的加入可使系统治疗强度下降,同时保证高的疗效。不列颠哥伦比亚癌症研究所的回顾性分析显示,308 例非大肿块 I/II 期患者接受 3 周期 R-CHOP 化疗联合 IFRT 的 5 年 PFS 为 81%,其中 IPI 0 分患者 5 年 PFS 为 94%。来自安德森癌症中心的数据进一步显示 I/II 期患者即使接受长疗程的 R-CHOP 化疗也是不够的,单纯 6 周期以上免疫化疗 5 年 PFS 为 59%,而联合放疗患者 5 年 PFS 为 82%。

对于中高危的患者,高强度系统性治疗仍是提高疗效的关键。但对于放疗前大肿块或结外直接侵犯的患者而言,即使是高强度的 6～8 周期 R-CHOP 也不能取代放疗价值。德国高级别淋巴瘤协作组的 III 期研究探讨了 6～8 周期 R-CHOP 后 CR 患者放疗价值,其中期分析显示对于治疗前大肿块或结外直接侵犯的患者,放疗可显著改善 OS。

【问题 12】 IMRT 技术的应用如何?

思路:淋巴瘤放疗剂量通常较低,应用 3D-CRT 技术多数情况下能满足危及器官剂量限制要求,但对于头颈部等重要器官密集的部位,IMRT 能更好覆盖靶区,有更好的适形性,明显降低周围危及器官受量,有利于减少近期和远期放疗毒性。一项针对韦氏环淋巴瘤的回顾性分析中 30 例患者行 IMRT,中位处方剂量 50Gy,双侧腮腺平均剂量低于 28Gy,无 3 度以上长期口干出现。

【问题 13】 PET/CT 在肿瘤治疗中的应用价值如何?

思路:PET/CT 应用于侵袭性 NHL 治疗前分期,会使 20%～25% 的患者改变分期,10%～15% 患者改变治疗方案。推荐有条件的 DLBCL 患者治疗前常规使用 PET/CT。

治疗中、治疗末行 PET/CT 检查具有判断预后价值。目前多项研究显示化疗 2～4 周期后重新 PET/CT 检查能更好地判断患者预后,PET/CT 提示肿瘤残留患者长期 PFS 低于 50%,而阴性患者 PFS 为 80%～90%。治疗后 PET/CT 仍提示肿瘤残留预示肿瘤对治疗抗拒,长期生存率显著下降。但由于不同研究间病例特点、治疗方案的不一致,仍需前瞻性大样本研究证实 PET/CT 的预后价值。

PET/CT 应用于放疗靶区勾画。PET/CT 能更好地确定靶区范围,勾画体积常小于 CT 勾画范围。对于晚期病变,放疗靶区范围确定往往较困难。初步研究显示治疗中 PET/CT 阳性部位是主要复发位置,将其作为放疗靶区可能实现个体化的靶区确定。

(李晔雄)

第三节　结外鼻型 NK/T 细胞淋巴瘤

结外鼻型 NK/T 细胞淋巴瘤(extranodal nasal-type natural killer/T-cell lymphoma)具有独特的临床病理特征,是修正欧美淋巴瘤分类(Revised European-American Lymphoma,REAL)和世界卫生组织(WHO)淋巴瘤分类中独立的病理类型。东亚及拉丁美洲常见,而西方少见。中国结外鼻型 NK/T 细胞淋巴瘤发病率占全部淋巴瘤的 10%～15%,占外周 T 细胞淋巴瘤的 40%～50%。其最常见的原发部位是鼻腔和韦氏环,其他部位包括皮肤、胃肠道、睾丸、肾等。病理特征为血管中心性病变。其发病和 EB 病毒感染有关。

结外鼻型 NK/T 细胞淋巴瘤临床特点表现为青年男性多见、LDH 增高常见、I～II 期和诊断时 IPI 评分低危组多见。肿瘤对放疗敏感,对常规化疗抗拒,III～IV 期患者预后极差。I～II 期鼻腔 NK/T 细胞淋巴瘤治疗以放疗为主,可以取得好的效果,放疗是早期 NK/T 细胞淋巴瘤的主要治疗手段。

【诊疗过程】

(1)详细询问患者的发病过程和相关病史,注意发病过程中有无 B 组症状;约 1/3 的患者会有 B 组症状,其中大部分以不明原因发热为主要表现就诊。典型病例为鼻腔肿物坏死伴恶臭。

(2)查体重点关注局部肿瘤情况(包括前鼻镜检查、间接鼻咽镜及间接喉镜检查)、区域淋巴结情况、全身浅表淋巴结和皮肤情况。

(3)进行纤维鼻咽喉镜、头颈部 MRI 或 CT 检查,判断局部病变范围,并获取病理诊断。

(4)通过全身 PET/CT、胸部 CT、腹盆腔超声或 CT、骨髓活检或穿刺等,判断全身病变情况;通过血常规、肝肾功能、60 分钟红细胞沉降率、EB 病毒的血清学检查等,判断全身状况。

(5)询问是否有其他内科合并症。

（6）搜集整理所有检查资料，明确分期和治疗前预后评估。

（7）进行多学科诊疗会诊讨论，制订治疗原则和方案。

（8）进行治疗前准备，如行放疗前口腔处理等。

（9）治疗过程中注意监测肿瘤变化，观察放疗急性副作用并及时处理；进行放疗中疗效评价，指导局部剂量调整。

（10）治疗后评价疗效，定期随访。

【临床关键点】

（1）形态学、免疫表型、EB 病毒是结外鼻型 NK/T 细胞淋巴瘤病理诊断的关键。

（2）查体、实验室检查与辅助检查均应进行局部评估和全身评估。

（3）分期和治疗前预后评估是结外鼻型 NK/T 细胞淋巴瘤治疗选择的前提。

（4）一般状态评分、B 组症状、LDH 水平、区域淋巴结受累情况、局部病变侵犯范围、分期、血清 EB 病毒水平均是重要的预后因素。

（5）放疗是早期结外鼻型 NK/T 细胞淋巴瘤的主要治疗手段，ⅠE～ⅡE 期患者选择放疗 ± 化疗的治疗原则；ⅢE～ⅣE 期患者选择以化疗为主要治疗手段。

（6）调强放疗可以降低放疗副反应，提高患者生存质量。

【临床病例】

第一步：病史采集

患者，男，47 岁。主因"鼻塞 7 个月，间断血涕伴恶臭 3 个月"就诊。

患者 7 个月前无明显诱因出现鼻塞，以左侧为主，自行给予"滴鼻净"后症状缓解。3 个月前鼻塞逐渐加重，同时出现间断血涕，并伴恶臭。半个月前当地医院就诊，行鼻腔 CT 检查示双鼻腔占位，以左侧为著。活检病理示：NK/T 细胞淋巴瘤。患者自发病以来，无发热，无盗汗，无明显体重下降，大小便、饮食、睡眠可。

【问题 1】　结外鼻型 NK/T 细胞淋巴瘤的主要临床特点有哪些？特征性病例的表现有哪些？

思路 1：从发病部位来看，结外鼻型 NK/T 细胞淋巴瘤好发于鼻腔，占 80%～90%，其次为鼻咽和扁桃体等其他上呼吸消化道部位，除此之外，还可以发生于皮肤软组织、胃肠道、睾丸、肾等。2001 年和 2008 年 WHO 分类对原发部位有不同的定义，2001 年将原发鼻腔定义为鼻腔 NK/T 细胞淋巴瘤，其余部位定义为结外鼻型 NK/T 细胞淋巴瘤。2008 年将原发上呼吸消化道定义为鼻腔 NK/T 细胞淋巴瘤，原发上呼吸消化道以外部位定义为鼻腔外 NK/T 细胞淋巴瘤。在临床特征的基础上可将结外鼻型 NK/T 细胞淋巴瘤分为三个亚组：鼻腔、鼻腔外上呼吸消化道和上呼吸消化道外，三个亚组各自具有显著不同的临床病理特征（表 29-8）。

表 29-8　结外鼻型 NK/T 细胞淋巴瘤不同原发部位分组的临床特征

特征	鼻腔 NK/T 细胞淋巴瘤	鼻腔外上呼吸消化道 NK/T 细胞淋巴瘤	上呼吸消化道外 NK/T 细胞淋巴瘤
原发部位	原发鼻腔或鼻窦，鼻腔病变常直接侵犯邻近鼻窦和鼻咽邻近结构或部位	原发韦氏环或鼻腔外上呼吸消化道，常伴邻近多器官受侵，鼻咽和扁桃体是最常见的受侵部位	原发上呼吸消化道外结外器官，以胃肠道、皮肤和软组织常见
免疫表型	CD56 阳性多见，细胞毒分子和 Ki-67 高表达，EBER>90%	CD56 阴性多见，细胞毒分子和 Ki-67 低表达，EBER>90%	EBER 40%～90%
年龄	常为年轻人，中位年龄 40～50 岁	常为年轻人，中位年龄 38 岁	常为成年人，中位年龄 50 岁
性别	男性为主，男女比为（2～4）:1	男性为主，男女比为 2.6:1	男性为主，男女比为（1.5～2.3）:1
临床分期	Ⅰ期多见（60%～80%），Ⅱ和Ⅲ～Ⅳ期少见	常侵犯淋巴结和结外器官，Ⅰ期少见（18%），Ⅱ期多见（46%～60%）	常表现为广泛结外病变，Ⅲ～Ⅳ期多见（50%～68%）

续表

特征	鼻腔 NK/T 细胞淋巴瘤	鼻腔外上呼吸消化道 NK/T 细胞淋巴瘤	上呼吸消化道外 NK/T 细胞淋巴瘤
一般状态	好，ECOG 0～1（88%）	好，ECOG 0～1（95%）	差，ECOG≥2
LDH 增高	常见（30%～50%）	较低（19%～34%）	很常见（50%～70%）
淋巴结受侵	少见，主要为上颈部淋巴结	常见，主要为颈淋巴结	区域淋巴结常见
IPI	常为低危，IPI 0～1（>80%）	常为低危，IPI 0～1（>80%）	高危多见，IPI 0～1（25%～58%）
失败类型	主要为结外器官受侵，常见部位为皮肤	主要为全身淋巴结和结外器官受侵，结外受侵以皮肤常见	主要为结外器官受侵
临床病程	侵袭性	侵袭性	高度侵袭性
预后	预后中等，Ⅰ期放疗为主，预后好；Ⅱ期预后差，Ⅲ～Ⅳ期极少长期存活	预后好，Ⅰ～Ⅱ期预后好，优于其他部位淋巴瘤	预后差，中位生存期为 3.5～19 个月

注：EBER，EB 病毒编码的小 RNA；ECOG，东部肿瘤合作小组；LDH，乳酸脱氢酶；IPI，国际预后指数。

思路 2：原发鼻腔 NK/T 细胞淋巴瘤的临床特点表现为青年男性多见、男女比约为（2～4）:1，中位年龄 41～50 岁。最常见的症状为鼻塞，局部病变广泛受侵时，出现眼球突出、面部肿胀、硬腭穿孔、颅神经麻痹、恶臭和发热等症状和体征。肿瘤常局限于鼻腔及其邻近结构，邻近器官或结构受侵以同侧上颌窦和筛窦最常见，其他依次为鼻咽、局部皮肤、硬腭、软腭、眼球和口咽等。70%～90% 的患者在诊断时为临床ⅠE 或ⅡE 期，肿瘤常局限于鼻腔或直接侵犯邻近结构或组织，而较少有远处淋巴结受侵或结外器官受侵。就诊时，颈部淋巴结受侵和远处结外器官转移少见，颈淋巴结受侵以颌下淋巴结最常见，其次为中上颈淋巴结，这和鼻腔淋巴引流途径相符合。远处转移以皮肤最常见，与 T 淋巴细胞归巢现象有关。

思路 3：结外鼻型 NK/T 细胞淋巴瘤特征性病例的表现：鼻塞伴鼻腔脓性分泌物，同时伴有特征性的恶臭，不明原因高热，体温 >38℃，经抗感染后部分可缓解，但症状反复出现。当临床上遇到这种病例时，建议首选经鼻腔活检明确病理性质，不建议直接行局部手术治疗。

知识点

T 淋巴细胞归巢现象

循环中 T 淋巴细胞选择性穿越毛细血管高内皮微静脉，定向迁移并进入外周器官或特定组织区域，称 T 淋巴细胞归巢现象。皮肤淋巴细胞相关抗原是介导 T 淋巴细胞迁移至皮肤的特异归巢受体，此外，各种黏附分子也参与了 T 淋巴细胞归巢过程。NK/T 细胞淋巴瘤细胞同样可能会沿此循环路径定植于皮肤，因此易出现皮肤受累。

【问题 2】 结外鼻型 NK/T 细胞淋巴瘤病理诊断的形态与免疫表型特征有哪些？

思路 1：目前，非霍奇金淋巴瘤（NHL）的分类采用的是 1994 年国际淋巴瘤研究组提出的新的"修订欧美淋巴瘤分类方案（REAL）"，即 REAL 分类，以及之后在 REAL 分类基础上做了一些修改所形成的 WHO 淋巴瘤分类。分类根据形态学、免疫表型、细胞来源、遗传学特征和临床特征来定义不同的疾病。

思路 2：结外鼻型 NK/T 细胞淋巴瘤病理形态特征性表现为血管中心性病变，肿瘤细胞侵犯小血管壁或血管周围组织，导致组织缺血和广泛坏死，血管坏死性病变占 60%～80%。肿瘤坏死导致炎性反应，镜下可见较多的急性或慢性反应性炎症细胞，而肿瘤细胞较少。病理形态上表现为非均质性，大部分肿瘤细胞为中等大小细胞或小细胞和大细胞混合，极少见大细胞、免疫母细胞或间变性大细胞形态。众多反应性细胞的背景容易模糊肿瘤细胞浸润。结外鼻型 NK/T 细胞淋巴瘤典型的免疫表型为 CD2（+）、CD56（+）、表面 CD3（CD3s）（−）和胞浆 CD3（CD3）（+），大部分患者表达细胞毒性相关蛋白，如颗粒酶 B、TIA-1 和穿孔素。其他 T 细胞和 NK 细胞相关抗原常为阴性，如 CD4、CD5、CD8、CD16 和 CD57；NK 细胞来源不表达 T 细胞受体（T cell receptor，TCR），但细胞毒性 T 细胞来源表达 TCRβ 或 TCR。所有病例都不表达 B 细胞抗原，如

CD19、CD20、CD22 和 CD79a 等。鼻腔 NK/T 细胞淋巴瘤的发生与 EB 病毒感染有关,80%～100% 的鼻腔 NK/T 细胞淋巴瘤 EB 病毒阳性,分子病理表现为 EB 病毒编码的小 RNA(EBER)(+)。

知识点

NK/T 细胞淋巴瘤的免疫分子表型

1. T 细胞抗原 CD2(+),胞浆 CD3(+),表面 CD3(−)。
2. NK 细胞抗原 CD56(+)。
3. 细胞毒相关蛋白 颗粒酶 B(+),TIA-1(+),穿孔素(+)。
4. TCR 重排 细胞毒性 T 细胞来源表达 TCRβ 或 TCR,但 NK 细胞来源不表达。
5. B 细胞抗原阴性 CD19,CD20,CD22。
6. EBER(+)(原发鼻腔 NK/T 细胞淋巴瘤 >80%)。

【问题 3】 原发鼻腔 NK/T 细胞淋巴瘤问诊和体格检查的重点包括哪些?

思路 1:问诊包括常规的年龄、起病和发病过程,包括局部症状如鼻塞、脓涕、恶臭、面部麻木、口腔内有无溃疡(特别是上腭是否有潜在穿孔)、皮肤情况等,有无 B 组症状。约 30% 的原发鼻腔 NK/T 细胞淋巴瘤患者在初诊时有 B 组症状。虽然初诊时有 B 组症状,但多数研究报道其并不是原发鼻腔 NK/T 细胞淋巴瘤的直接预后不良因素,但有 B 组症状的患者往往一般状况评分(ECOG)较差,而后者是原发鼻腔 NK/T 细胞淋巴瘤的直接预后因素。除上述内容外,如果患者既往曾行局部鼻腔手术治疗,要详细明确手术术前资料、术中情况,尤其手术记录所述手术开放的部位,如上颌窦开放、蝶窦开放等,手术触及和开放的范围均是放疗的亚临床病灶,对后续靶区范围的确定非常重要。

知识点

B 组症状

有下列任何症状之一者均定义为 B 组症状。
(1)连续 3 天不明原因发热超过 38℃。
(2)6 个月内不明原因体重减轻 >10%。
(3)盗汗。

思路 2:对于原发鼻腔 NK/T 细胞淋巴瘤患者的查体包括两方面,一方面是常规淋巴瘤患者的全身检查,另一方面是局部头颈部检查。全身检查的重点包括一般状况评分、全身浅表淋巴结、皮肤;局部检查的重点包括局部鼻背皮肤情况;前鼻镜检查明确鼻腔病变情况;间接鼻咽镜检查明确鼻腔病变向后侵犯的情况,尤其是鼻咽是否受累;口腔检查明确牙龈、颊黏膜等口腔部位及扁桃体、咽后壁等口咽部位是否有病变累及;间接喉镜检查明确舌根、下咽、喉是否有病变。由于间接镜检的局限性,进行纤维鼻咽喉镜检查是必要的。此外,区域重点注意双颈及锁骨上淋巴结的检查。

知识点

东部肿瘤合作小组(ECOG)全身状况评分

0 分:无症状,活动没有影响。
1 分:有症状,但几乎完全可自由活动。
2 分:有时卧床,但白天卧床时间不超过 50%。
3 分:需要卧床,卧床时间白天超过 50%。
4 分:卧床不起。

【问题4】 应进一步进行哪些检查以明确诊断和分期?

思路1:淋巴瘤诊断最主要是依靠病理学检查,因此本例病例首要考虑的应该是进一步进行病理形态学、免疫表型及EB病毒状态检测,明确病理诊断。

思路2:由于淋巴瘤是一种全身性疾病,而原发鼻腔NK/T细胞淋巴瘤又是一种原发于结外器官的淋巴瘤,因此分期检查应考虑两方面,一是评估局部结外病变的侵犯范围,二是评估全身其他部位是否有病变累及。局部检查主要包括:①头颈部MRI和/或CT检查,原发头颈部的淋巴瘤局部首选MRI检查,其较CT能更清晰地显示肿瘤侵犯范围。②纤维鼻咽喉镜检查,最直接直视下判断肿瘤的侵犯范围,能够充分补充MRI或CT对局部病灶显示的不足,是不可替代的分期和靶区范围的检查项目。③颈部行超声检查,可明确颈部及锁骨上淋巴结及血流情况,辅助判断淋巴结的性质。全身检查主要包括胸、腹、盆腔CT检查,以明确内脏情况。PET/CT检查已大量用于淋巴瘤分期检查及预后评估,在患者经济情况好的情况下,可考虑行PET/CT检查。行骨髓活检或/和骨髓穿刺,治疗前检查时骨髓活检的准确性优于骨髓穿刺。除上述检查外,还包括实验室检查,如全血计数、肝肾功能、红细胞沉降率、LDH、EB病毒DNA定量及心电图检查等。

第二步:门诊化验及辅助检查

门诊查体记录:ECOG评分1分(KPS评分90分),双颌下各可触及1枚质软、活动、触痛明显的肿大淋巴结,左侧约1.0cm×0.5cm×0.5cm,右侧约1.2cm×0.8cm×0.5cm。余浅表淋巴结未触及。鼻背皮肤无红肿。前鼻镜检示双鼻腔肿物,质脆,易出血,有恶臭。口腔检查示扁桃体不大,未见明显肿物。间接鼻咽镜:肿物未累及双侧后鼻孔及鼻咽。间接喉镜:声带活动正常,舌根、下咽均未见明显肿物。

患者在门诊进行了增强鼻咽MRI(含鼻腔、鼻窦、鼻咽)、纤维鼻咽喉镜、颈部超声、全身PET/CT、骨髓穿刺、心电图、血常规、肝肾功能(含LDH)、60分钟红细胞沉降率、EB病毒核酸扩增荧光检测等检查。

增强鼻咽MRI(图29-10):左侧鼻腔及筛窦可见软组织肿物,约3.0cm×2.2cm,越过中线达对侧,T_1WI呈低信号,T_2WI呈中高信号,增强扫描均匀强化。

纤维鼻咽喉镜(图29-11):左侧鼻腔入口可见肿物完全堵塞,内镜无法通过。右侧鼻腔鼻中隔增厚,鼻道内可见肿物,内镜无法探入。经口观察,硬腭和软腭光滑,双侧扁桃体未见肿大。下咽及喉部未见明显异常。声带活动正常。

双侧鼻腔肿物活检病理:NK/T细胞淋巴瘤,鼻型。免疫组织化学:CD20(-),CD79α(-),CD3(2+),CD7(-),CD56(-),TIA1(1+),GrB(1+),BCL2(2+),CD5(-),CD10(-),BCL6(-),MUM1(3+),CD23(-),Ki-67(+80%)。分子病理:EBER(+)。

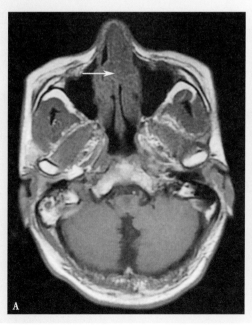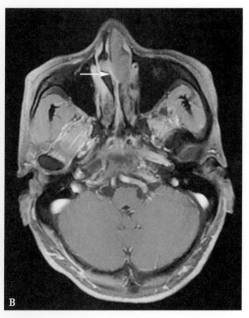

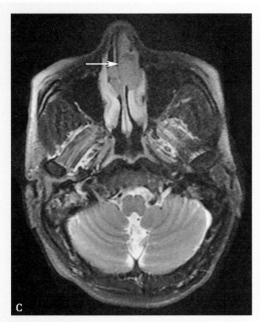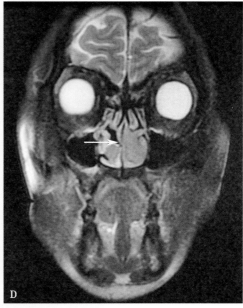

图 29-10　原发鼻腔 NK/T 细胞淋巴瘤 MRI 表现

A. 轴位 T_1WI，箭头示病灶；B. 增强轴位 T_1WI，箭头示病灶；C. 轴位 T_2WI，箭头示病灶；D. 冠状位 T_2WI，箭头示病灶。

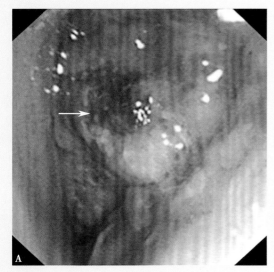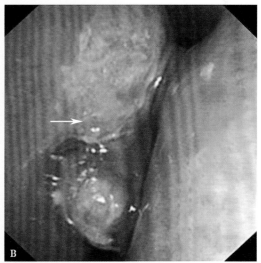

图 29-11　原发鼻腔 NK/T 细胞淋巴瘤纤维鼻咽镜表现
A. 左鼻腔，箭头示病灶；B. 右鼻腔，箭头示病灶。

全身 PET/CT（图 29-12）：双侧鼻腔肿物，左侧为著，累及双侧鼻甲及鼻中隔，最大 PET 截面约 3.0cm×1.1cm，伴放射性摄取增高，最大 SUV 4.9。左侧上颌窦少许炎症。口咽放射性摄取增高，最大 SUV 3.3。鼻咽、下咽、喉部、鼻窦、甲状腺的放射性摄取和同机 CT 平扫未见明显异常。右颌下淋巴结，约 1.2cm×0.6cm，伴放射性摄取增高，最大 SUV 2.8。PET/CT 诊断：双侧鼻腔肿物，左侧为著，伴代谢增高，符合淋巴瘤侵犯。右颌下淋巴结，伴代谢增高，建议超声随诊。口咽代谢增高，倾向炎性摄取，建议随诊。余未见明显受累征象。

颈部超声：双侧上颈部（颌下）低回声结节，右侧大小约 1.4cm×0.7cm，左侧大小约 0.9cm×0.4cm，CDFI 未见明显血流信号。余双颈、双侧锁骨上未见肿大淋巴结。

其余检查，包括骨髓穿刺、心电图、血常规、肝肾功能、LDH、红细胞沉降率均未见明显异常，EB 病毒 DNA 定量检测：无扩增。

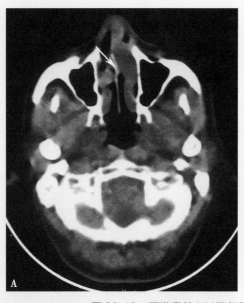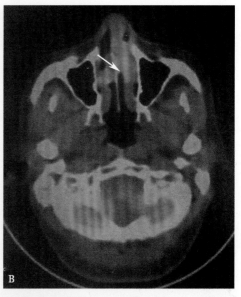

图 29-12 原发鼻腔 NK/T 细胞淋巴瘤 PET/CT（轴位）表现

A. CT 图像，箭头示病灶；B. PET/CT 融合图像，箭头示病灶。

【问题5】 如何进行诊断与分期？

思路1：鼻腔原发肿瘤最常见的是鳞状细胞癌，其他易出现的肿瘤还包括内翻性乳头状瘤、黏液表皮样癌、嗅神经母细胞瘤、恶性黑色素瘤等，此外除了 NK/T 细胞淋巴瘤外，鼻腔还易发生弥漫大 B 细胞淋巴瘤。与这些肿瘤进行鉴别诊断除了之前所述的 NK/T 细胞淋巴瘤的临床特征外，最主要的鉴别依靠病理形态学、免疫表型及与 EB 病毒的关系。

思路2：分期采用 Ann Arbor 分期。本例全身 PET/CT 显示双侧鼻腔病变，同时右侧颌下淋巴结约 1.2cm×0.6cm，伴放射性摄取增高，建议超声随诊。颈部超声检查示双侧颌下小淋巴结，右侧大小约 1.4cm×0.7cm，左侧大小约 0.9cm×0.4cm，CDFI 未见明显血流信号。双侧颌下淋巴结性质判定方法如下：①将影像学检查与查体结果相结合，进行判断。本例病例查体示淋巴结质软，活动度好，且触痛较明显，均为椭圆细长形态，而非圆形，这些都倾向于炎性淋巴结，而非转移的淋巴结。结合 PET/CT 检查，最大 SUV 2.8，超声检查示无明显血流信号，考虑炎性淋巴结，不予参与分期，给予密切观察；②对于影像学可疑且临床查体高度怀疑受累的淋巴结，应行淋巴结切除活检以确诊。综上所述，本例病例病变仅累及双侧鼻腔，因此按 Ann Arbor 分期为ⅠE 期。

【问题6】 治疗前如何进行预后评估？

思路1：治疗前对结外鼻型 NK/T 细胞淋巴瘤进行预后评估，是指导治疗决策的重要参考。目前可用于结外鼻型 NK/T 细胞淋巴瘤的预后评估方法，包括适用于侵袭性 NHL 的 IPI、韩国预后指数（Korean prognosis index，KPI）及全国淋巴瘤多中心协作组提出的结外鼻型 NK/T 细胞淋巴瘤的 Nomogram 评分系统。

知识点

结外鼻型 NK/T 细胞淋巴瘤的 Nomogram 评分预后模型

预后不良因素包括年龄>60 岁、LDH 增高、Ⅱ期、Ⅲ～Ⅳ期、一般状况（ECOG）≥2 分和广泛原发肿瘤浸润。

> 知识点
>
> **韩国预后指数**
>
> 预后不良因素包括有 B 组症状、LDH 高于正常、Ⅲ/Ⅳ 期和区域淋巴结受侵。

思路 2：广泛ⅠE 期与广泛原发肿瘤浸润。2006 年国内学者对早期原发鼻腔 NK/T 细胞淋巴瘤的分析结果显示，局部病变的范围与ⅠE 期的预后显著相关，将原发鼻腔 NK/T 细胞淋巴瘤分为局限ⅠE 期和广泛ⅠE 期。2015 年该学者将这一预后不良因素定义为广泛原发肿瘤浸润，以进一步可应用于不同分期的结外鼻型 NK/T 细胞淋巴瘤的局部预后评估。

> 知识点
>
> **原发鼻腔 NK/T 细胞淋巴瘤局限ⅠE 期、广泛ⅠE 期和广泛原发肿瘤浸润**
>
> 局限ⅠE 期：指ⅠE 期患者，肿瘤局限于鼻腔，未侵及周围邻近器官。
>
> 广泛ⅠE 期：指ⅠE 期患者，肿瘤超出原发结外部位直接侵犯周围器官。
>
> 广泛原发肿瘤浸润：指适用于所有分期患者，对局部病灶进行评估，肿瘤超出原发结外部位直接侵犯周围器官。

第三步：入院后治疗

患者经上述查体、病理、实验室检查及辅助检查后，病变仅局限于双侧鼻腔，按诊断分期为：鼻腔 NK/T 细胞淋巴瘤，局限ⅠEA 期，Nomogram 评分 0 分。

【问题 7】 该患者应如何治疗？结外鼻型 NK/T 细胞淋巴瘤的治疗原则是什么？

思路 1：放疗的选择。结外鼻型 NK/T 细胞淋巴瘤对放疗敏感，对常规化疗抗拒，放疗是早期患者的根治性治疗手段，ⅠE～ⅡE 期患者接受以放疗为主的治疗 5 年生存率可达 70% 以上。本例患者分期为局限ⅠE 期，Nomogram 评分 0 分，单纯根治性放疗的 5 年生存率可达 85%～90%。

思路 2：化疗的选择。对于Ⅰ期高危组和ⅡE 期患者，放疗后的辅助化疗可改善总生存率和无疾病进展时间；对于Ⅲ～Ⅳ期患者，化疗是主要的治疗手段，但预后差。而对于本例局限ⅠE 期，低危组患者，放疗中加入化疗并不会提高患者的总生存率，因此原则上不加入化疗。结外鼻型 NK/T 细胞淋巴瘤的治疗原则见表 29-9。

表 29-9 结外鼻型 NK/T 细胞淋巴瘤的治疗原则

分期	预后分层	治疗原则	5 年总生存率
Ⅰ期低危组	无分期调整危险因素	单纯放疗	85%～90%
Ⅰ期高危组	有分期调整危险因素	放疗后化疗	60%～80%
Ⅱ期	任何危险因素	放疗后化疗 或临床研究	50%～70%
Ⅲ～Ⅳ期	任何危险因素	临床研究或化疗	<30%，中位生存时间 6～36 个月

注：预后分层中分期调整危险因素包括年龄>60 岁，LDH 增高，ECOG 评分≥2 分，Ⅱ期，广泛原发肿瘤侵犯。

【问题 8】 患者放疗前需要哪些准备工作？

思路 1：放疗前口腔处理。由于鼻腔鼻窦的放疗，患者的上齿龈、硬腭、腮腺等均会受到一定剂量的照射，造成骨质、黏膜及供血血管的损伤，同时腮腺损伤会导致唾液分泌减少，唾液成分改变，口腔酸度增加，利于口腔细菌的繁殖，多种因素共同作用，放疗后患者易出现放射性龋齿、牙周脓肿等，甚至继发颌骨骨髓炎，严重者需要进行颌骨坏死骨切除术，甚至颌骨置换术。放疗前对患者已存在的龋齿、残根、牙周炎、牙周脓肿等进行处理,可显著降低放疗后放射性龋齿、牙周脓肿的发生率。

思路2:放疗前应告知患者以下内容。①原发鼻腔NK/T细胞淋巴瘤定位时采用头颈肩面罩固定体位,长头发患者在放疗前注意将头发剪短,以便于体位固定;②注意患者饮食、睡觉、心理状态的调节;③向患者交待放疗的实施流程、放疗副作用等,并签署放疗知情同意书。

【问题9】 该患者放疗范围和剂量如何确定?

思路1:原发鼻腔NK/T细胞淋巴瘤采用扩大受累野照射,常规不行颈淋巴结预防照射。本例患者为双鼻腔受累局限ⅠE期,放疗范围应包括双侧鼻腔、双侧上颌窦、双侧筛窦和硬腭。肿瘤并未累及双侧后鼻孔,因此鼻咽不包括在放疗范围内。

思路2:按照上述放疗范围,若采用常规照射技术,射野选择为一前品字形野±两侧野的设计,放疗剂量50~56Gy/25~28次。

思路3:按照上述放疗范围,若采用调强放疗技术,靶区定义(图29-13)如下。GTV为双侧鼻腔原发肿瘤;CTV为GTV、硬腭、双侧鼻腔、双侧上颌窦内侧1/2至全部、双侧筛窦;PTV为CTV外放0.3cm。处方剂量(图29-14)为95%PTV 50~56Gy/25~28次。调强放疗具有显著剂量分布优势,疗效肯定,并可以降低放疗副作用,提高疗效。

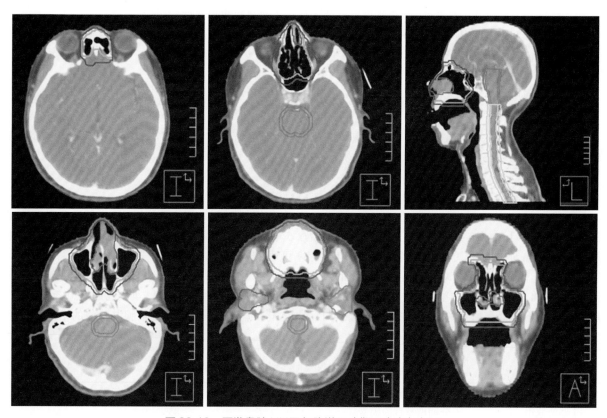

图29-13　原发鼻腔NK/T细胞淋巴瘤靶区定义与勾画

【问题10】 放疗中需要观察的项目有哪些?

思路1:放疗中需要观察的项目主要包括两个方面,一方面是放疗疗效的观察,另一方面是放疗急性副作用的观察与处理。

思路2:放疗中疗效的观察如下。①原发鼻腔NK/T细胞淋巴瘤的局部疗效观察比较容易。本例患者前鼻镜可以清晰地观察到肿瘤,因此每周应进行1~2次前鼻镜检查,记录描述肿瘤的退缩情况。②全身浅表淋巴结触诊,尤其是双颈及锁骨上淋巴结要定期进行查体。③患者症状的变化,包括B组症状的变化、鼻塞程度的变化等。

思路3:放疗急性副作用的观察主要包括两方面。①血液学毒性。每周复查血常规,观察血常规变化。②局部放疗副作用。重点包括鼻腔、口腔黏膜的损伤,口干的程度,鼻腔干燥的情况等。

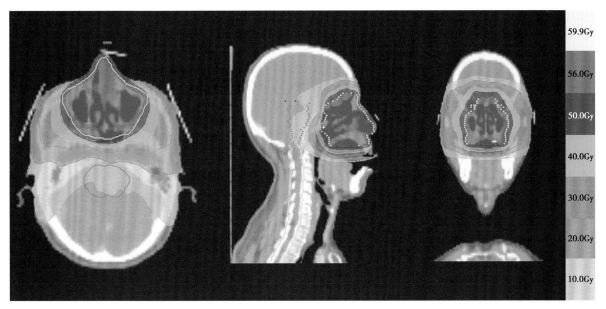

图 29-14　原发鼻腔 NK/T 细胞淋巴瘤强调适形放疗剂量分布

【问题 11】　放疗后的疗效评估?

思路 1：放疗后应采用与治疗前相同的检查进行疗效评估，如本例治疗后仍应采用增强鼻咽 MRI（含鼻腔、鼻窦、鼻咽）、纤维鼻咽喉镜进行局部肿瘤疗效评估。若治疗前采用的是增强鼻咽 CT 检查，则治疗后也应采用增强鼻咽 CT 进行疗效评估。

思路 2：放疗后疗效评估的时间应在放疗结束后 1 个月进行，疗效评估标准采用按照实体瘤疗效评价标准（RECIST）评价，同时参考 1999 年 NHL 疗效评价国际工作组的建议。

知识扩展或延伸问题

【问题 12】　原发上呼吸消化道 NK/T 细胞淋巴瘤的照射野设计原则是什么?

思路：按亚组分组，原发上呼吸消化道 NK/T 细胞淋巴瘤可分为原发鼻腔 NK/T 细胞淋巴瘤和原发鼻腔外上呼吸消化道 NK/T 细胞淋巴瘤，后者主要原发于韦氏环，其容易出现区域淋巴结受累，ⅡE 期多见，B 组症状多见，需要行颈部淋巴结预防照射。表 29-10 示照射野设计原则。

表 29-10　原发上呼吸消化道 NK/T 细胞淋巴瘤的照射野设计原则

靶区范围	原发鼻腔		原发韦氏环	
	局限于鼻腔	超出鼻腔	局限于韦氏环	超出韦氏环
GTV	原发肿瘤			
GTVnd	颈部阳性淋巴结			
原发灶 CTV	双侧鼻腔、双侧前组筛窦、硬腭和受累侧上颌窦	扩大至受累的邻近器官或结构，如前筛窦受侵，包括同侧后组筛窦；肿瘤邻近后鼻孔或侵犯鼻咽，包括鼻咽	整个韦氏环，即鼻咽、扁桃体、口咽、舌根等	整个韦氏环及受累的邻近区域
颈部 CTV	ⅡE 期包括双颈淋巴结引流区		ⅠE～ⅡE 期均包括双颈淋巴结引流区	
其他 CTV	累及双颈以外如腋窝或纵隔淋巴结，CTV 包括受累淋巴结区域			

注：GTV，肿瘤区；CTV，临床靶区；GTVnd，肿瘤淋巴结靶区。

【问题 13】　结外鼻型 NK/T 细胞淋巴瘤如果先行化疗，化疗后达 CR 后是否还需要放疗?

思路：放疗是结外鼻型 NK/T 细胞淋巴瘤最主要的治疗手段。多中心数据库研究结果显示即使采用含门冬酰胺酶的新化疗方案为初始治疗，达 CR 后行根治性放疗的患者的 5 年总生存率、无进展生存率、局部控制率分别为 84.9%、76.2% 和 84.9%，而未行放疗的患者则仅为 58.9%、43.6% 和 62.1%，两组差异显著

（$P<0.05$），初诊化疗达 CR 后，加入放疗后，生存率均可提 20%～30%。对于化疗后达 CR 的患者，放疗仍是不可或缺的治疗手段。

（李晔雄）

第四节　结外原发淋巴瘤

结外原发淋巴瘤为发生于淋巴结外器官的淋巴造血系统肿瘤，也可伴有淋巴结和其他脏器的受累，这是根据原发病灶位置对淋巴瘤进行的区分。结外淋巴瘤占所有非霍奇金淋巴瘤的 20%～45%，其中 35%～60% 的患者初始分期为Ⅰ～Ⅱ期。结外 T 细胞淋巴瘤最常见的发病部位为皮肤；结外 B 细胞淋巴瘤最常见部位为胃肠道，占 25%～35%，其次为头颈区域（包括眼附属器、鼻窦、腮腺、韦氏环、甲状腺等），占 20%～30%，其他部位还包括肺、乳腺、膀胱、骨骼、子宫附件、睾丸、硬膜、中枢神经系统等。结外原发淋巴瘤根据组织病理学、发生部位、临床分期、肿瘤负荷等不同而预后不同。分期及治疗原则与原发于淋巴结内的淋巴瘤大体相同。Ⅰ～Ⅱ期早期患者的治疗原则主要是放疗为主的综合治疗；Ⅲ～Ⅳ期患者主要是以化疗为主的综合治疗。

【诊疗过程】

（1）详细的病史询问，包括初始发生症状的部位、具体表现、进展速度、最近情况，所有其他出现症状的部位及情况；患者感染病史，感染对象接触史，疫区逗留情况及旅游情况；患者慢性炎症疾病病史，如慢性胃炎、干燥综合征、慢性甲状腺炎等；患者的免疫功能相关病史，如是否接受脏器移植后抗排斥治疗、长期激素治疗，是否有人免疫缺陷病毒感染等。

（2）仔细查体，除患者一般身体状况外，还需包括全身所有部位的淋巴结区、肝、脾、韦氏环、眼、皮肤、甲状腺等易发生结外原发淋巴瘤的部位。

（3）详尽的实验室检查，包括全血常规、全血生化组套、血清 LDH、β2 微球蛋白、铁蛋白、尿常规、便常规等。

（4）全面的分期检查，包括增强 CT 或 MRI、PET/CT 检查、骨髓穿刺及活检等。

（5）根据有症状的部位选择针对性的检查手段，如胃肠镜检查、消化道造影；鼻咽喉镜检查、颈部增强 CT 或 MRI、眼部专科检查等。

（6）取得足够的病灶组织进行病理学分类。根据形态学、必要的免疫组织化学和分子基因检测鉴别类型。

（7）根据发病部位和病理类型选择针对性的进一步检查，如胃黏膜相关淋巴组织结外边缘带淋巴瘤（gastric MALT lymphoma）需进一步进行幽门螺杆菌感染相关检查，鼻腔 NK/T 细胞淋巴瘤需行 EB 病毒核酸载量检查。

（8）综合病理类型、累及部位和对脏器功能的影响、分期、患者一般情况选择治疗手段。

（9）根据治疗效果评估预后，制订下一步治疗策略或随访计划。

【临床关键点】

（1）结外原发淋巴瘤以结外器官或组织为初始发病部位（primary），而不是淋巴结起源的病变继发累及结外部位（secondary）。

（2）原发结外淋巴瘤可发生于全身各器官和组织，包括胃、肠道、眼附属器、鼻和鼻窦、韦氏环、涎腺、甲状腺、皮肤、骨、生殖系统、膀胱、肺、中枢神经系统等，根据发生部位、病理类型不同，其症状、体征、临床特点、治疗原则和预后也不同，需根据具体情况分别分析。

（3）详细地询问病史和查体、全面地分期检查和基于特定部位的检查可进一步确定淋巴瘤的侵犯情况、疾病分期，是否存在多部位、远处的播散。

（4）除个别情况外，分期原则同原发结内的淋巴瘤，多采用 Ann Arbor 分期，特殊病理类型或部位的淋巴瘤有自己的分期系统，如胃黏膜相关淋巴瘤的 Lugano 分期、蕈样霉菌病特殊分期、其他皮肤淋巴瘤的 ISCL & EORTC TNM 分期、早期鼻腔 NK/T 细胞淋巴瘤改良分期、眼淋巴瘤改良 TNM 分期、骨弥漫大 B 细胞淋巴瘤的 IELSG 分期等。

（5）治疗原则与结内淋巴瘤基本一致，依据分期和病理类型确定，并参考患者的耐受性。

（6）不同部位治疗副作用不同，中枢神经系统放疗可能导致智力受损，胃大部切除可能导致消化不良、贫血，眼部放疗可能发生白内障、角膜炎等，需根据疗效和毒性综合评估和选择。

(7) 除个别情况,如原发中枢神经系统 B 细胞淋巴瘤、皮肤原发 T 细胞淋巴瘤等,其余病变结外淋巴瘤与同病理、同分期的结内淋巴瘤预后类似。

【临床病例】

第一步:病史采集

患者,女,61 岁。因"双眼肿胀 1 年半,右眼肿物活检术后 1 月余"就诊。

患者 2012 年 12 月无明显诱因自觉右眼内眦部肿胀,无疼痛、畏光、干涩。影响视物,外视复视,但无视野缺损。当地医院 CT 检查提示双眼眶内肿物,怀疑甲状腺眼病,建议激素治疗,后患者未遵嘱治疗。2013 年 12 月右眼肿胀加剧伴视力下降,再次于医院就诊,查体发现右眼结膜下象限及外上象限可见肉红色组织,眼球活动无障碍。左眼结膜各象限未见明确肿物,左眼外视复视。于 2014 年 3 月行双眼 MRI 检查:双眼眶内多发病变,考虑为淋巴增殖性病变。同月患者行右眶内肿物切除活检术,术后病理为眼 MALT。现为术后 1 月余,就诊于放疗科拟行进一步治疗。

患病以来,患者未出现体重下降、发热、夜间盗汗等情况,食欲、精神如常,睡眠好,大小便未见异常。

患者既往体健,患病后外院检查发现乙型肝炎病毒携带及双眼老年性白内障。患者无吸烟饮酒史,无疫区居留史,婚育史、家族史未见特殊。

【问题 1】　患者眶内疾病可能为何种淋巴瘤?

思路 1:眼附属器淋巴瘤最常见为黏膜相关淋巴组织结外边缘带 B 细胞淋巴瘤(extranodal marginal zone B-cell lymphoma of mucosa-associated lymphoid tissue,即 MALT,或称 extranodal marginal zone B-cell lymphoma,即 EMZL)、弥漫大 B 细胞淋巴瘤(diffuse large B-cell Lymphoma,DLBCL)、滤泡淋巴瘤(follicular lymphoma,FL)和套细胞淋巴瘤(mantle cell lymphoma,MCL)。其中 EMZL 淋巴瘤约占 60%,多见于眼球前部,为惰性淋巴瘤;DLBCL 约占 25%,多见于球后,为侵袭性淋巴瘤;FL 和 MCL 各在 10% 以下。本例患者为中老年女性,病程较长,达 1 年以上,病情进展较缓慢,从发病过程和易感人群判断符合 MALT 特征。

> 知识点
>
> 1. 边缘带淋巴瘤(marginal zone lymphoma,MZL)分淋巴结外边缘带淋巴瘤、淋巴结边缘带淋巴瘤和脾脏边缘带淋巴瘤;结外边缘带淋巴瘤(extranodal marginal zone lymphoma,EMZL)多根据解剖位置分为胃来源和非胃来源,也可称为黏膜相关淋巴组织的结外边缘带淋巴瘤(extranodal marginal zone lymphoma of mucosa associated lymphoid tissue,MALT-EMZL),即常称 MALT 淋巴瘤,在文献和指南中,EMZL 和 MALT 常代表同一对象。
>
> 2. 眼部肿瘤中,淋巴瘤可占 55%,为最常见的恶性肿瘤。
>
> 3. 霍奇金淋巴瘤(HL)和非霍奇金淋巴瘤(NHL)均可发生在眼部。
>
> 4. 眼附属器的淋巴瘤占 NHL 的 1%~2%,占原发结外淋巴瘤的 5%~10%。
>
> 5. 最常见的眼附属器淋巴瘤为 EMZL(35%~81%)。其他常见的有 DLBCL(5%~25%)、FL(9%)、MCL(3%~5%)、慢性淋巴细胞白血病 / 小淋巴细胞淋巴瘤(chronic lymphoblastic leukemia/small lymphocyte lymphoma,CLL/SLL)、浆细胞瘤(plasmacytoma,PC)、Burkitt 淋巴瘤(Burkitt lymphoma,BL)等,以 B 细胞起源占绝大多数,最常见的前三种淋巴瘤都以原发为主(70%~85%);而眼部 T 细胞淋巴瘤继发多于原发。
>
> 6. 眼部淋巴瘤患者中位年龄 55~60 岁,年龄及性别分布与特定的病理类型相关:惰性病理类型女性略多于男性(EMZL,FL),起病年龄偏大;而侵袭性病理类型则男性略多于女性(MCL,NK/T 细胞淋巴瘤),起病年龄偏小。
>
> 7. 眼 EMZL 淋巴瘤 5%~15% 的患者双眼受累,但并不影响预后。而 MCL、CLL/SLL 则有 40%~60% 的患者为双侧病变。
>
> 8. 眼淋巴瘤患者 85%~90% 为 I E 期,淋巴结受累占 5%,IV 期占 10%~20%,骨髓受侵占 5%。

知识点

1. 在 EMZL 中，最常见的为胃原发，占 50% 以上，其次为眼部原发，占 15%～25%。

2. 眼淋巴瘤既可以累及眼球外的组织，如结膜、眼睑、泪囊、泪腺、眼肌、球后脂肪、血管神经；又可累及眼球本身，后者实际为原发中枢神经系统淋巴瘤的眼内表现。文献报告的最常见受累部位为结膜，其次为眶内组织、泪腺。

3. 眼淋巴瘤体征和症状根据受累部位不同而不同。结膜眼睑原发最常见，可表现为非分叶状的三文鱼粉红色软组织浸润，导致结膜水肿、红肿刺激、眼睑上翻、溢泪等；眶内组织原发次常见，表现为致密或橡胶状肿物，导致隐匿、渐进的凸眼，也可出现眶周水肿、疼痛、动眼障碍、复视及视力改变；泪腺原发为第三常见，由于位于眼眶的前上部分，可向下、鼻侧推挤眼球。球后原发可向前推挤眼球导致突出，影响眼外肌运动，导致复视。原发于眼睑的淋巴瘤少见，上睑、下睑偏好不明显，多表现为肿物和水肿，首诊容易考虑感染。

4. B 组症状（盗汗、体重下降、发热）在惰性淋巴瘤中比较少见，EMZL 患者不到 10%。

5. 从症状发生到就诊的时间与淋巴瘤生长对患者造成困扰的程度有关，总体惰性淋巴瘤生长缓慢，从起病到就诊的时间为 6 个月到 2 年不等，而侵袭性淋巴瘤则在数周。

6. 除胃 MALT 淋巴瘤与幽门螺旋杆菌的关系外，EMZL 与自身免疫性疾病、免疫缺陷性疾病、感染性疾病的关系尚在研究中，在部分病例和文献报告中可观察到两者共存于同一患者，比例约占 5%。

思路 2：最终是否为淋巴瘤的诊断需依赖于活检病理学检查。淋巴瘤病理学检查包括细胞形态学检查、免疫组织化学检查、染色体检查、基因分子检查，检查的目的不仅为诊断、鉴别，还可提示预后，指导治疗选择。

患者在 2014 年 3 月于某三甲医院行右眶内肿物活检术，术后病理提示（右结膜下）非霍奇金淋巴瘤，结合形态学及免疫组织化学，符合黏膜相关边缘带 B 细胞淋巴瘤（MALT）。免疫组织化学：CD20（3+），CD79a（3+），Bcl2（3+），CD3（-），CD21（FDC+），CD23（FDC+），CD45RO（-），Ki-67（<10%），CK（-），IgG（-），PAX5（-），IgG4（-），MUM1（2+），CyclinD1（-），Kappa（-），Lambda（2+），CD38（1+），CD138（1+），CD5（-），CD10（-），EBV（-）。

知识点

1. EMZL 含有的增殖细胞存在异质性，包括星形细胞样细胞、单个核样细胞、浆细胞样细胞，偶尔还有母细胞。

2. EMZL 形态学上具有诊断特征的表现有：滤泡的克隆化，为淋巴瘤细胞浸润生发中心；淋巴上皮病变，即巢状的淋巴瘤细胞浸润邻近的上皮结构；荷兰小体，核内嗜酸性的 acid-Schiff 阳性的小体。

3. 淋巴瘤的病理学检查包括细胞形态学评估和进一步的免疫组织化学染色，分子生物学检查根据情况选择进行。2019 年 NCCN 指南要求的非胃 EMZL 免疫组织化学染色标记包括 CD3、CD5、CD10、CD20、CD21 或 CD23、BCL2、cyclinD1、κ/λ 轻链。其他有帮助的免疫标记还包括 CD79α、BLC2、TIA、MUM-1、MIB-1、MIB-2、CD30 等。

4. 眼附属器 EMZL 的免疫组织化学结果类似于其他部位的 EMZL，无特异标志物，肿瘤细胞表达 sIg（最多的是 IgM，而后为 IgA 和 IgG）、CD20、CD79a、CD21、CD35 阳性，CD5、CD23、CD10、cyclinD1、Bcl-6 阴性。

5. EMZL 与其他 B 细胞性小细胞淋巴瘤鉴别：CD5 阴性，应与套细胞淋巴瘤、小淋巴细胞淋巴瘤鉴别；CD10、BCL-6 阴性，应与滤泡淋巴瘤鉴别。

6. EMZL 易发生染色体异常，包括第 3 号、第 7 号、第 12 号、第 18 号染色体三体；染色体异常转位 t（11；18）（q21；q21）累及 API2 和 MALT1，t（14；18）（q32；q21）累及 IGH 和 MALT1，t（3；14）（p14.1；q32）累及 FOXP1 和 IGH，t（1；14）（p22；q32）累及 BCL10 和 IGH，t（1；2）（p22；q12），其中 t（11；18）（q21；q21）与基因毒性因子导致的氧化损伤有关。最近还有新发现的 t（5；14）（q34；q32）、t（9；14）（p24；q32）等。A20 基因（TNFAIP3）的体细胞删除或突变发生在部分没有染色体转位的患者中。上述部分基因异常影响不同的调控因子，最终引发核因子 NF-κB 的异常激活。

【问题2】　患者尚需要完成哪些检查?

思路1:淋巴瘤除明确病理学诊断外,还需详细评估患者分期,并依据原发部位评价侵犯情况。还需要完善血液学的各项检查,明确各系统的受侵情况、重要脏器的功能,评估患者的预后。特殊疾病需行有关检查以指导治疗。本患者在院外接受过一次切除手术,故需继续完善局部侵犯情况的检查:增强CT、MRI检查。PET/CT在MALT中的作用尚不明确,约30%的病灶在PET上无摄取。当病灶摄取较高(SUV>10)时,发生大细胞转化概率增高,需活检加以鉴别。

思路2:淋巴瘤存在局部微浸润的情况,眼附属器淋巴瘤很难做到扩大切除,即使术后影像学检查未见大体残留病灶,并不能排除术区无肿瘤病灶残余,故考虑到切除范围及正常器官保留的问题,手术一般不作为眶内惰性淋巴瘤的首选治疗。

> 知识点
>
> 1. 当怀疑眼部淋巴瘤时,需行全身检查和详细的眼科查体评估。根据NCCN指南推荐,非胃部的MALT必须接受的检查如下:查体、血液学检查(全血细胞分析、血生化常规、LDH,以及病毒感染指标,如HBV、HCV),育龄期女性需明确是否怀孕。影像学检查包括达到诊断质量要求的增强胸腹盆腔CT或全身PET/CT。
>
> 2. 根据NCCN指南推荐,非胃部的MALT接受如下检查很有帮助,可根据具体情况选择实施:骨髓穿刺活检、内镜检查及多点活检,增强MRI,血清蛋白电泳。若要用含蒽环类的化疗药物则接受心脏超声评估,与患者讨论生殖细胞/组织冻存。
>
> 3. 组织病理学检查为获得诊断的必须检查,细针穿刺活检多不足以诊断,尽量行开放性活检。

第二步:门诊化验及辅助检查

患者血常规、肝肾功能、LDH、β2微球蛋白未见异常指标,HIV-Ab、TP-PA阴性。HBsAg、HBsAb、HBeAb、HBcAb均阳性,HBeAg阴性,HCV-Ab阳性。骨髓穿刺细胞学检查未见淋巴瘤侵犯。2014年4月头颈、胸、腹、盆CT:左侧眼眶内侧壁软组织片状增厚,与左侧内直肌分界不清,局部骨壁无破坏,最大厚度约1cm,符合淋巴瘤侵犯。双侧颈部颌下、颈深链、腋窝、纵隔散在小淋巴结,最大径均<1cm且无明显增强后的强化,倾向良性淋巴结,余未见明确异常。脑、眼、颈部MRI:左侧眶内软组织片状增厚,与左侧内直肌分界不清,局部骨壁无破坏,最大厚度约1cm,T_1WI呈低信号,脂肪抑制T_2WI呈高信号,增强扫描略有强化,符合淋巴瘤侵犯。颈部小淋巴结,倾向于良性淋巴结,余未见明确异常。

患者于外院就诊时的眼部体格检查,我院就诊时的影像学表现见图29-15、图29-16。

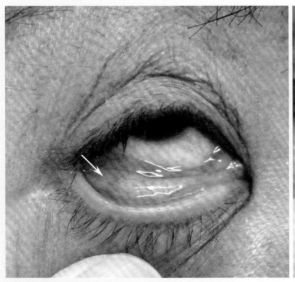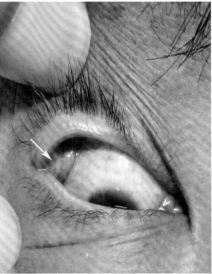

图29-15　眼淋巴瘤患者于外院就诊时、治疗前的查体

右眼球结膜下象限、外上象限粉红色、三文鱼肉样软组织(箭头);左眼查体无明确异常所见。外院术后右眼眶内软组织消失。

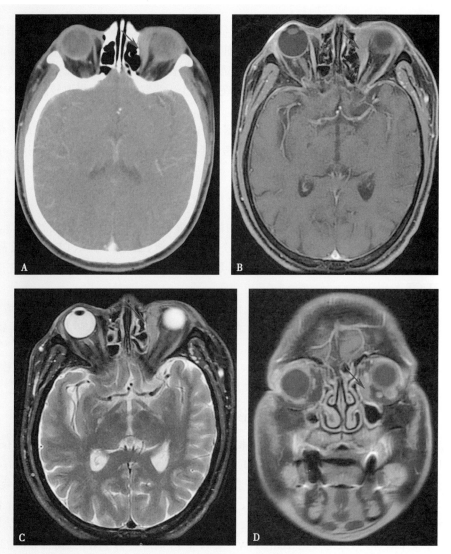

图 29-16　眼淋巴瘤患者外院治疗后于我院复查增强 CT 及 MRI 表现

A. CT 示左眼内侧内直肌处软组织影，伴强化（箭头）；B. MR 轴位增强 T_1WI 见病灶强化（箭头）；C. MR 轴位 T_2WI 见病灶呈高信号（箭头）；D. MR 轴位增强 T_1WI 见病灶明显强化（箭头）。右眼呈术后改变。

知识点

影像学检查的价值

1. 影像学所显示的眼 MALT 淋巴瘤，多表现为边界不清的软组织浸润，与周围正常结构交融，少有周围骨质破坏。

2. 眼部淋巴瘤的患者需行双眼部 MRI 扫描，作为肿瘤解剖位置、延伸侵犯范围的评估。若怀疑邻近部位如鼻窦、通往颅内的孔洞受累，则扫描范围需覆盖足够的邻近区域。CT 扫描软组织分辨率低于MRI，不作为首选。眼淋巴瘤中，惰性的病变，如 EMZL、FL，多容易侵犯结膜或眼睑，而侵袭性淋巴瘤，如 DLBCL、BL，则容易侵犯眼眶骨骼和鼻窦，中枢神经系统受累有报告，但眼球和视神经受侵较少见。

3. 眼科超声可发现常规影像学难以发现的小病灶或色素膜受侵。

4. PET/CT 检查在眼部 EMZL 淋巴瘤的高摄取率仅占 50%，不利于局部病期评估，一般用来寻找全身远处转移病灶，敏感性为 70%～85%。PET/CT 在淋巴瘤初始诊断、疗效预测、预后评估中有重要作用，即使在眼部的 MALT，PET/CT 仍然有重要价值。

【问题3】 患者目前的分期、预后情况如何?

思路1:根据查体、影像学检查,患者的病灶局限于眼眶内,未累及区域淋巴结,无远处播散证据,分期为ⅠE期,双侧均有病灶者不影响分期。眼附属器淋巴瘤分期AJCC第8版见附录。

思路2:淋巴瘤的预后因素一般包括年龄、分期、累及部位、是否有大肿块、大纵隔、LDH、B组症状、Ki-67水平、红细胞沉降率等因素,以及不同淋巴瘤有相应的预后指数。该淋巴瘤为惰性淋巴瘤,分期较早,瘤负荷较小,患者一般状况好,无明确脏器功能受损或严重合并症,接受规范治疗后预后较好。

> 知识点
>
> 1. 根据淋巴瘤侵犯淋巴结区、结外器官的个数,相对于膈肌的位置,是否广泛播散,Ann Arbor分期分为Ⅰ~Ⅳ期,结外受侵简称为E。该分期于20世纪70年代提出,1991年进行修正。Ann Arbor分期无法根据解剖亚部位受侵程度进行特殊分期,所以眼部淋巴瘤大部分被分在ⅠE期,尤其EMZL等惰性淋巴瘤,80%为ⅠE期。
>
> 2. 美国癌症联合会为解决以上问题,根据淋巴瘤累及的亚结构、淋巴结受累的位置和远近、眶外是否存在病灶等,提出了TNM分期,但并不常用,多数眼淋巴瘤患者将被分到T_2期。
>
> 3. 由于EMZL的成对部位受侵并不影响治疗决策、患者预后,不改变分期。
>
> 4. EMZL为惰性淋巴瘤,多局限于局部,病程长,进展缓慢,预后好,Ⅰ~Ⅱ期患者治疗后5~10年总生存率70%~100%,肿瘤相关生存率(cancer specific survival, CSS)为90%~100%。
>
> 5. 目前尚无专门针对EMZL的预后评分系统,部分研究提出:患者年龄>60岁、一般状况差、分期晚、淋巴结受累、有系统症状、LDH升高、β2微球蛋白升高、非结膜部位的受累是不良预后指标。

【问题4】 该患者如何选择治疗?

思路1:眼EMZL治疗包括放疗、化疗、免疫治疗、抗生素治疗、观察等待策略等,极特殊情况下,如结膜小的、包膜完好的EMZL也可采用手术治疗,首选的方法应该是疗效好、毒性小、能延长患者生存、提高生活质量的方法。

思路2:目前尚无前瞻性研究筛选出"最好的"治疗方法。大宗回顾性研究证实放疗在眼MALT中局部控制率高达95%以上,且长期毒副反应为轻度眼干和少数白内障。放疗是早期低度恶性淋巴瘤的根治性手段,指南中作为2A类证据推荐。本患者以根治为目的,一般情况好,根据影像学资料肿瘤局限于眶内,但已侵及局部眶内结构,故首选局部疗效好、毒性相对小的放疗。

> 知识点
>
> 1. 综合判断 在选择眼部淋巴瘤治疗模式时,需综合考虑病理亚型、分期和病灶浸润的范围、对眼睛功能的影响、患者的预后等因素。
>
> 2. 放疗 对于局限期的惰性淋巴瘤,放疗为主要的治疗模式;对于侵袭性淋巴瘤,或有远处播散的情况下,放疗作为多模式治疗的一部分,与系统治疗联合。故局限于眼部的EMZL,放疗为首选的治疗,可单用,局部控制(local control, LC)率多可达95%以上(文献报告在85%~100%),放疗剂量一般为中、低剂量,多为24~30Gy,过高剂量会增加急性和晚期并发症,文献报告较高剂量导致晚期并发症的发生率可达30%~50%。(放疗剂量不存在中低剂量,对于低度恶性淋巴瘤30Gy就是根治性剂量,6年局部控制率和总生存率均为100%,而且这样的放射剂量对眼部损伤很小,白内障是常见晚期并发症。)
>
> 3. 靶向治疗 鼠嵌合抗CD20单抗(利妥昔单抗)在20世纪90年代后期的引入提高了B细胞淋巴瘤的治疗效果,在DLBCL、FL、MCL中应用较多。在眼EMZL中,单用或与化疗联合运用均有较高的反应率,研究报告可达75%,且毒性低,但单独应用的研究报告不多,价格较贵,尚无前瞻性研究对比它与放疗的疗效(目前美罗华在早期MALT也可单独应用,2A类证据,请仔细参考最新NCCN指南)。
>
> 4. 抗生素治疗 在感染了幽门螺杆菌、符合适应证的胃EMZL中,使用抗幽门螺杆菌治疗为指南推荐治疗模式。而对于眼EMZL,数个文献曾提出了该病与鹦鹉衣原体(Chlamydia psittaci, C. psittaci)的关系,并有多西环素治疗的病例报告,然而由于尚存在争议,且疗效远低于放疗,故也不作为推荐。

5. 等待观察　研究报告进展的患者可达 50%，故只能谨慎给予没有症状、一般状况差无法接受治疗的患者，一般的患者不作为推荐。

6. 化疗　由于单纯局部治疗 EMZL，长期随访 10%～25% 的患者可能出现远地进展，有研究探讨了放疗和化疗联合治疗的模式，希望通过化疗降低远地进展，但尚处于临床研究阶段；单纯化疗不作为早期患者治疗的首选，化疗虽有一定的 CR 率，但长期的资料显示局部复发是主要的失败模式，可达 30% 以上，化疗多用于存在远处播散患者的治疗。

7. 手术　淋巴瘤患者手术与否与肿瘤的病理类型、位置、累及范围有关，多作为多模式治疗的一部分，或用作减轻瘤负荷，较少单独应用。局限于眼部的 EMZL，由于放疗效果好，毒性小，较手术对眶内容物的损伤小，器官保留好，且手术切除由于难以完全估计微小浸润，单用后期复发率高，故不单独作为眼部 EMZL 的首选。

知识点

1. EMZL 对放疗敏感，如符合放疗适应证的原发胃 MALT 淋巴瘤行局部放疗，CR 率大于 95%，局部控制率高于 90%，毒性低。

2. 文献报告，早期眼附属器 EMZL 放疗后，CR 83%～100%，LC 82%～100%，绝大部分 LC 在 95% 以上；包括对侧器官在内的远地失败率 0～35%，大部分在 15% 以内，5 年无病生存（disease-free survival，DFS）在 75% 以上，总生存率（OS）85%～100%。

基于 SEER 数据库（Surveillance, Epidemiology, and End Results database）的大宗病例分析显示，眼 MALT 淋巴瘤接受放疗可显著降低死于淋巴瘤的风险。

【问题5】 放疗如何实施？注意事项有哪些？

思路 1：放疗的实施需考虑靶区的范围、形状，放疗剂量的高低，射线和治疗技术的种类，周围脏器的耐受性。EMZL 对放疗敏感，24～30Gy 即可达到满意的治疗效果。目前也尝试 4Gy 的极低剂量来控制病变。在靶区覆盖方面，全眼眶照射的范围较小，形态相对规则，给予 1～3 个野的常规放疗或 3D-CRT 即达到可接受的靶区适形度、均匀度，为了达到更好的剂量分布，可采用 IMRT。

思路 2：在中低剂量照射下，周围器官如皮肤、角膜、视网膜、视神经、泪腺等结构均可耐受，严重晚期毒性的发生率低。晶体对放疗的耐受性差，低剂量放疗即可有 10% 以上的白内障发生率，故在放疗实施的过程中需在不降低疗效的情况下尽量保护敏感器官，降低并发症概率。保护的方式为尽量控制放疗剂量，不给予不必要的高剂量；采用射线遮挡设备，如接触式铅或钨挡片、悬挂式铅块。

知识点

1. 肿瘤若局限于浅表的眼结构，如结膜、眼睑、泪腺，可给予单前野电子线治疗，而球后的疾病多需用光子治疗以达到满意的剂量覆盖，射线选择的原则为合理的靶区覆盖、可接受的适形度、均匀度和较低的正常组织受量。

2. 部分文献认为原发结膜的 EMZL 照射全结膜已足够，也有文献推荐原发泪腺、未侵犯包膜的小病变仅照射全泪腺本身，但很多中心依旧推荐任何部位的 EMZL 均照射全眶，已有报告未包全结膜的部分照射局部复发风险增高，达 30% 以上。根据 2015 年国际淋巴瘤协作组的靶区指南，眼部惰性淋巴瘤推荐以全骨性眼眶为边界，包含全眶和任何考虑外侵的延伸作为 CTV；若淋巴瘤发生在眼睑或浅表结膜，则以全结膜囊和受累眼睑为 CTV，PTV 均为 CTV 外扩 0.5cm。

3. 目前惰性眼淋巴瘤 NCCN 推荐的剂量为 24～30Gy，国际淋巴瘤协作组推荐的剂量为 24～25Gy/1.5～2Gy/ 次。一些研究认为小于 24Gy 剂量不足，局部复发风险增高。剂量达 34Gy 后再增加剂量仅毒性增加。4Gy/2 次的放疗可作为姑息治疗，作为根治性放疗无进展生存率劣于 24Gy 放疗。

4. 射野布局包括单前电子线野、单前 X 射线野、正侧或双斜野加楔形板、左右对穿野等。国际淋巴瘤协作组推荐对浅表、仅包括全结膜囊的病变用单前电子线野，而全眶靶区采用 3D-CRT 或 IMRT。

第三步：住院后治疗

患者于 CT 定位室接受定位，仰卧于头颈肩定位架上，双手置于体侧，行头颈肩热塑体膜固定头面及肩部，双眼部面罩开窗，睁眼注视前方行增强 CT 扫描，层厚 3mm，范围上至头顶，下至气管隆嵴。将图像上传于 Pinnacle 系统行靶区勾画，GTV 为眼部原发肿瘤区域，CTV1 包括右眼肿瘤和右眼眼眶内结构（眼球、眼睑、泪腺）；CTV2 包括左眼肿瘤及眼眶内结构；PTV 为 CTV 分别三维方向外扩 0.3cm，给予处方剂量为 95% PTV1、PTV2 30Gy/2Gy/15 次。给予双侧各 15MeV 电子线单前野照射。实际达到的剂量：右眼，95%PTV1 24Gy/1.6Gy/15 次，83.1% PTV1 30Gy/2Gy/15 次；左眼，95%PTV2 25Gy/1.67Gy/15 次，82.6% PTV2 30Gy/2Gy/15 次（图 29-17～图 29-19）。

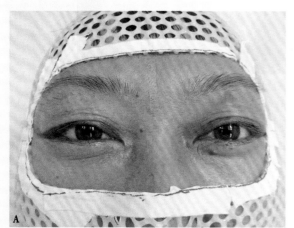
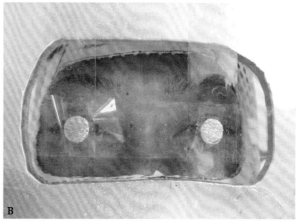

图 29-17　患者定位及治疗体位图

A. 头部热塑体膜固定，双侧眼部开窗，睁眼治疗，注视前方铅珠；B. 铅珠悬挂于挡铅上，大小根据患者角膜订制，正对相应眼角膜、晶体位置。

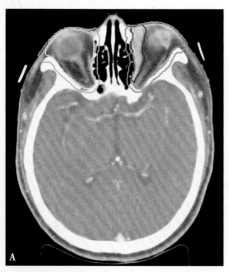
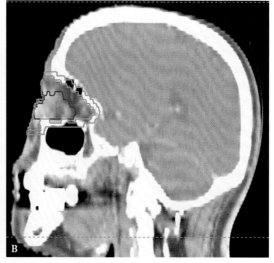

图 29-18　靶区勾画图

A. 轴位示深蓝色线为 GTV，代表残存淋巴瘤，橙色、黄色线分别代表左眼和右眼的 CTV，即 CTV2、CTV1，绿色线、蓝色线分别代表 CTV 三维外放 3mm 后形成的 PTV；B. 冠状位示靶区需包括整个眼眶内所有结构。

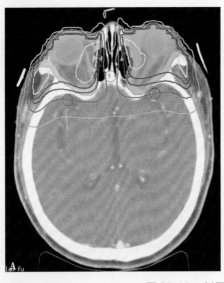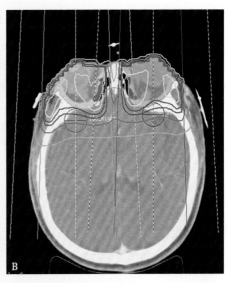

图 29-19　剂量分布图和布野图

A. 自内向外黄色、鲜红色、桃红色、粉红色、浅紫色分别代表 3 300cGy、3 000cGy、
2 700cGy、2 000cGy、900cGy 的剂量覆盖区；B. 前方绿色和鲜红色直线分别代表右眼
和左眼的射野大小及实际开野宽度。

知识点

1. 射线性质不同，剂量分布则不同，电子线与 X 射线存在差别，同一类型的射线能量不同，剂量分布也不同。X 射线能量越高，表面剂量越低，建成区域越深，最大剂量点越深，穿透能力越强，6MV X 射线最大剂量深度约 1.5cm。电子线能量越高，表面剂量越高，高剂量的坪区越宽，16MeV 电子线表面剂量约为最大剂量的 89%，最大剂量深度约为 2cm，80% 剂量坪区的深度可达 4～5cm。

2. 不同射线的百分深度剂量、水中的分布特征见本书"总论"。

3. 晶体对射线敏感，单次 2～3Gy 的剂量或总体大于 12Gy/1.5Gy/ 次以上的剂量则可导致白内障形成，给予合适的铅挡可将晶体受量降低到 10% 以下，白内障发生率降低一半，从 12%～50% 降到 15% 以下。

4. 泪腺的耐受量在 40Gy/2Gy 以内，超过此范围则严重干眼症的发生率显著增加。

5. 其余眶内组织的耐受剂量均不低于 40Gy，治疗剂量的严重副作用发生率低。

6. 文献报告当总剂量超过 31Gy 则视网膜病变、青光眼的发生率显著增加。

知识点

1. 由于高能电子线（15MeV 电子线）表面剂量略低于深部剂量，最大剂量点约在 2cm 深度，坪区宽，放疗时需睁开眼睛，利用建成区，降低角膜、晶体受照剂量。

2. 射野表面覆盖类似人体组织密度的建成物（bolus），将建成区向体表前移，从而增加实际人体表面的受量，改善浅表靶区的剂量覆盖，多用于浅表肿瘤、皮肤受侵时。国际淋巴瘤协作组推荐在治疗浅表结膜原发的淋巴瘤时使用 bolus。

【问题 6】　如何评估患者的治疗？

思路 1：治疗的评估包括疗效和毒性，需分别评估。近期的治疗反应采用肿瘤退缩情况进行评估，远期的治疗反应通过随访用局部控制率、无进展生存率、总生存率、癌症相关生存率等进行评估。毒性包括急性毒性和远期毒性，放疗期间或治疗结束 1～3 个月内的毒性一般定义为急性毒性，超过此时长的毒性为远期毒性。

思路 2:治疗反应评估的手段和时间为关键,淋巴瘤治疗反应的评估通常运用 1999 年 *Journal of Clinical Oncology* 刊登的非霍奇金淋巴瘤疗效评估报告《Report of an International Workshop to standardize response criteria for non-Hodgkin's lymphomas: NCI Sponsored International Working Group》,而后于 2007 年引入了 PET 辅助判断,再于 2014 年该杂志发表的《Recommendations for Initial Evaluation, Staging, and Response Assessment of Hodgkin and Non-Hodgkin Lymphoma: The Lugano Classification》进行了更新。评估的时间包括治疗中、治疗末,治疗后特定时间点随访,评估的手段包括查体、影像学检查,必要时行细胞病理学检查。

思路 3:毒性的评估也有特定的标准,如 RTOG 急性放射性损伤分级、RTOG/EORTC 晚期放射性损伤分级、CTCAE 4.0 毒性标准、LENT-SOMA 毒性评价标准等。

知识点

1. EMZL 虽放疗有效率高,但反应发生缓慢,初始未达 CR 的患者经过一段时间的随访可达 CR,文献报告有随访长达 25～72 个月最终获得完全消退的病例,但对未消退病灶观察等待的最合理时长尚无定论。

2. 眼附属器 EMZL 放疗的急性毒性包括急性结膜炎(5.5%～60%)、角膜炎(1.9%～26.5%)、眶周皮肤发红、软组织水肿、眼干燥等,多为轻 - 中度,经抗炎、人工泪液等对症处理多可缓解。文献报告 CTCAE 3 度以上急性毒性较少。晚期反应包括白内障(4.2%～55.8%)、干眼症(1.1%～30.1%)、青光眼(1%～10%)、视网膜病变(1.1%～9%)、角膜溃疡(1%～2.1%)、视神经病变、鼻泪管狭窄等,在 30%～50% 的患者中出现,当放疗剂量大于 30Gy 时上述毒性风险增加。若剂量大于 36Gy,则可能出现较严重的并发症:缺血性视网膜病、视神经萎缩、新生血管性青光眼、角膜穿孔,严重者视力丧失。

3. 晶状体对放疗敏感,白内障发生率可达 30%～50%,多在治疗 2～5 年时发生,治疗时给予铅挡可显著降低发生率,但不恰当的应用可能导致复发风险升高。由于白内障可通过手术治愈,在不影响剂量覆盖的情况下可运用(眼睑原发),而若影响剂量覆盖则应优先考虑肿瘤的治疗效果。

【问题 7】 对该患者应如何进行随访? 随访注意事项有哪些?

思路 1:随访为治疗效果和毒性评估的延伸,需定期评估局部和全身各处是否出现新发病变,评估治疗毒性的变化转归情况。评估的部位除了全身淋巴结、肝、脾外,还包括对侧眼、腮腺、甲状腺、乳腺等。

思路 2:患恶性肿瘤的患者,由于环境 - 基因的共同原因,较正常人发生第二原发癌的风险增加;接受过放疗的患者亦有晚期发生放疗相关恶性肿瘤的风险,发现可疑病灶不但要尽量取得组织病理学资料,也需根据病情再次评估肿瘤期别,指导治疗(图 29-20)。

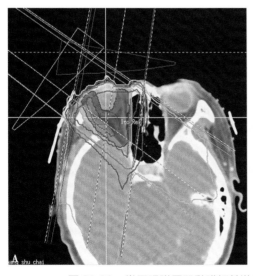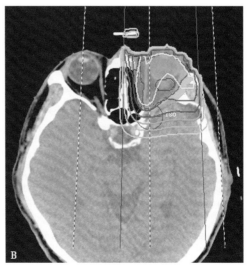

图 29-20　常用眼附属器黏膜相关淋巴组织结外边缘带 B 细胞淋巴瘤布野

A. 6MV X 射线两斜野,加楔形板;B. 15MeV 电子线单前野。红色剂量线为 3 000cGy 的剂量覆盖区。图前方或侧方绿色和红色直线分别代表射野大小及实际开野宽度。

知识点

1. EMZL 复发的部位可能为原瘤床复发，也可为远隔部位复发，且复发器官多为其他容易发生 EMZL 的器官，如对侧眼、乳腺、甲状腺、腮腺、肺、胃肠道黏膜等，有文献称这一现象类似淋巴细胞的归巢行为。EMZL 局部控制较好，主要的复发模式为远隔部位的复发，需常规对上述部位行查体、影像学检查。

2. EMZL 复发后，若病灶局限则考虑再程放疗，局部控制率与初始治疗类似。文献报告即使远地复发，经局部治疗±全身治疗的多模式治疗后，肿瘤控制效果依旧很好。

3. EMZL 累及淋巴结后，预后下降，与原发于淋巴结的边缘带淋巴瘤预后类似，5 年生存率约为 77%。

4. 晚期 EMZL 病程依旧为惰性，治疗原则参照晚期滤泡淋巴瘤的治疗方式，即全身治疗为主，局部治疗为辅。

5. EMZL 约 10% 可发生大细胞转化，一般发生在疾病晚期，治疗原则应参照弥漫大 B 细胞淋巴瘤的治疗模式。

(李晔雄)

推荐阅读资料

[1] SWERDLOW S H, CAMPO E, PILERI S A, et al. The 2016 revision of the World Health Organization classification of lymphoid neoplasms. Blood, 2016, 127 (20): 2375-2390.

[2] CHESON B D, FISHER R I, BARRINGTON S F, et al. Recommendations for initial evaluation, staging, and response assessment of Hodgkin and non-Hodgkin lymphoma: the Lugano classification. J Clin Oncol, 2014, 32 (27): 3059-3068.

[3] YAHALOM J, ILLIDGE T, SPECHT L, et al. Modern radiation therapy for extranodal lymphomas: field and dose guidelines from the International Lymphoma Radiation Oncology Group. Int J Radiat Oncol Biol Phys, 2015, 92 (1): 11-31.

[4] ILLIDGE T, SPECHT L, YAHALOM J, et al. Modern radiation therapy for nodal non-Hodgkin lymphoma-target definition and dose guidelines from the International Lymphoma Radiation Oncology Group. Int J Radiat Oncol Biol Phys, 2014, 89 (1): 49-58.

[5] LOWRY L, SMITH P, QIAN W, et al. Reduced dose radiotherapy for local control in non-Hodgkin lymphoma: a randomised phase III trial. Radiother Oncol, 2011, 100 (1): 86-92.

[6] ENGERT A, PLÜTSCHOW A, EICH H T, et al. Reduced treatment intensity in patients with early-stage Hodgkin's lymphoma. N Engl J Med, 2010, 363 (7): 640-652.

[7] VON TRESCKOW B, PLÜTSCHOW A, FUCHS M, et al. Dose-intensification in early unfavorable Hodgkin's lymphoma: final analysis of the German Hodgkin Study Group HD14 trial. J Clin Oncol, 2012, 30 (9): 907-913.

[8] QI S N, YANG Y, ZHANG Y J, et al. Risk-based, response-adapted therapy for early-stage extranodal nasal-type NK/T-cell lymphoma in the modern chemotherapy era: a China Lymphoma Collaborative Group study. Am J Hematol, 2020, 95 (9): 1047-1056.

[9] YANG Y, CAO J Z, LAN S M, et al. Association of improved locoregional control with prolonged survival in early-stage extranodal nasal-type natural killer/T-cell lymphoma. JAMA Oncol, 2017, 3 (1): 83-91.

[10] 李晔雄. 肿瘤放射治疗学. 5 版. 北京: 中国协和医科大学出版社, 2018.

附录：眼附属器淋巴瘤分期（AJCC 第 8 版）

原发肿瘤

T_x: 淋巴瘤范围无法确定

T_0: 无淋巴瘤证据

T_1：淋巴瘤仅累及结膜，伴或不伴眼睑或眼眶受累

T_2：淋巴瘤累及眼眶，伴或不伴结膜受累

T_3：淋巴瘤累及隔膜前眼睑，伴或不伴眼眶、结膜受累

T_4：眼附属器淋巴瘤和眼眶外淋巴瘤延伸到眼眶或附近结构之外，如骨、上颌窦、脑

局部淋巴结

N_x：无法评估淋巴结受侵情况

N_0：无淋巴结受侵证据

N_1：累及眼附属器结构的引流区域，但在纵隔淋巴结之上（如耳周、腮腺、颌下、颈部淋巴结）

  N_{1a}：累及纵隔之上单个淋巴结区域

  N_{1b}：累及纵隔之上2个或2个以上淋巴结区域

N_2：累及纵隔淋巴结区域

N_3：弥漫、播散性累及外周和中央淋巴结区域

远处转移

M_0：无其他结外部位受累的证据

M_{1a}：非连续地累及眼附属器之外的组织或器官（如腮腺、颌下腺、肺、肝、脾、肾、乳腺）

M_{1b}：淋巴瘤累及骨髓

M_{1c}：M_{1a}和M_{1b}均有

G 分期

G_x：无法判断分级

G_1：每10个高倍视野（HPF）1～5个中央母细胞

G_2：每10个HPF 5～15个中央母细胞

G_3：每10个HPF 15个中央母细胞

G_4：每10个HPF 多于15个中央母细胞

第三十章　宫　颈　癌

在全球范围内，每年约有 20 万女性死于宫颈癌。在我国，宫颈癌是常见的妇科肿瘤，每年新发现的病例为 13.15 万例，严重威胁着广大妇女的生命和健康安全。因此，除了早诊早治，提高局部晚期宫颈癌的疗效乃当务之急。以手术、放疗和化疗为主的综合治疗是宫颈癌的主流模式，其中，放疗技术进展最大，尤其随着 IMRT 和三维后装的应用，患者生存期和生活质量已有较大改善。

【诊疗过程】

（1）详细询问患者的发病过程、症状特征及相关病史。

（2）妇科检查：宫颈的大小、黏膜表面情况及宫颈的质地，宫颈前、后、左、右组织与器官有无异常，周围组织有无粘连、肿块、增厚及周围组织与子宫的关系等。

（3）阴道镜检查，宫颈病理活检及免疫组织化学检查，人乳头瘤病毒（HPV）分型。

（4）盆腔 CT/MRI 检查。

（5）通过检查胸片、腹腔超声或全身 PET/CT 等，判断有无远处转移。

（6）癌胚抗原（CEA）、糖类抗原 12-5（CA12-5）及肝肾功能、三大常规、心脏超声等内科情况评价。

（7）整理上述资料，进行多学科诊疗会诊（MDT）讨论，确定国际妇产科联盟（FIGO）分期，制订治疗策略和方案。

（8）Ⅰ～ⅡA 期患者外科手术或选择放疗±同步化疗。

（9）ⅡB 期以上进入同步放化疗路径。

（10）根据治疗后疗效评价，定期随访。

【临床关键点】

（1）宫颈癌是最常见的一类妇科肿瘤，近年来有年轻化趋势。

（2）90% 以上的宫颈癌伴有高危型 HPV 感染，相关疫苗有预防作用。

（3）宫颈刮片细胞学是筛查和早期诊断的有效手段。

（4）病理类型主要包括鳞状细胞癌、腺癌及腺鳞癌。

（5）根据临床分期、患者年龄、生育要求、全身情况、医疗技术水平及设备条件等综合考虑制订合适的个体化治疗方案。

（6）手术主要用于早期宫颈癌患者，根据需要有不同的手术方式。

（7）放疗适合宫颈癌所有分期。

（8）近距离治疗是根治性放疗不可或缺的组成部分。

（9）调强补偿的三维近距离治疗有独特的剂量学优势。

（10）与放疗同步的顺铂（DDP）/卡铂（CBP）化疗是必要的。

（11）分子靶向治疗逐渐获得新的循证医学证据。

【临床病例 1】

第一步：病史采集

患者，女，57 岁。因"不规则阴道出血 1 个月"就诊。

患者 1 个月前无明显诱因出现不规则阴道出血，颜色暗红色，量多少不等，伴有较多的腥臭味阴道排液；无发热、畏寒、尿频、尿痛，无腹痛、腹泻及下肢肿痛等症状。就诊于当地医院，做特殊检查，给予"止血、抗感染"治疗（具体不详），症状略有短暂缓解。2 周前上述症状加重，就诊于妇科，妇科检查发现宫颈菜花状赘生物,累及阴道壁上 1/3,双合诊扪及左侧宫颈旁组织增厚、结节状、质硬(图 30-1A)。病理活检提示低分化鳞状细胞癌(图 30-1B)。月经和婚育史:月经 13 岁初潮,月经周期 28~30 天,经期 3~5 天,停经 5 年;20 岁结婚,孕 4 产 3。因初诊不适合手术治疗,转诊放疗科。

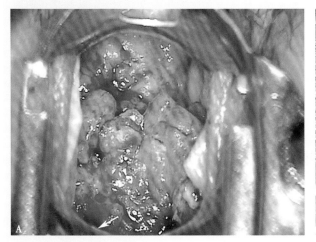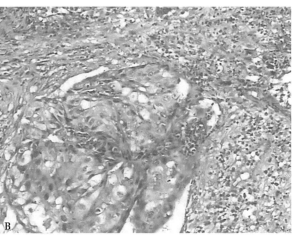

图 30-1　宫颈阴道镜检查及病理活检
A. 宫颈阴道镜检查;B. 病理活检(HE,×200)。

知识点

妇科检查

1. 双合诊(bimanual examination)　妇科检查中最重要的项目。检查者一手的两指或一指放入阴道,另一手在腹部配合检查,称为双合诊。目的在于检查阴道、宫颈、宫体、输卵管、卵巢、宫旁结缔组织及骨盆腔内壁有无异常。

(1)检查者戴无菌手套,一手示指、中指蘸润滑剂,沿阴道后壁轻轻插入,检查阴道通畅度、深度、弹性,有无畸形、瘢痕、肿块及阴道穹窿情况。

(2)再扪触宫颈大小、形状、硬度及外口情况,有无接触性出血。

(3)检查子宫体,将阴道内两指放在宫颈后方,另一手掌心朝下手指平放在患者腹部平脐处,当阴道内手指向上向前方抬举宫颈时,腹部手指向下向后按压腹壁,并逐渐向耻骨联合部位移动,通过内、外手指同时分别抬举和按压,相互协调,即能扪清子宫位置、大小、形状、软硬度、活动度及有无压痛(图 30-2A)(子宫位置一般是前倾略前屈。"倾"指宫体纵轴与身体纵轴的关系。若宫体朝向耻骨,称为前倾(anteversion);当宫体朝向骶骨,称为后倾(retroversion)。"屈"指宫体与宫颈间的关系。若两者间的纵轴形成的角度朝向前方,称为前屈(anteflexion),形成的角度朝向后方,称为后屈(retroflexion)。

(4)扪清子宫后,将阴道内两指由宫颈后方移至一侧穹窿部,尽可能往上向盆腔深部扪触;与此同时,另一手从同侧下腹壁髂嵴水平开始,由上向下按压腹壁,与阴道内手指互相对合,以触摸该侧附件区有无肿块、增厚或压痛(图 30-2B)。若扪及肿块,应查清其位置、大小、形状、软硬度、活动度、与子宫的关系及有无压痛等。正常卵巢偶可扪及,稍后稍有酸胀感,正常输卵管不能扪及。

2. 三合诊(rectovaginal examination)　经直肠、阴道、腹部联合检查,称为三合诊。方法是双合诊结束后,一手示指放入阴道,中指插入直肠,其余检查步骤与双合诊时相同,是对双合诊检查不足的重要补充,在生殖器肿瘤、结核、子宫内膜异位症、炎症的检查时尤显重要。

(1)检查者戴无菌手套,蘸润滑剂后,一手示指放入阴道,沿阴道后壁轻轻插入,中指插入直肠,检查阴道及阴道穹窿情况,同时扪诊阴道直肠隔、直肠子宫陷凹或直肠内有无病变(图 30-2C)。

(2)再扪触宫颈大小、形状、硬度及外口情况,有无接触性出血。

(3)检查子宫体,将示指放在宫颈后方,另一手掌心朝下手指平放在患者腹部平脐处,当示指与中指向上向前方抬举宫颈时,腹部手指向下向后按压腹壁,并逐渐向耻骨联合部位移动,通过内、外手指同时分别抬举和按压,相互协调。

(4)扣清子宫后,将示指由宫颈后方移至一侧穹窿部,双指尽可能往上向盆腔深部扣触;与此同时,另一手从同侧下腹壁髂嵴水平开始,由上向下按压腹壁,与阴道直肠内手指相互对合,以触摸该侧附件区有无肿块、增厚或压痛。若扣及肿块,应查清其位置、大小、形状、软硬度、活动度、与子宫的关系及有无压痛等。

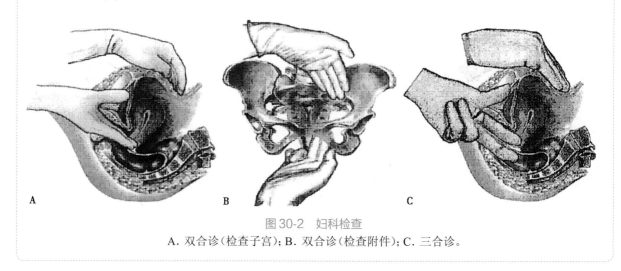

图 30-2 妇科检查
A. 双合诊(检查子宫);B. 双合诊(检查附件);C. 三合诊。

初步采集病史后,结合病理和妇科检查,考虑宫颈低分化鳞状细胞癌。

【问题1】 该患者如何进行临床分期?

思路1:宫颈癌的临床分期采用的是 FIGO 分期标准(附录 30-1),并且规定临床分期一定不能因为后来的发现而改变。检查包括触诊、视诊、阴道镜、宫颈内膜诊刮、子宫镜、膀胱镜、直肠镜、静脉尿路造影及肺和骨骼的 X 线检查。可疑的膀胱或直肠受累应该通过活检和组织学证据证实。宫颈锥切或部分切除也被认为是一项临床检查,经此确定的浸润癌也包括在内。

思路2:术后病理分期指经过手术治疗的病例,病理医师可以根据切除组织中的病理改变更精确地描述疾病范围。这些结果不能改变临床分期,但可以用疾病的病理分期描述方式记录,TNM 分期正适合此目的。目前国际上正在研究根据 MRI 检查进行分期,以便更好地指导临床决策和预后判断。

思路3:针对该患者,由于病灶范围较大,除了侵犯阴道上 1/3,同时也累及了宫旁组织,依据 FIGO 分期,应分为ⅡB 期;或依据 TNM 标准分为 T_{2b}。为了清楚了解盆腔及腹腔淋巴结转移情况,主管医师申请了腹盆腔增强 MRI。

【问题2】 患者免疫组织化学结果如何?有何临床意义?

思路1:该患者免疫组织化学结果为 CK5/6(+)、P63(+)、CK8/18(部分 +)、LCK(弱 +)、P16(+),Ki-67(85%),HPV16(+)。

思路2:Ki-67 结果提示细胞增殖活性较高,分化程度低。HPV16 属高危型,与宫颈癌发生有密切关系。

知识点

宫颈癌发生的高危因素

1. 病毒感染 高危型 HPV 持续感染是宫颈癌的主要危险因素。90% 以上的宫颈癌伴有高危型 HPV 感染。

2. 性行为及分娩次数 多个性伴侣、初次性生活<16 岁、初产年龄小、多孕多产等与宫颈癌发生密切相关。

3. **其他生物学因素** 沙眼衣原体、单纯疱疹病毒Ⅱ型、滴虫等病原体的感染在高危型 HPV 感染导致宫颈癌的发病过程中有协同作用。

4. **其他行为因素** 吸烟作为 HPV 感染的协同因素可以增加宫颈的患病风险。另外,营养不良、卫生条件差也可影响疾病的发生。

知识点

HPV 分型与宫颈癌发病的关系

大量流行病学及分子生物学资料表明,HPV 感染与宫颈癌的发生密切相关,尤其是高危型 HPV,是宫颈癌重要的致病因素,其中以 HPV16/18 为主,其次为 HPV33。HPV16 感染与鳞状细胞癌发生关系密切,HPV18 感染多发生于宫颈腺癌患者。

第二步:门诊化验及辅助检查

患者在门诊进行了腹盆腔增强 MRI、胸片、心电图、腹部超声、心脏超声及血生化、血常规等检查。胸片、超声及血生化、血常规均正常。腹盆腔增强 MRI 表现见图 30-3。

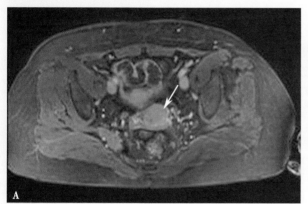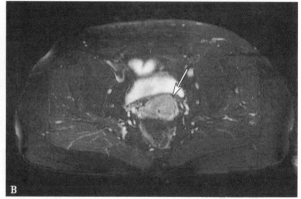

图 30-3　腹盆腔增强 MRI(仰卧轴位)
A. T_1WI,箭头示病灶; B. T_2WI,箭头示病灶。

【问题3】 如何阅读该患者盆腔 MRI? 还可选择哪些功能成像技术?

思路1:该患者 MRI 见宫颈区不规则占位,为 T_1WI 稍低信号、T_2WI 稍高信号,增强后中等强化,病灶大小约 3.0cm×3.4cm×2.9cm,肿块侵及邻近阴道上段壁;左侧宫旁见明显软组织增厚,肿块向后与邻近直肠壁分界清晰,向前与邻近膀胱后壁分界较清。双盆壁见数枚小淋巴结,较大者直径约 0.5cm;双侧附件未见增大;骨盆构成骨骨质信号未见异常。

思路2:近年来,功能成像技术对腹盆腔淋巴结转移判断有很大帮助。①PET/CT 判断宫颈癌病灶和淋巴结转移,敏感性为 94.7%,特异性为 83.7%,分期意义较大,乏氧成像对判断放疗敏感性有一定价值。②MRI 纳米铁淋巴结成像,使得 MRI 的特异性大大增加,与病理活检结果极为一致。③弥散加权成像(diffusion weighted imaging,DWI)、弥散张量成像(diffusion tensor imaging,DTI)等功能 MRI,对判断放疗敏感性和转归有明显价值。

知识点

弥散加权成像

弥散加权成像(DWI)是一种新的 MR 功能成像技术,其在中枢神经系统的应用比较成熟,对超急性期脑梗死的诊断价值已经得到肯定,然而 DWI 在腹盆部的应用尚处于探索阶段。1994 年 Muller 等认为活体测量腹部脏器的表观弥散系数(apparent diffusion coefficient, ADC)有利于疾病的鉴别诊断。随后,国内外学者陆续应用 DWI 技术对宫颈癌等疾病的诊断进行了研究,但是到目前为止,有关 DWI 及 ADC 值对妇科肿瘤的结论差异很大。

第三步:住院后治疗

患者住院后经过妇瘤专业 MDT 讨论,诊断分期为 ⅡB 期,治疗原则为同步放化疗,放疗方案包括远距离治疗(external beam radiotherapy, EBRT)和近距离放疗(intracoronary radiation therapy, ICRT),化疗方案为 DDP 40mg/m^2,每周 1 次,共 5 周。同时给以必要的免疫支持治疗,减轻放化疗反应。

【问题 4】 EBRT 放疗靶区如何设计?处方剂量如何?

思路 1:采用 CT 定位的治疗计划和适形调强设野是 EBRT 的标准。MRI 是确定肿瘤组织和宫旁累及范围的最佳影像方式。对于未行手术分期的患者,PET 扫描有助于明确照射的淋巴结范围。

思路 2:EBRT 的靶区应包括可见病灶、宫旁组织、宫骶韧带、距离可见病灶足够长的阴道边缘(>3cm)、骶前淋巴结和其他存在风险的淋巴结区。对于影像学检查淋巴结阴性的患者,放疗靶区应包括髂内外和闭孔淋巴结区。对于淋巴结受累高风险的患者,放疗靶区应扩大至髂总淋巴结区。对于已证实髂总和 / 或主动脉旁淋巴结受累者,则需盆腔和主动脉旁延伸野的放疗,上达肾血管水平,甚至更高,视受累淋巴结分布而定(图 30-4)。

思路 3:对于子宫完整的宫颈癌患者,针对原发肿瘤和处于转移风险中的区域淋巴系统的常规治疗方案为根治性 IMRT,剂量约为 45～50Gy/25 次。阳性淋巴结采用同时整合加强(simultaneous integrated boost, SIB),追加 10～15Gy。根据评价结果,给予自适应放疗(adaptive radiation therapy, ART)。采用影像引导放疗(IGRT)解决器官动度问题。

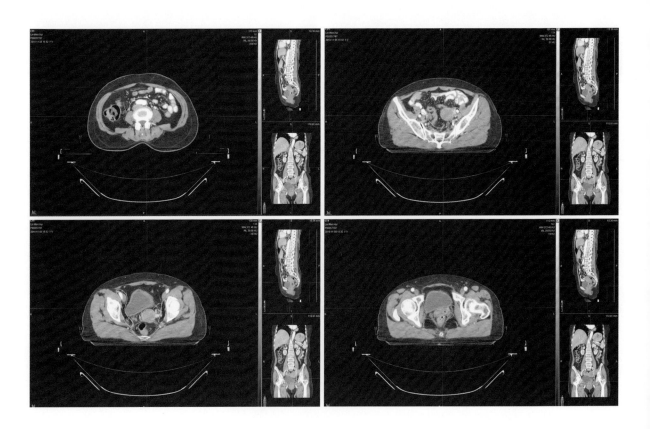

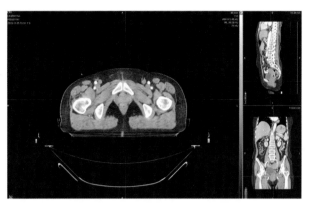

图 30-4 宫颈癌根治性放疗靶区勾画(外照射靶区)

知识点

宫颈癌根治性 IMRT 靶区共识

GTV-T：CT/MRI/PET 所见肿瘤病灶区。

GTV-LN：CT/MRI/PET 所见淋巴结。

鼓励 PET 对功能区检查识别 MTV。

HR CTV：预防宫旁组织高危区及阴道、子宫体(考虑动度变化分别勾画)。

IR CTV：预防淋巴引流区。

髂总及髂外、髂内淋巴引流区，闭孔及骶前、下腹部淋巴引流区；阴道旁及韧带前 1/3。

ⅢB 期：均应包括腹主动脉旁淋巴引流区。

阴道下 1/3 受侵：应考虑腹股沟区引流淋巴区预防。

知识点

盆腔正常器官剂量限制 QUANTEC 标准

1. 直肠　D50≤50Gy；D20≤70Gy。
2. 膀胱　D50≤50Gy；D30≤70Gy。
3. 股骨头　D5≤50Gy。
4. 小肠　D5≤50Gy；Dmax≤52Gy。
5. 结肠　D10≤50Gy；Dmax≤55Gy。

知识点

盆腔放疗的动度解决方案

1. 随肿瘤缩小，修改计划 Re-planning。
2. IGRT。
3. 缩短治疗时间(true beam 或 axess)。
4. 超声在线引导。
5. 宫颈、宫旁、宫体、阴道分别给予不同 PTV，离线采用大孔径 CT 每周校正 1 次。

【问题 5】 宫颈癌近距离治疗的靶区勾画原则是什么？剂量分割标准是什么？

思路 1：该患者采用三维腔内放疗(3-dimensional intracavitary radiotherapy，3D-ICRT)，靶区勾画采用 EORTC-GYN/RTOG 腔内治疗靶区指南(图 30-5)。对子宫完整的宫颈癌患者来说，近距离放疗是治疗中至关重要的组成部分。通常通过腔内途径，采用宫腔管和阴道施源器实施。根据患者和肿瘤的解剖情况，阴道施源器可用卵圆体、环形或圆柱体（与宫腔管联合使用）。当与 EBRT 联合时，近距离放疗通常于治疗后期阶段启动，此时原发肿瘤已发生充分消退，可以满足近距离放疗仪器的几何外形需求；对于部分消退较快者，可以较早启动近距离放疗。

　　思路 2：剂量分割可以采用 GOG 6Gy×5 次或 RTOG（5.3～7.4）Gy×（4～7）次，具体可以根据正常器官受量而定，总剂量 GTV 87～95Gy，HR CTV 80～86Gy，IR CTV 60～76Gy。正常器官限制剂量：膀胱 D2<90Gy，直肠 D2<75Gy，乙状结肠 D2<75Gy。

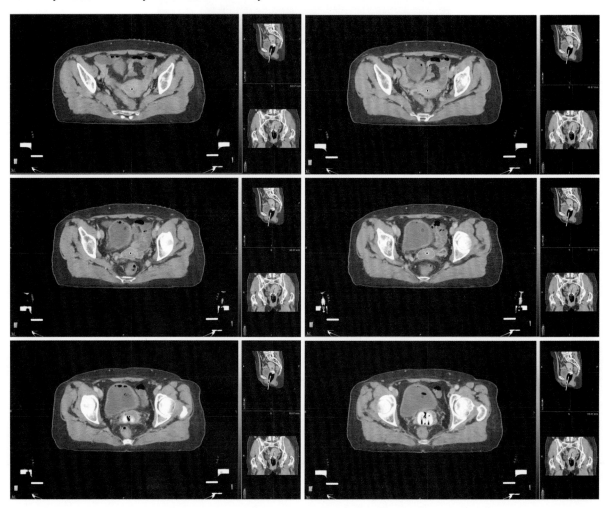

图 30-5 宫颈癌根治性放疗靶区勾画（后装靶区）

知识点

GEC-ESTRO-GYN（2004）三维腔内放疗靶区指南

　　1. GTV 在 3D 近距离治疗计划中可分为诊断时 GTV 和近距离治疗时 GTV。前者指在治疗前诊断时由临床检查和影像学资料特别是 MRI 所见到的肿瘤范围，表示为 GTVD。后者指在每次近距离治疗前检查所见的 GTV，表示为 GTVB1、GTVB2……当患者只进行近距离治疗时，GTVB 等于 GTVD。

　　2. 高危临床靶区（HR CTV） 在每次近距离治疗时描述。表示高肿瘤负荷区，为肉眼可见肿瘤区，包括全部宫颈和近距离治疗前认定的肿瘤扩展区。剂量按肿瘤体积、分期和治疗方式确定。

　　3. 低危临床靶区（IR CTV） 在每次近距离治疗时描述。表示明显的显微镜下肿瘤区，是包绕 HR CTV 的 5～10mm 的安全边缘区。此安全边缘的确定需要参考原肿瘤大小、位置，可能的肿瘤扩展和肿瘤治疗后的消退情况及治疗方式。

【问题6】 常规 3D-ICRT 剂量学有何缺陷? 如何进行弥补?

思路 1: 常规 3D-ICRT 对 EBRT 后消退不理想的偏心性病灶,可能造成靶区漏照或欠剂量,从而导致远期局部复发机会增加。临床使用较多的是高剂量率(剂量率超过 12Gy/h)的三维腔内近距离放疗(3-dimentional intracavitary brachytherapy, 3D-ICBT),包括常规 ICBT(conventional ICBT, C-ICBT)和优化 ICBT(optimized ICBT, O-ICBT)。C-ICBT 是指在 CT 或 MRI 图像的基础上勾画靶区和正常器官,在立体空间实现对肿瘤精确的剂量分布。O-ICBT 是在 C-ICBT 的基础上进行人工三维剂量优化。对于偏心肿瘤或局部肿瘤消退很差的患者,IMRT 补偿 ICBT 的剂量学优于 C-ICBT 和 O-ICBT(图 30-6)。

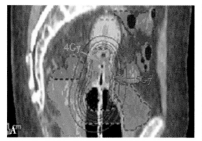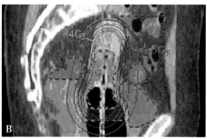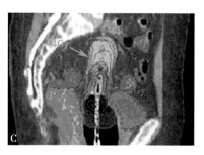

图 30-6 三种近距离放疗的剂量学比较

A. 常规腔内近距离放疗;B. 优化腔内近距离放疗;C. 强调适形放疗补偿腔内近距离放疗。

思路 2: 采用 IMRT 进行剂量补偿,可以很好地解决以上问题。这种内外融合的放疗模式,充分利用了外照射和近距离治疗的各自优势,既能使靶区得到足够的根治剂量,又能最大限度地覆盖所有靶区,并且使正常器官的受量较低(图 30-7)。

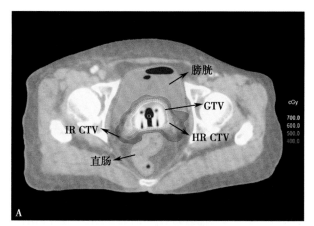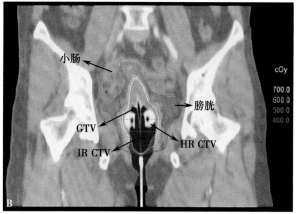

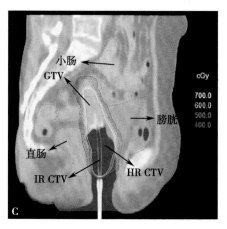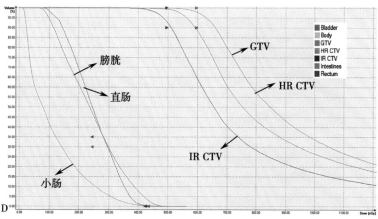

GTV—肿瘤区;HR CTV—高危临床靶区;IR CTV—中危临床靶区。

图 30-7 强调适形放疗补偿腔内近距离放疗的等剂量曲线及剂量体积直方图

A. 轴位;B. 冠状位;C. 矢状位;D. 剂量体积直方图。

知识点

近距离治疗概念、模式

近距离放疗(取自希腊 brachys 一词,意思是"短距离")也称内照射放疗、密封源式放疗、镭疗法或内部镭疗法,是放疗的一种形式,即将放射源放置于需要治疗的部位内部或附近。根据放射源的放置方式,近距离治疗可分为两大类型:组织间插植式和接触式。组织间插植近距离治疗,放射源被直接放置于靶区组织内,如前列腺或乳腺。接触式近距离治疗是将放射源放置于靠近靶区组织的空间。这个空间可以是体内的空腔(腔内近距离治疗),如宫颈、子宫或阴道;体内管腔(管腔内近距离治疗),如气管、食管;或外部(敷贴式近距离治疗),如皮肤。放射源也可放置于血管中(腔内近距离治疗)治疗冠状动脉支架内再狭窄疾病(具体参照第三十四章第二节相关内容)。

【问题7】 什么是组织间插植放疗? 与腔内放疗联合有何优势?

思路 1: 组织间插植放疗(interstitial brachy radiotherapy)是将具有针状外套的放射源直接插入肿瘤内进行放疗,其优点在于肿瘤组织本身得到高剂量照射,因放射剂量衰减梯度大,肿瘤周围正常组织受量少,减少了综合放疗的负担,提高了治疗效果。该技术配合腔内放疗和外照射,目前主要用于巨块型、外生性及局部复发患者,以达到尽快恢复宫颈几何外形的目的(图 30-8)。

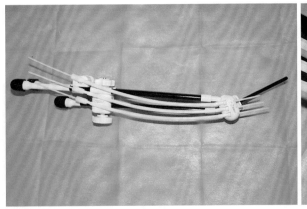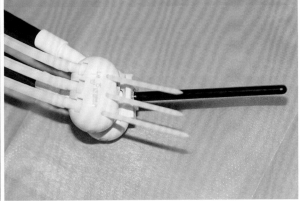

图 30-8 腔内放疗联合组织插植施源器

思路 2: 插植放疗联合腔内放疗的优势主要如下。①适形度最佳,尤其是对某些巨块型宫颈癌,可以很好地覆盖所有病灶靶区;②局部病灶可以获得很高的剂量,有利于肿瘤病灶的快速消退;③二者都属于近距离治疗,剂量跌落较快,使得周围正常器官所获剂量很低,对控制治疗的远期不良反应有很好的价值(图 30-9、图 30-10)。

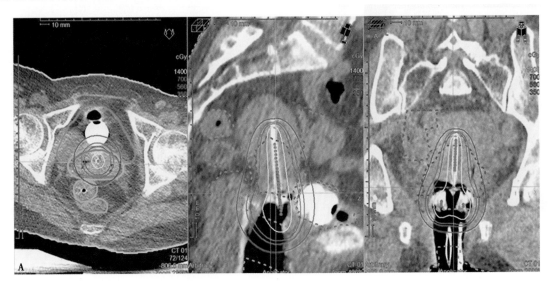

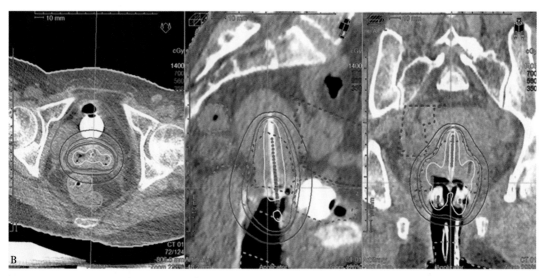

蓝色—膀胱；橘色—高危临床靶区；绿色—中危临床靶区；粉色—直肠；紫色—小肠；深蓝色—乙状结肠。

图 30-9 组织插植补偿腔内治疗和单纯腔内治疗的适形度对比
A. 单纯腔内放疗；B. 腔内＋组织插值放疗。

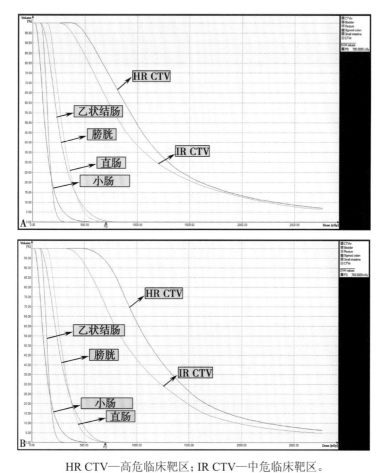

HR CTV—高危临床靶区；IR CTV—中危临床靶区。

图 30-10 组织插植补偿腔内治疗和单纯腔内治疗的剂量学比较
A. 组织插植补偿腔内治疗；B 单纯腔内治疗。

知识点

三维打印技术

三维打印（3D printing）技术即快速成型技术，它以数字模型文件为基础，运用粉末状金属、陶瓷和高分子等可黏合材料，通过逐层打印的方式构造物体。三维打印的概念于 2000 年前后提出，2003 年 Mironv 和 Boland 在 *Trends in Biotechnology* 杂志系统提出"器官三维打印"并成功实施。目前，三维打印在医疗领域应用的主要包括立体光固化成型（stereo lithography apparatus，SLA）、选区激光烧结成型（selective laser sintering，SLS）、熔融沉积造型（fused deposition modeling，FDM）和三维生物打印等（图 30-11）。

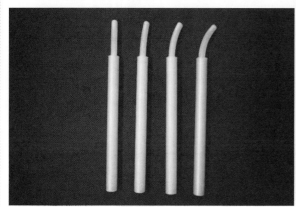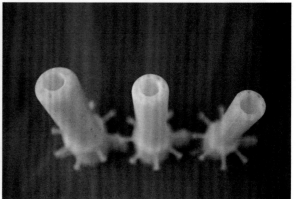

图 30-11 利用三维打印技术制作的宫颈癌近距离放疗个体化施源器

知识点

宫颈癌放疗的个体化原则

某种方案不一定适合每个具体的患者，应根据其具体情况及治疗设备和经验，在上述原则的基础上进行调整，如对于宫颈早期浸润癌，单纯腔内放疗即可；对于阴道侵犯多且狭窄，宫颈呈空洞合并炎症，治疗从全盆腔照射开始，并可增加全盆腔照射剂量，相应减少腔内治疗剂量；对于明显阴道浸润肿物或孤立转移可用阴道塞子或模子进行治疗；对于宫颈残端癌应适当增加体外剂量，因无宫体腔内剂量减少，具体剂量以残端宫颈管的长度、阴道弹性、病变情况及体外照射方式与剂量考虑。术中放疗（intraoperative radliatio therapy，IORT）目前在复发宫颈癌患者也取得了很好的疗效。合并卵巢肿瘤或炎性包块者，可考虑行手术切除。

知识扩展或延伸问题

【问题 8】 该患者应该采用何种分子靶向治疗？

思路 1：分子靶向治疗的适用人群应严格选取，否则会导致事倍功半的结局，因此，在每一项分子靶向治疗之前都必须筛选分子标志物，最好通过高通量检测手段，对患者进行全基因组分析。

思路 2：针对该患者，可以进一步检测 EGFR、PDGFR、mTOR、VEGFR 及 IGFR-1 等，根据结果，选择靶向药物，有望进一步改善局部控制率和长期疗效。特别强调的是，几年来，不少 I～II 类循证医学证据表明，VEGFR 抑制剂贝伐珠单抗在宫颈癌治疗中表现良好，有极佳的应用前景。

知识点

分子靶向治疗

分子靶向治疗（molecular targeted therapy）是在细胞分子水平上，针对已经明确的致癌位点（该位点可以是肿瘤细胞内部的一个蛋白分子，也可以是一个基因片段），来设计相应的治疗药物，药物进入体内会特异地选择致癌位点来结合并发生作用，使肿瘤细胞特异性死亡，而不会波及肿瘤周围的正常组织细胞，所以分子靶向治疗又被称为"生物导弹"。

【问题9】 该患者随访的内容和间隔时间如何？患者的预后如何？

思路1：多领域专家参与，包括妇瘤科、放疗和化疗、影像学、精神心理学、内分泌学、护理学与康复治疗学等；监测并处理由放疗和化疗引起的近期及远期副作用；采用国际通用的评定手段、量表与技术来评估患者精神心理和生存质量。

思路2：目前无高级别证据来确定随访的时间及间隔。放疗结束后1个月、3个月、半年定期复诊；2年内3个月复查1次，2~5年半年1次，5年以上每年1次。应根据肿瘤的组织病理、是否出现新症状、是否参加了临床试验、依从性和健康状态来个体化确定随访间隔。

思路3：早期子宫颈癌的预后非常好，经过手术或放疗，I期宫颈癌患者的5年生存率可达85%以上，ⅡA1期在70%左右，ⅡA2期约50%，而局部晚期（ⅡB和Ⅲ期）宫颈癌的5年生存率只有30%~35%。

【问题10】 对于放疗设备受限的单位或经济条件不佳的患者，如何进行BOX四野EBRT和二维近距离治疗？

思路1：靶区一般应当包括子宫、宫颈、宫旁和上1/2阴道，盆腔淋巴引流区如髂内、闭孔、髂外、髂总淋巴结。ⅢA期患者包括全部阴道，必要时包括腹股沟区。采用四野箱式照射或等中心前后对穿照射。应用高能6~12MV X射线。界限：上界为L_5上缘水平；下界为闭孔下缘（ⅢA期患者除外），其端点与设野最宽处的连线约通过股骨内1/3；外界在真骨盆外1.5~2.0cm；前界为耻骨联合前缘（据不同肿瘤而定）；后界为全部骶骨（据不同肿瘤而定）。应用多叶光栅或不规则挡铅屏蔽保护正常组织。剂量：采用常规分割照射，1.8~2.0Gy/次，5次/周。Ⅰ~Ⅱ期：45Gy/1.8~2Gy/4.5~5周，Ⅲ~Ⅳ期：45~50Gy/1.8~2Gy/5~6周。

思路2：通常采用的放射源有192铱、60钴、137铯等，后装腔内治疗机根据其对"A"点放射剂量率的高低可分为低剂量率（0.667~3.33cGy/min）、中剂量率（3.33~20cGy/min）、高剂量率（在20cGy/min以上）3类。二维后装腔内放疗的治疗计划系统多模拟经典的斯德哥尔摩法、巴黎法等。后装腔内治疗的方法很多，一般情况下每周1~2次，每周"A"点剂量5~10Gy，"A"点总剂量35~45Gy，整个疗程体外加腔内放疗剂量因临床分期、肿瘤大小的不同而异，一般总剂量75~90Gy。对于ⅡB期以上的局部晚期病变，宫旁应给以适当补量，以确保宫旁获得根治水平的剂量（具体参照第三十四章第二节相关内容）。

【临床病例2】

第一步：病史采集

患者，女，55岁。因"不规则阴道出血1月余"就诊。

患者1个月前无明显诱因阴道不规则出血，色暗红，出血量多少不等，伴阴道流液，味腥臭，偶有下腹部隐痛。无发热、畏寒、尿频尿痛、腰背部疼痛等症状。妇科检查发现宫颈菜花状赘生物，大小约4cm，阴道穹窿受累，阴道受累未超过上1/3，双合诊触诊双侧宫旁弹性好。病理活检提示：鳞状细胞癌。门诊考虑诊断"宫颈鳞状细胞癌ⅡA2期"，完善全身检查，排除远处转移。排除手术禁忌后，于全身麻醉下行"经腹全子宫广泛性切除术+双附件切除术+盆腔淋巴结清扫+腹主动脉旁淋巴结取样，肠粘连松解术+输卵管粘连松解术"。术后病理检查：（宫颈）中分化鳞状细胞癌，侵及宫颈间质近全层，脉管内查见癌栓，癌累及阴道穹窿，癌未累及颈体交界、阴道残端；（左、右）盆侧壁手术切缘及（左、右）附件未见癌累及；送检：左盆腔淋巴结15枚，右盆腔淋巴结及腹主动脉旁淋巴结22枚，均呈反应性增生。考虑患者术后辅助治疗，转诊放疗科。患者术前与术后MRI见图30-12。

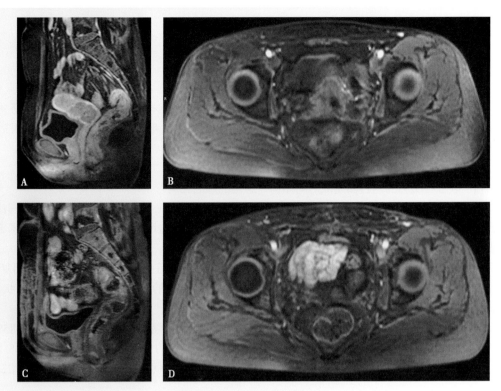

图 30-12 腹盆腔诊断性 MRI
A. 术前矢状位；B. 术前轴位；C. 术后矢状位；D. 术后轴位。

【问题1】 该患者如何进行分期？

思路 1：宫颈癌的临床分期采用的是 FIGO 分期标准，2018 版 FIGO 分期（附录 30-1）建议可利用影像学和病理学资料对临床检查的肿瘤大小和扩展程度进行补充并用于分期，结合患者术后病理，盆腔、腹主动脉旁淋巴结均为阴性，考虑诊断宫颈中分化鳞状细胞癌ⅡA2 期（FIGO 2018）。

思路 2：术后病理分期指经过手术治疗的病例，病理医师可以根据切除组织中的病理改变更精确地描述疾病范围。患者肿瘤大小约 4cm，浸润侵犯超过宫颈，但未及骨盆壁或阴道下 1/3，依据 TNM 标准（附录 30-2）分为 T_{2a2}；区域淋巴结无转移，无远处转移，故患者诊断宫颈中分化鳞状细胞癌（$pT_{2a2}N_0M_0$）（AJCC 2018）。

【问题2】 该患者的术后辅助治疗选择？

思路 1：早期宫颈癌术后影响预后的高危因素包括淋巴结阳性、宫旁组织阳性、手术切缘阳性。中危因素包括（NCCN 2015 新增 Sedlis 标准）淋巴脉管间隙浸润、宫颈间质浸润、淋巴脉管间隙受侵、原发肿瘤大小。2016—2018 年新增角标：中危因素不限于 Sedlis 标准。其他需要考虑的危险因素包括肿瘤病理类型（如腺癌）和肿瘤近切缘。NCCN 2017 提出了中危因素的四因素模型，包括肿瘤≥3cm，宫颈深 1/3 间质受侵，淋巴脉管间隙浸润，腺癌。

知识点

淋巴结阴性、切缘阴性和宫旁组织阴性病例行根治性子宫切除术后考虑盆腔外放疗的 Sedlis 标准见表 30-1。

表 30-1 Sedlis 标准

淋巴脉管间隙浸润	间质浸润	肿瘤大小（经临床触诊确定）
+	深 1/3	任何
+	中 1/3	≥2cm
+	浅 1/3	≥5cm
−	中或深 1/3	≥4cm

思路2：早期宫颈癌的术后辅助治疗的选择应结合肿瘤情况与患者自身条件（参考NCCN 2019 V1）。

（1）淋巴结阴性、切缘阴性、宫旁组织阴性并且无其他复发危险因素（Sedlis标准），术后不需要辅助治疗，定期观察。

（2）淋巴结阴性、切缘阴性、宫旁组织阴性，存在危险因素符合Sedlis标准（1类证据），行盆腔EBRT（1类证据）±含顺铂方案同步化疗（2B类证据）。四因素模型中存在任何两个因素，补充放疗均有益。

（3）淋巴结阳性和／或手术切缘阳性和／或宫旁组织阳性的患者行盆腔EBRT＋含顺铂方案同步化疗（1类证据）±阴道近距离治疗。

第二步：入院后治疗

患者病理示鳞状细胞癌，淋巴结阴性、切缘阴性、宫旁组织阴性、肿瘤大小4cm、宫颈间质深1/3浸润、脉管内查见癌栓，符合Sedlis标准，有术后放疗指针，排除放化疗禁忌，建议行盆腔EBRT±含顺铂方案同步化疗。

【问题3】 EBRT放疗靶区如何设计？处方剂量如何确定？

思路1：子宫切除术后，放疗野至少要包括阴道残端以下3～4cm、宫旁组织、邻近的淋巴结区（髂内、髂外、骶前、闭孔淋巴结区）。对于有确定的淋巴转移时，放射野的上界需要适当延伸（参考根治性放疗靶区）（图30-13）。

思路2：剂量通常推荐为标准分割（1.8～2.0Gy），照射总量为45～50Gy，5周。对于不能手术切除的转移淋巴结，需要高度适形（缩野）EBRT局部增量10～20Gy。

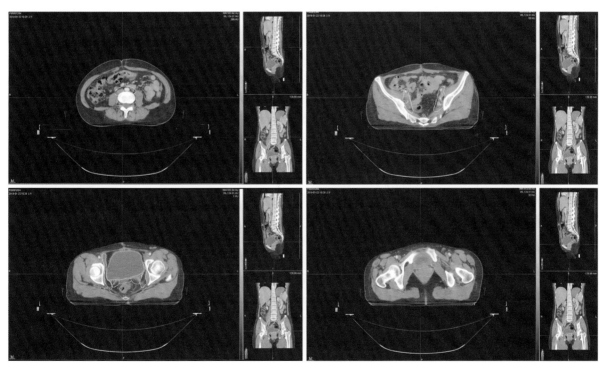

图30-13 宫颈癌术后辅助放疗靶区勾画

思路3：对于根治性子宫切除术后的患者，EBRT后阴道近距离增强放疗的作用并不明确。但对于紧邻切缘或阳性、大或深部浸润肿瘤、宫旁或阴道受累，或广泛的淋巴脉管间隙浸润的患者，可以考虑。通常采用卵圆形或圆筒状施源器，对残余阴道的上1/3段，行阴道穿腔近距离放疗，应包括两次高剂量率（high dose rate，HDR）近距离放疗，从阴道卵圆形或圆筒表面，每次黏膜下5mm，6Gy。

【问题4】 该患者随访的内容和间隔时间如何确定？

思路1：关于随访的建议目前没有明确统一的标准，大多是基于患者的复发风险和个人倾向。①病史和体格检查建议 2 年内每隔 3～6 个月 1 次,3～5 年每 6～12 个月检查 1 次,然后每年进行 1 次。高风险患者的随访要更频繁(如 2 年内每 3 个月 1 次,而低风险者可 2 年内每 6 个月 1 次)。②随访时影像学检查应根据患者症状和 / 或临床怀疑复发或者转移时进行。接受术后辅助治疗的患者,治疗结束 3～6 个月可行包括盆腔 MRI 在内的影像学检查,然后每年复查 1 次,其间根据症状和临床对复发 / 转移的担心情况行相关影像学检查。③每年 1 次的宫颈 / 阴道细胞学检查。

思路 2:建议对患者进行宣教,包括有关复发症状的教育(如阴道异常分泌物,体重减轻,厌食症,骨盆、臀部、背部或腿部疼痛,持续咳嗽);对定期自我检查、生活方式、肥胖、运动、营养辅导、戒烟的教育;提供关于性健康和阴道健康的教育,告知患者定期阴道性交和 / 或使用阴道扩张剂和阴道保湿剂 / 润滑剂的使用;治疗潜在的长期和迟发反应的教育。

(郎锦义)

推荐阅读资料

[1] PETRU E, LUCK H J, STUART G, et al. Gynecologic Cancer Intergroup(GCIG) proposals for changes of the current FIGO stading system. Eur J Obstet Gynecol Reprod Biol, 2009, 143(2): 69-74.

[2] HORN L C, SCHIERLE K, SCHMIDT D, et al. Current TNM/FIGO classification for cervical and endometrial cancer as well as malignant mixed mullerian tumors. Facts and background. Pathologe, 2011, 32(3): 239-243.

[3] LEE G Y, KIM S M, RIM S Y, et al. Human papillomavirus(HPV) genotyping by HPV DNA chip in cervical cancer and precancerous lesions. Int J Gynecol Cancer, 2005, 15(1): 81-87.

[4] LAI C H, YEN T C, NG K K. Molecular imaging in the management of cervical cancer. J Formos Med Assoc, 2012, 111(8): 412-420.

[5] LOISELLE C, KOH W J. The emerging use of IMRT for treatment of cervical cancer. J Natl Compr Canc Netw, 2010, 8(12): 1425-1434.

[6] VAN DE BUNT L, JURGENLIEMK-SCHULZ I M, DE KORT G A, et al. Motion and deformation of the target volumes during IMRT for cervical cancer: what margins do we need? Radiother Oncol, 2008, 88(2): 233-240.

[7] GORDON J J, WEISS E, ABAYOMI O K, et al. The effect of uterine motion and uterine margins on target and normal tissue doses in intensity modulated radiation therapy of cervical cancer. Phys Med Biol, 2011, 56(10): 2887-2901.

[8] DUAN J, KIM R Y, ELASSAL S, et al. Conventional high-dose-rate brachytherapy with concomitant complementary IMRT boost: a novel approach for improving cervical tumor dose coverage. Int J Radiat Oncol Biol Phys, 2008, 71(3): 765-771.

[9] ZAGOURI F, SERGENTANIS T N, CHRYSIKOS D, et al. Molecularly targeted therapies in cervical cancer. A systematic review. Gynecol Oncol, 2012, 126(2): 291-303.

[10] KOH W J, ABU-RUSTUM N R, BEAN S, et al. Cervical cancer, version 3.2019, NCCN clinical practice guidelines in oncology. J Natl Compr Canc Netw, 2019, 17(1): 64-84.

[11] BHATLA N, DENNY L. FIGO cancer report 2018. Int J Gynaecol Obstet, 2018, 143(Suppl 2): 2-3.

[12] CIBULA D, PÖTTER R, PLANCHAMP F, et al. The European Society of Gynaecological Oncology/European Society for Radiotherapy and Oncology/European Society of Pathology guidelines for the management of patients with cervical cancer. Radiother Oncol, 2018, 127(3): 404-416.

[13] 谢幸, 孔北华, 段涛. 妇产科学. 9 版. 北京: 人民卫生出版社, 2018.

附录 30-1: 宫颈癌 FIGO 分期(2018 年)

Ⅰ期:宫颈癌局限在子宫颈(侵犯宫体不予考虑)

ⅠA:镜下浸润癌,浸润深度<5mm

　ⅠA1:间质浸润深度<3mm

　ⅠA2:间质浸润深度≥3mm 且<5mm

ⅠB:浸润癌最大浸润深度≥5mm(大于ⅠA期),局限于宫颈

　ⅠB1:浸润癌间质浸润深度≥5mm,癌灶最大径<2cm

Ⅰ B2：浸润癌癌灶最大径≥2cm 且<4cm

Ⅰ B3：浸润癌癌灶最大径≥4cm

Ⅱ期：肿瘤超越子宫颈，但未达阴道下 1/3 或未达骨盆壁

ⅡA：肿瘤侵犯阴道上 2/3，无宫旁浸润

　　ⅡA1：浸润癌癌灶最大径<4cm

　　ⅡA2：浸润癌癌灶最大径≥4cm

ⅡB：有宫旁浸润，但未达到盆壁

Ⅲ期：肿瘤已累及阴道下 1/3，和 / 或扩展到骨盆壁，和 / 或引起肾盂积水或肾无功能，和 / 或盆腔淋巴结转移，和 / 或腹主动脉旁淋巴结转移

ⅢA：肿瘤累及阴道下 1/3，没有扩展到骨盆壁

ⅢB：肿瘤扩展到骨盆壁和 / 或引起肾盂积水或肾无功能（除非已知是由其他原因引起）

ⅢC：不论肿瘤大小和扩散程度，累及盆腔和 / 或腹主动脉旁淋巴结[注明 r（影像学）或 p（病理学）证据]

　　ⅢC1：仅累及盆腔淋巴结

　　ⅢC2：腹主动脉旁淋巴结转移

Ⅳ期：肿瘤侵犯膀胱黏膜或直肠黏膜（活检证实）和 / 或超出真骨盆（泡状水肿不分为Ⅳ期）

ⅣA：肿瘤侵犯邻近盆腔器官

ⅣB：远处转移

当有疑问时，应归入较低的分期：①可利用影像学和病理学资料对临床检查的肿瘤大小和扩展程度进行补充用于分期；②淋巴脉管间隙浸润（LVSI）不改变分期，不再考虑病灶浸润宽度；③需注明ⅢC 期的影像和病理发现，如影像学发现盆腔淋巴结转移，分期为ⅢC1r，经病理证实为ⅢC1p，需注明采用的影像学类型或病理技术。

附录 30-2：宫颈癌 TNM 分期（AJCC 第 8 版）

（适用于所有原发于子宫颈的恶性肿瘤）

原发肿瘤

T_x：原发肿瘤无法评估

T_0：无原发肿瘤证据

T_1：肿瘤局限于子宫颈

　　T_{1a}：镜下可见的浸润性癌，间质浸润深度≤5mm，宽度≤7mm，脉管内瘤栓不影响分期

　　　　T_{1a1}：间质浸润深度≤3mm，宽度≤7mm

　　　　T_{1a2}：间质浸润深度>3mm 且≤5mm，宽度≤7mm

　　T_{1b}：临床可见的病灶局限于子宫颈；或镜下病变超过 T_{1a}

　　　　T_{1b1}：临床可见的病灶最大径≤4cm

　　　　T_{1b2}：临床可见的病灶最大径>4cm

T_2：浸润侵犯超过子宫颈，但未及骨盆壁或阴道下 1/3

　　T_{2a}：无宫旁浸润

　　　　T_{2a1}：临床可见的病灶最大径≤4cm

　　　　T_{2a2}：临床可见的病灶最大径>4cm

　　T_{2b}：有宫旁浸润

T_3：肿瘤扩展至盆壁，和 / 或阴道下 1/3，和 / 或引起肾积水或无功能肾

　　T_{3a}：侵及阴道下 1/3，但未侵及盆壁

　　T_{3b}：到达盆壁，和 / 或引起肾积水或无功能肾

T_4：肿瘤侵犯超出骨盆，侵及膀胱或直肠黏膜（不包括泡状水肿）

区域淋巴结

N_x：区域淋巴结无法评估

N_0：无区域淋巴结转移

$N_0(i+)$：区域淋巴结中孤立的肿瘤细胞群，直径$\leqslant 0.2mm$

N_1：区域淋巴结转移

远处转移

M_0：无远处转移

M_1：远处转移（包括腹腔内播散，锁骨上、纵隔或远处淋巴结，肺、肝、骨转移）

第三十一章　子宫内膜癌

子宫内膜癌是发生于子宫内膜的一组上皮性恶性肿瘤,以来源于子宫内膜腺体的腺癌最常见。子宫内膜癌占女性全身恶性肿瘤的7%,占女性生殖系统恶性肿瘤的20%~30%。好发年龄平均为55岁。子宫内膜癌发病的主要危险因素包括肥胖、未孕和不孕、晚绝经、糖尿病、高血压、多囊卵巢综合征、卵巢肿瘤、外源性雌激素等。

【诊疗过程】

(1)询问患者的临床症状和婚姻月经史。绝经后出血是子宫内膜癌最重要的表现。其他症状还包括阴道异常分泌物、下腹疼痛等,可表现为血性液体或浆液性分泌物。

(2)进行妇科查体。盆腔检查时,内膜癌的阳性体征不多,约半数以上有子宫增大,但多属轻度增大,宫体一般稍软而均匀。如检查发现子宫特殊增大或表面有异常突起,则往往是并发肌瘤或肌腺瘤的表现,但也必须考虑到癌组织穿出浆膜、在子宫表面形成肿瘤的可能。

(3)子宫内膜组织学检查为诊断的最重要依据。诊断性刮宫是子宫内膜癌的主要确诊手段。

(4)进行腹部和盆腔CT、MRI等影像学检查,初步判断子宫内病灶的位置和浸润情况,了解盆腔和腹部淋巴结情况。超声检查尤其是经阴道超声可以准确地了解宫腔内情况,特别是子宫内膜厚度,可以比较准确地描述肿瘤对肌层的浸润情况。

(5)进行实验室相关检查,如肝肾功能和糖类抗原12-5(CA12-5)等。

(6)通过胸片或胸部CT或全身PET/CT等,判断有无远处转移。

(7)手术治疗是子宫内膜癌的首选治疗手段。

(8)根据手术后的病理情况决定是否行放疗和放疗的方案,决定是否需要化疗。

(9)治疗后疗效评价,定期随访,给予患者治疗后指导建议。

【临床关键点】

(1)好发于中老年女性,绝经后出血是子宫内膜癌最重要的表现。

(2)目前认为其病因之一为高雌激素,临床上可分为雌激素依赖性肿瘤和非雌激素依赖性肿瘤。

(3)可以发生在子宫内膜的任何部位,但多发生于宫底部及子宫角处。

(4)主要生长方式为局限性生长和弥漫性生长。前者为较小的孤立病灶,常为早期癌;后者累及子宫内膜面积较广,可蔓延至宫颈管内膜。常侵犯子宫肌层,甚至穿透肌层达子宫浆膜层。

(5)放疗和化疗是手术后的辅助治疗。由于身体原因不适宜手术者可选择根治性放疗。

【临床病例】

第一步:病史采集

患者,女,56岁。因"绝经5年后,不规则阴道出血近1年"就诊。

患者自然绝经5年后出现阴道淋漓出血近1年。超声示子宫5.1cm×5.4cm×3.9cm,子宫内膜1.1cm,与肌层分界不清,内部回声不均。彩色多普勒血流显像(color Doppler flow imaging, CDFI)可见多点状血流信号,提示"内膜增厚,与肌层分界不清,内膜癌不除外"。行宫腔镜下诊刮术,病理回报:高中分化子宫内膜样癌。于1个月前行子宫内膜癌全面分期术。术后病理:高中分化子宫内膜样癌,侵及深肌层,未累及子宫下段及宫颈间质,双侧宫旁组织未见癌。淋巴结未见转移癌(左髂0/12,左髂总0/3,右髂0/8,右髂总0/4),腹腔冲洗液未见瘤细胞,双卵巢及双输卵管未见特殊。

【问题1】 子宫内膜癌的主要病理和分期是什么？

思路1：世界卫生组织（WHO）依据肿瘤的组织学类型将子宫内膜癌分为占大多数的子宫内膜样腺癌和占少数的非子宫内膜样癌，前者是雌激素依赖性肿瘤，通常与子宫内膜增生症相关，后者为非雌激素依赖性，与子宫内膜增生症无关，包括浆液性子宫内膜癌和透明细胞癌等。此患者的病理类型属于常见的子宫内膜样腺癌。

思路2：2009年，国际妇产科协会（FIGO）对子宫内膜癌的术后病理分期重新进行了修订（表31-1）。删除原分期中肿瘤局限于子宫内膜的ⅠA期，将其与原ⅠB期合并为新ⅠA，肌层侵犯≥1/2为ⅠB期；旧分期中的ⅡA期（宫颈内膜腺体受累）现归为Ⅰ期；盆腔淋巴结转移和腹主动脉旁淋巴结转移分别归为ⅢC1期和ⅢC2期；细胞学阳性需单独说明，不改变分期。病理分级不变，仍用G1、G2、G3分别代表高、中、低分化。根据分期指导，该患者应属于ⅠB期。

表31-1 子宫内膜癌的手术-病理分期（2009年修订）

分期	描述
Ⅰ期	病变局限于宫体
ⅠA	病变浸润<1/2肌层
ⅠB	病变浸润≥1/2肌层
Ⅱ期	病变侵犯宫颈间质，但无宫体外蔓延
Ⅲ期	病变局部和/或区域扩散
ⅢA	病变侵犯子宫浆膜和/或附件
ⅢB	阴道和/或宫旁受累
ⅢC	盆腔和/或腹主动脉旁淋巴结转移
ⅢC1	盆腔淋巴结阳性
ⅢC2	腹主动脉旁淋巴结阳性和/或盆腔淋巴结阳性
Ⅳ期	病变累及膀胱和/或直肠黏膜，和/或远处转移
ⅣA	病变累及膀胱和/或直肠黏膜
ⅣB	远处转移包括腹腔外和/或腹股沟淋巴结

注：仅有宫颈内膜腺体受累归为Ⅰ期，而不再认为是Ⅱ期；细胞学检查阳性应单独地报告并没有改变分期。

【问题2】 什么是子宫内膜癌的治疗选择和预后因素？

思路1：子宫内膜癌治疗选择时应综合考虑患者的病情、年龄、全身状况和有无内科合并症等因素来制订治疗方案。首选治疗是手术，全子宫＋双附件切除是最基本的手术方式，盆腔淋巴结切除术及病理学评估仍然是手术分期中的一个重要步骤。术后可根据术后病理结果和目前的循证医学证据制订合理的治疗方案，辅以放疗、化疗和内分泌等综合治疗。

思路2：手术病理结果中的危险因素包括组织学类型、组织学分级、肌层浸润深度、淋巴血管间隙受累、宫颈受累和宫外受累等。另外，年龄也是影响预后的重要因素。可以根据患者的年龄、手术病理分期、病理结果中的危险因素将子宫内膜癌患者分为低危组、中危组和高危组。

知识点

子宫内膜癌按危险因素分为3组

1. 低危组 主要包括组织学分级为G1或G2级肿瘤局限于子宫内膜的患者（Ⅰa期的一个亚群），不包括分化较差的特殊病理类型（如浆液性癌、透明细胞癌等）。低危组术后的复发危险非常低。

2. 中危组 肿瘤局限于宫体且已侵犯至肌层（ⅠA期或ⅠB期）或侵犯至宫颈间质（Ⅱ期），其他一些危险因素包括外1/3层肌层受侵、G2或G3级、淋巴血管间隙受累。这组病例的复发危险相较肿瘤仅局限于子宫内膜的低危组要高，术后会伴有一定的复发风险。

根据这些危险因素标准将中危组又分为高中危组和中低危组。高中危组的评价标准包括了年龄

和不良预后因素的数目，具体如下。①年龄<50 岁，并同时具备以上 3 个危险因素；②年龄≥50 岁，并具备以上两个危险因素；③年龄≥70 岁，并具备以上危险因素之一。对于条件不符合的则归为中低危组。

3. 高危组　Ⅲ期、Ⅳ期（不论组织学类型及分级）、任何期别的浆液性癌和透明细胞癌。这组病例术后复发的风险高。

【问题3】　子宫内膜癌完全手术分期后的辅助治疗选择有哪些？

思路1：子宫内膜样腺癌完全手术分期后，Ⅰ期术后治疗需结合患者有无高危因素（年龄≥60 岁、深肌层浸润和淋巴脉管间隙浸润）。ⅠA 期 G1 或 G2 级患者可观察，合并危险因素可加阴道内照射；ⅠA 期 G3 级患者可行阴道内照射，无危险因素且无肌层侵犯、无淋巴脉管间隙浸润的患者可观察。ⅠB 期 G1 或 G2 级患者可加用阴道内照射，无危险因素的患者可考虑观察；ⅠB 期 G3 级患者可行阴道内照射和 / 或盆腔外照射 ± 化疗。

思路2：子宫内膜样腺癌完全手术分期后，对于Ⅱ期的治疗，G1 和 G2 级可行阴道内照射和 / 或盆腔外照射；G3 级可行盆腔外照射 ± 阴道内照射 ± 化疗。

思路3：子宫内膜样腺癌完全手术分期后，对于Ⅲ期，ⅢA 期无论肿瘤分化程度如何都可选择化疗 ± 放疗；或盆腔外照射 ± 阴道内照射。对于ⅢB 期，术后加化疗和 / 或放疗，包括盆腔外照射和阴道内照射。对于ⅢC 期，术后加化疗 ± 放疗，包括盆腔外照射或延伸野照射。

思路4：子宫内膜样腺癌完全手术分期后，对于ⅣA、ⅣB 期，已行减灭术并无肉眼残存病灶或显微镜下腹腔病灶时，行化疗 ± 放疗。

第二步：入院后治疗

根据患者手术病理结果，诊断为子宫内膜样癌ⅠB 期，G2 级，患者进行了全面的分期手术，根据上述的危险因素分组，应该归为中危组，选择进行术后辅助放疗即单纯阴道内照射，使用 ^{192}Ir 源高剂量率后装治疗机，照射阴道残端和阴道 + 上 1/2 段，参考点于阴道黏膜下 0.5cm，总量 30Gy/6 次，500cGy/ 次，2 次 / 周。患者治疗期间有轻微尿道口不适，未出现其他不良反应，治疗后长期随诊（8 年）病情控制良好，患者也没有任何晚期副反应。

【问题4】　子宫内膜癌不全手术分期后的辅助治疗选择？

思路1：子宫内膜样腺癌不全手术分期是指手术范围不足并可能存在高危因素。

思路2：ⅠA 期，无肌层浸润、G1～2 级，术后可观察。

ⅠA 期，肌层浸润小于 50%，G1～2 级，可选择先行影像学检查，若影像学检查结果阴性，可选择观察或补充阴道内照射 ± 盆腔外照射。若影像学检查结果阳性，可考虑行再次手术分期（手术证据等级为 3 级）或病理学证实转移者，可选择再次手术（术后辅助治疗同前）或盆腔外照射 + 阴道内照射 ± 腹主动脉旁照射，其中对于 G3 级，可 ± 化疗（化疗为 2B 级证据）。

思路3：ⅠA 期 G3 级、ⅠB 期、Ⅱ期可考虑行再次手术分期（手术为 3 级证据）或病理学证实转移者，可选择再次手术（术后辅助治疗同前）或盆腔外照射 + 阴道内照射 ± 腹主动脉旁照射，其中对于 G3 级，可 ± 化疗（化疗为 2B 级证据）。也可选择先行影像学检查，若影像学检查结果为阳性，治疗同上；若影像学检查结果为阴性，行盆腔外照射 + 阴道内照射 ± 腹主动脉旁照射，对于 G3 级，可辅助化疗（化疗为 2B 级证据）。

思路4：特殊类型内膜癌（浆液性癌、透明细胞癌）治疗前可检测 CA12-5，有临床指征时行 MRI、CT、PET 等检查，手术包括子宫双附件切除 + 手术分期，大块病灶行最大限度地肿瘤细胞减灭术。术后如为ⅠA 期无肌层浸润，可观察（仅适用于全子宫切除标本没有肿瘤残留的患者）或化疗 ± 阴道内照射或盆腔外照射；如为ⅠA 期有肌层浸润、ⅠB 期、Ⅱ期和Ⅲ期、Ⅳ期患者，行化疗 ± 放疗。

【问题5】　子宫内膜癌术后采用什么放疗技术？

思路1：术后放疗目的是对可能潜在的亚临床病灶区域进行预防照射，以提高疗效；对有残留的病灶区域进行照射，以减少复发。放疗方式包括阴道内照射和盆腔外照射。

思路2：盆腔外照射可采用盆腔箱式四野照射技术，三维适形照射技术或调强放疗技术。CTV主要包括阴道残端和上1/2阴道或近端阴道3cm、阴道旁组织及髂总、髂内外、闭孔、骶前（宫颈间质受侵时）周围组织。推荐应用CT模拟定位，进行三维适形或调强放疗（图31-1）。

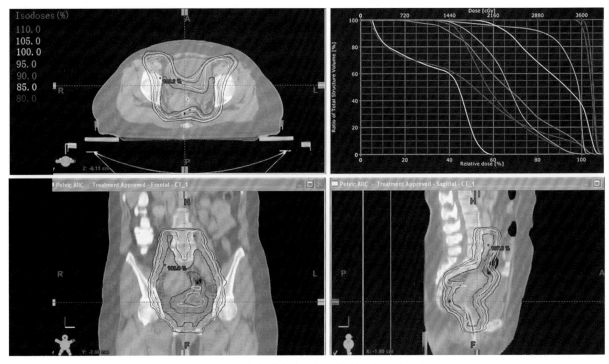

图31-1　子宫内膜癌盆腔外照射剂量体积分布图

思路3：阴道内照射可以单独应用，也可作为体外照射后的补量治疗。临床上治疗前要先根据患者的病情及术后阴道解剖结构的改变情况来选择合适类型和大小的施源器，常用的有柱状施源器、卵圆体施源器等。照射范围通常为上1/2段阴道或阴道上段3～5cm。对于病理类型为浆液性乳头状癌、透明细胞癌、病理分级为G3级及广泛脉管侵犯的患者，酌情考虑全阴道照射。剂量参考点定义在阴道黏膜下0.5cm或黏膜表面。内照射的剂量分割方式目前尚无统一标准，单纯阴道内照射时7Gy×3次、5.0Gy×6次，体外照射后补量时（4～6）Gy×（2～3）次。

思路4：由于多数患者在进行完全分期手术后，小肠位置发生改变，可能坠入盆腔，故进行阴道腔内照射时需要患者口服钡剂后在模拟机下定位（图31-2），确定阴道残端与小肠的位置关系，避免小肠受到高剂量照射。

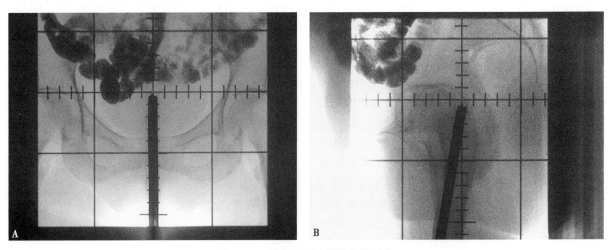

图31-2　阴道内照射常规定位图像

A. 正位片；B. 侧位片。

知识点

子宫的解剖和淋巴引流

子宫是位于真骨盆正中平面的一种肌性器官,由峡部分为宫体和宫颈。宫体上部为宫底,它延伸出两个角通向输卵管。子宫的表面被腹膜覆盖;宫腔内覆盖着由柱状细胞形成的许多管状腺,称为子宫内膜;子宫壁由子宫肌层构成,它的主要组成为平滑肌纤维。子宫主要由骶韧带和主韧带固定,其他还有圆韧带和阔韧带。主要血供来自子宫动脉,它环绕子宫,走行在峡部注入子宫。子宫淋巴网向两侧沿宫旁汇入宫颈旁淋巴结、闭孔淋巴结,再汇入髂外和下腹淋巴结,随后盆腔淋巴管汇入髂总和腹主动脉旁淋巴结,宫体上段和宫底的淋巴管通过漏斗骨盆和圆韧带直接汇入腹主动脉旁和上腹淋巴结,而从阔韧带到股动脉淋巴结的引流则有其他通路。

【问题6】 子宫内膜癌是否可根治性单纯放疗?

思路1:对于由于身体原因不能手术或不适合手术的子宫内膜癌患者,可行单纯根治性放疗或配合以激素治疗,晚期可配合以化疗。治疗前应根据 FIGO 临床分期确定病变程度。MRI 和超声能比较好地评估子宫肌层受侵程度。依据子宫大小、肿瘤病理和病变的扩展情况决定用腔内放疗或加用外照射治疗。

思路2:通常对于年龄较大、病变较早期和所有的 G1、G2 级浅肌层侵犯病灶患者,建议用单纯腔内放疗,对于深肌层侵犯、低分化(G3 级)、肿块型子宫病变和疑有宫外侵犯者需加用外照射。外照射治疗技术与术后放疗相似。内照射的方法与治疗宫颈癌和子宫内膜癌术后放疗均不同。内照射的目的是使整个子宫均得到均匀的高剂量分布。可选用高剂量率或低剂量率腔内照射,根据子宫的大小和形状选择合适的施源器,一般应用两根有弯度的宫内施源器或单管施源器,参考点的选择目前没有统一的标准。一般是根据子宫壁的厚度来确定。应用以 MRI 或 CT 为基础的三维腔内放疗可以较好地分布剂量和保护正常组织(图31-3)。

【问题7】 子宫内膜癌治疗后如何安排随访? 预后如何?

思路1:治疗后的第 1 次随访一般在治疗后 4 周左右,主要了解患者治疗后的反应和恢复情况。以后每 3~4 个月随访 1 次,3 年后每 6 个月随访 1 次,5 年后建议每年随访 1 次。随访时检查项目包括血常规、血生化、肿瘤标记物特别是 CA12-5、阴道残端细胞学涂片、超声,选择性进行胸部和腹盆腔 CT。子宫内膜癌的淋巴结转移可以不经过盆腔直接转移到腹膜后,因此在随访时需要注意,不要遗漏对腹膜后淋巴结情况的检查。

思路2:子宫内膜癌患者的总体预后较好。早期患者手术后辅助放疗的阴道残端复发率不超过 5%。5 年总的存活率在 85% 以上,而局部进展期的患者治疗后 5 年存活率仅为 45%~55%。

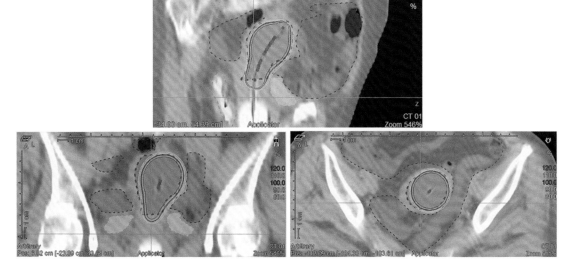

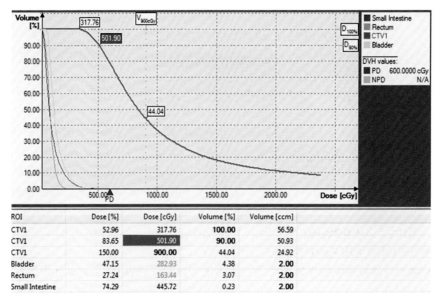

ROI	Dose [%]	Dose [cGy]	Volume [%]	Volume [ccm]
CTV1	52.96	317.76	100.00	56.59
CTV1	83.65	501.90	90.00	50.93
CTV1	150.00	900.00	44.04	24.92
Bladder	47.15	282.93	4.38	2.00
Rectum	27.24	163.44	3.07	2.00
Small Intestine	74.29	445.72	0.23	2.00

图 31-3　图像引导的三维近距离治疗的剂量分布曲线图

（张福泉）

推荐阅读资料

[1] HORVTH K，PETE I，VERECZKEY I，et al. Evaluation of the accuracy of preoperative MRI in measuring myometrial infiltration in endometrial carcinoma. Pathol Oncol Res，2014，20（2）：327-333.

[2] PECORELLI S. Revised FIGO staging for carcinoma of the vulva，cervix，and endometrium. Int J Gynaecol Obstet，2009，105（2）：103-104.

[3] National Comprehensive Cancer Network. NCCN clinical practice guidelines in uterine neoplasms.［2019-03-01］. http://www.nccn.org.

[4] JHINGRAN A，WINTER K，PORTELANCE L，et al. A phase Ⅱ study of intensity modulated radiation therapy to the pelvis for postoperative patients with endometrial carcinoma：radiation therapy oncology group trial 0418. Int J Radiat Oncol Biol Phys，2012，84（1）：23-28.

[5] KODAMA J，SEKI N，OJIMA Y，et al. Efficacy and prognostic implications of administering adjuvant chemotherapy to patients with endometrial cancer that is confined to the uterus. Eur J Obstet Gynecol Reprod Biol，2007，131（1）：76-80.

[6] KONG A，JOHNSON N，KITCHENER H C，et al. Adjuvant radiotherapy for stage Ⅰ endometrial cancer：an updated Cochrane systematic review and meta-analysis. J Natl Cancer Inst，2012，104（21）：1625-1634.

[7] ONSRUD M，CVANCAROVA M，HELLEBUST T P，et al. Long-term outcomes after pelvic radiation for early-stage endometrial cancer. J Clin Oncol，2013，31（31）：3951-3956.

[8] NAGAR H，BOOTHE D，PARIKH A，et al. Administration of concurrent vaginal brachytherapy during chemotherapy for treatment of endometrial cancer. Int J Radiat Oncol Biol Phys，2013，87（4）：665-669.

[9] SECORD A A，GELLER M A，BROADWATER G，et al. A multicenter evaluation of adjuvant therapy in women with optimally resected stage ⅢC endometrial cancer. Gynecol Oncol，2013，128（1）：65-70.

[10] DE BOER S M，POWELL M E，MILESHKIN L，et al. Adjuvant chemoradiotherapy versus radiotherapy alone for women with high-risk endometrial cancer（PORTEC-3）：final results of an international，open-label，multicentre，randomised，phase 3 trial. Lancet Oncol，2018，19（3）：295-309.

第三十二章 阴道癌

阴道癌多数是来自宫颈、外阴或子宫内膜或卵巢的转移癌,原发阴道癌少见,占妇科恶性肿瘤的1%～2%。阴道癌最常见部位为阴道上1/3后壁;其中阴道上、中、下三段阴道癌发生率分别占50%、20%、30%。阴道癌的扩散以局部侵犯和淋巴结转移为主,上2/3阴道癌易出现盆腔淋巴结转移,下1/3阴道癌易出现腹股沟淋巴结转移。

【诊疗过程】

(1)询问患者的临床症状和婚姻、月经史。阴道癌最常见的症状为阴道出血和异常分泌物。晚期可有泌尿系、肠道压迫症状、盆腔疼痛及其他相关转移症状。

(2)需进行妇科检查。妇科检查时注意宫颈、外阴、尿道、肛门情况。仔细检查腹股沟。使用阴道窥器检查时注意在阴道内旋转窥器使阴道后壁尤其是阴道中下段病变暴露更清楚。强调双合诊、三合诊,关注直肠有无受累。对于阴道狭窄者可以麻醉下进行妇科检查及活检。

(3)一般身体检查中需特别关注腹股沟淋巴结的触诊,评估下肢的水肿情况。

(4)阴道病灶的活检病理是诊断的金标准。阴道癌90%～95%是鳞状细胞癌,其他类型有腺癌、肉瘤、恶性黑色素瘤等。

(5)选择腹盆腔增强CT或MRI,尤其是MRI有利于术前确定病变侵犯范围,协助制订放疗计划。超声有利于判断腹股沟淋巴结转移情况,常规血生化检查和尿常规检查及胸部X线检查也是需要的。PET/CT有利于区域淋巴结转移和血行播散远处转移的诊断。必要时行肠镜和膀胱镜检查。

(6)原发阴道癌少见,需与继发性阴道癌鉴别。肿瘤原发部位为阴道,应除外来自妇女生殖器官或生殖器官外的肿瘤转移至阴道可能;肿瘤侵犯到宫颈阴道部并达宫颈外口区域应诊断宫颈癌;肿瘤限于尿道者应诊断尿道癌。

(7)治疗后疗效评价,定期随访,给予患者治疗后指导建议。

【临床关键点】

(1)阴道癌多发生在阴道后壁上1/3,倾向于多中心,可以直接生长侵犯周围邻近结构。

(2)阴道癌的淋巴结引流中,上部分阴道淋巴引流至髂外、髂内淋巴结,向后到髂总和腹主动脉淋巴结,下部分阴道的淋巴引流是先到腹股沟浅淋巴结,再到腹股沟深淋巴结,最后可以到髂外淋巴结。

(3)肺、肝和骨是阴道癌常见的血行转移部位。

(4)鳞状细胞癌是阴道癌常见的组织学类型,占85%以上。其他类型包括腺癌、黑色素瘤、肉瘤等,少见的类型是未分化和小细胞癌、淋巴瘤等。鳞状细胞癌和黑色素瘤多发生在绝经后妇女,腺癌在年轻女性中较多。胚胎横纹肌肉瘤是多发生在婴儿和幼儿的肿瘤。

【临床病例】

病史采集

患者,女,45岁。1年前出现阴道不规则出血在当地就诊。

妇科检查:阴道前壁上1/3处可及一直径2cm大小的菜花样肿物,质硬,触之易出血。活检病理:高分化鳞状细胞癌。行宫颈锥切术,病理未见到肿瘤细胞。盆腔MRI:子宫多发类圆形占位,子宫肌瘤可能,双侧腹股沟多发淋巴结,阴道壁略增厚。胸部CT:双肺小索条,纵隔内小淋巴结,脂肪肝。血鳞状上皮细胞癌抗原(squamous cell carcinoma antigen, SCC)5.76ng/ml(正常范围0～2.5ng/ml)。诊断阴道癌Ⅰ期,行1个疗程放疗，6MV X 射线，CRT 技术，95% PTV：4 140cGy/23 次 /49d，内照射参考点：黏膜 7.5mm，参考剂量 350cGy，共 5 次，累计 1 750cGy/5 次。同步 DDP＋替吉奥放疗增敏 2 次，治疗后阴道肿物较前缩小。治疗结束后 2 个月患者发现阴道内口有 2cm 肿瘤，转来我院进一步治疗。患者一般情况尚好，双侧腹股沟未及明显肿大淋巴结，外阴（－）。从阴道外口至其上方 2cm 处前壁可及肿物，菜花状，大小约 3cm，活检证实为鳞状细胞癌；宫颈不可及。宫旁触不清。再次应用外照射和内照射结合治疗，其中外照射采用 IMRT，D$_T$ 45Gy，外照射结束后检查，病灶明显缩小，仅阴道前壁部分区域黏膜增厚，故内照射采用多通道阴道腔内照射，屏蔽阴道后壁，5Gy/ 次，共 2 次，治疗结束后病灶消失。放疗结束后 3 个月，出现明显放射性阴道炎表现，疼痛，分泌物多，红肿，对症治疗 2 个月后好转，随访 3 年未发现复发和转移。

【问题 1】 该阴道癌患者的分期是什么？

思路：该患者初诊时病灶直径 2cm，局限于阴道壁内，FIGO 为 I 期（附录 32-1），AJCC 分期 I A 期（附录 32-2、附录 32-3）。阴道癌的诊断一定要仔细查体，排除是宫颈癌侵犯或外阴癌侵犯所致。该患者在最初诊断时进行宫颈的锥切活检，排除了宫颈癌。

【问题 2】 什么是阴道癌的治疗选择和预后因素？

思路 1：阴道癌的治疗方案应是基于肿瘤部位、大小、浸润深度、分期及患者年龄、意愿的个体化治疗方案。阴道癌肿瘤的分期、部位、大小是最重要的预后因素。在制订治疗方案的过程中仔细检查病灶与周围的相互关系，考虑到由于局部解剖的限制有时很难获得足够的手术切缘及患者性心理问题，以及阴道肿瘤邻近的膀胱、直肠、尿道这些正常组织对高剂量放疗的耐受性。放疗在阴道癌的治疗中起着至关重要的主导地位，适用于各期阴道癌，以及术前、术后、根治性多种目的。该患者最初选择放疗是正确的。

思路 2：手术在阴道癌中的应用较为局限，仅适用于 I 期肿瘤病变 <2cm 且处于上 1/3 阴道者。对于 II 期病变，目前也有进行新辅助化疗后行手术的小样本的前瞻性研究，91% 达临床缓解可以接受手术，27% 达病理完全缓解，术后并发症轻微且达到长期生存。但与放疗相比此类研究数目少，尚不足以替代放疗成为 II 期阴道癌的首选治疗手段。

【问题 3】 放疗在阴道癌治疗中的作用是什么？

思路 1：放疗适用于各期阴道癌的治疗，包括应用阴道内照射和外照射。局限、浅表的病变可进行单纯腔内放疗。外照射联合 / 不联合内照射适用于病灶直径 >2cm 的 I 期和 II ～ IV 期各期病变。

思路 2：外照射技术。病灶位于阴道上 2/3，外照射方法类似宫颈癌；病灶位于下 1/3 阴道，则还需包括腹股沟淋巴引流区。外照射应该包括全部阴道，治疗前应仔细检查阴道各壁。该患者的第 1 次治疗可能存在缺陷，外照射和内照射的范围不够，没有能包全阴道范围，故阴道下方短期内复发。

思路 3：对于阴道鳞状细胞癌，若瘤区剂量 <55Gy，则 5 年局部控制率仅 53%，因此采用内外照射结合的方式非常重要。通常外照射剂量为 45～50Gy，1.8～2Gy/ 次，常规技术 20～40Gy 时屏蔽直肠、膀胱，同时开始加用阴道内照射。调强放疗技术应用时建议 40Gy 后再行阴道内照射。上述患者由于是二程放疗，选择调强放疗技术，照射阴道肿瘤及淋巴引流区（图 32-1）。

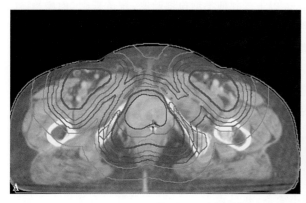
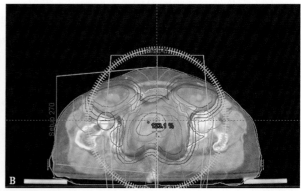

图 32-1 阴道癌靶区示意图及调强放疗治疗计划剂量分布图

A. 靶区示意图；蓝色线：阴道肿瘤区；红色线：阴道临床靶区和腹股沟淋巴引流区临床靶区；B. 调强放疗治疗计划剂量分布图。

思路4：内照射技术。以阴道内照射为主，若宫颈受累时加以A点为参考点的宫颈区内照射。阴道内照射需先选取适合的施源器，并口服钡剂透视下观察小肠与阴道顶端距离。多采用阴道柱状施源器照射，驻留位置为放疗前妇科检查阴道病变外放2cm处；参考点据肿瘤侵犯深度、阴道旁病变大小决定，多为黏膜下0.5cm/肿瘤外0.5cm，必要时可以加用组织间插植技术。每周1~2次，每次4~5Gy，共10~20Gy。该患者阴道肿瘤在外照射后明显缩小，仅进行柱状施源器腔内照射即可取得很好的剂量分布（表32-1）。

表32-1 阴道癌各期相应治疗

分期	治疗策略
原位癌（CIS）	激光治疗/5-氟尿嘧啶软膏外用→密切随诊→若病变持续不消退，则腔内放疗（阴道黏膜剂量达60~70Gy）
Ⅰ期（病灶厚度<0.5cm/直径<2cm/低级别）	手术→若切缘阳性/邻近切缘，则术后腔内放疗，全阴道照射，阴道黏膜表面剂量达60~70Gy，参考点位于肿瘤外0.5cm，肿瘤及其周围2cm区域阴道黏膜剂量可达80~100Gy）
Ⅰ期（病灶厚度>0.5cm/直径>2cm/高级别）	手术（根治性阴道切除术+病灶位于上2/3阴道的盆腔淋巴清扫术/下1/3阴道的腹股沟淋巴清扫术）→若切缘阳性/邻近切缘，则术后放疗 盆腔照射（45~50Gy，若病灶位于阴道下1/3，照射野包括腹股沟淋巴引流区，淋巴结瘤区剂量60Gy）+腔内放疗（全阴道照射，阴道黏膜表面剂量达60~70Gy，参考点位于肿瘤外0.5cm，处方量可达70~80Gy，肿瘤及其周围2cm区域阴道黏膜剂量可达80~100Gy）
Ⅱ期	盆腔放疗（45~50Gy，若病灶位于阴道下1/3，照射野包括腹股沟淋巴引流区，淋巴结瘤区剂量60Gy）+腔内放疗（全阴道照射，阴道黏膜表面剂量达60~70Gy，参考点位于肿瘤外0.5cm，处方量可达75~85Gy，补量区包括肿瘤及其周围2cm区域）
Ⅲ期	盆腔放疗（45~50Gy，若病灶位于阴道下1/3，照射野包括腹股沟淋巴引流区，淋巴结瘤区剂量60Gy，宫旁及阴道旁补量）+腔内放疗（全阴道照射，阴道黏膜表面剂量达60~70Gy，参考点位于肿瘤外0.5cm，处方量可达75~85Gy，补量区包括肿瘤及其周围2cm区域，宫旁及阴道旁补量）
Ⅳ期	姑息放疗±化疗

【问题4】 阴道癌放疗后的随访注意事项是什么？

思路1：阴道癌放疗期间及放疗后，10%~15%的患者会出现各种与治疗相关的并发症，包括阴道狭窄、放射性膀胱炎或直肠炎、直肠或膀胱阴道瘘，少见的还有阴道坏死、肠梗阻。阴道狭窄的发生率最高，能达50%以上，因此对于年轻患者建议内照射开始后进行阴道冲洗，病情控制后尽早佩戴阴道模具或使用阴道扩张器，鼓励性生活，但因放疗后阴道内干燥，建议使用润滑剂及局部雌激素治疗。此外，若没有进行卵巢悬吊的绝经前患者，盆腔放疗后会出现卵巢功能下降，必要时可行雌激素治疗或放疗前进行卵巢悬吊术。

思路2：阴道癌患者总体预后较好，治疗前的分期是影响患者预后的最重要因素，单纯放疗后患者5年总的存活率约58%，肿瘤特异性存活率75%。放疗结合化疗的5年总存活率66%，肿瘤特异性存活率92%。

（张福泉）

推荐阅读资料

[1] LIAN J，DUNDAS G，CARLONE M，et al. Twenty-year review of radiotherapy for vaginal cancer: an institutional experience. Gynecol Oncol，2008，111（2）：298-306.

[2] PANICI P B，BELLATI F，PLOTTI F，et al. Neoadjuvant chemotherapy followed by radical surgery in patients affected by vaginal carcinoma. Gynecol Oncol，2008，111（2）：307-311.

[3] SAMANT R，LAU B，CHOAN E，et al. Primary vaginal cancer treated with concurrent chemoradiation using Cisplatinum. Int J Radiat Oncol Biol Phys，2007，69（3）：746-750.

[4] FRANK S J，JHINGRAN A，LEVENBACK C，et al. Definitive radiation therapy for squamous cell carcinoma of the vagina. Int J Radiat Oncol Biol Phys，2005，62（1）：138-147.

[5] CHYLE V，ZAGARS G K，WHEELER J A，et al. Definitive radiotherapy for carcinoma of the vagina: outcome and prognostic factors. Int J Radiat Oncol Biol Phys，1996，35（5）：891-905.

附录 32-1：阴道癌 FIGO 分期

I 期：肿瘤局限于阴道壁

II 期：肿瘤浸润至阴道旁组织，但未达盆壁

III 期：肿瘤侵犯至盆壁

IV 期：肿瘤超出真骨盆或侵犯膀胱或直肠黏膜，膀胱黏膜泡样水肿不属于 IV 期

  IVA 期：肿瘤扩散至膀胱或直肠黏膜或超出真骨盆

  IVB 期：肿瘤远处转移

附录 32-2：阴道癌 TNM 分期（AJCC 第 8 版）

原发肿瘤

T_1：肿瘤局限于阴道壁

  T_{1a}：肿瘤局限于阴道壁，病灶直径≤2cm

  T_{1b}：肿瘤局限于阴道壁，病灶直径>2cm

T_2：肿瘤穿透阴道壁，未达盆壁

  T_{2a}：肿瘤穿透阴道壁，未达盆壁，病灶直径≤2cm

  T_{2b}：肿瘤穿透阴道壁，未达盆壁，病灶直径>2cm

T_3：肿瘤浸润达盆壁，和/或阴道下 1/3 受累，和/或引起肾积水或肾失去功能

T_4：肿瘤超出真骨盆或侵犯膀胱或直肠黏膜，膀胱黏膜泡样水肿不属于 T_4

区域淋巴结

N_x：区域淋巴结转移不能被评估

N_0：没有区域淋巴结转移

$N_0(i+)$：区域淋巴结孤立的肿瘤细胞，直径≤0.2mm

N_1：盆腔或腹股沟淋巴结转移

远处转移

M_x：远处转移不能被评估

M_0：没有远处转移

M_1：有远处转移

附录 32-3：阴道癌 TNM 分期（AJCC 第 8 版）和 FIGO 分期的关系（附表 32-1）

附表 32-1　阴道癌 TNM 分期（AJCC 第 8 版）和 FIGO 分期的关系

T 分期	N 分期	M 分期	AJCC 分期
T_{1a}	N_0	M_0	I A
T_{1b}	N_0	M_0	I B
T_{2a}	N_0	M_0	II A
T_{2b}	N_0	M_0	II B
$T_{1\sim3}$	N_1	M_0	III
T_3	N_0	M_0	III
T_4	任何 N	M_0	IV A
任何 T	任何 N	M_1	IV B

第三十三章 外 阴 癌

外阴是女性外生殖器,包括大阴唇、小阴唇、阴蒂、前庭、阴道口和尿道口结构。外阴癌较少见,占妇科恶性肿瘤的 5% 左右。过去发病年龄多在 70～80 岁,近年来发病平均年龄有提前趋势。外阴癌的多发部位是大、小阴唇。局部侵犯和淋巴结转移是主要的扩散方式。晚期有血行转移。

【诊疗过程】

(1)询问患者的临床症状和婚姻月经史。最常见的表现是外阴瘙痒和肿块,其他有外阴疼痛、溃疡。肿物较大时可能引起排尿困难、出血等。腹股沟淋巴结转移时可出现外阴、下肢水肿。

(2)妇科检查时,应仔细进行外阴肿物大小的测量,尤其对于肿瘤接近重要的中线结构(阴蒂、阴道、肛门)应测量和记录,甚至可采取局部拍照的方法记录,以协助后续放疗计划的制订。有文献报告高达 22% 的外阴癌患者伴有第二原发性肿瘤,其中最常见为宫颈癌,因此必须进行宫颈检查。

(3)一般查体需特别关注腹股沟淋巴结的触诊,评估下肢的水肿情况。

(4)外阴病灶的活检病理是诊断的金标准。90%～95% 的外阴癌是鳞状细胞癌,好发于阴唇或前庭。其他类型有基底细胞癌、佩吉特病、汗腺癌、恶性黑色素瘤、前庭大腺癌、尿道旁腺癌等。

(5)选择腹盆腔增强 CT 或 MRI,尤其是 MRI 有利于术前确定病变侵犯范围,协助制订放疗计划。超声有利于判断腹股沟淋巴结转移情况。常规血生化检查和尿常规检查及胸部 X 线检查。PET/CT 有利于区域淋巴结转移和血行播散远处转移的诊断。

(6)对阴道和宫颈进行检查是必要的。这些区域有多灶性鳞状上皮内病变的可能。对疑似病变累及肛门者应行肛门和直肠检查。

(7)治疗后疗效评价,定期随访,给予患者治疗后指导建议。

【临床关键点】

(1)外阴癌占全身恶性肿瘤的 1%,占妇科恶性肿瘤的 5% 左右。

(2)外阴癌多发于中老年女性。

(3)外阴癌的病因包括肥胖、外阴白斑、外阴营养不良(如硬化性苔藓)、人乳头瘤病毒(HPV)感染、吸烟、免疫抑制、宫颈癌病史等。

(4)位于大、小阴唇的外阴癌占 75%～80%,其次在阴蒂区和会阴区;5% 是多中心。

(5)外阴癌以原发性鳞状细胞癌为主。

(6)外阴癌局部侵犯至阴道、尿道、膀胱、直肠等,出现外阴疼痛及瘙痒、阴道溃烂、感染、尿频、尿痛、排尿烧灼感和排尿困难等症状。

(7)腹股沟和盆腔是常见的淋巴结转移部位。晚期有血行转移。

【临床病例】

第一步:病史采集

患者,女,71 岁。因"外阴肿物 6 个月、伴疼痛 4 个月"就诊。

患者 6 个月前发现外阴肿物,约 1cm×1cm,2 个月后开始出现外阴肿物疼痛,局部略红肿。门诊检查发现右侧大阴唇近中线处肿物,直径 2cm。局部活检病理:浅表浸润性鳞状细胞癌(深度 <0.1cm)。行"扩大的外阴局部切除+单纯外阴切除术"和"双侧腹股沟浅层淋巴结清扫术"。术中见外阴肿物位于阴蒂右侧,直径约 2cm,无破溃,距离尿道口 1.5cm。术后病理:外阴高中分化鳞状细胞癌(最大径约 1.7cm),侵及间质(最

深约 3mm),上下切缘、内外侧切缘及底切缘未见癌;淋巴结呈慢性炎症表现,未见转移癌(左侧腹股沟 0/5,右侧腹股沟 0/3)。术后定期复查。3 个月后发现右侧腹股沟肿大淋巴结,直径约 2cm,行"右侧腹股沟淋巴结切除术"。术后病理:右侧腹股沟淋巴结转移性鳞状细胞癌。查体:双侧腹股沟呈术后改变,未触及肿大淋巴结。心肺听诊(-),腹平软,肝脾肋下未及,全腹无压痛、反跳痛,双下肢无水肿。外阴术后改变,腹股沟区伤口愈合良好。

【问题 1】 什么是外阴癌的分期和影响预后的因素?

思路 1:外阴癌使用的是 AJCC 和 FIGO 分期系统(附录 33-1、附录 33-2)。它是临床和手术/病理系统的混合分期,单纯临床分期可能导致 30% 的淋巴结微转移漏诊。现有的分期系统需要完全的腹股沟淋巴结清扫术,而为避免完全腹股沟淋巴结清扫术带来的急慢性并发症(如伤口裂开、感染、淋巴水肿),现在腹股沟前哨淋巴结活检术的应用越来越多。因此,可以通过影像学(PET/CT、MRI)术前协助分期诊断及选择清扫术式。根据患者第一次手术的情况,最初的分期是 FIGO I B 期。

思路 2:影响外阴癌预后的因素包括原发肿瘤的大小及其局部扩展和浸润深度;单侧或双侧淋巴结受累情况;淋巴血管间隙的侵犯;手术切缘距肿瘤距离等。此患者的术后病理没有详细描述病灶距手术切缘的距离。

【问题 2】 什么是外阴癌的常见病理类型?

思路 1:外阴癌的病理诊断是基本项目。90%~95% 的外阴癌是鳞状细胞癌。其他比较多见的类型还有黑色素瘤、基底细胞癌、腺癌等,神经内分泌癌和肉瘤罕见。

思路 2:外阴癌的病理诊断要求在局部麻醉下对原发肿瘤进行活检。

【问题 3】 什么是外阴癌的首选治疗和辅助治疗?

思路 1:外阴癌治疗以手术为主。I 期及 II 期为早期,行局部扩大切除术及腹股沟淋巴结评估(经典的为腹股沟淋巴结清扫术),有术后高危因素者行术后辅助放化疗;III 期及 IV A 期为局部进展期,首选手术,不能直接手术者可行术前放化疗。IV B 期为晚期,建议行个体化放化疗。

思路 2:T_1 和 T_2 早期且病变不靠近中线结构的建议局部扩大切除术。若术前临床检查提示肿瘤已累及不能手术切除部位 1cm 以上时,建议术前放疗或放化疗。腹股沟淋巴结清扫术是外阴癌淋巴结评估的标准方法。腹股沟淋巴结清扫术需清扫腹股沟深、浅两组淋巴结。有不少中心对 I B 期及 II 期患者进行腹股沟前哨淋巴结活检术。此患者手术的腹股沟淋巴结清扫没有清扫深部,可能是短期内复发的原因。

知识点

前哨淋巴结(sentinel lymph node,SLN)活检术指征:局限于一侧外阴,直径<4cm 的未感染的外阴癌,且无明显肿大腹股沟淋巴结,或仅存在影像学诊断为正常形态淋巴结,且没有外阴手术史。最大的一项 SLN 研究:入组 403 例外阴鳞状细胞癌患者,病灶直径<4cm,分为 SLN 阴性观察组(n=276)和 SLN 阳性或无 SLN 进行腹股沟淋巴结清扫术组,随访 35 个月,SLN 阴性组腹股沟淋巴结复发率为 3%,与既往报告的腹股沟淋巴结清扫术后复发率相似。但是中线病变建议双侧腹股沟淋巴结清扫术,SLN 活检术可能对于疑似中线受累者有用。

【问题 4】 放疗对外阴癌治疗的作用和地位如何?

思路 1:新辅助治疗包括术前放疗/术前放化疗,是进展期外阴癌首选的治疗手段。新辅助治疗后临床考虑完全缓解者应再进行病理活检评估,若病理完全缓解则观察,若病理部分缓解则手术切除残留病灶,若不能手术者则继续观察待病情进展后予予药物治疗。

思路 2:术后辅助放疗适用于高复发风险者,如肿瘤直径>4cm 或有淋巴结转移,脉管瘤栓,切缘<8mm。其中近切缘是最强预测复发的因素。上述患者手术后没有描述距病灶切缘,且没有进行深部腹股沟淋巴结清扫,应考虑予以术后辅助治疗。

思路 3:腹股沟区淋巴结是外阴癌常见的转移部位,多项研究表明≥2 个显微镜下淋巴结转移者或≥1 个包膜外淋巴结转移者行辅助放疗有获益,而单个显微镜下淋巴结转移者进行辅助放疗是有争议的。2014 年

Astro 会议上美国报告 420 例患者的资料,认为单个淋巴结转移者进行放疗可以提高生存率;无淋巴结转移者进行腹股沟淋巴结照射尚无证据。对原发灶根治性手术切除且切缘阴性者可以只进行盆腔及腹股沟淋巴结的照射,以降低并发症。对于有病理证实淋巴结转移者倾向于进行双侧腹股沟及盆腔放疗。

思路 4:对不能切除或不能耐受手术的外阴癌患者可行根治性放化疗。

【问题 5】 如何设计外阴癌的放疗照射野?

思路 1:外阴癌的放疗需制订个体化剂量方案,主要考虑病变范围和患者对放疗的耐受程度。可选择常规放疗、三维适形放疗或调强放疗技术。常规放疗中腹股沟区应选择直线加速器电子束和低能 X 射线混合照射,对外阴浅表病变用适当能量的电子束加补偿物照射,盆腔区选择高能 X 射线照射。对亚临床病灶,放疗剂量一般为 50Gy 左右,有残存瘤区剂量一般为 60Gy;根治性放疗剂量为 60~65Gy。

思路 2:常规放疗技术采用前后对穿照射,上界为髂内外淋巴结汇合成髂总淋巴结处,若怀疑或证实髂内外淋巴结转移则上扩至 $L_{4~5}$ 间隙;下界包全整个外阴或在肿瘤下方(以位置较低者为主);两侧界前野为股骨大转子外侧,后野为真骨盆外放 2cm。宽前野与窄后野对穿,较宽边界为前野,较窄边界为后野。

思路 3:调强放疗技术能减少股骨头颈、小肠、直肠、膀胱的剂量。同步化疗者,放疗也可以减少骨髓剂量,降低血液学毒性。

第二步:入院后治疗

该患者用 6MV X 射线、IMRT(Rapid-Arc)技术照射双侧腹股沟淋巴引流区及右侧髂外、右侧闭孔及右侧部分髂总淋巴引流区(图 33-1),剂量 50Gy/25 次 /5 周。用电子线补充右侧腹股沟剂量至 60Gy,放疗期间患者出现 RTOG 1 级皮肤黏膜反应、RTOG 1 级下消化道反应,放疗后随访 3 年未见复发及转移。

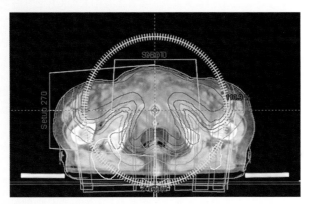

图 33-1 外阴癌调强放疗剂量分布

【问题 6】 外阴癌放疗的常见副作用包括哪些?

思路 1:外阴癌放疗最常见的急性反应是外阴区和照射的腹股沟区皮肤的反应,一般在放疗 3 周左右开始,常规放疗时,许多患者由于湿性反应暂时中断治疗。其他急性反应还包括腹泻、尿频、尿急等,血液毒性在同步化疗时多见。应用调强放疗后,急性反应减少。

思路 2:外阴癌放疗后常见的迟发反应包括皮肤萎缩、干燥,血管扩张、纤维化,部分有阴道狭窄,也有股骨头坏死和股骨颈骨折的报告,要求对股骨头和股骨颈剂量限制在 45Gy 以下。

【问题 7】 外阴癌治疗后如何进行随访?患者的生存率如何?

思路 1:外阴癌手术放疗后的随访是非常重要的内容,一般在放疗后 2 周进行第 1 次随访,主要了解放疗后的反应情况,指导患者进行阴道外阴的功能保护。以后在 2 年内建议每 3 个月进行随访,以后可以适当延长至 4~6 个月,5 年后建议至少每年 1 次随访。随访检查内容包括常规外阴阴道检查、血生化项目、肿瘤标记物特别是 SCC 和 CA12-5 及腹股沟超声,选择性进行胸片和腹盆腔 CT。

思路 2:外阴癌的局部和区域未控是患者的主要死亡原因,病灶仅局限于外阴的患者治疗后的 5 年总生存率可达 80%~90%,而有局部和区域淋巴结转移者,生存率为 45%~50%,单侧腹股沟淋巴结转移和单个淋巴结转移者预后明显好于双侧淋巴结转移和多个淋巴结转移者。有远处转移的患者,5 年生存率仅为 15%。

(张福泉)

推荐阅读资料

[1] GONZALEZ BOSQUET J, KINNEY W K, RUSSELL A H, et al. Risk of occult inguinofemoral lymph node metastasis from squamous carcinoma of the vulva. Int J Radiat Oncol Biol Phys, 2003, 57(2): 419-424.

[2] GEISLER J P, MANAHAN K J, BULLER R E. Neoadjuvant chemotherapy in vulvar cancer: avoiding primary exenteration. Gynecol Oncol, 2006, 100(1): 53-57.

[3] MONTANA G S, THOMAS G M, MOORE D H, et al. Preoperative chemo-radiation for carcinoma of the vulva with N2/N3 nodes: a gynecologic oncology group study. Int J Radiat Oncol Biol Phys, 2000, 48(4): 1007-1013.

[4] MOORE D H, ALI S, KOH W J, et al. A phase II trial of radiation therapy and weekly cisplatin chemotherapy for the treatment of locally-advanced squamous cell carcinoma of the vulva: a gynecologic oncology group study. Gynecol Oncol, 2012, 124(3): 529-533.

[5] CHAN J K, SUGIYAMA V, PHAM H, et al. Margin distance and other clinico-pathologic prognostic factors in vulvar carcinoma: a multivariate analysis. Gynecol Oncol, 2007, 104(3): 636-641.

[6] KUNOS C, SIMPKINS F, GIBBONS H, et al. Radiation therapy compared with pelvic node resection for node-positive vulvar cancer: a randomized controlled trial. Obstet Gynecol, 2009, 114(3): 537-546.

[7] GERSZTEN K, SELVARAJ R N, KELLEY J, et al. Preoperative chemoradiation for locally advanced carcinoma of the vulva. Obstet Gynecol, 2005, 99(3): 640-644.

附录 33-1: 外阴癌 TNM 分期(2018 年 AJCC 第 8 版)和 FIGO(2009 年)分期(附表 33-1)

附表 33-1 外阴癌 TNM 分期(20018 年 AJCC 第 8 版)和 FIGO(2009 年)分期

AJCC TNM 分期	FIGO 分期	描述
原发肿瘤		
T_x		原发肿瘤不能被评估
T_0		没有原发肿瘤的证据
Tis		原位癌(表皮内癌)
T_{1a}	I A	肿瘤局限于外阴和/或会阴,肿物直径≤2cm,间质浸润深度≤1mm
T_{1b}	I B	肿瘤局限于外阴和/或会阴,肿物直径>2cm,或任何肿瘤大小但间质浸润深度>1cm
T_2	II	任何肿瘤大小,但病变蔓延以下邻近结构:下 1/3 尿道、下 1/3 阴道、肛门
T_3	IV A	任何肿瘤大小,但病变蔓延至以下结构:上 2/3 尿道、上 2/3 阴道、膀胱黏膜、直肠黏膜或骨盆固定
区域淋巴结		
N_x		区域淋巴结不能被评估
N_0		没有区域淋巴结转移
N_1	III	1 个或 2 个区域淋巴结转移且符合以下特征
N_{1a}	III A	转移淋巴结直径均<5mm
N_{1b}	III A	1 个转移淋巴结,且直径≥5mm
N_2	III B	区域淋巴结转移
N_{2a}	III B	≥3 个区域淋巴结转移,且直径均<5mm
N_{2b}	III B	≥2 个区域淋巴结转移,且直径均≥5mm
N_{2c}	III C	淋巴结转移伴包膜外受侵
N_3	IV A	固定或伴溃疡的区域淋巴结转移
远处转移		
M_0		没有远处转移
M_1	IV B	远处转移(包括盆腔淋巴结转移)

附录 33-2: 外阴癌 TNM 分期(2018 年 AJCC 第 8 版)和 FIGO(2009 年)分期关系(附表 33-2)

附表 33-2　外阴癌 TNM 分期(2018 年 AJCC 第 8 版)和 FIGO(2009 年)分期关系

T 分期	N 分期	M 分期	FIGO 分期
T_1	N_0	M_0	I
T_{1a}	N_0	M_0	I A
T_{1b}	N_0	M_0	I B
T_2	N_0	M_0	II
$T_{1\sim2}$	$N_{1\sim2c}$	M_0	III
$T_{1\sim2}$	N_1	M_0	III A
$T_{1\sim2}$	N_{2a}, N_{2b}	M_0	III B
$T_{1\sim2}$	N_{2c}	M_0	III C
$T_{1\sim3}$	N_3	$M_{0\sim1}$	IV
$T_{1\sim2}$	N_3	M_0	IV A
T_3	任何 N	M_0	IV A
任何 T	任何 N	M_1	IV B

第三十四章 近距离治疗

第一节 组织间近距离治疗

近距离治疗是指利用带有包壳的密封放射源直接放置到肿瘤附近对肿瘤进行放疗。放射源可以通过人体腔道（如子宫、阴道、食管、气管等）或通过针及导管植入到肿瘤所在器官（如乳腺、头颈、前列腺和皮肤）进行治疗。事实上，近距离治疗可以应用于大部分肿瘤的治疗，既可以作为单纯治疗，也可以联合外照射。

近距离治疗的优势为放射源中心区域剂量高度集中，并随着距离增加成平方反比关系，可精确地锁定肿瘤靶区位置，并在治疗过程中确保治疗区域位置不变。而外照射具有治疗过程中靶区位置移动和每次摆位出现误差的特征。近距离治疗的主要操作是插植针到肿瘤靶区，这一过程需要技术娴熟的医师方可实现。近距离治疗包括腔内照射、组织间照射、管内照射和血管内照射。早期临床近距离治疗使用的放射源是镭源，由于镭放射源半衰期过长和不易于防护，被后来的铯放射源取代，并出现了后装近距离治疗的概念。后装是指利用模板将导管或针排布在肿瘤靶区，之后将放射源通过导管或针输送到治疗区域对肿瘤进行治疗。早期后装系统是手动的，典型的例子是 ^{192}铱导丝线源技术。早期的后装放射源主要是 ^{60}钴和 ^{137}铯，之后逐渐被高剂量率或脉冲剂量率近距离 ^{192}铱源取代。

近距离治疗根据放射源的能量划分为低剂量率（2～4Gy/h）、中等剂量率（4～12Gy/h）和高剂量率（≥12Gy/h）。

本节以前列腺癌为例讲述组织间近距离治疗。目前，前列腺癌的治疗可分为前列腺癌根治术、内分泌治疗、放疗、化疗、观察与等待等方法。根据前列腺癌的进展情况及患者的身体状况综合决定治疗方案。

【临床病例】

第一步：病史采集

患者，男，80岁。因进行性排尿困难，表现为尿线细、射程短、尿流缓慢、尿流中断、尿后滴沥、排尿不尽、排尿费力，伴尿频、尿急、夜尿增多就诊。

查体：KPS 评分 80 分，身高 170cm，体重 70kg。经直肠指检可及前列腺表面直径 1.0cm 肿大结节，质中，活动欠佳，无压痛。血清学：PSA 8ng/ml。经直肠活检病理：前列腺腺癌，Gleason 评分 2+3＝5 分。

第二步：门诊化验及辅助检查

患者在门诊进行了增强 MRI、经直肠超声、盆腔增强 CT、心电图、腹部超声及血生化、PSA、血常规等检查。

盆腔 MRI：前列腺体积增大，中央带信号不均匀，外周带变薄。左侧外周带可见不规则的低信号结节，向后突出，约 15.8mm×12.1mm，DWI 呈高信号，增强扫描时不均匀强化，局部包膜欠完整。精囊腺内见 8.8mm×7.6mm，T_1WI 低信号，T_2WI 高信号，边界清晰，增强扫描未见异常。盆腔未见肿大淋巴结。

盆腔 CT：前列腺大小约 38.9mm×44.8mm×40.4mm，内部密度不均匀，见条状钙化，增强扫描中央带强化不均匀，略呈结节状，左侧外周带似见片状稍高强化灶。盆腔未见肿大淋巴结和积液。

经直肠超声：前列腺横径 40mm，上下斜径 39mm，内腺 37mm×39mm。内腺增大，前列腺轮廓清晰，外腺回声明显减低，范围 10mm×14mm，其内可见较丰富的血流信号。

经直肠病理活检报告：前列腺腺癌，Gleason 评分（2+3），肿瘤细胞 CK5/6（－），P504s（＋＋）。

第三步：住院后治疗

患者住院后经多学科联合会诊查房讨论，诊断为早期前列腺癌，$T_2N_0M_0$，属于低危组。

【问题1】　前列腺癌如何进行治疗决策？

思路：美国近距离治疗学会根据美国国立综合癌症网络（NCCN）治疗指南将前列腺癌分为低危组、中危组和高危组。低危组定义：Gleason 评分≤6 分，PSA<10ng/ml，和临床肿瘤分期为 T_1、T_{2a}。中危组定义：Gleason 评分 7 分，或 PSA>20ng/ml，或临床肿瘤分期为 T_{2b}、T_{2c}。高危组定义：Gleason 评分 8～10 分，或 PSA>20ng/ml，或临床肿瘤分期为 T_{3a}。

1. 治疗选择　低危组：低危组使用单纯永久性前列腺近距离放疗（permanent prostate brachytherapy，PPB）即可。没有必要联合外照射或内分泌治疗。当前列腺体积较大或 PSA 升高很快时可以考虑联合内分泌治疗，目的是降低前列腺体积。PPB 后建议进行剂量评估。

中危组：中危组危险因素包括包膜受累、精囊侵犯或隐匿性淋巴结转移。中危组具有以上 3 个危险因素之一者，可行单纯 PPB 治疗。RTOG 0232 目前正进行 PPB 单纯或联合外照射的随机研究。已发表的最大一组中危组单纯 PPB 随访结果，8 年生物化学控制率为 70%。术后剂评估 ^{125}I 粒子 D90>130Gy 或 ^{103}Pd 粒子>115Gy，8 年 PSA 无复发生存率为 93%。最近 144 例中危组接受单纯 PPB，12 年疾病特异生存和无生物化学复发率为 100% 和 96%。因此，粒子治疗术后剂量评估十分关键。

高危组：高危组外照射联合内分泌治疗随机研究结果已经证实联合组具有优势。高危组特征为临床隐匿性转移超出了 PPB 杀伤范围。早期单纯 PPB 治疗高危前列腺结果与当前研究结果比较预后较差。因此，高危组治疗标准应该为 PPB 联合外照射。单中心、多中心回顾分析均提示 PPB 联合外照射在局部控制率和无转移生存方面均具有优势。因此，高危组治疗尽管尚没有随机研究，应该推荐外照射、PPB 和内分泌的综合治疗。

2. 精囊受侵　精囊受累的标准治疗目前尚不清楚。对于高危组，精囊应该为外照射或 PPB 共同的靶区。精囊粒子植入是可行的，可以实现高剂量，但是因精囊形状不规则，剂量分布变异很大，因此，精囊受累的应加外照射，不建议行粒子植入治疗。

【问题2】　如何确定前列腺癌患者的治疗策略？

思路1：前列腺癌治疗决策需要综合患者的肿瘤分期、有无紧急手术情况（大出血和排尿困难等）及患者的身体条件和治疗意愿。前列腺癌患者一般年龄偏大，建议治疗选择应该更倾向于无创或微创治疗。

思路2：伴随严重的内科合并症、无法耐受手术或拒绝手术的患者，均需在治疗决策中加以考虑。

思路3：前列腺癌治疗的目的是提高生存期和器官功能保全。肿瘤分期是治疗决策的主要考虑因素，根据患者意愿，该患者希望采取非手术方法治疗。

知识点

非手术切除病变的评估和情形

不可手术切除病变包括目前手术技术条件下，不易获得阴性切缘的病变，以及肿瘤侵犯范围广泛，通过手术切除不能使患者在生存或局部控制上获益和导致器官功能严重受损或丧失的情形。当然，对某一具体的患者而言，这些情况并不是手术的绝对禁忌证。对前列腺癌而言，T_3 肿瘤侵犯前列腺包膜、精囊和盆腔淋巴结转移者属于不可手术切除。

根据肿瘤分期和患者意愿，确定治疗方案为经直肠超声引导放射性 ^{125}I 粒子植入治疗。治疗期间，给予营养支持、保护肠道黏膜和会阴部皮肤等。

【问题3】　近距离放疗技术有哪些？近距离放疗范围和剂量如何确定？

思路：常用的近距离放疗技术有高剂量率插植技术和低剂量率组织间永久植入技术。

1.高剂量率插植　一般是利用后装技术，经会阴部插植导管，通常为14根，术中采集影像，适时计划，之后进行照射。此种方案适合患者短期住院，一般为1天。高剂量率（high dose rate，HDR）近距离治疗常用于剂量提升，通常是在外放疗常规分割治疗36～50Gy之后给予1～6次照射。HDR单纯治疗，分割为3～6次照射。近十年的治疗趋势是分割次数少，单次剂量大。由于超声引导计划系统的问世，单次大剂量得以实现。该技术主要适用于早期前列腺癌治疗。

2.低剂量率组织间永久植入　一般是利用经直肠超声引导技术，结合模板固定，一次性将放射性 ^{125}I 或 ^{103}Pd 粒子植入到前列腺靶区。这种方案适用于门诊患者治疗，采用硬膜外麻醉。适用于早期前列腺癌治疗，体积小于50ml。 ^{125}I 粒子处方剂量根据治疗目的决定，通常给予145Gy，需要联合外照射时处方剂量为110Gy。外照射45～50Gy，间隔1个月后进行。

^{125}I 粒子术后1个月行盆腔CT扫描，对前列腺进行剂量验证。扫描条件：层厚5mm，尽量保证体位、扫描范围和条件与粒子治疗前计划时一致。

【问题4】 前列腺癌近距离治疗如何实施？

思路1：放射性粒子植入全过程包括肠道准备、前列腺体积测定、体位固定、前列腺靶区确定、术中计划制订与优化、植入粒子、术后质量控制和质量保证、疗效评价、随访等。

思路2：放射性粒子治疗准备工作十分重要，涉及近距离治疗能否顺利完成及患者晚期副作用和生活质量，包括治疗前知情同意、身体条件准备和合并症处理等。治疗前需要明确告知患者治疗的目的，治疗中会出现的急性放疗反应和晚反应组织损伤表现，是否需要合并同期内分泌治疗等。交代治疗前、治疗中和治疗后需要注意的事项。年轻男性患者需要告知治疗期间和治疗后2～3年内避免生育；有条件患者可以在治疗前进行生殖细胞储备。

预知和预防尿潴留发生的可能性和采取相应的防范措施很有必要，并与患者进行沟通和签署知情同意书。有些患者原发肿瘤巨大，破坏和占据尿道，导致排尿困难，治疗时症状可进一步加重，必要时需先行尿道插管。治疗前需要肠道准备和处理。建议患者在放疗前于肛肠专科就诊，如有必要治疗痔疮，1～2周创面愈合后开始治疗。如果患者曾行经尿道旋切术，最好间隔半年。

治疗前需要处理严重内科合并症，治疗已经存在的肿瘤合并感染、出血等情形，使患者达到能够耐受放疗的条件。纠正治疗前存在的营养不良状态，做好营养支持准备工作。

思路3：与IMRT技术相比，近距离放疗有物理剂量分布的优势，可提高肿瘤局部控制，减少正常组织损伤，是早期前列腺癌标准治疗技术。治疗时间短，患者易于耐受。正常组织剂量限制HDR剂量分割方式不尽相同，表34-1列举了多个FDR治疗中心建议的正常组织剂量限值，以供参考。LDR照射的正常组织剂量要求：直肠30%体积限制在100Gy以内，20%体积限制在150Gy以内，10%体积限制在200Gy以内。尿道剂量100%体积限制在处方剂量的130%以内。

表34-1　高剂量率剂量分割方案

治疗中心	剂量分割方案	膀胱	尿道	直肠
MSKCC	补量7Gy×3		<120%处方剂量	D<70%
	单纯9.5Gy×4			
	挽救8Gy×4			
UCSF	补量15Gy×1	V75<1cc	V125<1cc	V75<1cc
	单纯10.5Gy×3		V150=0	
	挽救8Gy×4			
WBH	补量10.5Gy×2	无限值（术中基于TRUS剂量计算）	V90<90%处方剂量	V75<1%处方剂量
	单纯9.5Gy×4（以前）		V115<1%处方剂量	
	12～13.5Gy×2（现在）			
	挽救7Gy×4联合热疗			
TCC	补量6Gy×2	<80%处方剂量	<125%处方剂量	外壁受照剂量<880%

续表

治疗中心	剂量分割方案	膀胱	尿道	直肠
GW	补量6.5Gy×3	<100%处方剂量	<110%处方剂量	黏膜<60%
	单纯两程6.5Gy×3			外壁<100%
Toronto	补量15Gy×1	n/a	D10<118%	V80<0.5cc
			Max<125%	
UCLA-CET	补量6Gy×4	90%~100%膀胱壁	联合125%	直肠壁80%
	单纯7.25Gy×6	80%膀胱体	所有TUR 105%	直肠壁80%~85%
			单纯110%	

注: cc,毫升; MSKCC,纪念斯隆-凯特林癌症中心; UCSF,加州大学旧金山分校; WBH,威廉博蒙特医院; TCC,得克萨斯癌症中心; GW,伽马西方近距离治疗; Toronto,多伦多大学; UCLA-CET,加州大学洛杉矶分校-加利福尼亚激素治疗癌症中心; V80,80%处方剂量覆盖的分割体积; V100,100%处方剂量覆盖的分割体积; V115,115%处方剂量覆盖的分割体积; V125,125%处方剂量覆盖的分割体积; V150,150%处方剂量覆盖的分割体积; D10,覆盖10%器官的最高剂量; TRUS,经直肠前列腺超声; TUR,经尿道切除术。

【问题5】 近距离治疗期间应注意什么?

思路1:肿瘤对治疗的反应。放射性粒子植入后1个月对患者进行剂量学验证,评估前列腺、直肠接受粒子照射剂量情况。CT扫描层厚5mm。将影像传送到计算机治疗计划系统进行剂量计算,提供前列腺剂量体积直方图。

思路2:正常组织的放疗反应(毒副作用)包括两方面,即非血液学毒性和血液学毒性。

1. 急性直肠黏膜反应 照射野内的正常黏膜受到一定剂量的照射后,可表现为程度不等的充血、水肿、糜烂或伪膜形成,患者表现为直肠肿痛、腹泻等,严重时还会合并细菌感染。

2. 急性尿路刺激症状 如尿急、尿频常见,通常症状会随时间而消失。尿潴留发生率<5%,可以通过导尿解决。特殊情况下可长期留置尿管,间断性导尿好于长期留置导尿。据报告尿道狭窄发生率>15%,最常见的狭窄部位是尿道球膜部。前列腺HDR近距离放疗之后要避免行经尿道前列腺切除术(transurethral resection of prostate, TURP),但并不是绝对的禁忌证。HDR近距离治疗后长期尿失禁极为罕见,发生率<2%。

3. 直肠刺激症状 HDR联合外照射后可出现暂时性直肠刺激症状,如里急后重或大便次数增多。晚期可能发生直肠出血,但通常没有临床意义。严重并发症如直肠瘘,极为罕见,发生率<1%。勃起功能障碍发生率约40%,其中80%的患者药物治疗有效。HDR治疗完成后,要观察患者,评估急性反应,随后还要评估疾病和副反应状态。建议术后2~3年每年随访2次,以后每年至少1次。评估应包括PSA、直肠指诊、泌尿系统、直肠毒性反应和性功能。应建议患者在未仔细考虑风险和获益时尽量避免泌尿仪器使用或直肠活检。

4. 放射性皮肤反应 会阴部皮肤潮湿、娇嫩容易出现放射性反应。

5. 血常规和肝功能检查 每3个月复查血常规、肝肾功能,特别是放疗联合内分泌治疗时。目前,美国近距离治疗协会(American Brachytherapy Society, ABS)推荐使用Phoenix定义的生化失败,但也承认PSA的评估需要个体化。应告知患者HDR近距离治疗后,PSA有暂时升高(PSA反弹)并不少见。

思路3:当患者决定行HDR治疗,需要住院和适当的疼痛治疗,如口服、硬膜外或静脉给药,常规措施预防深静脉血栓。如果是多次HDR治疗,最好每次HDR治疗完成时间<24小时,以减少血栓形成和感染的风险,减轻患者的不适感。据报告,分次治疗中出现导管移位是出现失误的重要来源。每次治疗前检查和测量导管位置是非常重要的,但这并不能说明导管位置无误。治疗前,透视或CT影像用于验证每个导管的深度是否恰当。植入金标可以用来帮助评估导管位移的程度。治疗医生应使导管位置实现重复性好,如果导管位置重复性不好,则要基于此时导管的位置,重新制订治疗计划。如果新的治疗计划不满意,可能需要修改、推迟或重新安排治疗。每次HDR近距离治疗前,一定要通过照片和/或直接询问的方式再次确认患者的身份、治疗日期、放射源活度、总治疗时间和处方剂量。HDR后装机的输送管必须正确连接到每个近距离治疗导管上,并最终由治疗医生和物理师共同确认无误才可开始治疗。治疗前用假源检查输送管、治疗导管是否通畅后才能开始治疗。治疗时应有摄像头实时观察患者。整个治疗过程中物理师必须在场。按照美国核管理委员会和国家规定,放射肿瘤专家必须监督治疗。治疗结束后必须检查治疗室和患者,确保放射源已经正确收回。

【问题6】 近距离放疗过程中如何进行质量控制？

思路：近距离治疗实施是一个严格的质控过程，在执行前需要进行剂量验证，符合要求后方可进行。必须确保DVH计算参数达到精度要求。预期值是V100>95%，处方剂量要覆盖至少90%以上的靶体积[V100>90%（V100为分次体积接受100%的处方剂量）]。此外，相对于PTV处方剂量等剂量线的50%、100%、110%、120%和150%也用于治疗计划的评价。剂量计划通常是由医生、剂量师和物理师共同制订的，之后由治疗医生评价和批准。还需另一位物理师进行独立全面地审核，包括审核患者身份、治疗日期、总驻留时间、处方剂量、导管位置、剂量范围及正常组织所受剂量等。

【问题7】 治疗结束后，应告知患者哪些内容？

思路1：疗效和毒副作用评估。应告知患者和家属是否有肿瘤残存，正常组织损伤严重程度评估，估计预后，急性正常组织损伤持续时间，可能的晚反应组织损伤出现时间，是否会有尿道狭窄的可能，以及预防和紧急情况下处理措施。

思路2：随访肿瘤治疗是不断积累经验的过程，需要对疗效和正常组织损伤进行长期随访，获得生存数据和失败模式。需要告知患者随访时间、频次及随访中需要注意的特殊事项，是否需要进一步的治疗措施。一般要求治疗后2年内每3个月复查1次，3～5年内每半年复查1次，5年以后每年复查1次。

知识扩张或延伸问题

【问题8】 影响预后的因素有哪些？

思路1：①年龄，一般而言，年老患者预后好于年轻患者。②原发肿瘤，随着T分期的升高及肿瘤负荷的增加，肿瘤的局部控制率和治愈率明显下降。③淋巴结转移与远处转移成正相关。④放疗分割方式。

思路2：20世纪70～80年代针对前列腺癌开展了大量的改变剂量模式、剂量分割模式的临床研究，已经有多次荟萃分析证实了改变分割模式能够提高前列腺癌放疗疗效。

【问题9】 其他期别前列腺癌治疗原则是什么？

思路1：对于早期前列腺癌患者可采用根治性治疗方法，能够治愈早期前列腺癌的方法有放射性粒子植入、根治性前列腺切除术、根治性外放疗。放射性粒子植入的适应证应满足3个条件：①PSA<10ng/ml；②Gleason评分为2～6分；③临床分期为T_1～T_{2a}期。根治性前列腺切除术的适应证应满足4个条件：①PSA<10～20ng/ml；②Gleason评分≤7分；③临床分期T_1～T_{2c}；④预期寿命≥10年。根治性放疗适合于局限性前列腺癌患者，主要采用三维适形放疗和调强适形放疗等技术。此外，外放疗还可用于根治性前列腺切除术后病理为$pT_{3～4}$、精囊受侵、切缘阳性或术后PSA持续升高患者的辅助性治疗，也可用于晚期或转移性前列腺癌患者的姑息性治疗。对于中期前列腺癌患者应采用综合治疗方法，如手术+放疗、内分泌治疗+放疗等。

思路2：前列腺癌低剂量近距离治疗剂量。

1. 放射性粒子治疗剂量选择　研究证实D90和V100与预后具有相关关系。根据既往发表的文章，^{125}I粒子植入术后D90为130～180Gy是可以接受的。D90<130Gy增加失败风险，D90为180～200Gy时并没有增加并发症。高危组前列腺癌治疗D90>180Gy时可以获益。

2. 放射性粒子活度选择　关于粒子活度、数目和总活度没有统一的共识。根据RTOG的临床研究，一般^{125}I粒子的活度范围为0.23～0.43mCi，^{103}Pd为1.0～2.0mCi。粒子活度过高时容易造成尿道和直肠的损伤。

3. 粒子治疗与外照射顺序　美国近距离治疗学会没有明确推荐外照射联合粒子植入的时间顺序。根据经验是先进行放射性粒子植入为好。一是了解粒子植入治疗后质量，便于外照射时进行剂量调整，二是外照射可以造成纤维化，不容易进针。

4. 剂量评估　粒子治疗后的剂量评估十分重要。美国近距离治疗学会推荐粒子治疗后60天内进行即可。CT验证最理想时间^{103}Pd粒子为（16±4）天，^{125}I粒子为（30±7）天。应该鼓励MRI与CT融合技术。术后剂量评估参数包括前列腺（D90、V100、V150）、尿道（UV150、UV5、UV30）和直肠（RV100）。

思路3：随访。推荐术后定期直肠指诊和血液PSA检查。美国近距离治疗学会倾向于利用Phoenix关于列腺癌治疗失败的定义：治疗后PSA到达最低点后再升高2ng/ml后认为失败。

（王俊杰）

第二节　腔内近距离治疗

腔内近距离放疗是用一个或几个密封放射源,通过特殊的施源器插入人体自然管腔内,对局部病灶进行高剂量照射的方法。血管内照射属于腔内照射的范畴,应用卵圆体或敷贴照射阴道内肿瘤也属于腔内治疗。腔内照射可以用线源、点源或移动源。宫颈癌的近距离照射有很长的历史而且有比较好的效果。由于宫颈和子宫的特殊解剖位置,适合施源器植入,使得放射源能贴近肿瘤区给予肿瘤较高的能量。根据近距离放疗的平方反比规律,靶区能得到很高剂量,随着与放射源距离增加,剂量快速跌落,能较好地保护周围正常组织。因此,腔内放疗主要用于治疗宫颈癌,成为宫颈癌根治性放疗不可缺少的部分。其他腔内病灶如气管支气管内肿瘤、食管癌、阴道肿瘤、胆管癌等,也可应用腔内放疗。本节主要以宫颈癌为例介绍常规腔内放疗。

【诊疗过程】

(1)明确病灶的具体位置、大小、病理情况。

(2)明确周围正常器官与病灶的相互关系,特别是一些辐射敏感器官(如小肠等)与病灶的关系。

(3)根据患者局部解剖情况和病灶大小选择适当的施源器。

(4)选择适当的施源器植入方法。

(5)施源器植入后一定固定好,避免移动。

(6)植入施源器前后要对正常器官的位置做好标记,如宫颈癌腔内照射时植入的膀胱和直肠标记。

(7)每次治疗前均进行实时治疗计划设计。

(8)确定放射源活度、治疗时间。

(9)治疗后小心移除施源器,清点器具,确认不能遗留在患者体内。

(10)注意取出施源器后患者有无出血情况,必要时予以积极处理。

【临床病例】

第一步:病史采集

患者,女,45岁。3个月前无明显诱因出现阴道不规则出血,呈洗肉水样,有酸臭异味,不伴瘙痒。有下腹隐痛。就诊于当地医院。盆腔超声:宫腔分离,宫颈肥大,宫颈后唇增厚伴后唇低回声(1.1cm×0.7cm)。行阴道镜检查发现宫颈有菜花样肿物,取活检病理:中分化鳞状细胞癌。门诊查体:宫颈约直径4.0cm大小肿物,右侧宫旁浸润未达盆壁,左侧宫旁浸润近达盆壁,阴道后壁上1/3有累及,确定为宫颈癌FIGO分期ⅡB期。胸、腹、盆腔增强CT和盆腔MRI检查(图34-1),均考虑为宫颈癌,未发现远处转移。为行放疗和同步化疗收入放疗科。检查:外阴(−);阴道后壁上1/3有肿瘤累及;宫颈肿物直径4.0cm,呈火山口样;子宫中位、正常大小、固定;右侧宫旁浸润超过1/2,左侧宫旁浸润超过2/3。

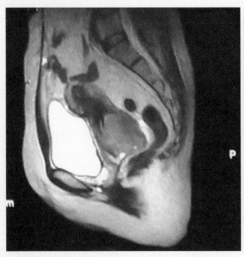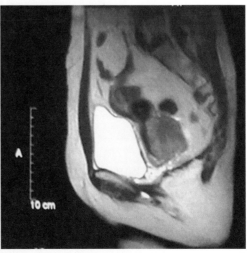

图34-1　宫颈癌治疗前矢状位 MR T₂WI 表现(病灶直径约4cm)

第二步：住院后治疗

治疗方案：根治性放疗加同步增敏化疗。外照射采用三维适形技术，给予 CTV 50.4Gy/28 次，每周予以顺铂 40mg/m² 增敏化疗，共 6 次。外照射 3 周后，患者出血停止，开始应用腔内放疗，每周 1 次，每次治疗均进行实时治疗计划设计，A 点剂量每次 6Gy，内照射当天不进行外照射。外照射结束后，每周给予 2 次内照射。内照射 5 次后，A 点剂量为 30Gy。进行妇科检查，看局部肿瘤退缩情况和放疗反应，肿瘤基本消失，宫颈表面充血反应，有伪膜附着。治疗结束，嘱患者 1 个月后复诊检查。1 个月后复查，病灶基本消失，3 个月复查 MRI，病灶消失。

【问题 1】　宫颈癌进行腔内近距离放疗的操作过程中应注意什么？

思路 1：腔内放疗是宫颈癌根治性放疗的重要组成部分，与外照射相配合时，一般在外照射 3 周左右开始，目的是通过外照射使肿块适当缩小，便于内照射时高剂量分布能包绕肿瘤区，直径 >6cm 和偏心性肿瘤，腔内照射时高剂量曲线不能完全包绕 GTV。另一方面，外照射后肿瘤出血减少，便于内照射时施源器的植入。对于个别年龄较大或阴道狭窄的患者，建议内照射尽可能早开始，以避免外照射后阴道狭窄使施源器不能植入到位。

思路 2：腔内放疗施源器的植入和固定是对技术要求较高的操作，在施源器植入前一定要检查患者，至少进行双合诊，了解子宫位置、肿瘤扩展情况和阴道情况，同时结合患者的影像学资料如 MRI 和 CT 进行判断，了解患者病灶情况，选择合适的施源器。

思路 3：用探针探宫腔的深度后，要结合患者的 MRI 和 CT 进行分析，确定源驻留位置。首次植入施源器固定后，最好进行 CT 扫描，了解施源器的位置是否合适，特别是宫腔管是否穿出宫体，是否贴近小肠。图 34-2 显示的是宫腔施源器穿出子宫腔，贴近小肠位置。

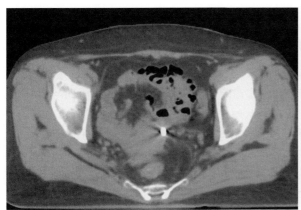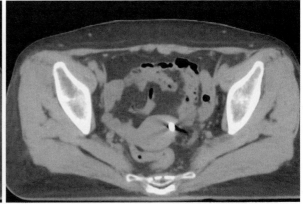

图 34-2　宫颈癌腔内施源器穿出子宫腔

【问题 2】　如何理解宫颈癌腔内放疗的剂量参考点？

思路 1：宫颈癌腔内放疗有两组 3 个施源器，即一个宫腔管，两个阴道卵圆体或阴道管。3 个施源器在空间的合理组合，能取得适合宫颈肿瘤局部侵犯范围的比较理想的高剂量分布。因此，原则上，标准的宫颈癌腔内照射每次治疗应该将 3 个施源器同时植入，见图 34-3 和图 34-4。

思路 2：宫颈癌的腔内放疗是腔内放疗的特例，剂量梯度变化更明显，由宫腔管和阴道管组成的剂量分布曲线在正面即前后方向呈梨形，侧面呈香蕉形，形态的"胖瘦"取决于源的排列和强度，见图 34-5。目的是能给予靶区较高的剂量分布，周围危及器官得到相应的保护。

思路 3：目前临床常用的宫颈癌腔内放疗以 ICRU 38 号报告规定的剂量学要求进行。剂量参考点主要是 A 点和 B 点。A 点为宫颈口上 2cm、宫腔轴线旁 2cm 的位置，代表宫颈肿瘤的剂量，B 点为过 A 点横截面距宫腔轴线 5cm 处，代表闭孔淋巴结的剂量。A 点自产生以来一直为临床医生所接受，尽管认识到宫颈癌的腔内放疗的剂量梯度有很大变化，选择任一参考点不能代表整个剂量分布的优劣，但 A 点对于宫颈癌有特殊的意义。完整的剂量资料应包含直肠、膀胱、肛门、宫底、宫颈口及腹主动脉旁、髂总淋巴结的剂量。

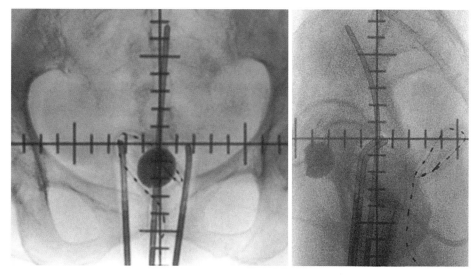

图 34-3 宫颈癌腔内放疗施源器重建正侧位定位图

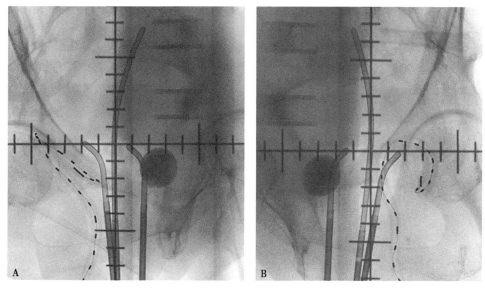

图 34-4 宫颈癌腔内放疗施源器重建双斜位正交定位图
A. 45°；B. 315°。

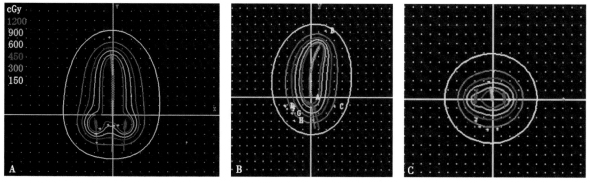

图 34-5 宫颈癌腔内放疗剂量分布图
A. 正位；B. 侧位；C. 轴位。

思路 4：植入施源器后应当在模拟机下定位，拍摄正侧位定位片或正交定位片确定 A 点、B 点和危及器官参考点在空间的位置，见图 34-3 和图 34-4，进行治疗计划的设计。盆腔淋巴结参考点的确定是在正位片上按照淋巴引流形成一个梯形的结构，代表髂淋巴结和下腹主动脉淋巴结的剂量。

知识点

宫颈癌腔内放疗剂量学系统

比较著名的有斯德哥尔摩系统、巴黎系统、曼彻斯特系统和氟莱彻系统。

治疗报告用镭的量(mg)和治疗时间(小时)表示。

斯德哥尔摩系统的特点是使用较高强度的放射源,分次照射,宫腔管为串联的镭源,有 20mm、40mm、60mm 和 80mm 长的宫腔管,源强度为 53～88mgRa。阴道容器为平的或扁平的盒状,源强度为 60～80mgRa。典型的治疗模式:治疗 2～3 次,每次间隔 3 周,每次治疗时间为 27～30 小时。

巴黎系统的特点是应用低强度放射源连续照射,宫腔管为同样串联的镭源,阴道容器为 3 个独立的容器,分别排列在两侧穹窿和宫颈口处,总治疗时间 6～8 天。

曼彻斯特系统形成于 20 世纪 30 年代,在巴黎系统的基础上发展而来,主要特点是确定了 A 点、B 点为剂量参考点。A 点为宫颈口上 2cm、宫腔轴线旁 2cm,B 点为过 A 点横截面距宫腔轴线 5cm 处。治疗方式为两次照射,每次约 72 小时,间隔 1 周,照射总时间约 140 小时,使 A 点的总剂量达 8 000Ra。

氟莱彻系统是在曼彻斯特系统基础上的改进,确定了盆腔淋巴结的参考点和剂量,确定了膀胱直肠的参考点和耐受剂量,宫腔管和阴道卵圆体可分别独立放置,1963 年再改进成为现代后装技术的基础。

【问题 3】　宫颈癌腔内放疗时如何确定危及器官?

思路 1:宫颈癌腔内治疗的危及器官主要有直肠、膀胱、小肠及阴道等。目前在常规腔内放疗时,危及器官的剂量确定大部分仍以点剂量确定。随着三维影像为基础的近距离治疗计划的引入,开始对危及器官进行体积剂量研究,也可应用 DVH 进行评估。

思路 2:膀胱参考点。主要以膀胱三角区的剂量来确定。在施源器植入前,应用 Foley 尿管,插入尿道后,注入 5～7ml 造影剂,向下拉至尿道口处,通过获取正侧位片或双斜位正交片,三维重建获得,如图 34-3 所示。大部分研究发现实际的膀胱剂量比膀胱参考点确定的剂量高。

思路 3:直肠参考点。通过直肠内插入带标记的导管或导丝来确定,如图 34-3 所示。直肠参考点的剂量与施源器位置密切相关。但由于每次插入的导管或导丝在直肠内的贴近黏膜的位置变化,实际临床应用中,直肠参考点的剂量变化很大,并不能准确代表直肠的剂量。

思路 4:阴道参考点。目前尚不统一,大部分在阴道施源器水平、卵圆体表面外 0.5cm 的位置。

知识点

ICRU 38 号报告规定的宫颈癌腔内放疗的剂量参考体积

1. 治疗体积　指由放疗医师确定的至少接受一定处方剂量的体积,此剂量按照临床要求可以是根治或姑息治疗剂量,用吸收剂量(Gy)来表示。治疗体积呈梨形(前后位)和香蕉形(侧位)。治疗体积应当记录报告三维大小,即长、宽、高。但不推荐应用三维大小的乘积。

2. 高剂量体积　为治疗体积剂量的 150% 或 200% 所包括的体积。主要用于解释肿瘤效应和治疗副作用。这个体积对组织间治疗很有意义。但在宫颈癌腔内治疗中,此高剂量落在施源器本身和宫颈上。

3. 照射体积　是一个包括治疗体积的由较低剂量线包括的体积。如 90%～95% 剂量线。照射体积用于比较治疗体积外组织的副作用。

4. A 点体积　指通过 A 点的剂量线所包括的体积。A 点体积可以与治疗体积相同,也可能不同,取决于临床医生是否将 A 点剂量定义为治疗剂量。

5. 参考体积　指参考剂量线所包括的体积,选择此参考剂量用于比较不同治疗中心不同技术所进行的治疗。定义参考体积的剂量需要被统一认可。ICRU 推荐应用 60Gy 剂量线包括的体积为参考体积。对于早期(ⅠA 期)单独应用近距离治疗或对于Ⅰ期、Ⅱb 期,近距离治疗结合手术治疗时,这个参考剂量是比较合适的,参考体积接近治疗体积。在ⅠB2 期、Ⅲ期和ⅣA 期,应以 75Gy 或85Gy 剂量线包括的体积为参考体积,因此,参考体积的剂量并不表示最优的治疗剂量,仅用于比较目的。

【问题 4】 宫颈癌腔内放疗后何时进行随诊检查?

思路 1:宫颈癌完成外照射和腔内照射规定的剂量后,由于考虑局部的治疗反应和肿瘤退缩的滞后效应,一般不需要当时进行妇科检查决定是否增加剂量,建议在 4 周左右进行妇科检查,判断肿瘤退缩情况,了解局部治疗后的反应,决定是否增加放疗剂量。

思路 2:第 1 个月随诊时,建议进行仔细的妇科检查,了解宫颈肿瘤的退缩情况和膀胱直肠反应,结合影像学检查、肿瘤标记物等综合考虑下一步治疗。

思路 3:在治疗后 2 年内建议每 3 个月进行随诊检查,以后可延长至 4~6 个月,5 年后每年检查 1 次。多数肿瘤的复发或淋巴结转移发生在 2 年内。对可疑患者应增加随诊频率(图 34-6)。

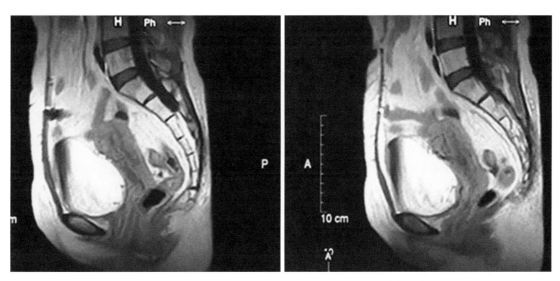

图 34-6　宫颈癌治疗后 3 个月矢状位 MR T_2WI,现已恢复正常结构

知识点

ICRU 38 号报告推荐的宫颈癌腔内放疗记录报告内容

1. 尽可能完全描述临床状态,包括治疗技术、时间剂量模式、治疗处方等。
2. 完整的治疗技术。
3. 时间剂量模式。
4. 治疗处方。
5. 总参考空气比释动能(total reference air kerma, TRAK)。
6. 参考点剂量。
7. 治疗体积的三维大小。
8. 参考体积。
9. 危及器官剂量和体积。

【问题5】 宫颈癌的三维腔内近距离治疗应如何实施,其有哪些优势?

思路1:目前宫颈癌腔内放疗是以ICRU 38号报告推荐的剂量学方法进行治疗。ICRU 38号报告发表于1985年,是以点剂量和某些面剂量(如60Gy)作为肿瘤剂量分析指标,分次治疗中靶区和正常组织的剂量偏差较大,而且这个报告发表已近30年,在目前有明显的局限性,与外照射精确放疗技术的发展相比有明显的差距。

思路2:自2000年以来,以三维影像(CT/MRI)为基础设计治疗计划的宫颈癌腔内放疗开始在临床应用,欧洲放射肿瘤协会妇科肿瘤协作组(GEC-ESTRO)于2004成立了GYN工作组,专门研究三维影像特别是以MRI为基础的宫颈癌近距离治疗计划设计,目的是根据临床实践提出可供比较的三维近距离治疗的基本概念和术语。目前在临床已经开展了很多以MRI或CT三维图像为基础进行腔内放疗的病例研究,取得了较好的效果。因此,在有条件的情况下,患者可以进行以三维影像为基础的腔内治疗。

思路3:宫颈癌三维近距离治疗的临床应用优势主要表现在剂量的精确性,在能给予肿瘤更高剂量的同时降低危及器官的剂量。针对不同期别的肿瘤可以给予不同的剂量,以宫颈肿瘤$\alpha/\beta=10$来计算,对于小的肿瘤如ⅠB1期、ⅡA期、ⅡB期(2~3cm肿瘤),高危CTV(HR-CTV)给予75~80Gy,而对于较大的肿瘤,如ⅠB2期、ⅡB期(>3~4cm肿瘤),则需要给予85Gy以上剂量。

思路4:近些年欧洲开展了EMBRACE研究分析三维腔内近距离治疗对宫颈癌的疗效与毒性。研究表明三维腔内近距离治疗后,宫颈癌患者的3年局部控制率和盆腔控制率分别可达98%~100%和96%,与历史对照相比提高了约10%;3~5级迟发毒性的发生率仅为3%~6%。

知识点

GEC-ESTRO推荐的宫颈癌三维腔内放疗的剂量学概念

推荐应用MRI图像勾画靶区,以T_2WI所示的肿瘤范围为GTV,并区分诊断时与治疗时的GTV及CTV。将CTV按照肿瘤负荷和复发的危险程度分3类。

(1)高危CTV(HR-CTV):包括宫颈和近距离治疗时肿瘤侵犯的范围。

(2)中危CTV(IR-CTV):表示明显的显微镜下肿瘤区,推荐包括外照射开始前的肿瘤范围,近距离治疗时需要描述HR-CTV及IR-CTV。

(3)低危CTV(LR-CTV):指可能的显微镜下播散区,一般用手术或外照射处理。

以D90、D100评估GTV、HR-CTV和IR-CTV的剂量。

以V150、V200评估高剂量体积。

以D0.1cc、D1cc、D2cc或D5cc、D10cc评估危及器官受量。

(张福泉)

推荐阅读资料

[1] ICRU Report 38. Dose and volume specification for reporting intracavitary therapy in gynaecology. Bethesda, Maryland: International Commission on Radiation Units and Measurements, 1985.

[2] HAIE-MEDER C, POTTER R, VAN LIMBERGEN E, et al. Recommendations from Gynaecological(GYN)GEC-ESTRO Working Group(Ⅰ): concepts and terms in 3D image based 3D treatment planning in cervix cancer brachytherapy with emphasis on MRI assessment of GTV and CTV. Radiother Oncol, 2005, 74(3): 235-245.

[3] POTTER R, HAIE-MEDER C, VAN LIMBERGEN E, et al. Recommendations from gynaecological(GYN)GEC ESTRO working group(Ⅱ): concepts and terms in 3D image-based treatment planning in cervix cancer brachytherapy-3D dose volume parameters and aspects of 3D image-based anatomy, radiation physics, radiobiology. Radiother Oncol, 2006, 78(1): 67-77.

[4] POTTER R, TANDERUP K, KIRISITS C, et al. The EMBRACE Ⅱ study: the outcome and prospect of two decades of evolution within the GEC-ESTRO GYN working group and the EMBRACE studies. Clin Transl Radiat Oncol, 2018, 9: 48-60.

[5] VISWANATHAN A N，DIMOPOULOS J，KIRISITS C，et al. Computed tomography versus magnetic resonance imaging-based contouring in cervical cancer brachytherapy：results of a prospective trial and preliminary guidelines for standardized contours. Int J Radiat Oncol Biol Phys，2007，68（2）：491-498.

[6] POTTER R，DIMOPOULOS J，GEORG P，et al. Clinical impact of MRI assisted dose volume adaptation and dose escalation in brachytherapy of locally advanced cervix cancer. Radiother Oncol，2007，83（2）：148-155.

[7] STURDZA A，POTTER R，FOKDAL L U，et al. Image guided brachytherapy in locally advanced cervical cancer：Improved pelvic control and survival in RetroEMBRACE，a multicenter cohort study. Radiother Oncol，2016，120（3）：428-433.

第三十五章 儿 童 肿 瘤

第一节 髓母细胞瘤

髓母细胞瘤于 1930 年首次报道，是儿童常见的颅内肿瘤之一，占小儿颅内肿瘤的 20% 左右，占整个后颅窝肿瘤的 40% 以上。髓母细胞瘤的高发年龄为 5~6 岁，有 20% 左右发生在 2 岁以下的婴儿，男性发病略多于女性。

髓母细胞瘤的组织学来源一直有争论，Rubinstein 等认为有两种来源，一是起源于小脑发育过程中残余的皮层外颗粒层细胞；另一起源是小脑后髓帆生殖带内的异常细胞。近年主张髓母细胞瘤属于原始神经外胚叶肿瘤（primitive neuroectodermal tumor, PNET）的一个类型，具有母细胞和干细胞分化的特点。2007 年世界卫生组织（World Health Organization, WHO）第 4 版将髓母细胞瘤分为 5 种亚型：结缔组织增生型 / 结节性髓母细胞瘤、广泛结节型髓母细胞瘤、经典型髓母细胞瘤、间变型髓母细胞瘤和大细胞型髓母细胞瘤。

2016 年 WHO 第 4 版更新版的病理分类中，髓母细胞瘤分为 3 类：①遗传学定义的髓母细胞瘤，包括 WNT- 激活型髓母细胞瘤、SHH- 激活 /TP53 突变型髓母细胞瘤、SHH- 激活 /TP53 野生型髓母细胞瘤、无 WNT 激活 / 无 SHH 激活型髓母细胞瘤（第 3 组，第 4 组）等；②组织学定义的髓母细胞瘤，包括经典型髓母细胞瘤、结缔组织增生型 / 结节型髓母细胞瘤、广泛结节型髓母细胞瘤、大细胞 / 间变型髓母细胞瘤等；③非特指髓母细胞瘤。髓母细胞瘤患者的预后相对较好，5 年生存率为 50%~80%。

【诊疗过程】

（1）详细询问患儿发病的情况及症状特点，根据患者有高颅压和 / 或平衡功能障碍的临床表现，首先考虑有颅内病变的可能。

（2）行脑部磁共振成像（magnetic resonance imaging, MRI）、计算机体层成像（computed tomography, CT）检查，发现后颅窝或第四脑室占位病变，尽量明确病灶大小及侵犯范围。典型的 MRI 或 CT 表现可考虑临床上诊断髓母细胞瘤。

（3）行胸片或胸部 CT、腹部超声、脊髓 MRI 检查，排除其他部位病变。

（4）对患儿一般状况进行评估，询问是否有其他内科合并症。

（5）后颅窝或第四脑室占位病变，一般首选手术治疗，术后病理是诊断髓母细胞瘤的金标准。

（6）术后 48 小时行脑 MRI 检查，明确病灶残存情况。

（7）术中或术后 2 周行脑脊液细胞学检查。

（8）根据术前 MRI 和 CT 情况、手术程度、术后 MRI 所显示病灶残存情况及脑脊液细胞学检查结果，对髓母细胞瘤进行风险分期。

（9）多学科诊疗会诊，制订综合治疗方案。

【临床关键点】

（1）髓母细胞瘤是儿童常见的颅内肿瘤之一，典型表现是因肿瘤占据后颅窝、堵塞第四脑室或中脑导水管引起的颅内压增高症状。

（2）典型的脑 MRI、CT 可以进行临床诊断，手术获取病理是髓母细胞瘤诊断的金标准。

（3）手术治疗需要尽可能切除肿瘤获得病理诊断，并解决高颅压相关症状。术后 48 小时脑 MRI 检查明确肿瘤残存情况，并于术中或术后 2 周进行脑脊液细胞学检查。

（4）对髓母细胞瘤进行临床分期和风险分期,选择手术、放疗、化疗3种治疗手段的合理结合,以提高肿瘤治愈率,减少对生长发育、智力的影响。低风险组患儿建议术后放疗联合化疗,降低全脑全脊髓放疗（craniospinal irradiation, CSI）剂量。而高风险组患儿在此基础上更强调化疗在其中的作用。

（5）髓母细胞瘤的预后相对较好。整体5年生存率为50%~80%。

【临床病例】

第一步：病史采集

患儿,女,9岁。因"写字能力下降,走路蹒跚2个月"就诊。

患儿2个月前无明显诱因出现写字时手抖、写字歪斜,症状加重并逐渐出现走路不稳、走路缓慢且无法上楼的情况。患儿未诉头痛、恶心、呕吐,未诉视物模糊、复视,无感觉、语言障碍。饮食、睡眠正常,体重2个月内无明显变化。

查体：一般情况好,KPS评分80分,身高146cm,体重35kg。双眼活动自如,无视野缺损,双侧瞳孔等大等圆,瞳孔直径4mm,对光反射正常。面部皮肤无感觉异常,伸舌居中。无颈强直,双眼无震颤。闭目站立不能,轮替试验阳性,右手指鼻试验阳性,左手指鼻试验正常。步态蹒跚,四肢肌力正常,生理反射正常,病理反射未引出。

【问题1】　髓母细胞瘤的主要临床特点及影像学表现是什么?

思路1：髓母细胞瘤是儿童常见颅内肿瘤,高发年龄为5~6岁,儿童中发生在颅后窝的肿瘤有40%为髓母细胞瘤,典型的临床表现主要是有颅后窝肿物,伴或不伴有堵塞第四脑室或中脑导水管引起的颅内压增高相关症状,如头痛、恶心、呕吐、视物模糊及肿瘤压迫小脑所致的平衡功能障碍,如走路不稳、共济失调等,Cushing征,高颅压严重时出现视盘水肿和外展神经麻痹。

思路2：髓母细胞瘤的临床诊断主要依靠脑部MRI或CT提示颅后窝/第四脑室占位病变。MRI表现为边界清楚肿块,通常为均一等信号,也可为不均匀信号,增强明显。CT表现为高密度病变,提示肿瘤血供丰富。根据以上信息临床可考虑诊断髓母细胞瘤。

【问题2】　门诊应该进行哪些检查?

思路1：门诊检查主要为了确定髓母细胞瘤的临床分期、风险分组等,为治疗提供依据。脑部MRI、CT可以明确原发肿瘤的范围,脊髓MRI、CT用于排除比较明显的蛛网膜下腔及髓内转移,胸片/胸部CT和腹部超声可排除中枢神经系统外转移。常规的血液学检查包括血常规、肝肾功能等,髓母细胞瘤没有特异的肿瘤标记物。

思路2：30%左右的患儿有脑脊液播散,应该行脑脊液细胞学检查。但术前多数病例存在高颅压,腰椎穿刺风险较大;术后短期内脑脊液血细胞成分较多,影响脑脊液病理细胞学检查的准确性,推荐在术中或术后2周进行脑脊液细胞学检查,而不是在门诊做该项检查。

> 知识点
>
> 对于中枢神经系统病变,MRI较CT能更好地显示肿瘤侵犯范围,应作为分期检查的首选。对于儿童患者,不常规进行骨扫描、PET/CT等有辐射的检查。

第二步：门诊化验及辅助检查

患儿在门诊行头颅MRI、脊髓MRI、胸片、腹部超声及血常规、肝肾功能等检查。头颅MRI（图35-1）：第四脑室后下方小脑蚓部占位,肿瘤边界尚清,肿瘤信号不均匀,有明显不均匀强化。脊髓MRI、胸片、腹部超声及血常规、肝肾功能均正常。

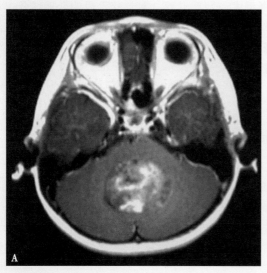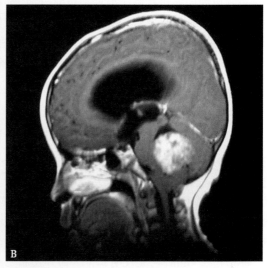

图 35-1　MRI 表现

A. 轴位 T_1WI；B. 矢状位 T_1WI。

【问题3】 该患儿的临床诊断、分期是什么？

思路1：依据患儿发病的年龄、颅后窝占位所致的典型症状及影像学表现，可临床诊断为髓母细胞瘤。

思路2：颅内肿瘤目前尚无广泛接受的国际抗癌联盟（UICC）TNM 分期，通常采用的是 Chang 等的 TM 分期。

知识点

Chang 等的 TM 分期如下。

T 分期

T_1：肿瘤≤3cm，局限于小脑蚓部或第四脑室顶部，很少累及小脑半球。

T_2：肿瘤>3cm，累及一个相邻的结构，或部分进入第四脑室。

T_{3a}：肿瘤累及两个相邻的结构，或完全占据第四脑室并扩展至中脑导水管、第四脑室正中孔、第四脑室外侧孔，有脑水肿。

T_{3b}：肿瘤起源于第四脑室底部并完全占据第四脑室。

T_4：肿瘤经中脑导水管侵入第三脑室、中脑或向下侵及上颈髓。

M 分期

M_0：无蛛网膜下腔或血源性转移。

M_1：脑脊液内有肿瘤细胞。

M_2：大脑组织内、小脑蛛网膜下腔、第三脑室或第四脑室内有大结节种植。

M_3：脊髓蛛网膜下腔有大结节种植。

M_4：中枢神经系统外转移。

思路3：根据患儿上述情况，考虑诊断为髓母细胞瘤；TM 分期：T_2M_0。

【问题4】 髓母细胞瘤需要与哪些疾病鉴别？

思路1：髓母细胞瘤主要发生在幕下区，发生在幕上区、鞍区、松果体区、枕骨大孔区等的肿瘤，首先不考虑髓母细胞瘤的可能。

思路2：需要与发生在幕下区小脑半球及蚓部肿瘤鉴别。

1. 血管网状细胞瘤　实质型肿瘤，较髓母细胞瘤 MRI 的 T_2WI 信号显著升高，增强后明显强化，瘤内或瘤周可见血管流空信号。

2. 室管膜瘤　第四脑室的室管膜瘤侵及小脑半球、蚓部，需要与髓母细胞瘤相鉴别。室管膜瘤 CT 上常呈分叶状,肿瘤内斑点状细小钙化。

3．星形胶质细胞瘤　好发于小脑半球,若发生在小脑蚓部,难以与髓母细胞瘤鉴别。星形胶质细胞瘤MRI信号不均匀,增强扫描呈不规则强化或不规则环形强化。

4．脑脓肿　有感染史,抗感染治疗后病灶缩小或消失。CT示圆形或卵圆形密度减低影,增强后明显环形强化,且厚薄一致,无壁结节,周围水肿明显。

5．转移瘤　既往有肿瘤病史者出现颅内压增高症状和局限定位体征,可以考虑转移瘤。一般CT上显示为圆形病灶,单发或多发,密度不均匀,增强扫描示环形强化,可伴有颅骨转移,儿童少见。

6．脑出血　发生于中老年人,CT上呈局限性高密度,无增强效应。

【问题5】　髓母细胞瘤的治疗原则是什么?

思路:根据患儿的临床分期和风险分期,选择手术、放疗、化疗3种治疗手段的合理结合,以提高肿瘤治愈率并降低正常组织的损伤,减少对生长发育、智力的影响。低风险组患儿以手术＋放疗为主,而高风险组患儿需要手术＋放疗＋化疗,特别强调化疗在其中的作用。

第三步:住院后治疗

患儿住院后行"枕下后正中入路,第四脑室肿瘤切除术"。术中切开部分小脑蚓部,在其深面可见3.2cm×3cm×3cm大小肿物,质软、灰红色、血供丰富,与周围小脑组织分界不清,与脑干背侧无粘连,中脑导水管开口通畅,肿瘤达到显微镜下全切除。术中行脑脊液细胞学检查。术后48小时行脑部MRI检查。

脑脊液细胞学检查未见肿瘤细胞,脑MRI提示未见颅内肿瘤残存。

【问题6】　手术治疗的作用是什么?

思路1:手术治疗的目的在于尽可能切除肿瘤获得病理诊断和解决高颅压带来的相关症状。手术获取病理是髓母细胞瘤诊断的金标准。

思路2:就疗效而言,单纯手术不能根治髓母细胞瘤。但手术切除肿瘤的程度影响疗效,肿瘤全切(外科医师肉眼判断＋术后影像学检查证实没有肿瘤残存)、肿瘤近全切(>90%的肿瘤切除和术后影像检查肿瘤残存最大面积<1.5cm²)比肿瘤次全切(切除51%～90%)、部分切除(切除11%～50%)、活检术(切除<10%)的疗效明显好。

【问题7】　手术后如何进行处理?

思路:术后48小时行脑MRI检查可明确肿瘤残存情况,能够较好地避免术后非肿瘤强化的干扰,较客观地评价肿瘤的切除程度。

如果最大层面残存肿瘤≥1.5cm²,并有可能再次切除,应尽可能行二次手术减瘤,以降低肿瘤负荷,改善临床风险分期;术后瘤床的显微残存并不影响预后,因此侵犯到脑干背面的病变,不必竭力清除,以免手术损伤脑干背面的颅神经核团。

【问题8】　如何进行风险评估?

思路1:根据年龄、手术切除程度、临床分期、是否有远处转移等因素对髓母细胞瘤进行风险分期(表35-1)。

表35-1　风险分期

期别	定义
低风险组	1. 年龄>3岁 2. 术后局部残存肿瘤<1.5cm²,病变局限于颅后窝,无远处转移
高风险组	1. 年龄≤3岁 2. 术后局部残存肿瘤≥1.5cm²,Chang分期为$M_{1～4}$

思路2:根据患儿上述情况,病理诊断为髓母细胞瘤肿瘤全切术后;TM分期:T_2M_0;风险分期:低风险组。

【问题9】　放疗在低风险组患儿中的应用情况如何?

思路1:对于低风险组髓母细胞瘤,术后放疗是必需的治疗手段,失败的主要原因是放疗剂量和照射范围不够所致。剂量是影响生存率和局部控制率的主要因素之一。

思路2：放疗照射范围为全脑全脊髓放疗（CSI）+颅后窝推量照射（PF）。照射剂量根据是否联合化疗来决定，推荐放疗剂量为：CSI 30～36Gy，PF 50～55Gy；如果联合化疗，则 CSI 剂量可降至 23.4Gy，但 PF 剂量不能降低。目前术后放疗联合化疗，降低 CSI 剂量成为标准治疗模式。需注意尽量缩短放疗和手术的间隔，避免延长放疗时间。

【问题10】 放疗在高风险组患儿中的应用情况如何？

思路1：对于高风险组髓母细胞瘤，推荐术后放疗联合化疗。放疗范围为 CSI＋PF。CSI 照射剂量为36Gy，不能降低。PF 照射剂量在 3 岁以上患儿推荐 50～55Gy，在 3 岁以下可以给予 45Gy。

思路2：需要强调的是，对于年龄小于 3 岁的患儿，由于放疗对生长、内分泌和智力的影响，化疗可以作为术后单一的辅助治疗，推迟放疗开始的时间，以减少对患儿生长发育的影响。

【问题11】 髓母细胞瘤放疗的毒副作用是什么？

思路：放疗是髓母细胞瘤综合治疗不可缺少的手段之一，但髓母细胞瘤大多发生在儿童，儿童处于生长发育阶段，放疗不可避免地对儿童的生长、内分泌和智力造成损伤。智力的损伤随着放疗后时间的增加呈进行性加剧，开始放疗时的年龄越小，智力受损越严重。全中枢照射使得大多数造血组织，如颅骨、椎体、骶骨等在照射范围内，血液学毒性明显。全中枢照射时，身体正常组织接受的总照射体积较大，放射导致的急性放疗反应，如乏力、胃肠道反应等，比较明显。患儿甲状腺受到一定剂量照射，以后甲状腺癌发生概率会增加。年龄越小，晚反应组织损伤越明显。内耳可能受到较高剂量照射，对听力可能会产生影响。

【问题12】 常规放疗技术有哪些？

思路1：患儿取俯卧位，身下垫 10cm 厚的泡沫板，头枕船形枕，调整船形枕的前后垫块位置和角度，使患儿的头处于下颌内收、后颈过伸位，模拟机下调整体位，使体中线呈直线，水平透视时，两侧外耳孔重叠，热塑膜固定。

思路2：全脑全脊髓照射野通常分为全脑照射野和全脊髓照射野。

全脑照射野摄全脑两侧位片，下界在 C₄ 水平，上界开放至颅骨外 3cm，为将来与脊髓野移动预留位置；每缩野一次，全脑照射野在 Y 轴方向上下各缩小 1cm，同时脊髓电子线照射野向头侧移动 1cm，并保持与全脑照射野有 1cm 的间隙。图 35-2 为最后一次缩野后上下界的位置。

全脑照射野设计中，前颅窝挡块至少在眶上缘下 0.5cm，中颅窝挡块位置在颞叶下 1cm，挡块后下界在椎体前 0.5cm。颅后窝补量照射野的重点是确定 D 点位置。图 35-2 中 C 点为后床突，E 点为枕骨粗隆，D 点为 CE 连线的等分垂线与颅底和颅顶交点连线的中点上 1cm。CE 连线的等分垂线与颅底和颅顶交点连线的中点也是小脑幕顶点的位置。

全脊髓照射野采用电子线垂直野照射，根据脊髓长度分 2～3 段，每段中间间隔 1cm，也可采用 X 射线两后斜野 ±45° 交角照射。骶骨区域采用铲形野照射，下界应包括 MRI 显示的硬膜囊下界，通常在 S₂ 或以下水平。由于儿童患者处于生长发育过程，照射野应该保全包括在照射范围内的骨骼，以免将来生长不对称产生畸形，影响生存质量。

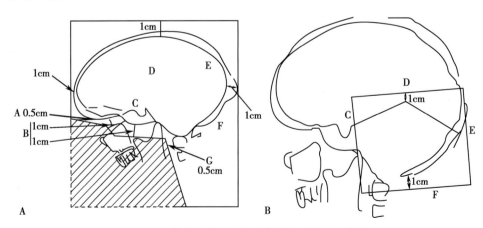

图 35-2 全脑照射野和颅后窝补量照射野示意图
A. 全脑照射野；B. 颅后窝补量照射野。

知识点

常规照射技术的缺点

1. 应用常规放疗技术，最常见的失败部位除颅后窝原发灶外，颅前窝底（筛板区）是最常见的部位（图 35-3），主要原因是颅前窝底位置低，又与眼睛邻近，通常是由于全脑照射野下界不够造成，在设计照射野时一定要注意不要因为颅前窝未包全，靶区遗漏而导致复发。

2. 颅后窝补量照射通常采用两侧对穿野，对内耳、脑干等重要脏器功能造成损伤。

3. 下丘脑 - 垂体区、部分颞叶、甲状腺等都处在照射范围内，导致功能损害。

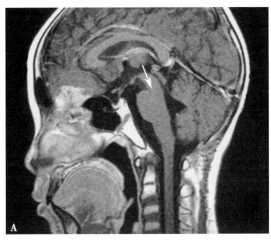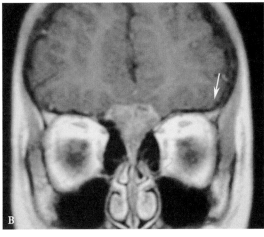

图 35-3 髓母细胞瘤全脑全脊髓放疗后筛板区复发
A. 矢状位 T_1WI，箭头示病灶；B. 冠状位 T_1WI，箭头示病灶。

【问题 13】 三维适形 / 调强放疗技术的操作流程是什么？

思路 1：患儿麻醉后，取仰卧位，头枕低密度板，头颈肩面网固定或采用真空袋固定，头颈肩面网固定见图 35-4。

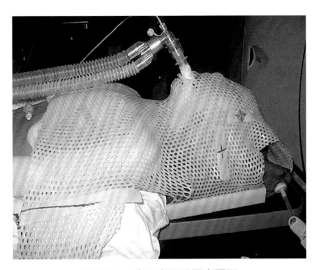

图 35-4 头颈肩面网固定图示

思路 2：靶区分全脑全脊髓（CTV-CSI）和瘤床（CTV-tumor bed）两部分。全脑及全脊髓下界包括硬膜囊底部，通常到 S_2 水平。CTV-tumor bed 包括残存病灶＋瘤床外放 1.5～2cm，头部和颈段脊髓及上胸段脊髓 CTV 外放 3～5mm 形成 PTV。胸腰段和骶椎段脊髓 CTV 外放至少 5mm 形成 PTV。有条件的单位需要测定本单位的摆位误差和系统误差，确定从 CTV 到 PTV 外放边界大小。见图 35-5、图 35-6。

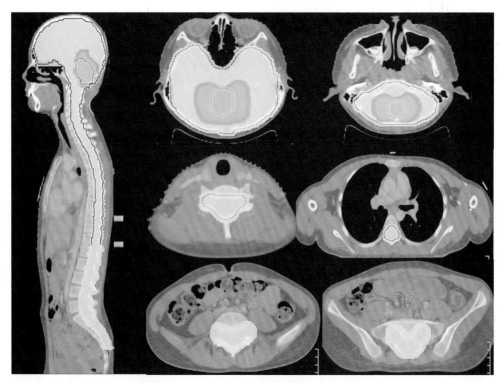

红线—肿瘤靶区瘤床；绿线—临床靶区瘤床；蓝线—临床靶区全脑＋颈胸部脊髓；黄线—临床靶区腰部脊髓；绿色阴影—计划靶区全脑全脊髓；天蓝色阴影—计划靶区瘤床。

图 35-5 三维适形调强治疗的靶区（因全脑＋颈胸部脊髓与腰部脊髓摆位误差不同，故临床靶区分别勾画，并分别外放，共同形成计划靶区全脑全脊髓）

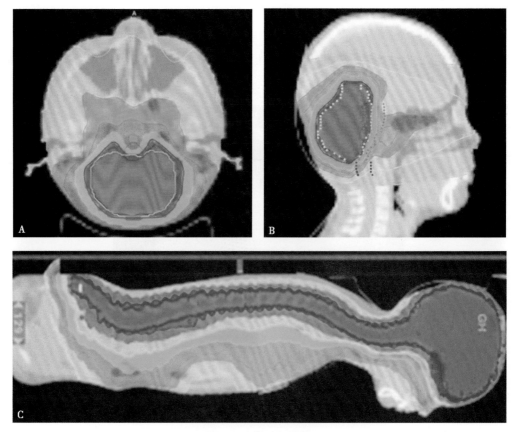

图 35-6 靶区示意图

瘤床区推量至 54Gy（红色）（A、B）；全中枢预防剂量 28.8Gy（蓝色）（C）。

三维适形照射技术的优点

1. 可以降低内耳的照射剂量并使颅前窝底筛板区受到确定的足够剂量的照射。
2. 减少脑干、颞叶、下丘脑 - 垂体区、甲状腺的照射剂量。
3. 在降低正常组织剂量的前提下,提高肿瘤瘤床的剂量,进一步提高疗效。
4. 可以避免射野衔接处重叠或遗漏的问题。

患儿放疗后,联合化疗 2 周期,具体方案:异环磷酰胺 + 顺铂 + 依托泊苷。

【问题 14】 化疗的作用有哪些?

思路 1:对于低风险组髓母细胞瘤患儿,术后放疗联合化疗可以减少全脑全脊髓照射剂量,减轻放疗后遗症,成为标准治疗模式。

思路 2:针对高风险组髓母细胞瘤,更强调化疗的作用。术后放疗联合化疗提高了无瘤生存率和总生存率,改善了预后。特别对于 3 岁以下的儿童,化疗可作为单一术后辅助治疗或用以推迟放疗的应用,以减少放疗毒副作用。

思路 3:髓母细胞瘤对化疗较敏感,但化疗方案目前没有统一,有效的化学治疗方案包括卡铂 +VP-16 等,有效率 62%～82%。

知识扩展或延伸问题

【问题 15】 髓母细胞瘤的预后如何,影响因素有哪些?

思路:髓母细胞瘤的预后相对较好。影响预后的主要因素有年龄、手术切除程度、临床分期、风险分期、高风险患儿是否接受化疗等。低风险组病例 5 年生存率 80% 左右,5 年无瘤生存率 60% 左右;而高风险组 5 年生存率 50% 左右,无瘤生存率仅 30%～40%。

【问题 16】 髓母细胞瘤的中枢系统外转移情况如何?

思路:髓母细胞瘤是最易发生中枢系统外转移的脑肿瘤,常见部位为骨、颈部淋巴结和骨髓,原发年龄越小则发生率越高,多发生在治疗后 3 年内。有些患儿做过侧脑室 - 腹腔分流术,可能引起中枢系统外的播散。一旦发生中枢系统外转移,预后极差,患儿多在发生后 1 年内死亡。

（易俊林）

第二节　松果体生殖细胞瘤

松果体大小一般约 7mm×6mm×3mm,位于第四脑室顶部与第三脑室交界处,松果体区以四叠体、松果体、缰核为界,胼胝体压部构成松果体区的顶部,中颞叶、枕叶、丘脑枕形成侧界。上蚓部是此区的底,第三脑室后壁恰位于松果体上方。与脑部的其他部分不同,该腺体并未通过血脑屏障与身体隔离。松果体成分主要有松果体实质细胞、神经胶质和散在的结缔组织细胞。其主要功能是在交感神经系统的支配下,释放褪黑激素,控制睡眠和光周期。此外,它还影响其他激素的释放,如黄体生成素、促卵泡生成素。

颅内生殖细胞肿瘤（intracranial germ cell carcinoma, GCT）是发生在颅内的、由类似个体发育的胚胎期细胞组成的一组恶性肿瘤,通常分为生殖细胞瘤（germinoma）和非生殖细胞的胚胎性肿瘤（nongerminomatous germ cell tumor, NGGCT）两种类型。2016 年世界卫生组织（WHO）第 4 版将颅内生殖细胞肿瘤分为 7 个基本类型,即生殖细胞瘤（germinoma）、胚胎癌（embryonal carcinoma）、卵黄囊肿瘤（yolk sac tumors）、绒癌（choriocarcinoma）、畸胎瘤（teratoma）（包括成熟畸胎瘤和非成熟畸胎瘤）、畸胎瘤伴恶性转化及混合性生殖细胞肿瘤（mixed germ cell carcinoma）。

在儿童患者,松果体区的肿瘤约占全部中枢神经系统肿瘤的 2.8%,其中最常见的为生殖细胞瘤,占松果体区域全部肿瘤的 50%～70%,其余主要为非生殖细胞的胚胎性肿瘤。东亚地区发病率高于欧美,易发生在青少年中,高峰年龄为 10～19 岁,90% 的患者确诊时年龄不足 20 岁。以男性多见,男女性别比约(5～22):1。

松果体生殖细胞瘤在组织学上与对应性腺的精原细胞瘤(睾丸)或无性细胞瘤(卵巢)相一致,具有侵袭性,脑脊液播散种植的比例 7%～36%。

由于松果体生殖细胞瘤难以获取组织标本,分子生物学研究相对较少。在恶性生殖细胞肿瘤中发现存在多种染色体不平衡。常有 12p、X 染色体 21 及 1q 和 8q 染色体臂的获得,并常出现活性 X 染色体的低甲基化。染色体丢失以 11 号、18 号和 13 号染色体丢失最为常见。并且染色体 6q 的丢失几乎仅在儿童恶性生殖细胞肿瘤中出现。基因谱研究发现生殖细胞瘤和中枢神经系统非生殖细胞的胚胎性肿瘤之间没有显著差异。

【诊疗流程】

(1)详细询问患者的发病过程及症状、诊疗经过、目前状况等。

(2)CT/MRI 检查明确占位性病变是否位于松果体区域、有无中枢轴的播散。

(3)血液及脑脊液肿瘤标志物:人绒毛膜促性腺激素(β-hCG)、甲胎蛋白(AFP)、癌胚抗原(CEA)、血清可溶性 c-kit 受体(serum soluble c-kit receptor, S-kit)、胎盘碱性磷酸酶等。

(4)若肿瘤累及鞍区,则进行垂体功能检查。

(5)脑脊液细胞学检查。

(6)如有可能,取得病理诊断。

(7)询问是否有其他合并症。

(8)搜集整理所有检查资料,明确累及范围和一般状况评估。

(9)活检术后明确为生殖细胞瘤则行放疗。

(10)无法取得病理可行诊断性放疗,临床确诊后行根治性放疗。

(11)治疗后进行疗效评价,给予患者治疗后指导建议,定期随访。

【临床关键点】

(1)松果体生殖细胞瘤为罕见肿瘤,男性多见,东亚较欧美多见,发病高峰年龄 10～19 岁。

(2)生殖细胞瘤为松果体区最常见肿瘤(50%～70%),还需要与松果体实质细胞瘤(10%～20%)、畸胎瘤、卵黄囊肿瘤及混合性生殖细胞瘤等鉴别。

(3)邻近结构受压及脑脊液梗阻相关症状常见,如头痛、恶心、呕吐、视路受损、共济失调、多饮多尿、内分泌紊乱等。

(4)头颅 CT/MRI 是主要检查手段,可出现脑脊液播散(10%～36%),应行全脊髓 MRI 和脑脊液细胞学检查。

(5)可合并 NGGCTs 成分,血清和脑脊液中 β-hCG、AFP 水平升高有提示作用。

(6)治疗策略应以纳入放疗的方案为标准治疗模式,5 年生存率达 75%～90%。局部病变推荐行全脑或全脑室放疗加肿瘤部位推量,播散型病变行全脑全脊髓照射及肿瘤部位推量。

(7)手术适应证主要为高颅压的引流处理及活检。

(8)化疗可采用诱导化疗或同步化疗,放疗剂量可适当降低。

(9)放疗中需进行复查,根据病变对治疗的反应判断肿瘤成分及放疗敏感性,并对治疗进行相应的调整。

【临床病例】

第一步:病史采集

患儿,男性,16 岁。主因"多饮多尿 5 月余"就诊。

患儿 5 个月前无明显诱因出现多饮多尿,每天饮水 13L 左右,尿量增加与入量相仿,近 1 周出现头痛、呕吐等不适。

查体:一般情况中,KPS 评分 70 分,身高 186cm,体重 83kg。颈部浅表淋巴结未及肿大,五官端正,视盘水肿,心、肺、腹查体无特殊,肌力、肌张力正常,生理反射存在,病理反射未引出。

【问题1】 松果体生殖细胞瘤的主要临床表现是什么?

思路1:松果体周围有许多重要的神经/内分泌通路,肿瘤生长容易造成相应压迫症状。压迫脑脊液循环通路导致梗阻性脑水肿,主要表现为头痛、恶心和呕吐。肿瘤压迫四叠体上丘可引起眼球上下运动障碍、复视、瞳孔散大或不等大等。肿瘤体积较大时可压迫四叠体下丘及内侧膝状体而出现双侧耳鸣和听力减退。肿瘤向后下发展可压迫小脑上脚和上蚓部,出现躯干性共济失调及眼球震颤。压迫丘脑下部,症状表现为尿崩、嗜睡和肥胖。

思路2:松果体邻近垂体,累及垂体可致内分泌紊乱。其主要表现:①性征发育障碍;②性早熟,男孩表现为声音变粗、长阴毛、阴茎增大;女孩表现为乳腺发育、月经提早。

知识点

松果体生殖细胞瘤的临床特点

1. 青少年多见,男性为主。

2. 解剖位置特殊,可造成多种症状。压迫相关症状以恶心、呕吐、复视、共济失调、偏瘫、多饮多尿多见,接诊时应行完整的神经科查体。

3. 累及垂体可导致内分泌紊乱、性发育障碍或性早熟。

【问题2】 门诊应该进行哪些检查?

思路:对于恶性肿瘤,检查一般分为局部和全身检查。局部检查用于肿瘤的定位、侵犯范围的明确,松果体区肿瘤首选脑部MRI,其次为CT。同时应行中枢轴CT、MRI检查。常规全身检查应完善胸片或胸部CT、腹部超声等常规检查。实验室检查应包括常规血液学检查、血清及脑脊液肿瘤标志物(β-hCG、AFP、CEA、S-kit等)及脑脊液细胞学检查。若肿瘤累及鞍区,应进行垂体功能检查,包括生长激素、卵泡刺激素、促黄体生成素、垂体后叶素及泌乳素等。由于松果体肿瘤活检难度较大,应请神经外科会诊,评估有无可能实施活检。

知识点

松果体生殖细胞瘤的特殊检查

1. 可出现脑脊液播散,应行全中枢CT/MRI和脑脊液细胞学检查,有助于发现脑膜播散和中枢轴种植病灶,对综合治疗方案和照射野设计有决定性作用。

2. S-kit可作为生殖细胞瘤的新标志物。S-kit是c-kit的可溶形式(一种在生殖细胞发育中具有重要作用的酪氨酸激酶跨膜受体),在肿瘤和脑脊液中显著升高(尤其是有蛛网膜下腔播散者)。治疗期间也可作为追踪标记,反映治疗疗效。

3. 可合并NGGCTs成分,血清和脑脊液中β-hCG、AFP、CEA升高有提示作用。

4. 位置深在,活检难度大,应请神经外科会诊。

5. 生殖细胞瘤在CT平扫时表现为高密度或中等密度,增强扫描时呈均匀强化。MRI扫描时,T_1WI表现为等信号或稍低信号,T_2WI表现为等信号或高信号。

第二步:门诊化验及辅助检查

患儿在门诊进行了颅脑CT及MRI(图35-7)、全脊髓增强MRI、颈胸CT、腹部超声及血生化、血常规等检查。

颅脑CT及MRI:位于松果体区可见一类圆形肿物,约2.5cm×2.0cm,边缘清晰、光整,CT上有较明显弹丸样强化,MRI上有明显强化,内部合并散在无强化低信号区。周围脑室扩张。生殖细胞瘤可能性大,伴脑积水。

全脊髓MRI:颈段、胸段、腰段脊髓及马尾未见异常。

颈胸CT及腹部超声、血生化、血常规均正常。β-hCG、AFP、CEA均正常。

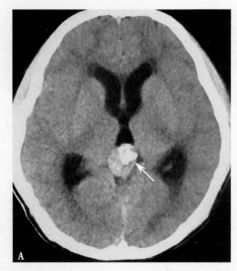 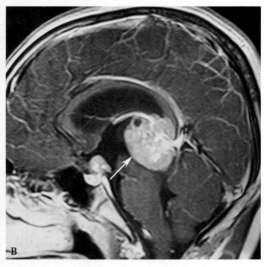

图 35-7 松果体生殖细胞瘤 CT 及 MRI 表现
A. CT 表现,箭头示病灶;B. MR 增强 T₂WI,箭头示病灶。

【问题 3】 该患者的诊断是什么? 病灶累及范围有哪些?

思路 1:临床诊断。依据发病年龄 16 岁,男性,CT、MRI 检查提示松果体区占位病变,结合影像学特点,且无 β-hCG、AFP 升高,考虑颅内生殖细胞瘤可能性。

思路 2:病理诊断。如有可能,尽量取得病理诊断。现代微创神经外科技术和麻醉技术的发展,配合三维立体定向技术,可提高病理诊断准确率。部分患者需行第三脑室造瘘术或脑室 - 腹腔引流术,可同时取得活检。

思路 3:原发中枢神经系统的生殖细胞肿瘤尚无专门的分期系统,大多数研究者采用髓母细胞瘤的 TNM 系统进行分期。在临床治疗上,主要考虑肿瘤是否存在脑膜和脑脊液播散,二者的治疗模式明显不同。

【问题 4】 松果体生殖细胞瘤需要与哪些疾病鉴别?

思路:根据松果体的解剖结构和功能,以及松果体生殖细胞瘤的临床表现,需要鉴别的疾病如下。

1. 松果体实质细胞肿瘤 松果体生殖细胞肿瘤通常表现为肿瘤包绕着钙化的松果体,而松果体实质细胞瘤的钙化表现为分散在肿瘤组织中小钙化灶。

2. 畸胎瘤 成熟畸胎瘤在普通 X 线平片上表现为边界清楚的肿物,在 CT 上表现为混杂密度,经常有大的囊性变和钙化区域。不成熟的畸胎瘤和恶性畸胎瘤与成熟型畸胎瘤有类似的影像学表现,但是囊性变和钙化区域的概率比成熟畸胎瘤小。恶性畸胎瘤的边界较模糊,有时伴有病灶周围水肿。

3. 卵黄囊肿瘤 边界不规则,平扫 CT 表现为等密度或低密度的肿块,增强扫描为不均匀强化,有时伴有病灶周围水肿区。

4. 混合型生殖细胞瘤 MRI 对检测混合型生殖细胞瘤中的畸胎瘤成分非常有用,特别是脂肪成分。另外化疗或放疗后肿瘤若消退不佳,也提示有非生殖细胞瘤成分。

【问题 5】 松果体生殖细胞瘤是否有预示预后不良的分子标记物? 目前可以申请哪些常用分子标记物检测,以指导临床治疗方案制订?

思路:任何可检测到的 AFP 升高(一般血清 5～10ng/dl,脑脊液 2～5ng/dl)或 β-hCG 在脑脊液中明显升高,通常超过 100～200IU,可在无组织学确诊的情况下考虑存在 NGGCT。肿瘤标记物升高的患者预后更差,尤其 AFP 升高对预后影响更大,这部分患者需要更加积极治疗。

知识点

1. β-hCG 和 AFP 与预后和治疗的关系 含有合胞滋养层巨细胞成分的颅内生殖细胞瘤(germinoma with STGC)具有 β-hCG 分泌功能,其预后比单纯生殖细胞肿瘤差,治疗后复发率高,可达 30.8%。并且 AFP 和 / 或 hCG 升高者,容易出现中枢轴播散,二者均显著升高者在诊断时就多有中枢轴播散。因此这类患者需要比单纯生殖细胞瘤更为有效的治疗,如照射范围和剂量应该更大。在合适的照射技术和剂量条件下,仍然可以获得较好的疗效。

2. 松果体生殖细胞瘤的预后　根据 SEER 数据库统计,1975—2000 年,全部类型的中枢神经 GCTs 5 年生存率:0～14 岁为 81%,15～29 岁为 94%。组织学分型是最重要的预后因素,生殖细胞瘤的预后最佳,5 年无进展生存期(progression-free survival, PFS)超过 90%。而 NGGCTs 预后较差,5 年生存率仅 40%～70 %,并且,由于疾病严重性和治疗强度大,这部分患者的生活质量也更差。

第三步:住院后治疗

患儿住院后经多学科联合查房讨论,考虑肿瘤位置深在,合并高颅压症状,若继续发展可能出现脑疝,危及生命,并且临床特征、影像学特点和实验室检查均符合生殖细胞瘤,建议行脑室 - 腹腔(ventriculoperitonea, V-P)分流术(图 35-8)同时只取活检。术后患者头痛、呕吐缓解。病理回报:生殖细胞瘤。同时取脑脊液送检,β-hCG 和 AFP 未见升高,细胞学未发现瘤细胞。考虑患儿 16 岁,且无播散证据,建议行全脑室预防照射及局部肿瘤推量照射放疗方案,而不行全脊髓预防照射。

遂先行瘤床区放疗 20Gy/10 次,临床上患儿饮水、尿量均减少,6.5L 左右。复查 MRI 显示松果体肿物大部分消退(图 35-9),确认生殖细胞瘤诊断,为单纯生殖细胞瘤可能性较大。遂继续完成后续全脑室照射(WVI 30Gy),最终全脑室照射 30Gy,原发肿瘤推量(PTB)到 50Gy。治疗末复查肿瘤完全消退。

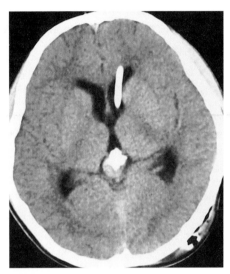

图 35-8　脑室 - 腹腔引流术后 CT 表现

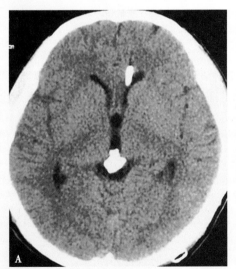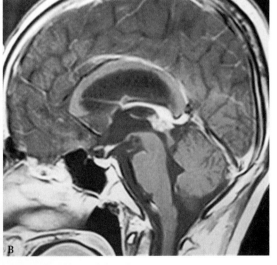

图 35-9　松果体生殖细胞瘤放疗 20Gy 复查
A. CT 表现;B. 增强矢状位 T₂WI 表现。

【问题 6】 如何进行治疗决策?

思路 1:治疗决策首先需要考虑是否行外科手术,决策应基于综合考虑,包括肿瘤特点、患者及家属的意愿。目前推荐在从脑脊液肿瘤标记和细胞学检查无法获得生殖细胞肿瘤的诊断时,通过外科途径获得组织病理学诊断。如果患者存在高颅压等症状,建议行 V-P 分流术或第三脑室造瘘术减症,同时取得活检,由于单纯生殖细胞肿瘤对放疗比较敏感,获得组织学诊断即可,不需追求全部切除肿瘤而增加手术难度和风险。但对于非生殖细胞的其他类型胚胎性肿瘤，肿瘤切除非常必要，尤其是对那些放射抗拒的和外科能够治愈的肿瘤（如畸胎瘤、松果体实质细胞肿瘤）。

思路2：放疗在颅内单纯生殖细胞瘤的治疗中占有重要位置，可以在没有病理诊断的情况下先行诊断性放疗，可以先设肿瘤局部小野照射20Gy后复查，如肿瘤消退或大部分消退，则临床诊断生殖细胞瘤成立，继续完成后续放疗。若肿瘤消退不佳，则提示存在非生殖细胞的其他类型肿瘤，应尽可能手术，之后给予术后放化疗。

> 知识点
>
> 1. 手术　随着微创技术的发展，中枢神经系统 GCT 的手术应用变得相对安全。对于松果体生殖细胞瘤，全切或部分切除无助于提高疗效，因此首选活检术，而该疾病常合并梗阻性脑积水，需行内镜下第三脑室造瘘术（endoscopic third ventriculostomy, ETV）或 V-P 分流术，ETV 优于 V-P 分流术，前者可同时取得活检。而对于放疗/化疗后消退不佳的患者，可行二次探查手术，有助于鉴别肿瘤成分，决定后续治疗。在 NGGCTs 中，手术切除有利于肿瘤的控制，并且是畸胎瘤的根治性手段。
>
> 2. 放疗　松果体生殖细胞瘤的最佳治疗模式尚有争议，但以往的研究均表明肿瘤对放疗敏感并且单纯放疗具有较高的治愈率，因此纳入放疗是标准模式。以往全脑全脊髓放疗（CSI）或全脑室照射（WVRT）25~35Gy 加原发灶推量（PTB）至 45~50Gy，5 年总生存可达 90% 以上。但是，远期副作用明显，包括神经认知能力下降，内分泌和性腺功能障碍。综合近年的研究证据，目前主要根据肿瘤的侵犯范围，采用以下治疗模式：①局部病灶。现代分期诊断技术能够较早地发现小的转移灶，为减小治疗范围提供了可能。如果为单发生殖细胞瘤，没有必要行全脑全脊髓照射，WVRT 序贯 PTB 可在不降低疗效的情况下减少放疗毒性。②播散型病灶。如果治疗策略得当，多灶的中枢神经系统生殖细胞瘤与单灶疾病预后近似。确诊时有播散证据的患者，即显微镜或大体 CSF 播散证据，应行 CSI，并对原发灶和所有可见转移灶进行推量。这是这组患者治疗的金标准。
>
> 3. 化疗　为了减轻毒性，也对单纯化疗进行过较多尝试。常用药物包括顺铂、卡铂、博来霉素、环磷酰胺等，但由于远期疗效不佳，5 年生存率仅为 68%~75%，并且治疗副作用大，目前认为单纯化疗不能作为颅内生殖细胞肿瘤的标准治疗手段。

【问题7】　放疗范围和剂量如何确定？

思路：靶区确定。靶区设计根据全中枢播散风险，有 2 种设计方案：①对于全中枢播散风险高的患者，全脑脊髓预防照射靶区+原发肿瘤部位推量靶区。②全中枢播散风险低的患者，可采用 WBRT 或全脑室放疗+原发肿瘤部位推量方案。具体靶区范围如下。

（1）全脑全脊髓预防照射靶区（CTV2）：CT 模拟获得的影像上，勾画整个全脑和全脊髓范围，包括蛛网膜下腔，注意不要遗漏颅前窝底（筛板区）。CTV2 外放 0.3cm 形成 PTV2。

（2）全脑或全脑室靶区：CT 模拟获得的影像上，勾画整个全脑或全脑室（侧脑室、第三脑室和第四脑室）。

（3）肿瘤推量照射区（CTV1）：治疗前大体肿瘤区外放 1.5~2.0cm，CTV1 外放 0.3cm 形成 PTV1。

具体照射剂量如下。

（1）诊断性放疗：局部照射大体肿瘤区外放 1.5~2.0cm 区域，20Gy 时进行评价。

（2）全脑全脊髓预防照射：通常给予全脑 30~36Gy，全脊髓 24~30Gy。根据患者年龄大小给予适当调整，小于 6 岁儿童给予 18~24Gy 或合并使用化疗。

肿瘤推量区剂量在 50Gy 左右，根据肿瘤对放疗的反应，如果消退不佳提示含有 NGGCTs 成分，可以适当提高照射剂量到 60Gy（图 35-10、图 35-11）。

【问题8】　放疗期间应该注意什么？

思路1：肿瘤对治疗的反应。放疗 10 次应复查 MRI。①对于诊断性放疗的患者，若完全消退或接近完全消退，则生殖细胞瘤诊断成立，完成后续计划治疗。若消退不佳，考虑行手术明确诊断。②对于手术活检取得病理的患者，也应进行中期疗效观察，鉴别有无 NGGCTs 成分，若有，应考虑加量或手术。

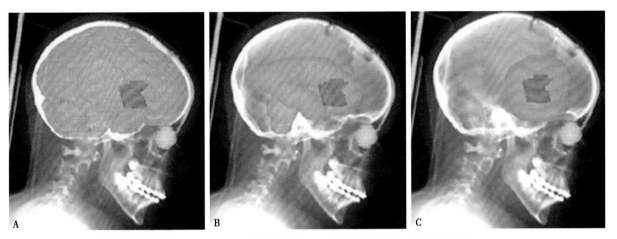

图 35-10　Rogers 等描述的全脑照射和局部照射时靶区示意图

A. 黄色区域为全脑照射靶区范围；B. 黄色区域为全脑室照射靶区范围；C. 局部照射时靶区。图中红色区域为肿瘤局部推量范围。

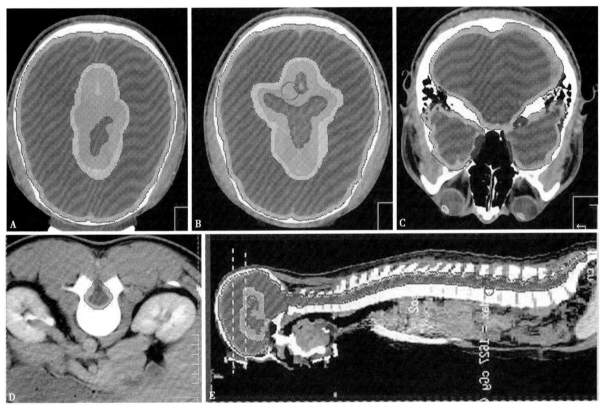

图 35-11　全脑全脊髓照射靶区示意图

分别为侧脑室上份靶区（A）、第三脑室层面靶区（B）、颅中窝层面靶区（C）、腰髓层面靶区（D）、正中矢状位全脑全脊髓靶区（E）。绿色区域 CTV1（肿瘤外放 2.0cm，包括全脑室）；黄色区域 PTV1；紫色区域 CTV2（全脑全脊髓）；蓝色区域 PTV2。

思路 2：正常组织对放疗的反应（毒副作用），包括非血液学毒性和血液学毒性两方面。

1. 急性脑水肿　若有头痛、恶心、呕吐等高颅压的表现，予甘露醇降颅压对症处理。

2. 放射性皮肤反应　应注意嘱患者尽量减少对放疗区域的暴晒、摩擦，并可涂抹保湿剂或保护剂。

3. 每周复查血常规、肝肾功能，特别是放疗联合化疗时。

知识点

相关危及器官的儿童治疗耐受剂量与成人比较及超量可能损伤的危机器官见表 35-2。

表35-2 相关危及器官的儿童治疗耐受剂量与成人比较及超量可能损伤的危机器官

危机器官	质量耐受剂量	超量可能损伤
睾丸及卵巢	高度敏感,应仔细保护	永久不育
肾脏	较成人低,1 750cGy/5 周	急性、慢性肾炎
卵巢	200～300cGy	永久不育
骨	较成人低,2 000cGy 以下影响较小	生长受阻
脑	与成人类似:小脑小野照射 4 500～5 000cGy/5～6 周;全脑 3 500～4 000cGy/5～6 周	
晶体	较成人低,3 周 3 个月接受 750～950cGy	60% 患白内障
脊髓	较成人低,20cm 以下,3 000cGy/5～6 周	放射性脊髓炎

【问题9】 治疗结束后,应告知患者哪些内容?

思路 1:治疗疗效和毒副作用评估。治疗结束后,应告知患者和家属是否有肿瘤残存,并评估正常组织损伤程度。松果体生殖细胞瘤预后一般较好,5 年总生存率可达 90% 以上。同时需交代急性正常组织损伤持续时间及注意事项,并强调放疗后远期副作用明显,包括神经认知能力下降、内分泌和性腺功能障碍、儿童生长发育迟缓等。

思路 2:治疗后的随访。肿瘤治疗后需要对疗效和正常组织损伤进行长期监测。目前治疗模式下的疗效、失败模式及副作用,均是今后进一步研究的依据。应明确告知患者复查时间点,随访中注意出现特殊情况需及时就诊。一般要求治疗后 2 年内每 3 个月复查 1 次,2～5 年内每半年复查 1 次,5 年以后每年复查 1 次。

知识扩展或延伸问题

【问题10】 松果体生殖细胞瘤复发后如何治疗?

思路:生殖细胞瘤复发后与初治时类似,对放疗或化疗敏感性较高,但是疗效不持久。复发 GCTs 的治疗手段包括手术、局部或全中枢放疗及高剂量清髓化疗自体干细胞移植解救。Sawamura 等的研究表明,复发患者对挽救性低剂量放疗(20～24Gy)序贯基于铂类的化疗仍持续有效。但是单纯再放疗或基于铂类的化疗不足以防止远期再复发,而且再放疗会导致放射性脑病。如果既往接受过较高剂量的放疗,则推荐自体干细胞移植。Modak 等的研究采用基于噻替派的化疗方案序贯自体干细胞移植,DFS 达 78 %,中位生存48 个月。

【问题11】 最新治疗进展如何?

思路 1:联合化疗或单独放疗时的放疗降量。研究表明,对于不需要全脊髓放疗者,联合化疗时放疗剂量降为 WVRT(22.4～25.5Gy)序贯 PTB(30～50Gy),可取得同样的生存并减轻神经毒性。对于需要全脑全脊髓放疗的患者,累及野剂量由 45～50Gy 降低到 40～30Gy,全脑全脊髓剂量由 36Gy 降低到 21Gy 疗效相同。诱导化疗后,完全缓解的患者剂量可降低到 30Gy,未完全缓解者 45～50Gy,对于播散型疾病,完全缓解者全脑全脊髓照射剂量可降低到 30.6Gy,而未达缓解者 36Gy。生殖细胞瘤在单纯放疗的情况下,对于局部病变,肿瘤区域剂量 45～50Gy,全脑室 24Gy 可取得较好的疗效。对于播散型病变,SIOP CNS GCT 96 研究显示全脑全脊髓 24Gy 加局部推量 16Gy 可取得较好的无病生存。

思路 2:联合化疗可降低放疗照射范围。针对颅内非生殖细胞胚胎性肿瘤采用化疗联合降低照射范围的 SIOP CNS GCT 96 临床研究中,对于局灶性肿瘤,采用顺铂 /VP-16/ 异环磷酰胺 4 周期化疗 ± 局部照射54Gy 的治疗方案,5 年生存率为 82%。对转移性肿瘤,化疗 4 周期后,全中枢照射 30Gy、转移灶推量照射24Gy 的方案,5 年生存率为 75%。这项研究结果提示对于局限性的颅内非生殖细胞胚胎性肿瘤在联合化疗的基础上可以省略全中枢照射。

思路 3:青少年肿瘤患者化疗联合放疗,降低治疗范围和强度,以期降低治疗相关毒性。最近一项针对加拿大肿瘤医生关于青少年松果体生殖细胞肿瘤治疗模式选择的调查显示,对于生殖细胞瘤,56% 的医生推荐全脑室放疗联合化疗,15% 的医生推荐单纯全脑室放疗,10% 的医生推荐单纯全中枢放疗。推荐使用全脑室放疗联合化疗者,57% 的医生推荐全脑室剂量 24Gy,20% 的医生推荐全脑室剂量 18Gy。治疗生殖细胞瘤时,96% 的儿童肿瘤专家使用包含化疗的方案,治疗成人患者的医生中使用含化疗的方案只占 54%。对于治疗松果体区非生殖细胞胚胎性肿瘤,44% 的医生推荐使用全中枢照射联合化疗方案,21% 的医生推荐使用全脑室放疗联合化疗,15% 的医生推荐使用松果体放疗联合化疗。

思路 4:利用新的放疗设备,降低正常组织损伤。

质子放疗可减少放疗正常组织剂量,而不降低靶区体积或剂量,从而不会降低疾病控制率。对于儿童中枢神经系统 GCTs,剂量学比较显示进行 WVRT 时质子放疗比 IMRT 更有优势。此外,更新的治疗策略,如干细胞、基因治疗,均有一定希望。

(易俊林　李高峰)

第三节　肾母细胞瘤

肾母细胞瘤(Wilms 瘤)是最常见的儿童腹部肿瘤,占 15 岁以下小儿恶性泌尿生殖细胞肿瘤的 80% 以上。肾母细胞瘤具有种族和地域差异,白种人的发病率每年 6～9 人 /100 万,北美和部分黑种人每年可超过 10 人 /100 万,而在亚洲,如日本、中国,每年发病率小于 4 人 /100 万。在北美,女性略多见,男女之比为 1∶1.1,单侧肾母细胞瘤男性和女性患儿的中位发病年龄分别为 42 和 47 个月。相反在东亚,男性略多见,且发病年龄略早。

肾母细胞瘤的发病可能与父母的环境暴露有一定相关性。母亲的危险因素包括吸烟、茶和咖啡的摄入、口服避孕药、激素妊娠试验、染发剂、高血压、杀虫剂、阴道炎等,但以上因素均未被病例 - 对照研究所证实。父亲的职业暴露如汽车修理、焊工或接触铅均与发病风险增高相关。

肾母细胞瘤具有明显的组织多样性,研究认为其来源于原始后肾胚基。多为单中心,约 5% 发生于双肾,7% 为单侧肾脏。

肾母细胞瘤主要的研究组织有美国国家肾母细胞瘤研究组(National Wilms' Tumor Study,NWTS),2002 年起更名为儿童肿瘤协助组(COG)肾脏肿瘤委员会和国际儿童肿瘤协会(International Society of Pediatric Oncology,SIOP),两个组织对肾母细胞瘤的分期、分组和治疗原则略有差异。

NWTS 提出根据肾母细胞瘤的组织分化程度将其分为两种组织学类型:预后良好型和预后不良型。预后良好型占 80% 以上,预后不良的组织学类型指伴间变成分,又进一步分为局灶间变和弥漫间变。SIOP 根据患儿是否接受新辅助化疗并按照不同的组织学分类标准将儿童肾脏肿瘤分为低、中、高危。肾母细胞瘤最早和最常见的播散方式是穿透假包膜播散到肾窦、肾内血管和淋巴管及直接侵犯周围组织,也可以发生腹腔种植、淋巴和血行转移。

患儿多以无痛性腹部肿块就诊,肿瘤巨大时可以引发压迫症状。约 1/3 的患儿由于肿瘤侵犯或压迫邻近器官或自发性瘤内出血和坏死,而引起局限性腹部隐痛或胀痛。部分(10%～13%)患儿合并先天异常,如虹膜缺失、偏身肥大、泌尿生殖系统异常等。

【诊疗过程】

(1)详细询问患儿的发病过程,家族史,是否有腹痛、发热、血尿等伴随症状。

(2)全面查体,注意腹部是否压痛,肿块活动情况,是否伴有其他发育畸形。

(3)检查血常规、尿常规、肝肾功能。

(4)行腹部超声、CT 和 / 或 MRI 等影像学检查,判断局部病灶大小及侵犯范围。

(5)胸片 / 胸部 CT 除外肺转移。

(6)必要时行骨扫描检查,以排除骨转移。

(7)搜集整理所有检查资料,明确分期和一般状况评估。

(8)经多学科诊疗会诊,制订治疗方案。

(9)治疗后进行疗效评价,给予患者治疗后指导建议,定期随访。

【临床关键点】

(1)多数肾母细胞瘤表现为腹部无痛性固定的肿块来诊,可伴有血尿、发热、精索静脉曲张等伴随症状,肿瘤巨大时可以引发压迫症状；少数患儿合并先天畸形。

（2）肾母细胞瘤易于肾内播散或局部侵犯肾盂、输尿管，超声或静脉肾盂造影应作为首选的检查方法；远处转移率高，治疗之前需要除外远处转移情况，肺是最常见的转移部位。

（3）治疗前注意了解对侧肾脏功能是否正常，因为手术切除患肾是肾母细胞瘤的主要治疗手段，所以要保证对侧肾脏有正常功能。

（4）主要的治疗手段有手术、放疗和化疗。根据患者病情决定治疗顺序。

（5）治疗原则是最大可能地提高肿瘤的局部区域控制率和提高生存率，尽量降低对患儿肾功能损害程度及尽量降低长期并发症的概率。

（6）远处转移病灶的放疗需要结合患儿病理类型及化疗疗效。胸片证实的肺转移行全肺照射 12Gy/8 次；近期研究表明化疗后快速缓解（6 周）的肺转移可考虑不做全肺放疗。

（7）复发患儿的治疗原则与首程治疗方案有关。高危或间变的患儿建议纳入临床试验。

【临床病例】

第一步：病史采集

患儿，男，4 岁。因"发热伴间断血尿 8 天"就诊。

患儿于 2013 年 7 月下旬无明显诱因出现发热，体温达 38.5℃，伴洗肉水样血尿，无流涕、咽痛、咳嗽、咳痰、胸闷、气促、腹痛、尿频、尿急、尿痛等不适，于当地医院就诊。予解热镇痛药物对症处理，并给予阿奇霉素抗感染治疗 5 天后发热有所改善，但体温正常 3 天后又出现发热。查体：一般情况中，KPS 评分 80 分，右侧上腹部可触及一约 10cm×10cm 大小质硬包块，无压痛。其余器官无畸形。

【问题 1】 肾母细胞瘤的主要临床表现是什么？

思路 1：肾脏为腹膜后位器官，而肾母细胞瘤最早的播散方式是穿透假被膜播散到肾窦、肾内血管和淋巴管，这种早期播散的表现不易被发现。当肿瘤侵及肾盂和输尿管时，可引起血尿。直接侵犯到肾外组织及邻近器官或肿瘤巨大时还可以引发压迫症状，如下肢水肿、腹壁静脉曲张等。约 1/3 的患儿由于肿瘤侵犯或压迫邻近器官或自发性瘤内出血和坏死而引起腹痛。腹痛多数是局限性隐痛或胀痛，也可以因肿瘤破裂而表现为较为广泛的急性腹痛。另外，还可以出现发热、血尿、高血压（肾素活性增加引起）、精索静脉曲张（肾静脉或下腔静脉血栓引起精索静脉阻塞而引起）、疝、睾丸增大、充血性心力衰竭、低血糖、库欣综合征、脑积水、胸腔积液等表现。

思路 2：部分（10%～13%）患儿合并先天异常，如虹膜缺失、偏身肥大、泌尿生殖系统畸形（如隐睾、尿道下裂、双集合系统及融合肾等），这些畸形可以同时出现，组成 Denys-Drash 综合征（由肾母细胞瘤、性腺异常和肾病组成）或 WAGR 综合征（由肾母细胞瘤、虹膜缺失、泌尿生殖系统畸形和智力发育迟缓组成）。

知识点

肾母细胞瘤的临床特点

1. 肾母细胞瘤是儿童中最常见的腹部肿瘤。

2. 早期症状隐匿。

3. 多数肾母细胞瘤是因为出现了相应症状后才来医院就诊，多表现为腹部无痛性肿块，可伴有血尿、发热、精索静脉曲张等伴随症状，肿瘤巨大时可以引发压迫症状，部分因肿瘤侵犯或瘤内自发性出血、坏死而出现腹部隐痛或胀痛。

4. 肿瘤破裂可引发腹腔种植。淋巴转移最常见的部位是肾门及主动脉旁淋巴结；血行转移最常见的转移部位是肺，也可发生肝、骨、脑等其他部位转移。

5. 少数患儿可合并先天异常 如虹膜缺失、偏身肥大、泌尿生殖系统异常（如隐睾、尿道下裂、双集合系统及融合肾等）。

【问题2】 门诊应该进行哪些检查?

思路1: 对于恶性肿瘤的检查,一般分为局部和全身检查。局部检查主要评估肿瘤的侵犯范围和深度,以及区域淋巴结转移、瘤栓状态、手术难度等。肾母细胞瘤一般采用超声或静脉肾盂造影、CT 和 / 或 MRI。全身检查主要评估肿瘤是否存在身体其他部位转移,如胸片或胸部 CT,怀疑骨转移时需要骨扫描,怀疑脑转移时行脑 CT 或 MRI 检查。

思路2: 肺是肾母细胞瘤最常见的远处转移部位。目前关于伴发肺转移的肾母细胞瘤的循证医学证据大多基于胸片阳性的肺转移,SIOP 将胸部 CT 作为肺转移患儿治疗中 / 治疗末监测疗效的手段。而且越来越多的研究和中心初诊开始使用胸部 CT 来排除肺转移。

思路3: 常规的血液学检查包括血常规、尿常规、血生化。另外,儿茶酚胺及其代谢产物香草扁桃酸(vanillylmandelic acid,VMA)和高香草酸(homovanillic acid,HVA)、AFP 及 LDH 有助于该病与神经母细胞瘤或肝母细胞瘤相鉴别。

> 知识点
>
> 1. 肾母细胞瘤易于肾内播散或局部侵犯肾盂、输尿管,超声或静脉肾盂造影应该作为首选的检查方法,可初步明确肿瘤的位置、大小、性质及与周围器官的毗邻关系,鉴别肾囊肿和肾积水。
> 2. CT 和 / 或 MRI 可进一步明确肿瘤的性质和范围。
> 3. 血常规、尿常规和血生化检查可了解重要器官功能、有无贫血、有无血尿,尤其是对侧肾脏功能是否正常,因为手术切除患肾是肾母细胞瘤的主要治疗手段,所以要保证对侧肾脏有正常功能。
> 4. 肾母细胞瘤远处转移率高,治疗前需要除外远处转移情况,肺是最常见的部位。
> 5. 肾母细胞瘤患儿少数以伴发先天畸形起病,治疗前要详细查体以排除。

第二步:门诊化验及辅助检查

患儿在门诊进行了腹部增强 CT(图 35-12)、超声、胸片、心电图及血生化、血常规、尿常规等检查。

腹部 CT:右侧腹膜后可见一较大的边缘尚清的肿块影,内密度不均匀,可见囊状低密度影,未见明显钙化灶,CT 值约 24~37HU,肿块大小约 16.1cm×11.1cm×10.5cm,局部边缘毛糙,周围脂肪间隙密度增加,注入对比剂后肿块实质部分明显强化,囊性部分未见明显强化,肿块内可见较多小血管影,右肾动脉部分分支进入肿块内,右肾静脉局部较粗大,与肿块内部分血管连续。下腔静脉(第二肝门以下)及右肾静脉内可见形态不规则的充盈缺损,最大径约 2.5cm。奇静脉及半奇静脉明显增粗。左肾在位,内未见异常密度影,左肾动脉走行密度未见明显异常,左肾静脉、两侧髂总静脉约平 S_1 水平显示欠佳。右侧残肾明显强化,肾盂增宽,略积水。肝及脾内未见异常密度影,门静脉呈受压改变。胆囊影可见。胰腺呈受压改变。部分肠管受压。所及两肺内未见明显结节影。印象:右侧腹膜后占位,考虑肾母细胞瘤,右肾动脉供血。下腔静脉、右肾静脉充盈缺损,考虑瘤栓形成,上达第二肝门水平。

超声:右侧肾区可见一实性包块,大小约 15.9cm×11.6cm×9.7cm,包块边界清晰,形态规整,其内回声不均,可见少量细小囊腔,未见强回声钙化。残肾与肿瘤呈握球状。右肾静脉内全程可见瘤栓,直径 1.0cm。IVC 内部分可见瘤栓,直径 2.4cm,长径 11.0cm。左肾静脉未见受累。左侧肾 7.9cm×4.0cm,实质回声及结构未见异常,未见占位。肝、胆、胰、脾未见异常。腹膜后未见肿大淋巴结。印象:右侧肾母细胞瘤,大小约 14.7cm×9.6cm×8.9cm,右肾静脉全程及下腔静脉瘤栓(长度 11cm)。

胸片、血生化、血常规、尿常规均正常。

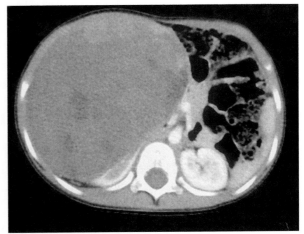

图 35-12 肾母细胞瘤 CT 表现

【问题3】 该患者的诊断和分期是什么？

思路1：肾母细胞瘤的确诊主要依靠活检或手术。NWTS 主张先手术，以取得标本行准确的病理分型和分期。SIOP 建议对于<6 个月的患儿直接手术，而对于≥6 个月的患儿，若肿瘤无破裂，则推荐新辅助化疗加手术。SIOP 推荐对于 10 岁以上患儿行常规治疗前活检，而 6 个月～10 岁患儿，只针对临床或影像考虑非肾母者进行治疗活检。

思路2：肾母细胞瘤常见肺转移，应注意查胸片。NWTS 认为只要胸片示肺内出现圆形结节，除非活检证实为良性，否则不管大小均认为肺转移。尽管对于胸片阴性而仅胸部 CT 发现肺内结节的判断，目前仍有争议，但越来越多的中心和研究采用胸部 CT 进行肺转移的诊断。

思路3：目前国际上对于儿童肾脏肿瘤有 COG 和 SIOP 两种分期，COG 分期反映的是未行新辅助化疗的手术病理分期，以及对应的病理分型；而 SIOP 主张尽可能行新辅助化疗 4～6 周后再行手术，故有相应的两种分型标准。具体见附录 35-1 和附录 35-2。

【问题4】 肾母细胞瘤需要与哪些疾病鉴别？

思路：儿童肾脏肿瘤以肾母细胞瘤最常见，其次为肾透明细胞肉瘤、先天性中胚层肾瘤、恶性横纹肌样瘤及各种少见的肿瘤，如原始神经外胚层肿瘤（PNET）、滑膜肉瘤、神经母细胞瘤、囊性肾瘤。与这些病理亚型鉴别主要依靠手术或病理活检。≤6 个月患儿以中胚层肾瘤多见。

【问题5】 如何进行治疗决策？

思路1：如前所述，肾母细胞瘤的治疗有两种不同的方式。NWTS 主要是肾切除加术后化疗，可以提供准确的组织分型和病理分期，而对于肿瘤巨大有破裂风险者，也建议新辅助化疗后再手术；而 SIOP 则主张尽量行新辅助化疗，待肿瘤缩小后再行手术，以降低术中肿瘤破裂的风险。两种治疗方式疗效均较好且相仿。如果不考虑是否行新辅助化疗，肾母细胞瘤的主要治疗手段有手术、放疗和化疗。

思路2：该患儿治疗前肿瘤巨大，伴发右肾静脉及下腔静脉瘤栓，考虑先行新辅助化疗，待肿瘤缩小再行手术。

知识点

1. 肾母细胞瘤的治疗顺序有两种不同的方式。NWTS 主要是肾切除加术后化疗，可以提供准确的组织分型和病理分期，而对于肿瘤巨大有破裂风险者，也建议新辅助化疗后再手术；而 SIOP 则主张行新辅助化疗，待肿瘤缩小后再行手术，以降低术中肿瘤破裂的风险。

2. 两种治疗方式疗效均较好。如果不考虑是否行新辅助化疗，肾母细胞瘤的主要治疗手段有手术、放疗和化疗。

【问题6】 肾母细胞瘤常用的化疗方案有哪些？

思路1：对于预后好的肾母细胞瘤，Ⅰ～Ⅱ期常用方案为长春新碱（VCR）和放线菌素 D（AMD），化疗 18 周。Ⅲ～Ⅳ期可联用表柔比星（DOX），化疗周期也相应延长。

思路2：对于伴间变的肾母细胞瘤，需要更强的化疗方案。Ⅱ～Ⅳ期局灶间变肾母细胞瘤可采用与预后好Ⅲ～Ⅳ期同样的化疗方案。Ⅱ～Ⅳ期弥漫间变肾母细胞瘤在上述基础上加入环磷酰胺（CTX）和依托泊苷（E）和 / 或卡铂（C），可以改善生存。COG 常用治疗方案具体见附录 35-3。

第三步：住院后治疗

与患儿家属商议后，考虑先行新辅助化疗减轻瘤负荷，故予 VCR＋AMD 化疗 2 周期。有Ⅱ度消化道反应，无明显骨髓抑制。患儿化疗 2 周期后复查示右肾肿瘤和瘤栓均较前缩小。具体复查结果如下。

超声：右侧肾区可见一实性包块，大小约 5.8cm×7.5cm×11cm，包块边界清晰，形态规整，其内回声不均，可见多发囊腔，未见强回声钙化。残肾与肿瘤呈握球状。右肾静脉内全程可见瘤栓，直径 0.6cm，其内可见少许液化。IVC 内部分可见瘤栓，截面约 1.5cm×1.3cm，长径 9.0cm。左肾静脉未见受累。左侧肾 7.7cm×3.3cm，实质回声及结构未见异常，未见占位。腹膜后未见肿大淋巴结。印象：右侧肾母细胞瘤，大小约 5.8cm×7.5cm×11cm，右肾静脉全程及下腔静脉瘤栓，较前均有所缩小。15 天后第 2 次超声：患儿配合不佳，腹肌紧张，哭闹下探查。右侧肾区可见一不均回声包块，大小约 5.8cm×5.0cm×11cm，包块边界清晰，形态规整，内可见多发液性区，残肾与肿瘤呈握球状。右肾静脉内全程可见瘤栓，直径 0.6cm，回声欠均，IVC 内部分可见瘤栓，截面约 0.7cm×0.7cm，回声欠均，长度大于 6.0cm。左肾静脉内局限性透声差，宽度约 0.26cm，自汇入下腔静脉处到跨越腹主动脉前方左侧均累及。左侧肾 7.7cm×3.3cm，实质回声及结构未见异常。诊断意见：右侧肾母细胞瘤，大小约 5.8cm×5.0cm×11cm，右肾静脉全程及下腔静脉部分腔内瘤栓；左肾静脉内局限性透声差，宽度约 0.26cm（不除外亦有瘤栓），自汇入下腔静脉处到跨越腹主动脉前方左侧均累及。

第 2 次超声后 10 天 CT：右肾上部可见一较大的边缘尚清的肿块影，内密度不均匀，可见囊状低密度影，未见明显钙化灶，CT 值约 37～66HU，肿块大小约 53mm×41mm×69mm，局部边缘毛糙，周围脂肪间隙密度增加，注入对比剂后肿块边缘轻度强化，囊内容物无强化。右肾静脉充盈欠佳，下腔静脉内仍可见充盈缺损。右侧肾盂肾盏受压变形，轻度扩张积水。左肾在位，内未见异常密度影，左肾动脉走行密度未见明显异常。肝及脾内未见异常密度影，增强扫描未见异常强化。腹腔内及腹膜后未见明显增大的淋巴结。印象：右肾占位治疗后，较术前肿物明显缩小；右侧轻度肾积水；下腔静脉及右肾静脉内栓子（瘤栓可能）较前缩小。

【问题 7】　肾母细胞瘤手术要点是什么？

思路 1：COG 主张先行手术，以下情况时考虑先行新辅助化疗，包括双侧肾母细胞瘤；肝静脉水平以上的下腔静脉瘤栓；肿瘤直接侵犯周围器官，若直接手术需要切除周围器官者（除外肾上腺）；外科医生认为直接手术出现严重合并症或死亡风险大者；因多发肺转移合并呼吸衰竭。即使新辅助化疗，也要求手术在治疗开始 12 周内进行。

思路 2：SIOP 中，患儿≥6 个月，且肿瘤无破裂，予新辅助化疗＋手术，治疗前不常规行活检。患儿＜6 个月，为中胚叶肾瘤可能性很大，故可直接手术。患儿＞10 岁，常规治疗前活检。

思路 3：若治疗前检查示对侧肾脏正常，不需常规探查对侧肾脏。

思路 4：术中即使未见肿大，也必须淋巴结取样。淋巴结取样个数没有明确规定，但有研究表明＞7 枚时，阳性检出率增加。

思路 5：整块切除肿瘤，避免肿瘤破裂，否则复发风险增加。

患者行右侧瘤肾＋瘤栓切除术：开后腹膜游离右肾，肿瘤源于右肾上极，由于化疗的缘故，瘤肾与周围组织粘连较重，尤其上极与肝脏下腹膜粘连重。瘤肾约 6cm×8cm×7cm。游离瘤肾，结扎右肾动脉，充分分离肾静脉与周围粘连，显露全部右肾静脉，内有直径 1cm 瘤栓，右肾静脉完全被瘤栓充满。游离显露左肾静脉和腔静脉，阻断左肾静脉，分别阻断远近端腔静脉，切开右肾静脉前壁和近端腔静脉前壁。下腔静脉已经被完全堵塞，管径明显缩小。瘤栓与右肾静脉粘连，瘤栓已经变为深褐色，大部分坏死，完整剥离困难。取出肾静脉和腔静脉瘤栓约 5cm×1cm×1cm，完整切除瘤肾，右侧输尿管剥离到盆腔入口处切断结扎。腹主动脉旁和肾门淋巴结肿大，质硬，与周围明显粘连，切除 1 枚送病理。瘤床上下极和内侧放置银夹标记。

术后病理：（右）肾母细胞瘤化疗后改变并（下腔静脉）转移，大部肿瘤组织出血、坏死，残余的少许肿瘤主要为间叶成分及灶状原始胚芽、上皮成分，（下腔静脉）内瘤栓亦全部坏死，输尿管断端、肾盂壁未见肿瘤浸润，（腹主动脉旁）淋巴结慢性炎症（0/1）。

根据患者的检查结果和分期标准，目前病理诊断为右侧肾母细胞瘤，右肾静脉及下腔静脉瘤栓，Ⅲ期（COG 分期）。

【问题 8】　放疗期间注意事项有哪些？

思路 1：放疗前需要明确告知患者放疗的目的，放疗中会出现的急性放疗反应和晚期组织损伤表现，是否需要合并同期化疗等。交代治疗前、治疗中和治疗后需要注意的事项，因患儿多年幼，腹部±盆腔照射可能会影响患儿的生长发育，治疗前肿瘤下界较低或肿瘤破裂需做全腹照射时有生育功能受损可能。

思路 2：若患儿年龄过小，不能配合放疗定位，定位前需口服水合氯醛，患儿安静入睡后再行定位。为防患儿定位中跌落，可予真空垫固定并保护。

【问题 9】 放疗技术有哪些？放疗范围和剂量如何确定？放疗时机如何选择？

思路 1：常用的放疗技术有二维常规放疗技术和适形 / 调强放疗技术。

1）瘤床照射：不推荐将 IMRT 技术作为首选。因为照射总量低，常规的放疗技术可以很好地满足临床需要。

2）肺转移和肝转移的照射：目前有研究认为 IMRT 可以提高靶区适形度及剂量覆盖，并减少周围危及器官（如心脏）剂量，有望进一步推广。

思路 2：放疗范围和剂量如下。

（1）肾母细胞瘤瘤床的放疗原则（COG，附录 35-3、附录 35-4）

1）Ⅲ期预后好的或Ⅰ～Ⅲ期局灶间变或Ⅰ～Ⅱ期弥漫间变的肾母细胞瘤，术后均需 flank（瘤床）野照射 10.8Gy。

2）Ⅲ期弥漫间变的肾母细胞瘤，术后 flank 野照射 19.8Gy。

3）大体残存病变补量 9Gy。

4）全腹照射剂量同相应危险分层的 flank 野照射。

5）Ⅳ期患者按照局部肿瘤分期及病理决定是否行 flank 野照射。

6）小于 1 岁患儿放疗剂量不超过 10.8Gy。

（2）flank 野（瘤床）照射：患儿入睡后放置于真空垫内，双手上举置于头侧，暴露腹部，采用前后对穿等中心照射。根据患儿化疗前影像资料，治疗前肿瘤上下界外放 1cm，包全椎体，外界开放。包全椎体主要包括对侧腹主动脉旁淋巴链、保护对侧肾脏，整个椎体照射以避免脊柱侧弯的发生。

（3）全腹照射：适用于有肿瘤破裂或腹膜播散者。定位及摆位同上。靶区需包括所有的腹膜面，上界到膈肌水平，下界到闭孔下缘，要保护髋臼和股骨头。CT 定位时下界可适当上移，包全盆底肌即可。男性患儿可以考虑铅挡睾丸。女性患儿建议治疗前咨询相关专家可否保留生育功能。

（4）远处转移病灶的放疗（附录 35-4）：最常见的远处转移部位是肺。

1）胸片证实的肺转移：NWTS 早年主张胸片证实肺转移者均接受全肺放疗 12Gy/8 次，虽然目前选择部分化疗超敏的患儿避免全肺照射，但目前指南对于需要行全肺照射的患儿，推荐剂量仍为 12Gy/8 次。

2）仅 CT 阳性肺转移：有证据认为仅胸部 CT 阳性而胸片阴性的肺转移较胸片阳性的肺转移预后好。目前全肺放疗证据不足，争议也较大。NWTS-4/5 的研究表明，对于仅 CT 阳性的肺转移，加阿霉素可以改善无复发生存（RFS），但不能改善总生存（OS）；全肺放疗对 RFS 和 OS 的改善均未达到统计学差异。

3）肺转移化疗后完全缓解：是否需全肺照射目前仍有争议，但 COG 和 SIOP 的最新研究均致力于对于化疗后快速缓解（一般定义为 6 周后完全缓解）的患儿，免除全肺放疗。COG-AREN 0533 提出对于预后好的病理类型且化疗 6 周后完全缓解的肺转移，不做全肺照射，其余均行全肺照射。SIOP 93-01 主张对新辅助化疗 4～6 周后完全缓解的肺转移不予全肺照射，但化疗强度较大。

4）全肺照射设野：全肺（注意包全双侧肋膈角）外放 1cm。

思路 3：放疗时机如下。

（1）瘤床照射：NWTS 的早年研究认为放疗时间不迟于术后 9 天，但 NWTS-3 和 NWTS-4 的回顾性分析认为 9 天之内或超过 9 天不影响局部复发，但这两项研究中绝大多数患儿都在术后 14 天内放疗，故目前指南推荐术后不迟于 14 天内行瘤床放疗。

（2）全肺照射：对于合并肺转移患儿，若需瘤床照射，全肺和瘤床同时放疗会减少靶区重合，但近年研究结果表明化疗后快速缓解的肺转移可能避免全肺照射，故建议首诊时即与放疗科医生讨论是否需考虑全肺放疗及全肺放疗的时机（图 35-13）。

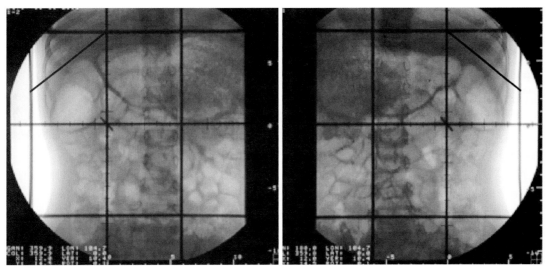

图 35-13 肾母细胞瘤 flank 野照射定位片（可考虑保护肝脏）

知识点

肾母细胞瘤放疗野设计

1. COG 放疗原则

（1）Ⅲ期预后好的或Ⅰ～Ⅲ期局灶间变或Ⅰ～Ⅱ期弥漫间变的肾母细胞瘤，术后均需 flank（瘤床）野照射 10.8Gy。

（2）Ⅲ期弥漫间变的肾母细胞瘤，术后 flank 野照射 19.8Gy。

（3）大体残存病变补量 9Gy。

（4）全腹照射剂量同相应危险分层的 flank 野照射。

（5）Ⅳ期患者按照局部肿瘤分期及病理决定是否行 flank 野照射。

（6）小于 1 岁患儿放疗剂量不超过 10.8Gy。

（7）胸片证实的肺转移行全肺照射 12Gy/8 次，化疗后快速缓解（6 周）的肺转移可考虑不做全肺放疗。

2. 瘤床照射 根据治疗前影像资料所示肿瘤位置上下外放 1cm，包全椎体，外界开放。

3. 全腹照射 适用于有肿瘤破裂或腹膜播散者。上界到膈肌水平，下界到盆腔（一般在闭孔下缘），注意保护髋臼和股骨头。

4. 放疗时机 推荐术后不迟于 14 天内行瘤床放疗。

【问题 10】 在放疗期间应注意什么？

思路：正常组织的毒副作用，包括非血液学毒性和血液学毒性。

1. 胃肠道反应。因患儿治疗前肿瘤往往巨大，照射野包括瘤床时必然会包括部分胃、小肠甚至肝脏，故部分患儿放疗期间会出现轻度厌食或呕吐，给予对症止吐处理即可。

2. 每周复查血常规，因患儿往往接受多程化疗，需注意血常规变化。

3. 全肺放疗耐受性较好，急性期反应少见。

4. 对于多程复发的挽救放疗需要充分评估患者正常器官功能。

【问题 11】 治疗结束后，应告知患者哪些内容？

思路 1：治疗疗效和毒副作用评估。应告知患者和家属正常组织损伤严重程度、估计预后、急性正常组织损伤持续时间及可能的晚反应组织损伤出现时间。

思路 2：治疗结束时需要告知患者随访时间和频次，以及随访中需要注意的特殊事项、是否需要下一步治疗。一般要求治疗后 2 年内每 3 个月复查 1 次，2～5 年内每半年复查 1 次，5 年以后每年复查 1 次。

思路3：肾母细胞瘤常见的晚期反应如下。

1. 心脏毒性 患儿使用DOX治疗后20年发生充血性心力衰竭的累积率为4.4%，复发后再使用DOX出现充血性心力衰竭的累积率为17.4%。其主要风险因素为女性（相对危险度4.5）、阿霉素累积剂量（每100mg/m² 的相对危险度3.3）、肺照射（相对危险度1.6）及左腹部照射（相对危险度1.8）。有证据表明IMRT技术可降低心脏剂量，但晚期反应数据需要继续随访。

2. 第二原发性肿瘤（SMN） 治疗后15年出现SMN的累积率为1.6%，且逐年增加，主要表现为肉瘤、癌、白血病、淋巴瘤和脑部肿瘤。腹部放疗和阿霉素均增加SMN风险，腹部放疗每增加10Gy，SMN风险增加22%，加DOX后风险增加66%。

3. 肾衰竭 虽然多数患儿需行一侧肾切除，但一侧肾母细胞瘤诊断后20年出现终末期肾病的概率仅0.6%，双侧肾母细胞瘤则达11%左右，而合并先天畸形临床表现为各种综合征的患儿，因其肾脏可能存在潜在的病理改变，终末期肾病发生率可高达36%～74%。

4. 生育问题 接受腹部放疗的女性患儿将来出现胎位不正或先兆流产、早产、低体重儿、死胎等的概率明显高于未行腹部放疗者，主要与放疗部位及剂量有关。照射野不包括盆腔的患儿大多能保留生育功能。

5. 骨骼生长发育受限 主要与放疗相关。可表现为骨量减少、身高受限等。为防止患儿出现脊柱侧弯，并包括腹主动脉旁淋巴引流区，放疗照射野常规包含整个椎体。有研究表明，4岁时行瘤床照射10Gy时的患儿，在18岁时会出现身高减少1.8cm。生长受限的程度主要与照射时年龄成负相关，并与照射剂量成正相关。

【问题12】 影响预后的因素有哪些？

思路1：影响预后的因素如下。

1. 肿瘤分期、组织分型 随分期增加，预后变差；组织学分型好者预后好，伴间变预后差。NWTS-5的疗效数据见附录35-5。

2. 杂合子缺失 对于预后好的患者，1p和/或16q的杂合子缺失均提示复发风险增加，且生存期下降，这种影响在1p和16q均出现杂合子缺失时更明显。

思路2：该患儿化疗后病理示大部分为坏死，虽然瘤栓未完全切除干净，且病理示残存少许原始胚芽成分，但原发灶无残存，且无远处转移，预计5年无复发生存率在80%以上。

【问题13】 特殊类型的肾母细胞瘤有哪些？

思路1：双侧肾母细胞瘤。4%～6%的患儿首诊发现即为双侧肾母细胞瘤。对这部分患儿，最需注意的是保存其肾功能。首选新辅助化疗，化疗方案与单侧肾母细胞瘤相同，可首选VCR/AMD联合，局部晚期或出现远处转移或化疗反应差时可加入DOX。仍有约60%的患儿需要行至少一侧的肾切除。长期生存率可达70%～80%。

思路2：复发的肾母细胞瘤。约10%预后好的肾母细胞瘤和50%伴间变的肾母细胞瘤会复发。复发后的生存主要与以下因素有关，即组织类型、诊断至复发时间、首诊分期、治疗方案及复发部位。复发后多选择更强的化疗方案挽救，若首程治疗未行放疗，则挽救治疗加入放疗。预后好的患儿，若首程化疗采用VCR/AMD，挽救治疗给予VCR/DOX/CTX/ETOP联合放疗的4年无事件生存和总生存分别可达71%和82%；若首程采用VCR/AMD/DOX加放疗，挽救治疗采用CTX/ETOP和CBP/ETOP交替的4年无事件生存和总生存分别可达42%和48%。

伴间变肾母细胞瘤的患儿，因首程治疗往往就用高强度的化疗，故挽救治疗效果差，生存率仅10%左右，这部分患儿建议加入临床试验。

（李晔雄）

推荐阅读资料

[1] LOUIS D N，PERRY A，REIFENBERGER G，et al. The 2016 World Health Organization classification of tumors of the central nervous system：a summary. Acta Neuropathol，2016，131（6）：803-820.

[2] THOMPSON E M，BRAMALL A，HERNDON J E 2nd，et al. The clinical importance of medulloblastoma extent of resection：a systematic review. J Neurooncol，2018，139（3）：523-539.

[3] KUMAR V，KUMAR VIRENDER，MCGUIRE T，et al. Challenges and recent advances in medulloblastoma therapy. Trends Pharmacol Sci，2017，38（12）：1061-1084.

[4] PACKER R J，GAJJAR A，VEZINA G，et al. Phase Ⅲ study of craniospinal radiation therapy followed by adjuvant chemotherapy for newly diagnosed average-risk medulloblastoma. J Clin Oncol，2006，24（25）：4202-4208.

[5] TAYLOR R E，BAILEY C C，ROBINSON K J，et al. Impact of radiotherapy parameters on outcome in the International Society of Paediatric Oncology/United Kingdom Children's Cancer Study Group PNET-3 study of preradiotherapy chemotherapy for M_0-M_1 medulloblastoma. Int J Radiat Oncol Biol Phys，2004，58（4）：1184-1193.

[6] 李晔雄. 肿瘤放射治疗学. 5 版. 北京：中国协和医科大学出版社，2018.

[7] ELLISON D W，KOCAK M，DALTON J，et al. Definition of disease-risk stratification groups in childhood medulloblastoma using combined clinical，pathologic，and molecular variables. J Clin Oncol，2011，29（11）：1400-1407.

[8] 方庆亮. 性腺及性腺外生殖细胞肿瘤 // 王国民. 儿童肿瘤放射治疗学. 2 版. 上海：复旦大学出版社，2007.

[9] CARR C，O'NEILL B E，HOCHHALTER C B，et al. Biomarkers of pineal region tumors: a review. Ochsner J，2019，19（1）：26-31.

[10] FETCKO K，DEY M. Primary central nervous system germ cell tumors: a review and update. Med Res Arch，2018，6（3）：1719.

[11] KYRITSIS A P. Management of primary intracranial germ cell tumors. J Neuro Oncol，2010，96（2）：143-149.

[12] CHRISTIAN C. Germ and stromal cell tumors of the gonads and extragonadal germ cell tumors//EDWARD C H. Pediatric radiation oncology. 5th ed. Philadelphia: Lippincott Williams & Wilkins，2010.

[13] CALAMINUS G，FRAPPAZ D，KORTMANN R D，et al. Outcome of patients with intracranial non-germinomatous germ cell tumors-lessons from the SIOP-CNS-GCT-96 trial. Neur Oncol，2017，19（12）：1661-1672.

[14] THAKKAR J P，CHEW L，VILLANO J L. Primary CNS germ cell tumors: current epidemiology and update on treatment. Med Oncol，2013，30（2）：496.

[15] LO A C，LAPERRIERE N，HODGSON D，et al. Canadian patterns of practice for intracranial germ cell tumors in adolescents and young adults. J Neurooncol，2019，143（2）：289-296.

[16] KALAPURAKAL J A. Wilms tumor//HALPERIN E C，WAZER D E，PEREZ C A，et al. Perez Brady's principles and practice of radiation oncology. 7th ed. Philadelphia: Lippincott Williams & Wilkins，2018.

[17] FERNANDEZ C V，GELLER J I，EHRLICH P E，et al. Renal tumors//PIZZO P A，POPLACK D G. Principles and practice of pediatric oncology. 7th ed. Philadelphia: Lippincott Williams & Wilkins，2016.

附录 35-1：儿童肾脏肿瘤分期（附表 35-1）

附表 35-1 儿童肿瘤协助组（化疗前）和国际儿童肿瘤协会（化疗后）的肿瘤分期

分期	儿童肿瘤协助组（化疗前）	国际儿童肿瘤协会（化疗后）
Ⅰ期	肿瘤局限于肾内，且完全切除	肿瘤局限于肾内，且完全切除
	肾包膜完整，未被肿瘤侵透	肿瘤浸润肾包膜，但未穿透
	肾窦静脉或淋巴管未受侵	肿瘤突入盆腔或输尿管，但未受累
	无淋巴或血行转移	血管或肾窦未受累
Ⅱ期	肿瘤侵犯肾外，完全切除	肿瘤侵犯肾外，完全切除
	肿瘤穿透肾包膜	肿瘤穿透肾包膜至肾周脂肪
	肾窦静脉或淋巴管受侵	肿瘤浸润肾窦和 / 或侵犯肾实质外血管淋巴管，但完全切除
	肾静脉受侵，切缘未受累	肿瘤浸润邻近器官或腔静脉，完全切除
Ⅲ期	术后肿瘤残存，或腹腔内非血行转移	术后肿瘤残存，大体或镜下残存
	腹腔淋巴结转移	腹腔淋巴结受累，包括坏死或化疗后改变
	腹膜播散或肿瘤种植	术前或术中肿瘤破裂
	术前或术中肿瘤破裂	肿瘤穿透腹膜表面
	R1 或 R2 或非整块切除（含瘤栓）	切缘存在瘤栓
	术前肿瘤活检（包括细针穿刺）	术前外科活检（不包括粗 / 细针穿刺）

续表

分期	儿童肿瘤协助组（化疗前）	国际儿童肿瘤协会（化疗后）
Ⅳ期	血行转移，或肿瘤播散至腹腔以外	血行转移，或肿瘤播散至腹腔以外
Ⅴ期	双侧肾脏肿瘤	双侧肾脏肿瘤
	每侧肿瘤根据上述标准单独分期	每侧肿瘤根据上述标准单独分期
	如Ⅴ期，亚分期Ⅱ期（右），亚分期Ⅰ期（左）	如Ⅴ期，亚分期Ⅱ期（右），亚分期Ⅰ期（左）

附录 35-2：儿童肾脏肿瘤组织分型（附表 35-2）

附表 35-2　儿童肿瘤协助组和国际儿童肿瘤协会的组织分型

儿童肿瘤协助组	国际儿童肿瘤协会（新辅助化疗后）	国际儿童肿瘤协会（未行术前化疗）
预后好的肾母细胞瘤	**低危**	**低危**
无间变成分	中胚层肾瘤	中胚层肾瘤
局灶间变肾母细胞瘤	部分分化的囊性肾母细胞瘤	部分分化的囊性肾母细胞瘤
间变局限于原发灶内离散部位，无肾外受累	完全坏死的肾母细胞瘤	
间变病灶外无核异型	**中危**	**中危**
弥漫间变肾母细胞瘤	肾母细胞瘤：上皮型，基质型，混合型，退变型	非间变肾母细胞瘤及变异型肾母细胞瘤
非局灶的间变	局灶间变的肾母细胞瘤	局灶间变肾母细胞瘤
侵袭部位或肾外有间变病灶	**高危**	**高危**
局灶间变，伴广泛明显的核异型	胚芽型肾母细胞瘤	弥漫间变肾母细胞瘤
随机活检标本中存在间变成分	弥漫间变肾母细胞瘤	肾透明细胞肉瘤
一个或多个切片边缘有间变成分	肾透明细胞肉瘤	肾横纹肌样瘤
（非肾母细胞瘤不包括在此标准中）	肾横纹肌样瘤	

附录 35-3：儿童肿瘤协作组肾脏肿瘤多学科治疗原则（附表 35-3）

附表 35-3　儿童肿瘤协作组肾脏肿瘤多学科治疗原则概览

危险分层	治疗原则
极低危预后好 WT	
<2 岁，Ⅰ期，肿瘤体积 <550g	肾切除术后不需辅助治疗（术中行淋巴结取样，术后病理有中心会诊）
低危预后好 WT	
≥2 岁，Ⅰ期，肿瘤体积≥550g，Ⅱ期无 LOH	肾切除术，EE4A，不需放疗
中危预后好 WT	
Ⅰ/Ⅱ期伴 LOH	肾切除术，DD4A，不需放疗
Ⅲ期无 LOH	肾切除术，瘤床放疗，DD4A
Ⅳ期预后好：无 LOH，6 周 DD4A 化疗后肺转移完全缓解（快速反应）	肾切除术，瘤床放疗，DD4A，无需 WLI
高危预后好 WT	
Ⅲ期伴 LOH	肾切除术，瘤床放疗，M
Ⅳ期预后好但肺转移缓解缓慢或其他转移灶，伴 LOH	肾切除术，瘤床放疗，M，WLI 及其他转移灶的放疗

续表

危险分层	治疗原则
高危预后不良肾脏肿瘤	
Ⅰ～Ⅳ期局灶间变	肾切除术,瘤床放疗,DD4A
Ⅰ期弥漫间变	肾切除术,瘤床放疗,DD4A
Ⅰ～Ⅲ期肾透明细胞肉瘤	肾切除术,瘤床放疗,I
Ⅱ～Ⅳ期弥漫间变	肾切除术,瘤床放疗,UH1,所有转移灶均行放疗
Ⅳ期肾透明细胞肉瘤	肾切除术,瘤床放疗,UH1,所有转移灶均行放疗
Ⅰ～Ⅳ期恶性横纹肌样瘤	肾切除术,瘤床放疗,UH1,所有转移灶均行放疗

注:WT,肾母细胞瘤;LOH,1p/16q 杂合子缺失;EE4A,长春新碱＋放线菌素 D(VA);DD4A,长春新碱＋放线菌素 D＋阿霉素(VAD);M,VAD/环磷酰胺(Cy)＋依托泊苷(E);I,VDCy/CyE 交替;UH1,VDCy/CyC(卡铂)E 交替;WLI,全肺照射。

附录 35-4:儿童肿瘤协作组肾脏肿瘤放疗原则(附表 35-4)

附表 35-4　儿童肿瘤协作组肾脏肿瘤放疗原则概览

分期和组织学分型	放疗照射野和剂量
Ⅰ/Ⅱ期预后好肾母细胞瘤	不需放疗
Ⅲ期预后好,Ⅰ～Ⅲ期局灶间变	Flank 野放疗 10.8Gy[①]
Ⅰ/Ⅱ弥漫间变,Ⅰ～Ⅲ期透明细胞肉瘤	Flank 野放疗 10.8Gy[①]
Ⅲ期弥漫间变,Ⅰ～Ⅲ期恶性横纹肌样瘤	Flank 野放疗 19.8Gy[①],1 岁以下患儿 10.8Gy
肾母细胞瘤腹腔内复发	12.6～18Gy(1 岁以下)
	21.6Gy(年龄较大儿童,既往放疗剂量不超过 10.8Gy)
	大体残存病变补量 9Gy
肺转移(预后好组织类型)	WLI:12Gy/8 次[②]
肺转移(预后不良组织类型)	WLI:12Gy/8 次[②]
脑转移	全脑放疗 30.6Gy/17 次
	或全脑放疗 21.6Gy＋IMRT/SRT 补量 10.8Gy
肝转移	全肝放疗 19.8Gy/11 次
骨转移	25.2Gy,病变外放 1cm
未切除的淋巴结转移	19.8Gy

注:①全腹放疗指征为疗前或术中肿瘤破裂,腹膜播散,血性腹水;腹水细胞学阳性。当全腹放疗剂量 >10Gy 时,需要遮挡健侧肾保证健侧肾脏剂量 <14.4Gy。术后大体残存需要补量 10Gy。小于 1 岁婴儿剂量不超过 10G。

②全肺放疗指征为 COG AREN 0533 正在进行对于三药化疗 VAD 6 周时完全缓解(迅速缓解)的病例免除全肺放疗的研究。对于预后好的组织类型,肺转移灶的大小、数量及 CT/胸片检测到的转移均不能作为全肺放疗的指征。

WLI,全肺照射;IMRT,强调放疗;SRT,立体定向放疗。

附录 35-5:NWTS-5 治疗结果(附表 35-5)

附表 35-5　NWTS-5 治疗结果　　　　　　　　　　　　　　　　　单位:%

分期	4 年无复发生存率	4 年总生存率
预后好,1p 无 1p/16q 杂合子缺失		
Ⅰ期(<2 岁,瘤重 <550g)	95.6	100
Ⅰ期(≥2 岁,瘤重 ≥550g)	94.2	98.4
Ⅱ期	86.2	97.7
Ⅲ期	86.5	94.4
Ⅳ期	76.4	86.1
Ⅴ期	64.8	87.1

续表

分期	4年无复发生存率	4年总生存率
局灶间变		
Ⅰ期	67.5	88.9
Ⅱ期	80.0	80.0
Ⅲ期	87.5	100
Ⅳ期	61.4	71.6
Ⅴ期	76.2	87.5
弥漫间变		
Ⅰ期	68.4	78.9
Ⅱ期	82.6	81.5
Ⅲ期	64.7	66.7
Ⅳ期	33.3	33.3
Ⅴ期	25.1	41.6

第三十六章　晚期癌症的放射治疗

第一节　骨转移癌

骨骼是许多恶性肿瘤常见的转移部位。随着抗肿瘤治疗方法的不断改进，晚期癌症患者的生存时间不断延长，恶性肿瘤骨转移的发生概率不断提高。恶性肿瘤骨转移常导致严重的骨骼病变，包括骨疼痛、病理性骨折、脊髓压迫、高钙血症等骨相关事件。

恶性肿瘤骨转移虽然都是晚期肿瘤，预后差，但是合理治疗对患者仍有积极的意义。镇痛药物、二膦酸盐类药物、放疗、手术治疗等方法均在骨转移治疗中起重要作用。

【诊疗过程】

(1) 详细询问患者的发病过程和是否出现骨痛、行动障碍不适，既往是否有肿瘤相关病史。

(2) 诊断主要是依据病理学和影像学诊断证据。目前临床确诊骨转移主要是依据骨骼 X 线或 CT、MRI 等影像学检查。

(3) 确诊原发恶性肿瘤的可靠依据是原发肿瘤获得组织病理学或细胞病理学诊断。

(4) 恶性肿瘤骨转移治疗的目标：①缓解疼痛，恢复功能，改善生活质量；②预防或延缓骨相关事件的发生；③控制肿瘤进展，延长生存期。

(5) 根据恶性肿瘤骨转移患者的具体情况，制订针对每位患者的治疗目标，是合理有效治疗的前提条件。

(6) 恶性肿瘤骨转移的个体化综合治疗包括镇痛药物、二膦酸盐类药物、放疗、手术治疗、支持和康复治疗、化疗、内分泌治疗及分子靶向治疗。

【临床关键点】

(1) 恶性肿瘤骨转移可能出现严重的骨破坏所致的剧烈疼及骨骼稳定性异常，并可能造成相应部位的神经压迫症状。

(2) 恶性肿瘤骨转移治疗的总体策略是以缓解症状、改善生活质量为主要目标的姑息治疗。

(3) 针对骨转移局部病灶的体外照射是骨转移姑息性放疗的首选放疗方法。主要适应证：有骨疼痛等症状的骨转移灶，用于缓解疼痛及恢复功能；选择性用于负重部位骨转移的预防性放疗。

(4) 骨转移灶的体外照射剂量和分割方式有 3 种方案，即 4Gy 5 次、3Gy 10 次或 8Gy 1 次，根据周围软组织有无侵犯选择不同方案。

(5) 恶性肿瘤骨转移的综合治疗包括放疗、镇痛治疗、二膦酸盐治疗、化疗、手术治疗、分子靶向治疗等多种方法的综合性治疗。

【临床病例】

第一步：病史采集

患者，女，43 岁。因"下肢无力，腰背部疼痛 2 周"就诊。

患者 2 周前无明显诱因出现双侧下肢无力，左下肢较为明显，伴有持续性腰背部疼痛，并间断有触电样疼痛，间断咳嗽，无胸闷、呼吸困难、发热等。

查体：一般情况可，KPS 评分 70 分，身高 165cm，体重 60kg。全身浅表淋巴结未及肿大。双肺听诊右肺呼吸音减低，无明显干湿啰音。双下肢感觉不对称，左侧感觉减退，左侧肌力Ⅲ级，右侧肌力Ⅳ级。

【问题1】　恶性肿瘤骨转移的主要临床表现是什么?

思路1:骨转移出现临床症状的主要表现是骨疼痛。在癌症疼痛患者中,50%的癌症疼痛原因是骨转移所致。骨疼痛初期大多表现为间歇性钝痛,持续性加重。骨转移病灶进展是骨疼痛逐渐加剧为持续性剧烈骨疼痛。当骨转移病变恶化进展导致神经损伤及神经压迫时,患者可能出现复杂的疼痛综合征及神经病理性疼痛。

思路2:恶性肿瘤骨转移的临床表现还包括如下内容。①病理性骨折:易发生在负重部位的骨转移病灶,如股骨颈、股骨、脊柱等。病理性骨折一旦发生,骨骼愈合将十分困难,而且转移瘤的快速生长远远超过骨折的愈合速度。②脊髓压迫及脊神经压迫:75%以上的患者是椎骨转移所致。脊髓压迫及脊神经压迫是由于椎体的骨转移病灶向后侵犯至硬膜外腔或椎体压缩性骨折塌陷。③活动障碍及并发症:恶性肿瘤骨转移由于局部骨疼痛或局部肿胀加剧等因素影响。④高钙血症。

> 知识点
>
> ### 恶性肿瘤骨转移的临床特点
>
> 1. 80%以上的骨转移患者会发生骨疼痛。
> 2. 不同部位发生病理性骨折的临床表现不同,但都可能出现严重的骨破坏所致的剧烈疼痛及骨骼稳定性异常,并可能造成相应部位的神经压迫症状。
> 3. 脊髓压迫患者最常见的早期症状是局部椎骨疼痛或放射性疼痛。
> 4. 由于骨转移导致活动减少及长期卧床,患者容易发生深静脉血栓、肺炎、肺不张、肺栓塞、吸入性肺炎、肌肉萎缩等一系列并发症。
> 5. 骨转移患者发生高钙血症的主要原因是肿瘤侵犯骨骼,破骨细胞活性增加导致骨吸收骨溶解,大量骨骼钙释放入血。

【问题2】　恶性肿瘤骨转移应该接受哪些检查?

思路:目前诊断骨转移的影像学方法很多,包括SPECT、X线、CT、MRI、PET/CT、血管造影及数字减影血管造影、超声检查。这些检查方法诊断骨转移各有优缺点。SPECT的敏感性高,而且1次扫描可以显示全身骨骼情况,但该方法诊断骨转移的准确性不理想。X线是诊断骨转移的主要检查方法,在早期诊断骨转移的敏感性低,当骨质破坏达50%以上且直径达1.0～1.5cm时,可能形成在X线平片上可见的骨转移灶。CT的诊断敏感性高于X线平片,CT可以更好地显示骨结构的破坏。MRI是目前诊断骨转移敏感性和特异性均较高的诊断方法,对于显示骨髓腔内早期转移灶有特殊优势,还能准确显示骨转移侵犯部位、范围及周围软组织受累情况。由于影像学检查确诊骨转移的可靠指标是骨破坏,而MRI不是判断骨破坏的最可靠方法,因此,专家对MRI用于骨转移确诊存在争议。

> 知识点
>
> ### 恶性肿瘤骨转移的影像学诊断要点
>
> 1. SPECT是初步诊断恶性肿瘤骨转移的筛选方法,进一步确诊尚需根据情况选择X线、CT或MRI等方法,必要时还可考虑骨活检。
> 2. 骨骼X线检查反映的是骨骼局部钙磷盐的密度,只有当骨质破坏达50%以上,且直径达1.0～1.5cm时,才可能形成在X线平片上可见的骨转移灶。
> 3. CT对SPECT检查阳性而X线检查结果阴性、有局部症状且疑有骨转移的患者较有价值。
> 4. MRI对于骨转移病变存在于骨骼腔内的早期转移灶敏感性高,而且能够准确显示骨肿瘤侵犯部位、范围及周围软组织情况,并可以多方位成像。
> 5. PET/CT能够更早地显示骨髓微转移灶,而且可以同时对肺、淋巴结及全身组织器官的转移灶进行检测,有助于更全面地检查肿瘤病变的播散范围。

6. 骨代谢标志物包括血清 I 型胶原碳端肽（serum C-terminal peptide of type I collagen，sICTP）、尿 I 型胶原氮端肽（urine type I collagen N-terminal peptide，uNTX）、血清骨特异性碱性磷酸酶（serum bone specific alkaline phosphatase，sBALP）。

第二步：门诊化验及辅助检查

患者在门诊进行了腰骶椎 MRI 和 CT（图 36-1）、PET/CT（图 36-2）、骨扫描（图 36-3）、胸部 CT、心电图及血常规、血生化、凝血功能等检查。

腰骶椎 MRI：L_5 和骶骨多个椎体、部分附件可见信号异常，T_1WI 信号降低，脂肪抑制 T_2WI 信号增高，增强后明显强化。L_5 椎体明显变扁，椎体横径增加。

PET/CT：①右肺上叶恶性肿瘤性病变伴多发转移（双肺、左侧肾上腺、多处骨骼）。②右侧冈上肌、左侧竖脊肌（T_7、T_8）、左侧臀中肌、左侧臀大肌高代谢灶，考虑转移可能。③纵隔淋巴结增多，部分代谢增高，考虑转移可能，建议观察。

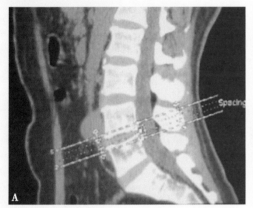
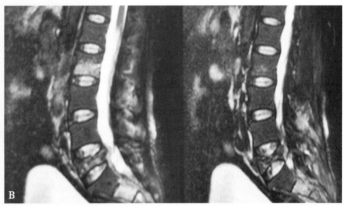

图 36-1 恶性肿瘤骨转移 CT、MRI 表现
A. 腰椎矢状位 CT 软组织窗；B. 胸椎 MR 增强矢状位 T_2WI。

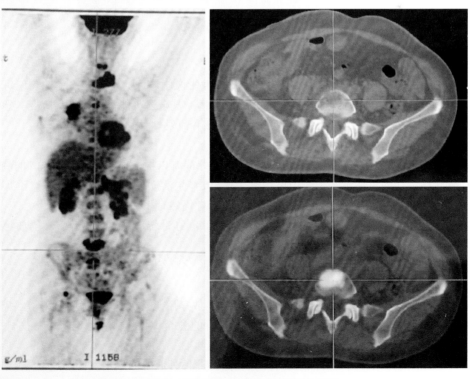

图 36-2 恶性肿瘤骨转移 PET/CT 表现

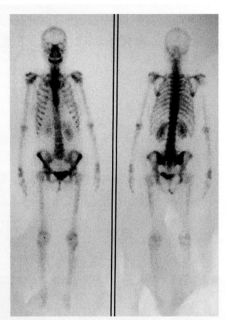

图 36-3　恶性肿瘤骨转移骨扫描表现

【问题 3】　该患者的诊断和分期是什么？

思路 1：恶性肿瘤骨转移的诊断强调临床、病理学和影像学 3 个方面的结合。确诊原发恶性肿瘤的可靠依据是原发肿瘤获得组织病理学或细胞病理学诊断。

思路 2：采用 2018 年第 8 版美国癌症联合会（AJCC）分期。

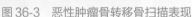

患者在 CT 引导下行右肺上叶病灶穿刺活检术。病理结果：低分化腺癌。表皮生长因子受体（epithelial growth factor receptor，EGFR）突变状态检测为阴性，间变性淋巴瘤激酶（anaplastic lymphoma kinase，ALK）融合基因检测为阴性。诊断为右肺上叶低分化腺癌Ⅳ期，伴多发转移（双肺、左侧肾上腺、多处骨骼、肌肉）$CT_{2a}N_2M_{1c}$；EGFR（−），ALK（−）。

【问题 4】　恶性肿瘤骨转移应与哪些疾病鉴别？

思路：恶性肿瘤骨转移无特征性临床表现，也无特征性影像学表现。骨转移病变的表现可以类似原发性骨骼良性或恶性肿瘤，也可能类似感染性病灶、代谢性疾病，甚至还可能类似外伤后改变。恶性肿瘤骨转移病变需要注意鉴别诊断的主要疾病包括骨质疏松、骨结核和原发性骨肿瘤。

【问题 5】　如何进行治疗决策？

思路 1：骨转移是恶性肿瘤的晚期病变，目前的抗癌治疗尚难以根治已发生骨转移患者的晚期癌症。因此，恶性肿瘤骨转移治疗的总体策略是采用以缓解症状、改善生活质量为主要目标的姑息治疗。恶性肿瘤骨转移虽然都是肿瘤疾病晚期，预后差，但是合理治疗对患者仍然有积极意义。

思路 2：恶性肿瘤骨转移治疗的总体策略是姑息治疗。制订骨转移姑息性治疗方案需要遵循的两项基本原则：一是明确治疗目标；二是个体化综合治疗。

思路 3：患者需要接受镇痛治疗、放疗、二膦酸盐类治疗、化疗等。

【问题 6】　体外放疗如何实施？

思路 1：放疗是恶性肿瘤骨转移姑息治疗的有效方法。放疗用于恶性肿瘤骨转移治疗的主要作用：①缓解骨疼痛；②减少病理性骨折的危险；③促进病理性骨折的愈合；④控制或稳定骨转移病灶的病情恶化进展。

思路 2：放疗的照射方法分为体外照射和体内照射两类，体外照射即采用直线加速器治疗，体内照射即放射性核素治疗。体外放疗主要用于孤立和单发性骨转移。体外照射的主要适应证为有骨疼痛的肺癌骨转移,用于缓解疼痛和恢复骨功能及选择性应用于负重部位骨转移的预防性放疗,如发生在脊柱和股骨的肺癌骨转移。

1. 治疗计划 根据病史、体检、骨影像学及三维成像所得的资料确定放射野。绝大多数恶性肿瘤骨转移放疗是以缓解症状为目的,而不是以治愈为目的,因此照射范围、剂量、时间剂量分割次数都应以骨转移灶局部姑息治疗为目标。制订详细治疗计划。

2. 局部放疗的照射剂量及分割次数 骨转移姑息性体外放疗常用剂量分割方法有 3 种:每次 300cGy,共 10 次;每次 400cGy,共 5 次;每次 800cGy,单次照射。3 种照射方法的骨痛缓解疗效及耐受性无统计学差异,但是,如果患者需要再程放疗,单次照射后行再程放疗可能性显著高于分次照射。选择放疗的剂量、分割方案、治疗时间应该根据患者的病情综合考虑。对于预期生存时间短的骨转移患者,应该在尽可能短的时间内获得有效的治疗,对于已发生骨折的患者,在考虑放疗的不良反应时,一般主要考虑近期不良反应。

美国国立综合癌症网络(NCCN)非小细胞肺癌临床实践指南建议,骨转移伴有周围软组织侵犯的患者,姑息性骨转移灶放疗选择分次照射方法,即每次 4Gy,共 5 次,或每次 3Gy,共 10 次。如果无软组织侵犯则选择较大剂量单次照射 8Gy,或分次照射,即每次 3Gy,共 10 次。

3. 半身放疗 选择性用于有明显症状的广泛多病灶骨转移,而且全身治疗方法无效的患者。半身放疗的方法,一般分为上半身和下半身放疗。照射剂量:上半身照射 6Gy,下半身照射 8Gy。上半身照射前给予水化、抗呕吐、皮质激素治疗。上半身放疗的不良反应较下半身反应明显。

【问题 7】 全身放射性核素治疗如何实施?

思路:全身放射性核素体内照射治疗对于缓解全身广泛性骨转移的骨疼痛有效。用于恶性肿瘤骨转移内照射的放射性核素有 ^{89} 锶(^{89}Sr)、^{131} 碘(^{131}I)、^{153} 钐(^{153}Sa)、^{32} 磷(^{32}P)等。^{89}Sr 是目前临床上用于骨转移内照射治疗最常用的放射性核素。全身放射性核素治疗的骨髓抑制发生率相对较高,而且恢复较慢(约 12 周)。曾接受过大剂量化学治疗的患者容易发生严重的骨髓抑制。因此,放射性核素治疗仅考虑选择性用于全身广泛性骨转移患者。

【问题 8】 骨转移放疗的疗效、显效时间及疗效持续时间如何?

思路:放疗缓解局部骨疼痛的有效率为 85%,其中疼痛完全缓解率为 27%~50%。放疗后骨疼痛症状缓解多数在放疗 10~14 天后开始显效。70% 患者在治疗的 2 周内感到骨疼痛有一定程度缓解。90% 患者的骨疼痛症状在 3 个月内达到缓解。疼痛完全缓解的疗效持续中位时间为 12 周。放疗对缓解骨转移症状及控制肿瘤有效,但对由于溶骨性肿瘤所造成的骨基质缺失的作用有限。

【问题 9】 骨转移放疗的不良反应有哪些?

思路:恶性肿瘤骨转移姑息性放疗的不良反应类型、临床表现、发生率及严重程度与照射部位、剂量等放疗方案直接相关,也与患者的晚期肿瘤病情、全身情况、既往接受化学治疗等因素密切相关。骨转移的姑息性放疗的常见不良反应包括骨髓抑制、消化道反应、皮肤损伤等。

知识点

放疗靶区的放疗

1. 放疗靶区的定义为骨转移灶局部。

2. 骨转移伴有周围软组织侵犯的患者,姑息性骨转移灶放疗选择分次照射方法,即每次 4Gy,共 5 次,或每次 3Gy,共 10 次。如果无软组织侵犯则选择较大剂量单次照射 8Gy,或分次照射,即每次 3Gy,共 10 次。

3. 放疗缓解局部骨疼痛的有效率为 85%,其中疼痛完全缓解率为 27%~50%。

【问题 10】 骨转移放疗的注意事项有哪些?

思路:恶性肿瘤骨转移姑息性放疗需要避免过量照射,避免在同一骨骼多次放疗,避免对同一脊髓部位重复照射,以防止因姑息性放疗给患者带来新的并发症和新的痛苦。

知识扩展或延伸问题

【问题11】　恶性肿瘤骨转移镇痛药治疗有哪些？

思路：WHO 提出的癌症三阶梯镇痛治疗方案是全世界已被广泛接受的癌痛治疗方法。①首选口服给药：口服给药不仅安全有效，而且无创、方便。②按阶梯给药：镇痛药物的选择应根据疼痛程度由轻到重，按顺序选择不同程度的镇痛药。③按时给药：镇痛药物应该按药物在体内代谢半衰期及药物在体内持续镇痛作用时间规律，有计划地按时给药。④个体化给药：个体化选择镇痛药及调整镇痛药用药剂量，选择联合用药及辅助用药。⑤注意具体细节：监测观察并及时处理药物的毒性反应，避免发生严重的药物不良反应。

【问题12】　恶性肿瘤骨转移如何使用二膦酸盐类药物？

思路1：中国《恶性肿瘤骨转移及骨相关疾病的临床诊疗专家共识》提出，一旦确诊恶性肿瘤骨转移，即建议开始二膦酸盐治疗。无骨痛的临床症状，但已确诊骨转移的患者，仍然建议常规使用二膦酸盐治疗。情况允许时，二膦酸盐用药6个月以上。停药指征：出现不可耐受的药物相关不良反应，或预期继续用药不再获益。

思路2：常用于骨转移治疗的二膦酸盐药物的用量与用法如下。①氯屈膦酸1 600mg/d，口服；或氯膦酸盐注射液300mg/d，静脉注射（>2 小时），连续 5 天，之后改为口服制剂。②帕米膦酸90mg，静脉注射（>2 小时），每3～4 周重复。③唑来膦酸4mg，静脉注射（>15 分钟），每3～4 周重复。④伊班膦酸6mg，静脉注射，每3～4 周重复。

【问题13】　恶性肿瘤骨转移可否接受手术治疗？

思路：骨转移癌患者分为 4 类。Ⅰ类，原发癌预后较好，单发骨转移，发现原发灶至出现骨转移灶之间的时间超过 3 年。Ⅱ类，主要长骨发生病理性骨折。Ⅲ类，主要长骨或髋臼周围有即将发生病理骨折的影像和 / 或临床征象。Ⅳ类，具有以下情况的患者：①多处成骨性转移灶；②非负重骨（如腓骨、肋骨、胸骨、锁骨等）上的溶骨性或混合型转移灶；③主要长骨上的溶骨性病变而暂无骨折风险者；④位于髂骨翼、骨盆前部或肩胛骨的病灶（不包括Ⅰ类患者）。手术适应证为病理性骨折，以及脊髓压迫明显时行固定术。

【问题14】　恶性肿瘤骨转移选择什么化疗药物？

思路：对肿瘤原发灶有效的化疗药物，对骨转移灶的疗效并非十分理想，但是对控制原发病灶的发展会起到一定作用，而且可以改善患者的一般状况，提高生活质量。该病例为肺腺癌患者，化疗药物一般选择联合铂类的第三代化疗药物的两药联合化疗，以培美曲塞疗效较好。

【问题15】　恶性肿瘤骨转移预后一定很差吗？

思路：恶性肿瘤骨转移患者的预后根据原发疾病的类型、患者对治疗的敏感程度不同而有很大的差别。乳腺癌、前列腺癌患者，由于目前原发肿瘤的治疗已经使患者的生存时间明显延长，即使患者出现骨转移，在有效的抗肿瘤治疗下，生存时间也可以达到数年。非小细胞肺癌 EGFR 突变的患者，经过化疗和靶向治疗，骨转移的患者中位生存时间也为 2～3 年。但是，如果抗肿瘤治疗无效，仅仅只能缓解骨转移症状或是减少骨相关事件的发生，则患者的预后差。

（袁响林）

第二节　脑　转　移　癌

脑转移癌系指原发于身体其他部位的肿瘤细胞转入颅内，累及脑实质、脑脊膜、脑神经和颅内血管的转移性肿瘤，脑实质转移最为常见，其次为脑膜转移。脑转移癌发病率占颅内肿瘤的 3.5%～10%，常见的原发肿瘤为肺癌、乳腺癌、恶性黑色素瘤、消化道肿瘤及肾癌，其中肺癌占 64%。

脑转移癌大多慢性起病，但病程往往进展迅速。大多数患者有中枢神经系统功能紊乱的症状，约50% 的患者有头痛症状，以及常见的恶心、呕吐、语言障碍、肢体肌力减退、共济失调、脑神经麻痹等。25% 的患者出现视盘水肿。发病部位以大脑中动脉供血区等血运较丰富区域为主，占一半以上，而且容易发生在灰质和白质交界处，以额叶、颞叶、顶叶多见，枕叶少见。小细胞肺癌常发生小脑转移。脑转移癌 70%～80% 是多发的。脑转移癌患者的预后差，生存时间短，其中以软脑膜脑转移的预后最差，治疗无效者的中位生存时间仅为 1 个月。

【诊疗过程】

（1）详细询问患者的发病过程，除询问有无头痛、呕吐、视物模糊、偏瘫或单瘫、语言不清等症状外，应注意了解有无肺、乳腺、肾上腺、子宫、胃、肠、甲状腺等器官的恶性肿瘤病史和手术史。

（2）体检有无视盘水肿和脑部局灶体征，并注意检查肺、乳腺、淋巴结、腹腔和盆腔脏器等原发肿瘤的部位，以进一步确定转移瘤的来源。诊断主要是依据影像学证据。MRI 比 CT 扫描敏感，能更精确、更早期地发现更小的病变。对软脑膜转移，MRI 的诊断价值更高。

（3）确诊原发恶性肿瘤的可靠依据是原发肿瘤获得组织病理学或细胞病理学诊断。

（4）发生脑转移后，如果不进行特殊治疗，中位生存时间仅 4 周，预后极差。脑转移癌病灶可进行外照射放疗、立体定向放疗、激素治疗、外科等治疗，依病情结合全身化疗和靶向治疗。

【临床关键点】

（1）脑转移癌患者 70% 以上有神经系统方面的症状和体征，以头痛最为常见。

（2）脑转移癌的诊断强调临床、病理学和影像学 3 个方面的结合。确诊原发恶性肿瘤的可靠依据是原发肿瘤获得组织病理学或细胞病理学诊断。

（3）放疗是脑转移癌患者的推荐治疗措施。患者治疗目的不同，其放疗的实施方法也不同，以立体定向放疗为主。

（4）全脑放疗应以 D_T 3 000Gy/10 次或 4 000cGy/20 次为宜，适用于多发脑转移的患者。

（5）脑转移癌的综合治疗包括全脑放疗、立体定向放疗、激素治疗、外科等治疗，依病情结合全身化疗、分子靶向治疗等多种方法的综合性治疗。

【临床病例】

第一步：病史采集

患者，女，56 岁。因"间断头晕、头痛 4 周"就诊。

患者 4 周前无明显诱因出现头晕、头痛，间断发作，逐渐加重，偶伴有呕吐，与人交流顺畅，无胸闷、咳嗽、发热等。

查体：一般情况可，KPS 评分 70 分，身高 160cm，体重 50kg。双侧瞳孔等大等圆，右颈部可及肿大淋巴结，直径约 2cm，质硬。双肺听诊无明显干湿啰音。

【问题1】 脑转移癌的主要临床表现是什么？

思路：70% 以上的脑转移癌患者有神经系统方面的症状和体征。头痛为最常见症状，多提示肿瘤为多发或位于后枕部。其次为定位功能差和精神异常。体征为半身瘫痪或活动受限（约为 70%），其次是感觉异常和视盘水肿。由于肿瘤可能出血，5%～10% 的患者可能出现急性脑卒中表现。有脑转移症状时，预示患者的预后差。主要临床表现：①头痛，性质多较剧烈，常在清晨发作，有时在睡眠中被痛醒，但起床轻度活动后头痛就会逐渐缓解或消失。②呕吐，由于颅内压的增高，致使延髓呼吸中枢受到刺激，从而出现呕吐，呕吐多在头痛之后出现，呈喷射状。③视力障碍，颅内压增高时会使眼球静脉血回流不畅，导致淤血水肿，损伤眼底视网膜上的视觉细胞，致视力下降。④精神异常，位于大脑前部额叶的脑瘤可破坏额叶，引起兴奋、躁动、忧郁、压抑、遗忘、虚构等精神异常表现。⑤单侧肢体感觉异常或无力，顶叶是感觉中枢，该部位的肿瘤常会导致单侧肢体痛觉、温度觉、震动觉、形体辨别觉减退或消失。⑥幻嗅，颞叶部肿瘤可在其刺激下出现幻嗅，即可闻到一种并不存在的气味，如烧焦饭或焦橡胶等气味。⑦偏瘫或跟跄步态，脑干或小脑部位病变更具特异性，即患者常在头痛、呕吐、视物障碍之后，出现偏瘫或跟跄的醉酒步态。⑧耳鸣、耳聋。

知识点

脑转移癌的临床特点

1. 70% 以上的脑转移癌患者有神经系统方面的症状和体征。

2. 头痛为最常见症状，多提示肿瘤为多发或位于后枕部，其次为定位功能差和精神异常。

3. 早期仅表现头痛，日渐加重，视盘水肿，癫痫，根据病变部位不同可出现局限性定位体征，如偏瘫、偏身感觉障碍、失语、眼震、共济失调等体征。

【问题2】 脑转移癌应该接受哪些检查?

思路:根据原发恶性肿瘤病史、临床症状和体征及有关检查如 CT 或 MRI 等发现颅内占位性病灶,排除原发脑肿瘤和其他肿瘤,临床诊断脑转移即可成立。有实体瘤病史者,出现颅内压增高和/或精神神经症状,首先应考虑脑转移癌。脑转移癌诊断成立后需进一步明确转移范围及有无颅脑以外的转移存在,应同时做全身有关检查,如腹部超声和 CT、骨扫描等,必要时行 PET 检查,为进一步治疗提供依据。

1. CT　增强 CT 检查是目前诊断脑转移癌最可靠的手段之一。目前,大多数研究的诊断及疗效评价以 CT 为标准。CT 能清楚显示转移癌的大小、部位及数目。脑转移灶在 CT 平扫时的典型表现为孤立的类圆形团块,多数为等密度或略低密度,这与肿瘤的细胞成分、血供情况、坏死囊变程度及是否出血和钙化有关。另外,CT 对小于 0.5cm 的病灶和幕下转移癌的显示不满意。因此,必要时需重复 CT 检查或进一步作 MRI 检查。

2. MRI　增强 MRI 对诊断脑转移最有价值。MRI 与 CT 相比有更佳的软组织对比度及可多平面多方位显示的优点,可更好地分辨颅内的解剖结构。所以 MRI 较 CT 更易于早期发现脑转移,有些脑转移灶在 CT 未出现异常时即可显示。

3. 脑脊液检查　脑脊液中检测到癌细胞是确诊软脑膜受累的可靠依据。脑脊液检查操作简单,严重颅内压增高者不宜作腰椎穿刺,应除外。但脑脊液阴性病例不能排除脑膜转移。

4. 其他检查　立体定向穿刺活检是有创性检查,在 CT 引导下可准确地对肿瘤部位进行穿刺,获得病理学证据,排除原发颅内肿瘤,避免误诊误治;颅骨平片检查可发现部分脑转移癌同时伴有颅骨转移、靠近颅骨的转移瘤。脑电图、脑超声检查、放射性同位素检查等对于颅内肿瘤的诊断也有一定的参考价值。

第二步:门诊化验及辅助检查

患者在门诊进行了头颅 MRI(图 36-4)、胸部 CT、腹部超声、心电图及血常规、血生化、凝血功能等检查。

头颅 MRI:双侧小脑半球、左侧小脑扁桃体、右侧颞叶及豆状核、双侧枕叶、左侧侧脑室体部室管膜下、双侧额顶叶见多发大小不等的软组织结节,T_1WI 呈等高信号,T_2WI 呈等高混杂信号,增强扫描呈不均匀强化。周边见 T_1WI 低信号、T_2WI 高信号水肿带。

胸部增强 CT:右肺下叶结节性病灶,左下肺少许纤维增殖灶。心包少许积液,纵隔淋巴结多发肿大,考虑为肿瘤转移性病灶。

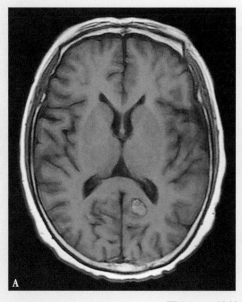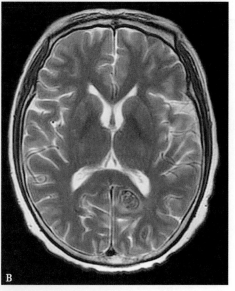

脑转移(图片)

图 36-4　脑转移癌 MRI 表现
A. 轴位增强 T_1WI;B. 轴位增强 T_2WI。

【问题3】 该患者的诊断和分期是什么?

思路1:脑转移癌的诊断强调临床、病理学和影像学 3 个方面的结合。确诊原发恶性肿瘤的可靠依据是原发肿瘤获得组织病理学或细胞病理学诊断。

思路2:分期采用 2018 年第 8 版 AJCC 分期。

患者行右锁骨上淋巴结活检术。病理结果显示:转移性低分化腺癌。*EGFR* 突变状态检测为阳性,提示 19 外显子缺失突变,*ALK* 融合基因检测为阴性。诊断为右肺下叶低分化腺癌IV期,伴多发转移(颅内、右锁骨上),$cT_{2a}N_2M_{1c}$,EGFR(+),ALK(−),IV期。

【问题4】 脑转移癌与哪些疾病鉴别?

思路:诊断脑转移癌时应注意与原发性脑瘤、脑脓肿及脑血管病等鉴别,以免误诊。以神经系统症状为首发表现,影像学检查发现单个占位性病灶,首先应排除原发性脑瘤。11% 的单发中枢神经系统占位性病变为非转移性,有时需经立体定向穿刺活检或手术后病理学检查才能做出明确诊断。晚期恶性肿瘤患者由于凝血机制障碍,亦可发生严重脑血管病(如脑内及硬膜下血肿),大脑中动脉内如有大量瘤栓可引起脑软化,来自肺癌的瘤栓及化脓性栓子可形成转移瘤内脓肿,这时根据临床表现和 CT 检查往往难以与脑转移癌鉴别,从而导致延误脑转移癌的诊断,必要时可行立体定向穿刺活检、手术探查及脑血管造影检查。值得注意的是,小细胞肺癌患者也可有神经症状,主要症状为痴呆、精神障碍、重症肌无力症等,肺癌切除后或化疗后,以上症状可自行消退或缓解。此外,精神神经症状尚可出现于水电解质紊乱、低血糖及有严重的心理精神疾病的患者。

第三步:住院后治疗

该患者住院后经过多学科联合查房讨论,诊断为右肺下叶低分化腺癌IV期,伴多发转移(颅内、右锁骨上)$cT_{2a}N_2M_{1c}$,EGFR(+),ALK(−),IV期。

【问题5】 如何进行治疗决策?

思路:脑转移癌患者的治疗需要根据患者的年龄、全身状况、神经功能状态、原发肿瘤部位及治疗情况、有无脑外多处转移和病灶数目、大小及部位综合考虑。当前主要治疗方法有手术治疗、全脑放疗(whole brain radiation,WBRT)、立体定向放疗(stereotactic radiation therapy,SBRT)、化疗、靶向治疗、原发肿瘤的治疗、使用肾上腺皮质激素降低颅内压减轻脑水肿及支持治疗,NCCN 推荐对于无症状脑转移或寡转移患者,采用 SABR、SRS 或手术。免疫检验点抑制剂治疗肺癌脑转移的疗效也有一些临床数据,目前证据级别较低。

【问题6】 放疗如何实施?

思路1:放疗是脑转移癌患者的推荐治疗措施。因患者治疗目的不同,其放疗的实施方法也不同,主要有:①单一放疗,或与甘露醇、地塞米松联合,以缓解肿瘤脑内占位相关的症状;②术后放疗以预防脑转移癌复发;③与化疗联合以缩小肿瘤体积;④预防性全脑放疗,尤其对于脑转移发病率很高的小细胞肺癌患者。

思路2:立体定向放射外科(stereotatic radiosurgery,SRS)是指利用三维计算机程序,将直线加速器或伽玛刀的放射线引导至脑内病灶所在部位。SRS 可采用 3 种技术:①直线加速器,产生高能 X 射线;②伽玛刀,产生 γ 射线;③回旋加速器,产生带电粒子,如质子。SRS 的照射可以达到单次剂量为 2 000~2 400Gy,主要根据肿瘤的部位和大小。立体定向消融放疗(stereotactic ablative radiotherapy,SABR)的放疗分割剂量也有多种选择,包括 2 400cGy/3 次或 3 000cGy/5 次。

WBRT 适用于颅内多发转移的患者。尽管 WBRT 的时间、剂量、分割仍有异议,但一般认为 WBRT 应以 D_T 3 000cGy/10 次或 4 000cGy/20 次为宜,分割剂量不宜大于 300cGy/ 次,可根据病情给予病灶局部加量。患者可在治疗后 1~2 个月内复查发现疗效明显。有些外科手术切除患者也可进行 WBRT,以进一步延长生存期,降低脑内病灶的复发机会。由于大部分小细胞肺癌患者会发生脑转移,因此,在脑转移发生前可进行预防性颅脑照射(prophylactic cranial irradiation,PCI)。脑转移癌患者大多死于全身疾病,WBRT 后的生存期一般不会太长。然而,WBRT 1 年后仍然生存的患者可出现放疗相关的迟发性并发症:①脑萎缩;②组织坏死;③内分泌紊乱;④神经认知功能退化;⑤痴呆。

思路3:全脑放疗加立体定向放疗局部补量。WBRT 改善了脑转移癌的疗效,但 WBRT 后仍有 1/3 以上的病变未达到局部控制。因此，在 WBRT 后可增加立体定向放疗，以提高肿瘤照射剂量，增加肿瘤控制率并改善治疗疗效。此种治疗模式在单发转移者的长期生存时间有所改善，而在多发转移者没有明显改善，仅能改善局部控制率和生存质量，但也伴有轻度的副作用增加。

【问题7】　脑转移癌放疗的不良反应有哪些？

思路：立体定向放疗后的主要不良反应表现为照射范围内脑组织的损伤，大部分患者没有明显的症状，出现症状者由肿瘤部位和大小决定。相较而言，WBRT 后，可能出现不同程度的并发症，如脱发，治疗的早期有短期头痛、恶心等神经系统症状加重症状。在生存 1 年以上的患者可能出现 10% 左右晚期并发症，特别对于分割剂量大于 300cGy/ 次者。

【问题8】　复发脑转移癌是否可以行再程放疗？

思路：立体定向放疗对复发性脑转移癌可以缓解病情，使肿瘤缩小，但目前尚无随机分组研究结果，无足够的证据证实其临床治疗的好处和坏处。用有限的照射野再常规分割放疗，能缓解症状和延长生存，局部累计剂量可达 60Gy。对于单发或少发复发病灶，可以行 X 刀治疗，剂量为 15～18Gy，病情有望得到缓解。

知识点

放疗靶区的放疗

1. 放疗是脑转移癌患者的推荐治疗措施，放疗的方式及分割剂量根据患者脑转移灶数目、病理类型、Karnofsky 评分、原发病灶控制、年龄及是否有颅外转移病灶等因素来决定。对于无症状脑转移或寡转移患者，优先采用 SABR、SRS 或手术治疗。

2. WBRT 应以 D_T 3 000cGy/10 次或 4 000cGy/20 次为宜，适用于颅内多发脑转移的患者。

3. WBRT 后增加立体定向放疗，可提高肿瘤照射剂量，增加肿瘤控制率并改善治疗疗效。

知识扩展或延伸问题

【问题9】　脑转移癌患者还需要哪些治疗？

思路 1：①皮质类固醇激素治疗，大多数脑转移癌患者需要皮质类固醇激素治疗，一般选用地塞米松，以减轻肿瘤周围脑组织的水肿程度。②癫痫的治疗和预防，20%～40% 的脑转移癌患者可能发生癫痫，为预防癫痫再次发作，可进行抗惊厥药物治疗，如苯妥英、卡巴咪嗪或苯巴比妥。

思路 2：根据特殊预后因素选择患者，则更有可能达到治疗目标。手术切除的积极预后因素包括：①孤立性脑转移。多发性脑转移癌手术预后差。②可控制的原发性肿瘤。全身性播散者不适合手术。③KPS 评分较好。④原发肿瘤确诊与脑转移癌确诊之间的时间间隔较长，癌症的初次诊断至随后脑转移癌确诊之间的时间间隔为预后因素的原因是其可提供肿瘤侵袭性和脑转移癌手术后复发风险的信息。⑤年龄相对较小（<60 岁）。

上述预后因素仅为指导性，虽然新诊断孤立性脑转移癌是手术切除的最佳指征，但患者具有威胁生命的病灶或较大病灶压迫周围脑组织引起症状的情况下，对多发性或复发性脑转移癌也可能进行手术切除。

思路 3：脑转移癌发生于癌细胞由原发部位到脑的传播，因此，对特定实体瘤（如小细胞肺癌和乳腺癌），有效的化疗药物也能缓解脑转移灶。

化疗药物要成为脑转移癌的有效治疗措施，必须对原发性肿瘤具有治疗活性，且能很好地通过血脑屏障。虽然已证明许多化疗药物对实体瘤具有活性，但由于很多药物并不能通过血脑屏障，因此在中枢神经系统组织内难以达到理想的浓度。如中枢神经系统恶性肿瘤的药物动力学研究显示，作为非小细胞肺癌患者化疗方案的常用药物的紫杉醇到达脑脊液的浓度仅相当于血浆浓度的 0.12%～8.3%。

虽然正常中枢神经系统组织具有血脑屏障的功能已被广泛认可，但有人认为脑转移癌可部分程度扰乱血脑屏障功能。在检查转移性脑瘤的手术标本时，研究者发现脑转移组织中的药物浓度高于以往报道的脑脊液药物浓度。因此，有理论认为脑转移癌可造成血脑屏障功能障碍，允许化疗药物通过并进入脑组织和脑脊液。

思路 4：分子靶向治疗。对于 *EGFR* 敏感突变的患者（19 外显子和 21 外显子），EGFR 酪氨酸激酶抑制剂（EGFR-tyrosine kinase inhibitor，EGFR-TKI）对于原发病灶有效，因为 EGFR-TKI 为小分子化合物，能部分透过血脑屏障而对控制脑转移病灶起到积极的作用。另有临床研究证实 *EGFR* 敏感突变患者使用 EGFR-TKI 药物，尤其是第三代 TKI 药物奥希替尼，对脑转移或软脑膜转移疗效显著，其对颅内和全身的疗效优于全脑放疗。

思路 5：软脑膜转移病灶容易累及软脊膜。治疗前应给予全脊髓的 MRI 检查排除转移，如果阳性者应给予全脑全脊髓放疗，剂量 2 000～4 000cGy/2～4 周。鞘内注射甲氨蝶呤（每次 10mg），也可适当改善治疗效果，治疗时应注意骨髓抑制。

（袁响林）

推荐阅读资料

[1] 于世英，江泽飞，周清华. 恶性肿瘤骨转移的诊断与治疗. 北京：中国协和医科大学出版社，2012.

[2] 殷蔚伯，余子豪，徐国镇，等. 肿瘤放射治疗学. 4 版. 北京：中国协和医科大学出版社，2008.

[3] National Comprehensive Cancer Network. Clinical practice guidelines in oncology, non-small cell lung cancer, version 2.2019.[2019-04-25]. http://www.nccn.org.

[4] YU S Y, JIANG Z F, ZHANG L, et al. Chinese expert consensus statement on clinical diagnosis and treatment of malignant tumor bone metastasis ad bone related disease. Chinese-German J Clin Oncol, 2010, 9(1): 1-12.

[5] DE LA PIEDRA C, ALCARAZ A, BELLMUNT J, et al. Usefulness of bone turnover markers as predictors of mortality risk, disease progression and skeletal-related events appearance in patients with prostate cancer with bone metastases following treatment with zoledronic acid: TUGAMO study. Brit J Cancer, 2013, 108(12): 2565-2572.

[6] ROBNETT T J, MACHTAY M, STEVENSON J P, et al. Factors affecting the risk of brain metastases after definitive chemoradiation for locally advanced non small cell lung carcinoma. J Clin Oncol, 2001, 19(5): 1344-1349.

[7] FAGUER R, MAZERON J J, METELLUS P. Brain metastases: surgery and stereotactic radiosurgery. Rev Prat, 2014, 64(5): 674-676.

[8] D'ANTONIO C, PASSARO A, GORI B, et al. Bone and brain metastasis in lung cancer: recent advances in therapeutic strategies. Ther Adv Med Oncol, 2014, 6(3): 101-114.

[9] YANG J J, ZHOU C, HUANG Y, et al. Icotinib versus whole-brain irradiation in patients with EGFR-mutant non-small-cell lung cancer and multiple brain metastases(BRAIN): a multicentre, phase 3, open-label, parallel, randomised controlled trial. Lancet Resp Med, 2017, 5(9): 707-716.

[10] KAMATH S D, KUMTHEKAR P U. Immune checkpoint inhibitors for the treatment of central nervous system(CNS) metastatic disease. Front Oncol, 2018, 8: 414.

[11] 北京医学奖励基金会肺癌青年专家委员会，中国胸外科肺癌联盟. 肺癌骨转移诊疗专家共识(2019 版). 中国肺癌杂志，2019, 22(4): 187-207.

中英文名词对照索引

国家卫生和计划生育委员会"十三五"规划教材

全 国 高 等 学 校 教 材

→ 供 医 学 影 像 技 术 专 业 用

放射物理与辐射防护

Radiation Physics and Protection

主　编　王鹏程

副主编　牛延涛　刘东华　黄　浩　何培忠

编　委（以姓氏笔画为序）

王晓艳（泰山医学院）

王鹏程（泰山医学院）

牛延涛（首都医科大学）

刘东华（新乡医学院）

何培忠（上海健康医学院）

周选民（湖北医药学院）

赵永霞（河北大学）

贾明轩（中国医科大学）

殷志杰（滨州医学院）

黄　浩（福建中医药大学）

曹国全（温州医科大学）

编写秘书　王晓艳（兼）

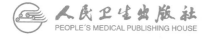

人民卫生出版社

PEOPLE'S MEDICAL PUBLISHING HOUSE

图书在版编目（CIP）数据

放射物理与辐射防护/王鹏程主编. —北京：人民卫生出版社，2016

全国高等学校医学影像技术专业第一轮规划教材

ISBN 978-7-117-22732-2

Ⅰ.①放… Ⅱ.①王… Ⅲ.①放射医学－物理学－高等学校－教材②放射医学－辐射防护－高等学校－教材 Ⅳ.①R811.1②R14

中国版本图书馆CIP数据核字（2016）第122314号

人卫智网	www.ipmph.com	医学教育、学术、考试、健康，购书智慧智能综合服务平台
人卫官网	www.pmph.com	人卫官方资讯发布平台

放射物理与辐射防护

主　　编：王鹏程
出版发行：人民卫生出版社（中继线 010-59780011）
地　　址：北京市朝阳区潘家园南里 19 号
邮　　编：100021
E - mail：pmph @ pmph.com
购书热线：010-59787592　010-59787584　010-65264830
印　　刷：北京市艺辉印刷有限公司
经　　销：新华书店
开　　本：850×1168　1/16　印张：13
字　　数：367千字
版　　次：2016年8月第1版　2023年11月第1版第13次印刷
标准书号：ISBN 978-7-117-22732-2/R·22733
定　　价：35.00元
打击盗版举报电话：010-59787491　E-mail：WQ @ pmph.com
　　（凡属印装质量问题请与本社销售中心联系退换）

全国高等学校医学影像技术专业第一轮规划教材编写说明

为了推动我国医学影像技术专业的发展和学科建设，规范医学影像技术专业的教学模式，适应新时期医学影像技术专业人才的培养和医学影像技术专业高等教育的需要，根据2012年教育部最新专业目录设置，中华医学会影像技术分会、中国高等教育学会医学教育专业委员会医学影像学教育学组、人民卫生出版社共同研究决定，组织编写全国高等学校医学影像技术专业第一轮规划教材，并作为国家卫生和计划生育委员会"十三五"规划教材的重要组成部分。2015年年初，人民卫生出版社对全国80多所开设了四年制本科医学影像技术专业的高等医学院校进行了充分的调研工作，在广泛听取本专业课程设置和教材编写意见的基础上，成立了全国高等学校医学影像技术专业第一届教材评审委员会，确定了医学影像技术专业第一轮规划教材品种。在本次教材的编写过程中，涌现出一大批优秀的中青年专家、学者、教授，他们以严谨治学的科学态度和无私奉献的敬业精神，积极参与本套教材的编写工作，并紧密结合专业培养目标、高等医学教育教学改革的需要，借鉴国内外医学教育的经验和成果，努力实现将每一部教材打造成精品的追求，以达到为专业人才的培养贡献力量的目的。

本轮教材的编写特点如下：

1. 明确培养目标，实现整体优化 以本专业的培养目标为基础，实现本套教材的顶层设计，科学整合课程，实现整体优化。

2. 坚持编写原则，确保教材质量 坚持教材编写三基（基本理论，基本知识，基本技能）、五性（思想性，科学性，先进性，启发性，适用性）、三特定（特定对象，特定目标，特定限制）的原则。

3. 精练教材文字，减轻学生负担 内容的深度和广度严格控制在教学大纲要求的范畴，精练文字，压缩字数，力求更适合广大学校的教学要求，减轻学生的负担。

4. 完善配套教材，实现纸数互动 为了适应数字化和立体化教学的实际需求，本套规划教材除全部配有网络增值服务外，还同步启动编写了具有大量多媒体素材的规划数字教材，以及与理论教材配套的《学习指导与习题集》《实验教程》，形成共8部27种教材及配套教材的完整体系，以更多样化的表现形式，帮助教师和学生更好地学习医学影像技术学专业知识。

本套规划教材将于2016年7月陆续出版发行，规划数字教材将于2016年11月陆续出版发行。希望全国广大院校在使用过程中，能够多提宝贵意见，反馈使用信息，为下一轮教材的修订工作建言献策。

全国高等学校医学影像技术专业规划数字教材出版说明

为适应高等医学教育事业信息化、数字化步伐，进一步满足院校教育改革需求和新时期医学影像技术专业人才的培养以及医学影像技术专业高等教育的需要，全国高等学校医学影像技术专业第一届教材评审委员会和人民卫生出版社在充分调研论证的基础上，在全国高等学校医学影像技术专业第一轮规划教材建设同时启动首套医学影像技术专业规划数字教材建设。全套教材共8种，以第一轮规划教材为蓝本，借助互联网技术，依托人卫数字平台，整合富媒体资源和教学应用，打造医学影像技术专业数字教材，构建我国医学影像技术专业立体化教材体系。

本套数字教材于2015年9月8日召开了主编人会，会议确定在充分发挥纸质教材的优势基础上，利用新媒体手段高质量打造首套医学影像技术专业数字教材。本套数字教材秉承严谨、创新的精神，全部纸质教材编写专家均参与数字教材编写，并适当补充懂技术、热衷富媒体资源建设的专家，组成数字教材编写团队。2015年年底，全套教材均召开了编写会，确定了数字教材的编写重点与方向，各教材主编认真把握教材规划，全体编委高度重视数字教材建设，确保数字教材编写的质量。

本套数字教材具有以下特点：

1. 坚持"三基、五性、三特定" 在坚持本科教材编写原则的基础上，发挥数字教材优势，服务于教育部培养目标和国家卫生计生委用人需求，并紧密结合医学影像技术专业教学需要与特点，借鉴国内外医学教育的经验特点，创新编写思路及表达形式，力求为学生掌握基础知识与培养临床操作能力创造条件。

2. 创新教材媒体形式 以纸质教材为基础，采用创新媒体形式，融合图片、视频、动画、音频等多种富媒体形式，使教材完成从纸质向全媒体转变。全新的数字教材支持个人电脑、平板电脑、手机等多种终端，在满足一般的阅读学习需求外，还可实现检索、测评、云笔记、班级管理等功能。

3. 内容不断优化更新 数字教材具有数字产品的优势，支持内容的更新发布和平台功能的优化升级。我们期望紧跟时代的发展，为广大读者提供更加优质的服务及用户体验。

全国高等学校医学影像技术专业规划数字教材在编写出版的过程中得到了广大医学院校专家及教师的鼎力支持，在此表示由衷的感谢！希望全国广大院校和读者在使用过程中及时反馈宝贵的使用体验及建议，并分享教学或学习中的应用情况，以便我们进一步更新完善教材内容和服务模式。

放射物理与辐射防护

Radiation Physics and Protection

主　编　王鹏程

副主编　牛延涛　刘东华　黄　浩　何培忠

编　委（以姓氏笔画为序）

于　勉（新乡医学院）　　　　　周选民（湖北医药学院）

王晓艳（泰山医学院）　　　　　赵永霞（河北大学）

王晓敏（天津医科大学）　　　　侯立霞（泰山医学院）

王鹏程（泰山医学院）　　　　　俞　允（福建中医药大学）

牛延涛（首都医科大学）　　　　闻彩云（温州医科大学）

左紫薇（河北大学）　　　　　　贾明轩（中国医科大学）

刘东华（新乡医学院）　　　　　夏　天（上海健康医学院）

杜恩辅（湖北医药学院）　　　　殷志杰（滨州医学院）

李祥林（滨州医学院）　　　　　高　杨（牡丹江医学院）

何培忠（上海健康医学院）　　　黄　浩（福建中医药大学）

迟　彬（华中科技大学同济医学院）　曹国全（温州医科大学）

张　旭（中国医科大学）

编写秘书　王晓艳（兼）

全国高等学校医学影像技术专业第一轮规划教材目录

规划教材目录

序号	书名	主编		副主编			
1	人体影像解剖学	徐海波	张雪君	任伯绪	纪长伟		
2	放射物理与辐射防护	王鹏程		牛延涛	刘东华	黄 浩	何培忠
3	医学影像设备学	石明国	韩丰谈	赵雁鸣	朱险峰	王红光	
4	医学影像信息学	付海鸿	胡军武	康晓东	杨晓鹏		
5	医学影像诊断学	高剑波	王 滨	余永强	张雪宁	王绍武	丁莹莹
6	医学影像成像理论	李真林	雷子乔	仇 惠	邱建峰	汪红志	
7	医学影像检查技术学	余建明	曾勇明	李文美	罗来树	刘广月	李鸿鹏
8	放射治疗技术学	林承光	翟福山	张 涛	孙 丽	郭跃信	

规划数字教材目录

序号	书名	主编		副主编			
1	人体影像解剖学	张雪君	徐海波	任伯绪	纪长伟		
2	放射物理与辐射防护	王鹏程		牛延涛	刘东华	黄 浩	何培忠
3	医学影像设备学	石明国	韩丰谈	赵雁鸣	朱险峰	王红光	国志义
4	医学影像信息学	付海鸿	胡军武	康晓东	杨晓鹏	周学军	侯庆锋
5	医学影像诊断学	王 滨	高剑波 余永强	张雪宁	王绍武	丁莹莹	
6	医学影像成像理论	李真林	雷子乔	孙文阁	高云飞	彭友霖	
7	医学影像检查技术学	曾勇明	余建明	李文美	罗来树	刘广月	胡鹏志
8	放射治疗技术学	林承光	翟福山	张 涛	孙 丽	郭跃信	钟仁明

学习指导与习题集目录

序号	书名	主编		副主编			
1	人体影像解剖学学习指导与习题集	任伯绪	徐海波	张雪君	纪长伟		
2	放射物理与辐射防护学习指导与习题集	王鹏程		牛延涛	刘东华	黄 浩	何培忠
3	医学影像设备学学习指导与习题集	韩丰谈	石明国	赵雁鸣	朱险峰	王红光	
4	医学影像信息学学习指导与习题集	付海鸿	胡军武	康晓东	杨晓鹏	周学军	侯庆锋
5	医学影像诊断学学习指导与习题集	高剑波	王 滨	余永强	张雪宁	王绍武	丁莹莹
6	医学影像成像理论学习指导与习题集	李真林	雷子乔	仇 惠	邱建峰	汪红志	
7	医学影像检查技术学学习指导与习题集	余建明	曾勇明	李文美	罗来树	黄小华	于 群
8	放射治疗技术学学习指导与习题集	林承光	翟福山	张 涛	孙 丽	郭跃信	

实验教程

序号	书名	主编		副主编			
1	医学影像设备学实验教程	石明国	韩丰谈	赵雁鸣	朱险峰	王红光	赵海涛
2	医学影像成像理论实验教程	李真林	彭友霖	汪红志	仇 惠	邱建峰	
3	医学影像检查技术学实验教程	曾勇明	余建明	黄小华	徐 惠	郝 崴	周高峰

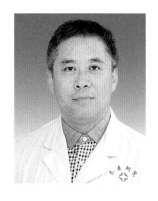

王鹏程

男,1964年8月出生,山东烟台人,教授,硕士生导师,放射医学博士。现任泰山医学院副院长,教育部高校教学指导委员会医学技术类专业委员、中华医学会影像技术分会教育学组副组长、山东省高校教学指导委员会医学技术类专业主任委员,《中华放射医学与防护》杂志编委,山东省放射技术学会副主任委员,山东省教学名师。

从事医学影像技术教育30余年,主要教授《医学放射物理与防护》及《放射治疗剂量学》,主要研究方向为医疗照射辐射剂量学问题。主编教育部"十一五"国家级规划教材《放射治疗剂量学》、《医学影像物理学实验》(人民军医出版社);教育部"十二五"国家级规划教材《放射物理与防护》(人民卫生出版社)、面向21世纪课程教材《肿瘤放射治疗学》(人民卫生出版社)等教材。2014年主编教材《放射治疗剂量学》由中国台湾省合记出版社在中国台湾省出版。曾获山东省科技进步三等奖1项,山东省教学成果二等奖1项(首位,2014),三等奖1项(首位,2009),山东省高校科研成果三等奖2项(主持),山东省医药卫生科技奖3等奖1项。

随着高新技术在医疗领域的广泛应用,医学影像技术学科领域在不断拓展,医学影像技术的内涵已经不再局限于传统的医学成像领域,核医学技术、放射治疗技术也已经逐步纳入了其中,传统的医学影像技术人才培养需要将核医学技术、放射治疗技术相关的知识和技能融入教学内容之中。

2015年6月11日,全国高等医药教材建设研究会在人民卫生出版社组织召开全国高等学校医学影像技术专业第一轮国家卫生计生委"十三五"规划教材建设论证会。会议确定了医学影像技术本科专业首轮全国规划教材书目,《放射物理与辐射防护》为所确定的8部规划教材之一。

《放射物理与辐射防护》是医学影像技术专业的重要专业基础课之一,其教学任务是为后续专业课及继续教育课程奠定必要的基础。为此,根据影像技术专业人才培养的要求,本教材教学内容涵盖了学生在未来工作、学习所需要的影像物理、核医学物理、放射治疗剂量学基础以及医疗照射的辐射防护学知识。影像物理、核医学物理主要讲授有关射线及放射性核素的基本特性、产生以及射线与物质相互作用的基本过程、辐射能量的转移、沉积、传递规律;放射治疗剂量学则主要介绍放射治疗过程中辐射剂量计算、测量以及基本的剂量学体系;辐射防护部分则重点介绍国际相关组织、国家对医疗照射所制定的有关标准、条例和辐射防护法规。本书除作为医学影像技术专业教材使用外,亦可作为放射技师、放射治疗物理师上岗培训、岗位资格考试以及专业职称晋升考试参考书使用。

本教材建议学生54学时,其中理论学38学时,实验16学时。各校可根据实际做适当调整。

本教材是国家卫生计生委、全国高等医药教材建设委员会"十三五"规划教材,为首轮医学影像技术专业全国规划教材。作为编者,我们深感任务艰巨、责任重大,在缺少同类教材参考、借鉴的情况下,教材编写专家付出了辛勤努力,终于完成了教材编写工作。尽管我们做了最大努力,但难免存在不足之处,恳请国内同行在教材使用过程中,对所发现的错误与不足,不吝赐教,以便再版时加以修订。

王鹏程

2016年3月26日

目 录

物 质 结 构

古代哲学家认为物质是由简单的、不可分割的基本单元即所谓"原子"构成的，这是原始的原子学说。1885 年巴耳末发现氢光谱线系的规律，1897 年汤姆逊证明电子的存在，1911 年卢瑟福通过 α 粒子散射实验提出了原子的核式模型，1913 年玻尔发表了氢原子理论，这些理论和实验为人们科学认识原子结构奠定了基础。

原子核是原子的中心实体，研究这个中心实体的特性、结构和变化等问题的一门学科称为原子核物理学。原子核物理的研究促进了科学技术的发展，如核能的利用等。在临床医学与基础研究方面，原子核物理也提供了许多有效的诊断和治疗手段，如磁共振波谱技术以及磁共振成像等。

本章主要学习原子结构、原子核结构、磁共振原理以及医学应用。

第一节 原 子 结 构

一、揭示原子结构的实验基础

在 20 世纪初，从实验事实已经知道电子是一切原子的组成部分。但物质通常是中性的，足见原子中还有带正电的部分。又从电子的荷质比（e/m）的测量，知道电子的质量比整个原子的质量要小得多，当时已经知道一个电子的质量差不多是氢原子质量的 1/2000。这些实验结果和当时的经典理论是考虑原子结构模型的基础。

（一）α粒子的散射实验

α 粒子是放射性物质中发射出来的快速粒子，它具有氢原子那样的质量，是电子质量的 7300 倍，它带两个单位的正电荷。后来证明它就是氢原子核。

汤姆逊在 1904 年提出过一个原子结构模型，为了验证这个模型，卢瑟福等人进行了 α 粒子散射实验，在 1909 年观察到一个重要现象，就是 α 粒子受铂的薄膜散射时，绝大多数平均只有 2°～3° 的偏转，但有 1/8000 的 α 粒子偏转大于 90°，其中有接近 180° 的。

α 粒子散射实验所用仪器的装置大致如图 1-1 所示。R 为被一铅块包围的 α 粒子源，发射的 α 粒子经准直后，打在铂的薄膜 F 上。有一放大镜 M，带着一片荧光屏 S，可以转到不同的方向对散射的 α 粒子进行观察。荧光屏是玻璃片上涂荧光物硫化锌制成的，使用时把有硫化锌一面向着散射物 F。当被散射的 α 粒子打在荧光屏上，就会发生微弱的闪光。通过放大镜观察闪光就可记下某一时间内在某个 θ 方向散射的 α 粒子数。为了避免 α 粒子与空气分子的碰撞，从 α 粒子源到荧光屏这段路程是在真空中的。

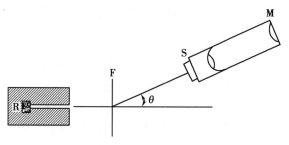

图 1-1 观测 α 粒子散射的仪器装置示意图

汤姆逊模型不能说明实验中大角散射的事实，卢瑟福在 1911 年提出另一个模型。他设想原子中带正电部分很小，电子在带正电部分的外边。这样，α 粒子接近原子时，它受电子的作用引起运动的改变不大，而它受正电体的作用就不同了，此时正电体很小，α 粒子进了原子区域，但还在正电体之外，整个正电体对它起作用。因此受正电体的作用力为：

$$F = \frac{2Ze^2}{4\pi\varepsilon_0 r^2}$$

其中，e 为电子的电量，Z 为原子序数，ε_0 为真空中的介电常数，r 为 α 粒子与正电体的距离。

由于正电体很小，所以 r 可以很小，因而所受的力可以很大，因此就能产生大角散射，如图 1-2 所示。卢瑟福还提出了可以由实验验证的理论。按此理论，从实验观察到的散射角可以推算带正电体的大小为 $10^{-15} \sim 10^{-14}$m，而原子半径是 10^{-10}m，所以称为原子核（atomic nucleus）。他提出的原子模型因而称核式模型。

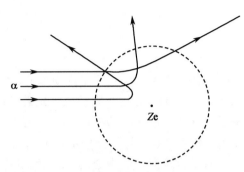

图 1-2　α 粒子在原子核式模型中的散射

（二）氢原子光谱的实验规律

原子的核式模型建立，只肯定了原子核的存在，但还不知道原子核外边的电子的具体情况，需要进一步研究。在这方面的发展中，光谱的观察提供了很多资料，这些资料是关于原子核外结构知识的重要来源。

光谱是电磁辐射（不论在可见区或在可见区以外）的波长成分和强度分布的记录；有时只是波长成分的记录。用光谱仪可以把光按波长展开，把不同成分的强度记录下来，或把按波长展开后的光谱摄成相片。

原子光谱是原子发射的电磁辐射（包括红外区，可见光区和紫外区）的强度随着波长的分布。从氢气放电管可以获得氢原子光谱，如图 1-3 所示。人们早就发现氢原子光谱在可见区和近紫外区有好多条谱线，构成一个很有规律的系统。谱线的间隔和强度都向着短波方向递减。

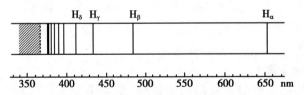

图 1-3　氢原子光谱的巴耳末线系及其系限外的连续光谱

在 1885 年从某些星体的光谱中观察到的氢光谱线已达 14 条。巴耳末发现这些谱线的波长可以纳入下列简单的关系中

$$\lambda = B \frac{n^2}{n^2 - 4} \quad n = 3, 4, 5, \cdots$$

式中常数 $B = 364.56$nm。后人称这公式为巴耳末公式，它所表达的一组谱线称作巴耳末系。

如果令 $\tilde{\nu} = \frac{1}{\lambda}$，$\tilde{\nu}$ 称波数，巴耳末公式可改为如下：

$$\tilde{\nu} = \frac{1}{\lambda} = \frac{1}{B} \frac{n^2 - 4}{n^2} = \frac{4}{B}\left(\frac{1}{2^2} - \frac{1}{n^2}\right) n = 3, 4, 5, \cdots$$

或　$\tilde{\nu} = R_H\left(\frac{1}{2^2} - \frac{1}{n^2}\right) n = 3, 4, 5, \cdots$

式中的常数 $R_H = \frac{4}{B}$，称里德伯常数。从氢光谱的更精密测量，获得

$$R_H = 1.096\,775\,8 \times 10^7 \text{ m}^{-1}$$

氢原子光谱的其他谱线系,也先后被发现,一个在紫外区,由赖曼发现;还有三个在红外区,分别由帕邢、布喇开、普丰特发现。这些谱线系也可用一个通式表达为:

$$\tilde{v} = R_H \left(\frac{1}{k^2} - \frac{1}{n^2} \right) \tag{1-1}$$

式中 $k = 1, 2, 3, \cdots$;对每一个 k,$n = k+1, k+2, k+3, \cdots$,构成一个谱线系。

上述各式虽然都是由实验得出的经验公式,但这些公式都准确地描述了原子光谱的规律性,这也说明原子光谱反映了原子内部结构的规律性。所以氢原子光谱的实验规律成了探索原子结构的重要资料,它对于原子结构理论的发展起了很大的作用。

二、玻尔的原子模型

自从1911年原子的核式结构证明后,人们了解到半径大约为 10^{-10}m 的原子中有一个带正电的核,它的半径是 10^{-15}m 的数量级。但原子是中性的,从而推想原子核之外必定还有带负电的结构,这样就很自然想到有带负电的电子围绕着原子核运动,电子活动区域的半径应该是 10^{-10}m 的数量级。在这样一个原子模型的基础上玻尔在1913年发展了氢原子的理论提出了玻尔假设。

(一)玻尔假设

按照量子理论,光能量总是一个单元的整倍数,而每一单元(称为光量子)是 hv,这里 v 是光的频率,h 为普朗克常数,$h = 6.626 \times 10^{-34}$ 焦耳·秒(J·s)。

1913年玻尔根据量子理论对氢光谱的经验公式(1-1)进行了研究。用 hc 乘以式(1-1)就得到

$$hc\tilde{v} = hv = \frac{hcR_H}{k^2} - \frac{hcR_H}{n^2} \tag{1-2}$$

上式显示出清晰的物理意义。左边是发出光的能量,右边两项也必然是能量,而且应该是原子辐射前后的能量之差。如果原子在辐射前的能量是 E_2,经辐射,它的能量变成 E_1($E_1 < E_2$),那么放出的能量:

$$hv = E_2 - E_1 \tag{1-3}$$

如果原子的能量仍采用负值,用式(1-3)与式(1-2)比较可以得到这样简单关系:

$$E = -\frac{hcR_H}{n^2} \tag{1-4}$$

n 是整数,上式所代表的原子能量只能具有一系列的一定数值,这些数值是彼此分隔的,不能连续变化。

考虑电子在原子核外做圆周运动的情况。由于氢核的质量是电子质量的1836倍,所以在运动过程中,可近似认为原子核不动。电子绕原子核运动的向心力为原子核对电子的库仑引力,即

$$\frac{mv^2}{r} = \frac{1}{4\pi\varepsilon_0} \frac{Ze^2}{r^2} \tag{1-5}$$

其中,m 为电子的质量,v 为电子的速度。由此可得电子的动能:

$$\frac{1}{2}mv^2 = \frac{1}{4\pi\varepsilon_0} \frac{Ze^2}{2r}$$

体系的势能:$U = K - \frac{1}{4\pi\varepsilon_0} \frac{Ze^2}{r}$

式中 K 是 $r = \infty$ 时的势能,它的数值可以随意选定。如果把 $r = \infty$ 时的势能定为零。那么

$$U = -\frac{1}{4\pi\varepsilon_0} \frac{Ze^2}{r}$$

原子的能量等于(原子核的动能等于零):

$$E = \frac{1}{2}mv^2 + U = \frac{1}{4\pi\varepsilon_0}\frac{Ze^2}{2r} - \frac{1}{4\pi\varepsilon_0}\frac{Ze^2}{r} = -\frac{1}{4\pi\varepsilon_0}\frac{Ze^2}{2r} \tag{1-6}$$

这里能量出现负值是由于把 $r = \infty$ 时的势能定为零的结果。这不是必须这样做的,但这样可使公式最简单。由式(1-6)可见,r 越大 E 越大(绝对值越小),半径大的轨道代表大能量。式(1-6)只表示了 E 和 r 的关系,对 r 值,乃至对 E 值,没有其他任何限制。

由(1-4)和(1-6)两式可得

$$r = \frac{1}{4\pi\varepsilon_0}\frac{n^2 Ze^2}{2hcR_H} \tag{1-7}$$

由上式可知与能量联系的电子轨道也是分隔的,它的半径有一定数值,不能连续变化。

以上说明从实验事实推知:①氢原子中的电子只能在一定大小的、彼此分隔的一系列轨道上运动,电子在每一这样的轨道运动时,原子具有一定的能量;②如果氢原子中的电子从一个大轨道上运动跳到小轨道上运动,原子的能量就从大变小,多余的能量就放出成为一个光子的能量,如式(1-3)所示。

根据上述考虑,玻尔提出了两个基本假定:

第一,在原子内部存在一系列稳定的能量状态 E_1,E_2,E_3,…,当原子处在任一稳定能态时,电子绕原子核做圆周运动,虽有向心加速度,却不向外辐射能量。而且,只有当电子的角动量 p_φ 等于 $\hbar$ 的整数倍的那些轨道才是可能的,即

$$p_\varphi = mvr = n\hbar \tag{1-8}$$

式中 $n = 1, 2, 3, \cdots$ 称为量子数,$\hbar = \dfrac{h}{2\pi}$。上式称为玻尔的量子化条件。

第二,当原子从能量状态 E_n 跃迁到能量状态 E_k 时,它将发射(或吸收)一个单色的光子,其频率由下式决定

$$\nu = \frac{E_n - E_k}{h} \tag{1-9}$$

此式称为玻尔的频率条件。

玻尔的量子假定可用图1-4表示。当原子处在稳定状态 E_1,E_2,E_3…时,不向外辐射能量。当原子从低能态向高能态跃迁时,必须吸收光子才能实现。相反,原子从高能态向低能态跃迁时,将辐射出光子。

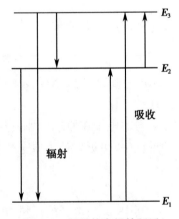

图1-4　原子状态间的跃迁

(二)氢原子的玻尔理论、原子能级

玻尔的假定是否正确,即原子内部的规律性是否就像玻尔假定那样,需进一步证明。因此,必须在假定基础上建立理论,去解释原子光谱的实验规律。

式(1-8)与式(1-5)联立消去速度 v,可得电子运动的轨道半径

$$r_n = 4\pi\varepsilon_0\frac{n^2\hbar^2}{mZe^2} \tag{1-10}$$

对于 $Z = 1$ 的氢原子,在 $n = 1$ 时,$r_1 = 4\pi\varepsilon_0\dfrac{\hbar^2}{mZe^2}$ 称为第一轨道半径,通常用 a_1 表示。当 $n = 2, 3, 4, \cdots$ 时,电子的轨道半径分别为 $r_2 = 4a_1$,$r_3 = 9a_1$,$r_4 = 16a_1$,…,电子的轨道半径只能取如此一系列的不连续值。

下面再计算与每一个圆形轨道相对应的原子的总能量。为此将式(1-10)代入式(1-6)得

$$E_n = -\frac{1}{(4\pi\varepsilon_0)^2}\frac{m(Ze^2)^2}{2n^2\hbar^2}, \quad n=1, 2, 3, \cdots \tag{1-11}$$

E_n 是氢原子的内部能量,此式表示能量的数值是分立的。电子在不连续的轨道上运动,原子所具有的能量也是不连续的,这种不连续的能量状态,称为原子的能级(energy level)。把式(1-10)表示的可能的轨道和式(1-11)表示的可能的能量用图 1-5 和图 1-6 表示出来。图 1-6 中每一条横线代表一个能级,横线之间的距离表示能级的间隔,即能量的差别。两图中每一能级与轨道的对应关系以同一量子数 n 表示出来。由推得的公式可知,轨道半径与 n^2 成正比,而能量 E 的绝对值与 n^2 成反比。由式(1-11)看出,能量仅是量子数 n 的函数,当 $n\to\infty$ 时,$r\to\infty$[见公式(1-10)],而 $E\to 0$;当原子处于 $n=1$ 的状态时,能量最低,也最稳定,称为基态(ground state);$n=2$ 的能量状态称第一激发态(excitation state),$n=3$ 的能量状态称第二激发态等。处于激发态的原子,不太稳定,容易跃迁到低激发态或基态。邻近轨道的间距随 n 的增加而增加,而邻近的能级的间隔随 n 的增加而渐减,趋近于零。

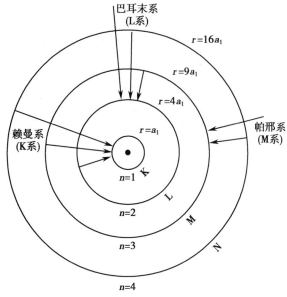

图 1-5 氢原子的电子轨道

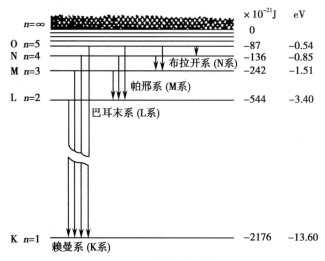

图 1-6 氢原子的能级

求得氢原子的能量后,将式(1-11)代入式(1-9)求出波数的公式如下:

$$\tilde{v} = \frac{E_n - E_k}{hc} = \frac{2\pi^2 m(Ze^2)^2}{(4\pi\varepsilon_0)^2 h^3 c}\left(\frac{1}{k^2} - \frac{1}{n^2}\right) \tag{1-12}$$

与式(1-1)比较得知德伯常数

$$R_H = \frac{2\pi^2 m e^4}{(4\pi\varepsilon_0)^2 h^3 c} = 1.097\,373 \times 10^7\,m^{-1}$$

这与实验所得的 $R_H = 1.096\,775\,8 \times 10^7\,m^{-1}$ 值符合很好。对于赖曼系 $k=1$, $n=2,3,4,\cdots$, 就是说,当氢原子从 $n=2,3,4,\cdots$ 各个能级跃迁到 $n=1$ 的能级时辐射出赖曼系的各条谱线。应用玻尔理论所得的公式(1-12)算出的氢原子光谱的波数与实验测得的值符合较好,这说明玻尔理论在解释氢原子光谱的实验规律方面是非常成功的。反过来也说明玻尔假定真实地反映了氢原子的内部情况。

必须了解,在图1-5上画出的那些轨道是可能的轨道,在图1-6上表示的那些能级是可能的能级。在任何时刻,一个原子中实现的只是一个轨道的电子运动,这原子只具有与这运动对应的一个数值的能量,也就只是一个能级。电子从某一轨道跳到另一轨道的跃迁,也可以说原子从前一状态跃迁到后一状态。在进行实验时,实际观察的是大量原子。各种轨道的电子运动可以在不同的原子中分别实现,相应的各种能级在不同的原子上同时存在,各种轨道间,也就是对应的各种能级间的跃迁也可以在不同的原子中发生。况且观察总是持续一段时间,因此各种能级间的跃迁都可以观察到。这就是说,各种光谱线看起来是同时出现的。

在两个图中都画出了各种谱线系的跃迁。从能级图可以看到各种谱线系的能级跃迁间距的差别。跃迁间距大,所发光的波长就短,这说明为什么这些谱线系落在光谱的不同区域。在同一谱线系中,也是跃迁的能级间隔越大,谱线的波长越短,但随着跃迁间隔的增加,每次的增加量逐渐减少,趋近于零,这说明为什么每一谱线系中谱线的间隔向着短波方向递减。

例题 1-1

求巴尔末系光谱的最大和最小波长。

由图1-6可知,当氢原子从 $n=3$ 能级跃迁到 $n=2$ 能级时,发射光子波长最大

$$\lambda_{max} = \frac{hc}{E_3 - E_2} = \frac{6.626 \times 10^{-34} \times 3 \times 10^8}{[-242 - (-544)] \times 10^{-21}} = 658.2\,nm$$

当氢原子从 $n=\infty$ 能级跃迁到 $n=2$ 能级时,发射光子波长最小

$$\lambda_{min} = \frac{hc}{E_\infty - E_2} = \frac{6.626 \times 10^{-34} \times 3 \times 10^8}{[0 - (-544)] \times 10^{-21}} = 365.4\,nm$$

三、原子核外的电子结构

(一)空间量子化

1. 主量子数 n 原子核外的电子云是分层排布的,电子壳层可用主量子数表示。主量子数 n 取 $1,2,3,\cdots$ 等数值时,相应的电子壳层也可用 K、L、M、N、O、P、Q 等符号表示。n 愈大,说明电子距核愈远,原子能级愈高。因此,主量子数是决定原子能级的主要因素。

2. 角量子数 l 原子中的任何一个电子在原子核附近空间出现的几率大小是有规律的,因此,电子云的大小形状也是有规律的。

实验表明:处于同一电子壳层中的电子,由于电子间的相互作用,可以有几种不同的运动状态,其能量稍有不同。根据在同一电子壳层中电子所具有的能量及运动形式不同,又分成若干电子亚层,由角量子数 l 确定。在 n 确定后,l 可取 $0,1,2,\cdots,(n-1)$,有 n 个不同的值。对应的

电子亚层用 s、p、d、f、g、h 等符号来表示。

主量子数 n 是决定原子能级的重要因素,而角量子数 l 对应的 s、p、d、f、g、h 等对原子能级也有一定的影响。所以电子壳层(主量子数 n)和亚层(角量子数 l)决定了原子所具有的能量,即原子能级。

3. 磁量子数 m_1　由于原子是立体的,各种轨道平面的空间应有一定的取向。根据量子力学理论,原子的轨道平面的空间的可能取向也是不连续的。在角量子数 l 确定后,其量子轨道平面可有 $(2l+1)$ 个不同的取向,这些轨道的量子数用 m_1 表示。

$$m_1 = 0, \pm 1, \pm 2, \cdots, \pm l$$

4. 自旋量子数 m_s　电子绕原子核运动与地球绕太阳运动相似,除公转外还有自转,称为电子自旋。电子自旋有两个不同的取向,或者说,电子有两种自旋状态,其自旋方向相反。通常由向上的箭头"↑"及向下的箭头"↓"表示。

电子的自旋状态由自旋量子数 m_s 决定,自旋量子数可取 $m_s = \pm \dfrac{1}{2}$。

由以上所述可知,绕原子核运动的电子都可用四个量子数 (n, l, m_l, m_s) 来描述它们所处的状态。同样,这四个量子数确定后,便可知道电子所处的状态,即电子轨道的大小、形状,轨道平面在空间的取向和电子的自旋方向。

(二)电子的壳层结构

对于多电子的原子来说,核外电子运动较为复杂。但根据泡利不相容原理,在同一原子中,不能有两个或两个以上的电子具有完全相同的量子数 (n, l, m_l, m_s),也就是说一个量子态最多只能容纳一个电子。因此,原子有多少个电子,就有多少个量子态被占据。原子系统的量子态分为许多层,每层都有许多量子态,可以容纳许多电子,所以称为电子壳层。主量子数 $n=1$ 的壳层称为第一主壳层(K 壳层),$n=2$ 的壳层称为第 2 主壳层(L 壳层)。以下类推,每个壳层又分为许多次壳层(亚层),每一亚层又有 $2(2l+1)$ 个不同的量子态,即最多容纳 $2(2l+1)$ 个电子,这一规律可把电子壳层容纳的最多电子数计算出来。主量子数为 n 的壳层中,可容纳的最多电子数:

$$N_n = \sum_{l=0}^{n-1} 2(2l+1) = 2n^2 \tag{1-13}$$

如果原子中的某个电子处在主量子数 $n=3$,角量子数 $l=2$ 的量子态上,则这个电子在 M 壳层的第 d 亚层上,通常称这种状态为 3d。同理,若电子所处的状态为 4s,则电子处在 N 壳层的第 s 亚层上,这个量子态的主量子数 $n=4$,角量子数 $l=0$。

(三)原子核外壳层电子的结合能

原子核对核外电子有很强的吸引力,离核最近的 K 层电子所受引力最大。显然,要从原子中移走 K 层电子所需能量也最多;外层电子受核的引力较小,移走外层电子所需能量也较少。通常把移走原子中某壳层轨道电子所需要的最小能量,称为该壳层电子在原子中的结合能(binding energy)。

原子能级是指电子与核结合成原子时,能量的减少值,而结合能则表示将电子从原子中移走所需最小能量。显然,原子能级是结合能的负值,它们的绝对值相等而符号相反。原子中结合能最大的 K 电子,其能级最低;而结合能较小的外层电子,能级则较高。

第二节　原子核结构

一、原子核组成

原子的性质是由它们的原子核的构成,轨道电子的多少及排列方式决定的。

原子核包含两类基本粒子,质子(proton)和中子(neutron),质子和中子统称为核子(nucleon)。质子带有正电荷,中子不带电荷。由于电子带有负电荷,质子带有正电荷,且原子核内的质子数等于核外电子数,因此原子对外呈电中性。

一个原子可以用符号 $_Z^A X$ 来说明,其中 X 是元素的化学移符号,A 是质量数(mass number),定义为核子(质子和中子)的数目,Z 是原子序数,即核内的质子数。原子以这种方式表示亦可称为核素(nuclide)。例如,$_1^1 H$ 代表氢原子或核素,$_2^4 He$ 代表氦原子或核素。

根据在核内中子数和质子数不同的比例,可以把原子分成以下几种类型:①同位素(isotope),有相同的质子数而中子数不同的原子;②同中子异核素,有相同的中子数而质子数不同的原子;③同量异位素(isobar),有相同的核子数而质子数不同的原子;④同质异能素(isomer),有相同的质子数和中子数,只是能量状态不同,例如,$_{54}^{131m} Xe$(m 代表高激态)是 $_{54}^{131m} Xe$ 的同质异能素。

根据原子核的稳定性,可把原子核分为稳定的原子核和不稳定的放射性原子核。原子核的稳定性与核内质子数和中子数之间的比例有着密切的关系。对于较轻的核,中子与质子之比是 1:1,结果最稳定。随着原子序数的增加,该比值也增加,最高原子序数的核内质子数和中子数之比逐渐增加到近似为 1.3:10。

如果中子与质子之比略高于或低于稳定的比值,核一般是放射性的。

另外,根据核内质子数和中子数的奇偶性,可以看出,偶偶核最稳定,稳定核素最多;其次是偶奇核和奇偶核;而奇奇核最不稳定,稳定核素最少。

由于核中质子间的距离非常小,它们之间的库仑斥力很大,中子又不带电,因而必然存在一种很强的引力把所有核子结合在极小的空间里,这种力不是电磁力,也不是万有引力,而是一种新的力,这种核子之间存在的特殊引力称为核力(nuclear force)。核力使核子结合成原子核。核力具有下列重要性质:它是强相互作用力,比电磁力和万有引力大得多;它是短程力,作用距离为 10^{-15} m 的数量级;它具有饱和性,即每个核子只跟它相邻的核子间才有核力作用,且与核子是否带电无关。

原子核接近于球形,所以通常用核半径来表示原子核的大小。但核半径并不是几何半径,而是指核力的作用范围或核内电荷分布的范围。测量结果表明,原子核半径 R 与核质量数 A 近似地有如下关系:

$$R = R_0 A^{\frac{1}{3}}$$

式中 R_0 为常量,通常取 $R_0 = 1.2 \times 10^{-15}$ m。如果把原子核看作球形,则原子核平均密度为

$$\rho = \frac{M}{V} = \frac{Au}{\frac{4}{3}\pi R_0^3 A} = \frac{1.66 \times 10^{-27} A}{\frac{4}{3}\pi (1.2 \times 10^{-15})^3 A} = 2.3 \times 10^{17} \, kg/m^3$$

其中 M,V 分别为原子核的质量和体积,u 为原子质量单位,1u 是 1.660 556 6 $\times 10^{-27}$ kg。可见原子核的密度是如此之大,假如存在和乒乓球大小的核物质,其质量将达到 20 多亿吨。这表明,一般物质内绝大部分空间都是空的。

二、原子核结合能

(一)几个有关的相对论公式
1. 质量与速度的关系

$$m = \frac{m_0}{\sqrt{1 - \dfrac{v^2}{c^2}}}$$

$$(1-14)$$

这是相对论中，质点质量的基本公式，其中 m_0 是静止质量，m 是运动质量。可以看出，当 $v \ll c$ 时，$m = m_0$。

2. 动量与速度的关系

$$p = mv = \frac{m_0 v}{\sqrt{1 - \dfrac{v^2}{c^2}}} \tag{1-15}$$

3. 质量与能量的关系 由于在相对论中，物体的质量随速度变化，因而物体受到的力

$$F = \frac{\mathrm{d}p}{\mathrm{d}t} = \frac{\mathrm{d}}{\mathrm{d}t}(mv)$$

当这个力作用在物体上时，理论证明可知物体获得的动能为

$$E_k = (m - m_0)c^2 \tag{1-16}$$

该式说明，物体的动能等于它在运动中质量的增加量乘以光速的平方。因为物体的总能量等于动能和静止能量之和，即 $E = E_k + m_0 c^2$，所以

$$E = mc^2 \tag{1-17}$$

由此可知，一个物体具有 m 的质量，必有 $E = mc^2$ 的能量。质量和能量是不可分割的。当物体的质量改变了 Δm 时，必然伴随着增加或减少 $\Delta E = \Delta mc^2$ 的能量。

（二）原子核结合能

如果把原子核的质量与构成原子核的核子（Z 个质子和 N 个中子）的静止质量总和加以比较，发现原子核的质量都小于组成它的核子质量之和，这个差值称为原子核的质量亏损（mass defect）。原子核的质量亏损为：

$$\begin{aligned} \Delta M &= Z m_p + N m_n - M({}_Z^A X) \\ &= Z M({}_1^1 H) + N m_n - M({}_Z^A X) \end{aligned} \tag{1-18}$$

式中 $M({}_1^1 H)$、m_n、$M({}_Z^A X)$ 分别为氢原子、中子和原子的质量。

与质量亏损 ΔM 相联系的能量为 ΔMc^2，表示这些自由状态的单个核子结合成原子核时所释放出来的能量，称为原子核的结合能，用符号 E_B 表示。

一个原子的质量单位（1u）是 $1.660\,556\,6 \times 10^{-27}$ 千克（kg），根据质能关系式，与此相联系的能量为：

$$\begin{aligned} (1u)c^2 &= (1.660\,556\,6 \times 10^{-27}) \times (2.997\,92 \times 10^8)^2 \text{J} \\ &= 1.492\,429 \times 10^{-10} \text{J} \\ &= 931 \text{MeV} \end{aligned}$$

在上式推导过程中，取 $1\text{eV} = 1.602\,189\,2 \times 10^{-19}\text{J}$，由以上结果知原子核的结合能 E_B 的数值为

$$E_B = [Z M({}_1^1 H) + N m_n - M({}_Z^A X)] \times 931 \text{MeV} \tag{1-19}$$

E_B 也可以这样来理解，如果将一个原子核拆散，使组成它的那些核子成为自由状态的核子，外界必然作数量等于 E_B 能量的功。

显然，结合能愈大，核子结合成原子核时放出的能量也愈大，核的结合状态就愈紧密，相应地要拆散这个核就愈困难。如果把原子核的结合能除以此核内的总核子数 A，就得到每个核子的比结合能（specific binding energy），它表示从核内取出一个核子平均所需从外界获得的能量。它的数值等于原子核的结合能与核内的总核子数 A 的比值。以 ε 表示，即

$$\varepsilon = \frac{E_B}{A} = \frac{\Delta Mc^2}{A} \tag{1-20}$$

比结合能的大小可以作为核稳定性的量度，不同原子核的比结合能曲线见图 1-7。

实验表明对于 $A < 20$ 的轻核区，比结合能随 A 的增加而迅速增加。对于中等质量的核（$A = 40 \sim 100$），比结合能最大，几乎是一常量，$\varepsilon \approx 8.6\text{MeV}$。对于重核区（$A > 120$），比结合能开始

明显减小,这说明中等质量的核最稳定。凡是比结合能小的原子核转变成比结合能大的原子核时都能释放能量,因此轻核聚变和重核裂变时可释放出大量的能量。

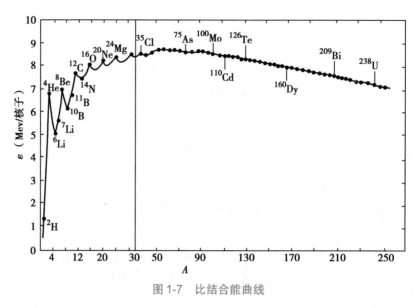

图 1-7　比结合能曲线

例题 1-2

求两个质子和两个中子结合成氦核过程中释放的能量以及氦核比结合能。

已知质子的质量 $m_p = 1.007\,276u$,中子的质量 $m_n = 1.008\,665u$,氦核的质量 $M(^4_2He) = 4.002\,604u$。

氦核的质量亏损

$$\Delta M = Zm_p + Nm_n - M(^4_2He) = 2 \times 1.007\,276u + 2 \times 1.008\,665u - 4.002\,604u$$
$$= 0.029\,278u$$

则释放的能量为

$$E_B = [Zm_p + Nm_n - M(^4_2He)] \times 931 = 0.029\,278 \times 931 = 27.26MeV$$

氦核的比结合能为

$$\varepsilon = \frac{E_B}{A} = \frac{27.26}{4} = 6.815MeV$$

三、原子核能级

核的能量,像原子那样是量子化的。这就是说,核只能够存在于一些离散的状态,每一个状态具有确定的能量。当一个核发生从高能级到低能级跃迁时,所发出的光子一般在电磁波谱的 γ 射线区内。

四、原子核自旋与核磁矩

1. 原子核的自旋　原子核具有一定的质量和大小,故可将其看作球体。同电子一样,大多数原子核具有自旋特性。原子核自旋情况由核的自旋量子数(spin quantum number)I 来表征,由于 I 是原子核的固有特性,因而不同的核具有不同的 I 值。根据量子力学计算,I 只能取整数或半整数,即它只能取 $0, 1/2, 1, 3/2 \cdots$,I 的取值与构成原子核的中子数和质子数有关。下面分三种情况讨论。

（1）质子数是偶数，中子数也是偶数的核。其自旋量子数 $I=0$，这种核没有自旋，例如 $^{12}_{6}C$、$^{16}_{8}O$ 和 $^{32}_{16}S$ 等核。

（2）质子数和中子数一个是奇数、另一个是偶数的核。其自旋量子数 $I=1/2, 3/2, 5/2$ 等半整数，这种核有自旋，例如 $I=1/2$ 的 $^{1}_{1}H$、$^{13}_{6}C$、$^{31}_{15}P$，$I=3/2$ 的 $^{11}_{5}B$、$^{33}_{16}S$、$^{35}_{17}Cl$ 和 $I=5/2$ 的 $^{17}_{8}O$ 等核。

（3）质子数是奇数，中子数也是奇数的核。其自旋量子数 $I=1, 2, 3$ 等整数，这种核有自旋，例如 $I=1$ 的 $^{2}_{1}H$，$^{14}_{7}N$ 以及 $I=3$ 的 $^{12}_{5}B$ 等核。

原子核的自旋运动常用自旋角动量 L_I 来描述，原子核的角动量习惯上称为核自旋（nuclear spin），根据量子力学的计算

$$L_I = \sqrt{I(I+1)}\hbar \tag{1-21}$$

原子核角动量在空间某一选定方向（例如 z 轴方向）上的投影也是量子化的，即

$$L_{Iz} = m\hbar \tag{1-22}$$

式中 m 为核自旋磁量子数（magnetic quantum number），其可取的数值为 $I, I-1, \cdots -I+1, -I$，共有 $2I+1$ 个值。

2. 原子核的磁矩　原子核是带正电的粒子，原子核的电荷均匀地分布在它的表面上。由于 $I \neq 0$ 的核有自旋运动，上述电荷也随之围绕自旋轴旋转，其效应相当于环形电流，结果使它周围出现磁场，这时的核很像一个小磁体，图1-8所示。

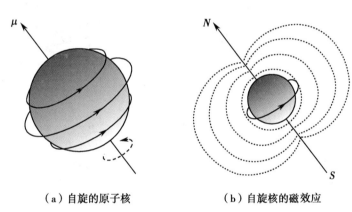

（a）自旋的原子核　　　　（b）自旋核的磁效应

图1-8　核的自旋及磁效应

自旋核必然伴有核磁矩（nuclear magnetic moment），核磁矩矢量与核角动量矢量成正比，即

$$\mu = g\frac{e}{2m_p}L_I \tag{1-23}$$

式中 m_p 为质子质量，g 为朗德因子（Lande factor），或称为原子核的 g 因子（g-factor），不同的核有不同的 g 因子。

式（1-23）可写成

$$\mu = \gamma L_I \tag{1-24}$$

其中

$$\gamma = g\frac{e}{2m_p} \tag{1-25}$$

式中，γ 称为磁旋比，磁旋比是一个特征量，取决于原子核的内部结构和特性。

核磁矩在 z 轴方向（外磁场方向）的投影为

$$\mu_z = \gamma L_{Iz} = \gamma m\hbar \tag{1-26}$$

由于核自旋是量子化的，因此 μ_z 也是量子化的，共有 $2I+1$ 个可能的取值。

第三节 磁 共 振

一、核磁矩在静磁场中的进动

自旋核有一定的自旋角动量和核磁矩,在静磁场的作用下,核磁矩将如旋转陀螺在地球引力场中进动一样运动,称为自旋核的进动(precession)或称旋进。图 1-9(a)为自旋核的进动示意图。

将磁矩为 $\boldsymbol{\mu}$ 的原子核置于恒定磁场 $\boldsymbol{B_0}$ 中,则其所受到的磁力矩为

$$\boldsymbol{M} = \boldsymbol{\mu} \times \boldsymbol{B_0} \tag{1-27}$$

$\boldsymbol{M}$ 是矢量,其方向用右手螺旋来决定,伸开右手,拇指与其余四指垂直,四指由 $\boldsymbol{\mu}$ 经小于 π 的角度绕向 $\boldsymbol{B_0}$,拇指所指的方向就是磁力矩 $\boldsymbol{M}$ 的方向,显然 $\boldsymbol{M}$ 垂直于 $\boldsymbol{\mu}$ 与 $\boldsymbol{B_0}$ 决定的平面。由于 $\boldsymbol{M}$ 的作用,引起原子核角动量 $\boldsymbol{L_I}$ 的改变,如图 1-9(b)所示。由于 $\boldsymbol{M}$ 总是垂直于 $\boldsymbol{L_I}$ 与 $\boldsymbol{B_0}$ 决定的平面,$\boldsymbol{L_I}$ 只改变方向不改变大小,所以 $\boldsymbol{L_I}$ 沿图 1-9(b)所示方向旋进,核角动量(或磁矩矢量)的末端形成圆周运动,这种运动称为拉莫尔旋进。

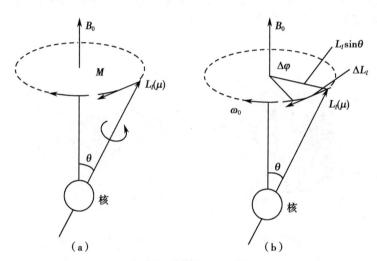

图 1-9 自旋核在磁场中的旋进

设核角动量旋进的增量为 $\Delta\boldsymbol{L_I}$,由图 1-9(b)可见

$$\Delta L_I = L_I \sin\theta \cdot \Delta\varphi$$

方程两边同时除以所用的时间 Δt,得

$$\frac{\Delta L_I}{\Delta t} = L_I \sin\theta \frac{\Delta\varphi}{\Delta t}$$

根据角动量定理有:

$$\frac{\Delta \boldsymbol{L_I}}{\Delta t} = \boldsymbol{M} = \mu \boldsymbol{B_0} \sin\theta$$

令 $\dfrac{\Delta\varphi}{\Delta t} = \omega$,$\omega$ 为旋进的角频率,称为拉莫尔频率(Larmor frequency)。

因此,有 $L_I \sin\theta\,\omega = \mu \boldsymbol{B_0} \sin\theta$

进而可得

$$\omega = \frac{\mu B_0}{L_I} = \gamma B_0 \tag{1-28}$$

上式被称为拉莫尔方程(Larmor equation)。

通过以上讨论可知,核磁矩在恒定磁场中将绕磁场方向进动,进动的角频率 ω 取决于核的磁旋比与磁场的磁感应强度 $\boldsymbol{B}_0$ 的大小。

二、磁共振现象

将 $I \neq 0$ 的原子核置于静磁场 $\boldsymbol{B}_0$ 中,磁场对核磁矩的作用力将使核磁矩具有一定的附加能量(图 1-10)。

设 $\boldsymbol{B}_0$ 与 z 轴同向,并设 $\boldsymbol{B}_0$ 与核磁矩 $\boldsymbol{\mu}$ 的夹角为 θ,如图 1-10 所示,这时 $\boldsymbol{\mu}$ 与 $\boldsymbol{B}_0$ 相互作用的能量为:

$$E = -\boldsymbol{\mu} \cdot \boldsymbol{B}_0 = -\mu B_0 \cos\theta = -\mu_z B_0 \tag{1-29}$$

根据式(1-26),得出核磁矩在各能级上的能量表达式

$$E_m = -\gamma \hbar m B_0 \tag{1-30}$$

上式表示核磁矩在静磁场中的能量也是量子化的,我们把这些不连续的能量值称为原子核的能级,按能量值大小画出的图称为能级图,如图 1-11 所示。

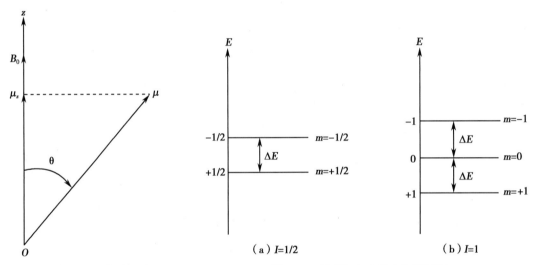

图 1-10　静磁场 B_0 中的核磁矩 μ 　　　　　　图 1-11　核磁矩在磁场中的能级图

磁场中核的能级数目决定于核自旋量子数 I,能级总数为 $2I+1$。磁量子数 m 为正值的那些状态,核磁矩 μ 与静磁场方向相同,其能量为负值,称之为低能态;磁量子数 m 负值的那些状态,核磁矩 μ 与静磁场方向相反,其能量为正值,称之为高能态。

由于 m 的可能取值依次相差 1,因而两相邻能级的能量差为

$$\Delta E = \gamma \hbar B_0 \tag{1-31}$$

根据量子力学的选择定则,只有磁量子数之差(Δm)为 ± 1 时,相邻两能级间的跃迁才是允许的。例如,对于 $I = \dfrac{1}{2}$ 的核,它吸收能量后将从 $m = \dfrac{1}{2}$ 低能态跃迁到 $m = -\dfrac{1}{2}$ 的高能态,这时体系吸收的能量应为 $\gamma \hbar B_0$。

设共振激发所采用的电磁波频率为 ν,并在外磁场垂直方向设置射频线圈。那么当激励电磁波的频率 ν 所决定的能量与两相邻能级之间能量差 ΔE 相等时,原子核两个能级之间的跃迁就会发生,这就是核磁共振(nuclear magnetic resonance, NMR)现象。上述条件可表示为

$$h\nu = \Delta E = \gamma \hbar B_0$$

式中 $h\nu$ 为电磁辐射的能量,利用 $\hbar = \dfrac{h}{2\pi}$,可得

$$\nu = \dfrac{\gamma B_0}{2\pi} \text{ 即}$$

$$\omega = \gamma B_0 \tag{1-32}$$

从上式可以看出，原子核发生共振吸收时的射频场的角频率 ω 等于自旋核在磁场中旋进的角频率，这就是核磁共振条件。

例题 1-3

试计算 ^1H、^{23}Na 和 ^{31}P 在 1.0T 的磁场中发生核磁共振的频率。已知 $\gamma_H = 2.6753 \times 10^8 s^{-1} \cdot T^{-1}$，$\gamma_{Na} = 0.7031 \times 10^8 s^{-1} \cdot T^{-1}$，$\gamma_P = 1.0840 \times 10^8 s^{-1} \cdot T^{-1}$。

当 $B = 1.0T$ 时，^1H、^{23}Na 和 ^{31}P 发生核磁共振的频率分别为

$$\nu_H = \frac{\gamma_H B}{2\pi} = \frac{2.6753 \times 10^8 \times 1.0}{2 \times 3.1415} = 42.58 \text{MHz}$$

$$\nu_{Na} = \frac{\gamma_{Na} B}{2\pi} = \frac{0.7031 \times 10^8 \times 1.0}{2 \times 3.1415} = 11.19 \text{MHz}$$

$$\nu_P = \frac{\gamma_P B}{2\pi} = \frac{1.0840 \times 10^8 \times 1.0}{2 \times 3.1415} = 17.25 \text{MHz}$$

三、核自旋弛豫

核磁矩的存在，使得原子核成为一个小磁体。组成物体的大量的原子核磁矩的矢量总和称为磁化强度矢量（magnetization vector）M。

$$M = \sum_{i=1}^{n} \mu_i \tag{1-33}$$

在平衡状态下，磁化强度矢量与外加磁场 B_0 方向一致，磁化强度矢量的 z 分量 $M_z = M_0$，M_z 被称为纵向分量，此时不存在横向磁化强度矢量 M_{xy}。此时在垂直于 B_0 的方向施加射频电磁波，如果足够多的能量被自旋核吸收，则有可能使自旋核达到饱和状态，即 $M_z = 0$，$M_{xy} = M_0$。

射频脉冲发射结束后，处于非热平衡状态的原子核系统将逐渐恢复为热平衡状态，这一恢复过程称为弛豫过程（relaxation process）。

原子核系统的弛豫过程是一个由高能态转变为低能态的释放能量的过程。在这过程中，系统的磁化强度矢量的两个分量将发生相对独立的变化。z 分量即纵向分量 M_z 将逐渐增大，恢复到平衡状态的 M_0，此过程称为纵向弛豫（longitudinal relaxation）；xy（平面）分量即横向分量 M_{xy} 将逐渐减少，直至 $M_{xy} = 0$，此过程称为横向弛豫（transverse relaxation）。

纵向磁化强度矢量随时间变化的曲线如图 1-12（a）所示。

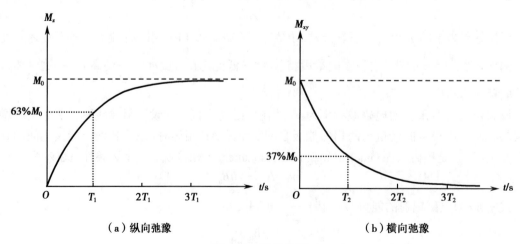

（a）纵向弛豫　　　　　　　　　（b）横向弛豫

图 1-12　弛豫曲线

纵向磁化强度矢量从零回复至最大值的 63% 时所需的时间为 T_1,称之为纵向弛豫时间,简称 T_1 弛豫时间。

T_1 弛豫曲线遵循指数规律,公式为

$$M_z = M_0(1 - e^{-t/T_1})$$ (1-34)

横向磁化强度矢量随时间变化的曲线如图 1-12(b)所示。横向磁化强度矢量从最大值减小至最大值的 37% 处时所需的时间为 T_2,称之为横向弛豫时间,简称为 T_2 弛豫时间。

T_2 弛豫也遵循指数规律:

$$M_{xy} = M_0 e^{-t/T_2}$$ (1-35)

第四节 磁共振现象的医学应用

一、核磁共振波谱分析技术

磁共振波谱(magnetic resonance spectroscopy, MRS)分析技术是利用核磁共振现象及其化学位移来测定分子组成及空间构型的一种检测方法。

对于氢核,当外磁场 $B = 1.0T$ 时,由共振条件式(1-32)可以算出,其共振频率为 42.58MHz。但实际上发现,在同样的磁场中,位于不同分子中的氢核,或虽在同一分子中但位于不同化学基团的氢核,其共振频率都与上述频率值有程度不同的微小偏移。很显然这种偏移和氢核所处的化学环境的不同有关。由于核所处的化学环境不同而引起共振频率不同的现象称作化学位移(chemical shift)。对于某原子核来说,它的化学环境是指该核的核外电子的运动情况,以及与该核相邻的其他原子核的核外电子的运动情况。

当有外磁场 B 作用时,这些核外电子会被诱导产生一个方向与 B 相反,而大小正比于 B 的感应磁场,从而部分地屏蔽了所加的外磁场。这样原子核实际感受到的磁场为

$$B_N = (1 - \sigma)B$$ (1-36)

σ 称为屏蔽系数,它和核所处的化学环境有关。例如乙基苯分子(C_6H_5-CH_2-CH_3)是由三个化学基团组成的,每个基团中虽都有 H 核,但不同基团中的 H 核所处的化学环境不同,其 σ 不同。在同一外磁场 B 的作用下,乙基苯中各不同基团中的氢核所实际感受到的磁场不同,因而其共振频率就不同,此即化学位移。

为精确测定化学位移必须先测出孤立原子核的谱线位置,然后与化合物中原子核的谱线位置进行比较,但实际上孤立的原子核是无法得到的。为了描述这种微小变化,通常选择一特定化学环境下的核作为标准样品,并以其共振频率 ν_S 为基准来表达化学位移的大小,即

$$\Delta\nu = \nu_S - \nu_R$$ (1-37)

ν_R 为测试样品自旋核的共振频率,ν_s 为标准样品自旋核的共振频率。

化学位移常采用一个无量纲的 δ 值来表示,其定义是

$$\delta = \frac{\nu_S - \nu_R}{\nu_S} \times 10^6 (\text{ppm})$$ (1-38)

δ 的单位是 ppm(parts per million),即百万分之一。

磁共振波谱图是吸收率为纵坐标对化学位移 δ 为横坐标的曲线图。标准物质一般选取四甲基硅[$(CH_3)_4Si$, TMS],这是因为 TMS 吸收峰单一,强度大、化学上惰性强不会与样品发生化学作用等优点。

图 1-13 是乙基苯氢核的磁共振波谱图,由图可见位于乙基苯中的不同的化学基团−CH_3(甲基),−CH_2−(次甲基),C_6H_5−(苯基)中的氢核,因其化学环境不同而有不同的化学位移,δ 依

次为 1.22ppm，2.63ppm 和 7.18ppm，而标准物质 TMS 的 δ 为 0。图中—CH_2—、—CH_3 处不止一个峰，这是由不同化学基团间核的自旋耦合引起的能级分裂造成的。谱线还有一定的宽度，吸收峰的面积正比于相应化学基团中氢核的数目。因此如对吸收曲线所包含的面积进行积分，便可得到各化学基团中所包含的氢原子的数目。磁共振波谱仪中配有电子积分器，可把谱线强度画成阶梯式的线，以阶梯的高度代表峰面积的相对值。由图可见，乙基苯中三个化学基团中氢核的数目比为 5:2:3。

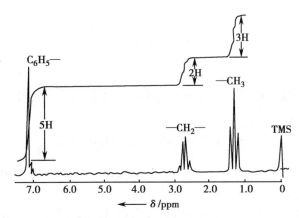

图 1-13　乙基苯氢核磁共振波谱

由此可见，对磁共振波谱进行分析可得到以下信息（以氢核为例）：由吸收峰的位置，即化学位移，可得知该物质中含有什么化学基团；由吸收峰的大小或峰下面积，可得知有关化学基团中含氢核的数目；由峰的形状可知基团间核的耦合程度。可见磁共振波谱是物质结构分析的重要手段。

MRS 技术是获得活体内生化参数定量信息的唯一非侵入技术。对疾病的早期诊断、性质鉴别、不同病理期区分及治疗将会产生深刻影响。特别有助于对脑梗死患者的早期诊断，在脑梗死临床症状出现之前，首先出现局部生化异常（如脑组织出血、缺氧、细胞代谢紊乱），胆碱（Cho）、肌酸（Cr）、N- 乙酰门冬氨酸（NAA）水平降低，NAA/Cr 比值下降等。这些局部环境的改变在结构图像中表现不出来，而在 MRS 中则有比较明显的改变。

二、磁共振成像技术

磁共振成像（magnetic resonance imaging，MRI）主要是利用人体不同组织之间、正常组织与病变组织之间的氢核密度 ρ、纵向弛豫时间 T_1、横向弛豫时间 T_2、液体流速、液体的扩散和灌注、质子在不同分子环境中的化学位移、局域氧合、局域含铁以及膜的通透性等参数进行成像。

其基本原理是利用一定频率的电磁波，向处于磁场中的人体照射，人体中各种不同组织的氢核，在电磁波作用下会发生核磁共振，吸收电磁波的能量，随后又发射电磁波。MRI 系统探测到这些来自人体中的氢核发射出来的电磁波信号之后，经计算机图像处理后，得到人体的断层图像。

在磁共振成像过程中，探测线圈在某一时刻接受到的核磁共振信号是受检体某一部分或一个体层中多个体素在同一时刻产生的混合信号，这就需要对采集到的这个混合信号进行处理，把每个体素的核磁共振信号与其他体素的核磁共振信号分离出来，才能转换成相应像素的灰度值。为了达到这一目的，一般要通过梯度磁场（层面选择梯度、相位编码和频率编码）建立起体素的空间坐标，利用特定的图像重建算法（傅立叶变换）处理数据，获取图像矩阵后，才能在荧光屏上显示图像。

　　MRI 图像不仅反映人体形态学信息，还能进行功能性成像，可以从图像中得到生化、病理有关信息，因此 MRI 被认为是一种研究活体组织、诊断早期病变的医学影像技术。

　　目前临床 MRI 就是 ^{1}H 核成像，这是因为人体各种组织含有大量的水和碳氢化合物，氢核的磁旋比大，信号强的缘故，而其他磁性核的 MRI 受多种条件限制还无法用于临床。

（刘东华）

第二章

核 衰 变

1896 年,法国科学家贝克勒尔(H Becquerel)在研究铀盐的实验中,首先发现了铀原子核的天然放射性。1898 年,居里夫妇又发现了放射性更强的钋和镭。由于天然放射性这一划时代的发现,居里夫妇和贝克勒尔共同获得 1903 年诺贝尔物理学奖。100 多年来,在贝可勒尔和居里夫妇等人研究的基础上,科学家又陆续发现了其他元素的许多放射性核素,同时也开始了从认识、掌握到利用放射性衰变的规律为人类服务的探索。到今天,放射性核素在医学方面的应用——核医学,已经成为现代医学的重要标志之一。

本章将在重点介绍放射性核素衰变类型及其衰变规律的基础上,介绍医学放射性核素的生产与制备方法以及在临床上的应用。

第一节 放射性核素衰变类型

具有一定质子数和一定中子数的原子称为核素。根据原子核的稳定性,核素可分为放射性核素和稳定性核素两大类。放射性核素又分为天然放射性核素和人工放射性核素(简称人造核素)。天然放射性是指天然存在的放射性核素所具有的放射性。它们大多属于由重元素组成的三个放射系(即钍系、铀系和锕系)。人工放射性最早是在 1934 年由法国科学家约里奥•居里夫妇发现的。人造核素主要由核反应堆或加速器制备。目前已知的元素有 119 种,自然界天然存在的核素有 300 多种,其中有 60 多种是放射性核素。此外通过人工方法又制造了 1600 余种放射性核素。原子序数很高的元素(也称为重元素),如铀(U)、钍(Th)、镭(Ra)等,它们的原子核很不稳定,会自发地放出射线从而变为另一种元素的原子核,这种现象称为放射性核素衰变(radioactive decay),简称核衰变(nuclear decay)。根据核衰变时释放的射线种类不同,放射性核素衰变主要分为 α 衰变、β 衰变和 γ 衰变三种类型。无论哪种核衰变过程,都遵守电荷、质量、能量、动量和核子数守恒定律。下面分别讨论几种主要核衰变类型。

一、α 衰 变

所谓 α 射线就是氦核 $_2^4\text{He}$,它是由 2 个质子和 2 个中子构成的。放射性核素发射 α 射线(放出 α 粒子)后,变为质量数 A 较低的原子核,这种衰变叫 α 衰变。其衰变过程可写成

$$_Z^A\text{X} \rightarrow \ _{Z-2}^{A-4}\text{Y} + _2^4\text{He} + Q \tag{2-1}$$

式中 X 叫母核,Y 叫子核,Q 为衰变能(decay energy),是由母核放出的能量,其值用两侧的原子质量差值计算,不同核素 Q 值不同,单位用 MeV。从式(2-1)中可知衰变前后的核子数和电荷数量是守恒的。子核比母核的质量数 A 少 4,电量数 Z 少 2,在元素周期表中的位置比母核前移两位,这就是 α 衰变的位移法则。α 衰变过程放出的能量主要反映在 α 粒子的动能上,子核的动能很小。α 粒子以很高的速度从核中飞出,受物质所阻而失去动能,捕捉两个电子变成一个中性氦原子。原子核发生 α 衰变时,子核一般处于基态,也有时暂处于激发态,且能量状态是分

立的。图 2-1 是最早用于临床的镭（$^{226}_{88}$Ra）衰变图，图中横线表示核能级，最低横线表示衰变后子核$^{222}_{86}$Rn（氡）处于基态，在它上面的横线表示其激发态；图中左侧的数字为能级的能量 MeV。图中说明$^{226}_{88}$Ra放出能量为 4.784MeV 的 α 粒子后，衰变到$^{226}_{86}$Rn（氡）的基态，此种能量的 α 粒子占总数的 94.6%；此外，放出能量为 4.598MeV 的 α 粒子占 5.4%，同时还有占比例更小的能量为 4.34MeV 的 α 粒子。镭（$^{226}_{88}$Ra）释放后两种 α 粒子后得到的$^{226}_{86}$Rn从处于激发态衰变到基态，即向基态跃迁可放出能量为 0.258MeV 和 0.186MeV 的 γ 射线。

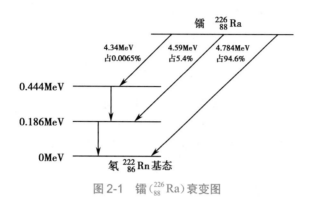

图 2-1　镭（$^{226}_{88}$Ra）衰变图

二、β 衰 变

β 衰变是指一种放射性核素放出或捕获 β 粒子而变成另一种核素的过程。衰变前后核素的质量数 A 不变，而原子序数 Z 在元素周期表中向前或后移一个位置。主要包括 β⁻ 衰变、β⁺ 衰变和电子俘获（electron capture，EC）三种类型。

（一）β⁻ 衰变

β⁻ 射线是电子，是由母核放出电子的一种衰变。母核放出一个电子后，它的电荷增加一个单位，而质量变化很小（因电子的质量比原子核的质量小得多），变成原子序数增加 1 的另一个原子核（子核）。β⁻ 衰变的过程可表示为式（2-2），其中$^{A}_{Z}$X和$^{A}_{Z+1}$Y分别代表母核和子核，$\bar{\nu}$为反中微子，Q 为衰变能。

$$^{A}_{Z}X \rightarrow {}^{A}_{Z+1}Y + \beta^- + \bar{\nu} + Q \tag{2-2}$$

反中微子是在衰变中与 β⁻ 粒子同时放射出的一种中性粒子，静止质量约为零。原子核中并不存在电子，而是在衰变时原子核中的一个中子放出一个电子变为一个质子的过程，遵守位移法则。

（二）β⁺ 衰变

β⁺ 衰变是指放射性核素自发放出一个 β⁺ 粒子（即正电子）而衰变为另一种核素的过程。在 β⁺ 衰变过程中，原子核放出一个正电子，即原子核中一个质子放出一个正电子而变成中子，同时放射出一个中微子，并有衰变能产生，遵守位移法则。β⁺ 衰变的过程可表示为

$$^{A}_{Z}X \rightarrow {}^{A}_{Z-1}Y + \beta^+ + \nu + Q \tag{2-3}$$

有些人工产生的放射元素是放 β⁺ 射线的，这些原子核放射后，转变为原子序数减去 1 的另一个原子核。

不管是 β⁻ 或 β⁺ 衰变都有三种产物，即子核、β 粒子和中微子或反中微子。因此衰变时所放出的能量为三者共有，而且 β 粒子所携带的能量不是分立的，而是连续的 β 能谱。

（三）电子俘获

原子核俘获核外电子，使核内的一个质子转变为一个中子，电荷数减 1，同时释放出一个中微子和衰变能的过程称为电子俘获。衰变过程为

$$_Z^A X + \beta^- \rightarrow _{Z-1}^A Y + \nu + Q \tag{2-4}$$

在电子俘获过程中,如果被俘获的是内层电子,则可能出现核外层电子填补内层电子空位,而产生特征 X 线(characteristic X-ray)或俄歇电子(auger electron)。俄歇电子是当高能级的电子跃迁至低能级,其多余的能量直接转移给同一能级的另一电子,而不辐射 X 线,接受这份能量的电子脱离原子,成为自由电子,这种电子叫俄歇电子。在核医学中计算人体吸收的剂量应考虑这一因素。

有些放射性核素在发生 β 衰变或电子俘获后,子核可以处于激发态,当子核向基态跃迁时,会有 γ 射线伴随发射。

三、γ 衰变和内转换

α 和 β 衰变后的子核大部分处于激发态,处于激发态的子核是不稳定的,会以放出 γ 射线的形式释放能量,跃迁到较低的能态或基态,这种跃迁叫 γ 衰变。γ 射线是光子,不带电,也无静止质量。它的放出不会改变原子核的电荷和质量。γ 衰变的过程可表示为

$$_Z^A X^m \rightarrow _Z^A Y + \gamma + Q \tag{2-5}$$

式中 $_Z^A X^m$ 表示原子核处于激发态,$_Z^A Y$ 代表处于基态的原子核,Q 是衰变能。

在核医学中使用的 ^{60}Co(钴)、^{99m}Tc(锝)等放射源治疗肿瘤,均有 β 粒子和 γ 射线发射。

处于激发态的原子核还有另一种释放能量的方式,即原子核由激发态回到基态时,并不发射 γ 射线而是把全部能量交给核外电子,使其脱离原子的束缚而成为自由电子,这一过程叫内转换(internal conversion),发射的电子叫内转换电子。这里要注意的是不能将内转换过程理解为内光电效应,即不能认为是原子核先放出光子,然后再与核外轨道电子发生光电效应,这是因为发生内转换概率远大于发生内光电效应。另外无论是电子俘获还是内转换过程,由于原子的内壳层缺少电子而出现空位,外层电子将会填充这个空位。因此这两个过程都将伴随着特征 X 线和俄歇电子的发射。

第二节 原子核的衰变规律

一、衰 变 规 律

核衰变是原子核自发变化的过程,在足够多的原子核中,每一个核在什么时候发生放射变化是不能预知的。但是如果在短时间 dt 内,有 dN 个核改变,从统计的观点,改变率 dN/dt 必定与当时存在的总原子核数 N 成正比,即

$$-dN = \lambda N dt \tag{2-6}$$

式中 dN 代表 N 的减少量,是负值,所以需加负号,使该式等号前后都是正值。λ 称为衰变常数(decay constant),其值反映放射性核素随时间衰变的快慢。对上式进行积分,便可得到 t 时刻原子核数 N 与 $t=0$ 时原子核 N_0 之间的关系:

$$N = N_0 e^{-\lambda t} \tag{2-7}$$

式(2-7)说明放射性核素衰变服从指数规律。

(一)衰变常数

由公式(2-6)可知衰变常数

$$\lambda = \frac{-dN/N}{dt}$$

λ 值反映一个放射性核素在单位时间内衰变的规律,因而它是描写放射物放射衰变快慢的

一个物理量,单位为秒$^{-1}(s^{-1})$。

值得注意的是,一种核素能够进行几种类型的衰变,或子核可能处于几种不同的状态。对应于每种衰变类型和子核状态,有各自的衰变常数λ_1、λ_2、$\cdots\lambda_n$,式中的λ应是各衰变常数之和,即

$$\lambda = \lambda_1 + \lambda_2 + \cdots + \lambda_n$$

(二)半衰期 T

如果经过一段时间 T,放射性核素的数目减少到原数的一半,则称 T 为半衰期(half life),它也是用来表示放射性核数衰变快慢的物理量,是不同放射物的又一标志。在式(2-7)中,当 $t=T$,$N=N_0/2$ 代入后,得 T 和 λ 的关系为

$$T = \frac{\ln 2}{\lambda} = \frac{0.693}{\lambda} \tag{2-8}$$

公式(2-8)给出半衰期 T 同衰变常数 λ 的关系。λ 大的,T 短。单位用秒(s),对半衰期长的核素用分(min)、小时(h)、天(d)和年(a)。

经过一个 T 后,其放射性核素衰减到原来的 1/2,两个 T 后衰减到原来的 1/4,依此类推,经过 n 个 T 后,将衰减到原来的$(1/2)^n$。将式(2-8)代入式(2-7)得到

$$N = N_0 \left(\frac{1}{2}\right)^{t/T} \tag{2-9}$$

当放射性核素引入动物体内时,其原子核的数量除按前述的规律衰变而减少外,还应考虑通过生物代谢而排出体外的部分,使体内的放射性数量减少比单纯的衰变要快。若用上述的 λ 代表物理衰变常数,λ_b 代表单位时间内从体内排出的原子核数与当时存在的原子核数之比,即放射性核素的排出率,称为生物衰变常数,于是 $\lambda_e = \lambda + \lambda_b$,称为有效衰变常数。三种衰变常数的半衰期分别为有效半衰期 T_e、物理半衰期 T 和生物半衰期 T_b,三者的关系为

$$\frac{1}{T_e} = \frac{1}{T} + \frac{1}{T_b}$$

可得到:

$$T_e = \frac{TT_b}{T + T_b} \tag{2-10}$$

显然,T_e 比 T 和 T_b 都短。

(三)平均寿命 τ

在一种放射物中,有些原子核早变,有些晚变,这就是说有的寿命短,有的寿命长。平均寿命(mean life time)τ 也是反映放射性核素衰变快慢的物理量。不过它具体反映的是某种放射性核素的平均生存时间。假设 $t=0$ 时有 N_0 个母核,$t=t$ 时还有 N 个母核。这 N_0-N 个已衰变掉的母核中每个核的寿命不一定都是 t。又经过 dt 时间后还有 $N-(-dN)$ 个母核。在 dt 时间内衰变掉的母核数为 $-dN$,可以认为这 $-dN$ 个母核中每个核的寿命的都是 t。因此,这 $-dN$ 个母核的总寿命为 $t(-dN)$

所以 N_0 个母核的总寿命为 $\int_0^{N_0} t(-dN)$

N_0 个母核的平均寿命为 $\quad \tau = \dfrac{\int_0^{N_0} t(-dN)}{N_0} = \dfrac{1}{N_0} \int_0^{\infty} t\lambda N dt = \lambda \int_0^{\infty} t e^{-\lambda t} dt$

$$\tau = \frac{1}{\lambda} = \frac{T}{0.693} \tag{2-11}$$

值得注意的是上述的衰变规律是一个统计规律,当放射性样品实际衰变的原子核个数足够多时,其结果就会愈接近趋于准确。

（四）放射性活度

常用单位时间内衰变的原子核数来表示放射性强度（radioactivity），或叫放射性活度，用 A 表示

$$A = \frac{-dN}{dt} = \lambda N = \lambda N_0 e^{-\lambda t} = A_0 e^{-\lambda t} \tag{2-12}$$

式（2-12）中 $A_0 = \lambda N_0$ 为 $t = 0$ 时刻的放射性活度。可见，若某时刻母核数为 N，则该时刻的放射性活度为 $A = \lambda N$。放射性活度的国际单位是贝可勒尔，简称贝可，符号 Bq。$1Bq = 1$ 衰变·秒$^{-1}$，在此之前，放射性活度单位用居里（Ci）表示。

$$1Ci = 3.7 \times 10^{10} Bq$$

在放射治疗中常用放射性比活度，是指单位质量放射源的放射性活度，其单位是贝可·克$^{-1}$（$Bq \cdot g^{-1}$），它是衡量放射性物质纯度的指标。任何放射性物质不可能全部由该种物质组成，而是由相同物质的稳定同位素所稀释，还可能含有与放射性元素相化合的其他元素的一些稳定同位素和有衰变的子核。含其他核素少的，放射性比活度就高，反之则低。

二、衰变平衡

有些放射性核素并不是发生一次衰变就稳定下来的，由于它们的子体仍然有放射性，于是接二连三地衰变，新生子体一代一代地产生出来，直到稳定下来为止，这种衰变现象叫做递次衰变。例如镭衰变为氡，氡衰变为钋，钋还要衰变下去。由某一个最初的放射性核素递次衰变而产生一系列放射性核素，就构成了一个所谓放射族或放射系，简称放射系。天然存在的放射族有铀族、钍族和锕族，它们都是从一个长寿命的核素开始。这个起始的核素称为母体，这些母体的半衰期都很长，有些可和地质年代相比拟。如

铀族：母体是 ^{238}U，半衰期 $T = 4.51 \times 10^9 a$，经过 8 次 α 衰变和 6 次 β$^-$ 衰变，最后生成稳定的 ^{206}Pb（铅）。系中各放射性核素的质量数 A 都是 4 的整数倍加 2，所以也叫（$4n+2$）系。

钍族：母体是 ^{232}Th，半衰期 $T = 1.4 \times 10^{10} a$，经 6 次 α 衰变和 4 次 β$^-$ 衰变，最后达到稳定的 ^{208}Pb。系中各放射性核素的质量数 A 都是 4 的整数倍，所以也叫做 $4n$ 系。

锕族：母体是铀的同位素 ^{235}U，半衰期 $T = 7.04 \times 10^8 a$，又叫锕铀（AcU），经 7 次 α 衰变和 4 次 β$^-$ 衰变，最终生成铅同位素 ^{207}Pb。系中各放射性核素的质量数 A 都是 4 的整数倍加 3，所以也叫做（$4n+3$）系。

递次衰变现象使我们注意到使用放射性核素时会遇到几代共存的放射源，了解放射源中各代子体衰变的特点是很有价值的。

我们来研究母体 A 衰变为子体 B，再衰变为子体 C 的情况：

$$A \rightarrow B \rightarrow C$$

对于母体 A，其数量变化只决定于 A → B，不管 B 的变化如何都不会影响 A 的数量变化规律，它的数的变化只决定于它本身的衰变常数而与它的后代无关。对于子体 B 情况就要复杂得多，这是因为，一方面 B 的原子核不断衰变为 C 的原子核，另一方面 B 的原子核又从 A 核的衰变中得到补充。这样一来，子体 B 在数量上的变化不仅和它自己的衰变常数有关，而且也和母体的衰变常数有关。其具体情况我们可以分如下三种类型来讨论。

（一）母体半衰期远大于子体半衰期

我们先假设开始时没有子体存在，由于母体 A 的衰变，子体 B 的核数将逐渐增加。另一方面，这些新生成的子体将按照自己的规律进行衰变，由于每秒衰变数是与现有核数成正比的，所以随着子体的积累，子体每秒衰变的核数也将增加。经过一段时间后，子体每秒衰变的核数将等于它从母体衰变而得到补充的核数，子体的核数就不再增加，达到了动态平衡。达到动态平衡所需时间大约是子体半衰期的几倍，通常认为 5 倍就接近平衡了。我们假设开始时没有子体

存在,这实际上是不必要的,因为即使开始时有子体存在,经过几个半衰期以后,这些原先的子体,不管有多少,都可以认为基本改变了。因此开始时子体的存在只是影响达到动态平衡的快慢,而不会影响最终的平衡状态。由于放射性强度是以每秒衰变的核数来衡量的,所以在动态平衡时,母体与子体的放射性强度相等。在远小于母体半衰期的时间内,母体核数的衰减是可以忽略的,因而它的放射性强度可以认为保持不变,所以子体的放射性强度在达到平衡后也是保持不变的,这种动态平衡称为长期平衡。如果在达到动态平衡后把子体分离出来,那么经过子体半衰期几倍时间后,又将重新达到动态平衡。

(二)母体半衰期接近于子体半衰期

这是在实际应用中经常遇到的情况。我们知道,子体和母体达到动态平衡需要子体半衰期几倍的时间。在这段时间内,母体的核数和它的放射性强度显著地减少了,因此子体每秒衰减的核数将略多于每秒从母体衰变而补充的核数。在这种情况下,子体与母体之间并不能达到稳定的动态平衡,随着母体的核数和放射性强度不断减少,子体由于衰减稍多于补充,它的核数和放射性强度也随着母体的衰减而不断地减少。这种近似的动态平衡称为暂时平衡。由于放射性强度是以每秒衰变数来衡量的值,在暂时平衡的条件下,子体的放射性强度将随时保持稍大于母体的放射性强度,并且随着母体的衰减而衰减,它们之间的比值是稳定的,与两个半衰期的差值有关。如果在达到暂时平衡后把子体分离出来,在经过子体半衰期几倍时间后又能达到新的暂时的平衡。但是如果母体的半衰期与子体的半衰期很接近,这种暂时平衡是达不到的,因为母体在这以前就几乎衰减完了,子体也随之很快几乎全部衰变而消失。

(三)母体半衰期小于子体半衰期

这也是实际应用中常常遇到的情况。在经过母体的几个半衰期后,母体就几乎全部衰变为子体。子体的核素最初由于从母体的衰变得到补充而很快增加,当补充来源几乎完全断绝以后,子体就将按照自己的规律而缓慢衰变。

放射性平衡在放射性核素的应用中具有一定的意义。半衰期短的核素在医学应用中有很多优越性。因为寿命较短,无法单独存在较长时间,在供应上有很大困难。但有些短寿命核素是由长寿命核素衰变产生的。由递次衰变现象可知,当母体、子体达到放射平衡后,子体会与母体共存并保持一定的含量比例。如果通过化学方法把子体从母体中分离出去,则经过一定时间后,母体与子体又会达到新的放射平衡。于是可再把子体分离出去,这样我们可以不断地从母体内取得短寿命的同位素以供使用。这种由长寿命核素不断获得短寿命核素的分离装置叫核素发生器,俗称"母牛"(cow),常用的"母牛"有 ^{99}Mo(钼)→ ^{99m}Tc(锝), ^{68}Ge(锗)→ ^{68}Ga(镓), ^{226}Ra → ^{22}Rn 等。

由于母体的寿命较长,因而一条"母牛"可以在较长时间内供应短寿命核素,很适合远离放射性核素生产中心或交通不便的地方开展短寿命核素的应用工作。如在 $^{113}_{50}$Sn(锡)→ $^{113}_{49}$In(铟)母牛中, $^{113}_{50}$Sn半衰期为 118 天,因而可连续使用 2～3 个月。

第三节　放射性核素衰变的统计

放射性物质是由大量的放射性原子组成。其中的原子核在什么时候、哪一个或哪几个核衰变是完全独立的、随机的,也是不可预测的,也就是说,放射性核衰变是纯属偶然性的。核衰变现象是一种随机现象。因此,在完全相同的实验条件下(例如放射源的半衰期足够长;在实验时间内可以认为其活度基本上没有变化;源与计数管的相对位置始终保持不变;每次测量的时间不变;测量时间足够精确,不会产生其他误差),重复测量放射源的计数,其值是不完全相同的,而是围绕某一个计数值上下涨落,涨落较大的情况只是极小的可能性。这种现象就是放射性核衰变的统计特性,它是微观粒子运动过程中的一种规律性现象,是放射性原子核衰变的随机性引起的,这种现象被称为放射性涨落。

一、核衰变的统计规律

放射性原子核的衰变过程是相互独立,彼此无关的,每个核什么时候衰变纯属偶然。但实验表明,对大量核而言,其衰变遵从指数规律 $e^{-\lambda t}$ 衰减,λ 称为衰变常数,它与放射源的半衰期 T 之间满足关系:$\lambda = \ln2/T$。

对于随机现象最基本的统计规律是二项式分布。设在 $t=0$ 时,放射性核总数为 x_0,在 t 时间内将有一部分核发生衰变,任何一个核在 t 时间内衰变的概率为 $1-e^{-\lambda t}$,不衰变的概率为 $e^{-\lambda t}$,则在 t 时间内有 x 个核发生衰变的几率为:

$$P(x) = \frac{x_0!}{(x_0-x)!x!}(1-e^{-\lambda t})^x(e^{-\lambda t})^{x_0-x} \tag{2-13}$$

实际使用时,二项式分布很不便于计算。由于对放射性原子核来说,总是一个很大的数目,在这种情况下,二项式分布可以简化为泊松分布或正态分布。

二、泊松分布与正态分布

当 $x_0 \gg 1$,且测量时间 t 远小于放射源的半衰期 T,即 $\lambda t \ll 1$(例如 $x_0>100$,$\lambda t<0.01$)时,二项式分布可简化为泊松分布,即

$$P(x) = \frac{(\bar{x})^x}{x!}e^{-\bar{x}}(0<\bar{x}<20) \tag{2-14}$$

$\bar{x}$ 为平均衰变核数。

当 $\bar{x}>20$ 时,泊松分布实际应用很不方便,这时可简化为正态分布(又叫高斯分布):

$$P(x) = \frac{1}{\sigma\sqrt{2\pi}}e^{-\frac{(x-\bar{x})^2}{2\sigma^2}}(\bar{x}>20) \tag{2-15}$$

σ 为多次测量的均方误差。

图 2-2 列出了 $\bar{x}=10$ 时泊松分布与正态分布的图形,可见它们已经很相近了。正态分布是二项式分布的一种极限情况,它在核辐射测量中尤为重要,因为在大多数情况下都可采用正态分布来分析计数的统计误差。放射性衰变涨落服从泊松分布或正态分布是一客观规律。需要指出的是,正态分布是一种非常重要的概率分布,在近代物理实验中,凡是属于连续型的随机变量几乎都属于正态分布。在自然界中,凡由大量的、相互独立的因素共同微弱作用下所得到的随机变量也都服从正态分布。即使有些物理量不服从正态分布,但它(或它的测量平均值)也往往以正态分布为它的极限分布,泊松分布就是一个很好的例子。

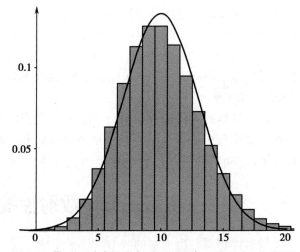

图 2-2 $\bar{x}=10$ 时泊松分布(柱状图)与正态分布(曲线图)

第四节 医用放射性核素的生产与制备

在医疗领域中,放射性核素主要用于放射治疗和核医学检查等方面的医学诊断和疾病的治疗。医用放射性核素生产主要有三个来源:核反应堆(nuclear reactor)、粒子加速器(particle accelerators）和放射性核素发生器（radio nuclide generator）。

一、放射治疗常用放射性核素及其产生

（一）核反应堆生产

核反应堆是生产医用放射性核素的主要方式，可生产多种放射性核素。通常，放射性核素发生器的母体核素，多数也是用反应堆制备的。

反应堆是以 ^{235}U 和 ^{239}Pu 为核燃料，通过吸收低能中子进行核裂变的核反应装置。反应堆进行链式反应，产生大量中子，用裂变过程中产生的中子（n）来轰击靶物质，引起（n，γ）、（n，p）、（n，α）、（n，2n）等核反应，再将经中子辐照后的靶物质进行化学处理，即可生产出医用放射性核素。

具有一定能量的带电粒子如电子、质子、α粒子、其他重离子以及不带电的中子、光子（这些粒子都称为入射粒子）轰击原子核（此核也称靶核）时可发生如下过程：

$$入射粒子 + 靶核 \rightarrow 复合核 \rightarrow 剩余核 + 发射粒子$$

复合核的存在时间为 $10^{-12} \sim 10^{-14}s$。上述过程称为核反应。如：

$$（n，γ）反应：{}_{11}^{23}Na + {}_{0}^{1}n \longrightarrow {}_{11}^{24}Na + γ$$

$$（n，p）反应：{}_{16}^{32}S + {}_{0}^{1}n \longrightarrow {}_{15}^{32}P + {}_{1}^{1}p$$

$$（n，α）反应：{}_{3}^{6}Li + {}_{0}^{1}n \longrightarrow {}_{1}^{3}H + {}_{2}^{4}He$$

反应堆生产的放射性核素是富中子核素，主要发生 $β^-$ 衰变，放出 γ 射线。表 2-1 列出反应堆生产的医学上常用的放射性核素。

表 2-1　反应堆生产的医用放射性核素

放射性核素	半衰期	核反应
^{51}Cr	27.7d	$^{50}Cr(n，γ)^{51}Cr$
^{99}Mo	66.02h	$^{98}Mo(n，γ)^{99}Mo$
^{125}I	60.2d	$^{124}Xe(n，γ)^{125}Xe \rightarrow {}^{125}I$
^{131}I	8.04d	$^{130}Te(n，γ)^{131m}Te \rightarrow {}^{131}Te \rightarrow {}^{131}I$
^{133}Xe	5.25d	$^{132}Xe(n，γ)^{133}Xe$
^{153}Sm	46.8h	$^{152}Sm(n，γ)^{153}Sm$
^{3}H	12.33a	$^{6}Li(n，α)^{3}H$
^{14}C	5730a	$^{14}N(n，p)^{14}C$
^{32}P	14.3d	$^{32}S(n，p)^{32}P$

核反应过程中产生的剩余核是一种新的原子核，它可以是稳定核，也可以是具有某种放射性的不稳定核。

如发生以下核反应

$${}_{27}^{59}Co + {}_{0}^{1}n \longrightarrow {}_{27}^{60}Co + γ$$

$_{27}^{60}Co$ 是不稳定核素，将发生 $β^-$ 衰变，变为稳定核素 $_{28}^{60}Ni$。其衰变方程为：

$${}_{27}^{60}Co \longrightarrow {}_{28}^{60}Ni + γ_1 + γ_2$$

（二）从裂变产物中分离和提取

核反应堆中的核燃料 ^{235}U 或 ^{239}Pu 裂变后产生许多裂变产物，可以从中提取出许多有价值的放射性核素。

$${}^{235}U + n \longrightarrow {}^{236}U \longrightarrow {}^{99}Mo + {}^{134}Sn + 3n$$

由裂变产物中提取的放射性核素有 ^{90}Sr、^{99}Mo、^{131}I、^{133}Xe 等。但是从裂变产物中分离和提取高比活度的放射性核素有一定的难度，因为裂变产物中常含有同一元素的多种同位素，它们的化学性质基本一致，难以分离纯化。

二、核医学常用放射性核素及其产生

（一）加速器生产

反应堆生产的放射性核素是富中子核素，主要发生 β^- 衰变，放出 γ 射线，通常半衰期比较长。加速器是利用被加速的带电粒子轰击靶物质引起核反应，主要生产短寿命和超短寿命的缺中子放射性核素，多以电子俘获（EC）和 β^+ 的形式衰变。

加速器加速的带电粒子有质子（p）、氘核（d）、氦核（^{3}He）、α 粒子等，轰击金属靶后，产生与靶元素不同的放射性核素，再通过化学分离法，即可得到高放射性浓度甚至是无载体的医用放射性核素（表 2-2）。

表 2-2 核素生产加速器特性

质子能量（Mev）	加速粒子	用途
<10	p 或 d	PET
10~20	p 和 d	PET
30~40	p、d、^{3}He 和 ^{4}He	PET，商业生产
40~500	仅 p	放疗、科研

能发生各种核反应的首要条件是能提供各种不同能量的不同类型的带电粒子，把它作为"炮弹"去轰击原子核，以产生所要求的核反应。制造"核炮弹"的装置就是粒子加速器。加速器是一种能产生一种或多种带电粒子，并使其在电磁场中获得较高的能量，去轰击原子核的装置。

随着核医学中显像及检测技术的发展，特别需要一些与人体中广泛存在的元素相对应的短寿命的核素，如 ^{11}C、^{13}N、^{15}O、^{18}F 等。这些核素的制备只能在回旋加速器（cyclotron accelerator）上，通过一定的核反应来制取。所以医用回旋加速器是核医学发展的一个重要方面。现代化的、检测手段齐备的大医院都安装有医用回旋加速器，随时用它来制备各种临床检测和显像用的短寿命同位素（表 2-3）。

表 2-3 回旋加速器生产的医用放射性核素

放射性核素	半衰期	核反应
^{11}C	20.4min	^{10}B(d, n)^{11}C，^{11}B(d, 2n)^{11}C，^{14}N(p, α)^{11}C
^{13}N	9.96min	^{12}C(d, n)^{13}N，^{10}B(α, n)^{13}N
^{15}O	2.03min	^{14}N(d, n)^{15}O
^{18}F	109.8min	^{18}O(p, n)^{18}F，^{16}O(^{3}He, p)^{18}F
^{67}Ga	78.3h	^{66}Zn(d, n)^{67}Ga，^{67}Zn(p, n)^{67}Ga，^{68}Zn(p, 2n)^{67}Ga
^{111}In	2.83d	^{109}Ag(α, 2n)^{111}In，^{111}Cd(p, n)^{111}In
^{123}I	13.0h	^{124}Te(p, 2n)^{123}I，^{121}Sb(α, 2n)^{123}I
^{201}Tl	74h	Hg(d, xn)^{201}Pb $\rightarrow$ ^{201}Tl，^{203}Tl(p, 3n)^{201}Pb $\rightarrow$ ^{201}Tl

（二）放射性核素发生器

放射性核素发生器是一种以长半衰期母体核素和短半衰期子体核素的"衰变—生长"关系为基本原理的、生产放射性核素的特殊装置。由反应堆或加速器产生母体核素后，将母体核素注入一个装有吸附剂的层析柱内，母体被牢固地吸附在吸附剂上。母体核素不断衰变成子体核素，因其化学性质与母体不同，子体核素即从吸附剂上解吸附下来。选用适当的洗脱液淋洗层析柱，可将子核洗脱下来备用。它可以商品化供应，使医院或实验室能够方便地自己"生产"医用放射性核素（表 2-4）。

在核素发生器中，长半衰期的母体核素，自身不断衰变并生成较短半衰期的子体核素（即所需的医用放射性核素），直到达到"衰变—生长"的放射性平衡。发生器中的母体核素和子体核素通常不是同位素，可选择合适的化学分离法，使母体核素留在发生器中，而子体核素被分离出发生器。母体核素不断衰变，子体核素不断产生，分离过程重复进行，直到母体核素衰变结束。

图 2-3 为 ^{99}Mo-^{99m}Tc 发生器示意图，发生器关键部分是中间的层析柱，柱中装有 Al_2O_3 吸附剂，Al_2O_3 对母体核素 ^{99}Mo 有很强的亲和力，子体核素 ^{99m}Tc 则几乎不被吸附。淋洗液用生理盐水，则仅有 ^{99m}Tc 被洗出，^{99}Mo-^{99m}Tc 发生器每隔 23 小时可淋洗一次，如图 2-4 所示。然后将新鲜淋洗的 ^{99m}Tc 加到不同的试剂盒中，经摇动、加热便可制得不同的放射性药物。

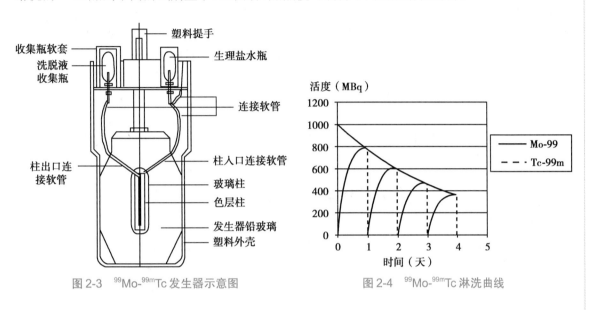

图 2-3　^{99}Mo-^{99m}Tc 发生器示意图　　　图 2-4　^{99}Mo-^{99m}Tc 淋洗曲线

表 2-4　核医学中各种发生器的性质

常用核素发生器类型	光子能量（kev）	淋洗液	用途
$^{99}Mo \xrightarrow[56.2h]{} ^{99m}Tc \xrightarrow[6.02h]{} ^{99}Tc$	140	生理盐水	①各种脏器显像 ②血液动力学研究
$^{113}Sn \xrightarrow[155d]{} ^{113m}In \xrightarrow[99.8min]{} ^{113}In$	393	0.5NHCl	①各种脏器显像 ②血液动力学研究
$^{68}Ce \xrightarrow[280d]{} ^{68}Ga \xrightarrow[63.8min]{} ^{69}Zn$	511	0.005MEDTA	①各种脏器显像 ②肿瘤显像
$^{87}Y \xrightarrow[80.3h]{} ^{87m}Sr \xrightarrow[2.83h]{} ^{87}Sr$	368	0.005MEDTA	骨显像

第五节　放射性核素的临床应用

进入人体内，用于治疗或诊断的放射性核素及其标记化合物统称为放射性药物（radio-pharmaceuticals）。放射性核素的临床应用是现代医学的重要标志之一，主要集中在肿瘤治疗和核医学检查这两个方面。

一、放射性核素在肿瘤放射治疗中的应用

放射性药物被病灶组织选择性摄取或被放置在局部，利用放射性核素放出的射线引起的电离辐射效应，抑制和破坏病变组织，以达到肿瘤导向治疗的目的。临床上常用的放射性治疗有：

1. ^{131}I 治疗　^{131}I 的半衰期为 8.04 天，放射多种能量 β$^-$ 粒子（主要 606keV 和 334keV）和 γ 光子（主要 365keV，637keV 和 284keV）。通过 β 射线的电离辐射作用，可对甲状腺疾病进行放

射性治疗,如甲状腺功能亢进症、分化型甲状腺癌及其转移灶、功能自主性甲状腺腺瘤等。

2. ^{32}P 治疗 ^{32}P 的半衰期为 14.28 天,只发射 β^- 粒子而不发射 γ 光子,最大能量 1.71MeV,在机体组织内平均射程为 3.2mm,用于恶性肿瘤骨转移,腔内注射、皮肤病、血管瘤和恶性肿瘤的治疗,还用于真性红细胞增多症、原发性血小板增多症治疗等。

3. ^{198}Au 治疗 ^{198}Au 的半衰期为 2.69 天,β 射线的能量为 0.96MeV,γ 射线为 0.412MeV,组织间最大射程 3.9mm,常用于腔内血管瘤、恶性肿瘤等治疗。

4. ^{60}Co 治疗 ^{60}Co 的半衰期为 5.27 年,放射能量 β^- 粒子(315keV)和 γ 光子(1.17MeV 和 1.33MeV),但主要利用 ^{60}Co 所放出的 γ 射线,从人体外照射患病部位,主要用于治疗深部肿瘤,如颅脑内的肿瘤。癌细胞较正常细胞生长迅速,对射线的敏感性高,因此经射线照射,癌细胞受到的损害比正常细胞大,利用这种敏感性的差别,可杀死癌细胞或抑制其发展。

5. 放射免疫治疗 放射免疫治疗(radio-immunotherapy, RIT)是将对肿瘤具有特异亲和力抗体用放射性核素标记后经一定途径引入体内,以肿瘤细胞为靶细胞,与相关肿瘤细胞表面抗原特异结合,使大量的放射性核素滞留在肿瘤细胞,对其进行集中照射,抑制或杀伤肿瘤细胞,而周围组织损伤较轻。从理论上讲,RIT 具有靶向性高、靶 / 本比值较高和血本底低等优势,是一种新的、有前途的临床治疗方法。

二、放射性核素在核医学检查中的应用

(一)示踪诊断

任何一种元素的各种同位素都有相同的化学性质,它们在机体内的分布、转移和代谢都是一样的,如果要了解一种元素在机体内的分布情况,可在机体中掺入少量该元素的放射性核素,这些放射性核素在体内参与各种过程的变化,借助它们放出的射线,在体外探查该元素的行踪,这种方法称为示踪原子法。引入的放射性核素称为示踪原子(也称为标记原子)。将带有放射性核素的药物引入体内,然后探测其分布和流通量,可以作为诊断疾病的重要依据。探测和跟踪示踪原子共有以下三种方法:

1. 直接探测 它是用探测仪在体外直接探测示踪原子由体内发射的射线。例如用 ^{131}I 标记的马尿酸作为示踪剂,将其静脉注射后通过肾图仪描记出肾区放射性活度随时间变化的情况,可以反映肾动脉血流、肾小管分泌和尿路的排泄情况,从而提供肾功能和尿路有无梗阻的诊断。

2. 外标本测量 它是将放射性药物引入体内,然后取其血、尿、粪或活体组织等样品,测量其放射性活度。如口服维生素 B_{12} 示踪剂后,通过测定尿液排出的放射性活度,可以间接测得胃肠道吸收维生素 B_{12} 的情况。

3. 放射自显影 放射性核素发出的射线能使胶片感光,可利用胶片来探测和记录放射性。它是追踪标记药物或代谢物在体内去向的一种有效方法。如把细胞培养在含有放射性脱氧核糖核酸(DNA)的水中,就可以把细胞内的染色体标记上放射性核素,通过放射自显影,可观察到染色体分裂过程中 DNA 的变化细节。

(二)核素成像

它是一种利用放射性核素示踪方法显示人体内部结构、功能的医学影像技术。它的基本原理是:用不同的放射性核素制成标记化合物注入人体,在体外对体内核素发射的 γ 射线进行跟踪探测,可以获得反映放射性核素在脏器或组织中的浓度分布及其随时间变化的图像。目前在临床上广泛应用的放射性核素成像有三种:γ 照相机、单光子发射型断层成像和正电子发射型断层成像。单光子发射型断层成像和正电子发射型断层成像都属于发射型计算机断层成像(emission computed tomography, ECT)。用 γ 照相机探测得到的二维图像,是平面图像。而用 ECT 进行断层探测,可得到三维立体图像,定位更准确,不受深度及脏器大小和厚度的影响,显著提高了一些深层部位病变的探测能力。

1. γ照相机 可将体内放射性核素分布一次性成像,其特点是成像速度快,可提供静态和动态图像,把形态和功能结合起来进行观察和诊断。使用时只要将γ照相机的探头放置在待测部位体表上一段时间,采集这段时间内从体内放射出的γ射线,即可得到γ射线在该方向的全部投影,在屏幕上得到放射性核素分布的图像。

一台γ照相机一般由探头、位置通道、能量通道及显示系统组成。γ照相机常用的放射性核素有 ^{99m}Tc,^{201}Tl,^{131}I 和 ^{67}Ga 等。

2. 单光子发射型计算机断层成像(single photon emission computed tomography,SPECT) 它的图像重建原理与 X-CT 有某些相似之处,所不同的是:X-CT 的 X 线源位于体外,X 线透过组织时,根据不同组织对 X 线的衰减值的不同,重建某断层的 CT 数矩阵,并用灰度来显示断层图像;而 SPECT 是先将示踪核素(如 ^{99m}Tc,^{131}I,^{201}Tl 等)注入体内,本身成为一个发射体,再由探测器将示踪核素在机体内的吸收代谢,在器官或组织的分布测出经计算机处理并重建图像。

3. 正电子发射型计算机断层成像(positron emission tomography,PET) 它的基本原理是利用正电子的湮没辐射特性,将能发生 β^+ 衰变的核素或其标记化合物引入体内某些特定的脏器或病变部位,通过探测正电子湮没时向体外辐射的γ光子,获得成像所需的各项投影数据,再由计算机分析处理,实现图像重建。发射正电子的示踪核素有 ^{11}C,^{13}N,^{15}O,^{18}F 等,这些放射性核素半衰期短(^{11}C 为 20min,^{13}N 为 10min,^{15}O 为 2min,^{18}F 为 110min)、衰变快、对受检者的辐射剂量很小,在短时间内可重复使用,也可大剂量使用以获取清晰影像,其中 C,N,O 是人体组成的基本元素,易于标记各种生命活动所必需的化合物或代谢产物而不改变他们的生物活性。近年来 ^{18}F 药物发展很快,种类较多。其中 ^{18}F-脱氧葡萄糖(^{18}F-FDG)使用最多,占 PET 显像的绝大部分,主要应用于心脏病学、肿瘤和中枢神经系统三大方面,在判断心肌的活力、寻找肿瘤病灶和诊断脑部疾病方面有重要价值。

目前,随着融合技术的开发及临床应用,PET/CT、SPECT/CT 等融合显像设备大量应用于临床,将解剖、功能、灌注、代谢的图像融合成为核医学的一个重要的内容。

（何培忠）

第三章

X 线的产生

　　X 线是 1895 年由德国物理学家伦琴发现的，它与 1896 年贝可勒尔发现的天然放射性及 1897 年汤姆生发现的电子并称为 19 世纪末 20 世纪初物理学的三大发现。以这三大发现作为基础，人们对物质微观结构有了更客观的认识，并推动原子及原子核技术进入不同领域的实际应用。

　　本章主要讲述 X 线的发现、本质与特性、产生装置、产生原理、X 线的量与质、X 线的产生效率及强度的空间分布等内容。

第一节　X 线的发现

　　1895 年以前，由阴极射线管产生的 X 线已经存在了很多年。1876 年德国物理学家希托夫（Hittorf Johann Wilhelm）观察到真空管中阴极发出的射线，当这些射线遇到玻璃管壁会产生荧光，遂将其命名为"阴极射线"。随后，英国物理学家威廉·克鲁克斯（William Crookes）研究稀有气体里的能量释放，制造了克鲁克斯管（一种玻璃真空管，内有可以产生高电压的电极）。他发现，当将未曝光的相片底片靠近克鲁克斯管时，一部分将被感光。1887 年 4 月，尼古拉·特斯拉（Nikola Tesla）开始使用自己设计的高电压真空管与克鲁斯克管研究 X 线，并发明了单电极 X 线管，在其中电子穿过物质时，发现了现在称为韧致辐射（bremsstrahlung）的效应，但是他并没有使用 X 线这个名字，而只是笼统称为放射能。他继续进行试验，并提醒科学界注意阴极射线对生物体的危害性，遗憾的是他并没有公开自己的实验成果。1892 年海因里希·鲁道夫·赫兹（Heinrich Rudolf Hertz）进行实验，提出阴极射线可以穿透非常薄的金属箔，赫兹的学生菲利普·爱德华·安东·冯·伦纳德（Philipp Eduard Anton von Lenard）进一步研究这一效应，对很多金属进行了实验。但 X 线的发现者与提出者却是伦琴。

　　伦琴，1845 年出生于德国，1869 年在苏黎世大学获得博士学位。1895 年 11 月 8 日，伦琴在威尔茨堡大学的实验室用克鲁克斯管研究阴极射线管中气体放电实验时，意外地发现用黑纸包着的照相底片感光了，他误认为是阴极射线（即电子射线）导致的。为避免再次感光，他用黑纸把阴极射线管包好。当接通电源时，他在黑暗中发现，附近一块涂有铂氰化钡的纸屏上发出绿色荧光，关闭电源，荧光消失。根据这个现象，伦琴推测，从阴极射线管发出的是一种新射线，能使照相底片感光和产生荧光。1895 年 12 月 12 日伦琴应用其所发现 X 线得到了人类第一张 X 线影像——伦琴夫人一只手的 X 线影像。进一步实验发现这种射线能穿透木板、衣服和厚厚的书本，但可被铅板遮挡；它在电场和磁场中不偏转，说明它不带电荷。伦琴将这种射线命名为 X 线。1895 年 12 月 28 日，伦琴向德国医学会递交了第一篇关于 X 线的论文《论新的射线》，并公布了他夫人的 X 线手骨照片。1896 年 1 月 4 日伦琴的论文和这张 X 线照片在柏林大学物理系的"柏林物理学会 50 周年纪念会"上第一次展出。1901 年伦琴因发现 X 线及对其性质的深入研究，荣获了第一届诺贝尔物理学奖。1905 年第一届国际放射学会召开，大会正式把 X 线命名为伦琴射线，以纪念伦琴为人类进步做出的杰出贡献。

　　X 线发现后首先被应用到医学诊断上，在 X 线发现的第 4 天，美国医生用伦琴发现的 X 线发现了伤员脚上的子弹。不久，一家医院用伦琴发现的 X 线，顺利地取出潜伏在患者手掌中的铁针。第二年提出了利用 X 线进行治疗的设想，使 X 线诊断和治疗在现代医疗工作中占有重要地位。它与后来发展起来的核医学成像、超声成像、X-CT、磁共振成像、热图像、介入放射学和内镜等技术共同组成现代医学影像学的崭新领域。

X 线的发现打开了近代物理学的大门。科学家通过研究 X 线的本质，发现了 X 线的衍射现象，并由此打开了研究晶体结构的大门。在研究 X 线的性质时，还发现 X 线具有标识谱线，其波长有特定值，和 X 线管阳极元素的原子内层电子的状态有关，由此可以确定原子序数，并了解原子内层电子的分布情况。此外，X 线的性质也为波粒二象性提供了重要证据。

第二节　X 线的本质与特性

一、X 线的本质

（一）X 线的波动性

在伦琴发现 X 线以后，许多物理学家都在积极地研究和探索 X 线的性质。1905 年和 1909 年，巴克拉曾先后发现 X 线的偏振现象，但对 X 线究竟是电磁辐射还是微粒辐射，仍不清楚。1912 年德国物理学家劳厄发现了 X 线通过晶体时产生衍射，证明了 X 线的波动性和晶体内部结构的周期性。X 线是电磁辐射谱中的一部分，它与无线电波、可见光、伽马射线等并没有本质上的区别，只是波长不同而已。作为电磁波的一种，X 线具有电磁波所具有的一般属性。X 线在传播过程中可以发生干涉、衍射、反射、折射现象，并以一定的波长和频率在空间传播，这突出地表现了它的波动特性。X 线在真空中的传播速度与光速相同。与可见光不同的是，X 线具有更高的能量，很高的频率（约在 3×10^{16}Hz～3×10^{20}Hz 之间），较短的波长（约在 10^{-3}～10nm），并且可以穿过大多数物体，包括身体。

X 线又分为软 X 线和硬 X 线，波长小于 0.01nm 的称为超硬 X 线，在 0.01～0.1nm 范围内的称为硬 X 线，0.1～1nm 范围内的称软 X 线。硬 X 线能量高、穿透性强，主要用来金属部件的无损探伤（0.005～0.1nm）和物相分析（0.05～0.25nm）；软 X 线能量较低、穿透性弱，可用于非金属的分析，如透视等。

（二）X 线的粒子性

1905 年爱因斯坦就提出电磁辐射是不连续的，包含很多量子（quantum），后来称为光量子，简称光子（photon）。爱因斯坦的理论后来被光电效应（photoelectric effect）及玻尔的原子能级模型所证实。X 线在空间传播具有粒子性，或者说 X 线是由大量以光速运动的粒子组成的不连续的粒子流。单个光子的能量 E 是

$$E = h\nu = h\frac{c}{\lambda} \tag{3-1}$$

式中，ν 是光的频率，h 是普朗克常数，c 是光速，λ 为波长。由此可以看出，对不同频率、不同波长的 X 线来说，光量子的能量是不同的。

每个光量子的能量是 X 线的最小能量单元，当它与其他元素的原子或电子交换能量时只能一份一份地以最小能量单元被原子或电子吸收。

按照相对论原理中的质能关系（mass-energy relation）$E = mc^2$，能量与质量相联系，物质具有某数量的能量，就有相应的一定数量的质量，能量 E 的单位为焦耳，质量 m 的单位用千克表示。c 是光速，单位为米每秒。由此可以得到单个光子的质量为

$$m = \frac{E}{c^2} = \frac{h\nu}{c^2} \tag{3-2}$$

其动量是

$$p = mc = \frac{h\nu}{c} = \frac{h}{\lambda} = h\tilde{\nu}$$

(3-3)

式中 $\tilde{\nu} = \frac{1}{\lambda}$，称为波数（wave number），即单位长度中波的数目。

综上所述，X线同时具有波动性和粒子性，简称为波粒二象性（wave-partical duality）。它的波动性主要表现为以一定的频率和波长在空间传播，反映了物质运动的连续性；它的粒子性主要表现为以光子形式辐射和吸收时具有一定的质量、能量和动量，反映了物质运动的分立性。

波动性和微粒性都属于X线的客观属性，在不同的场合下X线表现的特性会有所侧重。X线的波动性突出表现在其传播时，如反射、干涉、衍射、偏振等现象；而X线的微粒性主要表现在其与物质相互作用时，如光电效应、电离作用（ionization）、荧光作用（fluorescence）。

二、X线的基本特性

波动性和粒子性是X线作为一种电磁波的最基本属性，由于X线具有波长短、光量子能量大两个基本特征，所以X线光学（几何光学和物理光学）虽然具有和普通光学一样的理论基础，但两者的性质却有极大的差别。X线和物质相互作用时产生的效应和可见光也迥然不同。X线与物质作用所表现为以下基本特性。

（一）物理特性

1. X线属于不可见的电磁波，在均匀的且各向同性的介质中沿直线传播。与其他电磁波一样可以产生反射、折射、散射、干涉、衍射、偏振和吸收等现象。但有几种特殊情况：①对所有介质来说，X线的折射率都接近于1（但小于1），很难被偏振到任一有实际用途的程度，所以很难像可见光那样用透镜成像；②因为折射率接近于1，所以很难观察到它的反射现象；③因为折射率接近于1，所以一般情况下不用考虑折射对X线作用介质的影响；④X线能产生全反射，但其掠射角很小；⑤X线光学性质的研究主要集中在散射和衍射方面，衍射是对物质微结构分析的一种非常重要的方法。

2. X线不带电荷，所以它不受外界磁场或电场的影响，即它在经过电场和磁场时不会发生偏转。

3. 穿透作用 因X线波长短，所以能量大，照在物质上时，仅一部分被物质所吸收，大部分经由原子间隙而透过，表现出很强的穿透能力，但其穿透程度与物质的性质、结构有关。X线束进入人体后，一部分被吸收和散射，另一部分透过人体沿原方向传播，透过X线光子的空间分布与人体结构相对应，便可形成X线影像。

人体各组织对X线的衰减按骨、肌肉、脂肪、空气的顺序由大变小。一些组织比其他组织能衰减更多的射线，这种差别的大小就形成了X线影像的对比度。为了扩大X线的诊断范围，还常用各种人工造影检查技术增加组织间的对比度，由于组织密度的差异，形成了X线影像。

4. 荧光作用 X线波长很短，不可见，但它照射到某些化合物如磷、铂氰化钡、硫化锌镉、钨酸钙等时，可使物质发生荧光（可见光或紫外线），荧光的强弱与X线量成正比。这种作用是X线应用于透视的基础，利用这种荧光作用可制成荧光屏，将X线强度分布转化为可见光（荧光）强度分布，现代X线机影像增强器系统（imaging intensifier，II）、DR（digital radiography，DR）、影像板（imaging plate，IP）既是采用了X线的这种特性。

5. 电离作用 X线虽然不带电，但是具有足够能量的X线光子撞击原子中的轨道电子，使核外轨道电子脱离原来轨道，这种作用叫作电离。X线的电离作用主要是它的次级电子的电离作用，如在光电效应和散射实验研究中，脱离的电子仍有足够能量，去电离更多的原子。X线电离电荷的能力在气体中较固体和液体中要强一些。根据这种原理制成了许多X线测量仪器，如电离室、盖革弥勒计数管等。

6. **热作用**　X线与物质相互作用后，X线有部分能量被物质吸收，最终绝大部分都将变为热能，使物体产生温升。测定X线吸收剂量的量热法就是依据这个原理研究出来的。

（二）化学特性

1. **感光作用**　当X线照射到胶片上的时候，由于电离作用，使溴化银药膜起化学变化，出现银粒沉淀，这就是X线的感光作用。银粒沉淀的多少，由胶片受X线的照射量而定，再经化学显影，变成黑色的金属银，形成X线影像，未感光的溴化银则可以被定影液溶去。X线摄影就是利用这种X线的化学感光作用，使人体结构影像显现在胶片上。此外，它还被应用于工业无损探伤检查以及照射量（胶片法）测定等技术中。

2. **着色作用**　某些物质，如铅玻璃、水晶等经X线长期大剂量照射后，其结晶体脱水，导致物质渐渐改变颜色，称为着色作用。

（三）生物特性

X线在生物体内也能产生基本的电离及激发作用，引起细胞内具有生物活性的大分子发生断裂、解聚，并最终形成生物组织或器官损伤。辐射所引起的生物学变化称之为辐射的生物学效应（biological effect）。

X线照射到生物机体时，可使生物细胞受到抑制、破坏甚至坏死，致使机体发生不同程度的生理和生化等方面的改变。不同的生物细胞，对X线有不同的敏感度，这一特性可用于治疗人体的某些疾病，特别是肿瘤的治疗。生长力强、分裂活动快的组织细胞，对X线特别敏感，也越容易受到损害；X线停照后，恢复也慢。如神经系统、淋巴系统、生殖系统和肿瘤细胞等对X线都很敏感。而软组织如皮肤、肌肉、肺和胃等对X线敏感性较差，破坏性也相对小一些。在利用X线进行治疗的同时，人们发现了导致患者脱发、皮肤烧伤、工作人员视力障碍，白血病等射线伤害的问题，故在应用X线的同时，也应注意其对正常机体的伤害，要做到对非受检部位和非治疗部位的屏蔽防护，同时医护工作者也应注意自身的防护。

第三节　X线的产生条件与装置

一、X线的产生条件

X线的产生是高速运动电子与金属靶撞击的结果。当高速运动的电子与物质碰撞时，发生能量交换，电子运动突然受阻失去动能，其中大于99%的能量转化为热量，而不到1%的能量转化为X线。可见，X线的产生率非常低。医用X线的产生需要三个条件：

1. 一个电子源，一般称为阴极。它能根据需要提供足够数量的电子，这些电子通过加热后在灯丝（一般是钨丝）周围形成空间电荷，也称电子云。

2. 一个能经受起高速电子撞击而产生X线的靶，即阳极。一般都是用高原子序数、高熔点的钨制成。

3. 高速电子流。高速电子流的产生本身需具备两个条件，其一是有一个由高电压产生的强电场，使电子从中获得高速运动的能量；其二是有一真空度较高的空间，以使电子在运动中不受气体分子的阻挡和电离放电而降低能量，同时，也能保护灯丝不因氧化而被烧毁。

二、X线的发生装置

根据X线的产生原理，人们研制出能够将电能转化为X线能的换能装置，称为X线机。依据X线机在医学上的应用功能，将X线机分诊断机和治疗机两大类。凡用于透视、摄影和各种特殊检查的X线机统称为诊断X线机；凡用于疾病治疗的统称为治疗X线机。X线机的结构形式，随着科技发展及使用要求的不同，其外观和内部结构都有很大差异，但其基本构造都相同，都由主机、机械装置及辅助设备等几部分组成。X线主机主要由X线管、控制台和高压发生器等三部分组成，本章节主要讲X线管。

X线管是诊断X线机的核心部件，它是一个高度真空的热阴极二极管，主要由阴极（K）、阳极（A）构成的管芯和玻璃管套组成。其结构如图3-1。

1. 阴极（cathode） 是X线管的负极，其作用是发射电子并使电子流聚集。如图3-2所示，阴极由灯丝、聚焦杯、阴极套和玻璃芯柱组成。灯丝多用高熔点的钨丝绕制而成。接通电源，灯丝加热，灯丝中会有灯丝电流产生，当温度升高到一定值时，钨原子的轨道电子脱离原子核的束缚而逸出灯丝表面，形成包绕灯丝的电子云，该电子云被称为空间电荷，由于电子云的静电排斥，灯丝中其他电子逸出的难度加大，这种现象被称为空间电荷效应（space-charge effect）。灯丝电压愈高，灯丝温度便愈高，每秒钟蒸发出的电子数目就愈多。为了增加电子的发射率，延长灯丝使用寿命，在钨丝中会掺上少量的钍。不同功率的X线管，为了协调不同功率与焦点的关系，阴极装有两个长短灯丝，分别对应于大焦点和小焦点，这种X线管称为双焦点X线管。

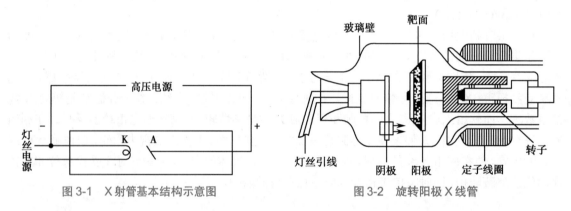

图 3-1　X射管基本结构示意图　　　　图 3-2　旋转阳极X线管

2. 阳极（anode） 又称阳极靶面，分固定和旋转两种，是X线管的正极，由阳极头、阳极罩、转子和轴承等组成，它能使高速电子突然受阻而产生X线。X线的产生效率取决于两个因素：一个是阳极靶材料的原子序数，另一个就是电子的能量。阳极通常由钨靶面和散热体两部分组成，通常是将阳极靶面焊接在实心或空心铜材料散热圆柱体上。采用这种结构是因为从阴极飞来的高速电子能，99%以上都在阳极变为了热能，使阳极产生很高的温升，这就要求阳极材料既要耐高温又要散热性能好，以便能及时将热量传出管外，保护阳极靶面不致因高温而熔化。钨的原子序数高（$Z=74$），有利于提高X线产生的效率；其熔点高（3370℃），又能经受住高速电子撞击时产生的热量，但导热性能差。铜的原子序数和熔点较低，但导热性能好，结合两者的优点故将阳极制成将钨靶面镶嵌在铜散热体上的结构。在固定阳极X线管中靶是一镶嵌在铜阳极上的钨合金，在旋转阳极中，整个圆盘都是靶。

3. 管电压与管电流 当在阴极和阳极之间接通高电压（阴极为负，阳极为正）时，在强电场的作用下，蒸发电子奔向阳极形成管电流。加在两极之间的加速电压被称为管电压。管电流以毫安（mA）为单位。管电流的大小受到管电压和灯丝电流的双重影响。对于一个给定的灯丝电流，X线管的管电流将会随着管电压的升高而增大，当管电压升高到一定值时，管电流达到最大值。管电压进一步增大时管电流将不会增大。超过饱和电压时，只能通过提高灯丝的温度来增大管电流。

4. 管壳 其作用是维持一个高真空度的空间，并起着固定阳极和阴极的作用。管壳必须具备不漏气、耐高温、绝缘性能好及对X线吸收较少等特性。一般有玻璃壳和金属陶瓷壳两种。玻璃壳体是绝缘壳体，易受二次电子攻击，容易沉积从灯丝和靶面龟裂蒸发的钨，形成第二阳极，受轰击后使其侵蚀，或导致击穿损坏。金属陶瓷壳体是在陶瓷中间嵌入金属铌并接地，以吸收二次电子，对准焦点处开有铍窗以使X线通过。

第四节　X线的产生原理

一、电子与物质的相互作用

从通常意义上来说X线的产生有两种来源：一种是X线管，另一种是加速器。现在所讲的X线均是在X线管中通过高速运动的电子与阳极金属靶面撞击而产生的。因此研究电子与靶物质的相互作用是研究X线产生的首要问题。

电子在与阳极靶的相互作用过程中主要有以下几种形式：①电离：原子的外层价电子或内层电子在高速电子作用下完全脱离原子轨道，使原子变成离子。电离过程中向外发射的光谱有两种：一种是由于价电子脱离原子轨道，离子结合自由电子变为处于激发态的原子，在回到基态过程中发射出的光学光谱。由于外层电子轨道的能级差小，所以这些光谱一般在紫外线、可见光和红外线的波长范围，不属于X线。而且这部分光能几乎全被周围原子所吸收，转化为热。另一种是内层电子完全脱离轨道，使原子处于激发态，当原子从激发态回到基态过程中，会产生标识X线，即特征X线。②激发：高速电子或二次电子撞击原子外层电子，由于作用较弱，不足以使其电离，仅将电子推入更高能级的空壳层，使原子处于激发态。入射电子的动能一部分转化为方向改变、速度变小的出射电子的动能，另一部分转化为被原子吸收的激发能。处于激发态的原子从高能态向低能态跃迁产生光学光谱，多余的能量最终全部转化为热能。③弹性散射：高速电子受原子核电场的作用而改变运动方向，但是能量不变，称为弹性散射。没有光谱辐射，也没有能量损失。但是由于在阳极靶内物质密度极大，散射的距离会很短。高速电子很快在改变后的方向上与其他原子核或核外电子相遇而发生相互作用。④轫致辐射：高速电子在原子核的电场作用下，速度突然变小时，它的一部分能量转变成电磁波发射出来，这种情况叫轫致辐射，这部分能量产生的电磁波波长在X线范围内，是连续谱。

简单来说以上能量损失的过程分为碰撞损失和辐射损失两种：

（1）碰撞损失（collisionloss）：高速电子与靶原子的外层电子作用而损失的能量统称为碰撞损失，碰撞损失的能量最后全部转化为热能。高速电子与靶原子的外层电子作用时，可以使原子激发或电离而损失部分能量 ΔE_1。使原子激发所需的能量只需几个电子伏特，因此入射电子的能量损失 ΔE_1 是很小的。当入射电子的能量损失为 ΔE_2，并且大于外层电子的电离能时，则靶原子被电离，其外层电子脱离靶原子并且具有一定的动能，如果电离出的电子动能大于100eV，则称此电离出的电子为 δ 电子。δ 电子是电离电子中能量较高的那一部分，它与入射电子一样可以使原子激发或电离，也可以与原子核和内层电子相互作用而逐渐损失能量。

（2）辐射损失（radiation loss）：高速电子与靶原子的内层电子或原子核相互作用而损失的能量，统称为辐射损失。高速电子除与原子的外层电子碰撞而逐渐损失能量外，也可能激发原子的内层电子，如K、L、M层电子，将内层电子激发为自由电子，并使内层电子具有 $E_{动}$ 的动能。高速电子损失的能量 $\Delta E_3 = E_{动} + E_K$ 或 $\Delta E_3 = E_{动} + E_L$ 等。E_K 或 E_L 是电子处在K层、L层等时的结合能。高速电子还可能进入到靶原子内部，与靶原子核发生相互作用而损失能量 ΔE_4。

理论与实验指出，碰撞损失和辐射损失各按一定的几率分布。当电子处于较低能量时，能量损失主要是碰撞损失，靶原子外层电子的激发和电离占相当大的比例，尤其是靶原子的原子序数较低时更是如此。即使高速电子的能量高达100KeV时，通过辐射损失而使高速电子损失的能量也不足电子能量的1%，其余99%以上的电子能量损失于电子同靶原子的碰撞而最后转变成可见光和热，其中热占绝大部分。当电子被加速到更高能量时，特别是与高原子序数的靶物质如钨、钼等相互作用时，碰撞损失的电子的能量比例逐渐减小，辐射损失的电子的能量比例逐渐增加。

由上可见，高速入射电子的动能(E)，在与物质的作用过程中将变为辐射能($E_{辐射}$)、电离能($E_{电离}$)和热能($E_{热}$)，即

$$E = E_{辐射} + E_{电离} + E_{热} \qquad (3-4)$$

至于这三种能量的分配比例，则随入射电子能量和物质性质不同而不同。

二、两种X线的产生原理

高速电子在钨靶上损失能量时，依靠两种不同的方式产生X线：一种X线的能谱是连续的，称为连续X线；另一种能谱则是线状的，称为特征X线。X线是由这两类X线组成的混合射线。

（一）连续X线的产生原理

1. 物理过程　连续X线是由波长连续变化的谱线组成的，是高速电子与靶原子核相互作用发生轫致辐射的结果，是电子的动能直接转化来的。

按照经典电磁学理论的相关知识，当一个带负电荷的电子做加速运动时，电子周围的电磁场将发生急剧变化，此时必然要产生一个电磁波，或至少产生一个电磁脉冲。由于极大数量的电子入射到阳极上的时间和条件不可能相同（图3-3），因而得到的电磁波将具有连续的各种波长，形成连续X线谱。按上述理论，电子将向外辐射电磁波而损失能量ΔE，电磁波的频率由$\Delta E = h\nu$确定，这种辐射所产生的能量为$h\nu$的电磁波称为X线光子。

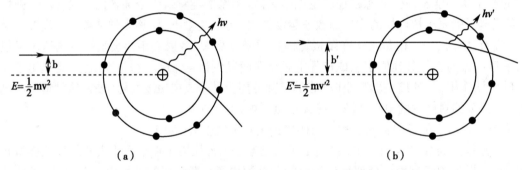

（a）　　　　　　　　　　　　（b）

图3-3　高速电子与靶原子作用时的相对位置

图3-4是使用钨靶X线管，管电流保持不变，将管电压从20kV逐步增加到50kV，同时测量各波段的相对强度而绘制成的X线谱。

2. 连续谱的特点　连续谱线的强度随波长变化而变化，在某波长上有一个强度极大值，这个极大值所对应的波长称为连续X线的最短波长，如图3-5所示。随着管电压的升高，辐射强度均相应地增强。同时，各曲线所对应的强度峰值和最短波长极限的位置均向短波方向移动。

根据能量转换和守恒定理，假设高速电子撞击靶时，电子能量中有p部分消耗于阳极各种不同过程的激发，则

$$eU = h\nu + p$$

光子能量的最大极限($h\nu_{max}$)只能等于入射电子在X线管加速电场中所获得的能量eU，即

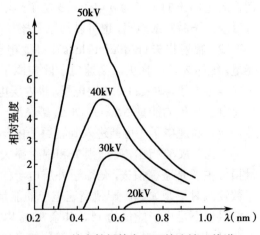

图3-4　钨在较低管电压下的连续X线谱

$$hv_{max} = eU$$

在真空中 $\lambda_{min} v_{max} = c$

则 $h\dfrac{c}{\lambda_{min}} = eU$

$$\lambda_{min} = \frac{hc}{eU} \tag{3-5}$$

上述公式中，eU 是电子到达靶上的动能。若高速电子被阻止，几乎全部能量都转化成了辐射能，那么由此发射的单个光子的能量就等于电子的动能。当电子到达阳极靶后，如果其穿透到靶的内部，电子的能量就会损失一部分，最后的光子能量就没有刚才那么大，频率也相应小一些，波长就要大一些。电子进入靶的深度不同，损失能量的大小就不一样。这个过程中，X线波长的变化就是连续的。

如果把上述公式中的 λ 和 U 精密地测得，就可以计算出 h 值，这是测定普朗克常数很好的方法。经实验和计算得 $h = 6.626 \times 10^{-34}$ J·s，若取 $c = 3 \times 10^8$ m·s⁻¹ 和 $e = 1.6 \times 10^{-19}$ C 的数值代入 (3-5) 式，U 以伏特（V）为单位，那么公式就可以改为

$$\lambda_{min} = \frac{6.626 \times 10^{-34}(J \cdot s) \times 3 \times 10^8 (m \cdot s^{-1})}{1.6 \times 10^{-19}(C) \times U(V)} = \frac{12.4}{U} \times 10^{-7} (m) \tag{3-6}$$

如 U 以千伏特（kV）为单位，则公式（3-6）改为

$$\lambda_{min} = \frac{6.626 \times 10^{-34}(J \cdot s) \times 3 \times 10^8 (m \cdot s^{-1})}{1.6 \times 10^{-19}(C) \times U(kV)} = \frac{1.24}{U} (nm)$$

由上式可见，连续 X 线的最短波长 λ_{min} 只与管电压有关，而与其他因素无关。

通常用 kV（kVp）和 keV 两个单位描述 X 线能量，二者既有区别又有联系。kV 是指 X 线管阴极和阳极之间管电压的千伏值，kVp 是指峰值管电压的千伏值，而 keV 则表示单个电子或光子能量的千电子伏值。例如电子从 100kV 管电压的电场中，获得 100keV 的高速运动能量，在撞击阳极靶物质发生能量转换时，产生的最大光子能量也是 100keV。

由于光子能量（$E = hv = \dfrac{hc}{\lambda}$）与频率（$v$）成正比，与波长（$\lambda$）成反比，故如果波长最短（$\lambda_{min}$），则频率最高（$v_{max}$），表明光子的能量最大（$hv_{max}$）。X 线的最短波长，对应最大光子能量；最大光子能量的 keV 值，对应管电压的 kV 值。因此若测得 X 线谱中的最大光子能量的 keV 值，就可推断管电压的 kV 值，反之亦然。

3. 影响连续 X 线的因素 对连续 X 线的强度造成影响的因素很多，原因也比较复杂，归纳如下：

（1）阳极靶的物质原子序数的影响：对于连续 X 线的强度，在管电压 U、管电流 i 固定时，与阳极靶的原子序数 Z 成正比，即 $I_连 \propto Z$。阳极靶的原子序数越高，X 线的强度越大，如图 3-5（a）所示。

（2）管电流的影响：在管电压 U，靶材料（原子序数 Z）固定时，X 线的强度取决于管电流。管电流越大，在 X 线管中被加速的电子数量就越多，产生的 X 线强度也就越大，即 $I_连 \propto i$，如图 3-5（b）所示。

（3）管电压的影响 X 线束中光子的最大能量等于被加速电子的动能，而电子的动能 $E_k = eU$，所以改变管电压 U，光子的最大能量也改变了，整个 X 线谱曲线的形状也将发生变化。当管电压升高时，曲线向短波方向移动。当管电流、靶材料（原子序数 Z）固定时，随着管电压的升高，连续 X 线谱的最短波长和最大强度所对应的波长均向短波方向移动。使得 X 线的高能成分所占比例增加，同时 X 线强度提高，即 $I_连 \propto U^2$，如图 3-5（c）所示。

上述讨论对连续 X 线的影响中，所涉及的管电压为恒定电压，而实际上 X 线管上所加的是经交流电整流后的脉动电压。对于脉动电压，产生的 X 线最短波长只与管电压的峰值有关。当

峰值电压与恒定电压相同时,脉动电压产生的 X 线的平均能量显然要低,三相的 X 线谱线明显比单相谱线的 X 线能量强,并且谱线向高能量方向偏移。在相同管电流时,产生的 X 线强度也低。

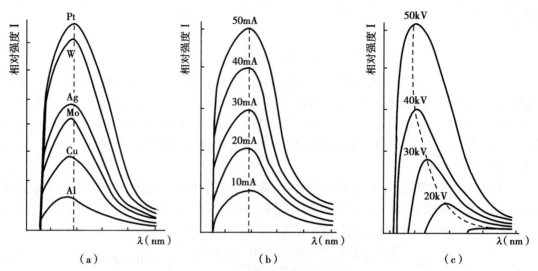

图 3-5　X 线管电流、电压和靶物质对连续 X 线的影响

连续 X 线的总强度应该是 $I(\lambda)$ 曲线下面的总面积

$$I_{连} = \int I(\lambda)d\lambda$$

经验公式为

$$I_{连} = K_1 iZU^n \tag{3-7}$$

式中常数 $K_1 = 1.1 \times 10^{-9} \sim 1.4 \times 10^{-9}$;对诊断用 X 线 $n = 2$,$I_{连}$ 表示连续 X 线的总强度,i 为管电流、U 是管电压、Z 为靶原子序数。

不同管电压对应不同的连续 X 线谱,每条谱线都有一个强度最大值,最大强度对应的波长值称为最强波长。根据实验和计算得出,其值约在最短波长的1.5倍处。即

$$\lambda_{最强} = 1.5\lambda_{\min} \tag{3-8}$$

由于滤过(filtration)不同,连续 X 线的平均能量,一般为最大能量的 $\frac{1}{3} \sim \frac{1}{2}$。其平均波长约为最短波长的2.5倍。即

$$\lambda_{平均} = 2.5\lambda_{\min} \tag{3-9}$$

例题 3-1

当管电压为 60kV 时,求产生连续 X 线的最短波长、最强波长、平均波长和最大光子能量。

解:产生连续 X 线的最短波长为 $\lambda_{\min} = \dfrac{1.24}{V(kV)} = \dfrac{1.24}{60} = 0.0207nm$

最强波长为 $\lambda_{最强} = 1.5\lambda_{\min} = 1.5 \times 0.0207 = 0.03105nm$

平均波长为 $\lambda_{平均} = 2.5\lambda_{\min} = 2.5 \times 0.0207 = 0.05175nm$

最大光子能量为

$$E = h\nu_{\max} = \frac{hc}{\lambda_{\min}} = \frac{6.626 \times 10^{-34} \times 3 \times 10^8}{0.0207 \times 10^{-9}} = 9.6 \times 10^{-15}J$$

(二)特征 X 线的产生原理

1. 物理过程　特征 X 线是由谱线分立的线状谱线构成的,是高速运动的电子与原子内层电

子发生作用的结果，是由电子的动能间接得来的，它与靶物质的原子结构有关。

原子的电子按照泡利不相容原理（Pauli exclusion principle）和能量最低原理（Lowest energy principle）分布于各个能级。在电子轰击阳极的过程中，某个具有足够能量的电子将阳极靶原子的内层电子击出，在低能级上会出现空位，系统能级升高，处于不稳定激发态。较高能级上的电子向低能级上的空位跃迁，并以光子的形式辐射出标识X线。释放出的能量（hv）等于电子跃迁前（E_2）、后（E_1）两能级之差。即

$$hv = E_2 - E_1 \tag{3-10}$$

图3-6是不同管电压的钨靶X线谱。由图可见，管电压为65kV时，为连续谱；当管电压升至100kV、150kV和200kV时，则在三条连续谱线上叠加了一组能量位置不变、强度很大的线状光谱。可见，线状光谱的能量与管电压无关（对不同靶材料，管电压必须大于某个值才能出现线状光谱），完全由靶的物质材料的性质决定。事实上，不同靶材料都有自己特定的线状光谱，它表征靶物质的原子结构特性，而与其他因素无关。通常把这种辐射称为特征辐射，也称为标识辐射，由此产生的X线称为特征X线。

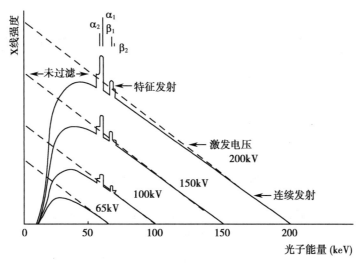

图3-6　钨靶在较高电压下的X线谱

图3-7是钨原子轨道电子的能级跃迁和特征辐射示意图。当钨靶原子的K层电子被击脱，其出现的K电子空位可由L、M、N、O等能级较高的壳层电子或自由电子跃入填充，由此便产生能量不同的K系的特征X线；同样当L层电子被击脱，便产生L系的特征X线，依此类推。外层电子由于能级差甚小，只能产生紫外线或可见光等低能量范围的光子。

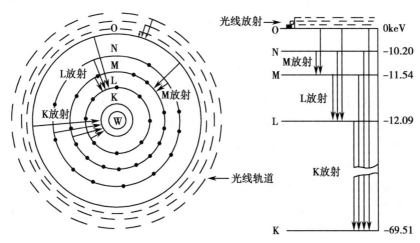

图3-7　钨靶原子的特征放射示意图

2. 特征 X 线的激发电压 靶原子的轨道电子在原子中具有确定的结合能（W），只有当入射高速电子的动能大于其结合能时，才有可能被击脱造成电子空位，产生特征 X 线。入射电子的动能完全由管电压决定，因此，管电压 U 必须满足下式的关系

$$eU \geqslant W \tag{3-11}$$

式中 W 为脱出能或结合能。当 $eU = W$ 时，$U = \dfrac{W}{e}$ 为最低激发电压。

对于给定的靶原子，各线系的最低激发电压大小按其相应的电子空位所产生的壳层内电子结合能大小顺序排列，即 $U_K > U_L > U_M > U_N$。壳层越接近原子核，最低激发电压越大。若实际管电压低于某激发电压，则此系的特征 X 线将不会发生。例如，钨的 K 电子结合能为 69.51keV，那么钨的 K 系激发电压就是 69.51kV。显然低于此激发电压将不会产生钨的 K 系特征 X 线，但可以产生其他系的特征辐射。相反，在产生 K 系特征 X 线的同时必定伴随其他系的激发和辐射，但由于 L、M、N 等各系的光子能量小、辐射强度弱，通常被 X 线管的管壁所吸收而不能射出，所以在大多数元素的 X 线谱中只有该元素的 K 系的特征 X 线。表3-1 列出几种靶物质材料的 K 系和 L 系的激发电压。

表3-1 几种靶材料产生 K、L 系特征放射的激发电压

靶材料	原子序数	激发电压（kV）	
		K 系	L 系
铝（Al）	13	1.56	0.09
铜（Cu）	29	8.98	0.95
钼（Mo）	42	20.00	2.87
锡（Sn）	50	29.18	4.14
钨（W）	74	69.51	12.09
铅（Pb）	82	88.00	15.86

3. 影响特征 X 线强度的因素 经过实验证明，K 系的特征 X 线的强度（I_K）可用下式表示

$$I_K = K_2 i (U - U_k)^n \tag{3-12}$$

式中 i 为管电流；U 为管电压；U_k 为 K 系激发电压；K_2 和 n 均为常数，n 约等于 1.5～1.7。

由上式可见，K 系的特征 X 线的强度与管电流成正比，管电压大于激发电压时才发生 K 系特征辐射，并随着管电压的升高 K 系强度迅速增大。

需要指出在 X 线的两种成分中，特征 X 线只占很少一部分。医用 X 线主要使用的是轫致辐射，但在物质结构的光谱分析中使用的是特征辐射。

第五节 X 线的量与质

一、概念及其表示方法

按照国家标准，我们采用辐射能、粒子注量、能量注量、粒子流密度等概念来描述电离辐射的量（quantity）与质（quanlity）。X 线的量理论上应以粒子注量和能量注量来描述，但这两个量在 X 线实际应用中已很少使用。目前应用较普遍的是，利用 X 线在空气中产生电离电荷的多少，定义为照射量（exposure），来测定 X 线的量。

习惯上常用 X 线强度来表示 X 线的量与质。所谓 X 线强度（intensity）是指在垂直于 X 线传播方向单位面积上，单位时间内通过的光子数量与能量乘积的总和。可见 X 线强度（I）是由光子数目（N）和光子能量（$h\nu$）两个因素决定的。

1. X 线的量 量就是 X 光子的数目。设在单位时间内通过单位横截面积上的 X 光子数目

为 N，若每个光子的能量为 $h\nu$，则单色 X 线强度

$$I = Nh\nu \tag{3-13}$$

可见，单色 X 线强度 I 与光子数目 N 成正比。

对于波长不同的，但能量完全确定的 $(N_1h\nu_1、N_2h\nu_2、\cdots)$ 有限种 X 光子组成的复色 X 线，其强度为：

$$I_{总} = \Sigma N_i h\nu_i \tag{3-14}$$

式中 $h\nu_1、h\nu_2、\cdots h\nu_n$ 为每秒通过单位横截面积上的各单色光子的能量，$N_1、N_2、\cdots N_n$ 为各单色 X 线光子的数目。

对于波长由 λ_{min} 到 λ_∞ 的连续 X 线谱，对应的 X 线光子能量由 $h\nu_{max}$ 到零，其强度：

$$I = \int_0^{E_{max}} E \cdot N(E) \cdot dE = \int_{\lambda_{min}}^\infty N(E) \cdot \frac{h^2 c^2}{\lambda^3} \cdot d\lambda \tag{3-15}$$

其中每秒通过单位垂直面积的、能量为 E 的 X 线光子数 $N(E)$ 是 X 线光子能量 E 的函数。

在实际放射工作中，为了方便起见，一般用管电流（mA）和照射时间（s）的乘积来反映 X 线的量，以毫安·秒（mA·s）为单位。

管电压一定时，X 线管的管电流的大小反映了阴极灯丝发射电子的情况。管电流大，表明单位时间撞击阳极靶的电子数多，由此激发出的 X 线光子数也正比地增加；照射时间长，X 线量也正比地增大。所以管电流和照射时间的乘积能反映 X 线的量。例如，一次拍片需要的 X 线的量为 20mA·s，就可选择 200mA×0.1s 或者 50mA×0.4s 等。

2. X 线的质　X 线的质又称线质，它表示 X 线的硬度，即穿透物质本领的大小。X 线的质完全由光子能量决定，而与光子个数无关。

在实际应用中是以管电压和滤过情况来反映 X 线的质。这是因为管电压高，激发的 X 线光子能量大，即线质硬；过滤板厚，连续谱中低能成分被吸收的多，透过滤板的高能成分增加，使 X 线束的线质变硬。在滤过情况一定时，常用管电压的千伏值来描述 X 线的质。管电压形成的电场对阴极电子加速使其获得足够能量撞击阳极靶而产生 X 线。管电压愈高，电子从场中得到的能量就愈大，撞击阳极靶面的力度愈强，产生的 X 线穿透能力也愈大。所以管电压能反映 X 线的质。

X 线为连续能谱，精确描述其线质比较复杂，工作中有时还用半价层（half-value layer）、有效能量和等值电压等物理量来描述 X 线的质。

所谓半价层是指，射线数衰减到初始强度的一半时，所需吸收体的厚度。X 线对不同物质的穿透能力不一样，因此对于同一束 X 线来讲，描述半价层可用不同标准物质的不同厚度来表示。诊断用 X 线通常用铝作为表示半价层的物质，半价层的值愈大表示对应 X 线的质愈硬。

如果某连续能谱 X 线的半价层与某单能 X 线的半价层相等时，则可认为两线束等效，就将单能 X 线的能量称为连续 X 线的有效能量。

二、影响 X 线量和质的因素

（一）影响 X 线量的因素

1. 管电压对 X 线量的影响　由图 3-4 可知，当管电流不变时，随着管电压从 20kV 升高到 50kV，其辐射的总量增大，图中曲线下所包围的总面积代表 X 线的总强度。实际上，X 线的强度与管电压的平方成正比。

2. 靶物质的原子序数对 X 线量的影响　图 3-8 表示在管电压和管电流等其他条件都相同的情况下钨和锡的 X 线谱，两条曲线下的面积分别表示钨和锡的总强度。从图中可见，曲线的两个端点都重合。其高能端重合，说明了 X 线谱的最大光子能量与管电压有关而与靶物质无关；低能端重合是因为 X 线管固有滤过的限制，低能成分被管壁吸收的缘故。射线的最大强度

都呈现在相同的光子能量处。实际上若把锡在任何能量时的强度乘以 74/50，则将正好落在钨的曲线上。这是因为 X 线的强度与靶物质的原子序数成正比，而 74 和 50 正是钨和锡的原子序数。说明用钨作阳极靶产生各种频率的 X 光子的数目，比锡产生的相应 X 光子的数目要多。

3. 管电流对 X 线量的影响　管电压一定时，X 线管的管电流的大小反映了阴极灯丝发射电子的情况，管电流越大表明阴极发射的电子越多，因而电子撞击阳极靶产生的 X 线的量也越大，发射出的 X 线的强度也就越大。因此，在管电压和靶物质的原子序数（材质）相同时，X 线的量与管电流成正比。

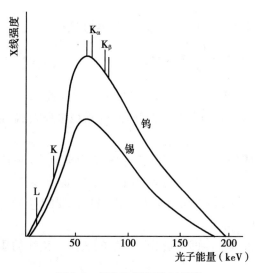

图 3-8　钨靶和锡靶的 X 线谱

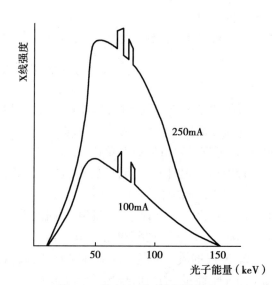

图 3-9　管电流对 X 线量的影响

图 3-9 是在管电压和其他条件不变的情况下，管电流对 X 线量的影响。从图中可以看到 100mA 和 250mA 的两条曲线，其 X 线最短波长和最长波长都完全一样，只是曲线下所包围的面积不同。显然管电流大的 X 线量大，反之就小。

特征 X 线完全由靶物质的原子结构特性所决定。靶物质的原子序数愈高，轨道电子的结合能愈大，特征 X 线的量也就愈大，当然也就需要更高的激发电压。例如，原子序数为 50 的锡其 K 系特征 X 线的能量在 25～29keV；原子序数为 74 的钨大约在 58～70keV；而铅的原子序数则更高为 82，其特征 X 线的能量在 72～88keV。因此，在管电压、管电流、投照时间相同的情况下，阳极靶的原子序数愈高，X 线的量愈大。

综上所述，X 线的量与管电压平方、管电流及投照时间、靶物质的原子序数成正比，即

$$I \propto U^2 IZt \tag{3-16}$$

（二）影响 X 线质的因素

一般来讲，X 线的质取决于管电压的大小。无论何种靶物质，在一定管电压下所产生的连续 X 线谱的最短波长和最长波长是相同的。峰值辐射强度发生在相同能量光子处。光子的最大能量完全由管电压确定。连续 X 线的质随管电压升高而变硬，但特征 X 线的质只与靶物质有关。脉动电压产生的 X 线质比恒定电压下的软。所以管电压波形对 X 线的质也有影响。三相电源的 6 脉冲和 12 脉冲供电，其管电压更接近恒压，由此产生的 X 线脉动变化减小，其量与质均优于单相电源供电的情况。一般来说，三相全波整流与单相全波整流相比，在相同管电压和滤过的情况下，X 线质大约提高 10%～15%。例如，拍头颅侧位片时，单相全波整流 X 线机管电压为 72kV，而改用三相全波整流方式的 X 线机只需要 64kV 就可获得相同的摄影效果。

滤过对 X 线的量与质及能谱构成均有很大影响。增加滤过板厚度，可大量衰减连续谱中的低能成分，使能谱变窄，线质提高，但总的强度降低。有关滤过的具体内容将在第五章中详细讨论。

在实际的影像工作中应注意影响 X 线量与质的多种因素，并能根据操作和诊断的实际需要，恰当地选择 X 线的量与质，这对提高影像质量和降低受检者的受照剂量都会产生一定作用。

第六节　X 线的产生效率

X 线的产生效率即在 X 线管中产生的 X 线能与加速电子所消耗电能的比值。在 X 线管中加速阴极电子所消耗的电功率（iU）全部变成高速电子的动能。这些高速电子在与靶物质复杂的相互作用过程中产生 X 线，同时也产生大量的热能。若将占比例极少的特征 X 线忽略不计，则 X 线的辐射功率可视为连续 X 线的总强度 $I=kiZU^2$。因此 X 线产生效率 η 等于 X 线的辐射功率（即 X 线的总强度）与高速电子流功率之比，即

$$\eta = \frac{kIiZU^2}{iU} = kZU \tag{3-17}$$

式中 k 是常数，约为 $1.1\times10^{-9}\sim1.4\times10^{-9}\mathrm{V}^{-1}$。

可见，随着阳极靶物质原子序数 Z 的提高，X 线产生效率增加，但是即使是原子序数很高的钨靶，在管电压高达 100kV 的情况下，X 线的产生效率也仅有 1% 左右，99% 的能量都转化为了热能。

由（3-17）式可见，X 线的产生效率与管电压和靶物质的原子序数成正比。在其他条件相同的情况下，高压波形愈接近恒压，产生 X 线的效率也愈高。

研究证明，X 线管产生 X 线的效率极低，一般不足 1%，而绝大部分的高速电子能都在阳极变为了热能，使阳极靶面的温度很高，此即 X 线管不能长时间连续工作的原因所在。从表 3-2 所列数据可以看出，X 线的产生效率，随着管电压的升高而增大。但随着管电压的升高，阳极靶所承受的热量也在急剧增加，因此 X 线管必须配有良好的散热冷却装置。

表 3-2　钨靶 X 线管和加速器产生 X 线的效率

加速电压	占总能量的百分数	
	X 线能（%）	热能（%）
40kV	0.4	99.6
70kV	0.6	99.4
100kV	0.8	99.2
150kV	1.3	98.7
4MeV	36	64
20MeV	70	30

例题 3-2

钨（$Z=74$）靶 X 线管，当管电压为 120kV 时 X 线的产生效率是多少？（此时 k 取 $1.1\times10^{-9}\sim1.4\times10^{-9}\mathrm{V}^{-1}$ 的平均值）

解：$\eta=kZU=1.25\times10^{-9}\times74\times120\times10^3=1.1\%$。

即管电压为 120kV 时，若 X 线管的输入功率为 1000W，则 X 线的辐射功率仅为 11W。而由于碰撞损失转变为热能的功率为 989W。

需要指出的是 X 线的另外一个概念即 X 线的利用率，它是指从 X 线管发出的、能够用来摄影的 X 线能量与从阳极靶面产生的 X 线能量的比值。而能够充分利用的 X 线不足阳极靶面产生 X 线总量的 10%，90% 以上的 X 线能都转化为了热量被阳极靶、管壳、管壁、绝缘油等吸收了，说明 X 线的利用率也很低。

第七节　X线强度的空间分布

从X线管上产生的X线,在空间各个方向上的分布是不均匀的,即在不同的方位角上的辐射强度是不同的。这种不均匀的分布称为X线强度的空间分布或称辐射场的角分布(angle distribution)。X线强度的空间分布主要受入射电子的能量、靶物质(原子序数)及靶厚度的影响。

1. 薄靶周围X线强度的空间分布　薄靶产生的X线在周围空间的分布情况如图3-10所示。不同角度上的矢径长度代表在该方向上X线强度,即从电子束入射的靶点0到各曲线的长度,表示X线在该方向上的强度。图中可见,低能电子束冲击薄靶产生的X线强度分布,主要集中在与电子束成垂直的方向上,沿着电子束方向上X线强度相对较小,与电子束相反方向上X线强度近似为零;高能电子束冲击薄靶时产生的X线集中向前方,X线束变窄。此图为X线强度分布的剖面图,若以电子束入射方向为轴旋转一周,可得X线强度在空间的角分布的立体图。

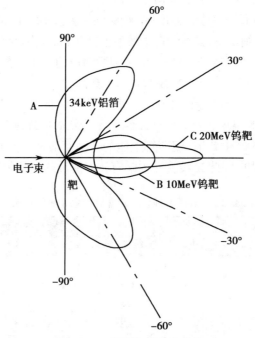

图 3-10　X线强度的角度分析

图3-11表示一薄靶在不同管电压下产生的X线强度在靶周围分布的变化情况。工作电压在100kV左右时,X线在各方向上强度基本相等。当管电压升高时,X线最大强度方向逐渐趋向电子束的入射方向,其他方向的强度相对减弱,X线的强度分布趋于集中。这种高能X线强度的空间分布与电子加速器的实验结果基本一致。

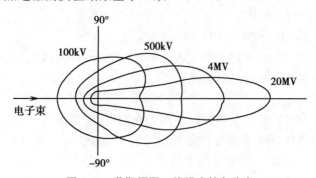

图 3-11　薄靶周围X线强度的角分布

根据薄靶产生X线的空间分布特点,在管电压较低时,利用反射式靶在技术上很有好处;但对使用超高压X线管时,管电压过高,考虑能量分布因素,则须采用穿透式靶,电子从靶的一面射入,X线从另一面射出。医用电子直线加速器产生的高能X线,使用的就是穿透式的薄靶。

2. 厚靶周围X线强度的空间分布　用于医疗诊断方面的X线管,其阳极靶较厚,称为厚靶X线管。当高能电子轰击靶面时,由于原子结构的"空虚性",入射高速电子不仅与靶面原子相互作用辐射X线,而且还穿透到靶物质内部的一定深度(电子每穿过50×10^{-12}m的深度能量损失10keV),不断地与靶原子作用,直至将电子的能量耗尽为止。因此,除了靶表面辐射X线外,在靶的深层也能向外辐射X线(如图3-12中的O点)。为便于应用方面的研究,仅讨论在投照方向(即OA、OB、OC)上的X线强度分布。由图3-12可见,从O点辐射出去的X线,愈靠近OC方向,穿过靶的厚度愈厚,靶本身对它的吸收也愈多;愈靠近OA方向,穿过靶的厚度愈薄,靶对它吸收也愈少。因此,愈靠近阳极一侧,X线的强度下降得愈多,而且靶角θ愈小,下降的程度越大。这种愈靠近阳极,X线强度下降得愈多的现象,就是所谓的"足跟"效应(heel effect),也称阳极效应(Anode effect)。由于诊断用X线管倾角θ小,X线能量不高,足跟效应非常显著。因此,要将X线管射出的X线滤过,使X线趋于均匀,投照时还应考虑若被照体厚,且密度大时应置于靠近阴极端。

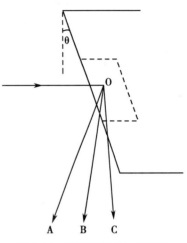

图3-12　厚靶阳极效应示意图

实验表明,从X线管窗口射出的有用X线束,其强度分布是不均匀的,普遍存在阳极效应现象。在图3-13中,若规定与X线管长轴垂直方向中心线(0°)的强度为100%,从其他不同角度方向上的强度分布情况看,阳极效应十分明显。

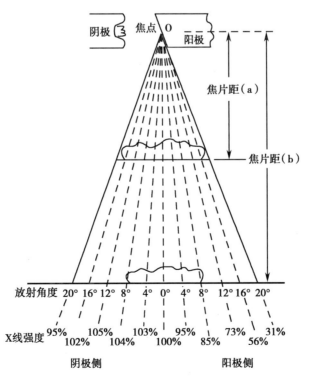

图3-13　X线强度的分布

在具体的影像操作中，应注意阳极效应的影响，尤其是检查部位的密度和厚度的差别很大时，阳极效应表现最为明显。通常来讲，把密度高、厚度大的被检部位置于阴极一侧，这样会使胶片的感光量比较均匀，得到的图像质量会更高。另外，应尽量使用中心线附近强度较均匀的X线束摄影。例如，在一次拍片中使用的焦片距 a 较小，投照部位横跨中心线左右各 20°，其两端的强度差为 95%-31%＝64%。如此大的差别，将使这张照片的阳极效应十分明显。若把焦片距拉大到 b，则投照部位横跨中心线左右大约各在 8° 和 12° 之间，其两端的强度之差大约为 104%-80%＝24%，显然焦距为 b 的阳极效应影响比焦距为 a 的情况要小得多。

阳极效应的另一个表现就是改变了 X 线管有效焦点的大小和形状，在 X 线照射野中靠近阴极一侧的有效焦点比靠近阳极一侧的要大。乳腺摄影设备恰恰是依据这一特点，调整 X 线管的方位，从而在摄影时得到小焦点。

（王晓艳）

第四章

X(γ)射线与物质的相互作用

X(γ)射线都是电磁波。它们在电磁辐射能谱中所占范围基本相同，仅仅是来源不同。X线是高速电子与物质核外电子相互作用的结果，而γ射线则是原子核衰变放射出来的。射线通过物质时与物质发生相互作用，研究这种作用可以了解射线的性质、射线对物质的影响及物质的构成。因此研究射线与物质相互作用的规律是进行射线探测、防护和应用的重要基础。为叙述方便，本章仅以X线与物质的相互作用进行描述。

第一节 概　　述

X线通过物质时，小部分从物质的原子间隙中穿过，大部分被吸收和散射，从而产生各种物理的、化学的及生物的效应。这些效应的产生都是物质吸收X线能量的结果。

图4-1给出了X线光子进入生物组织后，光子能量在其中转移、吸收乃至最终引起生物效应的大概过程。可以看出，在物质中每经历一次相互作用，光子的一部分能量转移给电子，另一部分则被散射光子所带走。

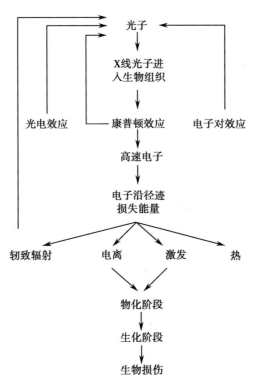

图4-1　X线光子在生物组织中的吸收及其引起生物效应的过程

一、X线与物质相互作用的几率

具有一定能量的入射光子与物质中的粒子（也称靶粒子）的相互作用，可认为是一个入射光子与靶粒子发生相互作用，该入射光子或者消失，或者偏离原来的运动方向，造成出射线束强度的减弱。若用 N 表示入射光子数，N_B 表示在厚度为 Δx 的物质内与入射光子相互作用的靶粒子数，则 N_B/N 可表示为入射线通过物质层面 Δx 后强度相对减弱的程度，即

$$\eta = \frac{N_B}{N} \tag{4-1}$$

η 常被称为作用几率（effect probability），它表示入射线通过厚度为 Δx 的物质时，一束入射光子与物质中 N_B 个靶核相互作用的几率。显然，其作用几率与入射线通过物质上的靶粒子数 N_B 成正比。

作用几率也可用入射束通过作用物质前后的强度变化来表示。设物质的厚度为 Δx，入射光子入射前的强度为 I_0，出射后的强度为 I。因入射光子通过物质时，将与物质的靶粒子相互作用，从而使得出射光束的强度减弱。可见 $I < I_0$。若令 $I - I_0 = -\Delta I$，则 $\Delta I/I_0$ 同样可表示为入射光强度相对减弱的程度，即

$$\eta = \frac{I - I_0}{I_0} = -\frac{\Delta I}{I_0} \tag{4-2}$$

二、射线的衰减

（一）线性衰减系数

测量光子束减弱特性的方法，是让光子束入射到厚度可变的物体上，探测器与射线源之间的距离保持不变，不过此距离要保证在探测器上仅能测量到原始光子（穿过吸收体没有发生相互作用的光子），由吸收体产生的散射光子在这种安排中假定探测不到。当 X 线通过物体时，射线不是被吸收就是被散射，此种现象称为 X 线衰减或减弱（图4-2）。

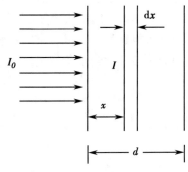

图4-2　线性衰减系数

设 X 线束穿过厚度为 dx 的物质，因入射光子与物质粒子的相互作用，使探测到的光子数减少，减少的数目 dN（与物质粒子发生相互作用的光子数）正比于入射的光子数 N 和吸收体的厚度 dx，即

$$-dN \propto Ndx$$

或

$$dN = -\mu Ndx$$
$$\mu = -\frac{dN}{Ndx} \tag{4-3}$$

式中，μ 是比例常数，称为线性衰减系数（linear attenuation coefficient）。负号表示随吸收体厚度的增加光子数减少。因为每单位时间通过单位面积的光子数决定 X 线的强度，故上式还可用强度表示为

$$dI = -\mu Idx$$

或

$$\mu = -\frac{dI}{Idx} \tag{4-4}$$

可见，线性衰减系数 μ 还可理解为，当 X 线穿过单位厚度的物质时，其强度衰减的比值。对上式积分得

$$I = I_0 e^{-\mu x} \tag{4-5}$$

式中，I_0 为入射线的强度，I 为穿过厚度为 x 的物质后的射线强度，上式也称为单色 X 线在特定物质中衰减的定量描述。

线性衰减系数 μ 的 SI（国际单位）是"m^{-1}"，在实际应用中还常用 CGS（厘米克秒单位制）"cm^{-1}"表示。

由于射线通过物质的衰减是由三种主要相互作用造成的，因此，总的线性衰减系数应近似等于各主要作用过程的线性衰减系数之和，即

$$\mu \approx \tau + \sigma + \kappa \tag{4-6}$$

式中，τ 为光电线性衰减系数；σ 为康普顿线性衰减系数；κ 为电子对线性衰减系数。它们分别代表射线束通过单位厚度的物质层，由于光电吸收、康普顿散射、电子对效应吸收产生而使射线强度衰减的比值。

（二）质量衰减系数

由于线性衰减系数 μ 近似与吸收物质的密度成正比，而密度又随材料的物理状态而变化，为了避开这种与物质密度的相关性而便于应用，通常还采用质量衰减系数（mass attenuation coefficient）$\mu_m = \mu/\rho$ 来表征射线束通过单位厚度的物质层后，射线强度衰减的比值。其优点是它的数值与物质密度无关，也就是与物质的物理状态无关。例如水、冰和水蒸气，虽然它们的密度和物理形态不同，但都由 H_2O 组成，故其质量衰减系数相同。

现将式（4-4）两边同除以密度 ρ，可得

$$\frac{\mu}{\rho} = -\frac{dI}{I(\rho dx)} \tag{4-7}$$

式中，ρdx 表示面积为每平方米，厚度为 dx 的立方体中所含物质的质量，称为质量厚度，其 SI 单位是 $kg \cdot m^{-2}$。若 $\rho dx = 1$，则称为 1 个单位质量厚度，其物理意义是：在 $1m^2$ 的面积上均匀分布 1kg 质量的吸收物质层的厚度值。

设 $\rho dx = 1$，代入式（4-7）可得

$$\mu_m = \frac{\mu}{\rho} = -\frac{dI}{I}$$

可见质量衰减系数表示 X 线在穿过单位质量厚度的物质层时，射线强度衰减的比值。

质量衰减系数的 SI 单位是 $m^2 \cdot kg^{-1}$，有时还使用 CGS 单位 $cm^2 \cdot g^{-1}$，两者的换算关系是 $1m^2 \cdot kg^{-1} = 10cm^2 \cdot g^{-1}$。

由式（4-6）得

$$\mu_m = \frac{\mu}{\rho} \approx \frac{\tau}{\rho} + \frac{\sigma}{\rho} + \frac{\kappa}{\rho}$$

显然，总质量衰减系数应近似等于各主要相互作用过程的质量衰减系数之和，即

$$\mu_m \approx \tau_m + \sigma_m + \kappa_m \tag{4-8}$$

式中，τ_m、σ_m 和 κ_m 分别为光电、康普顿和电子对效应的质量衰减系数。

如果质量厚度用 T_m 表示，则

$$I = I_0 e^{-\mu_m T_m}$$

质量衰减系数就相当于将线性衰减系数对物质密度作归一化，所以质量衰减系数与物质密度无关，只表现物质组成的差别（图4-3）。

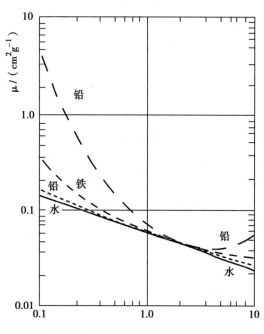

图 4-3 各种材料的质量衰减系数

三、能量转移和吸收

（一）能量转移系数

1. 线性能量转移系数（linear energy transfer coefficient）　在 X 线与物质相互作用的三种主要过程中，X 线光子的能量有一部分转化为（光电子（photoelectron）、反冲电子（recoil electron）及正负电子对（electron-positron pair））的动能，而另一部分则被一些次级光子（标识 X 线光子、康普顿散射（compton scattering）光子及湮灭辐射光子（annihilation radiation）所带走，这就是说，总的衰减系数 μ 可以表示为两部分的总和，即

$$\mu = \mu_{tr} + \mu_s \tag{4-9}$$

式中，μ_{tr} 为 X 线光子能量的电子转移部分；μ_s 为 X 线光子能量的辐射转移部分。

对于辐射剂量学（radiation dosimetry）而言，重要的是确定 X 线能量的电子转移部分，因为最终在物质中被吸收的就来自这部分能量。

显然，X 线能量的电子转移部分应等于

$$\mu_{tr} = \tau_{tr} + \sigma_{tr} + \kappa_{tr} \tag{4-10}$$

式中，μ_{tr} 称为线性能量转移系数，它表示 X 线在物质中穿过单位长度距离时，由于各种相互作用，其能量转移给电子的动能占总能量的份额。τ_{tr}、σ_{tr}、κ_{tr} 分别为光电效应、康普顿效应和电子对效应过程中能量转移为电子能量的线性能量转移系数。

2. 质能转移系数　和线性衰减系数一样，μ_{tr} 也近似正比于吸收物质密度 ρ，而 ρ 随物质的物理状态变化。为避开同物质密度的相关性，常引入质能转移系数 μ_{tr}/ρ，即

$$\frac{\mu_{tr}}{\rho} = \frac{\tau_{tr}}{\rho} + \frac{\sigma_{tr}}{\rho} + \frac{\kappa_{tr}}{\rho} \tag{4-11}$$

质能转移系数表示 X 线在物质中穿过质量厚度为 $kg \cdot m^{-2}$ 时，因相互作用其能量转移给电子的份额。

质能转移系数的 SI 单位是米 $^2 \cdot$ 千克 $^{-1}$（$m^2 \cdot kg^{-1}$）。

（二）能量吸收系数

1. 线性能量吸收系数（linear energy absorption coefficient）　对于中等能量的光子，在与物质相互作用过程中，转移给次级电子的能量在碰撞过程中全部消耗，并被蓄留于吸收物质中，即全部被物质吸收。如果次级电子的能量相当高，那么由于轫致辐射而消耗次级电子的能量份额则不可忽略。因而真正被物质吸收的能量应等于光子转移给次级电子的能量减去因轫致辐射而损失的能量。若用 g 表示次级电子能量转变为轫致辐射的能量份额，那么

$$\mu_{en} = \mu_{tr}(1 - g) \tag{4-12}$$

式中，μ_{en} 称为能量吸收系数，表示 X 线在物质中通过单位长度距离时，其能量真正被物质吸收的份额。g 的数值随吸收体原子序数的增加而增大。但是次级电子能量在 MeV 以下时，g 常忽略不计，即轫致辐射可忽略，此时 $\mu_{en} = \mu_{tr}$，即转移给次级电子的能量全部被物质吸收。

2. 质能吸收系数（mass energy absorption coefficient）　同质能转移系数一样，质能吸收系数为

$$\frac{\mu_{en}}{\rho} = \frac{\mu_{tr}}{\rho}(1 - g) \tag{4-13}$$

它的 SI 单位为米 $^2 \cdot$ 千克 $^{-1}$（$m^2 \cdot kg^{-1}$）。在计算 X 线吸收剂量及研制各种 X 线剂量仪时，经常用到质能吸收系数。

第二节 X线与物质相互作用的主要过程

一、光 电 效 应

光电效应又称光电吸收，它是X线光子被原子全部吸收的作用过程。所以也将有关的光电系数称为吸收系数。

（一）光电效应的产生

当一个能量为$h\nu$的光子通过物质时，它与原子的某个内层轨道上的一个电子发生相互作用，把全部能量传递给这个电子，而光子本身则整个被原子吸收，获得能量的电子摆脱原子的束缚而成为具有速度ν的自由电子，这种电子称为光电子，这种现象称为光电效应，如图4-4所示。光电子的动能$E_e = h\nu - E_B$，这里E_B是电子的结合能。

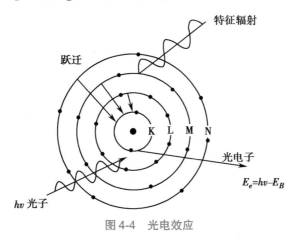

图 4-4　光电效应

放出光电子的原子变为正离子，原子处于激发态，其电子空位很快被外层电子跃入填充，同时放出特征X线。有时，特征X线离开原子前，又将外层轨道电子击脱，即"俄歇电子"。在人体组织中特征X线和俄歇电子的能量低于0.5keV，这些低能光子和电子很快被周围组织吸收。

可见，光电效应的实质是物质吸收X线使其产生电离的过程。在此过程中将产生的次级粒子有：光电子、正离子（产生光电子的原子）、新的光子（特征辐射光子）、俄歇电子。

（二）光电效应的发生几率

实验和理论都可以准确地证明光电质量衰减系数的表达式为

$$\tau_m = \frac{c_1}{A} Z^4 \lambda^3 \tag{4-14}$$

这里，A是原子量，Z是原子序数，λ是入射线波长，c_1是一个常数。可见，光电效应的发生几率可受以下三方面因素的影响。

1. 物质原子序数　从式（4-14）可知，光电效应的发生几率与物质的原子序数的4次方成正比，即

$$光电效应几率 \propto Z_4 \tag{4-15}$$

物质的原子序数愈高，光电效应的发生几率就愈大。对高原子序数物质由于结合能较大，不仅K层，其他壳层电子也较容易发生光电效应。但对低原子序数物质几乎都发生在K层。由原子的内层脱出光电子的几率比由外层脱出光电子的几率要大得多。若入射光的能量大于K电子结合能，则光电效应发生在K层的几率占80%，比L层高出4～5倍。

2. 入射光子能量　因为光电子的动能为$E_e = h\nu - E_B$。所以光电效应发生的能量条件是：入射光子的能量$h\nu$必须等于或大于轨道电子的结合能E_B，否则就不会发生光电效应。如：碘的K

电子结合能 33.2keV，若光子能量是 33keV，就不能击脱该电子，但可击脱 M 层或 L 层电子。

从式（4-14）可知，光电效应的发生几率与入射线波长的 3 次方成正比，说明与光子能量的 3 次方成反比，如：一个 34keV 的光子比 100keV 的光子更容易与碘的 K 层电子发生作用。光子能量加倍，光电效应的发生几率减少到原来的 1/8，即光子能量愈大光电效应的发生几率越小。即

$$光电效应几率 \propto \frac{1}{(h\nu)^3} \tag{4-16}$$

3. 原子边界限吸收　如果测出某一种物体对不同波长射线的光电质量衰减系数，并依据式（4-14）把它们对 $h\nu$ 作图，就会得到质量衰减系数随入射光子能量 $h\nu$ 的变化。图 4-5 是水和铅的光电吸收曲线，这里可以看到：吸收系数（光电效应发生率）一般随入射光子能量 $h\nu$ 的增大而降低，这就是说，波长较短，频率较高的射线的贯穿本领强；当入射光子能量 $h\nu$ 增到某一数值恰好等于原子轨道电子结合能时，吸收系数突然增加，这些吸收突然增加处称为吸收限。当光子能量等于原子 K 结合能时，发生 K 边界限吸收；等于 L 结合能时，发生 L 边界限吸收；等于 M 结合能时发生 M 边界限吸收，但最重要的是结合能较大的 K 边界限吸收，因为光电效应主要发生在结合能较大的 K 层，而发生在其他壳层上的机会相对较少。

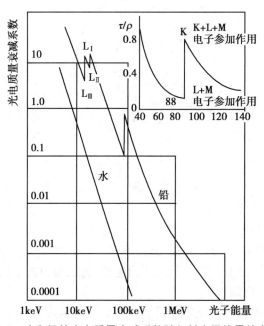

图 4-5　水和铅的光电质量衰减系数随入射光子能量的变化

从图 4-5 中的光电吸收曲线得知，在 88keV 铅的 K 结合能处，出现突变折点，光电质量线衰减系数由 0.097m²·kg⁻¹ 突然增加到 0.731m²·kg⁻¹，这种增加完全是由于 2 个 K 层电子突然参加所致。K 边界限吸收使光电效应几率增大了 7 倍，它比 L 层 8 个电子光电效应的几率还大 6 倍。可见，光电效应主要发生在结合能较大的 K 层中，在 13~15keV 处出现铅的 3 个 L 边界限吸收折点；在 2~4keV 处还有 M 边界限吸收，只因能量太低，图中未画出。水的有效原子序数较低，K 边界限很小，图中也未画出。

物质原子的边界限吸收特性很有实用价值，可在防护材料的选取、复合防护材料配方及阳性对比剂材料的制备等方面得到应用。

（三）光电效应中的特征放射

这里讲的特征放射，与 X 线产生中的特征放射，意思完全一样，唯一的区别是用于击脱轨道电子所用的"子弹"不同。在 X 线管中，击脱靶原子轨道电子的是从阴极飞来的高速电

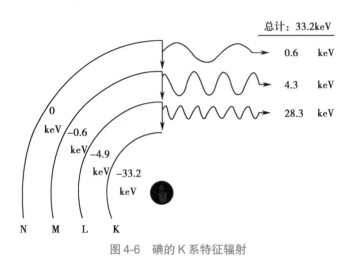

子；而在光电效应中则是 X 线光子。它们共同的作用结果，都是造成电子空位产生特征辐射。图 4-6 是元素碘的 K 系特征放射示意图。当 X 线光子把碘的 K 电子击脱，造成一个 K 电子空位时，其 K 电子空位可由多种方式填充，一般情况下都是邻近壳层的电子跃入填充其空位，其中自由电子跃入填充时放出的特征光子能量最大；其他壳层电子填充时可产生不同的特征放射光子，这些不同的特征光子便构成碘的 K 系特征线谱。L 电子跃入填充时产生能量为 28.3keV 的光子辐射（33.2–4.9 = 28.3keV）。L 空位由 M 电子跃入填充时放出一个 4.3keV 能量的光子（4.9–0.6 = 4.3keV），一直继续下去，直到 33.2keV 的能量全部转换为光能为止。

图 4-6　碘的 K 系特征辐射

钡剂和碘剂都是 X 线检查中常用的对比剂，其 K 特征放射都具有较高的能量（钡是 37.4keV，碘是 33.2keV），它们都能穿过人体组织到达胶片使之产生灰雾。

人体软组织中原子的 K 结合能仅为 0.5keV，发生光电效应时，其特征放射光子能量也不会超过 0.5keV，如此低能光子，在同一细胞内就可被吸收而变为电子运动能。骨骼中钙的 K 结合能为 4keV，发生光电效应时其特征放射光子在发生点几毫米之内就被吸收。而人体内其他元素的特征辐射的能量就更小（为 0.5keV）。由此可见，在人体组织内发生的光电效应，其全部能量都将被组织吸收。

（四）光电子的角分布

光电子出射的角度分布与入射光子的能量有关，单位立体角内放出的光电子的角度分布由下式决定：

$$\frac{dN}{d\Omega} = \frac{\sin^2\theta}{(1 - \beta\cos\theta)^4}$$

式中，θ 是 X 线光子的入射方向与光电子出射方向之间的夹角；β 是光电子速度与光速之比。光电子的角分布如图 4-7 所示。

当 β 为零时，光电子与入射方向呈 90° 角射出的几率最大。低能时，在与入射方向呈 70° 的方向上射出的光电子最多；随着入射光子能量的增大，光电子的速度增大，愈来愈多的光电子沿入射光子的方向朝前出射。

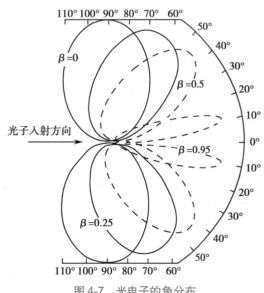

图 4-7　光电子的角分布

（五）诊断放射学中的光电效应

诊断放射学中的光电效应，可从利弊两个方

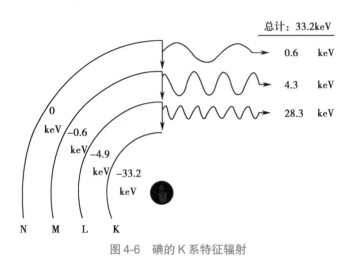

面进行评价。

有利的方面是：能产生质量好的照片影像。其原因是：①不产生散射线，大大减少了照片的灰雾；②可增加人体不同组织和对比剂对射线的吸收差别，产生高对比度的 X 线照片，对提高诊断的准确性很有好处。钼靶软组织 X 线摄影，就是利用低能射线在软组织中，因光电吸收的明显差别而产生高对比度照片的。另外，在放疗中，光电效应可增加肿瘤组织的剂量，提高其疗效。

有害的方面是：入射 X 线通过光电效应可全部被人体吸收，增加了受检者的剂量。从被检者接收 X 线剂量看光电效应是很有害的。被检者从光电效应中接收的 X 线剂量比其他任何作用都多。一个入射光子的能量通过光电作用全部被人体吸收，在康普顿散射中被检者只吸收入射光子能量的一小部分。根据辐射防护原则，应尽量减少每次 X 线检查的剂量。为此，应设法减少光电效应的发生。由于光电效应发生概率与光子能量 3 次方成反比，利用这个特性在实际工作中采用高千伏摄影技术，从而达到降低剂量的目的。不过，在乳腺 X 线摄影中，要注意平衡对比度和剂量之间的矛盾。

二、康普顿效应

康普顿效应又称康普顿散射，它是射线光子能量被部分吸收而产生散射线的过程。

（一）康普顿效应的产生

如图 4-8 所示，康普顿效应是指 X 线、γ 射线光子与物质中原子的一个外层轨道电子相互作用时，发生原子电离，光子被散射的现象。子的结合能和入射光子能量相比是很小的。在相互作用中，光子只将一部分能量传递给外层电子，电子接收一定的能量后脱离原子束缚，以与光子的初始入射方向呈 θ 角的方向射出，此电子称为反冲电子。与此同时，光子本身能量降低（即频率降低）并朝着与入射呈 φ 角的方向射出，此光子称为散射光子。图中 hv 和 hv' 分别为入射光子和散射光子的能量，φ 和 θ 分别为散射角和反冲角。

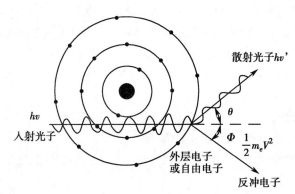

图 4-8　康普顿效应

（二）康普顿效应的发生几率

实验和理论都可以准确地证明康普顿质量衰减系数的表达式为

$$\sigma_{\mathrm{m}} = \frac{c_1 N_0}{A} Z\lambda = \frac{c_2}{A} Z\lambda \tag{4-17}$$

这里，$c_2 = c_1 N_0$ 是另一个常数。康普顿效应的发生几率可受以下两个方面因素的影响。

1. 物质原子序数的影响　从式（4-17）可知，康普顿效应的发生几率与物质的原子序数 Z 成正比，即

$$康普顿效应几率 \propto Z \tag{4-18}$$

但此式只适合氢与其他元素的比较。因为，除了氢元素外，大多数材料被认为几乎有相同的 $\frac{N_0}{A}Z$（每克电子数）（表 4-1）。因此，σ_{m} 对所有物质几乎是相同的。

表 4-1　常见物质的密度 ρ 和每克电子数

物质	密度（kg·m⁻³）	有效原子序数$\overline{Z}$	ρ_e（×10²³电子数·g⁻¹）
氢	8988×10^{-5}	1	5.97
碳	2250	6	3.01
氧	1.429	8	3.01
铝	2.699×10^3	13	2.90
铜	8.960×10^3	29	2.75
铅	1.136×10^4	82	2.38
空气	1.293	7.78	3.01
水	1.000×10^3	7.42	3.34
肌肉	1.040×10^3	7.64	3.31
脂肪	9.160×10^2	6.46	3.34
骨	1.650×10^3	13.80	3.19

2. 入射光子能量的影响　从式（4-17）可知，康普顿效应发生几率与入射射线波长成正比，说明与入射光子能量成反比，即

$$康普顿效应几率 \propto \frac{1}{h\nu} \tag{4-19}$$

如在前面所提到的那样，康普顿效应是光子和原子外层轨道电子之间的相互作用。实际上，这意味着入射光子的能量比电子的结合能必须大很多（否则上式不适用）。这与光电效应形成一个对比，当入射光子的能量等于或稍大于电子的结合能时，光电效应最可能发生。因此，在 K 电子结合能以上，随着入射光子能量的增加，由光电效应几率 $\propto 1/(h\nu)^3$ 可知，光电效应随能量很快降低，而康普顿效应变得越来越重要。

（三）散射光子的波长

通过理论推导证明可得，在康普顿散射中，因入射光子与自由电子碰撞，将一部分能量转移给自由电子，自己的能量减少，故光子频率降低，波长变长，增量为

$$\Delta\lambda = \lambda' - \lambda = \frac{h}{m_0 c}(1-\cos\varphi) \tag{4-20}$$

可见，其波长改变量与自由电子的静止质量 m_0 和散射角 φ 有关，而与入射光子的波长无关。$h/m_0 c = 0.00243nm$ 称为反冲电子的康普顿波长。

（四）散射光子和反冲电子的角分布

只有入射光子能量远远超过电子在原子中的结合能（约 10 000 倍）时，才容易发生康普顿效应。实际常忽略轨道电子的结合能，把康普顿效应看成是入射光子与自由电子的碰撞。在这里可以把康普顿散射，想象为两个球的碰撞，一个比作入射光子，一个比作自由电子。碰撞时，若光子从电子边上擦过，其偏转角度很小，反冲电子获得的能量也很少，这时散射光子保留了绝大部分能量；如果碰撞更直接些，光子的偏转角度增大，损失的能量将增多；正向碰撞时，反冲电子获得的能量最多，这时被反向折回的散射光子仍保留一部分能量。

图 4-9 矢量图表示在康普顿散射中和入射光子方向呈不同角度的散射光子与反冲电子能量分配的特性。$h\nu$ 为入射光子能量，而 $h\nu_1$、$h\nu_2$…

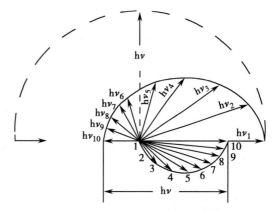

图 4-9　散射电子与反冲电子的能量分配

为不同角度散射的光子能量。数字 1、2…10 标出的矢量是在光子散射时生成反冲电子的动能。光子可在 0°～180° 的整个空间范围内散射，反冲电子飞出的角度不超过 90°。

理论推导证明，在康普顿散射中，散射光子的能量为

$$hv' = \frac{hv}{1 + \frac{hv}{m_0 c^2}(1 - \cos\varphi)} \tag{4-21}$$

反冲电子的动能为

$$T = \frac{hv}{1 + \frac{m_0 c^2}{hv(1 - \cos\varphi)}} \tag{4-22}$$

其中 $m_0 c^2 = 0.511\text{MeV}$。

可见，它们依赖入射光子的能量和散射角。当 φ 角等于 0 时，$\cos\varphi = 1$，散射光子的能量最大（等于 hv），反冲电子的能量等于零。这说明在入射方向上入射光子从电子旁掠过，它的能量没有损失，光子没有散射。当 φ 角等于 180° 时，$\cos\varphi = -1$，散射光子的能量达到最小，为：

$$(hv')_{\min} = \frac{hv}{1 + \frac{2hv}{m_0 c^2}} \tag{4-23}$$

反冲电子的动能达到最大，为：

$$T_{\max} = \frac{hv}{1 + \frac{m_0 c^2}{2hv}} \tag{4-24}$$

从散射光子的能量随散射角增大而减小，可得出康普顿散射中光子波长的改变为：$\Delta\lambda = \lambda' - \lambda = \frac{h}{m_0 c}(1 - \cos\varphi) = 0.0243(1 - \cos\varphi)$。这表明对于给定的散射角，光子波长的改变与入射光子的能量无关。

例题

若一能量为 20keV 的光子与物质发生康普顿散射，则反冲电子获得的最大能量是多少？

当光子的波长改变最大时，转移给电子的能量最大。

当偏转角为 180° 时，最大改变波长为：

$$\Delta\lambda_{\max} = \lambda' - \lambda = 0.002\,43 \times [1 - \cos(180°)] = 0.004\,86\text{nm} = 0.005\text{nm}$$

20keV 光子的波长为：

$$\lambda = \frac{1.24}{hv} = \frac{1.24}{20\text{keV}} = 0.062\text{nm}$$

在 180° 方向上散射光子的波长为：

$$\lambda' = \lambda + \Delta\lambda = (0.062 + 0.005)\text{nm} = 0.067\text{nm}$$

散射光子的能量为：

$$hv' = \frac{1.24}{\lambda'} = \frac{1.24}{0.067\text{nm}} = 18.6\text{keV}$$

这样，反冲电子的能量 E_k 为：

$$E_k = hv - hv' = (20 - 18.6)\text{keV} = 1.4\text{keV}$$

通过此题进一步说明了，当低能光子经历康普顿作用时，入射光子的大部分能量被散射光子带走，反冲电子仅获得很少的能量（表 4-2）。

表 4-2　各种偏转角度下散射光子的能量

入射光子能量（keV）	散射光子能量（keV）			
	30°	60°	90°	180°
25	24.9	24.4	24	23
50	49.6	47.8	46	42
75	74.3	70	66	58
100	98.5	91	84	72
150	146	131	116	95

　　从表中数据看出，在康普顿散射中，散射光子仍保留了大部分的能量，传递给反冲电子的能量是很少的。而小角度偏转的光子，几乎仍保留其全部能量。这里产生的小角度的散射线不可避免地要到达胶片，产生灰雾而降低照片的质量。原因是散射线的能量大，滤过板不能将它滤除；由于它的偏转角度小，所以也不能用滤线栅把它从有用线束中去掉。

　　从上面的讨论可知，康普顿散射光子的角分布，强烈地依赖于入射光子的能量。如果射线束的能量处于仅发生康普顿效应的能量范围内，对 0.1MeV 低能射线产生的散射光子近似对称于 90° 角分布，随着入射光子能量的增大，散射光子的分布趋向前方，如图 4-10 所示。图中曲线上任何一点到 0 点的距离，表示在该方向上散射线的强度；若沿 X 线的入射轴旋转一周，就成为散射线强度的立体空间分布图。φ 和 θ 角的关系是

$$ctg\theta = (1 + \frac{h\nu}{m_0 c^2})\tan\frac{\varphi}{2} \tag{4-25}$$

　　由上式看出，光子可在 0°～180° 的整个空间范围内散射，而反冲电子飞出的角度则不超过 90°。即角度变化范围 φ 由 0° 到 180°，相应的反冲角 θ 由 90° 变到 0°。图 4-11 表示对于反冲电子，大于 90° 就不存在了。可见随入射光子能量的增大，反冲电子的角分布同样趋向前方。

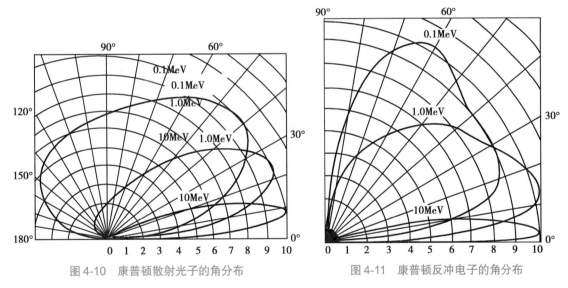

图 4-10　康普顿散射光子的角分布　　　　　图 4-11　康普顿反冲电子的角分布

　　需要指出，康普顿效应中产生的散射线，是 X 线检查中最大的散射线来源。从被照射部位和其他被照物体上产生的散射线，充满检查室整个空间。这一事实应引起 X 线工作者和防护人员的重视，并采取相应的防护措施。

三、电子对效应

（一）电子对效应的产生

　　如图 4-12 所示，在原子核场或原子的电子场中，一个具有足够能量的光子，在与靶原子

核发生相互作用时，光子突然消失，同时转化为一对正、负电子，这个作用过程称为电子对效应。

一个电子的静止质量能 $m_0c^2 = 0.51\text{MeV}$，一个电子对的静止质量能就应为 1.02MeV。根据能量守恒定律，要产生电子对效应，入射光子的能量就必须等于或大于 1.02MeV。光子能量超过该能量值的部分就变为了正、负电子的动能（ε^+、ε^-）。即

$$hv = 1.02\text{MeV} + \varepsilon^+ + \varepsilon^- \tag{4-26}$$

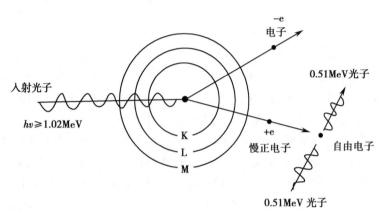

图 4-12　电子对效应与湮灭辐射

正电子与负电子的静止质量相等，所带电量相等，但性质相反；生成的正、负电子在物质中穿行，通过电离和激发不断损失自身的能量，最后慢化的正电子在停止前的一瞬间与物质中的自由电子结合，随即向相反方向射出两个能量各为 0.51MeV 的光子，该作用过程称为湮灭辐射。虽然正、负电子在耗尽其动能之前也会发生湮灭辐射，但发生的几率很小。由此可见，电子对效应和湮灭辐射都是质量和能量相互转化的最好例证。

（二）电子对效应的发生几率

实验证明，电子对效应质量衰减系数 $\kappa_m \propto nZ^2\ln hv$，所以电子对效应的发生几率与物质原子序数的平方成正比，与单位体积内的原子个数成正比，也近似地与光子能量的对数（$\ln hv$）成正比。可见，该作用过程对高能光子和高原子序数物质来说才是重要的。

第三节　X 线与物质相互作用的其他过程

除以上三种主要相互作用过程外，与防护有关的其他作用过程还有相干散射和光核作用。

一、相　干　散　射

射线与物质相互作用而发生干涉的散射过程称为相干散射（coherence scattering）。否则就是非相干散射（incoherent scattering），康普顿散射即为非相干散射。

早先，劳厄用一束 X 线入射在一块晶体上，经晶体发生衍射后的 X 线，在后面的感光胶片上形成明显的干涉花纹。这证明晶体空间点阵的每个原子成为 X 线波的散射中心，这些散射 X 线是相干的。

相干散射包括瑞利散射（rayleigh scattering）、核的弹性散射（elastic scattering）和德布罗克散射（debrock scattering）。与康普顿散射相比，核的弹性散射和德布罗克散射的几率非常低，可以忽略不计。当入射光子在低能范围如 0.5～200keV 时，瑞利散射的几率不可忽略，因此相干散射主要是指瑞利散射。

瑞利散射是入射光子被原子的内壳层电子吸收并激发到外层高能级上，随即又跃迁回原能

级，同时放出一个能量与入射光子相同，但传播方向发生改变的散射光子。这种只改变传播方向，而光子能量不变的作用过程称为瑞利相干散射。实际上就是 X 线的折射。

由于束缚电子未脱离原子，故反冲体是整个原子，从而光子的能量损失可忽略不计。相干散射是光子与物质相互作用中唯一不产生电离的过程。

相干散射的发生几率与物质原子序数成正比，并随光子能量的增大而急剧地减少。在整个诊断 X 线能量范围内都有相干散射发生，其发生几率不足全部相互作用的 5%，对辐射屏蔽的影响不大，但在总的减弱系数计算中却要考虑相干散射的贡献。

二、光核作用

所谓光核作用（reaction of photons and nucleus），就是光子与原子核作用而发生的核反应。这是一个光子从原子核内击出数量不等的中子、质子和 γ 光子的作用过程。对不同物质只有当光子能量大于该物质发生核反应的阈能时，光核反应才会发生。其发生率不足主要作用过程的 5%。因此，从入射光子能量被物质所吸收的角度考虑，光核反应并不重要。但应注意到，某些核素在进行光核反应时，不但产生中子，而且反应的产物是放射性核素。

光核反应在诊断 X 线能量范围内不可能发生，在医用电子加速器等高能射线的放疗中发生率也很低。

第四节　各种作用发生的相对几率

一、Z 和 hv 与三种基本作用的关系

在 0.01～10MeV 这个最常见的能量范围内，除少数例外，几乎所有效应都是由三种基本作用过程产生的。图 4-13 对范围很宽的入射光子能量（hv）和吸收物质原子序数（Z），简单明了地指出了这三种基本作用过程的相对范围。

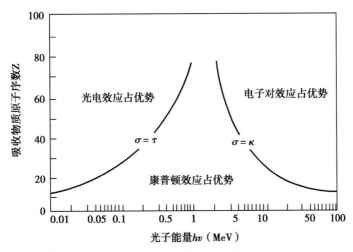

图 4-13　原子序数、光子能量与三种基本作用的关系

由图中曲线可见，在光子能量较低时，除低 Z 物质以外的所有元素，都以光电效应为主；在 0.8～4MeV 时，无论原子序数大小，几乎全部作用都是康普顿效应；在大的 hv 处则电子对效应占优势。图中曲线表示相邻两种效应发生几率正好相等处的 Z 和 hv 值。

X 线与物质原子的每次作用，都使原线束中减少一个原发光子，而使一个电子开始其运动的过程。

二、诊断放射学中各种基本作用发生的相对几率

在20～100keV诊断X线能量范围内，只有光电效应和康普顿效应是重要的，相干散射所占比例很小，并不重要，电子对效应不可能产生。若忽略占比例很小的相干散射，则在X线诊断中就只有光电效应和康普顿效应两种作用形式。

图4-14给出水、致密骨和NaI对20～100keV的光子能量所发生的各种作用的百分数。相干散射占5%，康普顿散射占25%，光电效应占70%，总数是100%。用水来说明低Z组织的情况，如空气、脂肪和肌肉。空气虽然发生相互作用的总数比水少，但每种作用的相对百分数几乎相同。致密骨含有大量钙质，代表中等Z的物质。

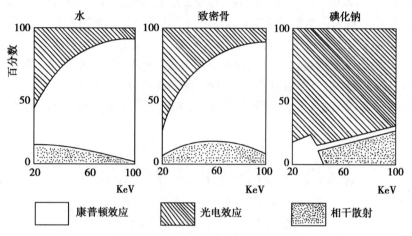

图4-14 诊断X线的各种作用几率

表4-3给出在20～100keV X线在水、骨和碘化钠三种物质中发生两种主要作用几率的百分数。

表4-3 诊断放射学中作用几率与$\overline{Z}$和$h\nu$的关系

X线能量	水（$\overline{Z}$=7.4）		骨（$\overline{Z}$=13.8）		碘化钠（$\overline{Z}$=49.8）	
keV	光电（%）	康普顿（%）	光电（%）	康普顿（%）	光电（%）	康普顿（%）
20	70	30	89	11	94	6
60	7	93	31	69	95	5
100	1	99	9	91	88	12

表4-3中用水代表低原子序数的物质，如肌肉、脂肪、体液和空气等；骨含有大量钙质，它代表人体内中等原子序数的物质；碘和钡是诊断放射学中遇到的高原子序数物质，以碘化钠为代表。

表4-3中数据说明，随$h\nu$增大，光电效应几率下降。对低原子序数的物质的水呈迅速下降趋势，对高原子序数的物质的碘化钠呈缓慢下降趋势，对中等原子序数的物质的骨则介于两者之间。对20keV的低能X线，各种物质均以光电效应为主。水中除低能光子外（20KeV），康普顿散射占主要作用。对引入体内的对比剂（碘剂和钡剂），在整个诊断X线能量范围内，光电效应始终占绝对优势。骨介于水和NaI之间，低能时主要是光电作用，较高能量时是康普顿散射。

所以，对原子序数较低的软组织，在射线能量很低时光电效应为主。放射摄影中常用钼靶X线机产生的低能X线摄片，是为了增加光电效应的几率使照片的对比度提高。低能光子对高原子序数吸收物质，光电效应是主要作用形式，它能使照片产生很好对比度，但会增加被检者的X线剂量。康普顿效应是X线在人体内最常发生的作用，是X线诊断中散射线的最主要

来源。散射线增加了照片的灰雾，降低了对比度，但它与光电效应相比使被检者的受照剂量较低。

掌握不同能量的 X 线对不同原子序数的物质的作用类型和几率，对研究提高 X 线影像质量，降低受照剂量和优选屏蔽防护材料都有重要意义。

（黄　浩）

第五章

X(γ)线在物质中的衰减

X(γ)射线在其传播过程中强度的衰减，包括距离和物质所致衰减两个方面。下面仅以 X 线在物质中的衰减进行描述。

设想 X 线是由点放射源发出并向空间各个方向辐射。在以点源为球心，半径不同的各球面上的射线强度，与距离（即半径）的平方成反比，这一规律称射线强度衰减的平方反比法则。距离增加 1 倍，则射线强度将衰减为原来的 1/4，这一衰减称为距离所致的衰减，也称为扩散衰减。

当射线通过物质时，由于射线光子与物质原子发生光电效应、康普顿效应和电子对效应等一系列作用，致使出射方向上的射线强度衰减，这一衰减称为物质所致的衰减。X 线强度在物质中的衰减规律是 X 线透视、摄影、造影及各种特殊检查、X-CT 检查和放射治疗的基本依据，同时也是进行屏蔽防护设计的理论根据。

第一节 单能 X 线在物质中的衰减规律

由能量相同的光子组成的 X 线称为单能射线，它具有单一的波长或频率。当 X 线通过物质时，不论作用形式如何，不是被散射，就是被吸收。为了简化问题，首先讨论单能射线的吸收衰减。

一、窄束 X 线在物质中的衰减规律

（一）窄束 X 线概念

为了单纯研究射线光子因吸收而造成的减弱，先来讨论窄束 X 线的吸收衰减规律。所谓窄束是指所包括的散射线成分很少的辐射束。窄束一词是在实验中通过准直器后得到细小的辐射束而取名的。准直器是用一定厚度的铅板制作的，准直孔很小，通过准直孔的 X 线束也很细小。准直器的作用是限制射线束的面积和吸收散射线。凡离开原射线束方向的散射光子绝大部分被准直器吸收。因此，通过准直器的射线束所含散射线成分很少，可视为近似理想的窄束。

显然，这里说的窄束并不仅是指几何学上的细小，而主要是指物理意义上的窄束。因为物理学上对窄束的定义是，射线束中不存在散射成分。即使射线束有一定宽度，只要所含散射光子很少，都可近似称为窄束。

（二）窄束 X 线在物质中的衰减规律

为研究窄束 X 线的衰减规律，而设计了图 5-1 的实验装置。在单能辐射源与探测器之间放置两个铅准直器，使辐射源、准直孔和仪器探头在一条直线上，然后在两准直器之间放置吸收物质。

研究表明，单能窄束 X 线通过均匀物质层时，其强度的衰减符合指数规律。即

$$I = I_0 e^{-\mu x} \tag{5-1}$$

或

$$I = I_0 e^{-\mu_m x_m} \tag{5-2}$$

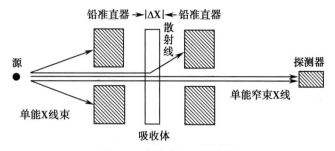

图 5-1　获得窄束 X 线装置

式（5-1）、（5-2）中 I 为穿过物质层后的射线强度；I_0 为入射强度；x、x_m 分别为吸收物质层的厚度和质量厚度；μ、μ_m 分别为线衰减系数和质量衰减系数。上式说明，单能窄束 X 线通过物质时呈指数衰减规律。图 5-2（a）是在普通坐标中绘出的指数衰减曲线，表示单能窄束 X 线的强度随吸收体厚度的增加而呈指数减弱。图 5-2（b）是在半对数坐标中绘出的，纵坐标为 $\ln(I/I_0)$。由于 $\ln(I/I_0)=-\mu x$，所以此时的射线相对强度随厚度的关系曲线为一直线，其直线的斜率就是线性衰减系数 μ 值。

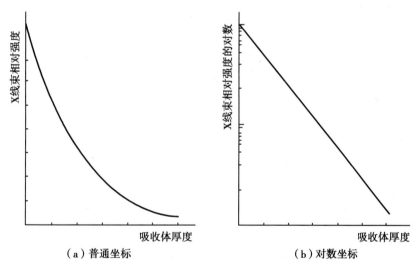

图 5-2　单能窄束 X 线的衰减曲线

单能窄束 X 线的指数衰减规律，还可以用不同的形式表示如下

$$N = N_0 e^{-\mu x} \tag{5-3}$$

上式中，N 为 X 线透过厚度为 x 的物质层后的光子个数；N_0 为入射的光子数。

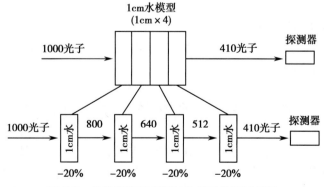

图 5-3　单能窄束 X 线通过物质时的衰减模型

现举例说明指数衰减规律。选每层都是1cm厚的水模型（图5-3），放置于图5-3准直器中间的射线束中。设 $\mu = 0.2\text{cm}^{-1}$，并有1000个入射单能光子。在通过第一个1cm厚的水层时，入射光子衰减了20%，变为800个；再通过第二个1cm厚的水层时，又衰减了剩余光子数的20%；变为640个，以此类推。可见单能窄束X线在通过物质时只有光子个数的减少，而无光子能量的变化。其指数减弱规律就是射线强度在物质层中都以相同的比率衰减。从理论上讲，按等比率衰减永远也不会为零。也就是说，很厚的吸收物质层，仍可能有一定强度的射线透过，不可能完全被吸收。

在实际查表应用中，某些物质的衰减系数很大，我们可把每层厚度减为原来的1/10或1/100。如果衰减系数很小，也可使每个吸收层的厚度加大一些。

二、宽束X线在物质中的衰减规律

（一）宽束X线概念

所谓宽束X线是含有散射线成分的X线束。实际上射线大多为宽束辐射，而真正的窄束的情况极少。若把图5-1中的铅准直器去掉，那么在吸收物质层中产生的散射光子，也可到达探测器，并与穿过物质层的原射线一同被探测器记录。显然，实际测量值要高于衰减后的窄束强度值，这便是宽束的情况。窄束与宽束的区别就在于是否考虑了散射线的影响。

（二）积累因子概念

若用窄束的衰减规律处理宽束的问题，因为没有考虑散射的影响，将会高估材料的屏蔽效果，使防护设计不够安全。因此要引入宽束积累因子概念，它表示在物质中所考虑的那一点的光子总计数与未经碰撞原射线光子计数率之比，用B表示，即

$$B = \frac{N}{N_n} = \frac{N_n + N_s}{N_n} = 1 + \frac{N_s}{N_n} \tag{5-4}$$

式中，N_n 为物质中所考虑的那一点的未经碰撞的原射线光子的计数率；N_s 为物质中所考虑的那一点的散射光子的计数率；N 为物质中所考虑的那一点的光子的总计数率，$N = N_s + N_n$。式（5-4）明确地表示了积累因子的物理意义，其大小反映了在考虑的那一点散射光子数对总光子数的贡献。显然，对宽束而言 B 总是大于1；在理想窄束条件下，$N_s = 0$，$B = 1$。

积累因子是描述散射光子影响的物理量，它反映了宽束与窄束的差别。但在实际防护设计中很少用到积累因子，因为供使用的数据多为已经包括散射成分的实际测量值。

（三）宽束X线的衰减规律

宽束X线的衰减规律比较复杂，X线束衰减的相对强度与吸收物质厚度的关系，在半对数坐标中就不再是图5-2（b）所示的直线，而出现弯曲。欲较准确地用来计算屏蔽体的厚度，可以在窄束X线的指数衰减规律上引入积累因子B加以修正，即

$$I = BI_0 e^{-\mu x} \tag{5-5}$$

对于积累因子可以通过近似计算法求得

$$B = 1 + \mu x \tag{5-6}$$

式中，μ 为线衰减系数，x 为吸收物质的厚度。

第二节　连续X线在物质中的衰减规律

窄束和宽束X线的指数衰减规律只是对单能的X线而言。而一般情况下，X线束是由能量连续分布的光子组成的。当穿过一定厚度的物质层时，各能量成分衰减的情况并不一样，并不遵守单一的指数衰减规律。因此，连续能谱X线束的衰减规律比单能X线束更复杂。

一、连续 X 线在物质中的衰减特点

理论上，连续能谱窄束 X 线的衰减可由下式描述

$$I = I_1 + I_2 + \cdots + I_n$$

$$I = I_{01}e^{-\mu_1 x} + I_{02}e^{-\mu_2 x} + \cdots + I_{0n}e^{-\mu_n x} \tag{5-7}$$

式中，I_1、I_2、$\cdots$、I_n 表示各种能量 X 线束的透过强度；I_{01}、I_{02}、$\cdots$、I_{0n} 表示各种能量 X 线束的入射强度；μ_1、μ_2、$\cdots$、μ_n 表示各种能量 X 线的线性衰减系数；x 为吸收物质层的厚度。

连续能谱的 X 线束是能量从最小值到最大值之间的各种光子组合成的混合射线束，当连续 X 线通过物质层时，其量和质都有变化。特点是，X 线强度变小（量减小），硬度变大（质提高）。这是由于低能光子容易被吸收，致使 X 线束通过物质后高能光子在射线束中所占比率相对变大的缘故。

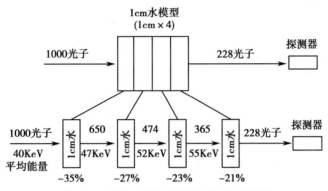

图 5-4　连续 X 线通过物质时的衰减模型

连续 X 线在物质中的衰减规律可用图 5-4 来说明，最高能量为 100keV 的连续 X 线束，开始时平均能量为 40keV，光子数 1000 个；在水平通过第一个 1cm 厚的水层后，光子数衰减了 35%，平均能量提高到 47keV；在第二个 1cm 厚的水层中，光子数仅衰减 27%，剩下光子中高能光子占的比率更大，平均能量提高到 52keV；如此下去，X 线的平均能量将逐渐提高，并接近入射线最大能量。

若将吸收物质的厚度作为横坐标，透射的光子数作为纵坐标，画在半对数坐标中，亦与相同条件下的单能 X 线相比较，如图 5-5 所示，可以看出连续能谱 X 线有更大的衰减。

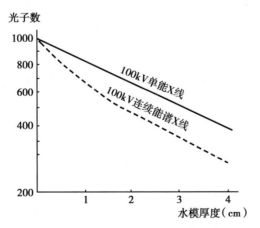

图 5-5　连续 X 线通过物质时的衰减模型

图 5-6 表示不同厚度的吸收体对 X 线能谱的影响。从 A 到 D，厚度依次增加，X 线束相对强度不断地减弱。能谱组成也不断地变化，低能成分减弱很快，高能成分的比率不断增加，X 线

的能谱宽度（光子能量范围）逐渐变窄。可以利用 X 线的这种衰减特点来调节 X 线的质与量。X 线管电压的峰值决定 X 线束的光子最大能量，可用滤过的方法，使其线束平均量接近最大能量。可见，X 线管的激发电压与滤过条件是决定 X 线束线质的重要条件。

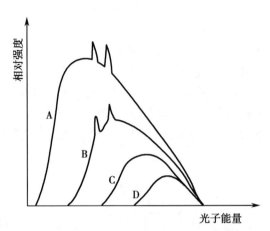

图 5-6　连续 X 线能谱随吸收物质厚度的变化

二、影响 X 线衰减的因素

通过对 X 线穿过物体时的衰减规律的讨论，可以看出，决定其衰减程度的因素有四个。一是 X 线本身的性质，另外三个是：吸收物质的性质，即物质的密度、原子序数和每千克物质含有的电子数。

（一）射线性质对衰减的影响

一般地讲，入射光子的能量越大，X 线的穿透力就越强。在 10~100keV 能量范围内，X 线与物质间的作用截面，随着入射光子能量的增加而减小，因此线性衰减系数随着入射光子能量的增大而减小，穿过相同的吸收体，射线束的高能成分透射率变大。表 5-1 给出的是不同能量的单能 X 线通过 10cm 厚的水模型时透过光子的百分数。显然，随着光子能量增加，透过光子所占的百分数亦增加。其中，低能光子绝大部分通过光电效应而被衰减，只有极少数的低能光子透过。随 X 线能量的增加，康普顿散射占了优势。这是因为光电衰减系数与 X 线能量的三次方成反比，而康普顿衰减系数与 X 线的能量一次方成反比。但作为总体效应，不管哪种作用占优势，都可以说，射线能量越高，衰减越少。

表 5-1　通过 10cm 的水单能窄束 X 线透过百分数

能量（keV）	透过百分数（%）	能量（keV）	透过百分数（%）
20	0.04	60	13.0
30	2.5	80	16.0
40	7.0	100	18.0
50	10.0	150	22.0

（二）物质原子序数对衰减的影响

从第四章可知，光电衰减系数与原子序数 Z 的四次方成正比，而康普顿衰减系数与原子序数成正比，因此，原子序数愈高的物质，吸收 X 线也愈多。

透射量随入射线能量的增加而增加的规律，对低 Z 物质是正确的，对高 Z 物质则不然，当射线能量增加时，透过量还可能突然下降。这种矛盾现象的产生，是由于原子的 K 边界（或 K 壳层）吸收造成的。实验表明用能量稍低于 88keV 的 X 线照射 1mm 厚的铅板，测得透过的光子数占 12%；然后将能量调至稍高于 88keV，测得透过光子数几乎为零。这是因为铅的 K 结合能是 88keV，故发生了 K 边界（或 K 壳层）吸收所致。图 5-7 示出铅和锡两条衰减曲线。在锡的 K 吸收限（29keV）处，其质量衰减系数发生突变并超过了 82 号元素铅。这一反常现象一直延续到 88keV（铅的 K 边界吸收限）。显然，在 29～88keV，50 号元素锡比 82 号元素铅对 X 线具有更强的衰减本领。在诊断 X 线能量范围内，锡比铅具有更好的屏蔽防护性能。

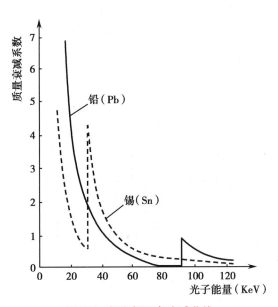

图 5-7　铅和锡两条衰减曲线

（三）物质密度对衰减的影响

X 线的衰减与物质密度成正比关系。这是因为密度加倍，则单位体积内的原子、电子数也加倍，故相互作用的几率也就加倍。人体内除骨骼外，其他组织的有效原子序数相差甚微，但由于密度不同，便形成衰减的差别，而产生了 X 线影像。

（四）每克电子数对衰减的影响

射线的衰减与一定厚度内的电子数有关。显然，电子数多的物质比电子数少的物质更容易衰减 X 线。每克电子数一般用电子·克$^{-1}$做单位。表 4-1 列出了某些常见物质的密度和每克电子数。由表 4-1 可见，除氢以外的所有物质的每克电子数大致相同。若用电子·克$^{-1}$乘以密度就得到每立方厘米的电子数，即电子数·克$^{-1}$×克·（厘米）$^{-3}$＝电子数·（厘米）$^{-3}$。

由于随着原子序数的提高，中子数的增长比电子数增长的要快，所以原子序数高的元素比原子序数低的元素每克电子数要少。

三、X 线的滤过

医用 X 线属于连续能谱。这种 X 线通过人体时，绝大部分低能成分都被皮肤和表浅几厘米的组织吸收。由于低能光子不能透过人体，对形成 X 线影像不起任何作用，但却大大增加了被检者的皮肤照射量。为了获得最佳影像质量，同时尽量减少无用的低能光子对人体皮肤和表浅组织的伤害，就需要根据连续 X 线在物质中的衰减规律，采用恰当的滤过措施，兼顾应用与防护的双重目的。在 X 线管出口放置一定均匀厚度的金属，预先把 X 线束中的低能成分吸收掉，将 X 线的平均能量提高，这种过程就是所谓滤过，所用的金属片叫滤过板。这如同使用不同网眼的筛子一样，让需要的通过，不需要的筛去。X 线的滤过分固有滤过和附加滤过两部分。

（一）固有滤过

X 线管组装体本身的滤过叫固有滤过。它包括 X 线管的玻璃管壁、绝缘油、管套上的窗口和不可拆卸的滤过板（图 5-8）。固有滤过一般都用铝当量表示，所谓铝当量（mmAl）是指一定厚度的铝板与其他滤过材料相比较，对 X 线具有相同的衰减效果，则此铝板厚度（mm）就是该滤过材料的铝当量。一般诊断 X 线机的固有滤过在 0.5～2mmAl。

个别特殊情况需要使用低滤过 X 线，因为滤过虽然可以提高 X 线的平均能量，但却降低了组织的对比度。在一般 X 线摄影中这种降低无关紧要，但对软组织摄影，若降低对比度就会严重影响照片质量。铍窗口就是为产生低滤过而设计的，由于铍的原子序数（Z=4）低，它比玻璃窗口能透过更多的低能射线。这种 X 线管具有最小的固有滤过，适于软组织特别是女性乳房的 X 线摄影和表层放射治疗。

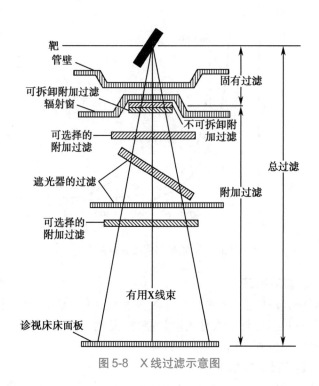

图 5-8　X 线过滤示意图

（二）附加滤过

附加滤过包括用工具可拆卸的附加滤过板、可选择的附加滤过板、遮光器中反光镜和有机玻璃窗的滤过等。

1. 滤过板的选择　理想的滤过板应把一切无用的低能成分吸收掉，而让有用的高能成分全部透过。实际上没有这样的物质，但我们可以选择某种物质使它通过光电作用能大量地吸收低能成分，而高能成分通过时仅有极微量的康普顿散射吸收和光电效应吸收，使绝大部分高能射线通过。在 X 线诊断中通常都用铝和铜作滤过板。铝的原子序数是 13，对低能射线是很好的滤过物质；铜的原子序数是 29，对高能射线是很好的滤过物质。

应该注意的是，高原子序数物质不能单独作滤过板使用，而应从 X 线管窗口由里向外，按滤过板的原子序数由高到低依次排列，组成复合滤过板使用。例如铜不能单独作滤过板，它经常和铝结合为复合滤过板。一个复合滤过板可以包括两层或更多层的不同物质，在使用时高原子序数的铜要面向 X 线管，低原子序数的一层铝面向被检者。这是因为光电作用在铜内能产生 8keV 的特征辐射，这种射线能增加被检者的皮肤照射量，可用铝层把它吸收掉，至于铝的特征辐射只有 1.5keV，空气即把它全部吸收。

2. 滤过板的厚度　表 5-2 为各种能量光子在穿过不同厚度的铝滤过板时，衰减单能光子的百分数。

表 5-2　不同厚度的铝滤过板对不同能量的单能 X 线衰减的百分数

光子能量（keV）	1mm Al	2mm Al	3mm Al	10mm Al
10	100	100	100	100
20	58	82	92	100
30	24	42	56	93
40	12	23	32	73
50	8	16	22	57
60	6	12	18	48
80	5	10	14	39
100	4	8	12	35

可见，随着滤过板厚度的增加，低能射线迅速衰减，但高能射线衰减缓慢。2mm 的铝滤过板能把 20keV 以下的绝大部分低能光子吸收。在实际工作中采用多厚的滤过板合适，应根据具体检查类型考虑管电压和滤过板厚度的适当组合。

必须指出，使用低滤过而进行高千伏摄影，对受检者是十分有害的。为此，在 X 线机出线口处应设置更换滤过板的装置。工作人员应根据检查类型和所用管电压随时更换附加滤过板的厚度。在 X 线机的设计上，应增加联锁控制装置，使机器在无适当滤过的情况下，不能曝光，以避免出现差错。

当增加管电压和滤过时，会提高透射率，但照片的对比度降低，特别是骨的对比度减小。当骨的对比度不占重要地位时，如颈部和胸部的照片，可适合于高电压、厚滤过技术。另外，用钡检查时，由于钡本身的对比度高，故可用硬质 X 线，以降低受检者剂量。

3. 滤过板厚度　对受照剂量的影响实验条件为 60kV，100mA 对厚度为 18cm 的骨盆模型照相，从零开始依次增加不同厚度的滤过板，用调节照射时间的方法，使照片的黑化度相同。每次都用仪器测出入射皮肤处的照射量，其数据列在表 5-3 中。

表 5-3　滤过板厚度对照射量的影响（60kV，100mA）

滤板厚度（mmAl）	皮肤照射量（C·kg⁻¹）	照射量下降百分数（%）
0	6.14×10^{-4}（2380mR）	0
0.5	4.78×10^{-4}（1850mR）	22
1.0	3.28×10^{-4}（1270mR）	47
3.0	1.20×10^{-4}（465mR）	80

由以上实验数据可见，使用 3mm 的铝滤过，就可使受检者皮肤照射量下降 80%。这一实验事实告诉我们，厚滤过技术对降低受检者剂量的重要意义。

4. 滤过与投照时间　滤过板可有选择地大量吸收低能量光子，但对高能成分也有一定衰减。为弥补这一损失，在 X 线摄影中一般采用适当增加照射时间的办法来解决。实验表明采用高千伏、厚滤过摄影虽然照射时间延长了，但受照剂量却大幅度降低了。

5. 楔形或梯形滤过板　在投照部位的厚度相差太多的情况下，会使照片一边黑化度太浓，另一边黑化度太淡，造成诊断困难。为此可使用楔形或梯形滤过板来补偿这种差别，如图 5-9 所示。楔形或梯形滤过板薄的部分吸收的射线较少，使更多的射线通过患者的厚部位。在投照技术中，也经常利用在增感盒内的胶片上盖一层黑纸的方法来调节照片的浓度。例如，肺部一侧有积液，另一侧正常，则可在正常的一侧增感盒内加上一层黑纸，便可使两侧黑化度趋于一致。

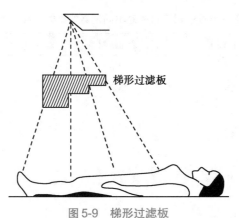

梯形过滤板

图 5-9　梯形过滤板

第三节　诊断放射学中 X 线的衰减

X 线束射入体内，一部分被吸收散射，另一部分通过人体沿原方向传播。透过的 X 光子按特定形式分布，便形成了 X 线影像。应该看到，透过的光子与衰减的光子都具有同等的重要性。如果全部的光子都透过，则胶片呈现均匀黑色，没有任何影像；如果所有的光子都被吸收，则胶片呈现一片白色，也不能形成影像。因此，X 线影像是人体的不同组织对射线不同衰减的结果。所以研究 X 线在人体中的衰减规律，应首先了解人体各组织器官的元素构成、分布、密度及衰减系数等基本情况。

一、人体的构成元素和组织密度

人体骨骼由胶体蛋白和钙质组成，其中钙质占 50%～60%［钙质中 $Ca_3(PO_4)_2$ 占 85%；$CaCO_3$ 占 10%；$Mg_3(PO_4)_2$ 占 5%］；软组织内水占 75%，蛋白质、脂肪及碳水化合物占 23%，其余 2% 是 K、Na、Cl、Fe 等元素。

人体内除少量的钙、磷等中等原子序数的物质外，其余全由低原子序数物质组成。人体吸收 X 线最多的是由 $Ca_3(PO_4)_2$ 组成的门牙，吸收 X 线最少的是充满气体的肺。

在研究 X 线衰减规律时，经常用到有效原子序数（$\overline{Z}$）一词，所谓有效原子序数是指在相同照射条件下，1kg 复杂物质与 1kg 单质所吸收的辐射能相同时，则此单质的原子序数（Z）就称为复杂物质的有效原子序数（$\overline{Z}$）。在医用诊断 X 线的能量范围内，有效原子序数的计算公式为

$$\overline{Z} = (\sum a_i Z_i^{2.94})^{\frac{1}{2.94}} \tag{5-8}$$

其中，a_i 为第 i 种元素在单位体积中电子数的占有比率，Z_i 为第 i 种元素的原子序数。例如水（H_2O）中的氧对应的电子数比率为 2.68:3.34，氢的电子数比率为 0.665:3.34，氧、氢的原子序数分别为 8 和 1，代入上式可得水的有效原子序数为 7.42。公式（5-8）的近似公式为

$$\overline{Z} = \left(\frac{a_1 Z_1^4 + a_2 Z_2^4 + \cdots + a_n Z_n^4}{a_1 Z_1 + a_2 Z_2 + \cdots + a_n Z_n} \right)^{\frac{1}{3}} \tag{5-9}$$

其中，a_i 为第 i 种元素原子在分子中的原子个数，Z_i 为第 i 种元素的原子序数。例如，氧原子在水分子中的个数为 1，氢原子的个数为 2，代入上式可得到占人体成分大部分的水的有效原子序数为

$$\overline{Z}_水 = \left(\frac{2 \times 1^4 + 1 \times 8^4}{2 \times 1 + 1 \times 8} \right)^{\frac{1}{3}} = (410)^{\frac{1}{3}} = 7.43$$

有关一些正常人体组织的密度和有效原子序数见表4-1。

二、X线通过人体的衰减规律

X线通过被检体的衰减规律，一般采用单能宽束X线的指数减弱规律，见（5-5）式。式中的 μ 为被检体的线衰减系数。实验证明，当光电吸收为主时，被检体的线衰减系数与X光子的波长 λ 的三次方成正比，与有效原子序数 $\overline{Z}$ 的四次方成正比，还与组织密度 ρ 成正比，即

$$\mu = K\lambda^3\overline{Z}^4\rho \tag{5-10}$$

式中 K 是一个比例系数。

人体各组织器官的密度、有效原子序数和厚度不同，对X线的衰减程度各异，一般按骨骼、肌肉、脂肪和空气的顺序由大变小。

X线在人体中，主要通过光电效应和康普顿效应两种作用形式使其衰减。图5-10是以肌肉和骨骼为例，示出对不同能量的X线在两种组织中分别发生两种效应的比率。图中是以总衰减为100，而把两种效应的衰减作为总衰减的一部分描出的曲线。由图可见，对肌肉组织在42kV时，两种效应各占50%，在90kV时，康普顿效应已占到90%。骨的有效原子序数较高，由曲线所包围的面积可见，在骨骼中发生光电效应的几率是肌肉的2倍。在73kV时两种作用几率相等。

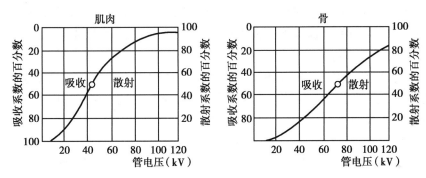

图5-10 X线通过人体的吸收衰减和散射衰减所占比例

表5-4列出人体不同组织的线衰减系数。我们应掌握查表方法，并会用表中提供的数据研究问题。

表5-4 人体不同组织的线衰减系数 μ（m^{-1}）

管电压（kV）	脂肪	肌肉	骨
40	0.3393×10^2	0.4012×10^2	2.4434×10^2
50	0.2653×10^2	0.2933×10^2	1.4179×10^2
60	0.2196×10^2	0.2455×10^2	0.9677×10^2
70	0.2009×10^2	0.2213×10^2	0.7342×10^2
80	0.1905×10^2	0.2076×10^2	0.6047×10^2
90	0.1832×10^2	0.1994×10^2	0.5408×10^2
100	0.1801×10^2	0.1942×10^2	0.4865×10^2
110	0.1774×10^2	0.1906×10^2	0.4530×10^2
120	0.1755×10^2	0.1882×10^2	0.4298×10^2
130	0.1742×10^2	0.1864×10^2	0.4132×10^2
140	0.1732×10^2	0.1852×10^2	0.4010×10^2
150	0.1724×10^2	0.1842×10^2	0.3918×10^2

现在以手部拍片为例，说明 X 线在人体不同组织中的衰减差别。先用 40kV X 线拍片，由表 5-4 查得骨骼是肌肉线衰减系数的 6.1 倍（$\dfrac{\mu_骨}{\mu_{肌肉}} = \dfrac{2.4434 \times 10^2}{0.4012 \times 10^2} = 6.1$），可见手骨和手部肌肉如此之大的衰减差别，在照片上可呈现高对比度。然后改用 150kV 拍片，这时骨的线衰减系数仅是肌肉的 2.1 倍（$\dfrac{\mu_骨}{\mu_{肌肉}} = \dfrac{0.3918 \times 10^2}{0.1842 \times 10^2} = 2.1$），其影像对比度将明显下降。这是因为 40kV 时是光电效应为主，而 150kV 时几乎全部是由康普顿效应造成的衰减差别。

第四节　X 线的临床应用

放射线在医学上的广泛应用，给人类带来了巨大的医疗利益，同时也伴随一定危害。了解射线在医学上的应用原理及其发展概况，对在实践中正确应用射线具有重要意义。

一、常规 X 线摄影技术

摄影是 X 线检查的另一种基本方法。其原理是透过人体带有信息的 X 线潜影照射在胶片上，致使胶片感光，然后通过显影、定影、脱水等过程便在 X 线照片上产生 X 线影像。

X 线胶片比透视荧光屏分辨率高，因此，X 线摄影比透视能发现更多有诊断价值的影像，而且可永久保存，便于会诊和复查对比。测试表明一次拍片的剂量不足荧光透视的 1/8。因此，X 线摄影将逐步取代荧光透视。

造影检查是将造影剂引入所需要检查的器官或周围组织，使其形成密度或原子序数的明显差别，从而改变与周围器官的对比度，以显示器官的形态和功能。这种利用引入造影剂进行 X 线检查的方法，称为 X 线造影检查。

造影剂可分为阳性造影剂和阴性造影剂。阳性造影剂是指有效原子序数大，密度高，能强烈吸收 X 线的物质。这类造影剂有做胃肠道检查的钡剂（硫酸钡）和做血管造影检查的碘剂等。阴性造影剂是指有效原子序数低、密度小，对 X 线吸收极弱的空气、氧气和二氧化碳等气体。全身有空腔和管道的部位，都可做造影检查。造影检查扩大了 X 线的检查范围，但需精心操作，以保证获得满意的检查结果，并保证患者安全。

二、数字化 X 线成像技术

（一）计算机 X 线摄影

计算机 X 线摄影（computed radiography，CR）是将 X 线透过人体后的信息记录在影像板（image plate，IP）上，经读取装置读取，再由计算机算出一个数字化图像，复经数字 / 模拟转换器转换，在荧屏上显示出灰阶图像。

CR 系统由激光扫描仪、影像板和数字图像工作站组成。

用普通 X 线机对装于暗盒内的 IP 曝光，X 线穿过被照体到达 IP，形成潜影。激光扫描仪利用激光扫描的原理逐点逐行地将存储在 IP 上的 X 线影像信号读出来，并转换成数字信号输入到计算机中。在计算机显示器上电信号被重建为可视影像，根据诊断需要对图像进行数字处理。在完成对影像的读取后，由激光扫描仪对 IP 上的残留信号进行消影处理，为下次使用做好准备，IP 的寿命一般在一万次左右。

CR 的优点是：①宽容度大，摄影条件易选择；②可降低投照时的辐射量：CR 可在 IP 获取的信息基础上自动调节放大增益，最大幅度地减少 X 线曝光量，降低患者的辐射损伤；③影像清晰度较普通片高；④对影像可进行后期处理，对曝光不足或过度的胶片可进行后期补救；⑤可进行图像传输、存储；⑥ IP 可重复使用。从目前情况看，CR 的时间分辨率较差，不能满足动态器官结构的显示。

CR 与 X 线摄影的区别主要表现在以下几点：①由于普通摄影 X 线照片的影像受多种因素（发生器、洗片机、定位、技术、暗室条件等）的影响，几乎不可能再现相同的影像，而 CR 的再现性可达 100%，且数字影像可按原始状态或经过处理后的状态在工作站上反复多次打印。② X 线照片不能同时在多个场合观看影像，而 CR 可在多个场合同时观看影像。③普通摄影影像密度、对比度由 kV、mAs 和胶片类型决定，对于曝光过度或曝光不足的影像无法进行观看，而对患者重复曝光造成对患者的辐射损害。CR 的对比度、亮度可由影像处理参数来控制，既能得到质量高的照片，又可避免重复曝光。④ X 线照片受周围环境冷、热、潮湿的影响，胶片保存需要占用大量空间，CR 不受环境影响，且存储、提取方便。

（二）直接数字化 X 线摄影系统

直接数字化 X 线摄影系统（digital radiography，DR）是由电子暗盒、扫描控制器、系统控制器、影像监视器等组成，是直接将 X 线光子通过电子暗盒转化为数字化图像。

DR 除具有与 CR 相同的优点外，因为是直接摄影，比 CR 的成像环节少，减少了信息丢失。但 DR 电子暗盒费用昂贵，还需改装已有的 X 线机设备，而 CR 的 IP 可重复使用，无需对现有的 X 线机进行改造，因此 DR 比 CR 费用高。CR 系统更适用于 X 线平片摄影，DR 系统则较适用于透视与点片摄影及造影检查。

（三）数字减影

虽然使用造影剂能使要观察器官的影像密度与周围其他组织影像密度区分开，但得到的影像仍是重叠的。若将使用造影剂前后的两幅图像相减，则去掉了没有造影剂部分的图像，得到了有造影剂部分的图像，这就是减影。用计算机进行这种图像的减影处理，就是数字减影。数字减影技术在临床上不仅常用于血管造影，即数字减影血管造影（digital subtraction angiography，DSA），也可应用于其他组织或器官。

三、介入放射技术

介入放射学（interventional radiology，IVR）是以影像诊断为基础，在医学影像诊断设备（X线、超声、CT，MRI）的引导下，利用穿刺针、导管及其他介入器材，通过经皮穿刺途径或通过人体原有孔道，插至病变部位进行诊断性造影和治疗，或采集组织，进行细胞学及生化检查。

介入放射学是在影像诊断学、选择或超选择性血管造影、细针穿刺和细胞病理学等新技术基础上发展起来的。它包括两个基本内容：①以影诊断学为基础，利用导管等技术，在影像监视下对一些疾病进行非手术治疗；②在影像监视下，利用经皮穿刺、导管等技术，取得组织学、细菌学、生理和生化资料，以明确病变的性质。

介入放射学是在影像医学的引导下，为现代医学诊疗提供了新的给药途径和手术方法。与传统的给药途径和手术方法相比较，具有更直接有效、更简便微创。

介入放射学是近 80 年代初传入我国，并迅速发展起来的一门融医学影像学和临床治疗于一体的新兴边缘学科，涉及人体消化、呼吸、骨科、泌尿、神经、心血管等多个系统疾病的诊断和治疗。尤其对以往认为不治或难治的病症（各种癌症、心血管疾病），介入开拓了新的治疗途径，且简便、安全、创伤小、并发症少、见效快。它是在影像学方法的引导下采取经皮穿刺插管，对患者进行药物灌注、血管栓塞或扩张成形等"非外科手术"方法诊断和治疗各种疾病。由于其在疾病诊疗方面拥有传统的内、外科学不具备的（具有微创性；可重复性强；定位准确；疗效高、见效快；并发症发生率低；多种技术的联合应用简便易行）等独有特点，在现代医疗诊治领域已迅速确立其重要地位。介入放射学的发展与普及，使患者有了更多的康复机会，日益成为人们选择性治疗的首选方法，备受患者关注和欢迎。

四、计算机断层成像技术

X线计算机体层摄影（computed tomography，CT）是近20年来迅速发展起来的计算机与X线相结合的诊断技术。

X-CT是用经过高度准直的窄束X线，对人体分层进行扫描。X线管与探测器作为同步转动的整体，分别位于人体两侧的相对位置。检查中X线束从各个方向对被探查的断面进行扫描，位于对侧的探测器接收透过断面的X线，然后将这些X线信息转变为电信号，再由模拟/数字转换器转换为数字信号输入计算机进行处理，最后由图像显示器用不同的灰度等级显示出来，就成为一幅X-CT图像。

X-CT检查的特点是诊断的准确率高。以往的传统X线检查，是把复杂的人体结构重叠在一张平片上，无法分清楚细微结构。X-CT是人体的断面图像，它具有不重叠、层次分明、对比度高和密度分辨力强等特点。X-CT使图像信号数字化后，可贮存、转录，不仅能观察形态变化，也可提供质变的数据，使诊断水平明显提高。X-CT简便、安全、无痛苦。

X-CT装置发展很快，从发明至今的20多年时间里，设备不断更新换代。螺旋CT，采用滑环技术使X线管连续旋转，连续扫描，在短时间内进行不间断的数据采集，以得到大量信息。先进的X-CT，成像时间短，计算机后处理技术提高，使得CT新技术的开发有了条件，如仿真内镜技术及人体器官的再现技术等都是CT技术在临床领域的应用。

五、利用X线的肿瘤放射治疗技术

电离辐射可用于肿瘤的放射治疗，简称放疗。肿瘤细胞自身分裂繁殖活跃，它对放射线的敏感性比发育成熟的正常细胞大得多。放疗就是利用放射线的这一生物效应特性，再加上适当的控制措施，从而达到抑制和破坏肿瘤组织，最大限度保护正常组织的治疗目的。

皮肤和表浅组织的肿瘤，通常利用低能X线或加速器产生的电子线进行近距离的照射治疗。深部肿瘤多采用医用电子直线加速器产生的高能X线进行治疗。加速器可根据治疗需要调整X线能量，其能量从几个MeV到数10个MeV。

X-刀、γ-刀是以X-CT、磁共振和血管造影图像为诊断依据，利用计算机进行三维重建、立体定位，制订精确的照射方案，利用医用电子直线加速器产生的高能X线或^{60}Co产生的γ射线做放射源，进行大剂量窄束定向集中照射的技术。它不用手术开颅就能对颅内肿瘤或病灶进行准确的定向照射治疗，并能最大限度地减少正常组织的损伤，是一种高效、精确、无血、无痛的非手术治疗方法。介入性放射学是X线诊断与治疗相结合的一门新技术。它是在X线透视、X-CT等导向下将穿刺针或导管插入人体某部位进行X线诊断，同时还能取得组织学、细菌学和生物化学的诊断资料，亦可施行简易治疗。

X线除本身的治疗作用外，临床上的许多手术和治疗都需要X线技术的帮助。例如，骨折复位、心脏起搏器的安装、体内取石等都离不开X线透视、拍片和X-CT检查的配合。

（赵永霞）

第六章

常用的辐射量和单位

辐射效应的研究和辐射的应用,离不开对辐射的计量,需要有各种辐射量和单位来表征辐射源的特性,描述辐射场的性质,度量辐射与物质相互作用时能量的传递及受照物体内部的变化程度和规律。

辐射对人体所产生的生物学效应取决于有"多少量的辐射"真正被人体所吸收,这就像药物对人体所产生的药效取决于人所服用的药物剂量一样,因此,对辐射强度、辐射与物质相互作用所产生的能量传递的度量,便沿用医药学中"剂量"一词来描述,因此电离辐射的计量也称辐射剂量学(radiation dosimetry)。几十年来,各种射线在医学上的应用愈加广泛,辐射剂量学有了很大发展,辐射量和单位的概念也经历了较大演变。

国际上选择和定义辐射量及其单位的权威组织是"国际辐射单位和测量委员会"(international commission on radiological units and measurements,ICRU)。ICRU 主要为临床放射学、放射生物学,辐射防护学等领域提出电离辐射量和单位的定义,建议这些量的测量和应用方法以及推荐这一领域内最新的数据和知识。历年来,ICRU 发表了许多报告,提出了一系列建议,最近二十年来由于科学技术的迅速发展和实际应用的需要,以及 ICRU 所做的大量工作,现在已经有了一套较为完善的电离辐射量和单位,对辐射计量的研究发展成一门专门的学科——辐射剂量学。辐射防护学使用的量和单位也包括在其中。

本章以 ICRU 报告为基础,介绍常用的辐射量和单位。

第一节 描述电离辐射的常用辐射量和单位

电离辐射存在的空间称为电离辐射场(ionizing radiation field),它是由辐射源产生的电离辐射传播、与物质相互作用、发生能量传递的空间范围。如 X 线机产生的 X 线场和放射性核素产生的射线场。电离辐射场的性质具有诸多内涵,如辐射类型、粒子能量以及其运动方向。辐射场的性质具有时空性,即辐射场的性质会因时间、空间位置的变迁而改变。

在射线的应用过程中我们需要定量了解、分析射线在辐射场中的分布,这种分布既可以用粒子注量、能量注量等描述辐射场性质的量来直接表征,也可以用照射量来间接表示。

一、描述辐射场性质的量

(一)粒子注量(particle fluence)

粒子注量表达的是一定时间段内,到达辐射场某一位置的粒子数。如图 6-1 所示一个非平行辐射场的情况。假若从辐射场中某点 P 为中心划出一个小的球形区域,由图可见,粒子可以从各个方向进入球体。如球体(通过球心 P 的)截面积为 da,一定时间(T)内,从各个方向进入该小球体的粒子的总数为 dN,则 dN 除以 da 而得的商,即定义为辐射场 P 点处的粒子注量 Φ。有

$$\Phi = \frac{dN}{da} \tag{6-1}$$

可见粒子注量就是 T 时间内进入具有单位截面积的小球的粒子数。

在单向平行辐射场的特殊情况下,粒子的注量等于通过与辐射进行方向垂直的单位面积的粒子数。粒子注量的国际单位(SI)是米$^{-2}$(m^{-2})。

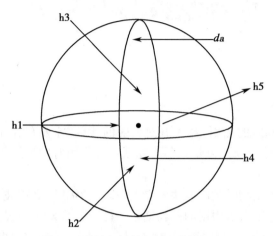

图 6-1　非平行辐射场粒子注量示意图

实际遇到的辐射场,其中每个粒子不可能都具有相同的能量。即使从辐射场出发时其初始能量相同(单能),但进入物质后,由于相互作用,其能量逐渐减少,最后为零。因此辐射场任何一点,其射线粒子具有从 E_{max} 到 0 的各种可能能量,此时,粒子注量计算公式为

$$\Phi = \int_0^{E_x} \Phi_E \, dE \tag{6-2}$$

式中,Φ_E 表示单位能量间隔内的粒子注量,它等于进入小球的能量介于 E 和 $E + dE$ 之间的粒子数除以该球体的截面积所得的商。

在辐射防护中,常用粒子注量率 ϕ 表示单位时间内进入单位截面积的球体内的粒子数,即

$$\phi = \frac{d\Phi}{dt} \tag{6-3}$$

(二)能量注量(energy fluence)

除了用粒子数目,还可以用通过辐射场中某点的粒子的能量来表征辐射场的性质——能量注量。它用于计算间接致电离辐射在物质中发生的能量传递以及物质对辐射的吸收。

能量注量 Ψ,是指一段时间(T)内进入单位截面积小球的所有粒子能量(不包括静止能量)的总和。

如果进入截面积为 da 的球体内的所有粒子的能量总和为 dE_{fl},则能量注量为

$$\Psi = \frac{dE_{fl}}{da} \tag{6-4}$$

能量注量的 SI 单位是"焦耳·米$^{-2}$"(J·m^{-2})。

对于平行的辐射场,能量注量 Ψ 可定义为通过与粒子运动方向垂直的单位面积的粒子能量的总和。

同样,能量注量率可定义为单位时间内进入单位截面积小球内的所有粒子能量总和。即

$$\psi = \frac{d\Psi}{dt} \tag{6-5}$$

(三)能量注量和粒子注量的关系

能量注量与粒子注量都是描述辐射场性质的辐射量,前者是通过辐射场中某点的粒子能量,后者是通过辐射场中某点的粒子数,显然如能知道每个粒子的能量 E,即可将能量注量和粒子注量联系起来。

$$\Psi = \Phi \cdot E \tag{6-6}$$

若辐射场不是单能的，且粒子能量具有谱分布时，则辐射场某点的能量注量为

$$\Psi = \int_0^{E_x} \Phi_E \, dE \tag{6-7}$$

二、照 射 量

无论是描述辐射场粒子数量的粒子注量还是描述辐射场能量密度的能量注量，都不适于直接测量。X(γ)射线与空气发生相互作用时产生次级电子，这些次级电子会进一步与空气作用导致空气电离，从而产生大量正负离子。次级电子在电离空气的过程中，最后全部损失了本身的能量。X(γ)射线的能量愈高、数量愈大，对空气电离本领愈强，被电离的总电荷量也就愈多。因此可用次级电子在空气中产生的任何一种符号的离子(电子或正离子)的总电荷量，来反映X(γ)射线对空气的电离本领，表征X(γ)射线特性。照射量就是根据其对空气电离本领的大小来度量X(γ)射线的一个物理量。也是X线沿用最久的辐射量。

(一)照射量X及其单位

1. 照射量(exposure, X)定义　X(γ)射线的光子在单位质量空气中产生出来的所有次级电子，当它们完全被空气所阻止时，在空气中所形成的同一种符号离子的总电荷量。即

$$X = \frac{\mathrm{d}Q}{\mathrm{d}m} \tag{6-8}$$

式中，$\mathrm{d}Q$ 为 X(γ)光子在质量为 $\mathrm{d}m$ 的空气中，产生的全部次级电子均被阻止于空气中时，在空气中所形成的任一种符号的离子总电荷量的绝对值。根据照射量的定义可知：$\mathrm{d}Q$ 并不包括在所考察的空气 $\mathrm{d}m$ 中释放出来的次级电子所产生的韧致辐射被吸收后而产生的电离电量；照射量是一个从射线对空气的电离本领角度说明 X(γ)射线在空气中的辐射场性质的量，它不能用于其他类型的辐射(如中子或电子束等)，也不能用于其他的物质(如组织等)。

由于照射量的基准测量中存在着某些目前无法克服的困难，它只适用于射线能量在 10keV 到 3MeV 射线。

2. 照射量的单位　照射量是辐射剂量学历史上提出的第一个辐射量(1928)，当时称之为"剂量"，专用单位是"伦琴(Roentgen, R)"，照射量的 SI 单位为库仑•千克$^{-1}$(C•kg^{-1})，没有专用名称。专用单位"伦琴"仍在沿用。

$$1R = 2.58 \times 10^{-4} C \cdot kg^{-1}$$

因而，$1C \cdot kg^{-1} = 3.877 \times 10^3 R$

(二)照射量率 $\dot{X}$ 及其单位

单位时间内照射量的增量称为照射量率，用字母 $\dot{X}$ 表示。定义为 dX 除以 dt 所得的商，即

$$\dot{X} = \frac{dX}{dt} \tag{6-9}$$

式中，dX 为时间间隔 dt 内照射量的增量。

照射量率 $\dot{X}$ 的 SI 单位为库仑•千克$^{-1}$•秒$^{-1}$(C•kg^{-1}•s^{-1})。其过去沿用至今的专用单位是伦琴或其倍数或其分倍数除以适当的时间而得的商，如伦•秒$^{-1}$(R•s^{-1})、伦•分$^{-1}$(R•min^{-1})、毫伦•时$^{-1}$(mR•h^{-1})等。

例题 6-1

0.3cm^3 空气体积，标准状态下其中包含的空气质量是 0.388mg，若被 X 线照射 5min，在其中产生的次级电子在空气中形成的正离子(或负离子)的总电荷量为 10×10^{-9}C。此时，被照空气处的 X 线照射量和照射量率各是多少？

根据题意已知：$dm = 0.388mg = 3.88 \times 10^{-7}kg$, $dQ = 10 \times 10^{-9}C$, $dt = 5min$

所以照射量 X 及照射量率 $\dot{X}$ 分别为:

$$X = \frac{dQ}{dm} = \frac{10 \times 10^{-9}}{3.88 \times 10^{-7}} \mathrm{C \cdot kg^{-1}} = 2.58 \times 10^{-2} \mathrm{C \cdot kg^{-1}}$$

$$\dot{X} = \frac{dX}{dt} = \frac{2.58 \times 10^{-2}}{5} \mathrm{C \cdot kg^{-1} \cdot min^{-1}} = 5.16 \times 10^{-3} \mathrm{C \cdot kg^{-1} \cdot min^{-1}}$$

三、比 释 动 能

照射量是以电离电量的形式间接反映 X(γ) 射线在空气中的辐射强度的量,它不能反映出射线在吸收介质中能量的转移过程。射线的吸收及其引起的效应直接取决于射线在介质中的能量转移,当间接致电离辐射与物质相互作用时,首先是间接致电离粒子将能量传递给直接致电离粒子,然后直接致电离粒子在物质中引起电离、激发,粒子能量最后被物质所吸收。辐射剂量学中以比释动能描述间接致电离粒子与物质相互作用时,传递给了直接致电离粒子的能量。

(一)比释动能及单位

1. 比释动能(kerma,K)　kerma 是英文 kinetic energy released in matter 的缩写,比释动能是指间接致辐射与物质相互作用时,在单位质量物质中由间接致辐射所产生的全部带电粒子的初始动能之总和。即

$$K = \frac{dE_{tr}}{dm} \tag{6-10}$$

式中,dE_{tr} 为间接致电离辐射在指定物质的体积元 dm 内,释放出来的全部带电粒子的初始动能总和,单位为焦耳(J)。dm 为所考虑的体积元内物质的质量,单位为千克(kg)。需要说明的是,比释动能并不计及 X(γ) 光子等非带电粒子在与介质作用并释放出次级带电粒子时,为克服电子在原子中的结合能所消耗的入射粒子的能量,因为与相互作用前 X(γ) 光子能量相比,这部分能量的"损耗"要小得多,可以忽略不计。根据比释动能的定义,比释动能只适于不带电的电离辐射。

2. 比释动能的单位　比释动能的 SI 单位是焦耳·千克$^{-1}$(J·kg^{-1}),并给以专名"戈瑞",简称"戈"以"Gy"记之。以此纪念为测量吸收剂量而奠定空腔电离理论的科学家 H. Gray。

$$1\mathrm{Gy} = 1\mathrm{J \cdot kg^{-1}}$$

同样,亦有毫戈瑞(mGy)、微戈瑞(μGy)等,其间关系为:

$$1\mathrm{Gy} = 10^3\mathrm{mGy} = 10^6\mathrm{\mu Gy}$$

例如,物质中某点的比释动能为 1 戈瑞时,即表示由间接致辐射在这一点处单位质量的物质(如处在空气中的小块组织)中,传递给直接致电离粒子(如电子)的初始功能的总和为 1 焦耳·千克$^{-1}$。

(二)比释动能率 $\dot{K}$ 及其单位

间接致电离辐射单位时间在介质中产生的比释动能称为比释动能率,用字母 $\dot{K}$ 表示。即

$$\dot{K} = \frac{dK}{dt} \tag{6-11}$$

式中,dK 为比释动能在时间间隔 dt 内的增量。

比释动能率的 SI 单位是戈瑞或其倍数或其分倍数除以适当的时间单位而得的商,如戈·秒$^{-1}$(Gy·s^{-1})、毫戈·时$^{-1}$(mGy·h^{-1})等。

四、吸 收 剂 量

比释动能所描述的是间接致电离辐射在介质中转移给次级带电粒子的能量,次级带电粒子

的能量一部分用于电离、激发,另一部分转化为轫致辐射。射线所引起的各种效应只与其在介质中用于电离和激发的能量有关,这部分能量是射线真正在介质中所"沉积"的能量,射线在介质中"沉积"的能量越多,即介质吸收的辐射能量愈多,则由辐射引起的效应就愈明显。辐射剂量学以"吸收剂量"来衡量物质吸收辐射能量的多少,并以此研究能量吸收与辐射效应的关系。

(一)吸收剂量 D 及其单位

1. 吸收剂量(absorbed does, D)　辐射所授予单位质量介质 dm 中的平均能量 dE_{en} 定义为吸收剂量。即

$$D = \frac{dE_{en}}{dm} \tag{6-12}$$

式中,dE_{en} 为平均授予能。它表示进入介质 dm 的全部带电粒子和不带电粒子能量的总和,与离开该体积的全部带电粒子和不带电粒子能量总和之差,再减去在该体积内发生任何核反应所增加的静止质量的等效能量。

授予某一体积内物质的平均能量愈多,则吸收剂量愈大。不同物质吸收辐射能的本领是不同的。因此讨论吸收剂量,必须说明是什么物质的吸收剂量。受照射物质中,每一点处都有其特定吸收剂量值。因此,在某一点处考察物质吸收剂量时,所取体积必须充分的小,以便显示因辐射场或者物质不均匀所致吸收剂量值的变化。同时,该体积又要足够大,以保证考察吸收剂量的时间内,其中有相当多的相互作用过程,使得因为作用过程的随机性,造成授予能的统计不确定性可以忽略。

2. 吸收剂量的单位　吸收剂量的 SI 单位是焦耳·千克$^{-1}$(J·kg^{-1}),其专名与比释动能的单位相同,同为"戈瑞",简称"戈"以"Gy"记之。

在放射治疗剂量学中,在计算患者剂量和处方剂量时,为了方便起见,通常使用厘戈瑞(cGy)作为吸收剂量单位,1Gy = 100cGy。

暂时沿用的专用单位是拉德,其符号为"rad"。

$$1rad = 10^{-2}Gy$$

应该强调,以戈瑞为单位的吸收剂量适用于任何电离辐射及受到照射的任何物质。

(二)吸收剂量率 $\dot{D}$ 及其单位

各种电离辐射的生物效应,不仅与吸收剂量的大小有关,还与吸收剂量的速率有关,因此引入吸收剂量率的概念。一般来说,吸收剂量率($\dot{D}$)表示单位时间内吸收剂量的增量。即

$$\dot{D} = \frac{dD}{dt} \tag{6-13}$$

式中 $\dot{D}$ 为吸收剂量率。其 SI 单位用焦耳·千克$^{-1}$·秒$^{-1}$(J·kg^{-1}·s^{-1})表示,其专名为戈·秒$^{-1}$(Gy·s^{-1})。

吸收剂量率的单位亦可用戈或其倍数其分倍数除以适当的时间而得的商表示,如毫戈·时$^{-1}$(mGy·h^{-1})、戈·时$^{-1}$(Gy·h^{-1})、戈·分$^{-1}$(Gy·min^{-1})等。

例题6-2

质量为 0.2g 的物质,10s 内吸收电离辐射的平均能量为 100erg(尔格),求该物质的吸收剂量和吸收剂量率。

根据题意已知:$dm = 0.2g = 2 \times 10^{-4}kg$, $dE_{en} = 100erg = 10^{-5}J$, $dt = 10s$

则该物质的吸收剂量和吸收剂量率为:

$$D = \frac{dE_{en}}{dm} = \frac{10^{-5}}{2 \times 10^{-4}}Gy = 0.05Gy = 50mGy$$

$$\dot{D} = \frac{dD}{dt} = \frac{50}{10}mGy \cdot s^{-1} = 5mGy \cdot s^{-1}$$

吸收剂量与辐射效应关系密切,它是受照射物质在特定体积内,单位质量物质吸收的辐射能量。这些能量有来自"本地(相关体积)"的,也有来自"外地(相关体积外)"的。来自"外地"的,势必涉及考察吸收剂量的体积在受照物质的位置,甚至涉及周边物质的性质。譬如肿瘤放射治疗时,靶区内某一点的辐射剂量大小不仅仅取决于该点距离辐射源的位置,还取决于该点周围组织结构与构成,因为组织构成不同,其产生的次级电子能量及分布就不同。所以,吸收剂量与受照物质的形状、大小以及位置密切相关。离开了这些细节,吸收剂量值会变得毫无意义。

五、吸收剂量、比释动能及照射量之间的关系和区别

以上给出了辐射剂量学中三个比较重要的辐射量:吸收剂量 D、比释动能 K 和照射量 X。照射量是以间接的方式反映辐射场强度,而吸收剂量和比释动能则是从射线能量转移的角度反映物质在与射线相互作用时,物质所吸收的射线能量。它们之间既相互关联,又有本质区别。

(一)辐射平衡(radiation equilibrium)

辐射平衡是辐射场特定位置存在的一种状态。若由每一种给定能量、特定类型的电离粒子从辐射场某点一个无限小体积内带走辐射能(dE_{out}),相同能量、同类粒子带进该估计的辐射能(dE_{in})正好相等,则称辐射场在这一点存在辐射平衡。简言之,辐射平衡下,进入辐射场中某点一个无限小体积内的辐射能,正好补偿了离开该体积的辐射能。

与对于辐射剂量学,带电粒子平衡是一个重要概念。为叙述方便,这里以"电子平衡"为例进行讨论(图6-2)。

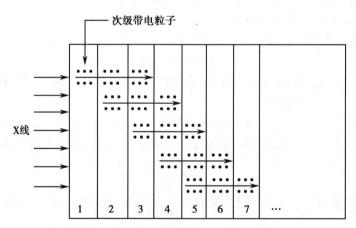

图6-2 X线所致带电粒子平衡示意图

设有一束 X 或 γ 射线在空气中通过,如图6-2所示。将空气体积分成1、2、3、4…若干等份,设光子束在每个等份空气中产生的次级电子的射程为3层,每个次级电子的能量相同,次级电子在每一层中产生6个电离粒子。每个电离粒子的能量相同。由图可见,在第一层中电离粒子只有6个,第二层中则有12个,第三层达到18个。假设光子束在介质中没有衰减,从第三层开始,前层进入到该层的次级电子数等于该层出射的次级电子数,进入到该层的电离粒子(电离电量)等于产生于该层的次级电子在本层以外产生的电离粒子(电离电量),这种现象称之为带电粒子平衡。如果进行照射量测量,选择第一层作为测量体积,这时该体积内产生的次级电子并没有全部消耗在该体积中,而是在第二层、第三层也产生了电离粒子,由此,在该体积内测量的电离电量就不能反映照射量的定义。如果将测量体积选在第三层或以后各层,从图中可见,进入到该层内的次级电子等于从该层中出射的次级电子数量。收集该层中的电离电量则可反映该

处照射量。设 dE_{en} 为介质中某体元吸收的能量，dE_{tr} 为射线转移给该体元的能量，dE_{out} 为次级电子从体元中带出的能量，dE_{in} 为体元外产生的次级电子带入体元的能量，则

$$dE_{en} = dE_{tr} - dE_{out} + dE_{in}$$

当达到"电子平衡"时

$$dE_{out} = dE_{in}$$

则有

$$dE_{en} = dE_{tr}$$

从以上分析可见，达到带电粒子平衡的条件是：在介质中体元周围的辐射场是均匀的，且体元周围的介质厚度等于或大于次级带电粒子在该介质中的最大射程。

（二）比释动能和吸收剂量随物质深度的变化

根据带电粒子平衡条件，物质表面的任意点不存在带电粒子平衡，因此，对介质表面（或表层）一点，射线转移给介质的能量要大于介质在该点真正吸收的能量，所以吸收剂量小于比释动能。随着介质深度的增加，起源于浅层的次级电子愈来愈多地进入考察点，使其吸收剂量急剧增加，当深度等于带电粒子的最大射程时，达到了电子平衡，吸收剂量就等于比释动能，此时，吸收剂量达到最大值。如果入射辐射在物质中的衰减可以忽略，比释动能为恒值，这种平衡将在更深的深度上保持下去，如图 6-3（a）所示。假若入射辐射在物质中有衰减，在平衡厚度以后，将出现吸收剂量大于比释动能，且均按指数规律呈一定比例减少，如图 6-3（b）所示。

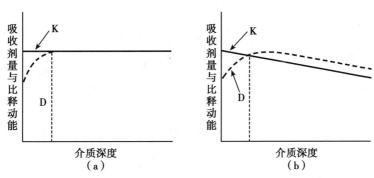

图 6-3　吸收剂量与比释动能随介质深度变化的相对关系

（三）照射量、吸收剂量与比释动能的相互关系

1. 照射量与比释动能的关系　对于单能 X（γ）射线，空气中某点的照射量 X 与同一点上的能量注量 Ψ_{air} 有如下关系

$$X = \Psi_{air} \cdot \left(\frac{\mu_{en}}{\rho}\right)_{air} \cdot \frac{e}{\omega} \tag{6-14}$$

式中，μ_{en}/ρ 表示对于给定的单能 X（γ）射线，空气的质能吸收系数；e 为离子的电荷，$e = 1.6021 \times 10^{-19}C$；$\omega$ 为带电粒子在空气中每形成一个离子对消耗的平均能量，$\omega = 33.85eV$。

对于一种给定的单能间接致电离辐射，辐射场中某点的比释动能 K 与能量注量 Ψ 之间存在下列关系

$$K = \Psi \cdot \frac{\mu_{tr}}{\rho} \tag{6-15}$$

式中，μ_{tr}/ρ 是物质对指定能量的间接致电离粒子的质能转移系数，它表示间接致电离粒子在物质穿行单位长度路程时，其能量转变为次级电子的初始动能的份额。

在带电粒子平衡及射线在介质中由次级带电粒子产生的轫致辐射损失的能量忽略不计的前提下，$\mu_{tr}/\rho = \mu_{en}/\rho$，由公式（6-14）和公式（6-15）可求得在空气中

$$K = X \cdot \frac{\omega}{e} \qquad\qquad (6\text{-}16)$$

一般在吸收物质的原子序数和辐射光子的能量较低时，射线在空气中的比释动能及照射量可用上式表达。

2. 吸收剂量与比释动能的关系　如上所述，在带电粒子平衡情况下，间接致电离辐射在质量为 dm 内的物质中交给带电粒子的能量 dE_{tr} 等于该体元内物质所吸收的能量 dE_{en}，因此

$$D = \frac{dE_{en}}{dm} = \frac{dE_{tr}}{dm} = K$$

上式表明，在带电粒子平衡的条件下，不考虑带电粒子因轫致辐射的产生而损耗的能量，吸收剂量等于比释动能。不过，带电粒子的一部分能量有可能转变为轫致辐射而离开质量元 dm，此时虽存在带电粒子平衡，但吸收剂量并不等于比释动能。这时候两者的关系为：

$$D = K(1 - g)$$

其中，g 是带电粒子能量转化为轫致辐射的份额。然而，除了高能电子外，一般轫辐射所占的份额 g 都是很小的，可忽略不计。

3. 照射量、比释动能和吸收剂量间的区别　照射量、比释动能和吸收剂量是概念完全不同的辐射量，三个量之间在相同的条件下又存在着一定的关系，但又有着本质的区别，主要体现在它们在剂量学中的含义和适用范围上，表6-1列出了三个辐射量之间的区别。

表6-1　照射量、比释动能和吸收剂量间区别对照表

辐射量	照射量	比释动能	吸收剂量
剂量学含义	表征X、γ射线在关心的体积内用于电离空气的能量	表征非带电粒子在所关心的体积内交给带电粒子的能量	表征任何辐射在所关心的体积内被物质吸收的能量
适用介质	空气	任何介质	任何介质
适用辐射类型	X、γ射线	非带电粒子辐射	任何辐射

第二节　辐射防护中使用的辐射量和单位

随着科学技术的发展，不同种类的射线在医学中的应用愈加广泛。我们不但可以利用 X 线进行医学影像学的检查，同时，高能 X、γ 射线及电子线亦成为肿瘤放射治疗的常规手段。放射线的广泛使用，不可避免地带来了被检者和工作人员的防护问题，定量测量、表述被照个人及受检群体实际受到的或可能受到的辐射照射，成为辐射防护中一个重要的问题，由于不同生物组织、不同种群、不同的器官对射线的反应灵敏性不同，使用上一节中所定义的描述辐射的量不足以表达射线对生物组织的损伤。为此，在辐射防护中使用的辐射量必须同时考虑不同种类的射线在不同组织中所产生的生物效应的影响。

一、当　量　剂　量

（一）当量剂量 H_T 及单位

尽管吸收剂量可以用来说明生物体所受照射时吸收的射线能量，但被吸收的辐射剂量与引起某些已知的生物效应的危险性往往不能等效。这是因为当辐射类型与其他条件发生变化时，

某一生物辐射效应与吸收剂量之间的关系也将随之发生改变。因此，必须对吸收剂量进行加权，使修正后的吸收剂量比之单纯的吸收剂量能更好地同辐射所致有害效应的几率或严重程度相联系。在辐射防护中，将个人或集体实际接受的或可能接受的吸收剂量根据组织生物效应加权修正，经修正后的吸收剂量在放射防护中称之为当量剂量。

对于某种辐射 R 在某个组织或器官 T 中的当量剂量 $H_{T \cdot R}$ 可由下列公式给出

$$H_{T \cdot R} = w_R \cdot D_{T \cdot R} \tag{6-17}$$

式中，w_R 为与辐射 R 能量相关的吸收剂量修正因子，也叫做辐射权重因子；$D_{T \cdot R}$ 为辐射 R 在组织或器官 T 中产生的平均吸收剂量。

需要说明的是：在辐射防护中，人们感兴趣的往往不是受照体某点的吸收剂量，而是某个器官或组织吸收剂量的平均值。w_R 正是用来对某器官或组织的平均吸收剂量进行修正的。

由于 w_R 无量纲，因此当量剂量的 SI 单位与吸收剂量相同，即焦尔•千克$^{-1}$（J•kg^{-1}），其专名是希沃特（Sv）。$1Sv = 1 \ J \cdot kg^{-1}$（表 6-2）。

表 6-2　辐射权重因子 w_R

辐射类型	能量范围	辐射权重因子 w_R
光子	所有能量	1
电子和 μ 介子	所有能量	1
质子和带电 π 介子		2
α 粒子、裂变碎片、重核		20
中子（能量 E_n）	<1MeV	$2.5 + 18.2\exp\left[-(\ln E_n)^2/6\right]$
	1–50MeV	$5.0 + 17.0\exp\left[-(\ln 2E_n)^2/6\right]$
	>50MeV	$2.5 + 3.25\exp\left[-(0.04\ln E_n)^2/6\right]$

当辐射场由具有不同 w_R 值的不同类型和（或）不同能量的辐射构成时，组织或器官 T 总的当量剂量为各辐射在该组织或器官上形成的当量剂量的线性叠加，即

$$H_T = \sum_R w_R \cdot D_{T \cdot R} \tag{6-18}$$

例题 6-3

某工作人员全身同时均匀受到 X 线和带电 π 介子照射，其中 X 线的吸收剂量为 10mGy，带电 π 介子的吸收剂量为 5mGy。根据（6-18）式，该工作人员所吸收的当量剂量：

$$H_T = \sum_R w_R \cdot D_{T \cdot R} = w_X \cdot D_X + w_\pi \cdot D_\pi = (1 \times 10 + 2 \times 5) \, mSv = 16mSv$$

由于带电 π 介子的辐射权重大于 X 射线，因此受到混合辐射照射时当量剂量要分别计算，由此可见即使接收相同的吸收剂量，辐射种类不同对受照者产生的生物学影响也是不同的。

（二）当量剂量率及单位

当量剂量率（$\dot{H}$）是指单位时间内组织或器官 T 所接受的当量剂量。若在 dt 时间内，当量剂量的增量为 dH_T，则当量剂量率

$$\dot{H}_T = \frac{dH_T}{dt} \tag{6-19}$$

当量剂量率的 SI 单位为希沃特•秒$^{-1}$（Sv•s^{-1}）。

二、有 效 剂 量

当量剂量是不同射线类型对组织或器官形成辐射危害的度量,但是两种不同组织或器官即使吸收的当量剂量相同,其所产生的生物学效应也有可能完全不同。因为不同组织或器官对辐射的敏感程度是不同的。因此在辐射防护领域中我们必考虑使用(引入)一个能够反映辐射对生物体损害的辐射量来描述辐射所产生的"损害效应"的大小。

(一)辐射效应的危险度

辐射对人体的损害按照国际放射防护委员会(international commission on radiation protection,ICRP)划分标准:受小剂量、低剂量率辐射的人群,引起的辐射损害主要是随机性效应(严重遗传性疾患和辐射诱发的各种致死癌症),而且假定随机性效应发生的几率与剂量存在着线性无阈的关系,并用危险度因子来评价辐射引起的随机性效应的危险程度。

危险度(或称危险度系数,γ)即器官或组织接受单位当量剂量(1Sv)照射引起随机性损害效应的几率。辐射致癌的危险度,是用死亡率来表示的;辐射致遗传损害的危险度,是用严重遗传疾患的发生率来表示的。ICRP 所规定的组织器官危险度的数值列于表 6-3 中。

表 6-3　人体器官或组织的危险度

组织	辐射效应	危险度(Sv^{-1})
性腺	遗传效应	4×10^{-3}
乳腺	乳腺癌	2.5×10^{-3}
红骨髓	白血病	2×10^{-3}
肺	肺癌	2×10^{-3}
甲状腺	甲状腺癌	5×10^{-4}
骨表面	骨癌	5×10^{-4}
其余组织*	癌	5×10^{-3}
合计		1.65×10^{-2}

注:其余组织中不包括手、前臂、足、踝、皮肤和眼晶体。胃肠道受照时,胃、小肠、大肠上段、大肠下段分别作为四个单独的器官。

可见均为 1Sv 当量剂量,对于不同的器官和组织,辐射效应的危险度是不同的。为了表征不同器官和组织在受到相同当量剂量情况下,对人体导致有害效应的严重程度的差异,引进了一个表示相对危险度的权重因子 w_T,即

$$w_T = \frac{\text{组织T接受1Sv时的危险度}}{\text{全身均匀受照1Sv时的总危险度}}$$

不同组织或器官,其危险度权重因子不同,其值列于表 6-4。

表 6-4　不同组织或器官的辐射危险度权重因子 w_T

组织T	w_T
红骨髓、结肠、肺、胃、乳腺、其余组织*	0.12
性腺	0.12
膀胱、食管、肝、甲状腺	0.05
骨表面、脑、唾液腺、皮肤	0.01
合计	1.00

注:用于 14 个组织的平均剂量:肾上腺、胸腔外区、胆囊、心脏、肾、淋巴结、肌肉、口腔黏膜、胰腺、前列腺、小肠、脾、胸腺、子宫/子宫颈

（二）有效剂量 E

对放射性工作人员来讲，其在工作中身体所受的任何照射，几乎总是不止涉及一个组织，为了计算所受到照射的组织带来的总危险度，评价辐射对其所产生的危害，针对辐射产生的随机性效应引进有效剂量 E。

$$E = \sum_{\mathrm{T}} w_{\mathrm{T}} \cdot H_{\mathrm{T}} \tag{6-20}$$

式中，H_{T} 为组织 T 受到的当量剂量；w_{T} 为组织 T 的权重因子。

可见，有效剂量是以辐射诱发的随机性效应的发生率为基础，表示当身体各部分受到不同程度照射时，对人体造成的总的随机性辐射损伤。

因为 w_{T} 没有量纲，所以有效剂量 E 的单位和当量剂量的 H 的单位一样。

例题 6-4

假定一次胸片拍摄给予肺、红骨髓、甲状腺的当量剂量分别为 0.07mSv、0.03mSv、0.01mSv，胸透剂量是拍片剂量的 10 倍，求两种影像各自的有效剂量。

解：胸片的有效剂量为

$$E_{胸片} = 0.12 \times 0.07 + 0.12 \times 0.03 + 0.04 \times 0.01 = 0.0124\mathrm{mSv}$$

胸透的有效剂量为

$$E_{胸透} = 0.012 \times 10 = 0.124\mathrm{mSv}$$

（三）当量剂量 H 与有效剂量 E 的关系

无论是医学影像学检查还是肿瘤的放射治疗，多数的医疗照射都是非均匀照射，被检者在接受了医疗照射以后其总的当量剂量是受到辐射照射的各个器官（T）的当量剂量 H_T 之和。非均匀照射时，所致的随机性效应发生几率如下：

$P_{不均匀照射} = \gamma_1 H_1 + \gamma_2 H_2 + \cdots = \sum_{\mathrm{T}} \gamma_{\mathrm{T}} H_{\mathrm{T}}$，式中 γ_1、γ_2、$\cdots \gamma_{\mathrm{T}}$ 为非均组织危险度系数，H_1、H_2、$\cdots H_{\mathrm{T}}$ 为各非均匀组织受照当量剂量。如果考虑相同被检者接受均匀照射 $H_{全身}$，产生相同的随机性效应，则其发生几率为：

$P_{均匀照射} = \gamma_{全身} H_{全身}$，式中 $\gamma_{全身}$ 是全身均匀照射时的危险度因子。由此：

$$\gamma_{全身} H_{全身} = \gamma_1 H_1 + \gamma_2 H_2 + \cdots = \sum_{\mathrm{T}} \gamma_{\mathrm{T}} H_{\mathrm{T}}$$

$$H_{全身} = \frac{\gamma_1}{\gamma_{全身}} H_1 + \frac{\gamma_2}{\gamma_{全身}} H_2 + \cdots = \sum_{\mathrm{T}} \frac{\gamma_{\mathrm{T}}}{\gamma_{全身}} H_{\mathrm{T}} = \sum_{\mathrm{T}} w_{\mathrm{T}} H_{\mathrm{T}} = E$$

可见，有效剂量是与这样一个非均匀照射产生相同随机性效应的全身均匀照射所对应的当量剂量，由这一当量剂量的全身均匀照射所致的随机性效应的几率与由身体各个器官或组织实际接受的当量剂量所致的随机性效应的诱发几率相等，有效剂量的"有效"则源于此。

当量剂量和有效剂量是基于平均值并且用于放射防护限制目的的量，常用于对照放射防护标准要求进行比较和评价。当量剂量和有效剂量均不可以直接测量，需要借助无量纲的辐射权重因子和组织权重因子并按照 ICRP 现行有效的基本建议书所推荐的方法进行计算。

目前估算有效剂量及器官当量剂量的通行方法是基于蒙特卡洛（Monte Carlo）算法的计算机模拟软件，如芬兰辐射与核安全局（STUK-Radiation and Nuclear Safety Authority）开发的 PCXMC。

三、吸收剂量的蒙特卡洛计算

蒙特卡洛方法又称随机抽样法、随机模拟法或统计试验方法。它是一种通过模拟跟踪大量粒子在物质中的运动、作用过程,利用统计分析方法推演获得粒子在介质中所形成的能量沉积的一种数理统计方法。

用蒙特卡洛方法求解问题时,需要建立一个概率模型,使待解问题与此概率模型相联系,然后通过随机试验求得某些统计特征值来作为待解问题的近似解。譬如在计算产品合格率时,按照产品合格率的定义,产品合格率是全部合格产品数量与生产全部产品数量的比值,但是在实际统计时,我们很难把所有生产产品进行检测以确定其是否为合格产品,因此更可行的方法是,在全部生产的产品中,选定有限的产品数 N,在其中检测合格产品数 n,由此可以计算选定产品的合格率 $P = \dfrac{n}{N}$,显然这样的抽样检验越多,选择样板数 N、n 越大,则 P 也就越接近产品的真实合格率。

在辐射与介质相互作用过程中,辐射粒子在介质中的传播及其与介质的相互作用,也可以与某些概率过程联系起来,例如,光子与原子、光子与电子,电子与电子的碰撞过程,实际上就是与碰撞截面有关的概率过程,这样,从数学物理特征来说,可以通过建立粒子与介质相互作用的概率模型,估算确定条件下的辐射粒子的输运过程及粒子输运的总效应。

现代辐射剂量计算的理论基础正是基于蒙特卡洛方法。该方法可以用计算机模拟计算射线粒子在进入人体或作用介质中的剂量沉积。通常使用计算机程序产生一组随机数,这些随机数在 0 和 1 之间可连续变化,随机数是任意分布的,使用已知射线与人体组织相互作用的基本数据,如光子与组织作用时产生的散射几率(包括瑞利散射和康普顿散射),这些散射数据与散射角度、光子能量有关,就可以按照蒙特卡洛算法计算出人体体模在特定照射几何条件下的三维剂量分布,如图 6-4 所示。

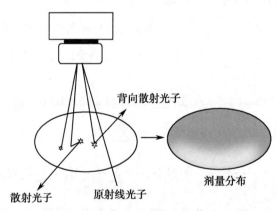

背向散射光子

剂量分布

散射光子   原射线光子

图 6-4　利用蒙特卡洛方法计算接近真实的剂量分布示意

随着计算机运算能力的提高,应用蒙特卡洛方法可以对大量光子进入到人体组织内的碰撞、散射轨迹进行模拟运算,这样就可以大大降低这种方法的统计误差。通常对 $10^6 \sim 10^8$ 个的光子进行模拟运算,计算每个光子进入靶组织后其发生各类相互作用的过程与几率。即使是对 10^6 个光子进行模拟运算,相对应 X 线摄影过程实际照射到被检者的 X 线束光子数而言仍然是有限的。一次极低剂量的 X 线胸部摄影,照射到被检者身上的光子数大约是 1.6×10^{11} 个光子。采用蒙特卡洛计算器官剂量时,通常计算单位入射剂量(如比释动能)的器官剂量,这样可以方便计算不同成像过程、不同照射量条件下器官剂量。表 6-5 是应用蒙特卡洛方法计算得出的腹部 X 线摄影时器官剂量转换因子。

表 6-5　腹部 X 线摄影蒙特卡洛计算器官剂量（SID＝100cm，照射野 35×43cm）

| | 入射空气比释动能（μGy/mGy） | | | |
| | 入射 X 线线质（半价层厚度 mmAl） | | | |
	1.0	2.0	3.0	4.0
肺	2.4	9.6	17.2	24.0
红骨髓	7.4	30.9	59.5	85.9
甲状腺	0.0	0.1	0.2	0.3
子宫	83.6	249.6	395.0	506.1
卵巢	595	183.2	296.6	385.9

四、集体当量剂量和集体有效剂量

随着人们物质生活水平的提高、医疗条件的改善，基于医疗检查目的的放射性检查频度越来越高，放射线从业人员亦越来越多，由于辐射的随机性效应，仅以一定的几率发生在某些个体身上，并非受到照射的每个人都会发生。因而在评价某个群体所受的辐射危害时，将采用集体当量剂量或集体有效剂量。

（一）集体当量剂量 S_T

某一群体的集体当量剂量 S_T 为

$$S_T = \sum_i H_{Ti} N_i \tag{6-21}$$

式中，S_T 为集体当量剂量，单位名称为人·希沃特；H_{Ti} 为受照射群体中第 i 组内 N_i 个成员平均每人在全身或任一特定器官或组织内的当量剂量。

若群体中所有 N 个个体受到同类辐射的照射，每个个体受到的平均当量剂量均为 H 时，则群体的集体当量剂量 S_T 为：

$$S_T = H \cdot N \tag{6-22}$$

其单位为人·希沃特。

（二）集体有效剂量 S_E

某一群体的集体有效剂量为受照群体中每一个成员的有效剂量之和，即

$$S_E = \sum_i E_i N_i \tag{6-23}$$

式中，N_i 为该群体中全身或任一器官受到平均有效剂量为 E_i 的那部分人员的人数。集体有效剂量的单位与集体当量剂量的单位相同。

若群体中的所有 N 个个体受到同类的辐射照射，每个个体所受的平均有效剂量均为 E 时，则该群体集体有效剂量 S_E 为

$$S_E = E \cdot N \tag{6-24}$$

集体当量剂量和集体有效剂量是一个广义量，可应用于全世界居民、一个国家居民、一个群体以至一个个人。

五、待积当量剂量和待积有效剂量

为定量计算放射性核素进入体内造成的内照射剂量，辐射防护中引入了待积当量剂量和待积有效剂量。

（一）待积当量剂量

人体单次摄入放射性物质后，某一特定器官或组织 T 中接受的当量剂量率在时间 τ 内的积分即为待积当量剂量，有

$$H_T(\tau) = \int_{t_0}^{t_0+\tau} \dot{H}_T(t)\mathrm{d}t \tag{6-25}$$

式中，t_0 表示摄入放射性核素的时刻；τ 表示放射性核素对器官或组织 T 照射的时间期限（以年为单位）；$\dot{H}_T(\tau)$ 是对应于器官或组织 T 在 t 时刻的当量剂量率。

待积当量剂量的 SI 单位是 Sv。

（二）待积有效剂量

如果将单次摄入放射性核素后各器官或组织的当量剂量乘以组织权重因子 w_T，然后求和，就得到待积有效剂量：

$$E(\tau) = \sum_T w_T \cdot H_T(\tau) \tag{6-26}$$

待积有效剂量单位同样为 Sv。

（王鹏程）

第七章

放射线的测量

在应用放射线进行诊断和治疗中，我们需了解放射源所输出的射线强度，以确定所采取的照射量是否符合临床的要求；需要定量测量被照射的肢体或病灶所吸收的射线剂量的大小，从而判断能否达到预期的疗效；需要对 X、γ 射线或其他类型的辐射所形成的射线场进行定量测量，以判断对辐射所设置的屏蔽以及为工作人员所提供的放射防护水平能否达到所规定的安全标准。

通常医学放射诊断治疗过程中，所涉及的射线的测量可分成两种情况：一是辐射场分布的测量。如机房内射线分布、机房外透射线、散射线强度，放射源输出量的大小等。这种情况通常我们以照射量大小来反映射线强度的分布，因此，人们建立了照射量的测量方法。二是放射学诊断、治疗中被检者、患者所接收的吸收剂量的测量。虽然照射量与吸收剂量相比，是一个辅助量，但直到现在，它的测量仍然是很重要的。这是因为由测得某点的照射量可以方便地换算出其他物质中的吸收剂量。

放射线与物质相互作用可以产生各种效应，这些效应都可以成为射线测量的基础。如应用射线的电离作用、热作用、感光作用、荧光作用可以制作各种电离室、闪烁计数器、荧光玻璃剂量计、热释光剂量计和胶片剂量计等。在对射线测定时，应根据实际情况，考虑仪器的测量量程、能量响应、读数建立时间、仪器的灵敏度、精确度等因素。

第一节　照射量的测量

照射量实际上是以 X、γ 射线在空气中产生的电离电荷的数量来反映射线强度的物理量，对照射量的测量就涉及如何收集、测量 X、γ 射线所产生的微量电离电荷。在实际应用中，电离电荷的收集、测量是通过空气电离室来实现的。

一、自由空气电离室

为了测定 X、γ 射线照射量，必须满足照射量定义的要求，设法隔离质量已知的空气，然后测量在给定质量的空气中由 X、γ 射线释放出来的次级电子在空气中所产生的任何一种符号的离子总电荷量。自由空气电离室（也称标准电离室）是根据照射量的定义设计的，是对照射量进行直接绝对测量的标准仪器。其电离室结构特点如图 7-1 所示。

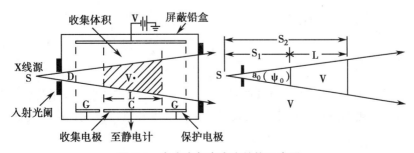

图 7-1　自由空气电离室结构示意图

电离室有两个光栏，射线束从入射光栏射入，从出口光栏射出。标准电离室的工作气体就是空气。电离室有两个极性相反的平行电极，下面的极板由三部分组成：中间一个收集电极和外侧两个保护电极。收集电极用来收集电离室内产生的某一种符号的离子，它被接到测量电荷的静电计上。保护电极与收集电极相互隔开，但具有相同的电位，用以使收集电极上的电场均匀，保证中间区域的电力线垂直于电极。

图中阴影部分称为"测量体积 V"，即 X 线束通过的正对收集电极的那部分空气体积，也就是需要隔离的，并且质量已知的那部分空气的体积。当 X 线从 X 线管焦点发出射入电离室后，在整个电离室内都会产生电离。因此，电离室的电极板与 X 线束边缘的距离应大于次级电子在空气中的射程，使得电子在其能量耗尽之前不能直接跑到电极，从而保证电子完全阻止在空气之中，其能量全部用于在电离室内引起空气电离。

图中与收集电极 C 相对的体积为"收集体积"，即收集电极上方次级电子产生电离的那部分体积。凡在"收集体积"内产生的离子，其中的一种符号的离子将在电场作用下全部移向收集电极。

为了消除使"收集体积"外产生的次级电子在"测量体积"内电离电荷的贡献，"收集体积"周围空气厚度必须大于次级电子的最大射程，从而使次级电子在电离室内达到"电子平衡"。

在电子平衡条件下，收集电极收集到的一切离子是由"测量体积"内被 X 线击出的次级电子所形成的，设这些被收集的离子总电荷量为 Q（库仑）。"测量体积"内空气的质量为 m，有

$$m = \rho \cdot V$$

式中，ρ 为标准状况下（0℃，760 毫米汞柱）的空气密度。V 为"测量体积"内空气的有效体积。如果考虑到射线束所张立体角不太大，且忽略线束的衰减，则收集电极收集到的离子的总电量 Q，在数值上等于

$$Q = \int_{s1}^{s2} \Psi_s \cdot \left(\frac{\mu_{en}}{\rho}\right) \cdot \frac{e}{\omega} \cdot \rho_。 \cdot a_s \cdot ds \tag{7-1}$$

式中，a_s 与 Ψ_s 分别是距离射线源 S 处射线束的截面积和相应的能量注量，ρ_0 是标准状况下的空气密度，s1 是射线源到光栏的距离，s2 是射线源到收集体积后缘的距离。线束是发散线束条件下，射线束沿着照射方向上能量注量按照离开放射源的距离平方成反比减少，而射线束的截面积则随着这一距离平方增大。因而在离开放射源的不同距离上，射线束的截面积与该截面上的能量注量的乘积为常数，即

$$a_s \cdot \Psi_s = a_。 \cdot \Psi_。 \tag{7-2}$$

式中 a_0 和 Ψ_0 分别是入口光栏 D 处的射线束的截面积和相应的能量注量。将以上两式合并可得

$$Q = \int_{s1}^{s2} \Psi_0 \cdot \left(\frac{\mu_{en}}{\rho}\right) \cdot \frac{e}{\omega} \cdot \rho_0 \cdot a_0 \cdot ds$$

$$= \Psi_0 \cdot \left(\frac{\mu_{en}}{\rho}\right) \cdot \frac{e}{\omega} \cdot \rho_0 \cdot a_0 \cdot L$$

式中 $\Psi_0 \cdot \left(\frac{\mu_{en}}{\rho}\right) \cdot \frac{e}{\omega}$ 就是 X 线束在入口光栏处的照射量 X_0，因此

$$X_0 = \frac{Q}{\rho_0 \cdot a_0 \cdot L} = \frac{Q}{\rho_0 \cdot V} \tag{7-3}$$

但是必须注意，由于入射口至"测量体积"间空气对 X 线的吸收、离子复合、散射光子形成的多余电子、阻止于电离室壁中的电子损失以及由于温度与气压偏离标准状况而引起的空气密度的变化等，很难完全达到电子平衡及空气质量的稳定。因此，所测照射量往往偏离正确值，须进行适当校正。

二、实用型电离室

标准型电离室体积庞大，当 X、γ 光子能量较高时，建立"电子平衡"的空气厚度较大，因此它只能作为标准电离室放置在国家标准实验室内作为次级标准计量仪使用，而不能作为现场测量仪器。如果我们将"收集体积"外的空气进行压缩如图 7-2（a）、（b）所示，则既能满足"电子平衡"条件，同时又可以大大缩小电离室体积。压缩的空气壁可用空气等效材料代替，从而可以制成实用型空气等效电离室。电离室壁材料与空气的有效原子序数愈接近，则实用型电离室与标准电离室的等效性愈好。

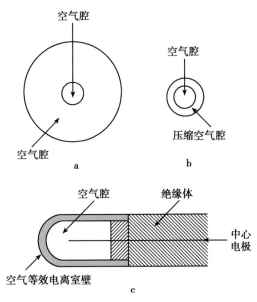

图 7-2　实用型空腔电离室结构示意图

由于使用了空气等效材料代替空气室壁，实用型电离室在体积上就可以大大减小，因此能够方便在辐射现场测量。

（一）实用型电离室室壁

图 7-2（c）是一个典型的实用型柱形电离室示意图。电离室室壁材料与中心电极的有效原子序数与自由空气基本等效。这一前提可以保证电离室室壁内释放的次级电子的能谱与空气相似。最常用的室壁材料有石墨、电木或塑料。实际上室壁材料的有效原子序数一般低于空气的有效原子序数，结果造成室壁电子在空气腔内产生的电离略小于在自由空气电离室中产生的电离；但中心电极的原子序数通常比较大，它的尺寸和它在电离室中的位置、几何形状可为上述损失提供补偿。

由于不同能量的 X、γ 射线产生的次级电子的射程不同，故应选用不同厚度室壁的电离室。目前，一般常用与空气等效的材料做成不同厚度的平衡罩，当测定较高能 X、γ 射线时，需在原来电离室室壁上套上适当厚度的平衡罩。

（二）电离室的工作特性

实用型电离室可直接用于照射量的测量，条件是：①它与空气等效；②它的空气腔体积能够准确得知；③它的室壁厚度足以提供电子平衡。但实用型电离室很难同时满足上述条件。为此，在实际中，需要用自由空气电离室来对实用型电离室做校准刻度。通过使用两种电离室同时测量已知强度的 X、γ 射线源，给出实用型电离室测量校准因子，用于校正实用型电离室所测照射量值。

1. 电离室的方向性 由于电离室本身固有的角度依赖性，电离室的灵敏度会受电离辐射的入射方向的影响。其正确使用方法是，平行板电离室应使其前表面垂直于射线束中心轴，指形电离室使其主轴线与射线束中心轴的入射方向垂直。电离室的角度依赖性直接影响电离室的灵敏体积，同时指形电离室的角度依赖性还与中心电极和室壁制作工艺如室壁厚度的均匀性有关。图7-3为某型号0.6cc指形电离室灵敏度与射线束入射角度关系。

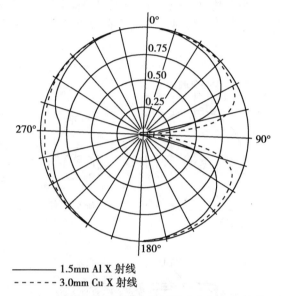

图 7-3　0.6cc 指形电离室灵敏度与射线束入射角度的关系曲线

2. 电离室的饱和效应 电离辐射在气体中产生的正、负离子，在没有外加电场的作用或电场强度不够大时，会因热运动有密度大处向密度小处扩散，导致宏观的带电粒子流动，称为离子、电子的扩散运动。同时，正离子与负离子在达到收集极前可能相遇复合成中型的原子或分子，这种复合会损失一部分由电离辐射产生的离子对数，从而影响电离效应与电离室输出信号之间的对应关系。当电离室工作电压较低时，正负离子的复合与扩散作用显得较为突出。如图 7-4 所示，当入射电离辐射强度不变时，电离室的输出信号电流 I 随其工作电压 V 变化的关系，称为"电离室的饱和特性"。在图中 AB 饱和区段，电离室收集极电流并非恒值，随工作电压增加而有一定的增加，这主要由于边缘效应的影响。当工作电压改变时，电离室灵敏体积会有微小改变，正负离子的复合并不能完全消除，以及绝缘材料的漏电流等，都是造成饱和区电流变化的重要原因。饱和区的长度及其电流变化是衡量电离室饱和特性的主要技术指标。

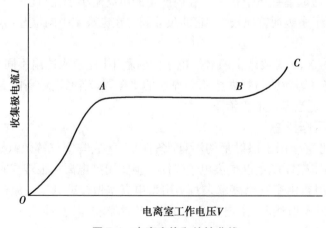

图 7-4　电离室饱和特性曲线

3. 电离室的杆效应　　电离室的灵敏度，也会受到电离室金属杆和电缆在电离辐射场中的被照射范围的影响。因为电离室的金属杆和绝缘体及电缆，在辐射场中会产生微弱的电流，叠加在电离室的信号电流中，形成电离室杆的泄漏，这一效应称为杆效应。电离室的杆效应一般较小(<1.0%)，但也有的电离室会高达 10%，故在实际应用中应尽力避免并给予校正，方法可参照图 7-5 的提示，具体测量时，虚线所示的电离室的受照射长度保持不变。对 X(γ)射线，其杆效应有明显的能量依赖性，能量越大，杆效应越明显。而对电子束，表现不甚明确。另一特点是，当电离室受照范围较小时，杆效应变化较大，而当受照长度超过 10cm 时，基本不变。

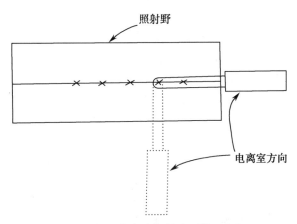

图 7-5　指形电离室杆效应测量示意图

4. 电离室的复合效应　　如上所述，电离室即使工作在饱和区，也存在正、负离子复合效应的影响，并随辐射类型和辐射强度(注量率)变化，这种影响可用收集效应表示。收集效应为电离室收集的电离离子对数与由电离辐射产生的电离离子对数之比。复合效应的校正，通常采用称为"双电压"的实验方法。具体做法是，对相同的辐射场，电离室分别加两种不同的工作电压 V_1 和 V_2，其中 V_1 为常规工作电压，并且 V_1 与 V_2 的比值要大于或等于 3，得到不同工作电压时的收集电荷数 Q_1 和 Q_2，然后利用国际原子能机构(IAEA)技术报告丛书第 277 号中所推荐的二次多项式计算得出复合校正因子 P_s

$$P_s = a_0 + a_1(Q_1/Q_2) + a_2(Q_1/Q_2)^2 \tag{7-4}$$

式中 a_i 为实验拟合系数。

实验证实电离室的复合效应依赖于电离室的几何尺寸，工作电压的选择和正负离子产生的速率。对医用加速器的脉冲式辐射，特别是脉冲扫描式辐射，复合效应的校正尤为重要；但对连续式电离辐射，如放射性核素产生的 γ 射线，复合效应非常小。

5. 电离室的极化效应　　对给定的电离辐射，电离室收集的电离电荷会因收集极工作电压极性的改变而变化，这种变化现象称为极化效应。当电离室正常工作在饱和区时，引起极化效应的主要原因是：①对指形电离室，因电离室的电极结构的形式，造成空间电荷的分布依赖于电离室收集极的极性。因为正负离子的迁移率不同，造成收集效率的差异。这一差异可通过提高收集极电压而减少，但并不能最终消除。②由高能光子产生的高能次级电子如康普顿电子可形成康普顿电流，这也会因收集极不同的极性增加或减少信号电流。消除这一误差，可通过变换电离室工作电压的极性，将不同极性电压测量结果的平均值，视为真实的电离电流。③电离室灵敏体积以外收集到的电流，也会引起极化效应。电离室的极化效应对电子束测量的影响，要高于对光子测量的影响，并随电子束能量的减少而增加。如同电离室的杆效应，极化效应也可以通过电离室的设计和辅助电路给予减弱。

6. 环境因素对工作特性的影响　　非密封型电离室在现场使用时，室腔中的空气质量随环境

温度和气压变化而改变,直接影响电离室的测量灵敏度,温度和气压偏离标准测量状况的校正系数 K_{TP} 为

$$K_{TP} = \frac{273.2 + t}{293.2} \times \frac{760}{P}$$

(7-5)

其中,t 为测量时气温(℃);P 为测量时气压(mmHg)。

三、电离电荷测量电流

由于 X、γ 射线在电离室中产生的电离电荷量非常小,所形成的电离电流在 $10^{-15} \sim 10^{-6}$A,因此测量如此微弱的电流信号就要求其测量电路要有较强的抗干扰性,有较高的输入阻抗,有较大的放大倍数。一般情况下,我们不直接测量电离电流,而是通过一个积分放大器,将电离电流在一个积分电容上充电,通过测量积分电容两端的积分电压来推算积分电荷量。图 7-6 为常用的电荷测量电路。

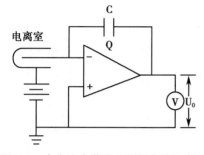

图 7-6 电离室电荷积分测量电路示意图

根据运算放大器工作原理,有

$$U_0 = -\frac{Q}{C}$$

(7-6)

式中,U_0 为输出电压;C 为积分电容;Q 为电离电荷量。

第二节 吸收剂量的测量

对医学和辐射防护学有意义的量是物质中某点的吸收剂量。根据吸收剂量的定义,为了测定物质中某点的吸收剂量,需要测量射线在介质中该点沉积的能量的大小。然而直接测量射线在该点沉积的能量是很困难的,通常情况下要利用探头取代该点为中心的一小块物质,用该探头测量物质中该点吸收射线能量后产生的理化变化,间接反映该点吸收的射线能量,经过适当校准、刻度,从而给出该点吸收剂量大小。因此选用的探头应该足够小,使它的引入并不显著地干扰原来辐射场的分布。

一、吸收剂量的基本测量法

任何一种物质,当其受到辐射照射后,其吸收的射线能量将以热的形式表现出来,吸收的能量越大,产生的热量亦越高。将介质吸收的能量与其释放的热量进行已知的吸收能量与热量的刻度,就可以定量给出吸收剂量的大小。量热计正是基于这样的原理制成的。图 7-7 为量热计量计原理示意图。

在吸收介质内要测定吸收剂量的部位,放一小体积的吸收体,用它作为吸收剂量量热计的敏感材料,它与周围介质必须达到热绝缘。吸收体吸收了射线能量后,温度升高,借助微型测温器件(热电偶或热敏电阻)测出吸收体温升,计算出吸收体吸收的能量,以求出小块吸收体材料中的吸收量 D。

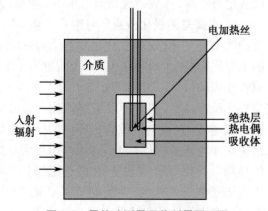

图 7-7 量热法测量吸收剂量原理图

$$D = \frac{\mathrm{d}\varepsilon}{\mathrm{d}m} \approx \frac{\mathrm{d}E}{\mathrm{d}m} \tag{7-7}$$

式中，$\mathrm{d}m$ 为吸收体质量；$\mathrm{d}\varepsilon$ 为射线授与该吸收物体平均能量；$\mathrm{d}E$ 为以热量形式出现的能量。

在实际测量中，以热量形式出现的能量，并非是直接测量出来的，而是根据导热系统计算出来的。其具体做法是：把已知的电能 $\mathrm{d}E_c$，通过导线引入电加热丝对吸收体加热，观察其相应的温升 $\mathrm{d}T_c$，这样 $\mathrm{d}E_c/\mathrm{d}T_c$ 便表示每单位温升相应的能量吸收。

$$D = \frac{dE_c}{dT_c} \cdot \frac{dT}{dm} \tag{7-8}$$

在射线照射过程中，若测得吸收体的温升 $\mathrm{d}T$，并忽略其他因素的影响，则可利用下式求得吸收体的吸收剂量。

但是，射线照射物质时所产生的热量非常微小。例如，水吸收 1Gy 的吸收剂量时，其温升只有 2.4×10^{-4}℃。再如，通常量热计常用石墨做吸收体，石墨吸收 1Gy 的吸收剂量时，温升约 1.4×10^{-3}℃。即使在 X 线治疗中，组织吸收 50Gy 的吸收剂量时，温度也不过上升 0.012℃。如此微小的温度变化，通常很难进行测量，必须借助非常灵敏的微型测温仪器。因此，量热法虽然是测定吸收剂量的标准方法，但是，因为制造和使用时技术较为复杂，只能作为标准仪器使用，以校准其他测定吸收剂量的仪器。

二、电离室测量法

如上所述，量热法测量辐射在介质中的吸收剂量有很多限制，如灵敏度低、使用操作复杂，测量结果不能随时显示。因此，吸收剂量的现场测量大多通过测量照射量，然后换算成介质的吸收剂量。

（一）中低能 X(γ)射线吸收剂量的测量

已知 1 个电子电量 $e = 1.6 \times 10^{-19}$C。在空气中产生一对离子所需的平均电离能量 $\omega = 33.73\mathrm{eV}$，又 $1\mathrm{eV} = 1.60 \times 10^{-19}$J，因此，在满足电子平衡的前提下，1 库仑·千克$^{-1}$ 的照射量，能使每千克标准空气吸收射线的能量为

$$D_{空气} = \frac{1库仑·千克^{-1}}{1.6 \times 10^{-19}库仑·电子电量^{-1}} \times 33.73电子伏·电子电量^{-1} \times 1.6$$
$$\times 10^{-19}焦耳·电子伏$$
$$= 33.73焦耳·千克^{-1} = 33.73戈瑞$$

若在空气中已测知某点处 X 线的照射量为 X，那么这一点空气的吸收剂量为

$$D_{空气} = 33.73 \cdot X \, \mathrm{Gy} \tag{7-9}$$

对于 X、γ 射线，在空气中最容易测得的是照射量（X），按上面的公式即可计算出空气的吸收剂量 $D_{空气}$。

在实际工作中，常常需要知道其他物质的吸收剂量，尤其在对辐射效应的研究中以及在放射治疗剂量计算时，需要知道生物组织中某点处的吸收剂量。直接测量组织的吸收剂量是有困难的，往往借助体模进行测量。

设没有体模存在时，射线在空间一点的能量注量为 Ψ_a，根据吸收剂量与能量注量的关系，在电子平衡条件下，该点空气吸收剂量为

$$D_{空气} = \Psi_a \cdot \left(\frac{\mu_{\mathrm{en}}}{\rho}\right)_{空气} \tag{7-10}$$

式中 $\dfrac{u_{en}}{\rho}$ 为射线在空气中的质能吸收系数。

当体模存在时，在体模内该点的吸收剂量为

$$D_{物质} = \Psi_m \cdot \left(\frac{\mu_{en}}{\rho}\right)_{物质} \tag{7-11}$$

式中 $\left(\dfrac{\mu_{en}}{\rho}\right)_{物质}$ 为射线在介质中的质能吸收系数，Ψ_m 为有介质存在时该点的能量注量。由此

$$D_{物质} = \frac{\Psi_m}{\Psi_a} \cdot \frac{\left(\dfrac{\mu_{en}}{\rho}\right)_{物质}}{\left(\dfrac{\mu_{en}}{\rho}\right)_{空气}} \cdot D_{空气} = A \cdot f \cdot X \tag{7-12}$$

式中，

$$A = \frac{\Psi_m}{\Psi_a}, \quad f = \frac{\omega}{e} \cdot \frac{\left(\dfrac{\mu_{en}}{\rho}\right)_{物质}}{\left(\dfrac{\mu_{en}}{\rho}\right)_{空气}}$$

A 为传输因子，表示射线通过电离室壁的份额，其值略小于 1。f 为照射量—吸收剂量转换系数，或称照射量—吸收剂量转换因子。它是以"库仑•千克$^{-1}$"或"伦琴"表示的照射量换算为以"戈瑞"为单位的吸收剂量的一个系数。

转换系数 f 值决定于光子能量和受照射物质的性质。表 7-1 列出了水、肌肉和骨骼等不同能量光子的 f 系数值。由表可见，对于低能光子即使照射量相同（如均为 2.58×10^{-4} 库仑•千克$^{-1}$），骨的吸收剂量也要比肌肉高 3～4 倍，而脂肪的吸收剂量却只有肌肉的一半左右。但当光子能量超过 200keV 后，对于相同的照射量，各种物质的吸收剂量都非常接近。

若求某种物质的吸收剂量时，只要在物质中待测点位置留个小腔，然后把电离室放入小腔，测出小腔内空气的照射量 X，再根据 f 值，就可以计算出物质中该点处的吸收剂量（$D_{物质}$）。

例题 7-1

已测知 ^{60}Co-γ 射线在空气中某点处的照射量为 0.1C•kg^{-1}，求空气中该点处的吸收剂量 $D_{空气}$。

解：根据题意已知：$X = 0.1$C•kg^{-1}，所以空气中吸收剂量为：

$D_{空气} = 33.73X = 33.73 \times 0.1$Gy $= 3.373$Gy

例题 7-2

用电离室测得体模内一点空气照射量率为 2.58×10^{-5}C•kg^{-1}•h^{-1}，已知光子的能量为 0.1MeV。求处于体模内同一位置吸收剂量率。

解：已知 $\dot{X} = 2.58 \times 10^{-5}$C•kg^{-1}•h^{-1}，忽略电离室室壁吸收。

查表得：$f_{水} = 36.74$Gy/C•kg^{-1}

所以：$\dot{D}_{水} = 36.74 \times 2.58 \times 10^{-5}$ Gy•h$^{-1} = 9.48 \times 10^{-4}$Gy•h^{-1}

表 7-1　不同光子能量对应几种物质的 f 值（单位：Gy/C•Kg^{-1}）

光子能量（Mev）	水	骨骼	肌肉组织
0.010	35.35	137.21	35.85
0.020	34.15	163.95	35.50
0.030	33.68	170.16	35.27
0.040	34.03	160.47	35.62

光子能量 （Mev）	水	骨骼	肌肉组织
0.050	34.57	138.76	35.89
0.060	35.08	112.79	36.01
0.080	36.12	74.03	36.40
0.10	36.74	56.20	36.74
0.20	37.71	37.95	37.33
0.30	37.44	36.36	37.09
0.40	37.44	35.97	36.98
0.50	37.44	35.85	37.09
0.60	37.44	35.85	37.09
0.80	37.40	35.66	37.05
1.0	37.40	35.74	37.05
2.0	37.44	35.70	36.98
3.0	37.29	35.97	36.98
4.0	37.13	36.05	36.74
5.0	36.98	36.20	36.59
6.0	37.21	36.78	36.78
8.0	37.05	37.05	36.59
10.0	36.24	37.21	36.01

（二）高能电离辐射吸收剂量的测量

从照射测量来计算吸收剂量，这种方法有一定的局限性。例如，当光子能量大于 3MeV 时，以及当电子平衡不存在时，不能使用。这是由于在上述情况下，不能真实地定义照射量。另外，照射量仅使用于 X（γ）射线辐射，不能用于其他类型的电离辐射，如电子和中子等。布喇格 - 戈瑞（Bragg-Gray）空腔理论不受这些限制，能直接用电离室在介质中测量来计算吸收剂量。

布喇格 - 戈瑞空腔理论认为，电离辐射在介质中的沉积能量即介质吸收剂量，可通过测量其放置在介质中的小气腔内的电离电荷量转换。设在一均匀介质中，有一充有空气的气腔，如图 7-8 所示，电离辐射如 X（γ）射线，其在介质中产生的次级电子穿过气腔时会在其中产生电离，这种电离可以是 X（γ）射线在气腔空气中产生的次级电子所致（称为"气体作用"）；也可以是在电离室空气等效壁材料中产生的次级电子所致（称为"室壁作用"）。假定气腔的直径远小于次级电子的最大射程，则以下三个假设成立：①X（γ）射线在空腔中所产生的次级电子的电离可以忽略；②气腔的引入并不影响次级电子的注量及能谱分布；③气腔周围的邻近介质中，X（γ）射线的辐射场是均匀的。气腔的引入并不改变次级电子的分布，则空腔位置上介质的吸收剂量 D_m 与气腔中所产生的电离量 J_a 有如下关系：

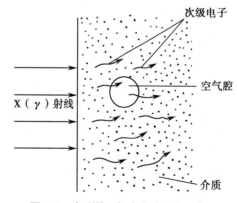

图 7-8 布喇格 - 戈瑞空腔理论示意图

$$D_m = J_a \cdot \frac{W}{e} \cdot \frac{(\overline{S}/\rho)_m}{(\overline{S}/\rho)_a}$$

（7-13）

式中$\dfrac{\overline{W}}{e}$为电子的平均电离能；$\dfrac{(\overline{S}/\rho)_m}{(\overline{S}/\rho)_a}$为介质与空气的平均质量阻止本领之比。上式即为布喇格 - 戈瑞关系式。

需要指出的是，(7-13)式成立与否取决于上述三个假设条件，它依赖于气腔的大小、室壁材料和电离辐射的能量。同时，公式中使用的质量阻止本领依赖于次级电子的能谱，计算较为复杂。

综合中低能 X(γ)射线和高能辐射（包括电子、X(γ)射线等）的测量原理，应注意：对中低能 X(γ)射线测量时，只要电离室壁材料和空气等效，对空腔的大小没有特别的限制，如在空气中测量低水平辐射，电离室体积往往较大；用空腔理论测量高能电离辐射的吸收剂量时，气腔应足够小，一般应小于次级电子的最大射程，但也不能过分小，以致造成有次级电离产生的电子大量跑出气腔，而使布喇格 - 戈瑞关系式失效。将现场电离室直接用于测量各种类型的电离辐射的吸收剂量之前，必须对它进行校准，并选择和确定与之相应的相关系数。应注意，在测量吸收剂量时所用电离室的结构、体模及测量的几何条件应根据电离辐射质的不同加以选取。美国医学物理师协会（AAPM）和国际原子能机构（IAEA）定期发布关于对电离室剂量仪进行校准的测量规程，目前所颁布的最新版本分别是 TRS-398 和 TG-51 技术报告，两者技术内容非常接近。

（三）放射治疗校准剂量的测量

放射治疗的校准剂量是指治疗射线在测量体模内某深度处的吸收剂量或吸收剂量率。对高能 X、γ 射线、电子线，通常选择在体模内最大剂量点深度。校准剂量测量用体模，一般为水体模或有机玻璃、聚苯乙烯体模。大小为 30cm×30cm×30cm 或 40cm×40cm×40cm。测量使用时在最大照射野边缘至少要有 5cm 的富余。水箱应备有电离室插孔，孔与电离室要密合，不能有空隙。

测量时将电离室插入测量孔内固定好。测量前，电离室在水箱中至少放置 15 分钟，以保证温度平衡。选择被测照射野大小（一般 10cm×10cm，源 - 体模表面距离一般为 100cm），测量水箱内温度、大气压，以备计算空气密度修正因子（K_{tp}）。

三、吸收剂量的其他测量方法

除了利用电离室进行吸收剂量测量以外，在实际测量时，由于射线强度的差别及电离室体积的限制，为满足不同的测量要求，还可以采用其他的测量方法测量吸收剂量。

（一）热释光测量元件及其剂量读出装置

热释光剂量仪一般由热释光测量单元——热释光剂量片及其读出装置构成。热释光剂量片为具有晶格结构的固体粉末，根据测量要求可制成散装粉末、烧结圆片、热压方片或圆棒等形状。由于晶格内含有杂质或其中的原子，离子缺位、错位，造成晶格缺陷从而形成带电中心。晶格缺陷带电中心，具有吸引、束缚异性电荷的本领。辐射照射剂量元件时，晶格中原子的价电子获得能量脱离原子束缚变为自由电子，自由电子会被带电中心吸引，从而重新被束缚。剂量片吸收的辐射能量越多，则束缚于带电中心的电子数目愈多。当对热释光剂量片加热时，会使带电中心束缚的价电子脱离吸引重新变为自由电子，同时释放出能量。该能量以可见光形式释放出来。发光强度与束缚中心释放的电子数成正比，而电子数又与物质吸收辐射能量有关。经过适当标定，则可以测量剂量片所在位置吸收剂量。

热释光元件的品种很多，但以氟化锂（LiF）材料最为常见。LiF 的有效原子序数为 8.2，接近空气和生物组织的有效原子序数，用来做测量元件比较合适。除此以外，$Li_2B_4O_7$（Mn）、CaF_2（M_2）、BeO、$CaSO_4$（Mn）和 $CaSO_4$（Dy）等亦可作为剂量测量元件。由于热释光剂量片可以制成各种形状，各种大小，因此常常用来作为放射线工作人员个人剂量监测使用。

热释光剂量片测量装置是用来读出剂量片所存贮的辐射能量的装置，被照射过的热释光元件，放入热释光测读仪的加热单元中加热，元件受热发光，经滤光后照射到光电倍增管上。并将其转化为电流信号，经电流/频率转换后，以脉冲频率形式输送给计数系统，用以打印记录。

热释光剂量元件经加热后，其贮存的能量信息会全部释放，因此它不能重复读数，但是热释光剂量元件可以重复使用，用高温退火炉对元件加温后，其因受到射线照射后进入带电中心陷阱中的电子全部逸出，恢复辐射之前的状态。

热释光剂量计由于其灵敏度高、量程范围宽、体积小、重量轻、携带方便、材料来源丰富，得以广泛应用于X、γ射线的个人剂量监测以及辐射场所和环境监测。

（二）胶片剂量测定法

当射线穿过感光胶片时，胶片中的灵敏物质如溴化银便形成潜影，经过化学处理（显影、定影）后，其光学密度发生变化，密度变化的程度与胶片吸收辐射能量的多少有关，这种关系在一定的剂量范围内呈线性。在实际应用中，选择特定胶片，控制剂量水平在感光曲线的线性范围内，即可用光学密度曲线来表示相对的剂量曲线。

临床放射治疗中主要用胶片剂量仪来获得一组完整的剂量曲线或复杂照射技术的等剂量曲线。这种方法比较方便和快捷，它已广泛地应用于高能光子和电子束的测量中。

由于胶片在受到辐射照射后形成的潜影在显影、定影过程中受环境因素影响较大，在实际应用中，要注意胶片冲洗温度及方法，最好采用自动控制系统控制药液温度。因为高温、高湿环境会使潜影有很大的衰退，而且这种冲洗变化还会影响密度值所对应的剂量值。对于不同的辐射，感光胶片密度与剂量值的响应也不同。另外，胶片使用前应用不透光的黑纸密封好。

（三）半导体剂量仪

根据半导体理论，在两种导电类型半导体材料结合在一起时，在其结合部会形成一个空间电荷区，它的作用犹如两个电极之间绝缘层，当射线照射到空间电荷区时，会产生电离，从而产生带电粒子，带电粒子在空间电场作用下向两极移动，在外电路形成电离电流。电离电流的大小正比于入射辐射的强度，因此，半导体探测器很类似于空气电离室工作原理，由此，有人称半导体探测器为"固体电离室"。

半导体探头一般用硅材料制成，由于它的密度远远高于空气密度，故和空气电离室相比较，半导体剂量仪有极高的灵敏度，探头可以做得很小，相同体积半导体剂量仪要比空气电离室灵敏上万倍。

目前半导体剂量仪广泛应用于患者治疗过程的剂量监测以及用于测量体模内剂量分布。同其他剂量仪一样，半导体使用过程中也受到许多因素的影响，如环境温度、照射野大小、能量以及脉冲式辐射场中剂量率的影响。

第三节　射线质的测定

射线的质即射线的能量，它决定了射线在物质中的穿透能力。在放射诊断和治疗中，根据射线能量的大小不同其表征的方法也有所不同。射线质的测定是临床剂量学的一个重要内容。

一、400kV以下X线质的测定

X线能谱是连续的，对放射诊断及治疗来讲，直接测量射线能谱的分布是困难的。临床上关心的是射线的穿透能力。对低能X线其穿透能力的大小一般用半价层来表示。所谓半价层是使原射线强度衰减一半所需的某种吸收材料的厚度。半价层的值越大，射线的穿透本领越强。

根据半价层的定义，可以用实验方法来测定X线的半价层。测量时，将不同厚度的吸收片

（铝片或铜片）一片一片地叠加，同时测出射线穿透不同厚度的吸收片后的射线量，然后做出厚度对射线量的坐标曲线。最后从曲线上查出使射线量减少一半的吸收片厚度，此厚度即为被测 X 线的半价层。

测定半价层时应注意：测定的半价层必须针对直接用于治疗的 X 线，也就是说要明确所使用的管电压、滤过板条件、测量装置的几何安置。尽管管电压相同，若滤过板不同，半价层也不一样。

二、高能 X 线能量的测定

医用直线加速器加速电子到同一额定能量产生的医用高能 X 线，由于实际电子能量及滤过情况不同，会存在很大差异。从加速器射出的高能 X 线也是一个连续谱，通常采用水体模中 1/2 最大剂量深度（也称半值深度，用 HVD 表示）法，即用水体模中射线中心轴上 50% 剂量深度来确定 X 线的质。或者用测定 10cm 和 20cm 两个深度处的电离比 $J_{10/20}$ 确定射线质。半值深度与高能射线的平均能量的关系见表 7-2 所示。

表 7-2 高能 X 线能量与水 HVD 的关系

射线能量（MV）	最大剂量深度（cm）	50% 剂量深度（cm）
4	1	13.8
6	1.5	15.5
8	2	17.1
10	2.5	18.1
12	2.5	18.8
15	3	20.0
18	3	21.3
20	3	21.8
22	4	22.7
24	4	23.5

注：该表使用的测量条件是：源－皮距（SSD）=10cm，照射野（A）=10cm×10cm

半值深度法方便易行，大部分医院都采用。但 X 线中存在的电子污染使剂量曲线中的峰值吸收剂量增加，影响高能 X 线能量测定。

日常射线能量的监测用一个简易监测能量的体模进行。如果每次校正测量均为 50%，就说明能量没有变化，如误差超过 5%，就应对机器进行调整。

三、高能电子束能量的测定

放射治疗所用的电子线多为加速器产生。表征加速器电子线能谱一般用三个能量参数：最大能量、对应于能谱峰位的最可几能量、平均能量。由于电子线的穿透能力较弱，加之电子线在空气中的散射，在到达患者体表位置处，其平均能量变化较大。从应用角度来看，人们主要对体模表面或人体表面射线能量以及体模内或人体内一定深度的射线能量感兴趣。在实际测量时，通过测量体模内射线中心轴上的深度剂量分布，得出相应电子线的最大射程等参数，按照 ICRU 推荐经验公式，确定体模表面及参考深度处电子线平均能量。

第四节　医用影像检查技术的辐射剂量学评价

涉及放射线的医学影像检查技术包括医用诊断 X 线检查及核医学成像检查技术。前者包含了 X 线摄影技术、X 线透视技术及 X 线计算机断层成像技术等。近年来由于计算机及 X 线探测技术的快速发展,医学影像检查技术得以实现数字化。数字成像技术的应用使得X线影像的传输、存储及后处理方便、快捷。但是新技术的应用也带来了相关的问题,如图像噪声与成像质量的关系、成像质量与曝光量的关系,曝光量与被检者辐射剂量学关系等。由于不同X线检查方法具有不同技术特点,因此通常采用不同的剂量学概念来合理评价不同检查技术所涉及的辐射剂量学问题。

一、X线摄影与X线透视检查技术辐射剂量学评价

X线摄影与X线透射检查是X线影像诊断的最常用的方法,是医疗照射剂量负担的主要来源。根据其检查技术特点,其剂量学测量、评价常用以下参量。

1. 入射剂量(incident dose,ID) 入射剂量是指X线摄影时投射到被检者体表部位的X线所致空气吸收剂量,它不包含被检者对X线所形成的背向散射。在测量入射剂量时,通常将电离室或半导体剂量计置于被检者皮肤表面射线束中心位置,测量时不设置体模或被检者,探测器在空气中直接测量。入射剂量代表了X线曝光时将会在被检者体模表面位置处产生的空气吸收剂量。由于实际测量时并不设置被检者或体模,因此它不包含背向散射线所致吸收剂量。入射剂量的国际单位为Gy。

2. 表面入射剂量(entrance surface dose,ESD) 表面入射剂量是指X线摄影成像时,受检者体表处照射野中心的空气吸收剂量。显然ESD与所选择的曝光条件有关,管电流越大、曝光时间越长,ESD就越大,同时由于曝光时选择的管电压不同,射线的平均能量不同,人体的被照部位的背向散射也会有差别,这也会影响表面入射剂量的大小。表面入射剂量的国际单位为Gy,可以将电离室、半导体剂量计或热释光剂量片直接置于X线射野中心,患者皮肤表面进行测量。

ESD通常用于X线摄影时被检者受照剂量的间接评价,通过测量ESD可以推算单次曝光被检者照射野内组织或器官的吸收剂量或有效剂量。表面入射剂量可以理解为入射剂量与被检者或体模背向散射剂量之和。图7-9为ID、ESD和DAP测量示意图。

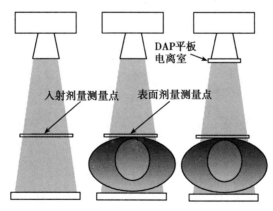

图 7-9　ID 及 ESD 测量示意图

3. 剂量面积之积(dose-area product,DAP) 剂量面积之积是指照射到人体表面的X线束的横截面积与照射野内平均空气吸收剂量的乘积。面积剂量之积通常采用平板电离室测量,测量时平板电离室置于准直器下方,X线束穿过平板电离室,因此电离电流大小与照射到电离室的面积成正比,与电离室与X线源之间的距离成反比。由图7-10可见,测量的剂量面积之积与电离室所在位置无关,当X线机管电流固定时,DAP大小反映了照射面积和射线强度之和,因此DAP常被用于透视检查时被检者剂量评估。

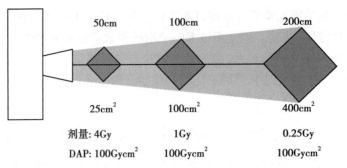

图 7-10 剂量面积之积 DAP 测量示意图

4. X 线摄影与 X 线透视检查的有效剂量估算 X 线摄影、X 线透视检查时被检者接受的辐射剂量计算的最直接方法是测定 ESD,如果需要计算器官剂量,则可以根据器官在体内的深度 d、射线束的距离衰减计算出器官吸收剂量 D_d。

$$D_d = \left(\frac{SSD}{SSD + d} \right)^2 \cdot e^{-u_{eff} d} \cdot ESD$$

式中 SSD 为源皮距,μ_{eff} 为射线所穿过的组织的有效减弱系数。被检者接受的有效剂量 E 同样可以根据 ESD 进行估算。估算有效剂量 E 时,必须确定射线线质、X 线的滤过以及 X 摄影或 X 线透视的照射方式。表 7-3 是通过蒙特卡洛方法模拟计算出的不同照射条件下,胸部 X 线摄影时单位表面入射剂量条件下被检者的有效剂量。

表 7-3 不同照射条件下,胸部 X 线摄影时单位表面入射剂量条件下被检者的有效剂量

X 线管电压(kV)	滤过(mmAl)	前后位(mSv/mGy)	后前位(mSv/mGy)	侧位(mSv/mGy)
90	2	0.176	0.116	0.074
90	3	0.196	0.131	0.084
90	4	0.210	0.143	0.091
100	2	0.190	0.128	0.081
100	3	0.208	0.143	0.091
100	4	0.222	0.155	0.098
110	2	0.201	0.139	0.088
110	3	0.219	0.154	0.097
110	4	0.232	0.165	0.104
120	2	0.211	0.149	0.094
120	3	0.228	0.163	0.103
120	4	0.240	0.174	0.110

注:本表胸部 X 线摄影 SSD 为 180cm。

二、CT 检查的辐射剂量学评价

CT 检查的 X 线束结构和 X 线管的运动与普通 X 线机有明显区别,受检者的剂量分布与普通 X 线照射截然不同,不能用常规 X 线机的患者入射体表剂量(ESD)表示。单次扫描几乎所有初始射线集中照射到厚度为 T 的一个薄层截面上,构成一个截面较清楚的区域,其宽度远远大于扫描层。这是因为 CT 机 X 线束的发散、模体散射和线束半影区等的联合作用。对于多次扫描,某一层面上剂量分布受到来自其他层面的照射,而使该层面剂量增加,整个层面上剂量分布形状和幅度取决于扫描层数和层与层之间距离,以及单次扫描剂量分布的性质等。CT 机问世

以来很多学者对 CT 剂量测量进行了研究,直到 80 年代中期,世界各国对 CT 剂量测量取得了较为一致的认识,即目前采用的两种表达方法:单次扫描 CT 剂量指数(CTDI)和多次扫描平均剂量(MSAD)。

1. CT 剂量指数(computed tomography dose index , CTDI)　CTDI 是指沿着垂直于断层平面方向(Z 轴)上的吸收剂量分布 $D(z)$,除以 X 线管在 360°的单次旋转时产生的断层切片数 N 与标称厚度 T 之积的积分称为 CTDI。积分区间可以取 $-7T$ 到 $+7T$,也可以取 $-50mm$ 到 $+50mm$。在后者积分区间所得积分称为 $CTDI_{100}$,即:

$$CTDI_{100} = \int_{-50mm}^{+50mm} \frac{D(z)}{NT} dz \tag{7-14}$$

测量 CT 剂量指数需选用组织等效材料制成的均质聚甲基丙烯酸酯柱形体模。分头部体模直径 160mm,体部体模直径 320mm,体模高度不小于 140mm。体模中钻有能够容纳辐射探测器的孔,孔直径一般取 13mm,探测孔平行于体模的中心对称轴,中心孔位于体模中心,其他以 90°间隔分布于体模表明下方 10mm 处。由于 $CTDI_{100}$ 在模体表层向中心不同深度呈线性的变化,在实际检测中分别测量 $CTDI_{100}$(中心孔)和 4 个分别呈 90°间隔的 $CTDI_{100}$(周边孔),对 4 个周边孔 $CTDI_{100}$ 测量值取平均,计算加权 $CTDI_w$,其表达式为:

$$CTDI_W = \frac{1}{3}CTDI_{100}(中心) + \frac{2}{3}CTDI_{100}(周边) \tag{7-17}$$

现代 CT 扫描多为多层(排)扫描或多层螺旋连续扫描,国际电工委员会(IEC)建议用容积 CT 剂量指数 $CTDI_{vol}$ 反映整个扫描容积内的平均剂量,它与扫描螺距有密切关系。

$$CTDI_{vol} = CTDI_w / D = (NT / d) \cdot CTDI_w \tag{7-15}$$

式中:D 为多层扫描之层间距(即扫描螺距);N 为一次扫描产生的总层数;T 为扫描层厚,d 为 X 线管每旋转一周诊床移动的距离。三个 CT 剂量指数可以由图 7-11 形象概括。$CTDI_{100}$ 反映的是 X-CT 在标准体模中某一点所沉积的 X 线能量;$CTDI_w$ 是 CT 扫描在某一断层平面上的平均剂量状况;$CTDI_{vol}$ 是多排螺旋 CT 在整个扫描容积体积内的平均辐射剂量。CTDI 的测量是当今对 CT 机的剂量性能进行直接比较的一个很重要的实用量。上述 CT 剂量测量为进一步估算受检者器官的当量剂量和有效剂量,提供了数据基础。

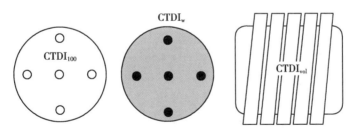

图 7-11　三个 CT 剂量指数比较示意图

2. 多排螺旋 CT 扫描的有效剂量估算　目前临床应用的螺旋 CT 多具备多排探测器,如 4 排、16 排、64 排、256 排甚至 320 排。X-CT 的空间分辨力、密度分辨力、时间分辨力、纵向分辨力等性能不断提高,超高速、薄层、各向同性扫描技术的应用使得 CT 成像向超精细、功能化方向发展。但是 CT 扫描的高剂量、CT 检查的高频度也凸显了对被检者剂量的正确监测和评价的重要性。

多层螺旋扫描 CT 沿着 Z 轴的扫描,其扫描长度必然明显影响其所致的被检者的辐射剂量,为此类比于 DAP,用剂量长度乘积(DLP)来评价多排螺旋 CT 扫描的电离辐射危险。

$$DLP = \sum_i nCTDI_w \cdot nT \cdot N \cdot C \tag{7-16}$$

式中,i 为 X-CT 扫描序列数,N 为螺旋扫描圈数,nT 为每旋转一圈的标称线束准直器宽度,C 为 X 线管每旋转一周的管电流与曝光时间之积,而 $nCTDI_w$ 则是表示与所用管电压和总标称限束准直器宽度相对应的归一的加权 CT 剂量指数。

3. CT 检查的有效剂量估算 CT 扫描的器官剂量的计算可利用数学模拟计算与特定扫描剂量测量相结合办法进行估算,将每个器官剂量进行危险度加权后累加即可以得到 CT 扫描的有效剂量。更简化的办法是利用 CT 剂量指数或 DLP 进行估算。如多排螺旋 CT 扫描的全身有效剂量可以利用多排螺旋 CT 扫描的容积 CT 剂量指数 CTDI$_{vol}$ 及其扫描长度 L 之积计算出剂量长度乘积 DLP,然后再乘以特定的转换系数 k 来估算。

$$E(mSv) = DLP(mGy \cdot cm) \cdot k(mSv/mGy \cdot cm) \tag{7-17}$$

k 值的大小可以通过蒙特卡洛模拟算法计算得出,也可以由国际权威机构,如欧盟委员会(CEC)关于 X-CT 的质量标准指南给出,头部扫描 k = 0.0023mSv/mGy·cm,胸部扫描 k = 0.017mSv/mGy·cm,腹部扫描 k = 0.015mSv/mGy·cm。

三、核医学检查的剂量学评价

不同于 X 线影像学检查技术,核医学的影像学检查以及核医学功能检查过程都是涉及放射性药物在体内分布成像以及放射性药物在体内代谢过程的成像和显示。因此核医学检查过程中被检者剂量的估算及评价涉及的是放射性药物在体内对组织及器官所形成的剂量沉积,属于内照射剂量估算,射线能量的沉积与放射性药物的衰变特性、放射性活度以及生物组织、器官对放射药物的代谢情况有关。

1. 有效半衰期 放射性核素衰变的速度取决于其物理半衰期 T$_p$,然而在计算放射性药物进入到人体中在某个器官后,会参与器官的生物代谢活动,因此其在器官中的驻留时间不同,因此对于活体组织与器官,放射性药物所形成的内照射剂量与器官对放射性药物的生物廓清速度有关。通常用生物半衰期(biological half-life,T$_b$)表示组织或器官对放射性药物的生物廓清速度。生物半衰期表示器官或人体对生物样板排泄其初始量一半所用时间,T$_b$ 本身与放射性无关。如 ^{99m}Tc-MDP(^{99m}Tc 亚甲基二膦酸盐,核医学显像剂)的生物半衰期是其被肾脏过滤并经膀胱廓清一半所用时间。由于放射性药物本身具有物理衰变特性,因此放射性药物在器官中驻留的时间实际是由其物理衰变和生物廓清两个过程共同决定。为此我们引入有效半衰期的概念,有效半衰期 T$_e$ 是指两种衰变(物理及生物)所致的放射性药物在器官中衰减到其初始值一半所用时间,T$_e$ 与 T$_p$、T$_b$ 有如下关系

$$\frac{1}{T_e} = \frac{1}{T_p} + \frac{1}{T_b}$$

由此

$$T_e = \frac{T_b \times T_p}{T_p + T_b} \tag{7-18}$$

表 7-4 为几种不同放射性药物的物理、生物及有效半衰期数据。

表 7-4 不同放射性药物的物理、生物及有效半衰期数据

放射性药物	T$_p$	T$_b$	T$_e$
^{99m}Tc- 硫胶体	6h	∞	6h
^{99m}Tc-DTPA	6h	1.7h	1.3h
^{99m}Tc-MIBG	13.2h	1.4d	9.5h
^{131}I	8d	80d	7.3d

需要说明的是由于不同器官对不同药物其生物廓清的方式不止一种,其有效廓清时间的计算时间上要复杂得多。

2. 器官剂量与有效剂量估算 目前内照射剂量估算有不同的计算体系,常用的有三个:ICRP(International Committee for Radiation Protection,国际辐射防护委员会)体系、RADAR(Radiologic Dose Assessment Resource,国际放射医学剂量评估数据源)及 MIRD(Medical Internal Radiation Dose)。三种体系实质差别不大,仅就 MIRD 方法介绍。按照 MIRD 方法,器官剂量 D 可通过下式计算

$$D = \tilde{A} \times S \tag{7-19}$$

式中 $\tilde{A}$ 为器官中总放射性活度,为器官累积活度,S 是与器官有关的基于放射性药物生物特性的活度与吸收剂量的转换因子。假设 A_0 为注入体内的放射性药物初始活度,f 为注入体内后在器官中形成的初始放射性活度,A(t) 是 t 时刻器官内的放射性活度,器官累积活度 $\tilde{A}$ 是放射性药物在器官内形成全部累积活度(从产生到全部衰变及生物廓清完的时间段内的累加活度),则在源器官中(放射性药物沉积的器官)t 时刻驻留的放射性药物活度

$$A(t) = fA_0 e^{-\lambda_e t} \tag{7-20}$$

其中 λ_e 为有效衰减常数,在数值上等于 $0.693/T_e$ 假设放射性药物在器官内的有效驻留时间为 τ,则

$$\tilde{A} = \tau \times A_0 \tag{7-21}$$

有效驻留时间 τ 可以通过公式 7-23 和公式 7-24 得到。

$$\tilde{A} = \int_0^\infty A(t) \cdot dt = \int_0^\infty fA_0 e^{-\lambda t} dt = \tau \times A_0$$

由此得到

$$\tau = 1.44 \times f \times T_e, \tilde{A} = 1.44 \times f \times T_e \times A_0$$

器官剂量的大小取决于放射性药物的累积活度、器官尺寸、组织密度以及放射性核素释放的射线类型、能量等。剂量的计算是一个复杂过程,目前 S 值可以通过有关文献直接查出。内照射器官剂量计算通常分为以下两种情况:一是器官自吸收剂量,器官内放射性药物所致辐射剂量,如肝扫描时肝脏内积聚的 ^{99m}Tc 胶体对肝脏所形成的辐射剂量;二是源器官(source organ)对其他靶器官所形成的辐射剂量,如肝扫描时肝脏内 ^{99m}Tc 胶体对甲状腺所形成的照射剂量,两种情况下 S 值各不相同。

例题 7-3

试计算 4mCi(148MBq)^{99m}Tc-MAA 肺灌注现象时,肺部吸收剂量。假定肺的吸收率为 99%,^{99m}Tc-MAA 均匀分布在肺内,45% 放射性活度是通过生物廓清半衰期为 3h 廓清,55% 由生物廓清半衰期 7h 廓清。对于自吸收剂量计算,肺组织 $S = 5.2 \times 10^{-5}$ rad/μCi·h

^{99m}Tc 半衰期为 6h,两种生物廓清条件下,有效半衰期分别为

$$T_{e1} = \frac{3 \times 6}{3 + 6} = 2h, T_{e2} = \frac{7 \times 6}{7 + 6} = 3.2h$$

$$\tilde{A} = 1.44 \times f \times T_e \times A_0 = 1.44 \times 4000 \times 0.99 \times (0.45 \times 2 + 0.55 \times 3.2)$$
$$= 15\,200\mu Ci \cdot h$$

$$D = \tilde{A} \times S = 15\,200 \times 5.2 \times 10^{-5} = 0.79 \text{rad} = 7.9 \text{mGy}$$

(王鹏程)

第八章

放射治疗剂量学

放射治疗是当今肿瘤治疗的重要手段之一，类似于外科手术，属于一种局部治疗手段。它是利用电离辐射对肿瘤靶区的照射而杀灭肿瘤组织的一种治疗方式。放射治疗的目的是在给予肿瘤靶区足够高的治愈辐射剂量的同时，使其周围的正常组织或器官接受最低的辐射剂量。放射治疗剂量学是放射肿瘤学的重要基础，它是研究射线能量在人体中传递的一般规律，是描述射线能量在人体中转移和沉积规律的一种度量原则和方法。在临床上，放射治疗剂量学的主要任务是确定与评价肿瘤患者在接受放射治疗时体内肿瘤靶区和正常组织或危及器官所接受的辐射剂量及其剂量分布。本章将简要介绍放射治疗中常用的射线种类及其照射方式；着重介绍高能 X 线和电子射线剂量学的基本特性；简要介绍近距离放射治疗中的剂量学特点及剂量学体系；最后将介绍放射治疗计划设计的基本剂量学原则。

第一节　放射源和放射治疗设备

一、放射治疗常用的放射源及照射方式

放射源通常是指那些能够释放和产生出电离辐射粒子的物质和设备。电离辐射粒子按其电离作用的特点，分为直接电离辐射粒子和间接电离辐射粒子。直接电离辐射粒子通常是指带电粒子，像 α、β、p 射线等；间接电离辐射粒子是指不带电粒子，像 γ、n 射线等。目前，放射治疗所使用的放射源主要有三类：①释放出 α、β、γ 射线的放射性核素；②产生不同能量的电子射线和 X 线的医用电子直线加速器；③产生质子、中子、重粒子射线的回旋加速器。这些放射源通常以两种方式对患者进行照射治疗。将放射源位于体外一定距离，集中照射人体某一部位的治疗称为体外远距离照射，简称外照射；将放射源密封后直接放入被治疗的组织内或放入人体的自然空腔内对某一部位进行照射称为近距离照射，简称内照射。第一类放射源可以做体内近距离、体外远距离两种照射；第二、三类放射源只能做体外远距离照射。

二、放射治疗常用的放射性核素

目前，放射治疗使用的放射性核素主要为 γ 射线源。常用的放射性核素有：钴 -60、铱 -192 和碘 -125 等。钴 -60 放射性核素可用于远距离和近距离放射治疗；铱 -192 和碘 -125 放射性核素只能做近距离放射治疗。

（一）钴 -60 放射源

钴 -60 放射性核素通常用符号 ^{60}Co 来表示。它是一种人工放射性核素，它是由无放射性的金属钴 -59 在原子核反应堆中经过热中子照射轰击而生成的不稳定的放射性核素。核内的丰中子不断地转变为质子的同时释放出能量为 0.31MeV 的 β 射线，核内过剩的能量以 γ 辐射的形式释放出，释放出的能量分别为 1.17MeV 和 1.33MeV 两种 γ 射线。衰变的最终产物是镍的稳定性同位素镍 -60。钴 -60 的半衰期是 5.27 年。由于钴 -60 释放出的 β 射线能量低，很容易被密封容

器所吸收，由于受制作工艺的限制，钴 -60 制作成粒状放射源较困难，相对制作的放射源尺寸较大，所以钴 -60 放射源常用于外照射治疗；使用钴 -60 做内照射在临床上只占有很小的份额。目前放射治疗使用的 γ 刀射线装置用的放射源基本上是钴 -60。

（二）铱 -192 放射源

铱 -192 放射性核素通常用符号 ^{192}Ir 来表示。它也是一种人工放射性核素，它是由铱 -191 在原子核反应堆中经过热中子照射轰击而生成的。铱 -192 放射性核素能谱比较复杂，其 γ 射线平均能量为 360keV。铱 -192 半衰期是 74 天。由于铱 -192 制作工艺相对简单，可制作成尺寸很小的高活度放射源，并且具有很好的点状源等效性，便于剂量计算，所以铱 -192 放射源普遍用于高剂量率（HDR）的近距离治疗。目前放射治疗使用的近距离治疗后装机所用的放射源基本上是铱 -192。

（三）碘 -125 放射源

碘 -125 放射性核素通常用符号 ^{125}I 来表示。它亦是一种人工放射性核素，它是将天然氙气密封后放入原子核反应堆中经过热中子照射轰击而生成的。碘 -125 放射性核素为单能谱，其 γ 射线平均能量为 35.48keV。碘 -125 半衰期是 60.14 天。碘 -125 通常做成粒状源，在当今放射治疗中广泛用于粒子植入治疗。碘 -125 具有较低的 γ 射线能量，在种植体外剂量明显下降，可通过调整粒子间的距离和其活度改善靶区内的剂量分布。

三、放射治疗常用的治疗设备

放射治疗经历了百年的发展历程，治疗设备也由最初的 kV 级 X 线治疗机发展到今天的现代化高端医用电子直线加速器。一些古老而陈旧的放射治疗设备已经被淘汰，医用电子直线加速器已被广泛地应用于放射治疗领域。随着放射治疗新技术的不断开展，放射治疗设备也在不断创新与发展。特别是近十几年来，涌现出了一批新型、功能更为强大的现代化放射治疗设备：像带有图像引导功能、具有高剂量率输出的高端医用电子直线加速器；螺旋断层治疗设备（Tomo-therapy）；赛博刀（Cyber-knife）治疗装置以及医用质子治疗加速器等。放射治疗常规使用的放射治疗设备有：^{60}Co 治疗机，医用电子直线加速器和后装治疗机。^{60}Co 治疗机和医用电子直线加速器用于远距离放射治疗；后装治疗机用于近距离放射治疗。

（一）^{60}Co 治疗机

^{60}Co 治疗机是利用钴 -60 放射性核素产生和形成的 γ 射线束进行放射治疗的一种设备。^{60}Co 治疗机主要用于远距离放射治疗。该设备结构相对简单，运行成本低。1951 年第一台 ^{60}Co 治疗机在加拿大问世，经历了近三四十年的发展，在当时 ^{60}Co 治疗机一直是放射治疗的主要治疗设备并得到了广泛的应用。自 20 世纪末，由于肿瘤放射物理和技术得到了飞速发展，^{60}Co 治疗机已不能满足临床上对先进放疗技术的要求，逐步被医用电子直线加速器所取代。目前常规外照射放射治疗用的 ^{60}Co 治疗机已经基本被淘汰，但应用 ^{60}Co 放射源开展立体定向放射治疗用的 γ 刀射线装置仍然活跃在放射治疗领域。

（二）医用电子直线加速器

医用电子直线加速器是目前最为常用的放射治疗设备，它是采用微波电场将电子沿直线轨道加速到高能的一种射线装置，它可以产生电子射线和 X 线两种射线束。直线加速器获得高能电子束经过偏转磁铁偏转一定角度直接引出后可进行电子束治疗，或打靶产生 X 线可进行 X 线束治疗。医用电子直线加速器专用于远距离放射治疗。

常规医用电子直线加速器主要有两种机型，按产生 X 线能量和种类分为低能单光子和高能双光子直线加速器。低能单光子直线加速器一般只能产生一种低能 X 线（4～6MV），高能双光子直线加速器能够产生低能和高能两档能量的 X 线（6～18MV），同时还可以产生多档不同能量的电子射线（6～22MeV）。为区分 X 线能量和电子射线能量，一般直线加速器 X 线能量单位用 MV 来表示，电子射线能量单位用 MeV 来表示。依据高能电子线和 X 线物理特性及其剂量分布的特点,电子射线束适用于治疗较浅的偏位肿瘤,X线束适用于治疗较深的中位肿瘤。针对目前放射治疗技术的发展特点,约90%以上的深部肿瘤使用6MV能量的X线完全可以满足临床上放射治疗的要求,头颈部和胸腹部肿瘤的放射治疗基本上使用6MV X线能量。而对某些个体肥胖患者的腹部和盆腔部位肿瘤的放射治疗,使用15MV或18MV X线治疗仍具有一定的剂量学优势。

目前,医用电子直线加速器得到了飞速发展,新型号、新功能不断涌现。一些加速器生产厂家针对当前先进放射治疗技术的特点和要求,推出了更高端的医用电子直线加速器和专门的高端放射治疗设备。

(三)后装治疗机

后装治疗机专用于近距离放射治疗。它是通过施源器或插植针将放射源送入到肿瘤部位或肿瘤体内直接对肿瘤体进行贴近照射的一种放射治疗设备。近距离照射可以使肿瘤组织得到更高的辐射剂量,更有效的杀灭肿瘤细胞,保护好正常的组织或器官。目前,后装机治疗系统比较完善,有自己配套的治疗计划系统,可以开展调强近距离放射治疗。目前后装治疗机在妇科肿瘤上得到广泛的应用,结合外照射可以将肿瘤靶区提高到很高的治愈剂量,并取得了很好的治疗效果。

(四)重粒子回旋加速器

重粒子通常是指那些质量较大的电离辐射粒子,像快中子、质子、π介子以及氢、碳、氧离子等。产生和加速这些重粒子的装置通常为回旋加速器。回旋加速器是一种带电粒子加速器,它是在真空磁场中通过交流高频高压电场的作用将带电粒子沿环形轨道加速到高能的一种射线装置。起初回旋加速器主要是用于核物理学研究。由于重粒子具有较好的物理学特性和较高的生物学效应,所以回旋加速器逐步在放射治疗中得到应用。目前商品化的医用质子治疗加速器已应用于放射治疗中,并且取得了很好的治疗效果。由于质子治疗在肿瘤靶区上可形成典型的布拉格峰值剂量分布,并且具有入射和出射剂量低等优势,所以质子治疗是一种非常理想的放射治疗方法。质子治疗将是今后放射治疗发展的方向,可能会成为今后放射治疗的常规治疗手段。目前医用质子加速器造价和运行成本非常昂贵,在临床上得到普及还需要一定的时间。

四、放射治疗技术

放射治疗技术是指放射治疗中所采用的照射方法和手段。随着放射物理学、放射生物学、以及计算机技术和医学影像技术的发展,外照射放射治疗技术得到了快速发展。从原始简单的固定源皮距(SSD)和等中心(SAD)照射技术发展到当今先进的三维适形放疗(3DCRT)、固定野调强放疗(IMRT)、容积调强弧形治疗(VMAT)、体部立体定向放疗(SBRT)、螺旋断层放疗(HT)、图像引导放疗(IGRT)、以及质子放疗(PT)等放疗技术。这些先进的放疗技术可使肿瘤靶区获得更高的治愈剂量和更好的剂量分布,同时降低了正常组织或器官的辐射剂量。精确和快速放射治疗技术将可能成为今后放疗技术发展的方向。

内照射在放射治疗中占有较小的比例,一般是作为外照射的一种辅助治疗手段。目前近距离照射常见的技术有:腔内放射治疗、组织间插植放射治疗、粒子植入及术中放射治疗等。

第二节 高能X线射野剂量学

一、体 模

体模(phantom)是由人体组织替代材料所构成的一种人体模型。它在放射治疗中起到非常重要的作用。它主要用于研究射线与人体组织相互作用后,发生散射和吸收、能量和强度发生改变的物理过程及其规律。在放射治疗工作中常用于测量、计算及评估人体组织或器官的吸收剂量,加速器输出剂量的刻度、散漏射线的测量等。

为了能真实地模拟人体组织对射线散射和吸收的一般规律,要求体模中的组织替代材料应具有与人体组织相同或相近的物理特点,如原子序数、电子密度、质量密度以及化学成分等。而现实中根本找不到与人体组织完全相同的组织替代材料,只能用与人体组织成分相近似的等效材料来代替。因人体组织特别是软组织中含有大量的水,并且水对高能 X(γ)射线、电子射线束的散射和吸收几乎与人体软组织、肌肉和骨骼相近似,因此水是最常使用的一种人体组织替代等效材料。但水模体在日常工作中使用不太方便,人们通常使用固体水或其他等效材料代替水。目前,放射治疗中常用的体模有三种。

(一)标准体模

长宽高分别为 30cm 的立方体水模,主要用于医用电子直线加速器高能 X(γ)射线、电子射线束的吸收剂量的测量与比对。

(二)均匀体模

用固体水组织替代材料加工成的方形板块构成的一个立方体或构成一个类似于人体的外形。通常使用的固体水板块为正方形,边长为 20cm 或 30cm,厚度为 0.1~5cm。这种体模常用于代替标准体模做直线加速器高能 X(γ)射线、电子射线束的吸收剂量和能量的常规检测,日常放射治疗的治疗保证与控制,放疗患者临床剂量及其剂量分布的验证等。

(三)人体等效体模

人体等效体模是使用与人体各种组织或器官(包括骨、肺、气腔等)近似等效的材料加工而成,类似于一个标准的人体仿真体。人体等效体模采用了多种组织替代材料模拟人体的肌肉、骨、肺、和气腔等,仿真了等效的标准人体外形和组织或器官,又称为假人。这种体模主要用于放射剂量学研究,测量与评价患者某一部位、某种组织或器官的吸收剂量。

二、百分深度剂量

当射线入射人体或体模中时,人体或体模内吸收剂量将随深度而变化。影响这种变化的因素有:射线能量、组织深度、射野大小、源皮距等,因此了解这些影响因素对估算与评价人体内的吸收剂量是非常重要的。

(一)放射治疗物理学相关的名词

1. 放射源 是指放射源前表面的中心,或产生辐射的靶面中心。对电子束取在出射窗或其散射箔所在的位置。

2. 射野中心轴 是指射线束的中心对称轴线。临床上一般用放射源中心和照射野中心的连线作为射野中心轴。

3. 等中心 是指加速器等治疗机的准直器、治疗床和机架旋转轴线的公共交点。

4. 照射野 是指射线束在等中心处照射野的截面积。临床剂量学中通常规定射线束在体模中 50% 同等剂量曲线所包绕的面积为照射野的大小。

5. 参考点 是指体模表面下射线中心轴上某一剂量计算或测量的参考点。体模表面到参考点的深度为参考深度(d_0),对 400kV 以下 X 线,参考点取在体模表面($d_0=0$),对高能 X 线或 γ 射线参考点取在模体表面下射野中心轴上最大剂量点的位置($d_0=d_m$),该位置随线能量的变化而改变,并主要由射线能量而确定。

6. 校准点 是指在体模中射线中心轴上指定的用于剂量校准的测量点。体模表面到校准点的深度为校准深度(d_c)。

7. 源-皮距(SSD) 是指放射源沿射野中心轴到模体表面的距离。

8. 源-瘤距(STD) 是指放射源沿射野中心轴到肿瘤几何中心的距离。

9. 源 - 轴距（SAD）　是指放射源沿射野中心轴到等中心的距离。

（二）百分深度剂量

百分深度剂量（percentage depth dose, PDD）定义为：在体模中射野中心轴上某一深度 d 处的吸收剂量 D_d 与参考点深度 d_0 处吸收剂量 D_0 之比的百分数，即

$$PDD = \frac{D_d}{D_0} \times 100\% \tag{8-1}$$

图 8-1 为百分深度剂量定义的示意图。对深部 X 线（≤400kVp），其参考深度选择在体模表面（$d_0 = 0$）；而对高能 X（γ）射线，参考深度选在射野中心轴上最大剂量点深度处（$d_0 = d_m$）。最大剂量点深度 d_m 随射线的能量增加而增加，对于钴 -60 产生的 γ 射线，最大剂量点深度在 0.5cm 处；对 6MV X 线，最大剂量点深度在 1.5cm 处。

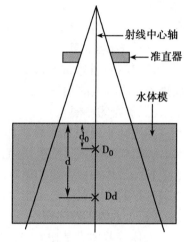

图 8-1　百分深度剂量的定义

（三）建成效应

建成效应是指高能 X（γ）射线入射到人体或体模表面后百分深度剂量随着深度的增加而增加，当到达一定深度时，百分深度剂量达到最高（100%），这种现象称为剂量建成效应。从表面到达最大剂量点深度的区域称为剂量建成区，此区域内剂量随深度而增加。对高能 X 线，一般都存在剂量建成区。

图 8-2 表示了各种能量 X 线的剂量建成情况。从图中可以看到，能量增加时，表面剂量降低，最大剂量深度随能量的增加而增加。剂量建成效应是放射剂量学中非常重要的一种现象，了解不同能量的 X 线剂量建成特性在肿瘤放射剂量学中评价患者不同深度处的剂量及其剂量分布尤为重要。

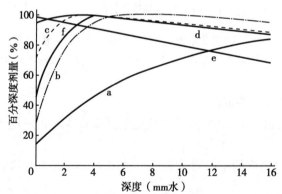

射线质	射野	SSD
a 22MV X	10cm×10cm	70cm
b 4MV X	10cm×10cm	70cm
c 1MV X	10cm×10cm	70cm

射线质	滤过	射野	SSD
d 200kV X	1.0mmCu	10cm×10cm	50cm
e 140kV X	2.5mmAl	φ5cm	15cm
f ^{60}钴 γ		10cm×10cm	80cm

图 8-2　各种能量的 X（γ）射线百分深度剂量随深度的变化

剂量建成效应主要由以下物理过程所致：当高能 X（γ）射线入射到人体或体模表面时，与体表或皮下组织相互作用产生高能次级电子，这些次级电子通过电离与激发逐步传递和沉积能量。由于高能 X（γ）射线在体表处产生的高能次级不能满足电子平衡条件，次级电子传递和沉积较少的能量，导致体表较低的吸收剂量。随着深度的增加，电子平衡条件逐步满足，此时次级电子产生的吸收剂量将随组织深度的增加而增加。当达到次级电子最大射程深度时，电子平

衡条件得到满足，这时次级电子产生的吸收剂量达到最大值（最大剂量点）。由于高能 X(γ) 射线的强度随组织深度的增加而按指数和平方反比定律减少，造成产生的高能次级电子数亦随着深度的增加而减少，所以当达到最大剂量点之后，吸收剂量将随深度的增加而减少。如 8MV X 线，$SSD = 100$cm，照射野 10cm × 10cm，在 0.5cm、1.0cm、2.0cm、5.0cm、10.0cm 时，PDD 分别为 75.0%、93.0%、100.0%、89.5%、71.0%。

（四）影响百分深度剂量的因素

1. 百分深度剂量随射线能量的变化　当射线能量增加时，射线的穿透力增强，因此在射线中心轴同一深度上的百分深度剂量将增大，其吸收剂量也将随射线能量的增加而增大。如在 $SSD = 100$cm，照射野 10cm × 10cm 时，用 6MV X 线在 10cm 深度时，百分深度剂量为 67.6%；而用 15MV X 线时，百分深度剂量可达 76.7%。图 8-3 显示了不同能量 X(γ) 射线在组织中不同深度处的百分深度剂量曲线。

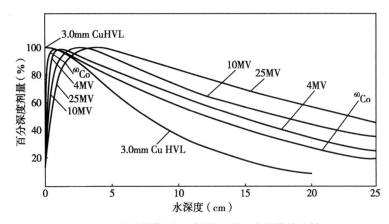

图 8-3　不同能量 X(γ) 射线百分深度剂量的比较

2. 射野面积对百分深度剂量的影响　一般来说，同一深度上的百分深度剂量会随着射野面积的增大而增加。当射野面积很小时，由于达到某一点的散射的体积小，表面下某一点的剂量基本上是原射线造成的；当射野面积增大时，散射线增多，增加了散射线对该点剂量的贡献，所以该点的剂量随之而增加。但当照射野面积很大时，射野边缘的散射线对中心轴上的剂量贡献减少，因此，此时百分深度剂量会随射野面积的增加而变缓。百分深度剂量随着射野面积而改变的过程取决于射线的能量。低能时，由于向各方向的散射几乎相等，所以百分深度剂量随射野面积改变较大。高能时，由于散射线主要向前，所以百分深度剂量随射野面积改变较小。

在以往传统的放射治疗中通常用列表的方法表示各种大小方形野的百分深度剂量随组织深度的变化，并通过查表的方式计算输出剂量（原称为处方剂量）。而通过三维水箱测量获得的百分深度剂量表均使用的是方形野，但临床上经常使用矩形和不规则野，对这些野的百分深度剂量又不能一一列表，需要进行对方形野的等效变换。射野等效的物理意义是：如果使用的矩形野或不规则野在其射野中心轴上的百分深度剂量与某一方形野的百分深度剂量相同时，该方形野叫做所使用的矩形或不规则形射野的等效射野。最精确的计算方法应采用原射线和散射线剂量分别计算。由于原射线贡献的剂量不随射野面积而变化，射野面积的大小和形状只影响散射线的贡献，因此射野等效的物理条件是对射野中心轴上诸点的散射贡献之和相等。但临床上经常使用简便的面积 / 周长比法估算等效射野。如果使用的矩形野和某一方形野的面积 / 周长比值相同，则认为这两种射野等效，即射野百分深度剂量相同。设矩形野的长、宽分别为 a 和 b，等效方形野的边长为 S，根据面积 / 周长比相同的方法有：

$$A/p = \left[\frac{a \times b}{2(a+b)}\right] = \left[\frac{S}{4}\right]$$

即

$$S = 2ab/(a+b) \tag{8-2}$$

例如：对 8cm×10cm 矩形野，利用公式（8-2）求得其等效方野边长 $S=8.9cm$。

面积 / 周长比法只不过是一个经验公式，但在以往的临床实践中得到广泛的应用。对半径为 r 的圆形野面积与边长为 $1.8r$ 的方形野面积等效，即 $S=1.8r$。

在当今的放射治疗中，临床上加速器等治疗设备输出剂量的计算已经不再使用传统的百分深度剂量表，取而代之的是现代化的放射治疗计划系统（TPS）。TPS 可以精准的计算各种形状射野条件下的输出剂量。

3. 源 - 皮距对百分剂量的影响　源 - 皮距对百分深度剂量也有一定的影响，不同源 - 皮距的百分深度剂量可以相互转换。一般情况下，在相同射野和深度上的百分深度剂量会随源 - 皮距的增加而增加。

（五）百分深度剂量表的应用

百分深度剂量表是在一定条件下，在体模（一般为水）中经实测后而制成的，如表 8-1 所示。为使用方便，制成各种照射条件下（能量、照射野、深度及源皮距）的百分深度剂量表供选择使用。临床上不论用单野或多野结合照射，均由医师设计布野，并对各野进行靶区剂量分配后，经查百分深度剂量（PDD）表计算出各野的输出剂量，即：

$$D_m = D_T/PDD \tag{8-3}$$

式中 D_T 代表肿瘤的治疗剂量。

表 8-1　^{60}Co 百分深度剂量表（$SSD=50cm$）

治疗深度 （cm）	照射野面积（cm×cm）							
	0	4×4	6×6	8×8	10×10	12×12	15×15	20×20
0.5	100	100	100	100	100	100	100	100
1	94.6	96	96.7	97.1	97.5	97.6	97.7	97.7
3	76.8	81.6	83.6	84.7	85.4	85.8	86.2	86.7
5	62.6	68.8	71.3	72.9	74	74.6	75.4	76.4
10	37.8	43.8	46.2	48.1	49.7	50.9	52.5	54.7
15	23.3	27.9	29.9	31.6	33.2	34.6	36.3	38.8
20	14.5	17.8	19.4	20.9	22.2	23.6	25.4	27.9

三、组织空气比

随着放射治疗技术的发展，源皮距照射技术（SSD）已经被等中心照射技术（SAD）所取代。在使用等中心照射技术进行放射治疗时，射线束的旋转中心点一般位于肿瘤靶区中心。当射线束的角度发生改变时，源皮距、入射野面积随之发生变化，因此使用百分深度剂量进行等中心照射技术的剂量计算就变得非常繁琐。为此放射治疗剂量学引入了组织空气比（TAR）的概念。

（一）组织空气比

组织空气比（tissue air ratio，TAR）定义为：体模中射线中心轴上任一点吸收剂量 D_d 与没有体模时，空间同一位置上空气吸收剂量 D_{fs} 之比。即

$$TAR = \frac{D_d}{D_{fs}} \tag{8-4}$$

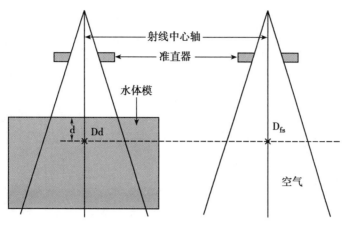

图 8-4 组织空气比的示意图

图 8-4 为组织空气比的示意图。上式定义的组织空气比,在实际测量中会遇到极大的困难。对低能 X 线,因电子平衡可以建立,空气中的吸收剂量可以精确的测量;对高能 X 线,电子平衡不能建立,空气中的吸收剂量将无法测量。尽管如此,组织空气比还是在理论上提供了一种等中心照射剂量计算的方法。

（二）影响组织空气比的因素

1. 源 - 皮距对组织空气比的影响 组织空气比是比较两种不同散射条件在空间同一点位置上的剂量之比,因此组织空气比的一个重要物理性质是其值的大小与源皮距无关。这就使得在采用等中心照射或旋转照射治疗时,应用组织空气比进行处方剂量的计算变得非常方便。

2. 射线能量、组织深度和射野大小对组织空气比的影响 组织空气比随射线能量、组织深度和射野大小的变化非常类似于百分深度剂量。对高能 X（γ）射线,由于存在剂量建成效应,组织空气比在最大剂量深度以内随深度的增加而增大,在到达最大剂量点深度后,将随深度的增加而减小。临床剂量学中将最大剂量点处的组织空气比称为反散射因子,用 *BSF* 表示:$BSF = TAR(d_m)$。反散射因子反映了体模对剂量的影响。反向散射的大小取决于患者或体模的厚度、射线的能量及射野的大小和形状。

（三）组织空气比与百分深度剂量的关系

百分深度剂量表达的是空间不同位置处的吸收剂量的相对变化,组织空气比则是空间相同位置处不同的吸收、散射条件下两点的剂量之比。根据其定义,可以换算得到两者的关系如下:

$$TAR(d, FSZ_d) = PDD(d, FSZ, f) \cdot BSF(FSZ) \cdot \left(\frac{f+d}{f+d_m} \right)^2 \tag{8-5}$$

四、组织最大剂量比

组织空气比克服了百分深度剂量用于等中心照射时剂量计算的困难,适用于任何源 - 皮距的剂量计算,但组织空气比的一个主要缺点在于它必须测量出空气中计算点处的吸收剂量。随着射线能量的增加,需要在测量电离室上加大平衡帽的体积,电子平衡条件难以建立,这不仅使测量变得极为困难,而且会大大增加测量的误差。为解决上述问题人们提出了组织最大剂量比的概念。

（一）组织最大剂量比

组织最大剂量比（tissue maximum ratio, TMR）的定义为:体模中射野中心轴上任意一点的吸收剂量 D_d 与空间同一点体模中射野中心轴上最大剂量点处的吸收剂量 D_m 之比。

$$TMR = \frac{D_d}{D_m} \tag{8-6}$$

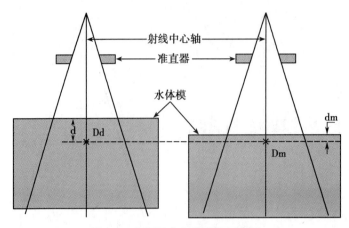

图 8-5　组织最大剂量比的示意图

图 8-5 为组织最大剂量比的示意图。由于组织最大剂量比所涉及的两点剂量都是指体模内的吸收剂量，避开了空气中吸收剂量测量，因此，解决了 *TAR* 测量的困难。*TMR* 受射线能量、射野大小以及随组织深度变化的影响情况与 *PDD* 和 *TAR* 相类似。

（二）射野输出因子与体模散射因子

组织最大剂量比是基于体模中的测量，解决了等中心照射剂量计算上的问题，但体模的散射会对剂量的计算带来一定的影响。体模中任意一点的剂量为原射线和散射线剂量贡献之和。原射线是指从放射源射出的原始 X(γ) 射线；散射线是指原射线与准直系统和体模相互作用产生的散射线。

由于原射线和准直系统的散射线对剂量带来的影响，射野输出剂量随射野增大而增加，描述这种变化关系的叫做射野输出因子（OUF）。它定义为射野在空气中的输出剂量与参考射野（一般为 10cm×10cm）在空气中的输出剂量之比。该射野输出因子就是准直器散射因子 Sc。射野输出因子一般是用电离室在空气中直接测量不同大小射野的剂量，与参考射野的剂量相除后得出射野输出因子随射野大小的变化。

体模散射因子（Sp）定义为射野在体模中参考点深度处的剂量与准直器开口不变时参考射野在同一深度处剂量之比。实际上测量 Sp 比较困难，通常采用下式进行计算：

$$S_P(FSZ) = \frac{S_{C,P}}{OUF} = \frac{S_{C,P}}{S_C} \tag{8-7}$$

式中 $S_{C,P}$ 为准直器和体模产生的总散射因子，它定义为射野在体模中的输出剂量与参考射野在体模中的输出剂量之比。

（三）组织最大剂量比与百分深度剂量的关系

组织最大剂量比与百分深度剂量的关系可用下式表示：

$$TMR(d, FSZ_d) = PDD(d, FSZ, f) \cdot \left(\frac{f+d}{f+d_m}\right)^2 \cdot \left(\frac{S_P(FSZ_m)}{S_P(FSZ_d)}\right) \tag{8-8}$$

五、等剂量分布与射野离轴比

前面着重叙述了百分深度剂量、组织空气比和组织最大剂量比等概念，这些概念主要用于描述射野中心轴上的剂量。但在实际工作中，除了要了解体模中射野中心轴上的剂量情况之外，还需要了解体模中射野中心轴以外空间诸点的剂量分布。临床上通常用等剂量曲线来描述射线在体内或体模中的剂量分布。

（一）等剂量曲线

将体内或体模中百分深度剂量或绝对剂量相同的点连接起来所构成的曲线称为等剂量曲

线。图 8-6 显示了钴 -60γ 射线固定源 - 皮距照射时平野的等剂量曲线。从图中可以看出 X（γ）射线等剂量曲线具有如下特点：①同一深度处，射野中心轴上的剂量最高，向射野边缘剂量逐渐减少。在加速器设计中，为了使在较大深度处剂量分布较平坦，均整器的设计有意使其中心轴两侧的剂量分布偏高一些。②在射野边缘附近（半影区），剂量随离轴距离的增加而逐渐减少。这种减少，一方面由于几何半影、准直器漏射引起，另一方面由于侧向散射的减弱引起。由几何半影、准直器漏射和侧向散射引起的射野边缘的剂量渐变区域称为物理半影，通常用 80% 和 20% 等剂量线间的侧向距离表示物理半影的大小。③射野几何边缘以外的半影区的剂量主要由模体的侧向散射、准直器的漏射线和散射线造成。④准直范围以外较远处的剂量则是由机头的漏射线所导致。

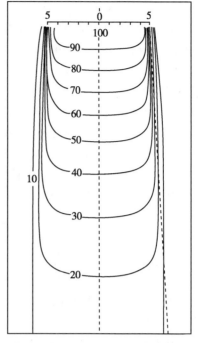

图 8-6　钴 -60γ 射线固定源皮距照射时的等剂量分布

（二）射线能量对等剂量分布曲线的影响

射线能量不仅影响百分深度剂量的大小，而且还影响等剂量曲线分布的形状和物理半影的宽度。图 8-7 给出了三种不同能量射线的等剂量曲线，从图中可以看出：① 200kV X 线的等剂量曲线在射野边缘出现中断，造成边缘剂量不连续，而钴 -60γ 射线及高能 X 线则是连续的；②随着射线能量的增大，高剂量曲线逐渐下移，并且射野中心部分等剂量曲线由弯曲变得平直，这主要是因为高能 X 线的散射主要向前的原因。

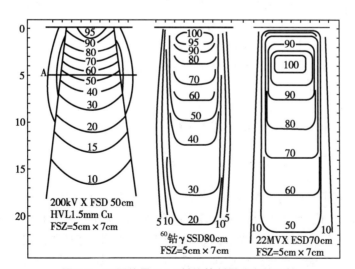

图 8-7　不同能量 X（γ）射线等剂量分布的比较

（三）射野平坦度和对称性

射野平坦度和对称性是描述剂量分布特性的一个重要指标。射野平坦度通常定义为在等中心处（位于 10cm 体模深度下）或标称源皮距下 10cm 体模深度处，最大射野的 80% 宽度内，最大、最小剂量偏离中心轴剂量的相对百分数。按国家电工委员会（IEC）的标准，射野平坦度应好于±3%。为达到10cm深度处好的射野平坦度，在均整器设计和调整上，允许在体模近表面（d<10cm）深度处射野中心轴两侧有剂量"隆起"现象，但最大偏离不能超过7%。在80%射野宽度范围内，取偏离中心轴对称的两点的剂量的差值与中心轴上剂量的比值的百分数称为射野的对称性，其大小不应超过±3%。

（四）射野离轴比

射野离轴比（off-axis ratio，OAR）是等剂量曲线分布的另一种表述方法，它定义为射野内任意一点处的吸收剂量与射野中心轴上同一深度处的吸收剂量之比。射野离轴比反映了与射野中心轴垂直的射野截面内的剂量分布情况。影响射野中心轴百分深度剂量的因素有射野能量、组织深度、射野大小和源皮距；而影响射野离轴比的因素主要有源-准直器距离、准直器设计、加速器上均整器的设计、放射源的尺寸大小等。

六、楔形射野及剂量分布

楔形射野是放射治疗中常用的一种照射野。在临床上，为了获取比较理想的适合靶区的剂量分布，通常使用楔形板对射线束进行修整而形成楔形照射野。临床上常用的楔形板有两种，物理楔形板和动态楔形板。物理楔形板通常是由铅、铜或钢做成的实体；动态楔形板是通过加速器独立准直器在射野中驻留时间不等的运动而实现的，其等剂量分布达到楔形效果。

（一）楔形野等剂量分布与楔形角

由于楔形板的作用，改变了平野在体内或体模中等剂量分布的形状，由原来的平直等剂量曲线变成倾斜一定角度的等剂量曲线。通常用楔形角表述楔形野等剂量曲线倾斜的程度。楔形角定义为在体模中10cm深度处的某一条等剂量曲线与中心轴垂直线的夹角。楔形角将随着入射线能量和深度的增加而减小。楔形角及楔形射野等剂量曲线分布如图8-8所示。

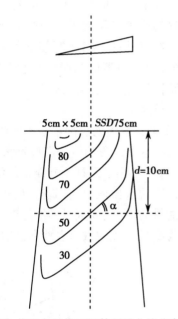

图8-8　楔形角及楔形野等剂量曲线分布示意图

（二）楔形因子

楔形因子定义为加和不加楔形板时体模中射野中心轴上某一点处的剂量之比：

$$F_W = \frac{D_{dW}}{D_d} \tag{8-9}$$

虽然楔形板改变了平野的剂量分布，降低了射野的输出剂量率，但楔形野的有关参数如百分深度剂量、组织空气比、组织最大剂量比等仍与平野时的相同；并且楔形因子也不随射野中心轴上的深度而改变。临床上常使用楔形因子计算楔形野剂量，有必要再定义一个楔形野的百分深度剂量。它定义为体模中楔形野中心轴上某一深度处的吸收剂量与无楔形板、相同射野大小时最大剂量点处的吸收剂量之比。

$$PDD_W = \frac{D_{dW}}{D_m} = \frac{D_d \cdot F_W}{D_m} = \frac{D_d}{D_m} \cdot F_W = PDD_平 \cdot F_W \tag{8-10}$$

即：楔形野的百分深度剂量 PDD_W 等于相同大小射野的不加楔形板时平野的百分深度剂量 $PDD_平$ 与楔形因子 F_W 的乘积。

七、人体曲面和不均匀组织的修正

前面所介绍和定义的概念均是在理想体模中,这种体模通常是指均匀体模或标准水体模,它与实际人体存在一些差别:①形状和大小与人体存在差别。在理想体模中测量或计算的数据应用到具体的患者时,应该做校正。②体模组织替代材料的成分、密度与人体存在差别。人体主要由肌肉、脂肪、骨骼、气腔以及肺组织等组成,而理想体模只模拟人体的肌肉软组织。因此,将理想体模中获得的剂量分布用到实际患者时,对不同的组织就需要做不同的校正。

(一)人体曲面的校正

目前主要有三种方法进行人体曲面的校正:①组织空气比或组织最大剂量比法;②有效源皮距法;③等剂量曲线平移法。

(二)不均匀组织对剂量分布影响的校正

组织的不均匀性对剂量分布的影响可以归结为两类:①改变了原射线的吸收和散射线的分布;②改变了次级电子的注量分布。它们对剂量的影响取决于吸收剂量计算点所在的位置。位于不均匀组织后方的点,所受影响主要是原放射线衰减的改变;位于不均匀组织附近的点,主要是散射线的变化;位于不均匀组织中及组织界面处的点,主要是次级电子注量的改变。

人体不均匀组织对吸收剂量的影响主要有骨组织、肺组织和气腔。①骨组织:对低能 X 线,光电效应占主要,骨的吸收剂量可能是相应软组织的几倍。但对高能 X(γ)射线,因康普顿效应占主要,射线在介质中的衰减主要依赖于介质的电子密度。骨的吸收剂量基本上与软组织相类似,随着能量的增加这种影响可以忽略。②肺组织:肺组织中的吸收剂量主要受肺密度的影响,肺组织中的剂量随着肺厚度的增加而增加,随着能量的增加而降低。但在较大块肺组织后界面软组织处,由于次级电子数减少,软组织吸收的剂量比用穿射衰减计算的剂量要低。③气腔:气腔对高能射线的影响一方面是由于在界面处缺乏电子平衡,使得位于气腔前、后壁组织的吸收剂量略有减少。另一方面,由于气腔的存在造成原射线衰减的减弱以及左右腔壁散射线的存在,致使前、后壁剂量增加。两种效应产生的结果是当照射野相对气腔截面足够大时,气腔的存在不至于造成腔壁表面剂量低于原气腔时腔壁处的剂量。

(三)组织补偿

1. 组织填充物　对于 200～400kV 的 X 线,因最大剂量点就在皮肤表面,因此可以直接将组织填充物放在患者皮肤的表面上(图 8-9b),其填充物材料可以使薄膜塑料水袋,小米袋,石蜡等组织代替材料。但对高能 X(γ)射线,其填充物必须远离皮肤,以保护射线的建成效应(图 8-9c、d),但如果组织填充物是用于修正剂量建成目的时,如使用高能 X 线照射锁骨上区淋巴结时,填充物必须放在皮肤表面,而不能离开皮肤。

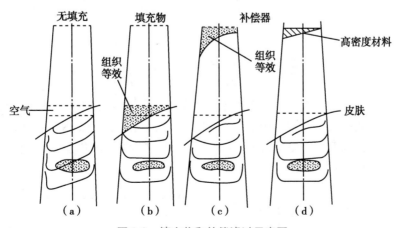

图 8-9　填充物和补偿滤过示意图

2. 组织补偿 为使用方便,通常组织补偿的材料不用组织替代材料,而使用金属如铜、铝、铅来代替,其形状和大小对放射线的作用应与被替代的组织填充物等效。组织补偿器有以下几个作用:①可以修正放射线束的倾斜;②修正身体表面的弯曲;③修正组织不均匀性的影响;④对不规则照射野,通过补偿器可以改善其剂量分布。补偿器的设计可以适合上述几个功能的任意一个或全部,从某种意义上讲,楔形滤过板就是一种特殊的一维组织补偿器,即可以用楔形板当作组织补偿器使用,因此可以利用设计制作楔形板的原理、步骤来制作组织补偿器。

八、输出剂量的计算方法和实例

在传统的放射治疗中,人们常常将处方剂量定义为加速器等治疗设备的输出剂量。而在当今的放射治疗中,处方剂量通常是指医生给予肿瘤靶区的治疗剂量,将处方剂量定义为靶区剂量更为科学。目前,先进的三维放射治疗计划系统(TPS)已广泛应用于放射治疗中,依据靶区的处方剂量可以方便、快捷、准确的计算出各种治疗设备的输出剂量。为了掌握前面所学的剂量学的基本概念和方法,有必要介绍一下传统放射治疗中输出剂量计算的基本方法。

(一)输出剂量的计算方法

在传统的放射治疗中,常常需要依据给予的靶区剂量 D_T 计算出治疗设备的输出剂量(原称为处方剂量)。输出剂量通常是指射野中心轴上最大剂量点处的剂量 D_m,单位为 cGy。加速器的输出剂量用 MU 来表示,MU 是加速器剂量仪的监测跳数;通常要将加速器在标准条件下进行绝对剂量校准,将加速器输出剂量标定成 1MU = 1cGy。对钴 -60 治疗机,因照射时其剂量率是稳定的,通常用照射时间来表示输出剂量。

传统的常规放射治疗技术主要有三种:即源 - 皮距照射(SSD)、等中心照射(SAD)和旋转照射(ROT)。SSD 照射技术,一般用百分深度剂量(PDD)和各种散射校正因子进行剂量计算;SAD 和 ROT 照射技术,则用组织最大剂量比(TMR)或组织空气比(TAR)和各种散射校正因子进行剂量计算。在放射治疗所采集的临床物理数据中,PDD 很容易测量并且精度较高,而 TMR 或 TAR 则很难测量或测量精度不高,一般经由 PDD 推算得出。因此,常使用推导公式,采用PDD 数据进行各种照射方式的剂量计算。

常规照射时的剂量计算公式:设 FSZ 为模体表面的射野,FSZ_0 为机架等中心处的射野,FSZ_d 为深度 d 处的射野,FSZ_{dm} 为最大剂量点深度 d_m 处的射野,SSD 为放射源到模体表面的距离,SAD 为放射源到机架等中心的距离,SCD 为放射源到校正电离室的距离,d_m 为最大剂量点深度处的剂量,f 为源皮距,D_T 为肿瘤剂量。

SSD 照射输出剂量的计算公式为:

$$MU = \frac{D_T}{PDD \cdot S_C(FSZ_0) \cdot S_P(FSZ_0) \cdot T_F \cdot W_F \cdot SSD_F \cdot C_{FQ} \cdot C_{FL}} \tag{8-11}$$

其中

$$FSZ_0 = FSZ \times \frac{SAD}{PDD}, SSD_F = \left(\frac{SCD}{SSD + d_m}\right)^2$$

式中 PDD 为百分深度剂量;S_C 为射野输出因子;S_P 为模体散射因子;T_F 为托架因子;W_F 为楔形因子;SSD_F 为 SSD 因子;SSD 照射时,相对于上述剂量刻度方法,$SSD_F = 1$;C_{FQ} 为人体曲面校正因子;C_{FL} 为肺组织不均匀校正因子;如果不考虑这些因素时,将这些因子都设为1。

SAD 照射输出剂量的计算公式为:

$$MU = \frac{D_T}{TMR(d, FSZ_d) \cdot S_C(FSZ_0) \cdot S_P(FSZ_d) \cdot T_F \cdot W_F \cdot SAD_F \cdot C_{FQ} \cdot C_{FL}} \tag{8-12}$$

其中

$$SAD_F = \left(\frac{SCD}{SAD}\right)^2$$

（二）输出剂量的计算实例

例题 8-1

一肿瘤患者，以 ^{60}Co 进行照射治疗。设治疗机在距源 80.5cm 处，空气吸收剂量率 $\dot{D}_{fs}$=150cGy·min^{-1}，照射野 10cm×10cm 时，SSD=80cm，百分深度剂量 PDD=64.1%，反散射因子 BSF=1.036，试计算肿瘤深度 d=8cm，治疗剂量 D_T=200cGy 时，据此确定治疗机开机时间。

根据反散射因子的定义，体内最大剂量点处校准剂量率：

$$\dot{D}_m = \dot{D}_{fs} \times BSF = 150 \times 1.036\,\text{cGy} \cdot \text{min}^{-1} = 155.4\,\text{cGy} \cdot \text{min}^{-1}$$

则为达到 200cGy 的治疗剂量，在最大剂量点处的处方剂量：

$$D_m = \frac{D_T}{PDD} \times 100\% = \frac{200}{64.1} \times 100\%\,\text{cGy} = 312\,\text{cGy}$$

治疗机开机时间：$T = \dfrac{D_m}{\dot{D}_m} = \dfrac{312}{155.4}\,\text{min} = 2.01\,\text{min}$

例题 8-2

一肿瘤患者，在 ^{60}Co 治疗机上应用等中心照射技术进行肿瘤治疗，已知源 - 轴距 SAD=80cm 等中心点处照射野为 6cm×12cm，没有体模存在时，在该点处 ^{60}Co 治疗机输出空气剂量率为 120cGy·min^{-1}，射野为 8cm×8cm 时，组织空气比 TAR（d=10cm，8cm×8cm）=0.618，试计算肿瘤深度为 10cm，肿瘤剂量为 200cGy 时，^{60}Co 治疗机开机时间。

根据公式（8-2）射野 6cm×12cm 的等效方野边长：

$$c = \frac{2 \cdot a \cdot b}{a+b} = \frac{2 \times 6 \times 12}{6+12}\,\text{cm} = 8\,\text{cm}$$

根据组织空气比的定义，靶区所在位置的空气吸收剂量：

$$D_{fs} = \frac{D_T}{TAR} = \frac{200}{0.681}\,\text{cGy} = 293.7\,\text{cGy}$$

已知在该点处校准剂量率为：$\dot{D}_{fs}$=120cGy·min^{-1}

由此计算治疗时间：$T = \dfrac{D_{fs}}{\dot{D}_{fs}} = \dfrac{293.7}{120}\,\text{min} = 2.45\,\text{min}$

第三节　高能电子射线射野剂量学

一、高能电子射线束的产生及物理特性

医用电子直线加速器是产生高能电子射线束的主要设备。根据加速器的原理，经加速和偏转后引出的电子线，束流发散很小，基本是单能窄束，必须加以改造才能用于临床。主要方法是利用散射箔，根据电子束易于散射的特点，将其束流展宽，所用散射箔材料的原子序数和厚度，要依据电子束的能量选择，散射箔可以有效地将电子束展宽到临床所需的最大照射范围，电子束通过散射箔展宽后，先经 X 线治疗准直器，再经电子束限光筒后形成治疗用照射野。

将单一散射箔改用为双散射箔系统，可进一步改善电子束的能谱和角分布。如图 8-10 所

示,第一散射箔的作用是利用电子穿射时的多重散射将射束展宽;第二散射箔类似高能 X 线系统中的均整器,增加射野周边的散射线,使整个射线束变得均匀平坦。使用双散射箔系统后,电子束限光筒不再使用通常采用的封闭筒壁式结构而改用边框式轻便易携的,此时边框式限光筒仅起确定射野大小(几何尺寸)的作用。

高能电子射线束是一种带点粒子束流,具有有限的射程。当入射到体内或体模中时,易于产生散射,导致体表处高剂量,随着深度的增加剂量骤减,它能有效地避免对靶区后深部组织的照射,这是高能电子束治疗最重要的剂量学特点。基于电子射线的上述特点,它主要用于治疗表浅或偏心的肿瘤和浸润的淋巴结。

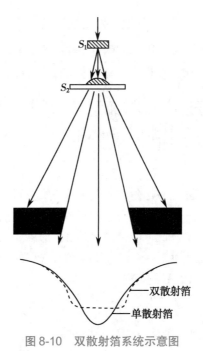

图 8-10　双散射箔系统示意图

二、电子线百分深度剂量

(一)百分深度剂量的基本特性

图 8-11 显示出了典型的电子射线束百分深度剂量分布曲线,它主要分为四个部分:剂量建成区、高剂量坪区、剂量跌落区和 X 线污染区。高能电子线的剂量建成效果不明显,表面剂量一般在 75%~80%,并随能量的增加而增加;随着深度的增加很快达到剂量最大点,然后形成高剂量"坪区"。这是由于电子线在其运动轨迹上被散射后,单位界面上电子注量增加的结果。

从中心轴百分深度剂量分布曲线上可以了解到它的基本特性及有关参数。入射或表面剂量 D_s 以表面下 0.5mm 处的剂量表示;D_m 为最大剂量点的剂量;R_{100} 为最大剂量点的深度;D_X 为电子线中 X 线的剂量;$R_t(R_{85})$ 为有效治疗深度,即治疗剂量规定值处的深度;R_{50} 为 50% 的 D_m 或半峰值深度(HVD);R_p 为电子线的射程,即百分深度剂量曲线上,过剂量跌落最低点的切线与 D_m 水平线交点的深度。高能电子线的剂量跌落用剂量梯度 G 表示,$G = R_p/(R_p - R_q)$,该值在 2.0~2.5。百分深度剂量曲线后部有一长长的"尾巴",这就是高能电子线的"X 线污染",原因是电子线在经过散射箔、监测电离室、X 线准直器和电子束限光筒装置时,与这些物质相互作用,产生了 X 线。对采用散射箔系统的医用电子直线加速器,6~12MeV 电子束的 X 线污染水平为 0.5%~2.0%,12~20MeV 电子束的 X 线污染水平为 2.0%~5.0%。

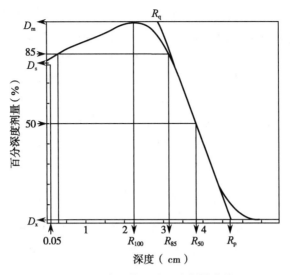

图 8-11 电子线百分深度剂量曲线

（二）影响电子线百分深度剂量的因素

1. 能量对百分深度剂量的影响 由图 8-12 可见，电子线百分深度剂量的分布随其能量改变的特点是随着能量的增加，表面剂量增加，高剂量坪区变宽，剂量梯度减小，X 线污染增加，电子线临床剂量学的优点逐渐消失。表面剂量 D_s，在 4～6MeV 时为 75%，在 20～25MeV 时高于 90%。能量越低，电子线越容易被散射，其散射角度就越大，剂量建成更快，建成距离更短。对于相同入射的电子注量，低能电子线的剂量跌落比高能电子线更迅速。鉴于高能电子线的上述特点，临床应用的最佳电子线能量应在 4～25MeV 范围之内。

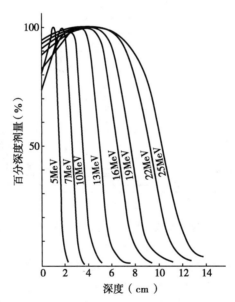

图 8-12 电子线不同能量的百分深度剂量曲线

2. 照射野对百分深度剂量的影响 当照射野较小时，中心轴百分深度剂量随着治疗深度的增加而迅速减小；当照射野增大时，较浅部位中心轴上电子的散射损失被照射野边缘的散射电子所补偿并逐渐达到平衡，其百分深度剂量不再随照射野的增加而发生变化。一般情况下，当照射野的直径大于电子束的射程二分之一时，百分深度剂量随照射野的增大而变化极小。因此，低能时，因射程短，射野对百分深度剂量的影响较小；但对高能电子束，因射程长，使用较小的照射野时,百分深度剂量随射野的变化较大。

3. 源 - 皮距对百分深度剂量的影响　一般情况下,使用电子线治疗时,限光筒和皮肤之间的距离留有 5cm 左右的间隙。由于患者照射部位的体表的弯曲使摆位条件受到限制,特别是使用较大照射野时,必然会改变限光筒到皮肤之间的距离,从而造成 - 源皮距的变化,这种变化会直接影响到百分深度剂量及其剂量分布。在使用电子束治疗条件下,百分深度剂量随源皮距变化的一般规律为:当源皮距增加时,表面剂量降低,最大剂量点的深度变深,剂量梯度变陡,X 线污染略有增加,并且高能电子束比低能电子束变化更显著。鉴于百分深度剂量随源皮距变化的这一特点,临床应用时要尽可能保持源皮距不变,否则应根据实际情况,测量出实际的百分深度剂量。

三、电子线等剂量曲线的分布

高能电子线等剂量曲线分布的显著特点是:随着治疗深度的增加,低值等剂量曲线向外扩张,高值等剂量曲线向内收缩,并随电子线能量的变化而改变。照射野的大小也对高值的等剂量曲线的形状有所影响,如图 8-13 所示。13MeV 的电子线,当其照射野由 3cm×3cm 变化到20cm×20cm 时,其90% 等剂量曲线的底部形状则由弧形逐渐变得平直。

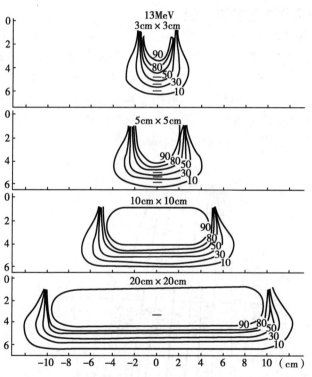

图 8-13　高能电子线等剂量曲线随射野大小的变化

导致电子线等剂量曲线分布特点的主要原因,是因为电子线易于散射的特性。对于不同类型、不同限束系统的治疗机,这些特点会有显著的不同。限光筒下端面与患者皮肤之间的距离、患者体表的弯曲程度、电子束入射的方向等,都会影响到电子线等剂量分布曲线的形状。因此,在临床应用时要给予注意。

四、电子线射野的均匀性和半影

垂直于电子线射野中心轴平面的剂量分布可以用射野的均匀性和半影等参数来描述。如图8-14 所示,通过 $0.5R_{85}$ 深度与射野中心轴垂直的平面(图 8-14a 中的 B-B 横截面)为用于定义和描述电子线照射野的均匀性和半影的特定平面。电子线射野的均匀性用均匀性指数表示,其数值等于特定平面内 90% 与 50% 等剂量曲线所包括的面积之比。对 100cm² 以上的照射野,此比值应大于 0.7,其值为 90% 与 50% 等剂量曲线的边长之比 $L_{90}/L_{50} \geq 0.85$,同时应避免在该平面内出现峰值剂量超过中心剂量 3% 的剂量"热点",它所包括的面积(即图 8-14b 中的面积 a)的直径应小于 2cm。

电子线物理半影 P 定义为特定平面内 80% 与 20% 等剂量曲线之间的距离。一般情况下,能量低于 10MeV 的电子线,半影约为 10～12mm;能量为 10～20MeV 的电子线,半影约为 8～10mm。半影会随限光筒下端面到体表距离的增加而增大。

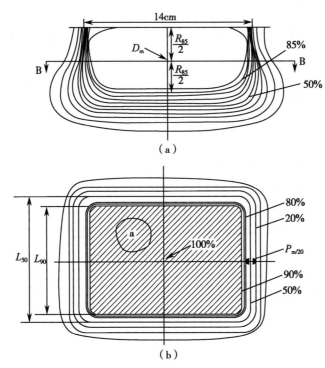

图 8-14　电子线射野均匀性和半影定义示意图

五、高能电子线输出剂量的计算

在临床工作中,准确的计算高能电子线的输出剂量非常困难,它不像高能 X 线那样随着一些参数的变化呈现出一定的规律性,而是错综复杂。因此,计算高能电子线的输出剂量需要大量的实际测量工作来完成。

由于高能电子线具有一定的射程和易于散射等物理特性,再加上限束系统的影响,使得电子线的输出剂量随射野的变化规律变得非常复杂。比如,对每一个电子线限光筒,X 线治疗准直器应取一个特定的位置,如果改变了 X 线治疗准直器位置的设定,即便电子线限光筒不变,电子线的输出剂量率也会有较大的变化,特别是对低能电子线。另外,对使用不同尺寸大小的限光筒,高能电子线的输出剂量也会随之改变。所以,在应用电子线治疗时,通常需要对所配置的电子线限光筒进行实际测量。目前,在现代医用直线加速器中,电子线治疗模式下,均采用 X 线准直器射野自动跟随系统,以便获得较好的电子线射野的平坦度和较稳定的输出剂量。

在临床实际应用中,使用高能电子线时,要根据病变的深度选择需要的高能电子线的能量。一般来讲,电子线的有效治疗深度(厘米数)等于 1/3～1/4 电子线的能量(MeV)。选择好能量以后,输出剂量的计算就不再根据病变的深度考虑百分深度剂量的影响,而只是考虑照射野大小对剂量的影响,即电子线射野输出因子。

第四节　近距离照射剂量学

近距离照射是将封装好的放射源，通过施源器或施源管直接放入患者的肿瘤部位进行照射。其基本特征是放射源贴近肿瘤组织，肿瘤组织可以得到较高的治愈剂量，而其周围的正常组织接受较低的辐射剂量。近十几年来，随着放射源、后装治疗机以及治疗计划系统的发展，近距离照射技术得到了长足进步。目前，在临床上开展比较广泛的照射方式有腔内照射、组织间插植照射和粒子植入照射等。

一、近距离照射剂量学的基本特点及其剂量分布

与外照射相比，近距离照射剂量学最基本的特点是遵循平方反比定律，即放射源周围的剂量分布，是按照与放射源之间的距离的平方而下降。在近距离照射条件下，平方反比定律是影响放射源周围剂量分布的主要因素，基本不受射线能量的影响。在近距离照射中，一般不使用剂量均匀性的概念。因为靶区剂量分布按照平方反比规律变化，所以靶区内剂量不可能均匀。

近距离照射所使用的放射源多为点状源和线状源。放射源形状上的差异，使其周围的剂量分布具有不同的特点。对点状源，照射量率随距离的变化遵循平方反比定律。对线状源，在近源处，由于放射源轴向两端点到计算点的路径较长，和斜滤过厚度的增加，剂量衰减要大于按平方反比规律的衰减。当计算点距源距离增加且大于线状源长度的 2 倍时，线状源基本上按平方反比规律衰减。

（一）点状源剂量分布的计算

点源被认为是各向同性的，其周围某一点处的照射量率与其源的距离的平方成反比，其计算公式是

$$\dot{X} = \frac{\Gamma \cdot A}{r^2} \tag{8-13}$$

式中，Γ 为放射源的照射量率常数，它表示距密封源单位距离位置上，由单位活度的放射源产生得照射量率。r 为其某一点距离源的距离。A 为该源的放射性活度。

（二）线状源剂量分布的计算

对于一个长度为 L 线状源，设其总活度为 A，与它相距为 r 处 P 点的照射量率可以看成是由组成该线源的无数个点状源在该点形成的照射量的积分。将线源分成无数个点源，设其中一个长度为 dx，如图 8-15 所示。

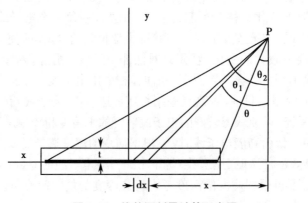

图 8-15　线状源剂量计算示意图

点源 $\mathrm{d}x$ 在 P 点的照射量率为

$$\mathrm{d}I = \frac{A}{L} \cdot \Gamma \cdot \mathrm{d}x \cdot \frac{e^{-\mu \cdot t \cdot \sec\theta}}{r^2} \tag{8-14}$$

其中，$r = y\sec\theta$；$x = y\tan\theta$；$dx = y\sec^2\theta\mathrm{d}\theta$

P 点的总照射量率为

$$I = \int_{\theta_1}^{\theta_2} \mathrm{d}I = \frac{A \cdot \Gamma}{L \cdot y} \int_{\theta_1}^{\theta_2} e^{-\mu \cdot t \sec\theta} \mathrm{d}\theta \tag{8-15}$$

式中，Γ 为照射量率常数；t 为源的壁厚；μ 为放射源密封材料的线性衰减系数。

目前，近距离治疗使用的放射源趋向于微型化，可以视为点状源。线状源通常用点状源来模拟，常用的方式为源步进运动，控制其在不同位置的停留时间。

放射源在空气中任一点的照射量率考虑到当放射源植入人体后，周围组织对辐射的吸收和散射，利用常用 Meisberger 三次多项式校正法，就可以得到体内（体模内）一点的吸收剂量率。即

$$(水中照射量／空气中照射量) = A + Br + Cr_2 + Dr^3 \tag{8-16}$$

式中，r 为距放射源的距离（1～10cm）。A、B、C、D 为不同放射性核素的多项式系数，这些系数通过查表可以获得。

二、腔内照射剂量学

腔内照射是将施源器通过人体的自然腔道放置于肿瘤体附近，对肿瘤体进行局部照射的一种放疗技术。该技术在历经了百年的发展历史，并已建立起一套完整的剂量学体系。特别是近十几年来，由于后装技术的发展与广泛的使用，使得腔内照射技术更加安全、可靠、完善。

腔内照射应用最广泛的是对妇科宫颈癌的治疗，而且疗效显著。宫颈癌腔内照射的范围一般包括宫颈、宫体及宫旁组织，而盆壁组织一般采用体外照射。妇科肿瘤腔内照射所采用的施源器有两种，一种是植入宫腔内，称为宫腔管，另一种是植入阴道内，紧贴在宫颈部，称为阴道容器。宫颈癌的治疗始于 20 世纪初的腔内镭疗，随后逐步发展。其剂量学系统可分为传统腔内放疗剂量学系统和现代 ICRU 剂量学系统。

（一）传统腔内照射的剂量学体系

传统（或经典）的腔内照射方法主要有三大系统，即斯德哥尔摩系统、巴黎系统和曼彻斯特系统。

斯德哥尔摩系统的特点是采用较高强度的放射源进行分次照射。该系统的施源器为不同长度的宫腔管和不同宽度的阴道容器以包绕宫颈。典型的治疗模式是，共照射 2～3 次，间隔约 3 周，每次治疗时间为 20～24 小时。曾被称为"大剂量率，短时间"分次治疗。

巴黎系统的特点是采用低强度的放射源进行连续照射。宫颈管内为串接的镭 -226 放射源，阴道容器为 3 个独立的球形容器，中间的对着宫颈口，两侧的贴在穹隆，中间以弹簧条支撑。总治疗时间为 6～8 天。后经改进，总治疗时间约为 3 天。

上述两种系统的剂量计算方法，基本是以毫克镭小时为单位，即放射源的总强度（毫克镭当量）与治疗时间的乘积。

曼彻斯特系统是基于巴黎系统发展建立起来的，如图 8-16 所示。根据宫腔的不同深度和阴道的大小，分别为长、中、短三种宫腔管和大、中、小尺寸的阴道卵形容器。临床治疗中，是以 A 点和 B 点作为剂量参考点。A 点是指宫颈口上方 2cm，宫腔轴线旁 2cm 的位置；B 点为过 A 点横截面并距宫腔轴线旁 5cm 的位置（A，B 点也有按相对施源器位置来确定的）。其治疗方式为分两次照射，每次约 72 小时，间隔 1 个星期，总照射的时间为 140 小时，A 点"剂量"（照射量）约为 8000R。至今，曼彻斯特系统所提出 A、B 点的概念，仍然为世界各国的许多治疗中心所广泛使用。

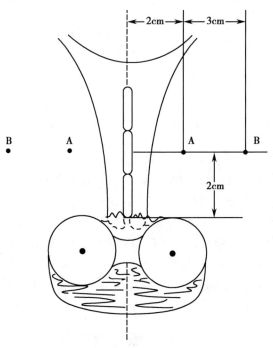

图 8-16　妇科肿瘤内照射曼彻斯特剂量学系统

（二）ICRU 腔内照射的剂量学体系

传统的腔内照射剂量学体系是基于"点"剂量的评价方法,现实中仅靠点剂量来评价一个治疗系统是不充分的,还需要了解其体内治疗区的剂量分布情况。随着后装机及其治疗计划系统（TPS）的发展与应用,使得人们能够准确的了解每个患者腔内的解剖结构及照射的剂量分布。正是基于这些考虑,国际辐射单位与测量委员会（ICRU）发布了第 38 号报告,对妇科腔内照射剂量学的有关概念作了详细的论述和介绍。

腔内照射的剂量学模式,除了像外照射那样定义靶区、治疗区等以外,ICRU 建议还应该根据临床治疗的要求,定义一个参考区,如图 8-17 所示。参考区是指参考等剂量曲线面所包绕的范围。参考等剂量线面定义为处方剂量所在的等剂量线面。妇科腔内照射宫颈癌的参考区应包括宫体的大部分、整个宫颈、宫旁组织和阴道上三分之一部分。由于患者个体局部解剖和肿瘤期别的差异,参考区的大小也应根据具体的患者来确定。与传统的腔内照射剂量学系统点剂量表示方法相比,ICRU 系统提出了参考区的概念和定义,并以参考区内剂量分布的表示方法更科学、合理。ICRU 推荐的方法即 ICRU 系统在宫颈癌腔内照射的剂量规定等方面已有很大的进展,也是当前较好的治疗系统。

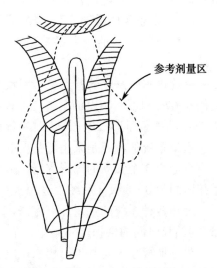

参考剂量区

图 8-17　宫颈癌腔内治疗参考剂量区示意图

为了便于不同的放射治疗中心对宫颈癌的腔内放射治疗具有统一、规范、准确的剂量学描述,ICRU 系统要求,剂量学的描述应该包括治疗技术、放射源的强度、参考区的定义及参考点的剂量。根据经典低剂量率的治疗经验,宫颈癌治疗参考剂量值一般为 60Gy。对高剂量率（>12Gy·h^{-1}）治疗模式,应考虑不同时间 - 剂量因子的影响,给出相应的等效剂量值。

三、组织间照射剂量学

组织间照射亦是近距离照射的一种方法,也称为插植照射。它是根据靶区的形状和范围,将一定规格的多个放射源,按特定的排列规则,直接插植入肿瘤部位,对肿瘤部位进行高剂量照射。为了使肿瘤部位获得满意的剂量,必须根据放射源周围的剂量分布特点,按一定的规则排列放射源。多年来许多物理学者致力于这方面的研究,建立了一些为临床所能接受的剂量学系统和治疗原则。当前应用较广泛的、具有较大影响的治疗系统是曼彻斯特系统和巴黎系统。

四、粒子植入照射剂量学

粒子植入照射是近十几年来发展起来的一种近距离照射技术。它是通过微创方式将多个封装好的具有一定规格、活度的放射性核素粒子,经施源器或施源管直接放到人体肿瘤组织内对其高剂量照射的一种方法。它具有精度高、创伤小、并发症低等优点。临床上为了达到比较理想的靶区剂量分布,要求放射源的排列具有一定的规则。随着计算机技术及三维治疗计划系统的发展,使得粒子植入的位置更加准确,靶区剂量分布更加理想,效果也更加明显。目前粒子植入治疗技术在肿瘤放射治疗中占有一个重要的位置。

第五节　放射治疗计划设计的基本剂量学原则

放射治疗计划设计是放射治疗过程中非常重要的一个环节,它是制订一个患者放射治疗方案的全过程。它包括对患者肿瘤部位图像信息的采集、重建;肿瘤靶区及危及器官的勾画;肿瘤靶区处方剂量和危机器官限值剂量的给予;照射技术的选择;布野的方式、原则及各野剂量权重的配比;肿瘤靶区剂量和危及器官剂量的计算和优化;治疗计划的评估及确认等。临床上设计放射治疗计划的基本剂量学要求是:①肿瘤靶区剂量准确;②肿瘤靶区剂量分布均匀;③布野应合理、尽可能提高靶区剂量,降低正常组织或危及器官的受照剂量和范围;④保护好肿瘤周围重要器官免受不必要的照射。

一、放射治疗计划的设计

目前,放射治疗已经进入"精确"治疗的时代。传统的放射治疗计划设计只是通过查 PDD、TMR 等参数表的方式计算出治疗设备的输出剂量。这些方法虽然是放射治疗剂量学的基础,但在遇到肿瘤靶区形状比较复杂的情况时,在不规则照射野下,输出剂量的计算变得异常复杂,计算精度难以保证,也无法满足现代精确放疗的需求。随着放射治疗技术及计算机技术的发展与进步,放射治疗计划系统(treatment planning system, TPS)应运而生,现已成为现代放射治疗中不可或缺的重要组成部分。它是专门用于放射治疗计划设计的一种工具,是集图像采集与处理、剂量计算、计划评估、图像及计划传输等多种功能于一体的计算机系统。

在当今的放射治疗中,患者的放射治疗计划都是在 TPS 上完成的。放射治疗计划设计通常是由放疗医师和物理师共同完成。放疗医师提出治疗目标和要求,物理师通过一切技术和手段去实现。放射治疗计划设计是实现这一过程的关键,它是一个不断量化和优化的过程,它主要包括五个方面:① CT/MRI/PET 等图像的输入与处理;②肿瘤靶区及危及器官的勾画;③对肿瘤靶区剂量及其分布、危及器官及其限量、处方剂量给予的方式等剂量学参数的要求;④肿瘤靶区剂量和危及器官剂量的计算和优化;⑤计划评估与确认以及计划执行中误差的分析等。

放射治疗计划的设计应始终遵循"在给予肿瘤靶区足够高的治愈剂量的同时,要尽可能减少周围正常组织或危及器官所受剂量"这一原则。设计一个患者治疗计划的过程就是利用 TPS 软件模拟加速器等治疗设备对患者的照射,通过选择能量、射野数量与角度、射野形状与大小、剂量比等参数,不断优化肿瘤靶区剂量、危及器官剂量及其分布,尽可能获得满意的剂量分布,评估靶区剂量和危及器官剂量的优化结果,最终确定患者的治疗方案,给出加速器的治疗参数、输出剂量等。

二、放射治疗计划的评估与验证

放射治疗计划设计完成后,需要对计划进行科学的评估与验证,才能保证计划安全、有效的实施,下面就计划评估的指标和验证方法作简要介绍。

(一)计划评估

现代的 TPS 都具有强大的计划评估功能,帮助放疗医师和物理师评估计划设计的结果。评估一个计划的优劣并不是依据于某一项指标,而是需要综合考虑诸多方面的因素,甚至需要在相互矛盾的两方面中互相取舍,最终确定出比较合理的治疗方案。下面就靶区剂量及其分布、危及器官所受剂量、计划可执行性等方面做简要说明。

靶区剂量:给予肿瘤靶区足够高的照射剂量,是放射治疗的根本目的所在。因此,评价一个计划时,最优先考虑的即是肿瘤靶区所获得的剂量学结果。除了可以利用等剂量曲线分布直观地评价肿瘤靶区是否被某一特定的等剂量线(例如 95% 的处方剂量)所包绕外,还需要对肿瘤靶区内剂量分布的均匀性和靶区的适形度进行评价。靶区的均匀性和适形度通常用均匀指数(homogeneity index,HI)和适形指数(conformal index,CI)来表示。均匀指数反映了肿瘤靶区内所受剂量是否均匀,其数值越小,说明靶区内剂量分布越均匀。肿瘤靶区剂量是否均匀是评价靶区剂量分布优劣的一项重要指标。适形指数反映了某一参考剂量分布与肿瘤靶区形状的适形度,CI 值越接近于 1 表明适形度越好。

危及器官受量:在放射治疗计划中,不但要评价肿瘤靶区的剂量,还要对靶区周围所涉及的危及器官所受剂量进行评价。通常将这些的危机器官分为串型组织和并型组织两种类型,不同类型的器官,需要用不同的剂量学指标去评估其可能出现的风险。①串型组织:这些器官其放射并发症发生的概率主要取决于所受的最大剂量。因此在评估其发生放射性损伤的概率时,应主要考察其所受的最大剂量。人体比较有代表性的串型组织有脊髓、脑干等。②并型组织:这些器官其放射并发症发生的概率主要取决于其受照射的体积和平均剂量。所以在评价并型组织发生放射性损伤的概率时,应主要考察期受照射体积和平均剂量。人体比较典型的并型组织有肺、肾等。

在评估一个放射治疗计划时,除了上述提到的剂量学指标外,还需要从其他角度综合考虑计划的合理性和可执行情况。比如患者治疗时,体位是否合理,摆位的重复性是否好,计划中所涉及的机器参数是否超出了治疗机本身的参数限制,计划执行的效率是否合理等。

(二)计划验证

放射治疗计划剂量学验证是临床工作的一部分,它主要是使用模体和剂量测量工具验证 TPS 计划中剂量计算和输出的准确性。尽管 TPS 在临床使用前,已经过一系列的验证,证实了 TPS 剂量计算的准确性。但在实际放射治疗中,对某些复杂的治疗计划应该进行临床剂量学验证。只有这样才能保障患者的治疗安全与可靠。

剂量学验证主要包括绝对剂量验证和相对剂量验证两个方面内容。绝对剂量验证是验证 TPS 计算的某一位置上的"点剂量"是否和实际治疗时相一致;相对剂量验证是验证 TPS 计算的某一层面上的"剂量分布"是否和实际治疗时相一致。通常的验证方法是将一个设计好的计划移植到一个体模上,在 TPS 中计算出某一位置或某一层面上的剂量及其剂量分布;再将体模移置到治疗设备上,利用该计划进行照射,测量出该体模相同位置和层面上的剂量及其剂量分布与其计算结果进行比较。

绝对剂量验证常用的测量工具是电离室型剂量仪。目前,电离室是绝对剂量测量最可靠和准确的方法。放射治疗中常用的电离室尺寸是 0.6cm³，它常用于常规治疗计划中的绝对剂量验证。对于调强计划，由于调强射野内会形成陡峭的剂量梯度，建议选择较小尺寸的电离室（如 0.1cm³）进行绝对剂量的验证。

相对剂量验证常用的测量工具是胶片剂量仪和二维电离室或半导体矩阵。胶片剂量仪作相对剂量测量具有分辨率高，可诸点连续测量等优点，但受到冲洗条件等的限制，并且操作也比较复杂，所以在临床上应用的比较少。二维电离室或半导体矩阵作相对剂量测量具有响应快、使用方便，并在一次照射中即可获得某一治疗平面的剂量分布信息，几分钟就可以给出验证结果，所以在临床上得到广泛的应用。

（贾明轩）

第九章

放射线对人体的影响

随着人类健康意识的增强，放射线对人体的辐射风险日益受到关注。人类受到照射的辐射源有两类，即天然辐射源和人工辐射源。天然辐射又叫天然本底照射，是人类受到天然存在的各种电离辐射的照射，也是人类受到电离辐射的最主要的来源。人工辐射主要包括医疗照射、核爆炸和核动力生产。医疗照射来源于 X 线诊断检查、核医学诊断以及放射治疗。核爆炸在大气层中形成人工放射性物质，使环境受到广泛的污染。核能发电等核动力生产中产生的放射性核素，绝大部分存留于受照过的核燃料中，核燃料循环运行的每个环节都会有放射性物质被释放于环境中。

随着 CT、ECT 和 PET-CT 各种医用放射性和放射性核素检查诊断设备，X 刀、γ 刀和电子、质子、重离子加速器等放射性治疗设备应用的增多，在全球范围内接受放射性检查以及放射治疗的人群逐年增加。医疗照射已成为人类受到人工照射的主要来源，在医疗照射中，以诊断为目的的照射又占主导地位。人类由于医疗照射所致的年集体有效剂量约为天然辐射源所致的年集体有效剂量的七分之一。

第一节　放射线的生物学效应

在地球环境中，生物和人类始终受到电离辐射的照射。机体受到电离辐射后产生复杂的化学和生物学变化，由此造成的生物组织细胞和生命各系统功能、调节和代谢的改变，这一系列有害效应，称为辐射生物效应。辐射生物效应的发生是一个非常复杂的过程，从能量吸收到组织或器官的损伤有其特有的原发和继发反应，包括分子水平破坏（DNA 链断裂、酶的破坏），细胞、组织器官的破坏与死亡，机体的损伤，代谢失调以及病理形态的改变等。人类研究放射线的生物学效应，其目的是保护自身及其他物种免受电离辐射的有害影响，并提供一个适宜的辐射防护标准，在应用中最大限度地获得利益。

一、放射生物学基础

放射线引起的生物效应是一个非常复杂的过程。射线作用于机体后，以直接作用和间接作用的方式使细胞分子发生反应，造成其损伤。电离辐射的能量直接沉积于生物大分子，引起生物大分子的电离和激发，破坏机体的核酸、蛋白质、酶等具有生命功能的物质，这种直接由射线造成的生物大分子损伤，称为直接作用（direct effect）。而当射线能量通过扩散的离子以及射线作用于机体水分子产生的多种自由基与生物分子作用，引起生物分子的损伤，称为间接作用（indirect effect）。由于机体细胞的含水量很高，一般达到 70% 以上，放射线作用于人体后，首先大量的辐射能量转移到水分子，产生大量活性基团，这些活性产物作用于生物大分子产生生物学损伤，故间接作用在引起生物大分子损伤中具有实际意义。

（一）靶学说和靶分子

靶学说（target theory）是从电离辐射直接作用的角度提出来的，认为生物效应的发生是由某些细胞或生物大分子内的敏感结构（靶）被电离辐射击中而引起的。其基本点包括：①生物结构内存在着对辐射敏感的部分，称为"靶"，其损伤将引起某种生物效应；②电离辐射以光子和离子簇的形式撞击靶区，是一种随机过程，击中概率遵循泊松分布；③单次或多次击中靶区可产生某种放射生物效应。靶学说将量子论引入生物学领域，对放射生物学整体水平过渡到细胞和分子水平起到了推动作用。主要的靶学说"击中"模型有：①单击效应：生物大分子或细胞的敏感靶区被电离粒子击中一次即足以引起生物大分子的失活或细胞的死亡，称之为单击效应，其存活概率是剂量的指数函数；②多击效应：有些生物大分子和多数细胞的剂量存活曲线不呈指数下降，其靶区需要受到二次或二次以上的击中才会失活，叫多击效应；③单靶与多靶模型：生物大分子或细胞中存在一个辐射敏感的靶区，属单靶模型。但有些放射生物学现象难以用单靶击中模型来解释，若用多靶模型计算剂量存活曲线，则与实际结果一致。

靶分子的本质研究比较关注的是基因组和生物膜。基因组 DNA 作为电离辐射重要的靶分子已得到许多实验室的支持。DNA 双链断裂模型认为电离辐射诱发的许多细胞效应均与 DNA 双链断裂有关，包括细胞存活、染色体畸变、致癌、易位、遗传突变等。生物膜包括质膜、核细胞器（线粒体、溶酶体等）膜等，具有重要的生物功能，膜学说认为，作为电离辐射作用的靶分子，生物膜对电离辐射比较敏感，损伤表现为膜通透性的改变，继而从细胞内释放非必需和有害的分子，破坏代谢平衡，导致细胞死亡。

（二）细胞与分子放射生物学效应

所有哺乳类动物细胞的内部结构都有一定的共同特征，具有一个有功能的核，有核膜与胞浆分开，辐射对膜和胞浆内的亚细胞成分虽有一定的损伤作用，但最敏感的成分是核本身和核仁。染色体是细胞核中有遗传信息的物质，主要由 DNA 和蛋白质构成。

1. DNA 损伤的类型　DNA 是细胞繁殖遗传的重要基础，分子中特定的核苷酸顺序蕴藏着大量的遗传信息，DNA 通过转录将这些信息传给 RNA，RNA 通过密码的翻译规定了不同氨基酸的结构，指导蛋白质和酶的生物合成。DNA 的双螺旋结构受到电离辐射作用以后，其结构受到破坏，这种破坏包括 DNA 链断裂、氢键断裂和碱基损伤、分子交联。

DNA 链断裂是电离辐射损伤最常见和主要的形式。射线的直接和间接作用均可使脱氧核糖分子破坏、磷酸二酯键断开、碱基破坏或脱落等导致 DNA 链断裂。水在射线作用下分解产生水合电子、羟自由基和氢自由基，DNA 断裂主要与羟自由基（HO•）的作用有关。DNA 双链中一条链断裂者称为单链断裂（singlestrandbreak，SSB），两条链在同一处或相邻处断裂者称为双链断裂（doublestrandbreak，DSB），包括 DNA 双链相隔少于 3 个核苷酸部位的断裂，如断裂发生在同一个碱基对上则为同源性断裂，反之则为异源性断裂，后者往往更多见（图 9-1）。DNA 链断裂的特点：①在许多细胞中单链断裂比双链断裂高 10~20 倍，一定能量的射线所产生的 SSB 和 DSB 有一个大致的比值，但比值不是恒定的。②各种射线对链断裂作用效应不同：X 线比紫外线引起的链断裂高，中子比 γ 射线产生的双链断裂多；中子引起的 DSB 多于 γ 射线，而 SSB 少于 γ 射线。③SSB 与 DSB 的比值与传能线密度高低有关，随着 LET 升高，SSB 减少，DSB 增加。④氧效应增加 DNA 链的断裂：主要原因为氧效应可增加羟自由基的产生。⑤辐射剂量不同，碱基发生断裂的概率不同：当剂量小于 20Gy 时，碱基断裂顺序鸟嘌呤（G）>腺嘌呤（A）>胸腺嘧啶（T）≥胞嘧啶（C）；当剂量大于 40~80Gy 时，碱基断裂顺序胸腺嘧啶（T）>鸟嘌呤（G）>腺嘌呤（A）≥胞嘧啶（C）。

DNA 分子是由两条多核苷酸链，按碱基互补配对原则，氢键连结而成的双螺旋结构。在充氧情况下，射线作用生成的羟自由基（HO•）使 DNA 结构上的氢原子抽离，从而使原来紧密结合的碱基呈现自由"裸露"状态，DNA 结构从比较坚实变得比较"疏松"。碱基损伤的变化：①碱基环破坏；②碱基脱落丢失；③碱基替代，即嘌呤碱被另一种嘌呤碱替代，或嘌呤碱被嘧啶碱替代；④形成嘧啶二聚体等。4 种碱基的辐射敏感性依次为：胸腺嘧啶（T）>胞嘧啶（C）>腺嘌呤（A）>鸟嘌呤（G）。

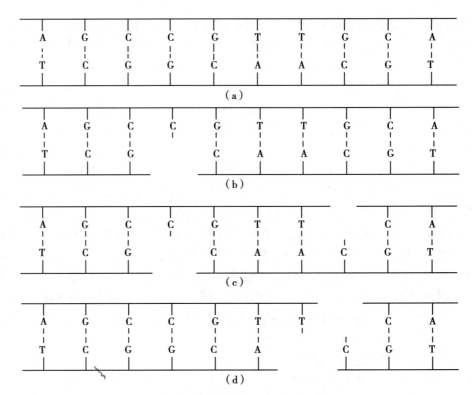

图9-1 辐射导致的DNA链断裂示意图

电离辐射作用后，可通过自由基的作用，在碱基之间或碱基与蛋白质之间形成共价键，产生DNA分子交联（cross-linking），包括DNA-DNA链间交联、DNA-DNA链内交联以及DNA-蛋白质交联（DNA-protein cross-linking，DPC），导致DNA正常分子结构的破坏。DNA-DNA链间交联即一条DNA链上的碱基与另一条DNA链上碱基以共价键结合，在DNA的放射损伤中，DNA-DNA链间交联较少发生，DNA链间交联与NDA链断裂相互竞争，在干燥及含水较少时（25%）DNA中链间交联发生率较高，随着水分子的增加DNA链断裂发生率上升，而链间交联发生率下降。DNA-DNA链内交联即同一条DNA链上的两个碱基相互以共价键结合，紫外线照射能引起较多的DNA链内交联，而电离辐射引起的二聚体形成效应较小。DPC即DNA与蛋白质以共价键结合，羟自由基是导致DPC产生的最有效的自由基，水合电子和氢自由基几乎不起作用。氧效应和温度对DPC的形成有一定的影响。

2. DNA损伤的修复 DNA分子受到电离辐射作用以后，其结构和功能受到破坏，若得不到及时修复，则必将引起遗传信息功能的错误表达。绝大多数正常细胞都能修复单链断裂，而且修复的速度和效率很高。修复速率除依赖于温度外，还和时间呈负指数关系，在照射后即刻开始修复，以后逐渐减慢，一般在1小时内修复可达90%，半修复时间为10~40分钟。双链断裂的修复可分为快修复和慢修复两个阶段，快修复的半修复时间为十分钟至数十分钟；而慢修复的半修复以小时计算，并且不同细胞间修复水平差异很大。

DNA修复机制非常复杂，使机体得以保持遗传特性和功能的相对稳定，DNA修复的主要途径有：①回复修复，是细胞对DNA某些损伤修复的一种简单方式。在单一基因产物的催化下，直接将遭受破坏的DNA或核苷酸还原，一步反应即可完成，不需要另一股作为修复的模板，修复特异性高，较少发生错误。②切除修复，将损伤的区域切除，然后用正确的来替代，需要多种酶参加。主要有两种切除修复方式：碱基切除修复（base excision repair，BER）和核苷酸切除修复（nucleotide excision repair，NER）。BER用来清除并修复异常的、不该出现的碱基。NER主要修复那些影响区域性染色体结构的DNA损害。BER切除修复基本步骤（图9-2），包括：识别→

切除（碱基切除和核苷酸切除）→修补→再连接。切除修复有三个特点即准确、无误、正确修复。③重组修复，即当 DNA 双链发生严重损伤时，即两条链同时受到损伤，或单链损伤尚未修复就发生了复制，造成相应损伤部位的新链 DNA 复制缺乏正确模板，这时需要重组酶系将另一段未受损的双链 DNA 移到损伤位置附近，提供正确的模板，因修复机制是通过重组，故称为重组修复。DNA 重组修复基本步骤（图 9-3），包括：复制→重组→修复复制。④ SOS 修复，是细胞处于危急状态下发生的一种修复。细胞 DNA 受到损伤或复制系统受到抑制的紧急情况下，为求生存而出现的应急效应。修复过程是在损伤信号诱导下发生的，因此又称可诱导的 DNA 修复。修复过程中容易发生错误，故称易错修复。⑤错配修复（mismatch repair，MMR），是在碱基配对出现错误的 DNA 分子中，系统依据"保存母链，修正子链"的原则，找出错误碱基所在的 DNA链，使正常核苷酸序列恢复的修复方式。错配修复是生物维持生命、保持物种稳定的一项重要功能。

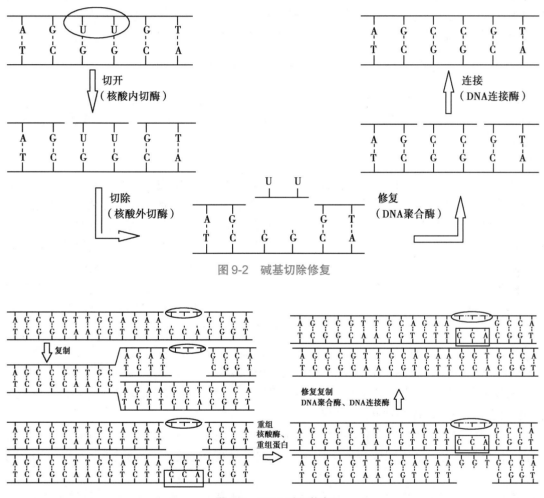

图 9-2　碱基切除修复

图 9-3　DNA 重组修复

　　总之，DNA 结构的辐射损伤在细胞的突变、致癌机制中起着重要作用，与细胞死亡及老化等过程亦有密切关系。另一方面 DNA 损伤和修复规律在肿瘤放射治疗中有重要的应用价值，可以有选择地加重肿瘤细胞的 DNA 损伤，抑制其修复，增强疗效。

（三）细胞辐射敏感性

　　自然界的各种生物对象在受到电离辐射作用后都表现出一定的损伤。但在同一剂量下引起损伤的程度有很大的不同，或者说，引起同一水平的效应所需的剂量的高低存在很大差异，即为辐射敏感性差异。细胞的辐射效应是放射生物学的核心内容之一。电离辐射导致的损伤都是以细胞的损伤作用为基础的。辐射可引起细胞凋亡或有丝分裂死亡，总的来说，细胞凋亡与辐射敏感性之间存在相应的关系，若辐射引起的细胞凋亡占主导地位，则认为细胞对辐射较敏感。细胞的辐射敏感性与不同细胞类型、不同细胞周期、不同亚细胞结构、不同发育阶段密切相关。

人体组织不同类型细胞的辐射敏感性，受细胞耗氧水平、辐射致 DNA 损伤后修复能力、分裂细胞数量、细胞周期中细胞的分布及凋亡等因素影响。肿瘤细胞对辐射的敏感性有明显差异，对射线高度敏感的有恶性淋巴瘤、精原细胞瘤、肾母细胞瘤等；中度敏感的有鳞状上皮癌、分化差的腺癌，脑胶质瘤等；抗辐射性的有恶性黑色素瘤、软骨肉瘤等。不同细胞有不同放射敏感性，同样，细胞在不同细胞周期其放射敏感性也不同。有丝分裂（M 期）细胞对辐射很敏感，较小剂量即可引起细胞死亡或染色体畸变，使下一代子细胞夭折。在间期细胞中，G2 时相相对辐射最敏感，其次为 G1 时相，而 S 时相相对不敏感。同一细胞的不同亚细胞结构的放射敏感性有很大差异，细胞核的放射敏感性明显高于胞浆。另外，辐射敏感性随着个体发育过程而逐渐降低，妊娠的最初阶段最敏感，出生后幼年比成年放射敏感性高，老年相对不敏感。

二、辐射生物学效应分类

国际放射防护委员会（international commission on radiation protection，ICRP）1990 年建议书（60 号出版物）将辐射生物效应分为确定性效应（deterministic effects）和随机性效应（stochastic effects）两类。

（一）确定性效应

确定性效应，是指辐射诱导的细胞死亡或功能障碍，发生生物效应的严重程度随着电离辐射剂量的增加而增加的生物效应。射线照射人体全部组织或局部组织，若能杀死相当数量的细胞，而这些细胞又不能由活细胞的增殖来补充，则这种照射可引起人类的确定性效应，由此引起的细胞丢失可在组织或器官中产生临床上可检查出的严重功能性损伤。确定性效应的严重程度与剂量呈非线性关系，存在一个阈剂量（threshold dose）。低于阈剂量时，因被杀死的细胞较少，不会引起组织或器官的可检查到的功能性损伤，在健康人中引起的损害几率为零。随着剂量的增大，被杀死的细胞增加，当剂量增加到一定水平时，其概率陡然上升到 100%，这个剂量称为阈剂量。超过阈剂量后，损害的严重程度随剂量的增加而加重，即受影响的细胞愈多，功能丧失愈严重。确定性效应的发生基础是器官或组织的细胞死亡。除可引起组织或器官的功能损失以外，射线也可损伤供应血液的血管，而导致次级性的组织损伤，也会有纤维组织替代了功能细胞，而减弱了器官的功能。临床上的诊断结果取决于受照组织的特定功能，例如眼晶体发生浑浊、有时会减损视力，而当性腺受照射时可能引起暂时或永久不育。

有些功能性的确定性效应，只要损伤不过于严重，它们是可逆的。例如唾液或甲状腺等分泌能力的降低、引起脑电图或视网膜图变化的神经效应、皮肤早期红斑或皮下水肿等血管性反应。

人体不同组织或器官对射线照射的敏感程度差异很大，损伤的频率与剂量的大小有关，损伤出现的时间变化很大，短则几小时，长则几天甚至几年。单次（即急性）低于几 Gy 的剂量照射，很少有组织表现出有临床意义的有害作用，对于分散在几年中的剂量，对大多数组织在年剂量低于 0.5Gy 时不致有严重效应，但性腺、眼晶状体及骨髓属于对射线较敏感的组织或器官。一般而言，这些组织效应发生的频率随剂量而增加，其严重程度也随剂量而变化，见表 9-1。引起男性暂时不育的一次照射的阈剂量约为睾丸吸收 0.15Gy 的剂量，在长期照射下阈剂量率为 0.4Gy·a^{-1}，绝育的阈剂量和阈剂量率分别为 3.5～6Gy 和 2Gy·a^{-1}。女性绝育的阈剂量为急性吸收剂量 2.5～6Gy（年长妇女更敏感），或者是多年迁延的剂量率超过 0.2Gy·a^{-1}。足以减损视力的眼晶状体混浊（延迟一段时间后）的阈值对于低 LET 的急性照射为 2～10Gy，对于高 LET 的辐射吸收剂量阈值为该值的 1/3～1/2。对多年照射的阈剂量率，一般认为略高于 0.15Gy·a^{-1}。

表 9-1　成年人睾丸、卵巢、眼晶状体及骨髓的确定性效应阈值估计值

组织和效应	在一单次短时照射中受到的总剂量（Gy）	在分很多的照射或迁延照射中受到的总剂量（Gy）	多年中每年以很多分次照射或迁延照射接受剂量时的年剂量（Gy·a^{-1}）
睾丸			
暂时不育	0.15	NA**	0.4
永久不育	3.5～6.0	NA	2.0
卵巢			
不育	2.5～6.0	6.0	>0.2
晶状体			
可查出的浑浊	0.5～2.0	5	>0.1
视力障碍（白内障）	5.0***	>8	>0.15
骨髓			
造血功能低下	0.5	NA	>0.4

*：引自 ICRP，1984；**：NA（not applicable）表示不适用，因为该阈值取决于剂量率而不取决于总剂量；***：给出的范围为 2～10Sv。

对于有临床意义的造血功能抑制，全部骨髓的吸收剂量的阈值约为 0.5Gy，对多年迁延照射的剂量率阈高于 0.4Gy·a^{-1}。

在非正常情况下，急性辐射照射可以造成人类在内的生物物种的死亡。这是由于受到大量照射后，体内一个或多个重要器官系统严重损伤细胞的结果。当剂量超过大约 5Gy 时，会产生包括严重的胃肠道（干细胞和毛细血管内皮细胞）损伤的效应，在并发有骨髓损伤的情况下，这种损伤可在 1～2 周内引起死亡；在大约 10Gy 照射的情况下，可能因发生急性肺炎而导致死亡；若剂量更大，则可发生神经系统和心血管系统的效应，在受照的几天后个体发生休克性死亡。表 9-2 是人类在短时间内（例如几分钟）受到的不同大剂量、低 LET 照射后的死亡时间。

表 9-2　人类全身受低 LET 均匀急性照射诱发综合征和死亡的剂量范围

全身吸收剂量（Gy）	造成死亡的主要效应	照后死亡时间（d）
3～5	骨髓损伤（LD50/60）*	30～60
5～15	胃肠道及肺损伤**	10～20
>15	神经系统损伤**	1～5

注：LD50/60 为预计使一半的个体在 60 天内死亡所需的剂量描述；脉管膜及细胞膜损伤在大剂量情况下尤为重要

ICRP 于 2007 年发布的新辐射防护建议书建议用组织反应（tissue reaction）来替代确定性效应这一术语，或者用作确定性效应的同义词。

组织反应是从组织损伤反应的动态过程等方面综合考虑，原来认为达到某阈值剂量会发生或不发生某种效应，现在认为有"不确定因素"，因为有些效应临床可能还没有观察到，但是已经存在一定程度的组织或细胞反应，或者临床可能存在该效应但是通过一定方式的治疗又可以使效应不发生，它有较多的不确定性；还有一些组织反应到很迟才表现出来，这些组织反应与发生时间、随访时间、个体敏感性差异、放疗及核事故后风险评估、迁延照射等因素有关，因此提倡用"组织反应"取代"确定性效应"。组织反应的相关概念包括组织反应阈值剂量、正常组织早期（或晚期）反应和终身危险。组织反应阈剂量或阈值剂量是指：照射可导致某种组织反应发生，但效应发生率仅为 1% 时所对应的剂量。如正常组织受到照射后，在数周至数月内出现的组织

损伤称为正常组织早期反应，若经数月至数年后才表现出来的损伤则称为正常组织晚期反应，放射性白内障就是正常组织晚期反应。终生危险是指在人的一生中发病或死于放射性照射的风险。应当注意的是，阈剂量与剂量限值（dose limit）的含义不同，阈剂量是指生物效应研究中的一个推荐值，而剂量限值是国际或国家基本安全标准给出的一个法定值。

（二）随机性效应

电离辐射的随机性效应被认为无剂量阈值，其有害效应的严重程度与受照剂量的大小无关，其效应的发生概率与照射剂量大小和细胞的 DNA 损伤有关。当电离辐射使细胞发生了改变而未被杀死，改变了存活着的体细胞繁殖出来的细胞克隆，经过长短不一的潜伏期后，可能呈现一种恶变的情况，即发生癌。由辐射引起癌的概率通常随剂量的增加而增大，很可能不存在阈剂量，而且这种概率大致正比于剂量，癌的严重程度不受剂量的影响，此种随机性效应称为致癌效应。如果这种损伤发生在这样一种细胞，其功能是传递遗传信息给后代，那么，结果发生的效应，在种类与严重程度上可以多种多样，将显现在受照射者的后代身上。这种随机性效应称为遗传效应。随机性效应与器官或组织剂量的关系模型称为线性无阈（linear-non-threshold，LNT）模型（图 9-4）。该模型认为所有的辐射剂量，即使是非常低的也会有一定的风险，因此极低剂量的辐射有时也需要防护。随机性效应发生具有随机统计性质：剂量越大，随机性效应发生的几率越高，所引发随机性效应实际上是体细胞和生殖细胞突变的结果。

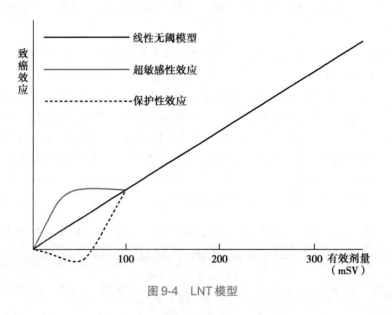

图 9-4　LNT 模型

随机性效应最大的特点是效应是否发生存在不可预知性。由于随机性效应的生物学研究难以找到准确的阈值剂量，尤其是关于极低剂量水平的 LNT 模型研究目前仍然是一个正在研究的科学议题。LNT 模型认为所有的辐射照射，即使是非常低的剂量，仍有可能发生一定的辐射风险。另一个设有主观阈值的剂量 – 反应线性模型认为在一定水平以下的剂量照射不存在辐射风险，极低剂量的辐射可能反而对人体起到一定程度的保护作用，而另一项研究则认为人体对极低剂量的辐射亦超敏感。

可见随机性效应分为两大类，第一类发生在体细胞内，并可能在受照者体内诱发癌症；第二类发生在生殖组织细胞内，并可引起受照者后裔的遗传疾患。

1. 致癌效应　癌症是威胁人类健康的重要疾病。有资料显示，人类所患全部癌症中，80% 以上来自生活与环境（包括职业），其中大约 1% 来自天然本底和人工辐射源的照射，如果将职业照射计算在内，这个比例可能会更高些。由于核能与辐射的应用在人类生活中占有重要的地位，因此国际上对此进行了详细的统计和研究，这些统计和研究是确定人类辐射防护剂量限值的依据。

人类对于辐射致癌效应的资料，主要来源于原子弹爆炸受照人群的流行病学研究、接受放射治疗的患者和对从事与放射线有关的工作人员的研究。ICRP 列出了与放射线有关的 12 种癌症，包括甲状腺癌、乳腺癌、肺癌、食管癌、胃癌、肝癌、结肠癌、胰腺癌、唾液腺癌、肾与膀胱肿瘤以及白血病等 12 种。从受到辐射照射至临床上发现癌症之间存在着持续若干年的时间间隔，这一段时间称之为潜伏期。对于急性骨髓白血病，最短潜伏期约为 2 年，而对于其他癌症约为 5～10 年，其至可能更长。表 9-3 中列出了 ICRP1990 年建议书中给出的致死癌和严重遗传效应的概率。

表 9-3　各器官对总危险的相对贡献[*]

器官或组织	致死癌症概率 F（每万人·Sv^{-1}）	严重遗传效应（每万人·Sv^{-1}）	寿命损失（a）
膀胱	30	-	9.8
骨髓	50	-	30.9
骨表面	5	-	15.0
乳腺	20	-	18.2
结肠	85	-	12.5
肝	15	-	15.0
肺	85	-	13.5
食管	30	-	11.5
卵巢	10	-	16.8
皮肤	2	-	15.0
胃	110	-	12.4
甲状腺	8	-	15.0
其余组织	50	-	13.7
性腺	-	100	20.0

不同组织或器官诱发癌症的几率差别很大，同样受到 1Sv 有效剂量的照射，则胃、肺、结肠、红骨髓、食管、膀胱和乳腺诱发癌症的危险性较高，这些癌症的死亡率也相对较高，见表 9-4。因此，在放射诊断中，应尽可能保护这些对射线较敏感的组织或器官。

表 9-4　成年人各部位癌症死亡率

组织器官	1980—1985 年 5 年的死亡率	1950—1970 年 20 年的死亡率
膀胱	0.22	0.58
骨	-	0.72
脑	0.75	0.84
乳腺	0.24	0.62
子宫颈	0.33	0.50
结肠	0.45	0.62
肾	0.48	0.78
白血病（急性）	0.98	0.99
肝	0.95	0.98
肺及支气管	0.87	0.96
食管	0.92	0.97
卵巢	0.62	0.74
胰腺	0.97	0.99
前列腺	0.26	0.84

续表

组织器官	1980—1985 年 5 年的死亡率	1950—1970 年 20 年的死亡率
皮肤	-	-
胃	0.85	0.90
甲状腺	0.06	0.15
子宫	0.17	0.35

影响辐射诱发致死性癌症的发病率与受照者的年龄有关,一般较年轻者更易受感。例如对女性的乳腺癌而言,最年幼的女性,易感性较高,且在一生中易感性逐岁下降。甲状腺癌的易感性也呈逐岁下降趋势。在任何情况下,儿童的终身发病率比成年人高 2～3 倍。资料表明,性别对辐射诱发致死性癌症的易感性差异并不大,女性所有癌症的超额死亡率只比男性高 20%。性别的差异很可能是由一些诸如激素之类的与促发因子有关的其他因素之间的相互作用所致,而并非是由于辐射方面的敏感性差异。

还有一些因素也对辐射后的致癌性起作用。如辐射对皮肤的致癌作用可因紫外线而被强化。另外,在矿工中也观察到吸烟对氡致肺癌的影响。

2. 遗传效应 性腺受到电离辐射的照射,引起生殖细胞的损伤(基因突变或染色体畸变)可以传递下去并表现为受照者后代的遗传紊乱,这种出现在后代中的随机性效应称为遗传效应。遗传效应在临床上可表现为先天出生缺陷、死胎、流产、死产和新生儿死亡等。

遗传效应严重程度的变化范围很大。一种效应是导致第一子代遗传疾病的显性突变。在这类情况中有的对受患个人极为有害,有时会威胁生命。它们主要发生于受照后的第一、第二子代。染色体畸变也能引起儿童的先天畸形。另外一种效应是隐性突变,它对最初几个子代的影响很小,但后代遗传损伤的总数增加了。还有许多有害的情况在人类中有相当大的发生机会,并且是由遗传因子与环境因子相互作用而产生的,他们称为多因素疾患。

在小剂量与低剂量率的情况下,按分布于全体公众的性腺剂量计算,产生以后各代的严重遗传效应的概率系数为 $0.5 \times 10^{-2} Sv^{-1}$(不包括多因素效应)。对多因素效应的概率系数按严重程度加权后大约为 $0.5 \times 10^{-2} Sv^{-1}$。因为职业人群的年龄分布不同,其系数比全人口的略小(约减少40%),ICRP 认为按严重程度加权,全人口的遗传效应概率系数取为 $1.0 \times 10^{-2} Sv^{-1}$,而对职业人群取为 $0.6 \times 10^{-2} Sv^{-1}$,足以表示以后全部世代的加权遗传效应系数。如进一步按损害发生后的寿命损失加权,相应的数值为 $1.3 \times 10^{-2} Sv^{-1}$ 及 $0.8 \times 10^{-2} Sv^{-1}$。

三、胎儿出生前受照效应

人类在胚胎发育阶段,自受精卵开始至孕龄 8 周为胚胎,8 周以后为胎儿。在胎儿发育过程中被认为是对射线高度敏感,假如怀孕的妇女子宫内的胚胎或胎儿受到射线的照射,则此照射可使胚胎或胎儿在子宫内以及胎儿出生后出现各种损害。胎儿出生前受照效应的研究对于放射实践与防护具有重要意义,是制订怀孕妇女辐射剂量限值的基础。胚胎或胎儿在不同发育时期受照后出现的效应有所不同,主要包括:胚胎死亡、畸形、智力迟钝、诱发癌症及遗传效应。这其中既有确定性效应,也有随机性效应。最易发生确定性效应的时期为妊娠第 2～20 周,在正常情况下,诊断用医学检查后不会发生如畸形、生长发育迟缓、智力低下以及死亡等确定性效应。在一次(累计)胎儿剂量低于 0.1Gy 时一般不发生确定性效应,而临床(累积)胎儿诊断成像的辐射照射均保持在 0.1Gy 以下。与成年人类似,胎儿接受照射后其辐射诱发癌症的随机性效应较低。胎儿在子宫内的辐射照射诱发癌症的风险与儿童时期一致,大约为整个人群的三倍。

(一)胚胎死亡

动物实验结果表明,当胚胎植入子宫壁之前或在其植入之后的即刻,通常称为植入前期(相当于人受孕 0～9 天)。此时以相对较小的剂量(如 0.1Gy)即能诱发胚胎死亡。在宫内发育的其他阶段,受到较高的剂量照射后,也会诱发胚胎或胎儿死亡。

(二)畸形

胚胎在器官形成期(相当于人受孕后 9～42 天)受到照射,可能引起在照射时正在发育的器官畸形,多见于中枢神经系统。此效应在性质上属于确定性效应,根据动物实验估计,对人引起此效应的阈值约为 0.1Gy。胚胎或胎儿在发育的各个阶段(尤其是妊娠后期)受照,还会发生没有畸形的生长障碍。

(三)智力低下

照射可导致不同程度的智力受损,其严重程度随剂量而增加,直至认知功能严重迟钝。在妊娠 8～15 周受到照射,导致严重智力低下的危险系数为 $0.4Sv^{-1}$,即受到 1Sv 有效剂量的照射,诱发智力低下的概率为 40%;对于在 16～25 周期间的照射来说,此概率为 $0.1Sv^{-1}$。因此,在妊娠 8～15 周内是射线照射引发智力低下最敏感的时期,其次是 16～25 周。

在曾于子宫内受照的儿童中,还会出现严重程度较轻的智力受损。这种情况表现为智力测验得分随剂量增加而降低、身体发育主要特征的发生时间有改变、学习有障碍、对癫痫发作有易感性以及可能出现别的效应。

(四)诱发癌症

受照胎儿在出生后 10 周岁之内表现儿童白血病及其他的儿童癌症发病率增高。人们已将出生前受照所致致死性儿童癌症的危险估计为 $2.8 \times 10^{-2}Sv^{-1}$。

由于胎儿在出生前受照可能出现上述有害效应,所以无论对职业或非职业的孕妇,国际上或我国均有剂量限制及明文规定,以避免出现上述有害效应。

四、皮肤效应

在受照的皮肤上,电离辐射既可引起确定性效应(如急、慢性放射性皮肤损伤),也可诱发癌症,而在皮肤的辐射防护中,两者均需考虑。

(一)急性放射性皮肤损伤

身体局部受到一次或短时间(数日)内多次受到大剂量(X、γ 及 β 射线等)外照射所引起的急性放射性皮炎及放射性皮肤溃疡,称为急性放射性皮肤损伤(acute radiation injuries of skin)。

在医用辐射过程中,放射工作人员进行正常操作,操作者和患者均不会发生急性放射性皮肤损伤。但若违章操作或设备发生故障,或长时间进行局部照射,就可能使患者身体局部受到大剂量照射,从而导致急性放射性皮肤损伤。

急性放射性皮肤损伤可基于以下标准予以诊断:①根据患者的职业史、皮肤受照史、法定局部剂量监测提供的受照剂量及现场受照个人剂量调查和临床表现,进行综合分析做出诊断。②皮肤受照后的主要临床表现和预后,因射线种类、照射剂量、剂量率、射线能量、受照部位、受照面积和身体情况等而异。依据表 9-5 做出分度诊断。③最后诊断,应以临床症状明显期皮肤表现为主,并参考照射剂量值。

表 9-5　急性放射性皮肤损伤分度诊断标准

分度	初期反应期	假愈期	临床症状明显期	参考剂量(Gy)
I°			毛囊丘疹、暂时脱毛	≥3
II°	红斑	2～6 周	脱毛、红斑	≥5
III°	红斑、烧灼感	1～3 周	二次红斑、水疱	≥10
IV°	红斑、麻木、瘙痒、水肿、刺痛	数小时～10 天	二次红斑、水疱、坏死、溃疡	≥20

（二）慢性放射性皮肤损伤

由急性放射性皮肤损伤迁延而来或由小剂量射线长期照射（职业性或医源性）后引起的慢性放射性皮炎及慢性放射性皮肤溃疡为慢性放射性皮肤损伤（chronic radiation injuries of skin）。

慢性放射性皮肤损伤是由于局部皮肤长期受到超过剂量限值的照射，年累积剂量一般大于15Gy。受照数年后皮肤及其附件出现慢性病变，亦可由急性放射性皮肤损伤迁延而来。应结合健康档案，排除其他皮肤疾病，进行综合分析做出诊断。在医用放射工作中，慢性放射性皮肤损伤多发生于早年从事 X 线透视的放射诊断人员的手部，而且其发生率是比较高的，随着防护条件的改善现已很少见。慢性放射性皮肤损伤的临床表现和分度诊断标准，见表9-6。

表 9-6　慢性放射性皮肤损伤分度诊断标准

分度	临床表现（必备条件）
Ⅰ°	皮肤色素沉着或脱失、粗糙，指甲灰暗或纵嵴色条甲
Ⅱ°	皮肤角化过度，皲裂或萎缩变薄，毛细血管扩张，指甲增厚变形
Ⅲ°	坏死溃疡，角质突起，指端角化融合，肌腱挛缩，关节变形，功能障碍（具备其中一项即可）

（三）放射性皮肤癌

放射性皮肤癌是指在电离辐射所致皮肤放射性损害的基础上发生的皮肤癌。放射性皮肤癌诊断依据如下：①须是在原放射性损伤的部位上发生的皮肤癌；②癌变前表现为射线所致的角化过度或长期不愈的放射性溃疡；③凡不是在皮肤受放射性损害部位的皮肤癌，均不能诊断为放射性皮肤癌；④发生在手部的放射性皮肤癌其细胞类型多为鳞状上皮细胞。

ICRP 皮肤问题工作组的报告发现，引起皮肤癌发病率的危险度因子为 $0.1Sv^{-1}$，而皮肤癌的死亡率为 0.2%，即 2×10^{-3}。这样的致死性皮肤癌症危险度为 $2 \times 10^{-4} Sv^{-1}$。

电离辐射诱发皮肤癌症的危险与皮肤的色素沉着程度有关系。浅肤色的人（极端例子就是白化患者）中危险最大。人种之间易感性相差 50 倍，黑肤色的人种中，天然发生皮肤癌或者由电离辐射诱发皮肤癌的危险都很低。

第二节　影响辐射损伤的因素

影响电离辐射损伤的因素主要有：与电离辐射有关的因素、受照机体因素、环境因素和医疗照射因素。

一、与电离辐射有关的因素

（一）辐射种类和能量

在受照剂量相同的情况下，因辐射的种类不同，机体所产生的生物效应也不一样。不同射线由于所带电荷和能量不同，在受照生物组织内产生电离密度和射程不同。一般而言，射线所带电荷多少与其电离密度成正比，射线所带能量与其在受照组织中的穿透距离成正比，射线的电离密度与其穿透能力成反比关系：电离密度越大的射线，穿透能力越小。就 α、β、γ 三种射线来说，α 射线的电离密度最大，穿透能力最小，外照射时对机体的影响小，但由引入体内的放射性核素发射出的 α 射线在体内照射时，对机体的损伤作用则很大；γ 射线的电离密度最小，穿透能力最大，外照射时可引起严重的机体损伤；β 射线的电离密度和穿透能力介于两者中间，无论是内照射，还是外照射均能引起机体的生物学效应。

同一类型的射线，由于射线的能量不同产生的生物效应也会不同。例如：低能 X 线造成皮肤红斑所需的照射量小于高能 X 线。这是由于低能射线主要被皮肤吸收而高能射线能够进入到深层组织。这也是高能射线能够对深层组织进行放射治疗的基础。

有学者主张用传能线密度来描述不同射线产生的相对生物效能，认为相对生物效应随着 LET 的增加而增加，LET 大于 100keV/μm 时，相对生物效应达到顶峰，之后随着 LET 的增加而减少。

（二）吸收剂量

辐射的损伤主要与吸收剂量有关，存在剂量 - 效应关系（非线性），在一定范围内，吸收剂量愈大，生物效应愈显著。不同照射剂量对人体损伤的估计见表 9-7。

表 9-7　不同照射剂量对人体损伤的估计

照射剂量（Gy）	损伤类型	初期症状或损伤程度
<0.25		不明显和不易觉察的病变
0.25~0.5		可恢复的功能变化，可能有血液学变化
0.5~1		功能变化，血液变化，但不伴有临床征象
1~2	轻度骨髓型急性放射病	乏力，不适，食欲减退
2~3.5	中度骨髓型急性放射病	头昏，乏力，食欲减退，恶心，呕吐，白细胞短暂上升后期下降
3.5~5.5	重度骨髓型急性放射病	多次呕吐，可有腹泻，白细胞明显下降
5.5~10	极重度骨髓型急性放射病	多次呕吐，腹泻，休克，白细胞急剧下降
10~50	肠型急性放射病	频繁呕吐，腹泻严重，腹痛，血红蛋白升高
>50	脑型急性放射病	频繁呕吐，腹泻，休克，共济失调，肌张力增高，震颤，抽搐，昏睡，定向力和判断力减退

（三）剂量率

剂量率即单位时间接受的照射剂量。剂量率对决定发生何种效应十分重要，一般情况下，剂量率愈大，效应愈显著。这是因为高剂量率的照射使机体对损伤的修复作用不能充分体现出来所致。不论是近期的急性放射病，还是远期的白血病均可看到剂量率的影响。

（四）分次照射

一次大剂量急性照射与相同剂量下分次慢性照射引起的生物效应截然不同。多数组织表现为对剂量分割的宽容效应，诱发某一给定观察终点的效应，分次照射所需总剂量往往高于单次急性照射剂量，也就是说当总剂量相同时，分次照射可以减轻辐射生物效应，效应低于一次照射，分次愈多，各次照射时间间隔愈长，生物效应愈小。其原因在于照射机体首次照射诱发的损伤在间隔时间段内得到部分修复，表明机体存在代偿修复能力。肿瘤治疗时常采用分次照射方式降低放疗的副作用。

雄性生殖细胞小剂量分次照射后，精子消失比单次照射更快，其原因可能为分次照射使具有一定抗辐射能力的 A 型精原细胞转变为辐射更敏感的 B 型精原细胞。

（五）照射部位

当吸收剂量和剂量率相同时，机体受照部位不同，引起的生物效应也不同。这是因为机体不同的器官对于射线的敏感程度不同，而不同的器官受损后给整个机体带来的影响也不同。照射对大鼠的实验表明，近期致死效应，腹部引起的后果最为严重，其次是盆腔、头颅、胸部和四肢。同样用 20Gy 的剂量辐射，若照射大鼠的腹部，被照大鼠在 3~5 天内全部死亡；若照射大鼠的盆腔，只有部分死亡；而照射大鼠的头部、胸部，则不发生急性死亡。

（六）照射面积

其他条件相同时，受照面积愈大损伤愈严重。相同剂量照射全身其损伤明显重于照射局部。照射面积越大，效应越显著。以同样的剂量照射全身，可能引起急性放射病，而照射局部一般不会出现全身症状。例如，全身受到 γ 射线照射 5Gy，有可能发生重度骨髓型放射病，而若同样的剂量照射某些局部部位，则可能不会出现明显的临床症状。

（七）照射方式

照射方式可分为外照射、内照射和混合照射。其中外照射分为单向照射和多向照射。多向照射由于组织接受的剂量较均匀，故引起的效应大于单向照射。例如狗多向照射的致死剂量为5Gy，而单向照射的致死剂量为8Gy。而且多向照射引起狗的死亡时间也较早。

二、与机体有关的因素

在相同的照射条件下，机体组织、器官、细胞和分子不同，对辐射反应的强弱或速度也不同，如反应强，速度快，敏感性就高。

（一）种系

不同种系的生物对辐射的敏感性差异很大。总的趋势是种系演化越高，机体组织结构越复杂，辐射敏感性越高。微生物的致死剂量要比哺乳动物高千百倍。放射生物学中常用引起被照机体死亡50%时的剂量作为指标衡量机体的辐射敏感性，称为半数致死剂量（median lethal dose，LD50）。表9-8为不同种系接受X、γ射线照射时的半数致死剂量。

表9-8 同种系接受X、γ射线照射时的LD_{50}

生物种系	人	猴	大鼠	鸡	龟	大肠杆菌	病毒
LD_{50}（Gy）	4.0	6.0	7.0	7.15	15.00	56.00	2×10^4

（二）个体及个体发育过程

即使是同一种系，由于个体的原因，辐射敏感性不相同。而同一个体，不同的发展阶段，辐射敏感性也不相同。总的趋势是随着个体的发育过程，辐射敏感性降低，妊娠初期最敏感，在植入前期受照最易引起胚胎死亡，但老年时由于机体各种功能的衰退，对于辐射的耐受力又明显低于成年期，也就是说对于射线比成年时敏感。一般排序为植入前 > 器官形成 > 胎儿 > 新生儿 > 婴幼儿和老年 > 少年 > 青壮年。

（三）不同组织和细胞的辐射敏感性

同一个体的不同组织、细胞的辐射敏感性有很大差异。组织的辐射敏感性与其细胞的分裂活动成正比，与其分化程度成反比，即Bergonie和Tribondeau定律，这是人类揭示放射线作用于生物体产生效应的第一个规律。人体对辐射高度敏感组织有淋巴组织、胸腺、骨髓、胃肠上皮、性腺、胚胎组织等；中度敏感组织有感觉器官、内皮细胞、皮肤上皮、唾液腺和肾、肝、肺的上皮细胞等；轻度敏感组织有中枢神经系统、内分泌腺、心脏等；不敏感组织有肌肉组织、软骨、骨组织和结缔组织等。值得注意的是，组织敏感性的类别并不是绝对的，当组织所处的功能状态不同或判断标准指标不同时会有所变动。

（四）亚细胞和分子水平的辐射敏感性

同一细胞的不同亚细胞结构具有不同的辐射敏感性。细胞核的辐射敏感性明显高于胞浆100倍以上。细胞内不同大分子物质相对辐射敏感性顺序为DNA>mRNA>rRNA>tRNA>蛋白质。

三、环 境 因 素

环境因素也会影响辐射生物效应，主要包括温度、氧浓度和化学物质。

（一）温度

机体受照射时，其内外环境温度的改变，可直接影响辐射生物学效应，称其为温度效应（temperature effects）。进行放射治疗之前，先提高肿瘤组织局部温度，其放疗疗效有明显提高。其原因：①温度造成动物体内氧状况的改变；②温度引起体内新陈代谢水平的改变；③在低温或冰冻状况下,溶液中自由基扩散减慢。

(二)氧浓度

受照组织、细胞或溶液系统的辐射效应随周围氧浓度的增加而增加,这种现象称为氧增强效应。目前为提高肿瘤组织对辐射的敏感性,利用辐射"氧效应"这一特性提高放射治疗效果。氧效应有时效性,照前吸氧可表现出氧效应,照后吸氧则无效。放射治疗时用高压氧舱或让患者照前吸氧增加血中氧浓度,使乏氧肿瘤细胞转变为对辐射敏感的有氧细胞,可提高放疗效果。图 9-5 所示为高、低辐射剂量照射时,细胞在有氧和乏氧条件下对 X 线的敏感性。

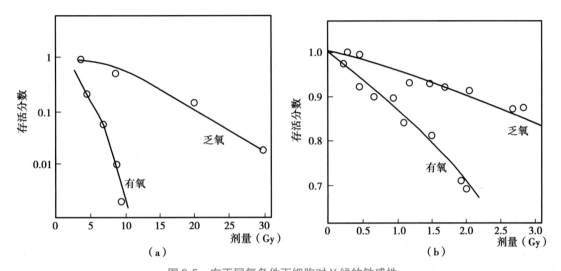

图 9-5　在不同氧条件下细胞对 X 线的敏感性
(a)高剂量时(b)低剂量时,细胞在有氧和乏氧条件下对 X 线的敏感性

(三)化学物质

在溶液体系中,由于其他物质的存在而使一定剂量的辐射对溶质的损伤效应降低称为防护效应。细胞的培养体系或机体体液中在照射前含有辐射防护剂,可减轻自由基反应,促进损伤生物分子修复,能减弱生物效应。反之,如含有辐射增敏剂,可增强自由基化学反应,阻止损伤分子和细胞修复,能提高生物效应。

(曹国全)

第十章

放射防护法规与标准

第一节　放射防护法规

随着我国和平利用原子能事业的发展,放射性核素与射线装置作为先进科学技术已广泛应用于工业、农业、医药卫生、文教科技各个领域。由于放射性核素与射线装置的固有特性决定了它既能造福于人类,也有可能对人体健康带来危害,为了保障放射工作人员和公众的健康与安全,保护环境,促进射线和核技术的应用,我国相应颁布了安全应用放射性核素和射线装置的放射防护法律、法规、规章以及限制电离辐射危害的技术标准。放射防护法规是放射卫生防护机构执法监督的依据,同时也是放射防护标准制定的依据,并赋予相应标准以法律效力。放射防护标准是开展放射防护监督与评价的科学依据。

放射卫生防护法律体系是执法主体开展监督执法工作的依据和准绳,也是放射工作单位和放射工作人员的行为准则。

(一)我国现行放射卫生防护法规体系

按法规的渊源分为以下4个层次:

1. 全国人民代表大会通过,由国家主席发布的有关法律,如《中华人民共和国放射性污染防治法》。

2. 国家最高行政机关国务院发布的行政法规,如《放射性同位素与射线装置安全和防护条例》等。

3. 国务院所属部门环境保护部、卫计委、交通部、公安部制定和发布的行政规章,如《放射性同位素与射线装置安全许可管理办法》等。

4. 由地方(省、市、自治区)立法机构制定发布的地方性法规或规章。

(二)我国现行放射卫生法律法规

随着我国核科学技术的发展,放射性核素与射线装置的应用日趋广泛,我国的放射卫生法规体系逐渐行成并日臻完善。从1960年开始,国务院及国家卫计委发布的有关放射卫生防护法规及规范性文件(不包括相关法律、法规)多达40余项,至今尚保留以及新发布的与医用X线影像诊断有关的部分法律法规见表10-1。

表 10-1　我国部分现行辐射防护与安全法律、法规、规章

法规名称	编号	发布机关	施行日期
中华人民共和国放射性污染防治法	国家主席令第6号	全国人大	2003年6月28日
放射性同位素与射线装置安全和防护条例	国务院令第449号	国务院	2005年9月14日
放射性物品运输安全管理条例	国务院令第562号	国务院	2009年9月14日
放射性同位素与射线装置安全许可管理办法(2008年修订)	环保部令第3号	环境保护部	2008年12月6日

法规名称	编号	发布机关	施行日期
放射性物品运输安全许可管理办法	环保部令第11号	环境保护部	2010年9月25日
放射性物品道路运输管理规定	交通部令第6号	交通运输部	2010年10月27日
关于发布放射源编码规则的通知	环发2004年118号	原环保总局	2004年8月24日
关于发布放射源分类办法的公告	环保总局公告（2005年62号）	原环保总局	2005年12月23日
关于发布射线装置分类办法的公告	环保总局公告（2006年26号）	原环保总局	2006年5月30日
关于建立放射性同位素与射线装置放射事故分级处理和报告制度的通知	环发2006年145号	原环保总局	2006年9月26日
关于放射源安全监管部门职责分工的通知	中央编办发2003年17号	中央编办	2003年12月28日
放射防护器材与含放射性产品卫生管理办法	卫生部令第18号	原卫生部	2002年7月1日
放射事故管理规定	卫生部、公安部令16号	原卫生部	2001年8月26日
放射诊疗管理规定	卫生部令第46号	原卫生部	2006年3月1日
建设项目职业病危害分类管理办法	卫生部令第22号	原卫生部	2000年5月1日
国家职业标准管理办法	卫生部令第20号	原卫生部	2000年5月1日
放射工作人员职业健康管理办法	卫生部令第55号	原卫生部	2007年11月1日
放射性同位素与射线装置安全和防护管理办法	环保部令第18号	环保部	2011年4月18日

（三）相关法规及条款

开展医用X线影像诊断工作的单位和个人都必须严格遵守国家为此制定的各项行为准则。

1.《中华人民共和国职业病防治法》相关条款第四条："用人单位应当为劳动者创造符合国家职业卫生标准和卫生要求的工作环境和条件，并采取措施保障劳动者获得职业卫生保护"。第二十三条："对放射工作场所和放射性核素的运输、储存，用人单位必须配置防护设备和报警装置，保证接触放射线的工作人员佩戴个人剂量计"。第三十二条："对从事接触职业病危害的作业的劳动者，用人单位应当按照国务院卫生行政部门的规定组织上岗前、在岗期间和离岗时的职业健康检查，并将检查结果如实告知劳动者。职业健康检查费用由用人单位承担"。

2.《放射诊疗管理规定》相关条款第四条："医疗机构开展放射诊疗工作，应当具备与其开展的放射诊疗工作相适应的条件，经所在地县级以上地方卫生行政部门的放射诊疗技术和医用辐射机构许可"。第五条："医疗机构应当采取有效措施，保证放射防护、安全与放射诊疗质量符合有关规定、标准和规范的要求"。

3.《放射工作人员职业健康管理办法》相关条款第五条：放射工作人员应当具备下列基本条件：①年满18周岁；②经职业健康检查，符合放射工作人员的职业健康要求；③放射防护和有关法律知识培训考核合格；④遵守放射防护法规和规章制度，接受职业健康监护和个人剂量监测管理；⑤持有《放射工作人员证》。第六条：放射工作人员上岗前，放射工作单位负责向所在地县级以上地方人民政府卫生行政部门为其申请办理《放射工作人员证》。

4.《放射防护器材与含放射性产品卫生管理办法》相关条款第五条：生产单位首次生产放射防护器材或者含放射性产品的，应当进行检测。

未经检测或者经检测不符合有关标准和卫生要求的放射防护器材与含放射性产品，不得生产、销售、进口与使用。

第二节　放射防护标准

一、标准的概念

标准是对重复性事物和概念所做的统一规定。它以科学技术和实践经验的综合成果为基础，经有关方面协商一致，由主管机构批准，以特定形式发布，作为共同遵守的准则和依据。

放射防护标准属于一种技术规范，它包括基本标准和派生的次级标准，它是人类为限制电离辐射危害而制定的科学规范，旨在通过标准的实施，保护放射工作人员和公众及其后代免受电离辐射的危害，促进放射事业的发展。

放射防护基本标准是为保护放射工作人员和公众免受电离辐射的危害，而阐述放射防护的基本原则，并规定出各类人员接收天然本底辐射以外的照射基本限制。随着科学的发展而发展。

二、标准的发展

放射防护基本标准是为保护放射工作人员和公众免受电离辐射的危害，而阐述放射防护的基本原则，并规定出各类人员接受天然本底辐射以外的照射的基本限值。随着科学的发展，人们对辐射效应认识的不断加深，以及对剂量与效应关系的研究逐步深入，基本标准也随之不断变化。与早年相比剂量限值逐渐降低，引用的概念、防护目的、防护原则和剂量限值办法等日趋准确、完善、合理。

ICRP 于 1977 年发布了第 26 号建议书，这是一部国际性的放射防护基本标准。参照这一建议书中提出的概念、原则和限值，我国于 1984 年由原卫生部发布了《放射卫生防护基本标准》（GB4792—1984），1988 年国家环境保护局发布了《辐射防护规定》（GB8703—1988），它们是我国放射卫生防护领域中最重要、最基本的标准，是制定其他放射卫生标准的依据。

ICRP 在总结了历年来发表的建议书，并在吸收了当时新资料的基础上，于 1990 年发布了 ICRP1990 年建议书，它已成为各国修订放射卫生防护标准的基本依据。

在 ICRP1990 年建议书发布后，由国际原子能机构（IAEA）、国际劳工组织（ILO）、世界卫生组织（WHO）和经济合作与发展组织核能局（OECD/NEA）、联合国粮农组织（FAO）和泛美卫生组织（PAHO）6 个与辐射防护有关的国际组织，组织各成员国数百名专家，主要依据 ICRP1990 年建议书的基本标准，制定了《国际电离辐射防护和辐射安全基本标准》（缩写名为 IBSS）。该标准暂行版于 1994 年问世，1996 年正式出版（IAEA 安全丛书 115 号）。IBSS 的建立代替了国际间原来的相应法规与标准，并以此为基础，审定和建立其他的国际法规与标准。

ICRP1990 年建议书的发表和 IBSS 的问世促使我国研制新的统一的辐射防护基本标准 GB/887/—2002。

三、医用放射防护标准

在《放射卫生防护基本标准》及《辐射防护规定》的基础上，我国发布了一系列各类单项放射防护标准。表 10-2 列出一些原卫生部印发并实施的与医用放射线有关的防护标准。

表 10-2　部分与医用放射线有关的放射防护标准

序号	编号	名称	实施日期
1	GBZ/T 149-2015	医学放射工作人员放射防护培训规范（代替 GBZ/T 149-2002）	2015-06-01
2	GBZ 264-2015	车载式医用 X 线诊断系统的放射防护要求	2015-06-01

序号	编号	名称	实施日期
3	GBZ 186-2007	乳腺 X 线摄影质量控制检测规范	2007-10-01
4	GBZ 179-2006	医疗照射放射防护基本要求	2007-04-01
5	GBZ 130-2013	医用 X 线诊断放射防护要求	2014-05-01
6	GB 16361-2012	临床核医学的患者防护与质量控制规范	2012-10-01
7	GB 16348-2010	医用 X 线诊断受检者放射卫生防护标准	2011-06-01
8	GBZ 235-2011	放射工作人员职业健康监护技术规范	2011-08-01
9	GBZ/T 248-2014	放射工作人员职业健康检查外周血淋巴 ...	2014-10-01
10	GBZ 178-2014	低能 γ 线粒籽源植入治疗的放射卫生防护与质量控制检测规范	2014-10-01
11	WS 76-2011	医用常规 X 线诊断设备影像质量控制检测规范	2011-09-30
12	GBZ 165-2012	X 线计算机断层摄影放射防护要求	2013-02-01
13	GB 17589-2011	X 线计算机断层摄影装置质量保证检测规范	2012-05-01
14	GBZ 126-2011	电子加速器放射治疗放射防护要求（代替 GBZ 126-2002）	2012-06-01
15	GBZ 187-2007	计算机 X 线摄影（CR）质量控制检测规范	2007-10-01
16	GB 16362-2010	远距治疗患者放射防护与质量保证要求（代替 GB 16362-1996）	2011-05-01

第三节　放射防护标准介绍

一、国际电离辐射防护基本安全标准简介

电离辐射防护标准同样是以科学、技术和实践经验的综合成果为基础而制定，因此，随着科学技术的发展，人们对电离辐射生物效应认识的不断深入，以及电离辐射防护实践经验的积累，国际电离辐射防护基本安全标准亦在不断更新和完善。

国际放射防护委员会（International Commission of Radiation Protection，ICRP）是原国际放射学大会所设国家 X 线和镭防护委员会（IXRPC），1950 年改为现名。其宗旨和任务是了解放射防护领域内的进展，考虑放射防护基本原理与定量方法，确定防护措施，制定放射防护标准建议，指导放射源的广泛应用。

自 1928 年委员会成立至今，以年报或出版物形式公开发表论文或建议书共百余篇，其中 1977 年发表的 26 号出版物，对放射防护基本标准的建议做出重大改革，对各国修订放射防护基本标准产生重要影响。而 1990 年 11 月发表的第 60 号出版物在放射防护的观念上，引入了源相关与个人相关评价的概念，概括了职业、医疗及公众照射的基本防护体系，并区分了引起照射的"实践"、减少照射的"干预"和存在照射的"潜在"三种不同类型的照射。与 26 号出版物在内容上相比，提出了许多新概念、新原则、新名称和新数值，最主要的变动是危险概率系数的升高和剂量限值的降低，第一次较清楚的描述了潜在照射（辐射源安全）的基本概念，用"实践"和"干预"的观点代替了单一的"实践"的观点，对医疗照射引入了剂量约束值（即指导水平）的概念。

1. 辐射的危险概率的估计　ICRP 发表的第 60 号出版物提出电离辐射引起受照组织产生确定性效应（原称非随机性效应）和随机性效应，随机性效应危险概率的估计。主要依据人类辐射流行病学研究数据，但这些数据一般多是短时间、高剂量率照射情况下推导出来的，对小剂量、低剂量率照射必须引入剂量、剂量率效能因子（DDREF），其值取 2，对低 LET 辐射的最可能的响应是线性二次方的形式，在小剂量或低剂量率照射下的危险概率系数，可由大剂量高剂量

率危险概率估计值除以2而得。

表10-3列出ICRP新旧出版物单个组织和器官的危险概率系数和组织权重因子（W_T）。

（1）新建议书提出的危险概率系数比旧建议书高出3～4陪。主要因为原子弹爆炸幸存人群随访时间延长，观察到的超额实体瘤数目增加；剂量体系有所改变，使用新的DS86剂量替代旧的T65D剂量；终身危险预测从相加模型改为相乘模型等所致。

（2）组织权重因子有实质性变化，受到加权的组织和器官由过去的8个增加到现在的13个。数值上亦有所变动。

表10-3　ICRP采用的危险概率和组织权重因子

组织或器官	致死癌症（10^{-2}/Sv）		权重因子	
	26号	60号	26号	60号
膀胱	—	0.30	—	0.05
骨髓	0.20	0.50	0.12	0.12
骨表面	0.05	0.05	0.03	0.01
乳腺	0.25	0.20	0.15	0.05
结肠	—	0.85	—	0.12
肝	—	0.15	—	0.05
肺	0.20	0.85	0.12	0.12
食管	—	0.30	—	0.05
卵巢	—	0.10	—	—
性腺	—	—	0.25	0.20
皮肤	—	0.02	0.01	0.01
胃	—	1.10	—	0.12
甲状腺	0.05	0.08	0.03	0.05
其余组织	0.50	0.50	0.30	0.05
总计	1.25	5.00	1.01	1.00

2. 辐射防护体系　在辐射防护体系方面，进一步完善对可控源辐射防护三原则的提法，形成了一套比较完整的现代剂量限值体系（简称辐射防护体系），并对这一体系在职业照射、医疗照射、公众照射和潜在照射等方面的应用分别提出了指导性意见。

在拟议的和继续进行着的辐射实践活动中，采用"实践正当化"、"防护的最优化"、"个人剂量限值"的基本原则，同时强调在实践应用中，还需考虑突出偶然情况下的潜在照射。"潜在照射"是指不一定会产生的照射，但它可以来自源的事故或具有概率性质的事件或事件序列（包括设备故障和无操作）。潜在照射应作为对实践评价的一部分，但也可能导致需要干预，剂量限值不能直接用于潜在照射。减小潜在照射的措施，实质上就是预防事故的发生和减缓事故后果的措施。预防事故就是确保辐射源的安全，对核设施来说就是核安全。潜在照射实质上是传统的辐射防护和辐射安全的交接点。

委员会对干预的辐射防护体系的基本原则，包括任何干预应当利大于害和干预的形式规模及持续时间应当谋求最低化。

3. 辐射防护中应用的量　ICRP第26号出版物在名词概念方面，将辐射品质因数改为辐射权重因数、剂量当量改为当量剂量、有效当量剂量改为有效剂量、非随机性效应改为确定性效应。

二、国际电离辐射防护和辐射安全的基本安全标准

ICRP 是致力于辐射防护研究的民间国际学术组织,国际原子能机构(IAEA)于 1962 年以 ICRP 当时的建议书为依据,首次核准辐射防护基本安全标准,后 IAEA 安全丛书出版。在 ICRP 第 60 号出版物发表后,IAEA 联合 WHO、FAO、ILO、PO、HO 和 OECD/NEA 共 6 个国际组织,在 IACRS 范围内成立联合秘书处,组织制定新的国际电离辐射防护基本安全标准(简称 IBSS)。1996 年在 6 个倡议组均完成批准程序和核定附录有关数据后,正式出版了英文本 115 号,这是国际电离辐射防护法规标准建设的重大进展。

1. IBSS 的基本原则和新内容 制订国际电离辐射防护基本安全标准(IBSS)的目的在于对电离辐射照射伴有的危险防护和可能产生这种照射源安全提出基本要求。其基本原则除实践正当化,防护与安全的最优化和个人剂量限值三原则外,还提出:

(1)只要干预正当,且干预措施为最优,就应通过干预减少不是实践部分的辐射来源照射;

(2)受权从事涉及辐射源的某种实践的法人应对防护与安全负主要责任;

(3)强调安全文化,并以其支配所有与辐射源有关的组织和个人应重视防护与安全;

(4)纵深防御措施应纳入辐射源的设计和运行程序中,以弥补可能的失效和失误;

(5)应通过优质管理和良好的工程设计、质量保证、对放射工作人员的培训和资格审查、对安全的综合评价等方面来确保防护与安全。

IBSS 把辐射防护新概念和科学建议转化为可应用的技术规范。内容上有相当多更新和扩展,有些是首次在标准中出现,例如把辐射防护与辐射源的安全紧密结合起来、降低职业照射个人剂量限值,充分重视医疗照射防护并首次提出诊断医疗照射指导水平,新增加了潜在照射的防护要求以及有关慢性照射的防护要求等。在辐射防护与辐射源安全诸多因素中,应该由有效的国家基础结构来推动防护与安全的达标工作,该基础主要包括:法规系列、授权批准和检查有关活动并强制实施法规的主管部门;足够的资源以及足够数量受过培训的人员等。IBSS 规定审管部门和在干预情况下的干预部门组织负责贯彻实施基本标准。然而对标准应用负主要责任的是注册者或许可证持有者。

2. IBSS 的一些主要定量 IBSS 由绪论、主要要求、附件、详细要求、附录、术语等 6 部分组成,其中附件是对主要要求的具体补充,对不同照射类型提出相应的剂量限值和指导水平。

(1)豁免的剂量判断:当某时间或源在一年内对任何公众成员预计造成的有效剂量小于 10mSv 或距源表面 0.1m 处有效剂量和小于 1mSv/h 和发射能量小于 5keV 的辐射源,则该实践或实践中的辐射源可免检管理。

(2)职业照射个人剂量限值:职业照射的个人剂量限值降低,要求连续 5 年内平均有效剂量应低于 20mSv,并且任何单一年份内不超过 50mSv;一年中眼晶状体所受的当量剂量应小于 150mSv,四肢和皮肤小于 500mSv。对年龄在 16～18 岁的人群,年有效剂量 6mSv,眼晶状体的年当量剂量限值为 50mSv,四肢和皮肤为 150mSv。

(3)公众成员的剂量限值:各种事件引起公众成员的照射不得超过下列剂量限值:年有效剂量 1mSv,特殊情况下允许连续 5 年内平均每年不超过 5mSv;眼晶状体和皮肤的当量剂量分别限于 15mSv 和 50mSv。

(4)医疗照射的指导水平:IBSS 首次用定量的医疗照射指导水平来约束放射学与核医学诊断的剂量,给出了 8 类 14 种诊断 X 线摄影、3 种 X 线 CT 摄影和乳腺 X 线摄影的典型成年患者的剂量指导水平和成年患者在 10 类 65 种常见核医学检查中的活度指导水平(具体数值参见原件)。

(5)干预的剂量水平:IBSS 区分了在任何情况下应采取的干预剂量水平和应急照射情况下的通用优化干预水平,前者防止严重的确定性效应;后者以评估采取某防护行动后减少随机性

效应危险方面的效果。在任何情况下应采取干预的剂量水平有急性照射和慢性照射之分；应急照射情况下的通用优化干预水平分紧急防护行动的干预水平和限制食品的通用行动水平（具体干预水平值参考IAEA Safety Series No.115，1996）。

（6）氡的慢性照射的行动水平：IBSS提出一般住宅中氡的慢性照射经优化的行动水平是年平均浓度200～600Bq/m³；而工作场所为1000Bq/m³。

（7）未孕的女职业者的剂量限值同男职业者，但对怀孕或可能怀孕的女职业者，需考虑保护母亲腹中的胎儿，因此，对孕妇应以公众的剂量控制。

三、我国现行放射防护标准

（一）放射防护的基本原则

《电离辐射防护与辐射源安全基本标准》（GB18871-2002）提出，对使用电离辐射源或产生电离辐射的一切实践活动，以及对放射工作人员和公众接受电离辐射照射需加控制的一切实践活动，进行与防护有关的设计、监督、管理时，必须遵守以下原则基本：

1. 实践的正当化 产生电离辐射的任何实践要经过论证，或确认该项实践是值得进行的，其所致的电离辐射危害同社会和个人从中获得的利益相比是可以接受的。如果拟议中的实践不能带来超过代价（包括健康损害代价和防护费用代价）的净利益，就不应当采用该项实践。

2. 放射防护最优化 应当避免一切不必要的照射。以放射防护最优化为原则，用最小的代价，获得最大的净利益，从而使一切必要的照射保持在可以合理达到的最低水平。

在进行防护设计时，应当谋求防护的最优化，而不是盲目追求无限的降低剂量，否则，所增加的防护费用将是得不偿失，不能认为是合理的。

3. 个人剂量的限制 在实施正当化与最优化两项原则时，要同时保证个人所受照射的剂量不超过规定的限制。这样就可以保证放射工作人员中的个人不致接受过高的危险度。

（二）剂量限值

1. 放射工作人员的剂量限值 放射工作人员的年当量剂量，指一年工作期间所受到的外照射的当量剂量与这一年内摄入放射性核素所产生的待积当量剂量二者总和，但不包括天然本底照射和医疗照射。对放射工作人员进行剂量限值要求考虑随机性效应和确定性效应。同时满足表10-4中的两种限制值。

表10-4 我国规定的个人年剂量限值（mSv·a⁻¹）

有害效应	防护目的	限制内容	职业照射	公众成员
确定性效应	防止发生	眼晶状体	150	15
		四肢或皮肤	500	50
随机性效应	限制其发生率，使其达到认为可以接受的水平	全身均匀照射	50（5年平均有效剂量为20）	1
		全身不均匀照射	50	

从事放射工作的育龄妇女所接受的照射，应当严格按均匀的月剂量加以控制。

对从事放射工作的孕妇、受乳妇（仅指内照射而言）及16～18岁的实习人员，不应在1年照射的有效剂量有可能超过6mSv的工作条件下工作。并要满足对眼晶状体不大于50mSv·a-1，对其他器官或组织不大于150mSv·a-1的要求。未满16岁者，不得参与放射工作。

2. 对公众受照剂量的控制 公众的年剂量限值规定全身应低于1mSv，任何单个组织或器官应低于50mSv，眼晶状体的年当量剂量限制在15mSv。

上述年当量剂量是指任何一年内的外照射当量剂量与这一年内摄入放射性核素所产生的待积当量剂量二者的总和，但不包括天然本底和医疗照射。

3. 教学中接触电离辐射时的剂量限值　教学中使用放射源应区分为一般教学和放射专业教学；学生应区分为非放射专业学生和放射专业学生。

（1）对放射专业学生，其剂量限值应遵守放射工作人员的防护条款。

（2）对非放射专业学生，在教学过程中，受到的照射应限制在年有效剂量不大于 0.5mSv。其他单个器官或组织的年当量剂量不大于 5mSv。

第四节　放射防护法规与标准的贯彻实施

放射防护标准与法规的贯彻实施，既有放射工作单位知法、守法加强自主管理的问题，也有卫生行政部门和放射防护机构执法监督和宣传贯彻指导的责任。

一、放射工作单位自主管理

自主管理指放射工作单位及其主管部门根据法规对自身的放射防护管理，是贯彻实施法规的主要方面。

（一）法定权力

放射工作单位负责人，对本单位的放射防护工作负直接责任，应采取有效措施，使本单位的放射防护工作符合国家有关规定和标准，做到知法守法。放射工作单位的主管部门，负责管理本系统的放射防护工作，并监督检查下属单位认真贯彻国家放射防护法规和标准。

（二）职责

1. 为使法规和标准得以贯彻落实，要结合实际情况，分别制定适用于本单位或本系统的规章制度、实施办法（细则）以及有关的管理标准等。

2. 负责组织对放射工作人员进行放射操作技术与防护保护知识的培训，组织有关人员学习法规与标准，提高认识，增强执行法规。标准的自觉性。

3. 结合本单位的实际情况，负责研究选择执行法规、标准的适宜技术途径和措施。标准中的基本限值或导出限值，可通过许多种技术途径来达到限值的要求。例如《医用诊断 X 线卫生防护标准》中，规定立位透视防护区测试平面上的空气照射量率不大于 $1.29 \times 10^{-6} C \cdot kg^{-1} \cdot h^{-1}$。采取哪种技术途径和措施来改造防护不合格的 X 线机，使之达到这一导出限值，就需要根据本单位的实际情况来处理。

4. 与放射卫生防护机构密切配合，贯彻落实法规与标准。法规与标准中有哪些要求，由于放射工作单位技术、设备等条件的限值，自身难以解决，这就需要求助于放射防护机构的技术指导、技术咨询和技术服务。例如放射工作人员的个人剂量检测，许多放射工作单位本身无力开展，即开求助于放射卫生防护机构或由执法机构认可的技术部门开展统一的个人剂量检测服务。

二、卫生行政部门监督管理

（一）法定权力

国家法规、标准在贯彻执行过程中，监督机构及监督员的责任是对放射工作单位进行督促检查，做到依法监督，据法处置；并依据监督检查对标准的贯彻执行情况，而根据标准进行监督与卫生学评价，从而实施有效的防护措施，这属于国家执法监督性质。

省、市（地）、县各级卫生行政部门应根据国家有关的放射防护管理条例所规定的职责范围行使监督权。

（二）职责

监督的目的是促进法规、标准的贯彻落实，确保放射工作的安全。因此，监督部门必须坚持现场与实验室相结合、监督与指导相结合和以教育为主、处罚为辅的原则。

为实施正确有效的监督管理，监督机构应组织监督、监督人员认真学习国家颁发的放射卫生防护法规、标准及其编制说明，领会精神，掌握标准，进行技术培训和方法对比，研究讨论贯彻措施。

为有利于法规、标准的贯彻执行，实施有效的监督管理，监督和监测应有分工，监督员根据法规、标准和监测结果形式执法监督，而监测工作可由防护机构的技术人员承担，或由执法机构认可的技术部门承担。放射防护监督机构，对贯彻实施法规和标准应履行下列职责：

1. 根据国家法规和标准负责起草制定本地区的行政规章、实施办法以及监测规定、规范等。

2. 宣传法规和标准，如举办放射工作单位及其主管部门负责人和防护人员参加的法规、标准只是讲座，或召开法规、标准宣讲会，及时把有关法规、标准传达贯彻到具体应用单位。

3. 举办以法规、标准为基本内容的学习班，协助放射工作单位培训放射工作人员。

4. 根据我国的国情和多年的实践经验，在贯彻法规、标准中必须重视解决技术问题。

因此，在履行上述职责的同时，要研究提供符合放射防护最优化的原则、切实可行的技术措施。主动进行现场技术指导，积极开展技术咨询和技术服务。对贯彻实施法规、标准中遇到的新问题，及时进行调差研究，提出解决办法，探讨使用防护技术，通过试点，推广应用，以保证法规标准的贯彻落实。

5. 根据法规与标准实施预防性和经常性放射卫生监督，及时监督检查法规、标准在放射工作单位的贯彻落实情况。

（周选民）

第十一章

放射线的屏蔽防护

根据照射来自人体外或人体内,电离辐射可分为外照射和内照射。

外照射防护的基本方法有时间防护、距离防护和屏蔽防护。实际防护工作中,三种防护方法要相互权衡、合理调整、联合运用。屏蔽防护是一种可设计的实体防护措施,选择上的差异直接影响工作人员和公众的受照剂量和辐射安全。

内照射防护最根本的方法是减少放射性物质进入人体的机会。具体做法包括合理设计工作场所,严格执行放射卫生管理制度,密闭保存放射源,保持工作场所的良好通风,科学安全的防护操作和合理的个人防护等。本章重点介绍外照射防护的屏蔽防护。

第一节 辐射防护的基本方法

一、外照射防护的基本方法

(一)时间防护

在照射量率均匀的情况下,人体所接受的累积辐射剂量与照射时间成正比。时间防护就是利用这一原理,尽可能缩短受照时间,使受照剂量减少到可以合理达到的最低程度。

时间防护是一种无需付出经济代价且简单易行的防护措施。放射工作人员从事照射的实践行动时,要有熟练准确的操作技能、周密详尽的准备工作及强烈的时间防护意识。

(二)距离防护

对于点状源,辐射场空间某处的照射量率与距放射源距离的平方成反比,所以与放射源的距离越大,剂量率就越小。从事放射性操作时,尽可能远离放射源,这就是距离防护。

距离防护对任何辐射源或散射体都十分有效。为实现距离防护,放射工作人员可借助工具增加与放射源的距离,或是采用自动化、半自动化方法进行操作。

(三)屏蔽防护

在人与放射源之间设置能有效吸收射线的屏蔽材料,用以减弱或消除放射源对人体造成的辐射照射,这就是屏蔽防护。为达到放射源预期的应用目的和确保对预定放射程序的有效控制和操作,客观上不允许无限制地缩短受照射时间和增大与放射源的距离,为达到有效防护的目的,屏蔽防护是必需的。

屏蔽防护中主要研究的问题是屏蔽材料的选择和屏蔽厚度的确定。

二、内照射防护的基本方法

放射性物质可由吸入、食入、接触皮肤黏膜或伤口进入人体。

(一)防止放射性物质经呼吸道进入人体

放射性核素操作区域内要配备通风橱或手套箱;工作人员进行放射性操作时要佩戴防护面罩、面具和湿式操作。

（二）防止放射性物质经食管进入人体

加强对水、食品的辐射监测，禁止在工作区或放射性污染区进食或吸烟，防止水污染。

（三）防止放射性物质经体表皮肤进入人体

避免皮肤与放射性物质的接触，进入辐射场应穿戴防护工作服、防护工作帽、防护手套和防护鞋等；离开工作场和污染区，应彻底清洗，清洗前后应进行体表辐射监测。

第二节　射线屏蔽材料

一、对屏蔽材料的要求

任何物质都能使穿过的射线受到衰减，但并不都适合作屏蔽材料。物质的防护性能、结构性能、稳定性能和经济成本等因素是评定屏蔽材料的主要标准。

（一）防护性能

防护性能主要是指屏蔽材料对射线的衰减能力，即将射线减弱一定倍数所需材料的厚度和重量。它包括材料的屏蔽性能和散射性能。其中，材料的屏蔽性能是指材料受射线照射时，对射线的吸收能力；材料的散射性能是指材料受射线照射时，产生散射线的能力。材料的防护性能好，是指防护材料对射线的吸收能力强，且产生的散射线少。

（二）结构性能

结构性能主要是指屏蔽材料的物理形态、力学特性、机械强度和加工工艺等。结构性能好就是材料易于成为某种构造的一部分。

（三）稳定性能

稳定性能主要是指屏蔽材料防护效果的持久性。稳定性能好就是材料具有抗辐射的能力，且当材料处于水、汽、酸、碱、高温环境时，能抗腐蚀、耐高温，保证屏蔽效果不随时间及环境的改变而降低。

（四）经济成本

所选用的屏蔽材料应经济成本低、来源广泛、易加工，且安装、维修方便。

二、常用屏蔽防护材料

照射防护中选择屏蔽材料，不仅要考虑屏蔽材料本身的性能，也要考虑辐射类型、射线能量及辐射场的分布。

（一）对 β 射线的屏蔽材料

对 β 射线的防护首先是减少轫致辐射的产生，通常选用铝、有机玻璃、塑料、混凝土等低原子序数的物质；其次是屏蔽轫致辐射产生的 X 线，一般使用铅等高原子序数的物质。

（二）对 X、γ 射线的屏蔽材料

屏蔽 X、γ 射线的材料一类是高原子序数、高密度的金属材料，一类是低原子序数的通用建筑材料。

1. 铅　原子序数 82，密度 $11350kg \cdot m^{-3}$。具有耐腐蚀、受射线照射不易损坏。对低能和高能 X 或 γ 射线均有很高的衰减本领，是一种良好的屏蔽防护材料。但铅价格贵，结构性能差，机械强度差，不耐高温，具有化学毒性，对低能 X 线散射量较大，选用时需根据情况具体分析。

2. 铁　原子序数 26，密度 $7800kg \cdot m^{-3}$。铁的机械性能好，价廉，易于获得，是防护性能与结构性能兼优的屏蔽材料，多用于固定式或移动式防护屏蔽。

3. 砖　价廉、通用、来源容易。在医用诊断 X 线能量范围内，一砖厚（24cm）的实心砖墙约有 2mm 的铅当量。对低 kV 产生的 X 线，砖的散射量较低，是屏蔽防护的好材料，在施工中应

使砖缝内的砂浆饱满,不留空隙。

4. 混凝土 由水泥、粗骨料(石子)、砂子和水混合做成,密度约为 $2350\text{kg}\cdot\text{m}^{-3}$。混凝土的成本低廉,有良好的结构性能,多用作固定防护屏障。

5. 水 有效原子序数 7.4,密度为 $1000\text{kg}\cdot\text{m}^{-3}$。水的结构性能和防护性能较差,但成本低、透明、可流动,常以水池的形式储存放射源。在受强辐射照射的情况下,水会分解生成有害的气体,因此用于辐射屏蔽的水以无离子水为好。

(三)各种建筑材料屏蔽厚度的折算

若在现有建筑内安装 X 线机或其他放射源,屏蔽计算时应考虑建筑物中原有的砖、灰浆、石料等建筑材料对屏蔽的贡献。由于这些材料都是由低原子序数物质构成的,可用经验式(11-1)将它们的实际厚度($\Delta_{材料}$)折合成等效的混凝土厚度($\Delta_{混凝土}$)。

$$\Delta_{混凝土}=\Delta_{材料}(\rho_{材料}/\rho_{混凝土}) \tag{11-1}$$

式(11-1)中 $\rho_{材料}$、$\rho_{混凝土}$ 分别为某建筑材料和混凝土的密度。X、γ 射线常用屏蔽材料的密度在表 11-1 中列出。

表 11-1　X、γ 射线常用屏蔽材料的密度

材料	平均密度($\text{kg}\cdot\text{m}^{-3}$)	材料	平均密度($\text{kg}\cdot\text{m}^{-3}$)
混凝土:		砂子灰泥	1540
普通混凝土	2350	花岗石	2650
重晶石混凝土	3600	石灰石	2460
钛铁矿骨料混凝土	3850	硫酸钡(天然重晶石)	4500
砂子(干燥、压实)	1600～1900	水	1000
泥土(干燥、压实)	1500	木头	500～900
砖(软)	1650	铅玻璃	
砖(硬)	2050	普通铅玻璃	3270
瓷砖	1900	高密度铅玻璃	6220

(四)铅当量

为便于比较各种防护材料的屏蔽性能,通常用铅当量作为评价标准。把达到与一定厚度的某屏蔽材料相同屏蔽效果的铅层厚度,称为该一定厚度屏蔽材料的铅当量,单位:毫米铅(mmPb)。屏蔽材料的铅当量不是固定不变的,它随辐射类型、射线能量、照射野面积而变化。

说明材料的屏蔽性能还可以用比铅当量的概念。所谓比铅当量是指单位厚度(mm)防护材料的铅当量。几种 X 线防护材料的比铅当量列于表 11-2 中。

表 11-2　几种 X 线防护材料的比铅当量推荐值

防护材料	比铅当量[*]($\text{mmPb}\cdot\text{mm}^{-1}$ 材料)
铅橡胶	0.2～0.3
铅玻璃	0.17～0.30
含铅有机玻璃	0.01～0.04
填充型安全玻璃(半流体复合物)	0.07～0.09
橡胶类复合防护材料:	
软质(做个人防护用品)	0.15～0.25
硬质(做屏蔽板)	0.30～0.50
玻璃钢类复合防护材料	0.15～0.20
建筑用防护材料(防护涂料、防护砖及防护大理石)	0.1～0.3

注:[*]:X 线线质 80～120kV;2.5mmAl;所列比铅当量数值为该种防护材料常用型号数值

第三节　射线屏蔽厚度的确定方法

医用照射中为尽可能减少射线的危害，需要各种屏蔽防护。不论是医用射线装置、医用放射源、机房建筑等固有防护设施，还是工作人员、受检者的防护用品，均需按辐射防护法规与标准的相关要求对所用屏蔽材料的厚度进行计算。

一、确定屏蔽厚度的依据

从射线衰减的理论讲，射线剂量经屏蔽后可降低若干倍但永远不会变成零。射线屏蔽设计的目的并不在于确定一个能够完全吸收射线的物质层厚度，而是通过合理的设计，找到能将穿过屏蔽层的射线剂量降低，达到符合国家相关法规规定剂量限值的屏蔽层厚度。做到既安全可靠，又经济合理。

（一）当量剂量限值和最优化

医用射线的屏蔽设计，首先应根据剂量控制原则进行。工作人员和公众的受照剂量均不超过规定的当量剂量限值，并按最优化原则处理，即在考虑了经济和社会因素后，使辐射照射保持在可以合理做到的最低水平。

（二）屏蔽对象和放射源的距离

医用照射中需要被屏蔽的射线包括有用射线、散射线和漏射线。防御有用射线的屏蔽为初级防护屏；防御散、漏射线的屏蔽为次级防护屏。应根据屏蔽对象、辐射类型、射线能量、射线源活度以及与放射源的距离，确定防护设施和防护用品的屏蔽厚度。

（三）屏蔽材料的防护性能

屏蔽材料的种类、密度的不同，导致它们的防护性能也不同，对于同一屏蔽设施所需的屏蔽厚度也各不一样。

1. 半价层在防护性能评价中的应用　例如对于 ^{60}Co 宽束 γ 射线，铅的半价层厚度为 1.2cm，也就是说 1.2cm 的铅，可使考察点的 ^{60}Co 宽束 γ 射线的辐射水平降低为屏蔽前的一半。

2. 十分之一价层（tenth value thickness，TVT）在防护性能评价中的应用　TVT 是指射线强度减弱到初始强度的十分之一时所需屏蔽材料的厚度。对于给定的辐射和材料，$HVT=\ln2 \times TVT=0.301TVT$。

（四）工作负荷（W）

工作负荷（工作量）W，指周工作负荷。对 X 线机而言，在数值上等于每周（W^{-1}）X 线机的曝光时间 t（分钟）与管电流 I（毫安）的乘积，即 $W=It$。单位：mA·min·W^{-1}。W 一般取数月或 1 年工作量的平均值，它表征 X 线机的使用频度，同时也是输出量多少的一种标志。对 CT 机而言，在数值上等于每周 CT 扫描的总层数，是用以反映 CT 装置扫描检查工作量的参量。对 γ 射线源而言，是指 1m 处线束（有用线束和漏射线）每周的空气吸收剂量，单位：Gy·m^2·W^{-1}（也可用 Sv 代替 Gy）。

（五）驻留因子（T）

辐射源开束时间内，在区域内最大受照射人员驻留的平均时间占开束时间的份额，称为驻留因子（T）。

对于非职业人员来说，在工作区（如办公室、实验室、病房、值班室）、生活区以及附近建筑有人居住的地方，属全部驻留区域，T 取 1；在走廊、休息室、电梯等处属部分驻留区域，T 取 1/4；在候诊室、卫生间、楼梯等处偶然驻留区域，T 取 1/16。而职业性照射人员所在区域的 T 值一般取 1。

（六）利用因子（U）

不同辐射类型中依据屏蔽对象的不同，人员受到的照射还与辐射束的朝向有关。

X线机房中，初级辐射束（有用射线）对准考察方向照射的时间占总照射时间的份额，称为这一方向对辐射束的利用因子（U）。利用因子（U）根据考察区域被有用射线照射的情况进行取值。有用射线直对的区域，利用因子为1；有用射线移动时所对的区域，利用因子为1/4；有用射线很少照射的区域，利用因子为1/16；仅有次级辐射射向的屏蔽，无需考虑利用因子（U）。

γ射线源放射治疗机房中，屏蔽厚度计算的利用因子（U）是指考察方向被辐射照射的时间占治疗机出束时间的份额。在外射束治疗的情况下，初级辐射束（治疗束）的方向一般都在变化，对其投照的主屏蔽墙通常利用因子为1/4；对泄露和散射辐射，主、次屏蔽墙（无治疗束投照）利用因子均取1。在后装治疗的情况下，对初级辐射束和泄露、散射辐射，机房各屏蔽墙的利用因子均为1。

二、屏蔽厚度的计算

屏蔽厚度计算的目的在于设置合适厚度的屏蔽体，使关心的某空间位置上，由辐射源造成的当量剂量不超过相应的剂量控制限值。

（一）X线机房的屏蔽厚度计算

1. 初级屏蔽厚度的计算射线穿过屏蔽墙体前后的辐射量值之比称为辐射屏蔽透射比（B），又称屏蔽透射因子，简称透射比。X线机房初级屏蔽设计所需要的屏蔽透射因子（B）用下式计算：

$$B = \frac{Pd^2}{WUT} \tag{11-2}$$

式（11-2）中，P为周剂量限值，单位：$mSv \cdot W^{-1}$，取值分为工作人员周剂量限值和公众周剂量限值，计算时应根据相关法规标准和剂量控制水平适时调整；d为考察点到焦点的距离，单位：m；W为周工作负荷，单位：$mA \cdot min \cdot W^{-1}$；U为考察点的利用因子；T为考察点的驻留因子；三者乘积WUT则为有效工作负荷。

式（11-2）计算出透射比（B）后，查表11-3中的屏蔽材料十分之一价层（TVT）数值，用下式计算出用混凝土或用铅作屏蔽材料时所需的单位为厘米（cm）的屏蔽厚度（Δ）：

$$\Delta = TVT \log B^{-1} \tag{11-3}$$

若考虑2倍安全系数，可在计算结果上加一个相应屏蔽材料的半价层厚度。

表 11-3　不同管电压下铅和混凝土的近似半价层和十分之一价层

X线源管电压（kV）	铅的半价层（cm）	混凝土的半价层（cm）	铅的十分之一价层（cm）	混凝土的十分之一价层（cm）
50	0.005	0.4	0.018	1.3
70	—	1.0	—	3.6
75	0.015	—	0.050	—
100	0.025	1.6	0.084	5.5
125	—	1.9	—	6.4
150	0.029	2.2	0.096	7.0
200	0.042	2.6	0.14	8.6
250	0.086	2.8	0.29	9.4
300	0.17	3.0	0.57	10.0
400	0.25	3.0	0.82	10.0
500	0.31	3.6	1.03	11.9

2. 次级屏蔽厚度的计算　散、漏射线的混合屏蔽厚度采用叠加计算法。分别计算散射线和漏射线所需的屏蔽厚度，比较二者大小；如二者相差不到一个十分之一价层厚度，则在较大数值上加一个半价层衰减厚度作为次级屏蔽厚度，如二者相差大于一个十分之一价层厚度，则取较大数值为次级屏蔽厚度。

（1）散射线屏蔽厚度的计算：先用下式计算出散射线的辐射屏蔽透射比（B_s），再用式（11-3）计算用混凝土或用铅作屏蔽材料时所需的屏蔽厚度。

$$B_S = \frac{Pd_i^2 d_s^2}{WTS}(F_t/F) \tag{11-4}$$

式（11-4）中，d_i 为 X 线机焦点到散射体的距离，单位：m；d_s 为散射体到考察点的距离，单位：m；S 为散射面积是 F_t 时距离散射体 1m 处散射线的照射量与入射照射量之比，其值可从表 11-4 中查出；F_t 为测量 S 时的散射面积，单位：cm^2，一般取 $400cm^2$；F 为散射面积，医疗照射中散射面积是患者体表散射面积，单位：cm^2，一般取 $400cm^2$；P、W、T 的意义同式（11-2）。

表 11-4　不同管电压的 X 线被散射至 1m 处的 S 值

X 线源	散射角（按中心射线计算）				
管电压（kV）	45°	60°	90°	120°	135°
50	0.0002	0.000 25	0.000 35	0.0008	0.0010
70	0.000 35	0.000 35	0.005	0.0010	0.0013
100	0.0012	0.0012	0.0013	0.0020	0.0022
125	0.0015	0.0015	0.0015	0.0023	0.0025
150	0.0016	0.0016	0.0016	0.0024	0.0026
200	0.0020	0.0019	0.0019	0.0027	0.0028
250	0.0021	0.0019	0.0019	0.0027	0.0028
300	0.0022	0.0020	0.0019	0.0026	0.0028

（2）漏射线屏蔽厚度的计算：用式（11-5）计算漏射线的辐射屏蔽透射比（B_L），再用式（11-3）计算用混凝土或用铅作屏蔽材料时所需的屏蔽厚度。

$$B_L = \frac{Pd^2}{W_L T} \tag{11-5}$$

式（11-5）中，W_L 为距离 X 线焦点 1m 处每周漏射线的空气比释动能率；T、P、d 的含义同式（11-2）。

（二）CT 机房的屏蔽厚度计算

因有用射线被探测器和机架衰减到远小于散射线的水平，CT 机房屏蔽设计通常只考虑次级辐射（主要是散射线和一些漏射线）。

1. 不同工作量的 CT 机房一般屏蔽要求

（1）参考扫描条件归一化因子（normalized factor of reference scan conditions，NF），是将各种扫描条件按参考扫描条件归一的因子。即

$$NF = \frac{扫描层厚度}{参考扫描层厚度} \times \frac{每层扫描的毫安秒}{参考每层扫描的毫安秒} \times 头/体扫描散射比 \tag{11-6}$$

式（11-6）中，头 / 体扫描散射比设为：体（胸、腹）扫描：1；头扫描：0.5。

（2）CT 周归一化工作负荷：（W）是指每周各扫描条件下的扫描层数与 NF 乘积的总和。

CT 扫描以扫描厚度 10mm、每层扫描 250mAs 为参考扫描条件的周归一化工作负荷（W）分区如下：

一般工作量　　　120kVpW<5000 层 / 周

140kVpW<2500 层 / 周

较大工作量　　　　　$120\text{kVp}W \geqslant 5000$ 层 / 周

　　　　　　　　　　$140\text{kVp}W \geqslant 2500$ 层 / 周

（3）医用 X 线 CT 机房一般屏蔽要求如下：

一般工作量下的机房屏蔽：16cm 混凝土（密度 2350kg·m^{-3}）或 24cm 砖（密度 1650kg·m^{-3}）或 2mm 铅当量。

较大工作量下的机房屏蔽：20cm 混凝土（密度 2350kg·m^{-3}）或 37cm 砖（密度 1650kg·m^{-3}）或 2.5mm 铅当量。

2. 参数确定的 CT 装置的屏蔽要求　　在给定扫描条件和散射辐射等参数时，将人员受照剂量控制在 5μSv·W^{-1} 所需的辐射屏蔽透射因子（B）用下式计算：

$$B = \frac{5d^2}{D_0 d_0^2 TW} \tag{11-7}$$

式（11-7）中，d 为考察点到扫描中心的距离，单位：cm；D_0 为距扫描中心 d_0（cm）处单层扫描的辐射剂量，单位：μGy/ 层；T 为考察点的驻留因子（表 11-5）；W 为以给出 D_0 值的扫描条件为参考扫描条件，在该条件下的周归一化工作负荷，单位：层。

表 11-5　CT 室外不同场所与环境条件的人员驻留因子

场所与环境条件	人员驻留因子
CT 控制室	1
X 线装置邻室、胶片测读室	1
接待室、护士台、办公室	1
商店、住房、儿童游戏室及附近建筑占用地	1
患者检查与处置室、病房	1/2
走廊	1/5
厕所、洗澡间	1/10
楼梯、室外座椅区、储藏室	1/20
无人看管的商摊、停车场、候诊室	1/20

查表 11-6（工作条件≤125kVp）或表 11-7（工作条件>125kVp），得相应透射比（B）所需的屏蔽厚度。当辐射束与垂直于屏蔽体表面的法线的夹角为 θ 时，按式（11-7）估算的辐射斜穿过屏蔽体的厚度乘以修正因子（$1+\cos\theta$）/2 获得所需的屏蔽体的厚度。

表 11-6　125kVp CT X 线次级辐射不同透射比对应的屏蔽材料厚度

透射比（B）	屏蔽厚度（mm）					
	铅	混凝土	铁	石膏	玻璃	黄砖
1.7×10^{-2}	1.0	81	8.9	259	92	119
1.3×10^{-2}	1.1	88	10	281	99	129
1.0×10^{-2}	1.2	95	11	303	106	138
7.9×10^{-3}	1.3	102	12	324	113	147
6.2×10^{-3}	1.4	109	13	345	120	156
4.9×10^{-3}	1.5	116	14	366	127	164
3.8×10^{-3}	1.6	123	15	386	134	173
3.0×10^{-3}	1.7	129	16	406	140	181
2.4×10^{-3}	1.8	136	18	427	147	190
1.9×10^{-3}	1.9	143	19	446	153	198

续表

透射比（B）	屏蔽厚度（mm）					
	铅	混凝土	铁	石膏	玻璃	黄砖
1.5×10^{-3}	2.0	149	20	466	160	206
1.2×10^{-3}	2.1	156	21	486	166	214
9.6×10^{-4}	2.2	159	22	505	173	222
7.6×10^{-4}	2.3	169	23	524	180	230
6.1×10^{-4}	2.4	172	24	544	185	238
4.8×10^{-4}	2.5	182	25	563	192	246

表 11-7　150kVp CT X 线次级辐射不同透射比对应的屏蔽材料厚度

透射比（B）	屏蔽厚度（mm）					
	铅	混凝土	铁	重晶石	钡水泥	黄砖
2.5×10^{-2}	1.0	90	11	10	17	130
1.9×10^{-2}	1.1	98	12	11	19	140
1.5×10^{-2}	1.2	105	14	12	21	150
1.2×10^{-2}	1.3	112	15	13	23	160
9.8×10^{-3}	1.4	119	17	14	25	170
7.9×10^{-3}	1.5	125	18	16	28	185
6.4×10^{-3}	1.6	132	19	17	30	200
5.2×10^{-3}	1.7	138	21	18	32	210
4.2×10^{-3}	1.8	145	22	19	34	220
3.5×10^{-3}	1.9	151	24	20	36	230
2.8×10^{-3}	2.0	157	25	21	38	240
2.3×10^{-3}	2.1	163	26	22	40	250
1.9×10^{-3}	2.2	169	28	23	42	260
1.6×10^{-3}	2.3	175	29	24	44	270
1.3×10^{-3}	2.4	181	31	25	46	280
1.1×10^{-3}	2.5	187	32	27	49	290

（三）γ 射线源放射治疗机房的屏蔽厚度计算

1. 有用线束和泄漏辐射的屏蔽厚度计算考察点达到剂量率参考控制水平时，设计屏蔽所需要的屏蔽透射因子（B）可用下式计算：

$$B = \frac{Pd^2}{AK_\gamma tUTf} \tag{11-8}$$

式中 P 为周剂量限值，也称周参考剂量控制水平，单位：$\mu Sv \cdot W^{-1}$，取值分为工作人员周剂量限值和公众周剂量限值，计算时应根据相关法规标准和剂量控制水平适时调整，现行标准下，放射治疗机房外控制区的工作人员：$P \leqslant 50\mu Sv \cdot W^{-1}$，放射治疗机房外非控制区的人员：$P \leqslant 2.5\mu Sv \cdot W^{-1}$；$d$ 为考察点至辐射源的距离，单位：m；A 为放射源活度，单位：MBq；K_γ 为放射源的空气比释动能率常数，计算中以周围剂量当量作为空气比释动能的近似，单位：$\mu Sv/(h \cdot MBq)$，具体取值见表 11-8；二者乘积 $A \cdot K_\gamma$ 表示活度为 A 的放射源在距其 1m 处的剂量率，单位：$\mu Sv \cdot h^{-1}$；t 为治疗装置周治疗照射时间，单位：时（h），其值为平均每周治疗照射人数和每人治疗照射时间的乘积；f 对有用线束为 1，对 γ 射线源远距治疗装置的泄漏辐射为泄漏辐射比率,源活度不大于 185TBq 时,f 取值为 1×10^{-3},源活度大于 185TBq 时,f 取值为 5×10^{-4};U、T 含义同式(11-2)。

表 11-8　γ 射线源治疗装置常用放射性核素的主要辐射特性参数

核素	空气比释动能率常数 K_γ (μSv·h⁻¹·MBq⁻¹)	HVT(mm)			TVT(mm)		
		铅	混凝土	铁	铅	混凝土	铁
^{60}Co	0.308	12 (15)	62	21 (35)	41	218 (245)	71 (87)
^{137}Cs	0.077	6.5	48	16 (30)	22	175	53 (69)
^{192}Ir	0.111	6	43	13 (19)	16	152	43 (49)

注: HVT 和 TVT 栏内"( )"中的值为第一个半价层厚度(HVT_1)或第一个十分之一价层厚度(TVT_1)。

用式(11-8)计算出屏蔽透射因子(B)后,用下式计算选用不同屏蔽材料时所需的单位为毫米(mm)的屏蔽厚度(Δ):

$$\Delta = [TVT \log B^{-1} + (TVT_1 - TVT)] \cos \theta \tag{11-9}$$

式中 TVT_1 为辐射在屏蔽物质中的第一个十分之一价层厚度(见表 11-8),单位: mm;TVT 为辐射在屏蔽物质中的平衡十分之一价层厚度(见表 11-8),单位: mm;当未指明 TVT_1 时,$TVT_1 = TVT$;θ 为斜射角,即入射线与垂直于屏蔽体表面的法线的夹角。

2. 患者一次散射辐射的屏蔽厚度计算 用式(11-10)计算出设计散射辐射屏蔽所需要的屏蔽透射因子(B_s),再用式(11-9)计算选用不同屏蔽材料时所需的单位为毫米(mm)的屏蔽厚度(Δ)。

$$B_s = \frac{P d_i^2 d_s^2}{A K_\gamma t U T S} \frac{400}{F} \tag{11-10}$$

式(11-10)中,d_i 是放射源与等中心位置之间的距离,单位: m;d_s 是患者(位于等中心点)到考察点的距离,单位: m;S 表示患者 400cm² 面积上垂直入射 γ 射线散射至距其 1m(考察点方向)处的剂量相对于等中心处剂量的份额,又称 400cm² 面积上的散射因子,其值可从表 11-9 中查出;F 为治疗装置有用线束在等中心处的最大治疗野面积,单位: cm²;其他字母的含义同式(11-8)。

表 11-9　患者受照面积 400cm² 对垂直入射辐射的剂量散射因子 S

散射角	10°	20°	30°	45°	60°	90°	135°	150°
散射因子 S	1.1×10^{-2}	8.0×10^{-2}	6.0×10^{-3}	3.7×10^{-3}	2.2×10^{-3}	9.1×10^{-4}	5.4×10^{-4}	1.5×10^{-4}

(殷志杰)

第十二章

医疗照射的辐射防护

第一节　医用诊断X线的防护

一、辐射防护原则

辐射技术给人类带来巨大利益的同时，也带来了对人体的潜在的损伤效应，有些损伤是不可逆转的。放射线诱发的有害组织反应即确定性效应有阈值剂量，人体器官和组织受到的剂量达到阈值剂量时，可能会出现有害的组织反应，只要把受照剂量保持在该阈值剂量以下，就可以尽可能避免有害的组织反应发生。但随机性效应与组织反应不同，它没有阈值剂量，只能在辐射防护方面采取有效的措施或方法把随机性效应的发生概率限制到可以接受的水平。

辐射防护的目的就是在不过分限制对人类产生照射的有益实践活动基础上，有效地保护人类健康，防止有害的组织反应发生，并将随机性效应的发生率降低到可接受水平，以推动合理地应用防护手段来降低辐射带来的伤害。

为了实现辐射防护目的，对于实践活动引起的照射提出了辐射防护的三项基本原则，即：辐射实践的正当化；辐射防护的最优化；个人剂量限值。这三项基本原则是相互关联的，在实践中不可偏废任何一项，它们共同构成了辐射防护体系的主体。

任何引入的照射源或照射途径，或扩大受照人员范围，或改变现有辐射源使用途径，从而使人员受照射或受照射人数增加称为实践。实践获得的净利益远远超过付出的代价（包括对健康损害的代价）时称为实践的正当化，否则为不正当实践。正当化要求在进行任何伴有辐射的实践活动时，首先必须权衡利弊，只有当带来的纯利益大于所付出的代价时，才能认为是正当的。若引进的某种实践不能带来超过代价的纯利益，则不应采取此种实践。

临床实践中应严格遵守诊断X线检查的最优化原则。临床各科医师要充分重视患者防护，严格掌握各种医疗照射的适应证，尽量避免对患者造成不必要照射。在必须采用射线诊断的前提下，也要尽量选择采用最佳方法，并把医用辐射设备工作条件调节到最优化状态，从而将射线剂量合理降到最低水平。要掌握好X线检查的适应证，正确合理使用X线诊断的医疗照射；尽量避免不必要的重复检查；尤其要慎重进行妇女与儿童施行X线诊断检查的正当性判断。确认照射检查对被检者的病情诊治和健康有好处，也就是得到的效益明显大于付出的全部代价时，所进行的放射性工作就是正当的，是值得进行的。

辐射防护最优化是指对一项实践中的任一特定源、个人剂量的大小、受照的人数，以及在不能肯定受到照射的情形下其发生的可能程度，在考虑了经济和社会因素后，应当全部保持在可以合理做到的尽量低的程度。辐射防护的正当性只回答了某种实践是否可以进行，至于如何进行，则是辐射防护最优化要回答的问题。诊断X线检查的防护最优化应从诊断X线设备的规范操作及质量保证与质量控制入手。规范操作可以避免不必要的重复照射，严格的质量保证与质量控制可以保证X线装置处在最优化的工作状态，为医学诊断提供最佳影像。

对辐射实践中个人受到的有效剂量或当量剂量不得超过的数值称为个人剂量限值。个人剂量限值是与个人相关的，如果不超过该限值，个人接受的照射不会发生有害的组织反应；但对随机性效应只保证限制在可以接受的水平，不能保证随机性效应不发生。

二、诊断 X 线机防护性能的要求

医用 X 线的有效防护，很重要的一点在于 X 线机本身的固有安全防护和 X 线机房的固定防护设施。其中，对 X 线机的要求有：X 线管必须装在配有限束装置的 X 线管套内，构成 X 线源组件的一部分，才可以使用；X 线管组件辐射窗不能比指定应用所需要的最大射线束所需要的大。必要时可借助接近焦点装配的光阑，将辐射窗限制到合适的尺寸上；除了牙科 X 线机外，当 X 线源组件在相当于规定的最大输入能量加载条件下以标称 X 线管电压运行时，源组件的泄漏辐射距焦点 1m 处，在任一 100cm^2 区域内的平均空气比释动能应不超过 1.0mGy/h；各种医用诊断 X 线机，对于可在正常使用中采用的一切配置，投向患者体表的 X 线束的第一半值层必须分别满足表 12-1 的要求。

表 12-1 医用诊断 X 线机的半值层

应用类型	X 线管电压（kV）		可允许的最小第一半值层（mmAl）
	正常使用范围	所选择值	
特殊应用	≤50	30	0.3
		40	0.4
		50	0.5
其他应用	≥30	50	1.5
		60	1.8
		70	2.1
		80	2.3
		90	2.5
		100	2.7
		110	3.0
		120	3.2
		130	3.5
		140	3.8
		150	4.1

除了乳腺摄影 X 线机外，X 线管组件中遮挡 X 线束材料的质量等效过滤必须符合如下规定：在正常使用中不可拆卸的材料，应不小于 0.5mmAl；必须用工具才能拆卸的固定附加过滤片与不可拆卸材料总过滤，应不小于 0.5mmAl。

除了牙科 X 线机和乳腺摄影 X 线机外，投向患者 X 线束中的材料所形成的质量等效总过滤，应不小于 2.5mmAl。

三、X 线计算机断层摄影（CT 机）辐射防护要求

X 线源组件安全应符合 GB9706.11 和 GB9706.12 的要求。X 线源组件应当有足够铅当量的防护层，使距焦点 1m 远处球面上漏射线的空气比释动能率<1.0mGy/h。随机文件中应由设备生产单位提交符合法定资质的有效证明材料。

CT 机的随机文件中应提供等比释动能图，描述设备周围的杂散辐射的分布。

CT 机定位光精度、层厚偏差、CT 值、噪声、均匀性、CT 值线性、高对比分辨力、低对比可探测能力、诊断床定位精度、扫描架倾角指标应符合 GB17589 的要求。

CT 机在使用时，应参考相关规定中的成人和儿童诊断参考水平，如高于诊断参考水平时，应检查扫描参数，确定在不影响影像质量时采取降低剂量的修正措施。

四、辐射防护设施

国家职业卫生标准《医用 X 线诊断放射防护要求》对医用诊断 X 线机机房的防护设施做出了技术要求：

（一）医用诊断 X 线机机房防护设施的要求

医用诊断 X 线机机房的设置必须充分考虑邻室及周围场所的防护与安全，一般可设在建筑物底层的一端。

机房应有足够的使用面积。新建 X 线机房，单管头 200mA X 线机机房应不小于 20m²，双管头的宜不小于 30m²，且机房内最小单边长度不小于 4.5m。碎石定位机、乳腺机、全身骨密度仪、牙科 X 线机等都应有单独机房。

标称 125kV 以上的摄影机房，有用线束朝向的墙壁应有 3mm 铅当量的防护厚度，其他侧墙壁应有 2mm 铅当量的防护厚度；标称 125kV 及以下的机房，有用线束朝向的墙壁应有 2mm 铅当量，其他侧墙壁应有 1mm 铅当量。透视机房各侧墙壁应有 1mm 铅当量的防护厚度。设于多层建筑中的机房，天棚、地板应视为相应侧墙壁考虑，充分注意上下邻室的防护与安全。机房的门、窗必须合理设置，并有其所在墙壁相同的防护厚度。

机房内布局要合理，不得堆放与诊断工作无关的杂物。机房要保持良好的通风。机房门外要有电离辐射标志，并安设醒目的工作指示灯。

被检者的候诊位置要选择恰当，并有相应的防护措施。

X 线机摄影操作台应安置在具有 0.5mm 铅当量防护厚度的防护设施内。

各 X 线机房内应注意配备专门供被检者使用的各种辅助防护用品，以及固定特殊被检者体位的各种设备。

（二）CT 机房的防护要求

CT 机房的设置应充分考虑邻室及周围场所的人员驻留条件，一般应设在建筑物的一端。

CT 机房应有足够的使用空间，面积应不小于 30m²，单边长度不小于 4.5m。机房内不应堆放无关杂物。

CT 机房的墙壁应有足够的防护厚度，机房外人员可能受到照射的年有效剂量小于 0.25mSv，距机房外表面 0.3m 处空气比释动能率 <2.5μGy/h。

CT 机房门外明显处应设置电离辐射警告标志，并安装醒目的工作状态指示灯。

CT 机房应保持良好的通风。

（三）辅助防护设施

1. 技术方面　可以采取屏蔽防护和距离防护原则。屏蔽防护是指使用原子序数较高的物质，常用铅或含铅的物质，作为屏障以吸收不必要的 X 线。距离防护是指利用 X 线曝射量与距离平方成反比这一原理，通过增加 X 线源与人体间距离以减少曝射量。从 X 线管到达人体的 X 线，有原发射线和继发射线两类，继发射线是原发射线照射穿透其他物质过程中发生的，其能量比原发射线小，但影响较大。通常采用 X 线管壳、遮光筒和光圈、过滤板、荧屏后铅玻璃、铅屏、铅橡皮围裙、铅手套以及墙壁等，进行屏蔽防护。增加人体与 X 线源的距离以进行距离防护，是简易的防护措施。

2. 放射线工作者方面　应遵照国家有关放射护卫生标准的规定制定必要的防护措施，正确进行 X 线检查的操作，认真执行保健条例，定期监测射线工作者所接受的剂量。在 X 线环境工作时要穿戴铅围裙、铅围脖、铅帽、铅眼镜、铅手套、铅面罩及性腺防护等，并利用距离防护原则，加强自我防护。

3. 工作人员及患者的防护用品　包括 X 线防护服、X 线防护眼镜、X 线防护围脖、X 线防护帽子、X 线防护手套、性腺防护等。

4. 防护装置 包括移动式 X 线防护屏风、悬吊式 X 线防护屏风、X 线防护床边帘、升降式移动 X 线防护帘、X 线防护玻璃等。

五、医用 X 线诊断防护安全操作要求

(一)医用诊断 X 线辐射防护安全操作的一般要求

医用 X 线诊断工作者必须熟练掌握业务技术和射线防护知识,认真配合有关临床医师做好 X 线检查的正当性判断,正确掌握其适用范围,并注意查阅以往检查资料,避免不必要的额外检查,合理使用 X 线诊断。

医用诊断 X 线机应按有关规定进行质量控制检测。

根据不同诊断检查类型和需要,选择使用合适的设备以及相应各种辅助防护用品(包括供被检者使用的)。

参照国际基本安全标准(IAEA)有关放射诊断的医疗照射指导水平,认真选择各种操作参数,力求被检者所受到的照射是达到预期诊断所需的最低剂量。

除了临床必需的透视检查外,应尽量采用摄影检查。

采用普通荧光屏透视的工作人员在透视前必须做好充分的暗适应。在不影响诊断的前提下,应尽可能采用"高电压、低电流、厚滤过"和小照射野进行工作。

进行消化道检查时,要特别注意控制照射条件和避免重复照射,对工作人员和受检查者都应采取有效的防护措施。

摄影时,工作人员必须根据使用的不同 X 线管电压更换附加滤过板。

摄影时,工作人员应严格按所需的投照部位调节照射野,以便有用线束限制在临床实际需要的范围内并与成像器件相匹配。对被检者的非投照部位应采取适当的防护措施。

摄影时,工作人员应在屏蔽室(区)等防护设施内进行曝光操作,并应通过观察窗等密切关注受检查。

施行 X 线检查时应注意候诊被检者的防护。摄影中除正在接受检查的被检者外,其他人员不应留在机房内。透视时拟同时进入机房候诊的被检者要恰当安置,并有相应屏蔽防护措施。

只有在把被检者送到固定设备进行检查不现实或医学上不可接受的情况下,并采取相应防护措施(包括距离和屏蔽防护等)后,才可使用移动或携带式 X 线机施行检查。携带式 X 线机不宜用于常规透视。

在 X 线检查中,对儿童等特殊检者可采取相应固定体位措施。对有正当理由需要检查的孕妇应注意尽可能保护胚胎或胎儿。当被检者需要扶携时,对扶携者也应采取相应的防护措施。

在放射诊断临床教学中,对学员必须进行射线防护知识教育,并注意对他们的防护,对示教病例严禁随意增加曝光时间。

(二)牙科 X 线摄影辐射防护安全操作要求

牙科 X 线摄影不应作为患者每次就诊时的例行检查。除非急症,在未采集病史和进行临床检查评估的情况下,不得实施牙科放射学检查(特别是儿童)。

牙科 X 线检查中,禁止使用透视 X 线检查方法;牙科放射学检查应使用专用 X 线设备,管电压不应低于 50kV,新设备应在 60~70kV 范围操作,最好选择 70kV。牙科放射学设备须做验收、状态和稳定性在内的质量控制检测和评价。

患者病历应包括所实施的全部牙科放射学检查的详情,避免不必要的重复检查。每次检查的摄影次数,应控制在满足临床需要前提下合理可行的尽可能最少的水平。

进行牙科放射学检查前,应取得患者的知情同意。对于育龄妇女,应明确其是否妊娠,如果妊娠或可能妊娠,应考虑不涉及电离辐射的替代检查手段。

口内牙科放射学检查应使用专用设备。与影像接受器尺寸和形状相仿的矩形准直器优于圆

形准直器。X线球管滤过板应当在足以提供良好的影像质量的同时,减少患者的皮肤表面剂量。

牙科胶片应固定在所需位置或由患者本人扶持。在拍摄根尖片时,使用持片器可代替患者手指将胶片固定在口内适当位置,可减少患者手部受照剂量。

推荐对患者使用甲状腺铅领,特别是儿童或孕妇。

在无法使用固定设备且确需进行X线检查时才允许使用移动设备,曝光时工作人员躯干部位应距受检者1.5m以上。

对有适当准直及恰当保养的牙科X线摄影设备来说,尤其在使射束远离躯干和性腺的情况下,铅围裙相对而言几乎没有价值。没有证据表明在牙科放射学检查中常规穿戴铅围裙是正当的。当患者怀孕或可能怀孕时可出于谨慎目的考虑使用。但是,如果患者要求使用铅围裙,都应当提供使用。

对在检查中需要协助患者的随行成年人(不应是孕妇)应提供铅围裙,其身体任何部位应处于主射束路径之外。

甲状腺在主射束范围的情况下,以及受检者是儿童或孕妇时,均强烈推荐使用甲状腺铅领。如果不会对检查造成干扰,也建议对成人患者提供甲状腺铅领。如果甲状腺距离照射野边缘2cm以上,甲状腺屏蔽所致剂量减少作用甚微。

(三)乳腺X线摄影辐射防护安全操作要求

应使用取得有关审管部门批准或认证的乳腺摄影专用X线设备。标称X线管电压不超过50kV的乳腺摄影专用X线设备,其总滤过应不小于0.03mm Mo或0.5mm Al。

操作中应根据乳房类型和压迫厚度适当选择靶和滤过材料的组合。

女性乳腺在大小和乳腺组织构成比例上差异很大,从而导致在给定的摄影技术条件下乳腺剂量值变化范围很宽,乳腺摄影检查中每个个体的剂量受到以下几个因素的影响:影像接收器、滤线栅、X线束的能量、乳腺压迫厚度、乳腺大小和肥胖度。

由于乳腺摄影受照剂量存在引发随机效应的危险,X线乳腺检查中受检者所受的医疗照射必须进行正当性判断,掌握好适应证并注意避免不必要的重复检查,遵循防护最优化原则使其接受剂量保持在可能合理达到的最低水平。

从事乳腺摄影的放射学医师必须接受影像诊断的正规培训和辐射防护的培训,严格掌握乳腺X线检查适应证。操作中要根据乳房类型和压迫厚度选择合适的靶和滤过材料组合,宜使用摄影机自动曝光控制功能,获得稳定采集效果,达到防护最优化要求。

"持实"的加压可阻止曝光时乳房运动,将乳房横向展开,从而显著缩短X线穿过乳房的路径,降低辐射剂量。

对年轻妇女特别是20岁以下妇女应慎用乳腺X线检查,40岁以下妇女除由乳腺癌个人史、家族史和高危因素外,一般不宜定期乳腺X线检查,孕期妇女不宜进行乳腺X线检查。要严格限制对育龄妇女进行乳腺X线普查项目,必须使用时要认真论证乳腺癌普查的必要性、正当性,进行方法学选择和优化分析,要制定该普查项目的QA计划,并建立X线设备普查项目的质量控制措施,严格执行国家标准的相关要求。

六、CT操作中的辐射防护要求

CT工作人员应接受上岗前培训和在岗定期再培训并取得相应资格,熟练掌握专业技能和防护知识,在引入新设备、新技术、设备大修及改装后,应需要有针对性的培训。

CT工作人员应按照有关规定要求,重视并采取相应措施保证被检者的辐射防护与辐射安全。CT被检者所受医疗照射的防护应符合规定。

CT工作人员应针对临床实际需要,正确选取并优化设备工作参数,在满足诊断需要的同时,尽可能减少被检者所受照射剂量。尤其应注意对儿童的 CT 检查,应正确选取扫描参数,以减少受照剂量,使儿童的 CT 应用达到最优化。

CT 工作人员应定期检查控制台上所显示出患者的剂量指示值($CTDI_W$、$CTDI_{VOL}$ 和 DLP),发现异常,应找出原因并加以纠正。

应慎重进行对孕妇和儿童的 CT 检查,对儿童被检者要采取固定措施。

开展 CT 检查时,应做好非检查部位的防护,使用防护用品和辅助防护措施:铅橡胶,铅围裙(方形)或方巾,铅橡胶颈套,铅橡胶帽子,严格控制对诊断要求之外部位的扫描(定位平扫除外)。

在 CT 检查过程中应对被检者与患者进行全程监控,防止发生意外情况。

施行 CT 检查时,其他人员不得滞留在机房内。当被检者或患者须携扶时,应对携扶者采取必要的防护措施。

在 CT 检查的教学实践中,学员的辐射防护应按规定执行。

七、介入放射学操作中的辐射防护要求

从事介入放射学的工作人员应接受专业技术能力的培训,熟练掌握所从事的专业技术,达到相应技能水平。应接受高剂量辐射可能导致严重病理反应的知识培训。

所有介入放射学程序,开具处方前都应进行正当性判断。除非在临床上有充分理由,要避免对妊娠或可能妊娠的妇女进行会引起腹部或盆腔受到直接照射的介入放射学检查。对妊娠早期妇女的其他部位进行介入诊疗时,应对其下腹部采取屏蔽防护措施。

患者应签署辐射危险知情同意书,应包括:"手术过程中可能使用大剂量的 X 线,存在出现皮疹、暂时性或永久性脱发等潜在辐射危险。这些症状的发生与介入手术的复杂程度、个人对射线敏感程度、近期接受的其他辐射照射、疾病以及遗传等情况有关"。如果在手术过程中确实使用了大剂量的 X 线,应通知患者或者家属,指导其注意观察是否有上述症状的出现。

临床医生应严格掌握诊疗疾患的适应证、相对禁忌证和绝对禁忌证,保护患者免受不必要的照射。

在便于手术的情况下,涉及诊疗方案时应考虑患者体位对其皮肤入射剂量的影响。

手术过程中,相关人员应记录辐射剂量,及时将结果告知手术医生。

介入手术应使用脉冲透视,在获得足够的影像质量的前提下,使用最低的脉冲频率;在获得足够影像质量的前提下,应使用最低的透视剂量率、最短的透视时间和最少的摄影帧数;应使用准直器,增加过滤、终末图像存储等技术;应保证 X 线球管到影像接收器的距离最大,患者到影像接收器的距离最小;应尽量将 X 线束对准关注区域,患者体表实际照射野不应大于关注区域的 10%;只有在临床上确有必要时才使用影像放大技术;在不影响手术进行的前提下,应使机架的角度尽量多样化,避免患者体表同一部位接受较长时间的照射;对于在 CT 引导下的介入手术,完成定位像扫描后,可以通过降低局部扫描的 mAs、减少扫描的层数、增加螺距等方法降低患者剂量。

应对术中患者的辐射剂量进行记录,并能追溯。如果出现皮肤损伤,应建议患者去皮肤科就诊,并提供介入操作及皮肤剂量方面的详细数据。

介入放射工作人员在诊疗过程中应正确使用个人防护设备。防护衣具应尽可能最大面积屏蔽人体。

介入操作时应佩戴个人剂量计。

介入操作时,工作人员应使用防护屏和个人防护用品、监控透视剂量,以减少受照剂量。在不影响操作效果的前提下,第一、第二术者以外的操作人员应尽可能增加与患者之间的距离,选择受照剂量较低的区域为站立区域。射线束为水平方向或接近水平方向时,操作人员应站在影

像增强器一侧以减少剂量；射线束为垂直方向或接近垂直方向时，应尽量保持球管在患者身体下方，以减少剂量。

介入操作时，应将射束严格准直到感兴趣区域，操作人员肢体和手指应尽可能避开直射束。介入程序中应仅采集需要的影像数量，并严格限制序列数量。

八、妇女X线检查的防护

（一）检查原则

为保障育龄妇女、孕妇及其后代的健康和安全，必须使被检者的照射剂量降低到合理的最低水平，避免不必要的照射。

限制对育龄妇女进行X线普查，如X线透环、乳腺X线摄影等，降低集体受照剂量。严格控制对孕妇进行腹部X线检查，以减少胚胎、胎儿的受照危害。

临床医师对就诊的育龄妇女、孕妇必须优先考虑选用非X线的检查方法，根据临床指征确实认为X线检查是合适的检查方法时方可申请X线检查，并应尽量采用X线摄影代替X线透视检查。

对有生育计划的育龄妇女进行腹部或骨盆部位的X线检查时，应首先问明是否已经怀孕，了解月经情况，严格使检查限制在月经来潮后的十天内进行，对月经过期的妇女，除有证据表明没有怀孕的以外，均应当作孕妇看待。

妇女妊娠早期，特别是在妊娠8~15周时，非急需不得实施腹部尤其是骨盆部位的X线检查，原则上不对孕妇进行X线骨盆测量检查，如确实需要也应限制在妊娠末3个月内进行，并在医嘱单上记录申请此项检查的特殊理由，经有资格的放射科专家认同后方可实施。

孕妇分娩前，不应进行常规的胸部X线检查。

避免对育龄妇女、孕妇的重复X线检查。

（二）放射科工作人员应遵守的原则

放射科工作人员接到育龄妇女、孕妇的X线检查申请单时，首先要进行审查，对末次月经、妊娠情况填写不清的应询问清楚并根据患者病情主动与临床医师磋商决定是否进行下腹部X线检查。如确认没有必要做X线检查时，有权退回X线检查申请单。

必须熟练掌握业务技术、辐射防护知识，并针对育龄妇女、孕妇生理特点制备足够铅当量的各种适用的屏蔽物。

应用于育龄妇女、孕妇检查的X线机必须符合《医用X线诊断放射防护要求》的规定。

制订出最佳X线检查方案，选择最佳的投照条件或摄影条件组合，以减少被检者的受照剂量。

根据诊断需要，严格进行射线束的准直，限制照射野范围，并对非受检部位（特别是孕妇的下腹部）采取有效的屏蔽防护，以减少不必要的照射。

荧光屏透视前，做好充分的暗适应，以缩短曝光时间，在不影响诊断的前提下，选用高电压、低电流、厚过滤、小射野的透视条件。

在进行X线检查时，应尽可能采取后前正位的体位，以减少眼睛、甲状腺、乳腺、卵巢等辐射敏感器官的受照。

尽量采用先进的技术和设备，如影像增强器、稀土增感屏和与其匹配的X线胶片。

做好X线检查的质量保证工作，避免不必要的重复照射。

九、儿童X线检查的防护

（一）检查原则

儿童X线检查所受的医疗照射，必须遵循X线检查的正当性和辐射防护最优化原则，在获得必要诊断信息的同时使受检儿童受照剂量保持在可以合理达到的最低水平。

对儿童施行 X 线诊断检查，必须注意到儿童对射线敏感、其身躯较小又不易控制体位等特点，采取相应有效防护措施。儿童 X 线群检必须加以控制。

必须建立并执行 X 线诊断的质量保证计划，提高 X 线诊断水平，减少儿童被检者所受照射剂量。

各种用于儿童的医用诊断 X 线机的防护性能、工作场所防护设施及安全操作均须符合《医用 X 线诊断放射防护要求》的规定。

（二）X 线防护设备和用品的防护要求

X 线机房必须具备为候诊儿童提供可靠防护的设施。

专供儿童 X 线检查用的机房内要合理布局，并应按儿童喜欢的形式装修，以减少儿童恐惧心理，最大限度地争取儿童合作。

使用单位必须为不同年龄儿童的不同检查配备有保护相应组织和器官的具有不小于 0.5mm 铅当量的防护用品。

（三）对临床医师的要求

应严格掌握儿童 X 线诊断适应证。对患儿是否进行 X 线检查应根据临床实际需要和防护原则进行分析判断，确有正当理由方可申请 X 线检查。

在对患儿进行诊断时，应优先考虑采用非电离辐射检查法。

在 X 线透视下进行骨科整复和取异物时，不得连续曝光，并注意尽量缩短时间。

（四）对 X 线工作者的要求

必须熟练掌握儿科放射学业务技术和射线防护知识，仔细复查每项儿童 X 线检查的申请是否合理，有权拒绝没有正当理由的 X 线检查。

除临床必需的 X 线透视检查外，应对儿童采用 X 线摄影检查。

荧光屏透视前必须做好充分的暗适应，透视中应采用小照射野透视技术。

对儿童进行 X 线摄影检查时，应严格控制照射野，将有用线束限制在临床实际需要的范围内。照射野面积一般不得超过胶片面积的 10%。

对儿童进行 X 线摄影检查时，应采用短时间曝光的摄影技术。

对婴幼儿进行 X 线摄影时，一般不应使用滤线栅。

对儿童进行 X 线检查时，必须注意非检查部位的防护，特别应加强对性腺及眼晶体的屏蔽防护。

使用移动式设备在病房或婴儿室内做 X 线检查时，必须采取防护措施减少对周围儿童的照射，不允许将有用线束朝向其他儿童。

未经特殊允许不得用儿童做 X 线检查的示教和研究病例。

对儿童进行 X 线检查时，应使用固定儿童体位的设备。除非特殊病例，不应由工作人员或陪伴者扶持患儿。必须扶持时，应对扶持者采取防护措施。

第二节　肿瘤放射治疗的辐射防护

肿瘤放射治疗是治疗恶性肿瘤的主要手段之一。放射治疗可以分成应用高能 X 线、电子线及 γ 射线的外照射治疗以及利用放射性核素进行腔内或组织间治疗的内照射治疗。无论何种治疗技术，放射治疗无不涉及高射线能量的大剂量照射，因此在对患者进行治疗的同时其射线的防护、射线的合理应用显得尤为重要。由于深部治疗 X 线机产生的射线能量较低，其临床上应用已经淘汰。目前放射治疗内、外照射防护要求主要由国标《电子加速器放射治疗辐射防护要求》（GBZ 126-2011）、《医用 γ 射束远距治疗防护与安全标准》（GBZ/T 161—2004）、《远距治疗患者辐射防护与质量保证要求》（GB 16362—2010）及《后装 γ 源近距离治疗卫生防护标准》（GBZ121-2002）进行规范。

一、医用电子直线加速器的辐射防护

医用电子直线加速器作为一种大型、高能射线装置，其辐射防护要求应充分考虑其设备运行的稳定性、射线输出的稳定性、机房设计的安全性及操作的规范性。

（一）医用电子直线加速器性能要求

加速器辐射安全、电气、机械安全技术要求及测试方法必须符合国家的相关规定。为防止超剂量照射，其控制台必须显示辐射类型、标称能量、照射时间、吸收剂量、吸收剂量率、治疗方式、楔形过滤器类型及规格等辐照参数预选值。必须具备足够的连锁控制装置及剂量控制装置以防止误照射及超剂量照射。另外有用线束内杂散辐射，如电子线治疗时射线束中的 X 线污染、治疗机机头散漏射线以及射线束输出稳定性必须满足国标要求。

（二）治疗室的防护要求

治疗室选址和建筑设计必须符合相应的放射卫生防护法规和标准要求，保障周围环境安全。有用线束直接投照的防护墙（包括天棚）按初级辐射屏蔽要求设计，其余墙壁按次级辐射屏蔽要求设计。X 线标称能量超过 10MeV 的加速器，屏蔽设计应考虑中子辐射防护。治疗室和控制室之间必须安装监视和对讲设备。治疗室应有足够的使用面积。治疗室入口处必须设置防护门和迷路，防护门必须与加速器联锁。治疗室外醒目处必须安装辐照指示灯及辐射危险标志。治疗室通风换气次数应达到每小时 3～4 次。

（三）防护安全操作要求

加速器使用单位必须配备工作剂量仪、水箱等剂量测量设备，并应配备扫描仪、模拟定位机等放射治疗质量保证设备。使用单位必须有合格的放射治疗医生、物理人员及操作技术人员；操作技术人员必须经过放射卫生防护和加速器专业知识的职业卫生培训，并经过考核合格后方可上岗。治疗期间，必须有两名操作人员值班，除接受治疗的患者外，治疗室内不得有其他人员。发生意外，须立即停止治疗，及时将患者移出辐射野，并注意保护现场，便于正确估算患者受照剂量，做出合理评价。

二、医用 γ 射线外照射治疗的辐射防护

（一）治疗室设施要求

治疗室可单独建造，采用迷路形式与控制室相通。治疗室应有足够的使用面积，一般不应小于 30m²。布置治疗机时，有用线束不应朝向迷路。治疗室应有良好的通风，一般为每小时换气 3～4 次。

（二）γ 治疗设备的安全防护要求

γ 治疗机采用放射性核素作为辐射源，因此在非治疗期间的储源位置及放射源处于治疗位置时，其治疗机机头漏射线不能超过规定标准，放射源所形成的治疗设备的 β 射线污染水平必须控制在合理范围。为防止照射野外区域受到不必要的照射，其准直器透射线强度也必须符合规定。推动放射源开启、关闭的气路系统必须提供充足气压，保证放射源抽屉送源过程中不出现卡刹或中途停留现象。机头和准直器必须能在任何需要的位置锁紧，并有防止机头压迫患者的保护措施，当停电或意外事故中断治疗时，放射源应能自动恢复到储存位置。

三、外照射放射治疗中对患者的防护

（一）体外放疗中患者防护的基本原则

放射治疗医师必须根据临床检查结果，对患者肿瘤诊断、分期和治疗方式利弊进行分析，选

取最佳治疗方案,并制订最佳治疗计划。

良性疾病尽量不采用放射治疗。严格控制对放射治疗敏感的良性疾病的体外放疗。

在保证肿瘤得到足够精确的致死剂量,使其得以有效抑制或消除的前提下,按病变情况,采用适当技术措施,保护射野内外的正常组织和器官,使受照剂量尽可能小,以获取尽可能大的治疗效果。

放射治疗医师必须定期对治疗中患者进行检查和分析,根据病情变化需要,调整治疗计划。密切注意体外放疗中出现的放射反应和可能出现的放射损伤,采取必要的医疗保护措施。

体外放疗用设备、场所和环境必须符合有关辐射安全标准。

(二)体外放疗操作的要求

首次体外射束放疗前,必须由上级或另一位放射治疗医师负责核对治疗计划。

放射治疗医师应对病变组织精确定位,并在患者受照皮肤表面做出射野标记。首次体外放疗前,主管放射治疗医师必须指导放射治疗技师正确摆位,落实照射计划。

放射治疗技术员必须认真核对处方剂量的预定照射时间或加速器剂量监测器读数,确保患者靶区和正常组织的受照剂量在规定范围内。

体外放疗时,必须根据肿瘤位置和对靶区剂量分布要求,正确使用楔形过滤板和组织补偿块,以对组织不均匀性、人体曲面或斜入射造成的对剂量分布的影响进行修正,使其符合治疗要求,保证靶区吸收剂量的均匀性在±5%以内。

必须根据患者靶区的范围选用或制作合适的射线挡块,对非照射部位,特别是敏感器官和组织,进行屏蔽防护。对于儿童患者应重点注意对骨骺、脊髓、性腺及眼晶体的防护。

在照射过程中,必须采取措施保持患者治疗体位不变。对于儿童患者,可使用体位固定装置或适当使用镇静剂或麻醉剂。

患者治疗时,必须详细记录设备运行情况。发现异常时,应分析产生原因并及时修正。

在照射过程中,必须通过观察窗或闭路电视监视患者,发现体位变化及其他情况,应立即停止照射,并记录下已照射时间。继续治疗时,必须重新摆位,完成预定照射时间或治疗剂量。

照射结束后,发现远距治疗γ射线机的钴-60放射源未退回储存位置时,必须迅速将患者从治疗室内转移出去。放射治疗技术员应详细记录患者在完成照射后在治疗室内滞留时间和所处位置,并估算超量受照剂量。

第三节 核医学检查的辐射防护

放射性药物的使用给医学的诊断与治疗提供了较先进的手段,但也存在一定的弊端,例如,它可以造成放射性物质的扩散、产生放射性污染和放射性废物,从而直接影响着环境及核医学工作者和公众的健康,应在满足诊断和治疗需要的前提下,尽可能减少一些不必要的照射,从辐射防护最优化的原则出发,保证核医学工作者的辐射安全,把可能的危害减到最小程度。

一、临床核医学场所的辐射防护要求

按照工作场所的分级,对活性实验室、病房、洗涤室、显像室等场所室内表面及装备结构要有不同防护要求,如表12-2所示。

生产和操作放射性核素或药物的通风橱,在半开的条件下风速不应小于1m/s;排气口应高于附近50m范围内建筑物屋脊3m,并设有活性炭过滤装置或其他专用过滤装置,排出空气浓度不应超过有关限值。

表12-2　按不同级别工作场所室内表面和装备的要求

工作场所分级	地面	表面	通风橱[2]	室内通风	管道	清洗及去污设备
I	地板与墙壁接缝无缝隙	易清洗	需要	应设抽风机	特殊要求	需要
II	易清洗且不易渗透	易清洗	需要	有较好通风	一般要求	需要
III	易清洗	易清洗	不需要	一般自然通风	一般要求	只需清洗设备

二、放射性药物操作的辐射防护要求

操作放射性药物应有专门场所，如给药不在专门场所进行时则需采取适当防护措施。药物使用前应有屏蔽。

给药用的注射器应有屏蔽。难以屏蔽时应缩短操作时间。

操作放射性药物应在衬有吸水纸的托盘内进行，工作人员应穿戴个人防护用品。

放射性碘化物操作应在通风橱内进行，操作人员应注意甲状腺保护。

在控制区和监督区内不得进食、饮水、吸烟，也不得进行无关工作以及存放无关物件。

为体外放射免疫分析目的而使用含 ^3H、^{14}C 和 ^{125}I 等核素的放免药盒可在一般化学实验室进行，无需专门防护。

工作人员操作后离开工作室前应洗手和作表面污染监测，如其污染水平超过相应的导出限值，应采取去污措施。

从控制区取出任何物件都应进行表面污染水平监测，以保证超过有关导出限值的物件不携出控制区。

三、临床核医学治疗的辐射防护要求

使用治疗量 γ 放射体药物的区域应划为控制区。用药后患者床边 1.5m 处或单人病房应划为临时控制区。控制区入口处应有放射性标志，除医护人员外，其他无关人员不得入内，患者也不应该随便离开该区。

配药室应靠近病房，尽量减少放射性药物和已接受治疗的患者通过非限制区。

根据使用放射性核素的种类、特性和活度，确定病房的位置及其防护墙、地板、天花板厚度。病房应有防护栅栏，以与患者保持足够距离，或使用附加屏蔽。限制工作人员在附近工作时间。

接受治疗的患者应使用专用便器或设有的专用浴室和厕所。

治疗患者的被服和个人用品使用后应作去污处理，并经表面污染辐射监测证明在导出限值以下后方可作一般处理。

使用过的放射性药物腔内注射器、绷带和敷料，应作污染物件处理或作放射性废物处理。

第四节　辐射防护监测

辐射防护监测的目的主要是控制和评价辐射危害。辐射防护监测的内容包括：一是对辐射场剂量进行测量；二是将测量结果与国家标准进行比较，对其安全程度做出评价，也就是对测量结果是否符合安全标准做出判断，确定放射工作是否可以继续进行。评价中可以提出某些潜在的危险，建议进行调查；指出某些不符合防护要求的地方，建议改进。防护测量不是目的，必须进行评价才能使测量具有防护的意义。防护监测包括场所监测和个人剂量监测两个方面的内容。

一、场所辐射防护监测

场所辐射防护监测包括射线机房内、外环境辐射场的测定。

根据医用诊断 X 线机辐射防护要求，医用诊断 X 线机和机房漏的检测包括：有用线束入射体表处，空气照射量率或比释动能率的监测；X 线管头组装体泄漏辐射水平和工作人员防护区散射线的辐射水平等内容。通过监测可以发现潜在危险区，从而采取必要的防护措施，达到防护要求，估算处于该场所的人员在特定时间内的受照剂量，对改善防护条件和屏蔽设计提供有价值的信息。

外环境是指 X 线机房门口、窗户、走廊、楼上、楼下及周围邻近房间。外环境辐射监测的结果是评价放射性工作单位，在使用射线装置过程中对周围居民有无影响的依据。若监测结果超过国家标准，就应该提出改进措施，使其达到标准。

二、个人剂量监测

任何放射工作单位都应该根据所从事的具体工作和源的具体情况，负责安排职业照射监测和评价，职业照射的评价主要应以外照射个人监测为基础。

对于任何在控制区工作，或有时进入控制区工作且可能受到显著职业外照射的工作人员，或其职业外照射年有效剂量可能超过 5mSv/a 的工作人员，均应进行外照射个人监测。

对于在监督区工作或偶尔进入控制区工作、预计其职业外照射年有效剂量在 1～5mSv/a 范围内的工作人员，应尽可能进行外照射个人监测。

对于职业外照射年剂量水平可能始终低于法规或标准相应规定值的工作人员，可不进行外照射个人监测。

所有从事或涉及放射工作的个人，都应接受职业外照射个人监测。职业外照射个人监测所要测量的量是个人剂量当量。

第五节　医疗照射的辐射防护管理

一、辐射防护管理机构

医疗照射是人类接受的人工辐射照射的主要来源，为加强对医疗照射机构的设置、医疗照射管理，必须有相应的政府机构承担医疗照射项目审批、设置及监督管理。按照卫生部《放射工作卫生防护管理办法》，县级以上地方人民政府卫生行政部门应当定期对本行政区域内开展放射诊疗活动的医疗机构进行监督检查。检查内容包括：①执行法律、法规、规章、标准和规范等情况；②放射诊疗规章制度和工作人员岗位责任制等制度的落实情况；③健康监护制度和防护措施落实的情况；④放射事件调查处理和报告情况。

二、放射性工作申请许可制度

（一）放射诊疗的设置与批准

放射诊疗机构的设置必须经过相应的行政管理部门审批、备案。诊疗机构的放射诊疗服务项目、性质不同，其报批、核审的要求不同。

医疗机构设置放射诊疗项目，应当按照其开展的放射诊疗工作的类别，分别向相应的卫生行政部门提出建设项目卫生审查、竣工验收和设置放射诊疗项目申请。

新建、扩建、改建放射诊疗建设项目，医疗机构应当在建设项目施工前向相应的卫生行政部门提交职业病危害辐射防护预评价报告，申请进行建设项目卫生审查。立体定向放射治疗、质子治疗、重离子治疗、带回旋加速器的正电子发射断层扫描诊断等放射诊疗建设项目，还应当提交卫生部指定的放射卫生技术机构出具的预评价报告技术审查意见。

卫生行政部门应当自收到预评价报告之日起三十日内，做出审核决定。经审核符合国家相关卫生标准和要求的，才可以施工。

医疗机构在放射诊疗建设项目竣工验收前，应当进行职业病危害控制效果评价，并向相应的卫生行政部门提交相应资料，申请进行卫生验收。

医疗机构在开展放射诊疗工作前，应当提交相应资料，向相应的卫生行政部门提出放射诊疗许可申请。

卫生行政部门对符合受理条件的申请应当即时受理。不符合要求的，应当在五日内一次性告知申请人需要补正的资料或者不予受理的理由。卫生行政部门应当自受理之日起二十日内做出审查决定，对合格的予以批准，发给《放射诊疗许可证》。不予批准的，应当书面说明理由。《放射诊疗许可证》的格式由卫生部统一规定。

医疗机构取得《放射诊疗许可证》后，到核发《医疗机构执业许可证》的卫生行政执业登记部门办理相应诊疗科目登记手续。执业登记部门应根据许可情况，将医学影像科核准到二级诊疗科目。未取得《放射诊疗许可证》或未进行诊疗科目登记的，不得开展放射诊疗工作。

《放射诊疗许可证》与《医疗机构执业许可证》同时校验，申请校验时应当提交本周期有关放射诊疗设备性能与辐射工作场所的检测报告、放射诊疗工作人员健康监护资料和工作开展情况报告。

医疗机构若变更放射诊疗项目，应当向放射诊疗许可批准机关提出许可变更申请，并提交变更许可项目名称、辐射防护评价报告等资料。同时向卫生行政执业登记部门提出诊疗科目变更申请，提交变更登记项目及变更理由等资料。

卫生行政部门应当自收到变更申请之日起二十日内做出审查决定。未经批准不得变更。

（二）放射工作单位必备的条件

医疗机构开展放射诊疗工作，应当具备以下基本条件：①具有经核准登记的医学影像科诊疗科目；②具有符合国家相关标准和规定的放射诊疗场所和配套设施；③具有质量控制与安全防护专（兼）职管理人员和管理制度，并配备必要的防护用品和监测仪器；④产生放射性废气、废液、固体废物的，具有确保放射性废气、废物、固体废物达标排放的处理能力或者可行的处理方案；⑤具有放射事件应急处理预案。

医疗机构开展不同类别放射诊疗工作，应当分别具有下列人员：

开展放射治疗工作的人员，应当具有：中级以上专业技术职务任职资格的放射肿瘤医师；病理学、医学影像学专业技术人员；大学本科以上学历或中级以上专业技术职务任职资格的医学物理人员；放射治疗技师和维修人员。

开展核医学工作的人员，应当具有：中级以上专业技术职务任职资格的核医学医师；病理学、医学影像学专业技术人员；大学本科以上学历或中级以上专业技术职务任职资格的技术人员或核医学技师。

开展介入放射学工作的人员，应当具有：大学本科以上学历或中级以上专业技术职务任职资格的放射影像医师；放射影像技师；相关内、外科的专业技术人员。

开展X线影像诊断工作的人员，应当具有专业的放射影像诊断医师。

医疗机构开展不同类别放射诊疗工作，应当分别具有下列设备：

开展放射治疗工作的机构，至少有一台远距离放射治疗装置、并具有模拟定位设备和相应的治疗计划系统等设备。

开展核医学工作的机构，具有核医学设备及其他相关设备。

开展介入放射学工作的机构,具有带影像增强器的医用诊断 X 线机、数字减影装置等设备。

开展 X 线影像诊断工作的机构,具有医用诊断 X 线机或 CT 机等设备。

医疗机构应当按照下列要求配备并使用安全防护装置、辐射检测仪器和个人防护用品:

放射治疗场所应当按照相应标准设置多重安全联锁系统、剂量监测系统、影像监控、对讲装置和固定式剂量监测报警装置;配备放疗剂量仪、剂量扫描装置和个人剂量报警仪。

开展核医学工作的,设有专门的放射性核素分装、注射、储存场所,放射性废物屏蔽设备和存放场所;配备活度计、放射性表面污染监测仪。

介入放射学与其他 X 线影像诊断工作场所应当配备工作人员防护用品和被检者个人防护用品。

医疗机构应当对下列设备和场所设置醒目的警示标志:

装有放射性核素和放射性废物的设备、容器,设有电离辐射标志。

放射性核素和放射性废物储存场所,设有电离辐射警告标志及必要的文字说明。

放射诊疗工作场所的入口处,设有电离辐射警告标志。

放射诊疗工作场所应当按照有关标准的要求分为控制区、监督区,在控制区进出口及其他适当位置,设有电离辐射警告标志和工作指示灯。

三、辐射防护管理内容

(一)放射性核素与射线装置的生产、销售及使用

生产、销售、使用放射性核素和射线装置的单位,应当对本单位的放射性核素、射线装置的安全和防护工作负责,并依法对其造成的放射性危害承担责任。生产放射性核素的单位的行业主管部门,应当加强对生产单位安全和防护工作的管理,并定期对其执行法律、法规和国家标准的情况进行监督检查。

生产、销售、使用放射性核素和射线装置的单位,应当对直接从事生产、销售、使用活动的工作人员进行安全和防护知识教育培训,并进行考核;考核不合格的,不得上岗。辐射安全关键岗位应当由注册核安全工程师担任。

生产、销售、使用放射性核素和射线装置的单位,应当严格按照国家关于个人剂量监测和健康管理的规定,对直接从事生产、销售、使用活动的工作人员进行个人剂量监测和职业健康检查,建立个人剂量档案和职业健康监护档案。

生产、销售、使用放射性核素和射线装置的单位,应当对本单位的放射性核素、射线装置的安全和防护状况进行年度评估。发现安全隐患的,应当立即进行整改。

生产、销售、使用放射性核素和射线装置的单位需要终止的,应当事先对本单位的放射性核素和放射性废物进行清理登记,作出妥善处理,不得留有安全隐患。

生产、销售、使用放射性核素和射线装置的单位发生变更的,由变更后的单位承担处理责任。变更前当事人对此另有约定的,服从其约定;但是,约定中不得免除当事人的处理义务。

生产、进口放射源的单位销售Ⅰ类、Ⅱ类、Ⅲ类放射源给其他单位使用的,应当与使用放射源的单位签订废旧放射源返回协议;使用放射源的单位应当按照废旧放射源返回协议规定将废旧放射源交回生产单位或者返回原出口方。确实无法交回生产单位或者返回原出口方的,送交有相应资质的放射性废物集中储存单位储存。使用放射源的单位应当按照国务院环境保护主管部门的规定,将Ⅳ类、Ⅴ类废旧放射源进行包装整备后送交有相应资质的放射性废物集中储存单位储存。

使用Ⅰ类、Ⅱ类、Ⅲ类放射源的场所和生产放射性核素的场所,以及终结运行后产生放射性污染的射线装置,应当依法实施退役。

生产、销售、使用、储存放射性核素和射线装置的场所,应当按照国家有关规定设置明显的

放射性标志,其入口处应当按照国家有关安全和防护标准的要求,设置安全和防护设施以及必要的防护安全联锁、报警装置或者工作信号。射线装置的生产调试和使用场所,应当具有防止误操作、防止工作人员和公众受到意外照射的安全措施。

放射性核素的包装容器、含放射性核素的设备和射线装置,应当设置明显的放射性标识和中文警示说明;放射源上能够设置放射性标识的,应当一并设置。运输放射性核素和含放射源的射线装置的工具,应当按照国家有关规定设置明显的放射性标志或者显示危险信号。

放射性核素应当单独存放,不得与易燃、易爆、腐蚀性物品等一起存放,并指定专人负责保管。储存、领取、使用、归还放射性核素时,应当进行登记、检查,做到账物相符。对放射性核素储存场所应当采取防火、防水、防盗、防丢失、防破坏、防射线泄漏的安全措施。

对放射源还应当根据其潜在危害的大小,建立相应的多层防护和安全措施,并对可移动的放射源定期进行盘存,确保其处于指定位置,具有可靠的安全保障。

在室外、野外使用放射性核素和射线装置的,应当按照国家安全和防护标准的要求划出安全防护区域,设置明显的放射性标志,必要时设专人警戒。

在野外进行放射性核素示踪试验的,应当经省级以上人民政府环境保护主管部门商同级有关部门批准方可进行。

辐射防护器材、含放射性核素的设备和射线装置,以及含有放射性物质的产品和伴有产生X线的电器产品,应当符合辐射防护要求。不合格的产品不得出厂和销售。

使用放射性核素和射线装置进行放射诊疗的医疗卫生机构,应当依据国务院卫生主管部门有关规定和国家标准,制订与本单位从事的诊疗项目相适应的质量保证方案,遵守质量保证监测规范,按照医疗照射正当化和辐射防护最优化的原则,避免一切不必要的照射,并事先告知患者和被检者辐射对健康的潜在影响。

金属冶炼厂回收冶炼废旧金属时,应当采取必要的监测措施,防止放射性物质熔入产品中。监测中发现问题的,应当及时通知所在地设区的市级以上人民政府环境保护主管部门。

(二)射线防护器材

辐射防护器材,是指对电离辐射进行屏蔽防护的材料以及用屏蔽材料制成的各种防护器械、装置、部件、用品、制品和设施。辐射防护器材的防护性能应当符合有关标准和卫生要求:

辐射防护器械、装置、部件及设施必须坚固、可靠,用于屏蔽设施的建筑材料必须固化成型,不得直接使用矿砂、废矿渣等无定型材料充填制作。

辐射防护用品、制品与人体接触的部分应当使用对人体无害的材料制作。

对于新研制且结构复杂的辐射防护器材,生产单位应当提供两个以上使用单位的试用报告,经检测机构检测,取得《检测报告单》后,方可定型生产、销售。

辐射防护器材的使用单位应当使用合格的辐射防护器材并定期进行安全检查和性能检测,发现不符合要求或者存有隐患的,及时维修或者更换。

(三)防护知识培训

防护培训的目的是为了提高各类医学放射工作人员对放射安全重要性的认识,增强防护意识,掌握防护技术,最大限度地减少不必要的照射,避免事故发生,保障工作人员、被检者与患者以及公众的健康与安全,确保电离辐射的医学应用获取最佳效益。

防护培训的基本要求:①对电离辐射医学应用的利与害有正确的认识,防止麻痹思想和恐惧心理;②了解有关辐射防护法规和标准的主要内容,掌握辐射防护基本原则;③了解、掌握减少工作人员和被检者所受照射剂量的原理和方法,以及有关防护设施与防护用品的正确使用方法;④了解可能发生的异常照射及其应急措施。

上岗前和在岗期间的培训包括:①医学放射工作人员上岗前必须接受辐射防护培训,并经考核合格之后才有资格参加相应的工作；②医学院校学生进入与放射工作有关的专业实习前，应接受辐射防护知识培训；③各类医学放射工作人员在岗期间应定期接受再培训。

（四）职业健康管理

放射工作人员上岗前，应当进行上岗前的职业健康检查，符合放射工作人员健康标准的，方可参加相应的放射工作。放射工作单位不得安排未经职业健康检查或者不符合放射工作人员职业健康标准的人员从事放射工作。

放射工作单位应当组织上岗后的放射工作人员定期进行职业健康检查，两次检查的时间间隔不应超过2年，必要时可增加临时性检查。放射工作人员脱离放射工作岗位时，放射工作单位应当对其进行离岗前的职业健康检查。

（五）医疗照射的质量保证

1. 放射诊断的质量保证

（1）质量保证计划的制订与实施：对X线诊断影像进行质量保证，应按国家有关规定要求，建立质量保证组织，制定、实施并定期修订质量保证计划。

（2）质量控制检测：质量控制检测分验收检测、状态检测及稳定性检测。检测用计量仪器应根据有关规定进行检定，检测结果应有溯源性。各类检测应由经过培训并获得相应资格的人员进行。验收检测是X线诊断设备安装完毕或重大维修后，为鉴定其影响影像质量的性能指标是否符合约定值而进行的检测。

（3）检测结果评价及处理：评价各类检测结果时应与相应的标准进行比较。验收检测结果用相应的国家标准及产品约定指标进行评价。稳定性检测结果用该参数的基线值及控制限评价；状态检测结果应根据设备的实际情况评价。检测结果不符合相应标准时的处理程序是：检测中被查明的可能影响诊断影像质量的问题必须加以校正。如无法校正，应考虑更换部件、限制使用范围或更换设备。

（4）质量保证的记录和资料：关于诊断设备的检测结果、发现的问题、采取的措施及其效果的记录，必须在设备使用期间长期保存。设备转让时，记录应随同设备一起转移。设备淘汰后，应根据记录的利用价值决定处理措施。用于评价质量保证计划本身的数据，如评片记录、重拍原因分析记录等，至少保存5年。在X线诊断部门保存有关X线诊断设备的资料。当设备的整套资料存放在负责设备管理和维修部门时，使用部门必须有使用说明书。进行X线诊断工作的医师或技术人员，应能随时见到所用设备的最新检测结果，并能据此确定正确的照射条件。

2. 放射治疗的质量保证 对患者实施首次放射治疗前，必须由放射治疗医师临场指导摆位和实施其他有关检查、处理。

放射治疗应当对准靶区部位，确保靶区剂量达到预定治疗剂量，使患者治疗部位的正常组织、器官的照射剂量尽可能低，并对患者的非治疗部位采取有效的屏蔽防护措施。

放射治疗工作单位必须采取有效措施，避免实施放射治疗过程中无关人员进入放射治疗室。

放射治疗工作单位的放射治疗档案和治疗记录应当长期保存，并建立保管、借阅制度。

放射治疗工作单位必须在放射治疗室和候诊室内张贴放射治疗安全防护知识等有关注意事项。

凡有放射治疗装置的单位，都必须配置技术性能合格的剂量检测仪器和其他必要的质量保证设备，按照国家规定的检测项目、方法和频度对放射治疗装置和其他有关设备的射线能量、输出量、治疗线束和其他有关性能分别进行检测，并依照国家规定接受放射卫生防护机构的监测。

放射治疗工作单位的放射治疗剂量测量仪，必须按照国家规定定期送请省级以上人民政府卫生行政部门指定或者法定的标准剂量实验室检定。

放射治疗工作单位应当对患者进行定期随访，及时发现、处理放射治疗所致的放射损伤。

（六）档案管理

档案管理是辐射防护科学管理的一项重要措施。一般需建立：①放射工作人员终生保存的职业健康监护档案。职业健康监护档案应包括以下内容：职业史、既往病史和职业照射接触史；历次职业健康检查结果及评价处理意见；职业性放射性疾病诊疗、医学随访观察等健康资料。②装置及其配套防护设施的技术资料和检修记录档案。③放射检测仪器的技术资料和检修、刻度记录档案。④放射事故报告及处理资料、文件档案。

（牛延涛）

附录

实　验

实验一　X线特性的验证

【实验目的】　验证X线的穿透、荧光、感光和电离等基本特性，增强学生对X线特性的认识。

【实验器材】　透视X线机、带增感屏的暗盒、验电器、丝绸、玻璃棒、X线胶片、铅皮、铅橡胶、木板等。

【实验步骤】

1. 荧光作用实验　将透视X线机调至70kV、3mA。踏下脚闸，可在黑暗中看到荧光屏发出蓝绿色荧光。然后将暗盒打开，将增感屏置于X线束中，同样可以看到增感屏发出明亮的荧光。

2. 穿透作用实验　先后将木板、铅皮、铅橡胶等置于X线管和荧光屏中间的射线区中，由于X线透过这些物质的情况不同，可在透视荧光屏上看到它们密度不同的影像。

3. 电离作用实验　将验电器置于X线管正下方适当位置，用丝绸摩擦过的玻璃棒使验电器带电，验电器铂片张开。选择合适的kV和mA照射验电器，可以看到，张开的铂片很快合拢。这说明X线使验电器中的空气电离，电离所产生的电荷将铂片上所带电荷中和。

4. 感光作用实验　将2mm厚铅板剪成2cm×2cm的方块，在铅板中间扎一个小孔，将铅板置于遮线筒正中，在远端放置装有胶片的暗盒进行摄影。

【实验条件】　管电压75kV，管电流100mA，曝光时间为2秒，胶片距针孔的距离约为针孔至焦点的2倍。经冲洗处理，可在感光照片上看到，被铅板遮挡部分几乎没有被曝光；铅板外被X线照射部分呈黑色；铅板中心则因小孔成像而呈现X线管灯丝的实像（焦点像）。

实验二　X线半价层的测量

【实验目的】

1. 掌握半价层的基本概念。

2. 学习半价层的测量方法。

【实验器材】　X线机、照射量计、不同厚度标准滤过铝片、铅准直器、水准仪、米尺等。

【实验步骤】

1. 按照实验图2-1所示放置测量仪器，利用水准仪调整X线管焦点、准直器圆孔中心及探头中心之位置，使其在一条直线上。利用米尺测量，使焦点到标准滤过片（准直器圆孔中心位置）距离为50cm，焦点到探测器有效中心位置为50cm。

2. 分别预选照射条件X线机管电压kV、管电流mA及曝光时间s。

3. 在铅准直器内分别放置不同厚度标准铝滤过片，测量对应不同吸收铝片时透射X线照射量率，并将测量结果列于实验表2-1。

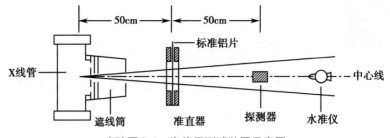

实验图 2-1　半价层测试装置示意图

实验表 2-1　不同标准吸收铝片对应透射 X 线量（C·kg⁻¹·s⁻¹）

吸收铝片（mm）	0	0.4	0.8	1.0	1.4	1.6	1.8	2.0	2.4	2.8	3.0	3.4	3.6	3.8	4.0
透射 X 线量															

4. 以表中吸收铝片厚度为横坐标，以测量的透射 X 线量为纵坐标，在半对数坐标纸上绘制标准铝片吸收曲线。

5. 由标准铝片吸收曲线确定透射线量为没有吸收铝片时射线强度一半所对应的铝片厚度，即在该照射条件下的半价层厚度。

6. 变换照射条件，观察半价层与照射条件之间的关系。

实验三　X 线机输出量的测量

【实验目的】　学习 X 线机输出量的测量方法。

【实验器材】　具有透视功能的医用诊断 X 线机，照射量仪，米尺。

【实验步骤】

1. 将照射量仪电离室置于 X 线机透视床面板后射线束中心轴距床面板 20mm 处。如实验图 3-1 所示。

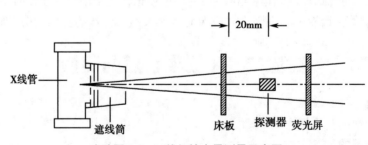

实验图 3-1　X 线机输出量测量示意图

2. 将照射量仪置于照射量率测量档，并选择适当量程。

3. 选择不同管电压、管电流，分别测量 X 线机输出照射量率，并将结果列于实验表 3-1。

实验表 3-1　不同曝光条件下 X 线机输出量表（C·kg⁻¹·s⁻¹）

曝光条件（kV/mA）	60/2	60/3	70/2	70/3	80/2	80/3
X 线机输出量						

实验四　透视X线机防护区照射量率的测量

【实验目的】　对透视X线机防护区照射量率进行测试和评价。

【实验器材】　X线机、X、γ射线巡测仪、米尺、水模体和防护区测试平面模型架等。

【实验步骤】

透视时X线工作者所处位置，包括头、胸、腹、性腺和手等部位所在位置称为防护区。《医用诊断X线卫生防护标准》中规定，立位和卧位透视防护测试平面的照射量率，分别不得大于 $1.29 \times 10^{-6} C \cdot kg^{-1} \cdot h^{-1}$ 和 $3.87 \times 10^{-6} C \cdot kg^{-1} \cdot h^{-1}$。如实验图4-1所示，立位透视防护区测试平面设13个测试点。实验图4-2（c）和实验图4-2（a）分别所示卧位透视防护区床上和床侧测试平面上所设的7个和12个测试点。

（一）立位透视防护区照射量率的测量

1．按照实验图4-1所示尺寸，调整好X线机、水模体和模型架的测试位置。取台屏距250mm，荧光屏上照射野面积调至250mm×200mm。

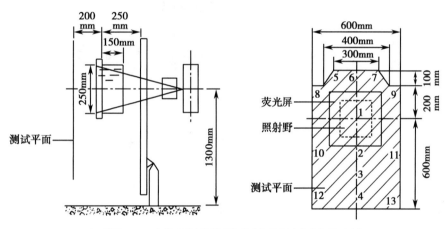

实验图4-1　立位透视防护区测试平面及测试点示意图

2．选择和调试好X线测试仪的合适量程。

3．将X线机的管电压调至70kV，管电流调至3mA。

4．先用X、γ射线巡测仪在立位透视防护平面上进行粗测扫描，将最大照射量率及其位置记录在实验表4-1中。然后对13个测试点逐个进行测量，将结果记录于实验表4-1中。

（二）卧位透视防护区照射量率的测量

1．参照实验图4-2所示几何尺寸，将X线机、水模体及模型架位置调整好。

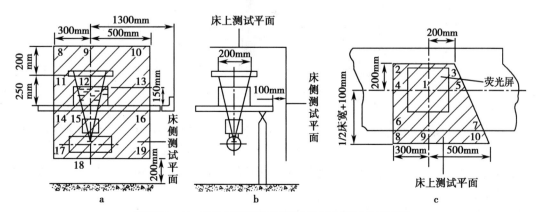

实验图4-2　卧位透视防护区测试平面及测试点示意图

2．分别对床上和床侧两个测试平面进行扫描粗测，并记录最大照射量率值和位置。然后对19个测试点进行逐一测试并将测试结果记录在实验表4-2和实验表4-3中。

实验表4-1　立位透视防护区照射量率（$C \cdot kg^{-1} \cdot h^{-1}$）的测量

测试位置	粗测最大值	定点测量结果													最大值
		1	2	3	4	5	6	7	8	9	10	11	12	13	
照射量率															

实验表4-2　卧位透视防护区床上测试平面照射量率（$C \cdot kg^{-1} \cdot h^{-1}$）的测量

测试位置	粗测最大值	定点测量结果							最大值
		1	2	3	4	5	6	7	
照射量率									

实验表4-3　卧位透视防护区床侧测试平面照射量率（$C \cdot kg^{-1} \cdot h^{-1}$）的测量

测试位置	粗测最大值	定点测量结果											最大值
		8	9	10	11	12	13	14	15	16	17	18	19	
照射量率														

实验五　X线屏蔽材料铅当量的测量

【实验目的】

1．加深对铅当量概念的理解。

2．学习铅当量的测量方法。

【实验器材】　X线机、标准铅片或铅梯、激光准直器、X、γ照射量仪、米尺、透射光密度计、待测试料（铅橡皮、诊视床板、铅玻璃、水泥板、砖等）。

【实验步骤】

按实验图5-1摆放实验器材。

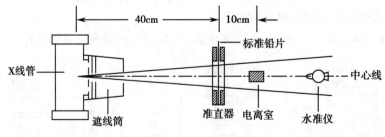

实验图5-1　铅当量测试装置图

1．用激光准直器将X线管焦点、铅当量测试仪准直圆孔的中心和电离室的有效中心调整在同一条直线上。

2．使焦点至铅当量测试仪准直圆孔的中心的距离为40cm，标准铅片至电离室有效中心的距离为10cm。

3．调节照射野的大小，有用线束在标准铅片处的照射直径不大于4cm。

4. 选定 kV 和 mAs。

5. 测定没有铅片（$d=0$）时测试点处的照射量率。

6. 由薄到厚依次在准直孔内加入铅片，在实验表 5-1 中记录测试点处的照射量率。

实验表 5-1　透过不同厚度铅片的照射量率（$C \cdot kg^{-1} \cdot min^{-1}$）

标准铅厚度 d（mm）	0
透射照射量率	

7. 在以铅片厚度为横坐标，X 线透射照射量率为纵坐标的半对数坐标纸上做出铅的吸收曲线。

8. 将各种不同厚度试料插入准直孔内，用上述的几何条件和照射条件，分别测量透射照射量率，记入实验表 5-2 中。

9. 从铅的吸收曲线上找出与各种试料相同的照射量率数值，这些数值对应的铅的厚度即为这些试料的铅当量。

实验表 5-2　各种试料铅当量的测量

试料	名称			
	厚度（mm）			
透射照射量率（$C \cdot kg^{-1} \cdot min^{-1}$）				
铅当量（mmPb）				

实验六　介入放射学辐射剂量学测量

【实验目的】

1. 掌握介入放射学中辐射剂量学测量的内容。

2. 学习介入放射学中辐射剂量学测量的方法。

【实验器材】　介入放射学设备；X、γ 射线巡测仪；米尺；模体：标准水模（外尺寸为 300mm × 300mm × 200mm，箱壁为有机玻璃），1.5mmCu（铜板尺寸为 300mm × 300mm × 1.5mm）；防护区测试平面模型架等。

【实验步骤】

介入放射学设备工作时，术者所处位置称为防护区。辐射剂量测试的区域包括头部、胸部、腹部、下肢和足部等部位所在平面。GBZ 130-2013《医用 X 线诊断放射防护要求》中规定，X 线设备在确保铅屏风和床侧铅挂帘等防护设施正常使用的情况下，在透视防护区测试平面上的空气比释动能率应不大于 400μGy/h。

1. X 线设备和设备配置的防护设施呈正常使用的摆放状态；按照实验图 6-1 所示尺寸，诊床与影像接受器间距调整至 250mm，照射野面积自动调整或调整至 250mm × 200mm；水模体置于有用线束中。

2. 选择和调试 X、γ 射线巡测仪的量程。

3. X 线设备采用透视照射模式，照射方式有自动曝光控制的设备，水模体上增加 1.5mm 厚的铜板，选择自动亮度控制条件；无自动亮度控制的设备选择 70kV、1mA 的曝光条件；射束垂直从床下向床上照射（设备条件不具备时，选择射束垂直从床上向床下照射）。

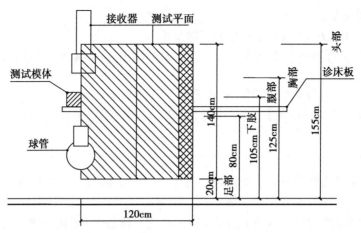

实验图 6-1　测量平面示意图

4．测试平面（实验图 6-1）垂直于地面，平行且距床侧 10cm（见实验图 6-2），面积为 140cm×120cm，平面的中心点距地面 90cm；X、γ 射线巡测仪有效测量点位于测试平面上，分别在床侧第一术者位和第二术者位（实验图 6-2）平面上按头部、胸部、腹部、下肢和足部位置进行巡测，检测点距地面高度分别为 155cm、125cm、105cm、80cm 和 20cm（实验图 6-1），将结果记录于实验表 6-1 中。如有第三术者位应在相应位置按上述测试平面和检测条件重复检测。

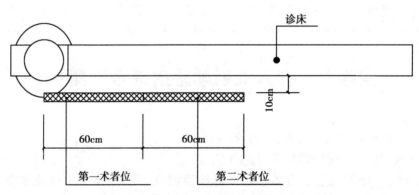

实验图 6-2　术者位置示意图

实验表 6-1　透视防护区（介入）工作人员位置空气比释动能率（μGy/h）的测量结果

检测位置距地面高度(cm)	155	125	105	80	20
第一术者位空气比释动能率					
第二术者位空气比释动能率					
第三术者位空气比释动能率					

实验七　CT 剂量学指数测量及评价

【实验目的】

1．掌握 CT 剂量指数的基本概念。

2. 学习 CT 剂量指数的测量方法及评价标准。

【实验器材】 CT 机、人体组织等效材料的均质圆柱模体（头模直径为 160mm，体模直径为 320mm）、剂量计、CT 笔型电离室等。

【实验步骤】

1. 将体部模体的中心置于扫描野的中心，模体圆柱轴线与扫描层面垂直。

2. 将长杆电离室依次放置于模体中心（c）的探测器孔和以 90^0 间隔分布于模体表面下方 10mm 处（p）的四个探测器孔；以临床常用体部扫描条件对模体进行扫描。

3. 记录剂量计在模体中心位置上测得的 $CTDI_{100,c}$ 及模体周围四个不同位置上测得的 $CTDI_{100,p}$，并将结果列于实验表 7-1，计算得到 $CTDI_w$。

实验表 7-1 CT 剂量指数测量结果

探测器孔位置	中心孔	周边孔 1	周边孔 2	周边孔 3	周边孔 4	$CTDI_w$
$CTDI_{100}$ mGy						

4. 将体部模体中的头部模体取出置于扫描野的中心，重复上面的实验步骤，并将步骤 2 中的扫描条件改为临床常用头部扫描条件。

5. 加权 CT 剂量指数的评价

根据 GB17589-2011《X 线计算机断层摄影装置质量保证检测规范》中的规定，评价标准分为验收检测标准和状态检测标准。

（1）验收检测标准：用头部或体部模体时，测量计算得到的 $CTDI_w$ 与厂家说明书指标相差 ±10% 以内。

（2）状态检测标准：用头部或体部模体时，测量计算得到的 $CTDI_w$ 与厂家说明书指标相差 ±15% 以内；若无说明书技术指标参考，用头部模体测量计算得到的 $CTDI_w$ 应小于 50mGy，用体部模体测量计算得到的 $CTDI_w$ 应小于 30mGy。

实验八 加速器机房外周围剂量当量率测量及评价

【实验目的】

1. 掌握加速器机房外周围剂量当量率测量的内容和评价标准。

2. 学习加速器机房外周围剂量当量率测量的方法。

【实验器材】 加速器、X、γ 射线巡测仪、模体、米尺等。

【实验步骤】

1. 测量位置 依据 GBZ/T 201.1-2007《放射治疗机房的辐射屏蔽规范 第 1 部分：一般原则》和 GBZ/T 201.2-2011《放射治疗机房的辐射屏蔽规范 第 2 部分：电子直线加速器放射治疗机房》中的相关规定，实验中机房外周围剂量当量率的测量位置包括治疗机房墙外、治疗机房入口门外和治疗机房顶外。

2. 治疗机房墙外和机房入口门外的周围剂量当量率测量 分别沿直线加速器机房四面墙体距外表面 30cm 并距机房内地平面 1.3m 高度上的一切人员可以到达的位置进行周围剂量当量率巡测；对相应的关注点（实验图 8-1），进行定点周围剂量当量率测量。

3. 治疗机房顶外的周围剂量当量率测量 沿主屏蔽区的长轴、主屏蔽区与次屏蔽区的交线以及经过机房顶上等中心投影点的垂直于主屏蔽区长轴的直线等处进行周围剂量当量率巡测；对相应的关注点（实验图 8-2），进行定点周围剂量当量率测量。

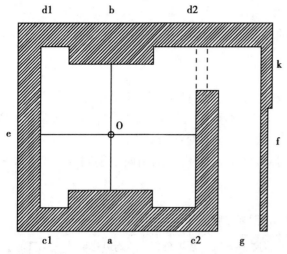

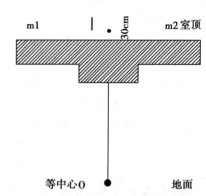

实验图 8-1　机房墙外和入口门外测量平面示意图

注：图中各关注点位置均在机房墙体外表面 30cm 处。其中 a、b、e、f 各点的具体位置在过辐射源点至各墙的垂线处；c1、c2、d1、d2 各点分别位于两侧墙体主、次屏蔽交界处；k 点位于迷路内口相应墙体外；g 点位于机房入口门外

实验图 8-2　机房顶外测量平面示意图

图中各关注点位置均在机房顶外表面 30cm 高度处。其中 L 点的具体位置在过辐射源点至机房顶的垂线处；m1、m2 两点分别位于机房顶两侧主、次屏蔽交界处

4. 总测量条件　加速器设置为 X 线照射状态，并处于可选的最高 X 线能量、等中心处的常用最高剂量率、等中心处的最大照射野；当使用模体时，模体几何中心位于有用束中心轴线上，模体的端面与有用束中心轴垂直。

5. 不同测量区的测量条件见实验表 8-1。

实验表 8-1　不同测量区的测量条件

测量区	测量条件
有用束区（a、b、1）	有用束中心轴垂直于测量区平面；有用束方向无模体或其他物品；治疗野的对角线垂直于治疗机架旋转平面（即准直器角为 45°）。
侧墙区（e）	有用束中心轴竖直向下照射；在等中心处放置模体。
顶次屏蔽区（m1、m2）	有用束中心轴竖直向上照射；在等中心处放置模体。
次屏蔽区（d1、d2）、低能机房入口（g）	有用束中心轴垂直于 b 区水平照射，在等中心处放置模体；有用束中心轴垂直于 a 区水平照射，在等中心处放置模体。
迷路外墙（k）、次屏蔽区（c1、c2）	有用束中心轴垂直于 a 区水平照射；在等中心处放置模体。
高能机房入口（g）	有用束中心轴垂直于 a 区水平照射；照射野关至最小。

注：实验使用的模体为组织等效模体或水模体，厚度 15cm，模体的端面积应能覆盖最大照射野下的有用束投影范围，当端面积较小时，可将模体向加速器靶的方向移位，使之能覆盖最大照射野有用束的投影，但靶和模体端面之间的距离不应小于 70cm（相应的模体端面不应小于 30cm×30cm）

6. 定点周围剂量当量率测量时，将 X、γ 射线巡测仪放在支架上，使灵敏体积中心距地面 1.3m。

7. 记录不同测量区的巡测结果和相应关注点的测量结果。

8. 加速器设置为关机状态，重复上述步骤。

9. 将步骤 7、8 的测量结果相减，并进行仪表的计量校准因子修正得出最终测量结果，将相关数值列于实验表 8-2 中。

实验表 8-2　加速器机房外周围剂量当量率测量结果（μGy/h）

测量区	墙体外巡测最大值	房顶外巡测最大值	a	b	c1	c2	d1	d2	e	f	L	m1	m2
开机状态													
关机状态													
测量结果													

10. 测量结果的评价　GBZ 126-2011《电子加速器放射治疗放射防护要求》中"第6.1.3条款在加速器迷宫门处、控制室和加速器机房墙外30cm处的周围剂量当量率应不大于2.5μSv/h。"的相关规定作为测量结果的评价标准。

（王晓艳　殷志杰）

推荐阅读

1. 王鹏程,李迅茹. 放射物理与防护. 第3版. 北京:人民卫生出版社,2014.
2. 姚原. 放射治疗技术. 第3版. 北京:人民卫生出版社,2014.
3. 苏燎原,刘芬菊. 医学放射生物学基础. 北京:中国原子能出版社,2013.
4. 强永刚. 医学辐射防护学. 第2版. 北京:高等教育出版社,2013.
5. Eric J. Hall,Amato J. Giaccia. Radiobiology for the Radiologist. 7th ed. Philadelphia: Lippincott Williams & Wilkins,2011.
6. 龚守良. 电离辐射旁效应. 吉林大学学报:医学版,2003,29(6):864-866.

中英文名词对照索引